Selbstheilung durch Homöopathie

Kinder mit Homöopathie behandeln

DOPPELBAND

# Selbstheilung
# durch
# Homöopathie

---

# Kinder mit
# Homöopathie
# behandeln

DOPPELBAND

Weltbild

Die Einzelbände des vorliegenden Doppelbandes
sind erstmals bei Knaur erschienen.


Umschlaggestaltung: Atelier Seidel, Neuötting
Umschlagmotiv: Mauritius Images, Mittenwald
Gesamtherstellung: Bagel Roto-Offset GmbH & Co. KG
Gewerbegebiet Sachsen-Anhalt Süd
Kirchweg, 06721 Schleinitz
Printed in Germany
ISBN 3-8289-2049-7

2007 2006
Die letzte Jahreszahl gibt die aktuelle Lizenzausgabe an.

CAROLA ROY & RAVI ROY

# Selbstheilung durch Homöopathie

Weltbild

# INHALT

## Danksagung

Dieses Buch wäre nicht möglich gewesen ohne die Hilfe unserer Familie.

Unsere Schwägerin und Schwester Irene Lage war für die Reinschrift des Manuskripts ein Geschenk Gottes. Sechzig oft stürmische Tage verbrachte sie bei uns an der Schreibmaschine. Seite um Seite mit handschriftlichen Texten und Anmerkungen überfüllt, enträtselte sie. Oftmals fielen ihr dabei bessere Formulierungen und Ausdrücke ein.

Unserem Schwager und Bruder Felix Lage und unserer Schwiegermutter und Mutter Gabriele Lage sind wir aufrichtig dankbar für den Beistand beim »Endspurt«, als wir oft mit den Nerven fertig waren. Korrekturen, Ergänzungen und der Rest des Manuskriptes wurden von Felix getippt.

Großer Dank gebührt auch dem Herausgeber und Lektor Gerhard Riemann. Ohne ihn wäre dieses Buch nicht entstanden, denn die Idee hierzu kam von ihm. Wir danken ihm für sein Verständnis, seine Ratschläge und Vorschläge, mit denen er uns weitergeholfen hat. Wir haben seine Mammutarbeit bei der Korrektur bewundert – besonders am Ende, wo alles immer wieder umgestellt wurde. Durch seine Geschicklichkeit half er uns, das Manuskript termingerecht abzuliefern.

Zuletzt möchten wir unseren Kindern Jakob (6), Jonas (4) und Aron (1) für ihr Verständnis danken. Sie haben uns in den schweren Tagen, in denen wir wenig Zeit für sie hatten, mit ihrer Liebe Beistand geleistet.

Unserem Cousin Mohammad Rehan, der den ganzen Haushalt übernahm, möchten wir ebenfalls an dieser Stelle sehr herzlich danken.

## Einleitung

Ein langsamer, aber deutlicher Wandel findet im Bewußtsein des Menschen statt. Immer klarer kristallisiert sich heraus, daß wir selbst die Verantwortung für unser Leben übernehmen müssen. Wir beginnen zu merken, daß wir nicht fremde Autoritäten für unser Wohlergehen oder unser Leid in die Pflicht nehmen können. Der Priester kann nicht unser Seelenheil erwirken, und der Arzt kann unseren Körper nicht heilen. Das ist offensichtlich – auch wenn oft versucht wird, den Anschein des Gegenteils zu erwecken. Die Funktion des Heilers (des geistigen wie des körperlichen) beschränkt sich auf die Wiederherstellung der Rück-verbindung, der Re-ligio. Wenn dem Priester die Rück-verbindung des Menschen an Gott gelingt, hat er seine Aufgabe gut getan. Wenn dem Heiler – unabhängig davon, ob dieser als Arzt, Heilpraktiker, spiritueller Heiler oder anders bezeichnet wird – gelingt, den Körper mit der Seele wieder in Verbindung zu bringen, hat er seine Aufgabe gut getan. Besser noch, als sich an berufsmäßige Heiler zu wenden, ist der Versuch, sich selbst zu heilen. Das heißt, mittels eines Mediums die unterbrochene Verbindung zwischen Körper und Seele wiederherzustellen und so die körpereigenen Selbstheilungskräfte zu aktivieren. Nach unseren Erfahrungen ist das passende homöopathische Mittel ein hervorragendes Medium, um besagte unterbrochene Verbindung wiederherzustellen und somit den Körper in optimaler Weise zur Selbstheilung anzuregen. Dieses Buch wendet sich in erster Linie an Laien. Ihnen soll hiermit die Möglichkeit gegeben werden, sich in überschaubaren und nicht zu schweren Krankheitszuständen selbst zu behandeln. Und zwar mit einem Heilsystem (der Homöopathie), das wir unter jedem Aspekt als das bestmögliche betrachten. Denn Homöopathie heilt ganzheitlich, ohne Nebenwirkungen und schnell. Zahlreiche im nachfolgenden angeführte Beispiele belegen dies.

Etwas ist grundsätzlich wichtig, wenn Sie anfangen, sich mit Homöopathie zu beschäftigen: *Sie müssen lernen, genau zu beobachten.* Wenn Sie die Mittelbeschreibungen durchlesen, werden Sie

feststellen, daß Sie auf Symptome achten müssen, die Ihnen bislang wertlos erschienen. Das ist kein Wunder; denn die schulmedizinische Praxis kann sehr viele Symptome für die Diagnose bzw. Therapie nicht verwenden, da ihr Konzept nur eine relativ undifferenzierte Vorgehensweise erlaubt.
Nehmen wir ein Beispiel: Sie schildern dem Normalmediziner folgenden Sachverhalt: Ein Kind war kaltem Wind ausgesetzt. Innerhalb weniger Stunden entwickelt sich hohes Fieber, verbunden mit extremen Angstzuständen, Unruhe, trockener heißer Haut, innere Kälte bei äußerer Hitze und Durst auf kaltes Wasser, Stirnkopfschmerz, Überempfindlichkeit gegen Licht und Geräusche, weitgehende Schlaflosigkeit mit Herzklopfen, angstvolle Träume. Der Normalmediziner wird mit dieser Aufzählung nicht allzuviel anzufangen wissen, außer der Erkenntnis, daß offensichtlich ein fieberhafter Infekt vorliegt. Für den Homöopathen stellt dies jedoch eine Zustandsbeschreibung dar, die nur zu einem Mittel führen kann: Aconitum.
Also: *Gewöhnen Sie sich an, auf die individuellen Symptome zu achten.* Wenn ein Kind bei einem Infekt Fieber hat, so ist das natürlich und nichtindividuell. Wenn es aber bei heftigem Fieberanstieg große Angst oder sogar Panik entwickelt, so können wir das als »individuell« bezeichnen; denn viele Kinder reagieren auf Fieber ganz anders.

Die Schwierigkeit, mit der wir beim Schreiben dieses Buches konfrontiert waren, lag in der Auswahl der Information. Zu wenig Information behindert den sinn- und damit wirkungsvollen Einsatz der Homöopathie. Zu viel Information kann nicht ohne medizinische und homöopathische Vorbildung genutzt werden und wirkt somit verwirrend. Mit dem vorliegenden Material hoffen wir, einen für den Laien nachvollziehbaren Mittelweg gefunden zu haben. Bei aller Euphorie über die Möglichkeit homöopathischer Behandlung darf sich der Laie jedoch nicht überschätzen. Bei schweren Krankheitszuständen soll er nicht eine Verantwortung übernehmen wollen, deren Konsequenzen er nicht überblicken kann. Das heißt im Klartext: In kritischen Situationen, z. B. in solchen, wie sie im

»Notfall«-Kapitel beschrieben sind, darf der Laie keine Sekunde zögern, sich um adäquate professionelle Hilfe zu bemühen.

Dieses Buch ist auch geschrieben für homöopathisch interessierte Heilpraktiker und Ärzte. Insbesondere das »Notfall«-Kapitel kann für sie neue Behandlungsperspektiven aufzeigen – alternative Wege, die die schulmedizinische Notfallversorgung nicht ersetzen, aber durchaus ergänzen kann. In diesem Zusammenhang noch ein Wort zur Dosierung: Wir haben durchgängig die *C200* als Potenz der Wahl angegeben. Wobei die Häufigkeit der Gaben davon abhängig ist, wie akut sich der Krankheitsverlauf gestaltet. Regel: Je akuter, desto häufigere Gaben.
Die grundsätzliche Verwendung der *C-200*-Potenz mag viele Homöopathen erstaunen, da in Deutschland die niedrigen D-Potenzen *(D4, D6, D12* u. a.) sehr populär sind. Dazu ist aus unserer Sicht folgendes zu sagen:

1. Die hauptsächliche Verwendung von Niedrigpotenzen läßt sich nicht mit der Berufung auf den Begründer der Homöopathie, Samuel Hahnemann (1755–1843), rechtfertigen. Er tendierte mit wachsender Erfahrung zu immer höheren Potenzen und ging bis zu *C1000!*
2. Im gesamten englischsprachigen Raum und in Indien (hier behandeln etwa 50% aller Ärzte mit Homöopathie) sind die meistgebrauchten Potenzen die *C30*, die *C200* und höhere.
3. Nach unseren Erfahrungen bringt die Verwendung der *C200* im akuten Geschehen die klarsten, eindeutigsten und schnellsten Heilerfolge. Natürlich wirken auch niedrigere Potenzen (sie sollten selbstverständlich auch eingesetzt werden, wenn gerade keine *C200* greifbar ist), aber im Einzelfall eben oftmals nicht mit der gleichen Kraft wie die *C200.*

Wir wünschen diesem Buch, daß es dazu beitragen möge, möglichst viele Menschen von der Heilkraft individuell eingesetzter Homöopathie zu überzeugen.

»Homöopathie ist die modernste und durchdachteste Methode, um Kranke ökonomisch und gewaltlos zu behandeln. Die Regierung muß sie in unserem Land fördern und unterstützen. Genauso wie mein Prinzip der Gewaltlosigkeit niemals scheitern wird, enttäuscht auch die Homöopathie nie. Aber die Anhänger der Homöopathie könnten infolge falscher Anwendung der homöopathischen Prinzipien versagen.
Dr. Hahnemann besaß einen genialen Geist und entwickelte eine Methode, in der es keine Begrenzung gibt, um das menschliche Leben zu retten. Ich verneige mich in Ehrfurcht vor seinem Können und vor dem großartigen humanitären Werk, welches er schuf.«

MAHATMA GANDHI, 30. AUGUST 1936

»Logisches Denken verschafft uns keine Erkenntnis über die wirkliche Welt. Alle Erkenntnis der Wirklichkeit beginnt mit der Erfahrung und endet mit ihr. Alle Aussagen, zu denen man auf rein logischem Wege kommt, sind, was Realität angeht, vollkommen leer.«

ALBERT EINSTEIN

# I. Das Wesen der Homöopathie

## Die Potenzwahl

Die Dosierung und die Wahl der Potenz ist, wie alles in der Homöopathie, individuell zu handhaben. Man richtet sich nach dem Zustand und Schweregrad der Krankheit bzw. Disharmonie sowie dem Alter und der Empfindlichkeit des Kranken.
Die Höhe der Potenz ist neben der Wahl des richtigen Mittels (= Similimum) zweitrangig. Benutzen Sie die Potenzhöhe, mit der Sie sich wohl fühlen!
Wenn Sie die spezifische körper- oder organbezogene Wirkungen erzielen möchten, sollten Sie ganz niedrige Potenzen wählen: Urtinktur bis D oder C 12. Diese wirken nicht so tief. Sie müssen daher öfter wiederholt und eventuell verstärkt werden.
Bei akuten Erkrankungen können Sie manchmal auch gar keine Wirkung zeigen. Die Erfahrung hat gezeigt, daß die niedrigen Potenzen bei akuten Erkrankungen den Verlauf zwar abmildern können, aber nicht verkürzen. Im Gegensatz dazu wirken die höheren Potenzen vor allem ab der C 200 sehr schnell. Sie bringen oft in wenigen Stunden eine Erleichterung und können den Verlauf der Krankheit erheblich verkürzen. Deswegen empfehlen wir sie hier auch.
Letztendlich wird jeder Therapeut hier seinen eigenen individuellen Stil finden. Jede Potenz hat ihre Berechtigung, und ein erfahrener Homöopath wird sich die ganze Palette der Potenzen dienlich machen.

## Selbstheilung und Homöopathie

Die Homöopathie in ihrer von Hahnemann begründeten Wissenschaftlichkeit feiert in zwei Jahren ihren 200. Geburtstag, aber die primitiven Anfänge dieser Heilkunst sind so alt wie die Menschheit. Die Anfänge der Heilkunst in grauer Vorzeit waren einfach und unkompliziert. Dementsprechend äußerten sich die Krankheiten. Und die Maßnahmen zu ihrer Überwindung waren genauso simpel. Dem Organismus wurde schlicht und einfach die Möglichkeit gegeben, sich zu erholen. Wenn ein Mensch erkrankte, zog er sich zurück, legte sich hin und ruhte sich aus. Er nahm keine Nahrung zu sich und versetzte sich in einen tiefen, heilsamen Schlaf. Man wußte, daß sich der Organismus in erstaunlich kurzer Zeit heilen kann, wenn er alle Kräfte auf sich konzentriert und nicht von Überflüssigem abgelenkt wird. Aber wer ist heute in dieser hektischen Zeit noch dazu bereit?

Damit kristallisiert sich die entscheidende Maßnahme, die jeglicher Heilung zugrunde liegt, heraus: die volle, ungeteilte Konzentration auf den kranken Organismus, das bewußte Erleben der Krankheit. Was trägt nun das homöopathische Prinzip zur Heilung bei? Es ermöglicht dem Menschen, diese Grundmaßnahme zu ergreifen. Das klingt sehr einfach, und das ist es im Grunde auch. Der Mensch hat sich jedoch in seiner Entwicklung von den Ursprüngen bis zum heutigen Tage immer mehr der Natur entfremdet. Diese Entfremdung zeigt sich in naturwidrigen Handlungen statt in naturgemäßen. Wenn in unserer Zeit ein Mensch erkrankt, arbeitet er aufgrund dieser fehlgeleiteten Konditionierung fast reflexartig gegen sich selbst, statt sich zu besinnen. Die moderne Medizin spiegelt diesen Zustand wider mit ihren höchst giftigen Medikamenten, den naturwidrigen, zerstörerischen Behandlungsmaßnahmen und der Abhängigkeit von ihrer seelenlosen Apparatetechnik.

Alles, was unterdrückt, betäubt, aufputscht, ersetzt, verdrängt, transzendiert, sublimiert, hindert den Menschen daran, sich auf sich selbst zu konzentrieren.

Die kosmischen Prinzipien sind uns wohlgesonnen und auf Heilung ausgerichtet, ohne sie wäre es für die Menschheit nicht möglich gewesen, bis heute zu überleben. Die Seele bemüht sich unaufhörlich, dem Organismus heilende Kräfte zu schicken. Diese Programmierung auf Selbstheilung bildet den Grundstein für unsere Existenz. Das bedeutet aber nicht, daß man sich einfach so heilen könnte, aus dem Wunsch heraus, gesund zu sein, sondern *man muß sich für die Heilkräfte der Seele öffnen können.* Diese Bereitschaft bildet die Voraussetzung für jegliche Heilung. Als Außenstehende vermögen wir nicht, diese Bereitschaft zur Selbstheilung bei anderen zu beurteilen. Sie liegt jenseits unserer Urteilskraft. Oft ist dem Kranken selber nicht bewußt, wozu er sich innerlich entschieden hat. Ein Mensch, der nach außen hin trotzig und uneinsichtig wirkt, kann in seinem Innern die größte Bereitschaft zur Heilung haben. Anders herum: Jemand, der sich scheinbar alle erdenkliche Mühe gibt, gesund zu werden, kann innerlich beschlossen haben, am krankhaften Zustand festzuhalten.

Die Homöopathie erkennt voller Demut, woher die Heilung wirklich kommt. Sie kann nur die Bedingung dazu in der schnellsten, sichersten, sorgfältigsten und sanftesten Weise schaffen. Denn Homöopathie stellt die gestörte Beziehung des Körpers zur Seele wieder her. Dadurch kann sich die seelische Heilkraft optimal entfalten. Das homöopathische Prinzip, das ausschlaggebend ist für die richtige Mittelwahl, lautet:

*Similia similibus curantur*
(Ähnliches wird mit Ähnlichem geheilt)

Eine alte indische Weisheit drückt diese Wahrheit auf ihre Weise aus: »Nimm einen Dorn, um einen Dorn aus dem Finger zu holen, und wirf danach beide weg.« Nachdem der Dorn entfernt wurde, kann die befreite Natur die Heilung richtig in Gang setzen. Bleibt der Dorn im Finger, so verlängert sich der Heilungsprozeß erheblich. Betrachten wir den Dorn als den Widerstand in der Programmierung – den Sand im Getriebe –, so benutzt man in der Homöopathie eine ähnliche Struktur, um sich dessen bewußt zu werden, und um die Störung zu beseitigen.

Es muß uns klarwerden, daß die Voraussetzung zur Mittelwahl in einer exakten Beobachtung der Struktur bzw. des Krankheitszustandes liegt. Dieser Zustand sollte möglichst in all seinen Dimensionen erfaßt werden: im seelischen, körperlichen und geistigen Bereich.

## Die Ursprünge der Homöopathie

Schon seit Urzeiten wurde das Heilverfahren, auf dem Hahnemann später die Homöopathie aufgebaut hat, instinktiv angewandt. Es wird schon in den ältesten uns bekannten Schriften, den Veden*, erwähnt. Ein Buch der vier Veden beschäftigt sich ausschließlich mit der Heilkunst. Schon dort wurde das Ähnlichkeitsprinzip als Heilprinzip festgelegt. Auch viele andere große Geister wie Hippokrates, Paracelsus u. a. haben im Laufe der Jahrtausende das Ähnlichkeitsprinzip und das Gesetz von der geringen Dosis erkannt. Hippokrates gelangte zu der Einsicht, daß eine Droge, die bestimmte pathologische Erscheinungen bei Gesunden hervorruft, bei Kranken mit ähnlichen Zuständen als Heilmittel wirkt. Diese Beobachtungen wurden bei Vergiftungen gemacht, aber die Symptome, die in diesem Zustand produziert wurden, waren noch zu einseitig auf den körperlichen Bereich beschränkt und noch zu pathologisch, um mit ihnen bei der Vielfalt von Krankheitszuständen damals präzise arbeiten zu können.
Auch bei verschiedenen alten Therapien zeigten sich Ansätze, das Ähnlichkeitsprinzip in die Praxis umzusetzen. Am erfolgreichsten und bekanntesten erwiesen sich im Mittelalter die Alchemie und die Signaturenlehre. Letztere zieht aufgrund des äußeren Erscheinungsbildes Rückschlüsse auf zu heilende Krankheitszustände. Ein Beispiel: Die Galle ist dunkelgelb. Daher wurde gelber Pflanzensaft als ein Lebermittel bei Gelbsucht eingesetzt. Viele Pflanzen verdanken der Signaturenlehre ihren Namen und zeigen uns dies in ihrem Anwendungsbereich, der durch die homöopathische Wissenschaft später präzise ausgearbeitet wurde.

* Die Veden sind philosophisch-wissenschaftliche Abhandlungen über das Wissen aus allen Lebensbereichen und sind etwa seit dem 3. Jahrtausend vor Christi Geburt in Schriftform überliefert.

Einige Beispiele:
- Arnika, auch als »Fallkraut« bekannt, hilft bei Verletzungen
- Beinwell hilft bei Knochenbrüchen
- Augentrost lindert Augenleiden

*Christian Friedrich Samuel Hahnemann*, der Begründer der Homöopathie, wurde um die Mitternachtsstunde des 10. April 1755 in Meißen geboren. Er studierte Medizin, fand aber später in seiner Arztpraxis keine Befriedigung in der Anwendung und den Möglichkeiten der damals üblichen Heilmethoden. Aufgrund dieser Unzufriedenheit gab er seine Praxis auf und verdiente den Lebensunterhalt für sich und seine Familie durch Übersetzungen. Er beherrschte acht Sprachen und verstand noch einige mehr. Schon mit zwölf Jahren sprach er fließend vier Sprachen.

Mit den eingangs erwähnten Heilprinzipien war er wohl vertraut. Aber für sein Verständnis waren die bis dahin bekannten Heilsysteme zu ungenau, weshalb er nach Wegen suchte, diese Erkenntnisse besser anwenden zu können. Eines Tages im Jahr 1790 kam er auf die geniale Idee, eine Heildroge an sich selbst auszuprobieren. Den Impuls dazu bekam er, als er Cullens »Materia Medica« übersetzte und die Erklärung von Cullen zur Wirkung von Chinarinde bei Malaria so absurd fand, daß er sich vornahm, die Chinarinde an sich selber auszutesten: der erste Ansatz einer empirischen wissenschaftlichen Arbeit. Durch die Einnahme von *Chinarinde bekam er ähnliche Symptome wie ein Malariakranker*. Da es ein Zufall hätte sein können, nahm er diese Mittel in einigen Versuchsreihen wiederholt ein, aber jedesmal bekam er dieselben Symptome. Diese Erfahrung bedeutete für ihn das, was der fallende Apfel für Newton gewesen war. Nun, mit 35 Jahren, fing das Abenteuer für ihn an und hielt ihn mehr als 50 Jahre, bis zu seinem Tode im Jahre 1843, in seinem Bann. Er nahm sich ein Mittel nach dem anderen vor. So prüfte er Stück für Stück die bekanntesten Heilmittel seiner Zeit und entdeckte sogar einige neue. Zu den ersten geprüften Mitteln gehörten Aconit und Belladonna, mit denen Sie auch in diesem Buch am häufigsten Bekanntschaft machen werden. Zuerst prüfte er die Mittel an sich, dann an seiner Familie. Insgesamt prüfte er über 100 Mittel, wobei er von seinen 11 Kindern, seiner Frau und aufgeschlossenen Freunden unterstützt wurde. Nachdem er seine

ersten Prüfungen ausgewertet, geordnet und dokumentiert hatte, erfreute er sich Tag für Tag bei der Behandlung seiner Patienten an der Wahrheit des von ihm entdeckten Prinzips.
Etwa 17 Jahre später bezeichnete Hahnemann sein Werk mit dem Begriff »Homöopathie«. Er war es auch, der zur selben Zeit den Begriff »Allopathie« prägte, um die Homöopathie von allen anderen medizinischen Richtungen abzugrenzen. Diese Namen sind eine Erfindung Hahnemanns. Beide Wörter stammen aus dem Griechischen. »Homöos« bedeutet ähnlich, »Pathos« Leiden, »Allos« das Andere.

*Wie wirkt die Allopathie?*
Hippokrates stellte die zwei Grundrichtungen auf, die er Heilprinzipien nannte.

1. *Similia similibus curantur*
2. *Contraria contrariis curantur* (Gegensätzliches wird durch Gegensätzliches geheilt)

Contraria bedeutet »das Gegensätzliche«. Zu diesem 2. Heilprinzip einige Beispiele: Bei einem Krampf wird ein Mittel benutzt, das entkrampfend wirkt. Bei Schlafstörungen wird ein Mittel gegeben, das betäubt. Bei Durchfall nimmt man ein Medikament, das Verstopfung erzeugt, und umgekehrt bei Verstopfung ein Medikament, welches Durchfall provoziert. Ist die Herztätigkeit schwach, so wird ein herzanregendes Mittel verabreicht. Sammelt sich Wasser im Körper, so wird ein wassertreibendes Mittel eingesetzt. Da das lästige Symptom bei dem Heilungsprinzip mit dem »Gegensätzlichen« verhältnismäßig schnell beseitigt wird, hat der Kranke anfangs das Gefühl der Heilung. Warum es aber zu diesem Symptom gekommen, was somit seine Causa ist, wird bei diesem Verfahren nicht beachtet. Die Ursache bleibt bestehen, und wenn die Wirkung des Mittels nachläßt, läßt die Ursache das Symptom wieder erscheinen. Jetzt wird das Medikament wiederholt. Man gibt es dem Kranken im regelmäßigen Abstand weiter, abhängig von seiner Wirkungsdauer. Der Kranke wird »auf das Mittel eingestellt«. Die ignorierte Ursache gewinnt hingegen an Kraft, und gleichzeitig wird der Organismus geschwächt durch die Wirkung des Mittels. Die Dosis muß erhöht werden, um den sich ungestüm entwickelnden ursächlichen Störungen Widerstand zu bieten. Irgendwann wirkt das Mittel nicht mehr, so daß ein noch stärkeres Mittel eingesetzt werden muß. Zusätzlich bekommt der geschwächte Körper andere medikamentenbedingte Leiden – die sogenannten Nebenwirkungen. Um diese Nebenwirkungen zu bekämpfen, wird ein entsprechendes gegensätzliches Mittel zusätzlich verordnet. Jetzt kämpft der Körper an zwei Fronten. Die Natur vollbringt wahre Wunder, daß der so malträtierte menschliche Körper diese »Behandlung« jahrelang aushalten kann, bevor er zum Wrack wird.

Im Laufe der Jahrtausende hat sich dieses, auf Gegensätzlichem beruhende, sogenannte allopathische Verfahren um ein Vielfaches verfeinert, und es gelang ihm, sich immer mehr den Anschein der Wissenschaftlichkeit zu verschaffen.

*Was zeichnet eine Wissenschaft aus?* Aufgrund von Beobachtungen wird eine Hypothese aufgestellt. Wenn diese Hypothese von allen Perspektiven aus durchdacht ist, gilt sie als Theorie. Diese Theorie muß sich jetzt in der Praxis bewähren und die in der Praxis erzielten Ergebnisse sollten mit der Theorie übereinstimmen. Wenn dies der Fall ist, wird die Theorie als ein Gesetz anerkannt. Das heißt, jede Wissenschaft arbeitet aufgrund der von ihr erkannten Gesetzmäßigkeiten.

Die Hypothese bei der allopathischen Therapie ist: »Contraria contrariis curantur« – das Entgegengesetzte soll heilen. Wie wir aber gesehen haben, findet die echte Heilung nicht wirklich statt, da die Ursache immer bestehen bleibt. Also ist die Hypothese falsch.

Im Laufe der allopathischen Entwicklung wurden immer mehr und immer feinere Funktionsabläufe im Körper erkannt. Die Behandlung konzentriert sich ständig auf immer tiefergehende und kompliziertere Zusammenhänge. Ein Beispiel: Beim »Magengeschwür« (Ulcus) wird als hintergründige Ursache Streß erkannt. Daher werden Beruhigungsmittel verabreicht. Und Beruhigungsmittel wirken grundsätzlich nach dem Contraria-Prinzip! Nach diesem Prinzip werden überschießende Produktionen durch »Entgegengesetztes« neutralisiert oder insuffiziente Leistungen substituiert. Diese Vorgehensweise führt unweigerlich zu einer Schwächung der körpereigenen Regelsysteme.*

Die Allopathie ist eine körperorientierte Behandlung, die der Psyche wenig Platz läßt. Selbst wenn die Psyche mit berücksichtigt wird, ist das Wissen um die Zusammenhänge noch sehr gering. Gerade auf dem Gebiet der Nervenheilkunde wird in der Therapie nach allopathischen Grundsätzen (Psychopharmaka) gearbeitet. Auch die übliche Naturheilkunde arbeitet meist nach dem Contraria-Prinzip. Allerdings gibt es dort Ausnahmen, wie zum Beispiel die Verwendung der Signaturenlehre, Alchemie und andere Therapien, die auf dem Ähnlichkeitsprinzip aufbauen.

Akute Krankheiten sind dadurch charakterisiert, daß etwa drei Viertel aller Erkrankungen von allein, also ohne den Einsatz von Medikamenten heilen. Ein Viertel kann entweder ins chronische Stadium übergehen, weil die Selbstheilungskräfte so geschwächt sind, daß eine Heilung aus eigenem Antrieb nicht mehr möglich ist, oder sie enden tödlich, wenn die Selbstheilungskräfte blockiert sind.

Bei akuten Erkrankungen hält die Ursache, die im Wesen des Menschen liegt, nur kurz an. Zum Beispiel kann der kalte Wind nur dann ein auslösender Faktor für eine Erkältung sein, wenn die Anfälligkeit im seelischen Bereich schon vorher aktiviert war. Nach dem Abklingen der Erkrankung existiert die Anfälligkeit nicht mehr in aktiver Form. Allopathie unterscheidet die Ausdrucksformen akuter Krankheiten, bis die auslösende seelische Blockade sich selbständig wieder ins Lot gebracht hat. Wenn Allopathie »heilt«, handelt es sich somit in aller Regel nur um eine scheinbare Heilung.

Wie wird der Heilungsverlauf bei akuten Krankheiten durch die unterschiedlichen Methoden beeinflußt?

1. Durch Nichtstun – normaler Verlauf,
2. Durch Homöopathie – verkürzter Verlauf,
3. Durch Allopathie – verlängerter Verlauf,
   aber mit verändertem Ausdruck – z. B. das Unwohlsein nach Unterdrückung der Erkältungssymptome.

* Hierzu ein Beispiel: Wenn das schwache Fußgewölbe durch eine Einlage gestützt wird, führt diese Hilfestellung von außen unweigerlich zu einer weiteren Schwächung der betreffenden lokalen Muskelgruppen. Mit einer solchen Maßnahme kann also niemals Heilung bewirkt werden.

**Warum hat sich die Allopathie durchgesetzt?**

Es gibt eine Reihe von chronischen Krankheiten, bei denen die Ursache nicht so tief sitzt, und die durch die allopathische Behandlung »sehr günstig beeinflußt werden können«. Dabei ist die Gefahr trotzdem groß, daß sie letztendlich chronisch werden. Die allopathische Methode ist für den Kranken bequemer; denn er selbst braucht sich zur Wiedererlangung seiner Gesundheit wenig Mühe zu geben. Die Verantwortung für sein eigenes Leben überträgt er dem Arzt und dessen Medikamenten. Und genau diese Denkweise kommt unserer trägen, von der Schwerkraft geprägten Natur entgegen.
Ein weiterer Grund für die Verbreitung der Allopathie liegt in unserer Neigung, die Wirklichkeit auf den stofflich-materiellen Bereich zu begrenzen.
Niemand möchte leiden, und auch wenn der Mensch weiß, daß das Leiden nur kurzfristig gelindert werden kann, fühlt er sich erst einmal erleichtert und greift immer wieder zu diesen palliativen Mitteln.
Ein weiterer wichtiger Grund liegt auch in der anfänglichen Unvollkommenheit der homöopathischen Ansätze. Ein Heilsystem konnte vor Hahnemanns Zeit nicht aufgestellt werden, da es an Arzneimittelprüfungen, deren genauer Ausarbeitung und dem entscheidenden Potenzierungsverfahren fehlte. Es gab dadurch jahrhundertelang keine Möglichkeit der Entwicklung für die Homöopathie.
Heute steht, zumindest in Deutschland, die Allopathie immer noch im Vordergrund, da eine homöopathische Ausbildung an den Universitäten nicht existent ist.

*Homöopathie ist eine wissenschaftliche Heilmethode!* Sie stellt die These auf, daß Ähnliches durch Ähnliches geheilt wird. Das bedeutet: Ein Mittel, das einen bestimmten Zustand bei einem Menschen hervorrufen kann, wird einen ähnlichen Zustand beim Kranken heilen können. Um diese These in der Praxis überprüfen zu können und daraus ein abgerundetes Arbeitsmodell aufzubauen, ist es notwendig, die genaue Wirkung dieses Mittels auf den menschlichen Körper herauszufinden.
Dieser erste Schritt wird im Rahmen der Prüfungen am gesunden

Menschen so weit durchgeführt, bis möglichst alle Erscheinungen dieses Mittels zu Tage treten. Der nächste Schritt liegt darin, die Prüfung genau zu untersuchen, um herauszufinden, welche Krankheitszustände und Krankheiten dieses Mittel enthält.
Danach müssen die Besonderheiten eines Mittels für einen Zustand herausgefunden werden, die sogenannten homöopathischen Merkmale eines Mittels. Nach dieser Vorarbeit haben wir ein Arbeitsmodell bzw. eine umfangreiche Beschreibung für Zustände, die dieses Mittel abdeckt. Jetzt können wir es in der Praxis einsetzen.

## Weltweite Verbreitung der Homöopathie

Etwa 25 Jahre nach dem ersten Arzneimittelversuch Hahnemanns trugen in erster Linie deutsche Homöopathen die neue Therapie in andere europäische Länder. 1817 kam sie nach Österreich-Ungarn. Der englische Arzt Dr. Quin brachte die Homöopathie nach England. Er lernte sie 1825 in Rom kennen, wurde dann ein Schüler Hahnemanns und blieb bis zu seinem Tod ein guter Freund von ihm. Rasch gelangte die Homöopathie nach Amerika. Der bedeutendste Homöopath, der sich um ihre Verbreitung in Amerika große Verdienste erwarb, war der deutsche Arzt Constantin Hering, der sich 1833 in Philadelphia niederließ.
In den *Vereinigten Staaten* setzte sich die neue Heilmethode sehr bald durch und erlebte in der letzten Hälfte des 19. Jahrhunderts ihre Blütezeit. Es gab ca. zwölf homöopathische Universitäten mit angeschlossenen Kliniken. Allein die Bibliothek des Hahnemann Medical College von Philadelphia zählte 30 000 Publikationen über Homöopathie. Der Student konnte sich gleich zu Beginn seines Medizinstudiums entscheiden, ob er die allopathische oder die homöopathische Richtung wählen wollte. Die medizinische Grundausbildung – Anatomie, Physiologie, Pathologie – war bei beiden Richtungen dieselbe, wurde aber an unterschiedlichen Orten gelehrt. Das Wort Homöopathie war jedem geläufig, es gab Tausende von Laienhomöopathen, die sich selbst und gute Bekannte behandelten.
Aber Anfang des 20. Jahrhunderts begann ein regelrechter Kampf

## Die Verbreitung der Homöopathie in der Welt

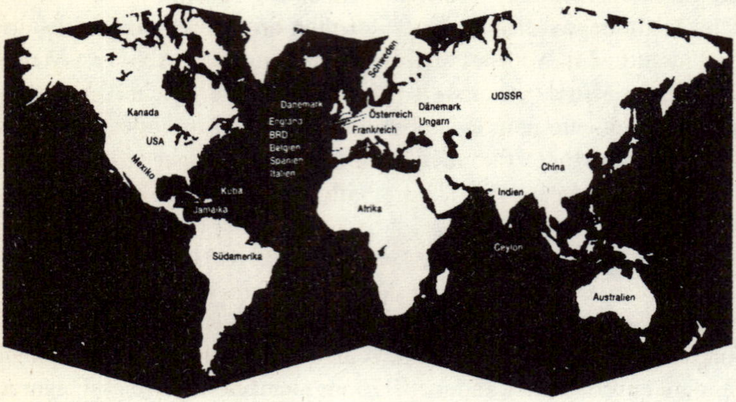


*Beginn der homöopathischen Tätigkeit:* Afrika 1838, Australien 1850, Belgien 1851, Deutschland 1810, Canada 1850, Ceylon 1838, China 1827, Dänemark 1821, England 1826, Frankreich 1830, Indien 1835, Italien 1821, Jamaica 1870, Kuba 1842, Mexico 1883, Österreich 1817, Spanien 1829, Schweden 1826, Süd-Amerika 1818, Rußland 1823, Ungarn 1817, USA 1823,

gegen die Homöopathie. In dieser Zeit erlebte die Wissenschaftsgläubigkeit einen ihrer ersten Höhepunkte. Viele Entdeckungen und Erfindungen in der Technik wurden gemacht, und die Welt geriet in einen Rausch über die Wunder der Technik.
Die Zahl der standfesten Homöopathen bröckelte langsam ab, so daß nicht genügend Kapital vorhanden war, um den privaten Universitätsbetrieb aufrechtzuerhalten. Eine Universität nach der anderen wurde von den »Vereinigungen allopathischer Ärzte« mit Unterstützung der Pharmaindustrie aufgekauft. Innerhalb von zwei Generationen geriet die Homöopathie in Amerika in Vergessenheit.
Der französische homöopathische Arzt Dr. Honigberger brachte die Homöopathie nach *Indien.* Während seines 20jährigen Aufenthaltes machte er sie dort populär, bevor er wieder in sein Heimatland zurückkehrte. Durch die indische Lebensphilosophie der Veden und Upanishaden fand der homöopathische Gedanke einen fruchtbaren Boden vor. Von Kalkutta aus verbreitete sich die Homöopathie über ganz Indien. Im Gegensatz zu den Amerikanern kämpften die Inder aber um die staatliche Anerkennung, die auch gewährt wurde. Dadurch festigte sich ihre Stellung, und sie konnte nicht mehr ins Abseits gedrängt werden wie in Amerika. Im Vergleich zu den Vereinigten Staaten und anderen Industrienationen verfiel Indien nicht in solchem Maße der materialistischen Verblendung. Große Geister, an ihrer Spitze Gandhi, stemmten sich mit Erfolg gegen die Eindimensionalität materialistischer Lebensweise.
Die Saat der Homöopathie wurde in Deutschland gelegt, nach der ersten Blüte in Amerika gelangte in Indien die Frucht zur vollen Reife.

## Zur Situtation der Homöopathie in Indien

Die Abbildung zeigt den Stand der Homöopathie vor 18 Jahren. Seitdem hat sie sich mit wachsendem Tempo weiter ausgebreitet. Inzwischen gibt es in Indien über 80 Ausbildungsstätten für Homöopathen.
Das Zahlenverhältnis von Allopathen zu Homöopathen beträgt

jetzt 1:1. Es gibt viele staatlich unterstützte homöopathische Krankenhäuser und Tausende aus privater Initiative entstandene Kliniken und Sanatorien. Jedes staatliche allopathische Krankenhaus verfügt heutzutage über eine homöopathische Abteilung. Inzwischen macht sich auch unter den Allopathen ein Bewußtseinswandel bemerkbar. Viele schicken jetzt Patienten mit bestimmten Krankheiten – besonders Hauterkrankungen und Allergien – gleich zum Homöopathen. Es ist auch kein Geheimnis, daß sich viele dieser Ärzte selber homöopathisch behandeln lassen. Noch vor 20 Jahren kamen die Frauen der allopathischen Ärzte mit ihren Kindern heimlich in die Praxis meines Vaters zur Behandlung. Heute dagegen machen sie kein Geheimnis mehr daraus, sich von einem Homöopathen behandeln zu lassen.

### Die Renaissance der Homöopathie

Langsam erholt sich die Homöopathie von den Folgen der materialistischen Denkweise, was in großem Maße mit der allgemeinen geistigen Entwicklung unserer Zeit zu tun hat. Man wendet sich mehr und mehr von der grobstofflichen Weltanschauung ab und ist auf der Suche nach beständigen Werten. So hat die Homöopathie besonders in der Bundesrepublik Deutschland in den letzten zehn Jahren einen Aufschwung genommen. Mehr und mehr Ärzte und Heilpraktiker üben sie aus. Die homöopathische Ausbildung beruht aber ausschließlich auf privater Initiative.

Auch in Lateinamerika, wo die Homöopathie schon seit längerem verbreitet ist, festigt sie immer mehr ihre Stellung.

In England bewahrt sie kontinuierlich ihren stabilen Status und erfreut sich des Wohlwollens der Königlichen Familie, die sich homöopatisch behandeln läßt.

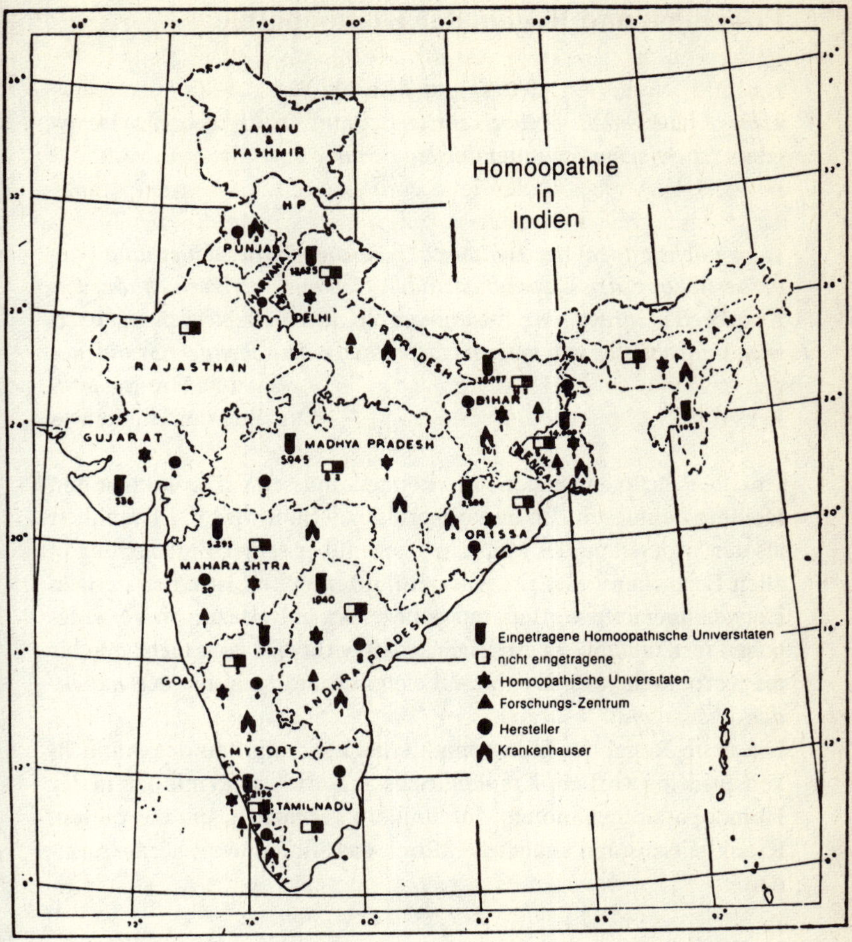
Homöopathie
in
Indien
JAMMU & KASHMIR
HP
PUNJAB
HARYANA
DELHI
UTTAR PRADESH
RAJASTHAN
GUJARAT
MADHYA PRADESH
BIHAR
BENGAL
ASSAM
ORISSA
MAHARASHTRA
ANDHRA PRADESH
GOA
MYSORE
TAMILNADU
Eingetragene Homoopathische Universitaten
nicht eingetragene
Homoopathische Universitaten
Forschungs-Zentrum
Hersteller
Krankenhauser

## Prinzipien und Regeln der Homöopathie

*§ 1*

*»Des Arztes höchster und einziger Beruf ist, kranke Menschen gesund zu machen, was man heilen nennt.«*

*§ 2*

*»Das höchste Ideal der Heilung ist schnelle, sanfte, dauerhafte Wiederherstellung der Gesundheit, oder Hebung und Vernichtung der Krankheit in ihrem ganzen Umfange auf dem kürzesten, zuverlässigsten, unnachteiligstem Wege nach deutlich einzusehenden Gründen.«*

SAMUEL HAHNEMANN
»Organon der Heilkunst«

Um die Prinzipien verstehen zu können, müssen wir Krankheit und Heilung definieren. Im homöopathischen Sinn wird die Krankheit als der Widerstand des Menschen gegenüber seiner Entwicklung in allen Bereichen gesehen. Alles auf unserer Welt ist einer stetigen Entwicklung unterworfen, nur der Mensch neigt dazu, am Vergänglichen festzuhalten. Diese Eigenschaft wirkt sich vom Geistigen bis ins Körperliche aus. Daher gibt es im Grunde nur *eine Krankheit: den Widerstand.*

Die erste Regel der Homöopathie lautet: Aufgrund des Ähnlichkeitsprinzips wird ein Krankheitszustand erfaßt und mit den in der Homöopathie bekannten Mittelbildern verglichen, um das diesem Krankheitszustand ähnlichste Mittel, das Similimum*, herauszufinden.

* Unter »Simile« (= lat. ähnlich) versteht man in der Homöopathie das Mittel, das zu einem Krankheitszustand paßt und ihn daher heilt. Unter »Similimum« (= lat. ähnlichst) versteht man das bestpassende und somit für die Heilung optimale Mittel. Zwischen beiden Begriffen wird allerdings meist nicht unterschieden, so daß sie synonym gebraucht werden.

## Die Potenzen

Die zweite Regel heißt: Die richtige Potenz auswählen!
Um die Potenzen zu verstehen, müssen wir in die Geschichte zurückgehen. Samuel Hahnemann benutzte am Anfang seiner homöopathischen Arbeit unverdünnte Urstoffe bzw. Urtinkturen in denselben großen Dosen, die zu seiner Zeit üblicherweise verabreicht wurden. Er beobachtete, daß ein Mittel, welches nach dem Ähnlichkeitsgesetz für einen Krankheitszustand paßte, in der Ursubstanz gegeben, sehr heftige Reaktionen auslöste. Der Patient wurde zwar durch das Simile geheilt, aber manchmal wäre er um ein Haar an der überschießenden Reaktion gestorben. Dies veranlaßte Hahnemann bald, die Dosis zu verringern. Er verdünnte den Urstoff mit exakt 99 Teilen Alkohol. Um die Substanz gut mit dem Alkohol zu vermischen, gab er der Flasche zehn kräftige Schüttelschläge. Damit war die erste Potenz geboren, die er *C 1* nannte. C steht für Centesimal und bedeutet hier eine hundertfache Verdünnung. Es gab aber immer noch genügend Patienten, die auf diese Verdünnung heftig reagierten. So wiederholte er das Verfahren noch einmal (1 Teil der *C 1* plus 99 Teile Alkohol) und kam auf die *C 2.* Da aber die *C 2* (Verdünnung 1:10 000) immer noch nicht ausreichte, wurde die *C 3* (Verdünnung 1:1 000 000) geboren, und in dieser Weise ließ ihn sein Forschungsgeist immer mehr verdünnen.
Wobei jeder Verdünnungsvorgang von einem Verschüttelungsvorgang begleitet wurde. Das Wort »Verdünnung« in diesem Zusammenhang zu gebrauchen kann sehr irreführend sein; denn der wissenschaftlich denkende Mensch verbindet mit dem Wort Verdünnung immer eine Minderung der Wirksamkeit. In der Homöopathie gilt jedoch genau das Gegenteil. Je höher die Verdünnung (= Potenz), desto tiefgreifender und schneller wirkt das Mittel. Daher ist es ganz wichtig, neben der Verdünnung den zweiten Schritt des homöopathischen Herstellungsverfahrens, nämlich die Verschüttelung, zu betonen. Ein homöopathischer Schritt (z. B. von der *C 1* zur *C 2*) läßt sich daher durch folgende Gleichung widergeben:

*Verdünnung plus Verschüttelung = Potenzierung.*

Potenzierung heißt »Ermächtigung«. Die Ausgangssubstanz (z. B. der Saft der Tollkirsche) wird über die einzelnen Potenzierungsschritte – von der *C 1* zur *C 2*, von der *C 2* zur *C 3, C 4, C 5* bis zur *C 200* und höher – immer mächtiger, immer potenter gemacht.
Aus chemisch-physikalischer Sicht ist diese Behauptung Unsinn. Denn die Wissenschaft hat bisher kein überzeugendes, schlüssiges Modell, um zu erklären, wie ein Homöopathikum, z. B. der Potenzierungshöhe *C 30,* überhaupt noch wirken soll, da durch die immense Verdünnung in der *C 30* kein einziges Molekül der Ausgangssubstanz mehr enthalten ist. Was nun den Verschüttelungsvorgang, die sogenannte »Dynamisierung«, angeht, so können wir uns – wissenschaftlich betrachtet – nicht erklären, was zu besagter »Ermächtigung« führt. Natürlich gibt es Theorien hierüber, aber von Wissen kann nicht die Rede sein. Letzten Endes darf uns aber gleichgültig sein, warum Homöopathie wirkt, wenn man als Homöopath jeden Tag aufs neue ihre großartigen Heilerfolge erlebt. Nach diesem Exkurs aber zurück zu Hahnemann und seinen Pionierarbeiten:
Ab der *C 6* beobachtete er eine andere Art der Wirkung, die nicht ausschließlich materiell erfaßbar war, sondern auch auf einer anderen, nämlich der psychisch-geistigen Ebene des Menschseins ansprach. Hahnemann nannte das die dynamische Wirkung der Potenzen.
Das von Hahnemann gefundene Potenzierungsverfahren setzt sich aus zwei Schritten zusammen:

1. Die Verdünnung der Ausgangssubstanz.
2. Das Verschütteln (= Energetisierung der Heilkraft, auch Dynamisierung genannt).

Hahnemanns Experimente erstreckten sich über viele Jahre. Die D-Potenzen* waren keine Erfindung Hahnemanns und werden außerhalb Deutschlands kaum benutzt, und wenn, dann im Bereich von *D1 – D6.*

* D-Potenzen: Im Gegensatz zu C-(= Centesimal-)Potenzen, bei denen jeweils 1 : 99 »verdünnt« wird, beträgt das Mischungsverhältnis bei den D-(= Dezimal-)Potenzen jeweils 1:9.

Jahrelang gab Hahnemann, besonders bei chronischen Krankheiten, eine einzige Gabe, die er viele Wochen, manchmal monatelang wirken ließ. Etwa 40 Jahre später führten ihn seine Forschungen in eine neue Richtung. Er stand vor zwei zu lösenden Problemen. Das eine war: die langwierige Behandlung chronischer Krankheiten. Das zweite: die überschießende Reaktion, die sogenannte »Erstverschlimmerung« auf das Similimum, die auch bei höherer Potenzierung zwar nicht mehr so gravierend, aber trotzdem vorhanden war. Das erste Problem ging er folgendermaßen an: Er ließ seine Mittel häufiger wiederholen – bis zu einmal täglich. Da dies aber die Gefahr von überschießenden Reaktionen erhöhte, verdünnte er die jeweilige Potenz 1:100 in Alkohol, ohne zu schütteln, und ließ den Patienten einige Tropfen davon in etwas Wasser (also nochmals verdünnt) einnehmen.

Dieses zur Perfektion gebrachte Verfahren dokumentierte er in der sechsten und letzten Auflage seines homöopathischen Vermächtnisses, des »Organons«. Hahnemann starb 1843, bevor besagte letzte Auflage erscheinen konnte. Das Zusammenwirken vieler ungünstiger Faktoren machte das Erscheinen erst 1921 möglich. Aber erst 30 Jahre später wurde der Schatz – das neue Potenzierungsverfahren – von dem Schweizer Arzt Dr. med. Flury entdeckt. Dieses Verfahren geht in zwei Schritten vor sich. Der erste Schritt ist die Potenzierung, der zweite Schritt das Verdünnen der Potenzierung. Das heißt, um eine Potenz herzustellen, verdünnte Hahnemann erst ganz normal 1 : 100, aber diesmal versetzte er der Flasche 100 statt 10 Schüttelstöße. Dann gab er 500 Globuli (Zuckerkügelchen), von der Größe eines Mohnsamens in einen Filter und ließ die potenzierte Flüssigkeit durchfließen. Der erste Schritt bringt somit eine 100fache Verdünnung, der zweite Schritt nochmals eine 500fache Verdünnung: 100 mal 500 ergibt 50 000. Um die nächste Potenz herzustellen, nahm er wieder ein Kügelchen, löste es mit hundert Tropfen Alkohol auf und wiederholte die beiden Schritte. Diese Potenzen werden *LM-Potenzen* genannt. LM heißt 50 000, da es bei diesem Verfahren um eine fünfzigtausendfache Verdünnung geht.

Dadurch löste der geniale Hahnemann beide Probleme auf einen Schlag. Denn die LM-Potenzen wirken sehr sanft und können meist ohne erhebliche Verschlimmerungen häufig und über einen länge-

ren Zeitraum genommen werden. Sie sind in der chronischen Behandlung unersetzlich; denn der Patient erfährt keine Tiefs, die fast immer nach dem Einsatz von Einzelgaben in C-Hochpotenzen ausgelöst werden. Außerdem verkürzen LM-Potenzen die Behandlungsdauer erheblich, da man kontinuierlich den Patienten behandeln und betreuen kann, ohne monatelang nach einer Einzelgabe abwarten zu müssen.
Zwischen der Entwicklung der LM-Potenzen durch Hahnemann und ihrer Entdeckung lagen über 100 Jahre. Die Homöopathie hatte in der Zwischenzeit, besonders in Amerika, große Fortschritte gemacht. Da aber nur die C-Potenzen aus der 5. Auflage des Organons (1833) bekannt waren, beschränkten sich die Erfahrungen auf die C-Potenzen. Der größte Teil der Homöopathie-Welt ist immer noch auf die alten C-Potenzen fixiert. Die Renaissance der Homöopathie in Deutschland ist jedoch von der Benutzung der LM-Potenzen mitgeprägt. Als einzigem Land in der ganzen Welt haben die LM-Potenzen in Deutschland gut Fuß gefaßt. Es sieht ganz so aus, als ob der Geist Hahnemanns in seinem Heimatland über sein Erbe wacht.
Wenn nun aber die LM-Potenzen so wichtig sind, warum werden nur C-Potenzen in diesem Buch empfohlen? Erstens werden fast ausschließlich *akute* (im Gegensatz zu chronischen) Krankheitsgeschehen behandelt. Der zweite und wichtigere Grund liegt in der schwierigen Handhabung von LM-Potenzen, besonders für Laien, da dem Behandler viele Regeln und Gesetze völlig vertraut sein müssen.

*Muß immer die empfohlene Potenz verwendet werden?*

Nein! Wenn Sie nur eine andere, niedrigere Potenz zur Hand haben, kann sie auch genommen werden. Nur durch eine zu niedrige Potenz wird die gewünschte Wirkung oftmals herabgesetzt und kann sogar fehlen, so daß keine Besserung zustande kommt. Dies kann dazu führen, daß Sie alle möglichen Mittel probieren, obwohl Sie schon das richtige in der Hand hatten.
Die *C 200* hat sich für die akute Behandlung bewährt; denn sie setzt auf der geistigen Ebene an – eben genau in dem Bereich, in dem die Ursache der Krankheit liegt.

## Die Regeln der Dosierung

*Wie wird das Mittel gegeben?*

» In der Regel wird das Mittel im akuten Fall alle 2 Stunden gegeben. Man nehme eine Tasse Wasser und gebe 2–3 Tropfen bzw. Kügelchen (bei Pulver: 1 Messerspitze) oder 1 Tablette hinein und rührt um. Ein Teelöffel von diesem Wasser wird als **eine Gabe** bezeichnet. Unter einer Gabe versteht man die Mitteleinnahme. Eine Gabe bedeutet eine einmalige Verabreichung, wobei die Menge unterschiedlich sein kann. Gewöhnlich bezeichnet man jedoch unter einer Gabe 1–3 Tropfen oder Globuli, die auch direkt auf die Zunge gegeben werden können.

*Was ist zu beachten nach der Verabreichung des Mittels?*
Schon nach der ersten Gabe, spätestens jedoch nach der dritten, muß eine Verbesserung eintreten, sonst war das Mittel nicht richtig gewählt. Bitte weiter suchen.

Besserungen sind oft so deutlich, daß kein Zweifel besteht. Aber in vielen Fällen sind sie von subtilerer Art.
Hierzu einige Beispiele:

- Der Patient fühlt sich einfach wohler.
- Der Patient wird ruhiger.
- Die Atmosphäre in dem Raum wird als wohltuend, heller, weniger bedrückend empfunden.
- Die Augen sehen nicht mehr krank aus, sie leuchten jetzt.
- Die Atmung wird ruhiger und tiefer.
- Der Patient fällt in einen tiefen, erholsamen Schlaf.

» Grundsätzlich: *Niemals aus dem Schlaf wecken, um das Mittel zu geben.*

Wenn die Verbesserung deutlich genug ist, kann der Abstand zwischen den Mittelgaben auf 4–6 Stunden verlängert werden.

*Wann ist mit dem Mittel aufzuhören?*

1. Wenn der Patient gesund ist.
2. Wenn der Patient einen gesunden Appetit bekommt.
3. Wenn der Patient das Mittel nicht mehr nehmen will.
4. Wenn keine weitere Besserung des Zustandes eintritt.
5. Wenn der Zustand sich ändert bzw. neue Symptome auftreten.
6. Wenn sich der Zustand des Patienten verschlimmert.

1. Gesundheit
   Den Zeitpunkt kann nur der Patient selber erkennen, gerade genesende Kinder wissen es oft eher als die Eltern.

2. Gesunder Appetit
   Der Körper signalisiert, daß er gesund ist. Er ist von der Krankheit befreit worden. Bitte jetzt möglichst jeden Speisewunsch erfüllen, wie ausgefallen er auch sein mag. Das gewünschte Essen gehört oft zu den Lieblingsgerichten des Patienten. Es verhilft ihm zu Stabilität.

3. Abneigung gegen das Mittel
   Das ist ein Signal. Es wird bei Menschen ausgelöst, die noch einen Zugang zu ihrer inneren Stimme haben. Besonders bei Kindern findet man dies oft.

4. Stagnation
   Hier hat das Mittel ausgewirkt; entweder weiter abwarten oder durch ein Ergänzungsmittel abrunden. Im Text werden zu diesem Punkt weitere Hinweise gegeben.

5. Änderung des Zustandes oder neue Symptome
   Hier ist ein neues Mittel notwendig und muß entsprechend der neuen Bedürfnisse und Symptome gewählt werden. Beispiele dazu sind im Text zu finden.

6. Verschlimmerung
   Die sogenannte *homöopathische Erstverschlimmerung* ist eine Überreaktion auf das Mittel, die sich von allein nach einiger Zeit wieder legt, wobei der Heilungsprozeß schon in Gang gesetzt worden ist, jedoch etwas zu stürmisch verläuft. *Auf keinen Fall*

*das Mittel wiederholen!* Der Patient ist in einem Überreaktionszustand und wird auf Wiederholungen noch heftiger reagieren. Manchmal tritt die Überreaktion erst nach einigen Gaben auf.

*Wann ist ein neues Mittel zu suchen?*

1. Wenn spätestens die dritte Gabe keine Besserung gebracht hat.
2. Wenn der Zustand sich ändert, ohne zur Genesung zu führen.
3. Wenn ein Stillstand eintritt, hat man die Wahl zwischen einem neuen Mittel oder abwarten.
4. Wenn nach Ablauf einer Überreaktion keine Besserung eintritt. In diesem Fall war das Mittel falsch. Es hat den Patienten in einen Überreaktionszustand gebracht. Hier muß man den Zustand neu überprüfen. Wie war er vor dem falschen Mittel? Was für Änderungen sind durch das falsche Mittel gekommen? Wenn Änderungen aufgetreten sind, geht man von diesen aus, wenn keine da sind, geht man zurück zum Originalzustand, um diesmal das richtige Mittel zu finden.

➽ *Im Zweifelsfall immer abwarten.*
Es ist besser, einen Fehler zu akzeptieren und sich an einen erfahrenen Homöopathen zu wenden, als noch weiteren Schaden anzurichten.

*Muß die angegebene Dosierung in jedem Fall eingehalten werden?*
Den angegebenen Wiederholungsabstand müssen Sie nicht starr und schematisch einhalten. Er ist aber erfahrungsgemäß für den jeweiligen Zustand meist der günstigste, also eine Art Durchschnittswert. Ist der Zustand sehr akut und ausgeprägt, kann manchmal häufigere Wiederholung notwendig werden. Der umgekehrte Fall wird eher vorkommen, *in dem das Mittel nicht so oft wiederholt werden muß,* da der Zustand nicht so gravierend ist.

## Die Mittelwirkung

Wenn Sie das richtige Mittel eingesetzt haben, brauchen Sie nicht lange zu warten, bis Sie die positive Wirkung spüren. Bald setzt sich

ein Wohlbefinden ein, meist noch bevor die Intensität der Symptome nachläßt.
Schon nach der ersten Gabe ist bei akuten Krankheiten mit besonders heftigen Symptomen eine positive Wirkung zu beobachten. Manchmal ist sie für den Behandler bzw. den Patienten nicht so deutlich festzustellen. Spätestens nach der dritten Gabe muß aber eine deutliche Besserung ersichtlich sein, sonst sind Sie auf der falschen Spur.

» Als goldene Regel für die Richtigkeit der Mittelwahl sollten Sie grundsätzlich auf folgendes achten: Beim richtig gewählten Mittel kommt es immer zu einer *Besserung des Allgemeinzustands*. Der Betroffene *fühlt sich subjektiv wohler.*

» *Achtung:* Während der Einnahme des homöopathischen Mittels (± ½ Stunde) dürfen keine Bonbons mit ätherischen Ölen (Pfefferminz, Menthol etc.) gelutscht werden und darf keine geruchsintensive Zahnpasta verwandt werden. Diese würde die Mittelwirkung stark beeinträchtigen!

## Die Fallaufnahme

Den Homöopathen interessieren bei der Befragung des Patienten genau diejenigen Symptome, die etwas über das subjektive Befinden aussagen – also genau die Symptome, mit denen der Schulmediziner in der Regel nichts anzufangen weiß. Nicht die Höhe des Fiebers entscheidet über die homöopathische Mittelwahl, sondern z. B. durch welche Wetterlage das Fieber ausgelöst wurde, worauf Durst besteht und wie groß er ist, die Hauptbeschaffenheit (Schweiß, Röte, Kälte, Hitze), ob der Patient unruhig oder benommen ist, usw.
Ein klinischer Befund – z. B. ob es sich um Viren oder Bakterien handelt, Blutanalyse oder Urinstatus – kann dem Homöopathen

nicht den Weg zum heilenden Mittel weisen. Wohl aber der Geruch, die Farbe und die Konsistenz des Urins, die Beschaffenheit des Urinstrahls, Schmerzhaftigkeit beim Wasserlassen etc.
Sie müssen bei der Fallaufnahme folgendes beachten: Alle Veränderungen im geistigen und körperlichen Bereich müssen sorgfältig registriert werden. Jedes Symptom muß soweit wie möglich gründlich abgefragt werden.

Ein *vollständiges Symptom* besteht aus folgenden drei Merkmalen:
1. Der genauen Lokalität bzw. dem Sitz des Symptoms.
2. Den genauen Empfindungen.
3. Der Modalität – wodurch wird das Symptom schlimmer oder besser?

Nehmen wir zum Beispiel eine verstopfte Nase.

1. Frage: Wo spüren Sie die Verstopfung?
   In der ganzen Nase, in der Nasenwurzel, in den Nasenhöhlen zum Rachen einseitig, links oder rechts?
2. Frage: Was empfinden Sie?
   Ist es ein Gefühl, als ob die Nase verstopft wäre, aber man kann gut durch die Nase atmen? Ist es eine Verstopfung durch das Sekret? Sind die Nasenschleimhäute geschwollen?
3. Frage: Wodurch wird die verstopfte Nase gebessert oder verschlimmert? Im Freien, im warmen Raum, im Liegen, im Schlaf? Zu welchen Tageszeiten: morgens, abends, nachts, usw.?
   Ergänzung zu Frage 3:
   Versuchen Sie genau herauszufinden, wodurch ein Symptom beeinflußt wird. Z. B. durch Wärme, Kälte, im Freien, im Raum, durch bestimmte Tageszeiten, Schlaf, Essen und Trinken, Liegen, Gehen, Bewegung.

Jetzt müssen Sie das *Allgemeinbefinden* und die *Bedürfnisse* abklären. Wodurch wird das Allgemeinbefinden beeinflußt?

Wonach besteht ein Bedürfnis? Z. B. das Wärme-Kälte-Bedürfnis, Bedürfnis nach frischer oder warmer Luft, Bedürfnis nach Bewegung oder Ruhe, nach Liegen oder Stehen. Friert der Betreffende oder fühlt er sich zu warm? Wie steht es mit Schwitzen, Wirkung auf das Allgemeinbefinden durch Schlaf und Tageszeiten? Wonach besteht Verlangen? Essen und Trinken. Versuchen Sie die *Stimmung* zu erfassen. Ärgerlich, unzufrieden, beleidigt, gereizt, fröhlich, traurig, weinerlich, ängstlich, unruhig, fahrig, trotzig usw.
Als nächstes fragen Sie die *Begleitumstände* ab. Bei Schnupfen können z. B. Kopfschmerzen, Husten, Bauch-, Blasenbeschwerden oder Fieber vorhanden sein.
Sie fragen, ob der Krankheit eine erkennbare *Ursache* zugrunde liegt. Z. B. Wettereinflüsse: feucht-kalt, trocken-kalt, windig, Nässe. Gemütserregungen: Zorn, Ärger, Kummer, Freude, Kränkung usw.
Zuletzt beziehen Sie Ihre *eigenen Beobachtungen* in die Fallaufnahme mit ein. Z. B. Aussehen, Verhalten, Geruch, Stimmung etc.
Am Anfang erscheint die Liste der zu stellenden Fragen recht lang, aber Sie sollten sich nicht abschrecken lassen. Die Befragung ist nicht so schwierig, wie sie erscheint, zumindest nicht bei akuten Krankheiten. Gerade bei Kindern genügt auch schon oft eine geschärfte Beobachtungsgabe. Fassen Sie Mut und fangen Sie einfach an, es wird sich lohnen.

## Ordnung der Symptome

Jetzt ist es notwendig, unsere Beobachtungen zu gewichten. Folgende Reihenfolge empfiehlt sich:

A. Zum Repertorisieren erfassen Sie die *ausgeprägten* und die *vollständigen* Symptome.
B. Jetzt ordnen Sie die aufgeschriebenen Symptome folgendermaßen:
   1. Erfassen Sie den *Grundzustand* – was hat der Kranke wirklich?
   2. Suchen Sie nach *Modalitäten,* die den Grundzustand beeinflussen.

3. Erfassen Sie Symptome, die in direktem Zusammenhang mit dem Grundzustand stehen. Es können allgemeine, geistige oder sonstige Symptome sein.
4. Suchen Sie Allgemeinsymptome.
5. Begleitsymptome?

*Fallbeispiel:* Anhand eines Schnupfen-Falles wollen wir die Vorgehensweise erläutern.
Ihre Nase läuft, ist aber trotzdem verstopft, besonders nachts im Schlaf. Die Verstopfung spüren Sie direkt an der Nasenwurzel. Zusätzlich leiden Sie an Kopfschmerzen. Es sind dumpfe Schmerzen an der Stirn. Draußen werden die Schmerzen deutlich stärker. Warmes Essen tut Ihnen gut und bessert den Kopfschmerz. Sie haben Durst auf warme Getränke. Im Spiegel merken Sie, wie verspannt Sie aussehen.

**Auswertung der Symptome anhand des Fallbeispiels:**

A. *Die ausgeprägten und vollständigen Symptome*
- Nase verstopft, nachts im Bett schlimmer
- Nase verstopft an der Nasenwurzel
(Anmerkung: Sie haben zwar recht, wenn Sie die beiden Symptome für ein einziges Symptom halten, aber im Symptomenverzeichnis sind alle Modalitäten getrennt angegeben.)
- Verlangen nach warmem Essen und Getränken
- dumpfer Stirnkopfschmerz, draußen schlimmer
- dumpfer Stirnkopfschmerz, warmes Essen bessert
(Anmerkung: Sie haben Verlangen nach warmem Essen. Das bedeutet, Sie essen nur Warmes, weshalb Sie nicht behaupten können, daß ausschließlich warmes Essen den Kopfschmerz bessert, sondern es ist das Essen an sich. Bei solchen zweideutigen Symptomen nehmen Sie besser das Grundsymptom. Bei Ihnen wird das Symptom heißen: Kopfschmerz durch Essen besser.)
- verspannter Gesichtsausdruck

B. *Ordnung der Symptome*

1. Der Grundzustand:
   - ein Stockschnupfen
2. Modalitäten des Grundzustandes:
   - nachts schlimmer
   - im Schlaf schlimmer
3. Damit in Zusammenhang stehende Symptome:
   - Verstopfung der Nasenwurzel
   - verspanntes Gesicht
4. Die Allgemeinsymptome:
   - Verlangen nach warmem Essen
   - Verlangen nach warmen Getränken
5. Die Begleitsymptome:
   - Kopfschmerz

   Das Begleitsymptom muß genauso wie das Hauptsymptom erfaßt werden.

5.1 Der Grundzustand:
   - dumpfer Kopfschmerz

5.2 Modalitäten:
   - draußen schlimmer
   - essen bessert

5.3 Die Allgemeinsymptome sind in diesem Fall nicht anders als beim Hauptsymptom.

Nun müssen wir die Symptome in der Reihenfolge ordnen, die wir für die Repertorisation brauchen:

1. Stockschnupfen
2. Verstopfte Nase nachts schlimmer
3. Verstopfte Nase im Schlaf
4. Verstopfung der Nasenwurzel
5. Verspanntes Gesicht
6. Verlangen nach warmem Essen
7. Verlangen nach warmen Getränken
8. Kopfschmerz draußen schlimmer
9. Kopfschmerz durch Essen besser

Aufklärung des Falles auf Seite 65.

Sie finden in Ihrem Symptomenverzeichnis keine dumpfen Stirnkopfschmerzen, da das Repertorium nach Hauptzuständen aufgebaut ist. Für die Begleitsymptome werden nur die Modalitäten des Hauptzustandes (in diesem Fall Schnupfen) berücksichtigt. Damit haben Sie das notwendigste und wichtigste Material für die Wahl des Mittels. Wenn wir hier noch mehr auf die Begleitsymptome eingegangen wären, würden Sie den Überblick verlieren.

## Benutzung des Symptomenverzeichnisses (Repertorium)

Nachdem Sie Ihren Fall so ausgearbeitet haben, ist es möglich, daß Ihnen das schon gelesene entsprechende Mittel wieder einfällt. Dann lesen Sie das in Frage kommende Mittel nochmals durch, um zu überprüfen, ob es wirklich paßt oder nicht.
In den meisten Fällen werden Sie anfangs die Hilfe des Symptomenverzeichnisses brauchen. Im Symptomenverzeichnis werden Sie viel mehr Symptome finden, als bei den Arzneimittelbeschreibungen in diesem Buch erwähnt sind. Dies hat seinen Grund darin, daß wir Sie nicht mit zu vielen Informationen überschütten wollten und Sie dann den »Wald vor lauter Bäumen« nicht mehr sehen. Außerdem möchten wir Ihnen durch eine erzählerische Beschreibung das Mittel lebendig vor Augen führen. Man könnte zu einem Mittel eine Symptomenaufzählung von mehreren Seiten bringen, die so trocken wäre, daß Ihnen die Lust am Lesen verginge, geschweige denn, daß Sie sich ein Bild daraus machen könnten. Aus diesen bildhaften, erzählerischen Beschreibungen können Sie langsam erkennen, warum wir die Mittel personifizieren und z. B. davon sprechen, daß Lycopodium einen Schnupfen hat, oder Nux vomica in Streß gerät. Diese Formulierungsweise hat sich im homöopathischen Sprachgebrauch durchgesetzt. Zwischen dem Mittel und dem Menschen wird nicht mehr getrennt.

## Die Repertorisation

Nachdem Sie die Symptome geordnet haben, suchen Sie die Rubriken für den Grundzustand im Repertorium und schreiben sich die

dort aufgelisteten Mittel heraus. Dann machen Sie das gleiche mit den anderen Symptomen und schauen, welches Mittel oder welche Mittel am häufigsten vorkommen. Lesen Sie diese Mittel in der Beschreibung nach und wählen Sie das passende aus.
Manchmal werden Sie bei ausgefallenen Symptomen nur ein Mittel finden. Sie können sich in diesem Fall viel Zeit sparen, indem Sie das betreffende Mittel gleich durchlesen und es möglicherweise als das passende erachten.

**Was tun, wenn das gewählte Mittel nicht hilft?**

Standen schon bei der Repertorisation zwei Mittel in der engeren Wahl, dann könnten Sie jetzt das zweite Mittel nehmen. Hilft das zweite Mittel auch nicht oder kam allem Anschein nach nur ein Mittel in Betracht, dann müssen Sie Ihren Fall nochmals gründlich überprüfen, vielleicht die Symptome nochmals durchgehen und schauen, ob der von Ihnen gewählte Grundzustand auch den Tatsachen entspricht. Danach repertorisieren Sie neu. Wir haben die wichtigen und häufigen Mittel für die aufgeführten Zustände alle erwähnt, aber es gibt viele andere Mittel, die zwar seltener vorkommen, aber bei Ihnen durchaus in Frage kommen könnten.
Spätestens nach dem dritten Versuch muß Ihnen klar sein, daß Sie das Mittel nicht finden werden. In diesem Fall kann Ihnen ein erfahrener Homöopath weiterhelfen.

**Woran erkennen Sie einen guten Homöopathen?**

1. Er hat Zeit für Sie.
2. Er läßt Sie über sich und Ihre Beschwerden reden.
3. In geschickter Weise führt er Sie dazu, Ihre Probleme und Ihr Anliegen ausführlicher und deutlicher zu schildern.
4. Nachdem Sie Ihre Ausführungen beendet haben, geht er mit Ihnen alle Symptome durch, um sie zu vervollständigen und klarer herauszuarbeiten.
5. Am Ende der Befragung zieht er sein Repertorium zu Rate.

6. Braucht er mehr Zeit, um das Mittel auszuarbeiten, schickt er Sie ohne das Rezept nach Hause, um es Ihnen zu einem späteren Zeitpunkt zu geben.
7. Er verordnet Ihnen nur ein einziges Mittel (in seltenen Fällen zwei) oder verabreicht eine einzelne Gabe.
8. Er gibt Ihnen genaue Anweisungen, wie Sie das Mittel einzunehmen haben, wann Sie das Mittel absetzen und sich bei ihm melden sollen.
9. Gegebenenfalls gibt er Ihnen Diätempfehlungen und Anweisungen zur gesunden Lebensführung – sowohl körperlich als auch geistig-seelisch.
10. Mit der Homöopathie hilft er Ihnen, sich von Dauermedikation, Suchtmitteln etc. zu befreien.

## Die Hausapotheke

Wir haben die Mittel, die in diesem Buch vorkommen, in drei Gruppen geteilt. Die erste Gruppe enthält die wichtigsten Mittel für die Behandlung von Erkältungen, Notfällen und Schmerzen. Sie reicht aus, um erste eigene homöopathische Erfahrungen zu sammeln.

### Die kleine Hausapotheke

*Aconitum, Apis, Arnica, Arsenicum album, Belladonna, Bellis perennis, Bryonia, Calcium carbonicum, Calendula, Cantharis, Carbo vegetabilis, Chamomilla, Colocynthis, Dulcamara, Gelsemium, Hepar sulfuris, Hypericum, Ipecacuanha, Kalium bichromicum, Lachesis, Ledum, Lycopodium, Magnesium phosphoricum, Mercurius solubilis, Mercurius jodatus flavus, Natrium muriaticum, Nux vomica, Phosphorus, Phytolacca, Pulsatilla, Rhus toxicodendron, Ruta graveolens, Silicea, Spongia, Staphisagria, Sulfur, Symphytum, Tuberculinum bovinum, Veratrum album, Vespa crabro.*

Wenn Sie sich noch mehr in die Homöopathie einarbeiten möchten, empfehlen wir Ihnen, Ihre Hausapotheke nach und nach zu erweitern. Die folgenden Mittel bieten sich zusätzlich an.

## Die erweiterte Hausapotheke

*Allium cepa, Anacardium orientale, Angustura, Antimonium crudum, Antimonium tartaricum, Argentum metallicum, Argentum nitricum, Barium carbonicum, Berberis vulgaris, Botulinum, Bromium, Carcinosinum, Caulophyllum, Causticum, Chelidonium, China officinalis, Cina, Colchicum, Cuprum metallicum, Cuprum arsenicum, Diphtherinum, Dolichos pruriens, Euphrasia, Ferrum metallicum, Ferrum phosphoricum, Glonoinum, Graphites, Gunpowder, Hamamelis, Ignatia, Kreosotum, Lathyrus, Lyssinum, Magnesium carbonicum, Medorrhinum, Melilotus, Mercurius corrosivus, Millefolium, Natrium sulfuricum, Opium, Pertussinum, Pilocarpin, Psorinum, Rubeolinum, Rumex, Sanguinaria, Sepia, Sulfuricum acidum, Syphilinum, Thuja, Veratrum viride, Zeckenbißfiebernosode.*

In der dritten Gruppe haben wir seltenere Mittel zusammengefaßt, die für speziellere Fälle in Frage kommen, wie z. B. für die Behandlung von Angina pectoris, die Geburtsbetreuung etc.

## Die große Hausapotheke

*Aceticum acidum, Alumina, Anagallis, Asarum europacum, Aurum metallicum, Cactus grandiflorus, Caladium, Camphora, Carbolicum acidum, Carbo animalis, Carboneum sulfuratum, Carduus marianus, Castor equi, Coffea cruda, Coffea tosta, Crataegus oxyacantha, Croton tiglium, Derris, Dioscorea, Drosera, Hecla lava, Illicium, Jalapa, Kalium carbonicum, Kalium sulfuricum, Lacticum acidum, Mentha piperita, Mercurius jodatus rubrum, Mitchella, Natrium carbonicum, Nux moschata, Phellandrium aquaticum, Plantago major, Pulex, Rheum, Sambucus nigra,*

*Spigelia, Stramonium, Tabacum, Terebenthina, Urtica urens, Varicellinum.*

*Wie sind die Mittel aufzubewahren?*
Sie sind stets vor starken äußeren Einflüssen zu schützen: vor Sonne, Hitze, starken Gerüchen; nicht in oder auf den Kühlschrank stellen; nicht in die Nähe des Fernsehers stellen. Am besten bewahren Sie sie gut geordnet in einem Schränkchen oder in einem Karton auf.

*Wie lange halten sich die Mittel?*
Bei sachgemäßer Aufbewahrung sind sie unbegrenzt haltbar. Die Mittel, die Hahnemann vor bald 200 Jahren herstellte, wirken heute noch bestens.

*Globuli oder Tropfen?*
Das ist eine Geschmacksfrage. Die Globuli bestehen aus Milchzukker und werden gerne von Kindern genommen. Flüssige Mittel enthalten Alkohol und sollten nicht von Alkoholkranken genommen werden.

# II. Erkältungskrankheiten

## Der Mythos von der Ansteckung

Wenn jemand eine Erkältung bekommt, lautet die erste Frage: Bei wem habe ich mich angesteckt? Der Mensch ist einfach immer auf der Suche nach einem Schuldigen, den er für sein Unglück verantwortlich machen kann. Umgekehrt wird der »Verschnupfte« von der Umwelt behandelt, als hätte er die Pest. Er ist in den Augen der Umwelt der Täter, der sich mit Sätzen wie »Kommen Sie mir nicht zu nahe, ich habe einen Schnupfen« oder »Ich kann Ihnen leider nicht die Hand geben, da ich erkältet bin« in die Defensive begibt. Der Erkältete seinerseits fühlt sich als unschuldiges Opfer, das der Umwelt gerne die Schuld an der miserablen Lage, in die es geraten ist, anlasten möchte.
Dieses Denken spiegelt sich in der Freudschen Psychologie wider, die ihren Ursprung im letzten Jahrhundert nahm. Der aktuelle Erkenntnisstand der Psychologie weicht von dieser Opfer/Schuldigen-Haltung ab und belegt, daß alles, was einem Menschen passiert, durch sein Verhalten und sein Wesen bedingt ist. Das ist der Ansatzpunkt der modernen Psychologie, *der schon von Anfang an die homöopathische Denkweise* bestimmte. In der allopathischen Medizin allerdings gehören diese Ideen noch nicht zum selbstverständlichen Gedankengut, denn sonst wäre der Ansatzpunkt der Behandlung dort ein ganz anderer.

*Krankheit ist kein Zufall*

In der Homöopathie gibt es den sogenannten Zufall im üblichen Sinne von einem zufälligen Geschehen nicht, wohl aber in der Bedeutung von etwas, das einem zu-fällt. Es kann einem nur das zufallen, was man selber ausgelöst hat. Das entspricht dem Gesetz von Ursache und Wirkung, das in dem bekannten Spruch »Was du säest, das wirst du ernten« zum Ausdruck kommt.
Die Homöopathie geht davon aus, daß jeder Mensch die Erkrankung bekommt, die er braucht, um wirklich gesund, d. h. im Einklang mit sich und der Umwelt zu leben. Natürlich sind den meisten Menschen diese Vorgänge nicht bewußt. Durch das Einbre-

chen einer Krankheit in unser Leben werden wir aufgefordert, unsere Lebensweise neu zu überdenken. Krankheit hat immer etwas damit zu tun, was sich der Mensch selbst ausgesucht hat, um mehr über sich zu erfahren und sich weiterentwickeln zu können. Natürlich sucht sich niemand bewußt die eine oder andere Krankheit aus. Aber die »natürliche Intelligenz«, die Lebenskraft, weiß immer, wo es langgeht. Je weniger Widerstand wir unseren Selbstheilungskräften entgegensetzen, desto größer ist die Chance, schnell gesund zu werden.

*Ein Gesunder steckt sich nicht an*

Wenn wir die Ansteckung einmal von der körperlichen Ebene aus betrachten, braucht eine Krankheit immer ein bestimmtes Terrain, wo sie sich ausbreiten kann. Da, wo eine Ausscheidungsreaktion notwendig ist, wird es eher zu einer sogenannten »Ansteckung« kommen oder man wird anfällig für die eine Erkältung auslösenden Faktoren wie Kälte, Wind, Feuchtigkeit oder Durchnässung. Auch der Gesündeste kennt phasenweise Tiefs, wo ein solches Terrain sich entwickelt, und eine Erkältung sich ausbreiten kann.

## Der akute Schnupfen und die Sinusitis

(Nasenneben- und Stirnhöhlenentzündung)

*Schnupfen – eine natürliche Ausscheidungsreaktion*

Für einen gesunden Menschen ist es völlig normal, ein- bis zweimal im Jahr einen Schnupfen zu bekommen, der bis zu einer Woche anhalten kann. Der Volksmund sagt: »Drei Tage kommt er, drei Tage steht er, drei Tage geht er« oder »Der Schnupfen dauert ohne Behandlung eine Woche, mit Behandlung sieben Tage«. Diese Prognose stellt sich mit einer homöopathischen Behandlung ganz anders dar.

Im Frühjahr und Herbst ist der Mensch anfälliger, da in den Übergangsjahreszeiten die Selbstreinigungskräfte aktiviert werden. Der akute Schnupfen ist letztlich der Versuch des Körpers, Stoffe loszuwerden, die über Leber, Nieren, Darm und Haut nicht ausgeschieden werden konnten.

Durch die homöopathischen Mittel wird ganzheitlich auf den Körper eingewirkt, denn die Mittel entfalten ihre Wirksamkeit nicht nur im Bereich der Nase. Die Funktion der übrigen großen Ausscheidungsorgane wird ebenso angeregt und optimal wiederhergestellt. Durch die generelle Entgiftung erreicht der Kranke in Kürze sein Wohlbefinden wieder. Der lästige Schnupfen wird jetzt sekundär. Die Dauer der Ausscheidung wird in den meisten Fällen erheblich verkürzt, wo das nicht der Fall ist, erscheint sie wenigstens nicht mehr so unangenehm.

Verwechseln Sie die Funktion der Homöopathie aber nicht mit Ableitungsverfahren. Bei Ableitungsverfahren wird auf ein Organ gezielt ein starker Reiz ausgeübt. Es wird gezwungen, mehr zu leisten, als es von sich aus arbeiten würde, und dadurch wird es belastet.

Die homöopathischen Mittel sprechen das Zentrum an, d. h. von dort werden die Selbstheilungskräfte aktiviert. Die Information, die jetzt an die Organe weitergegeben wird, ist sanft und auf die Funktion aller anderen Organe abgestimmt.

*Unterdrückung durch sogenannte »Schnupfenmittel«*

Wenn nun die Selbstheilungskräfte des Körpers immer wieder empfindlich gestört werden, sei es durch schleimhautabschwellende Nasensprays, sei es durch andere Medikamente, die die Absonderung unterdrücken, so wird sich so ein Mensch schnell wieder erkälten und auch für andere Krankheiten anfälliger werden. Nach einer Unterdrückung der Absonderung bleibt oft ein dumpfes Gefühl im Kopf und Schwere in den Gliedern zurück. Der Schnupfen ist zwar verschwunden, aber der Mensch fühlt sich kränker als zuvor.

Durch das richtige homöopathische Mittel stellt sich das Wohlbefinden schnell ein, und die Dauer des Ausscheidungsprozesses wird verkürzt.

Wie wichtig es ist, den Schnupfen auszuheilen und nicht zu unterdrücken, zeigt die Tatsache, daß Krebskranke vor Ausbruch der Krankheit oft jahrelang keine Erkältung mehr gehabt haben.

*Der chronische Schnupfen*

Man kann generell sagen, daß durch die richtige Behandlung von akuten Leiden die Konstitution am besten gestärkt wird. Hier kann eine gute homöopathische Therapie außerordentlich positive Auswirkungen auf den gesundheitlichen Allgemeinzustand mit sich bringen. In der Behandlung des akuten Schnupfens liegt die Domäne des Laienhomöopathen. Den chronischen Schnupfen überlasse man dem erfahrenen Homöopathen.

Eine einmalige akute Behandlung wird die Erkältungsneigung nicht ausheilen, insbesondere dann nicht, wenn Mittel wie *Belladonna* oder *Aconit* eingesetzt wurden, die auf die grundlegende Disposition wenig Einfluß haben.

Die anderen eingesetzten Mittel werden die Anfälligkeit mildern. Erkältungen werden zwar wieder auftreten, aber meist nicht mehr so heftig wie vorher.

Eine gründliche Behandlung der Diathese dauert, je nach Alter des Patienten und nach Stärke der Grundschwäche, sechs Monate bis zwei Jahre und länger. Die Anweisungen dazu würden den Rahmen dieses Buches sprengen, hierfür ist ein längeres Studium der Homöopathie notwendig.

*»Hausmittel« – ja oder nein?*

Grundsätzlich gilt: Keine anderen Medikamente neben homöopathischen Mitteln nehmen.

Warum?

Um schnell und sicher das richtige Heilmittel finden zu können, braucht der Homöopath ein genaues und vollständiges Bild des Zustandes des Kranken. Durch ein Kamillendampfbad z.B. werden die Schnupfensymptome geändert. Das Bild ist verschleiert, und das richtige homöopathische Mittel ist nicht mehr zu erkennen.

Das Kamillendampfbad kann den Schnupfen nur dann ausheilen, wenn Symptome von Kamille *(Chamomilla)* vorhanden sind. Eine Erkältung mit *Chamomilla*-Symptomen kommt allerdings selten vor, außer bei kleinen Kindern. Es spricht nichts gegen Kamillendämpfe, solange nicht gleichzeitig eine homöopathische Behandlung vorgenommen wird. Da Kamillendampfbäder oft routinemäßig eingesetzt werden, können sie den Schnupfen nur lindern, jedoch selten ausheilen. Im Gegensatz hierzu ist das Ziel der homöopathischen Behandlung die schnellstmögliche Ausheilung.

*Vorbeugende Maßnahmen bei Verkühlungen*

Wenn jemand durchgefroren ist und eine Erkältung befürchtet wird, aber der Körper noch nicht mit Krankheitszeichen reagiert hat, kann in diesem Stadium mit *Camphora-Urtinktur* (oder *D 6,* 5 Tropfen auf ein Glas Wasser) vorgebeugt werden.

Bei den meisten Menschen tritt nach einer Verkühlung ein natürliches Verlangen nach *heißen Getränken* auf, welche ein guter Schutz vor Erkältung sind und deswegen baldmöglichst getrunken werden sollten. Wenn man vor Kälte steif und durchgefroren ist und sich dabei erschöpft und müde fühlt, dann ist heißer, schwarzer Kaffee das beste Getränk.

Auch ein *heißes Bad* oder die *Sauna* schützen bekanntlich vor Erkältungen. Trotzdem kann es hier zu Fehlschlägen kommen. Wie ist das möglich? Wenn ein durchgefrorener Mensch sofort in die heiße Badewanne gesteckt wird, konzentriert sich das Blut auf die Oberfläche – ein Vorgang, der sonst physiologischerweise erst einige Zeit nach einer Unterkühlung auftritt. Wird dieser Mechanismus stark forciert, wird es eher zu Ausscheidungsreaktionen wie Schnupfen oder Husten kommen. Es ist günstig, ein warmes Getränk vor dem Bad zu trinken, so daß die Körpertemperatur schon von innen erhöht wird.

Das Aufwärmen im angewärmten Bett wirkt sanfter, ohne Überreaktionen.

*Diätetische Unterstützung der Schnupfenbehandlung*

Diejenigen, die keine klaren Bedürfnisse nach bestimmten Nahrungsmitteln entwickeln, können sich an die folgenden Empfehlungen halten:

1. Bei Appetitstörungen lieber zwei als drei Mahlzeiten zu sich nehmen, bis sich der gesunde Appetit wieder einstellt.

2. Keine Zwischenmahlzeiten.
3. Nicht zuviel auf einmal essen.
4. Keine schwere Kost.
5. Kein hochkonzentriertes Eiweiß, überhaupt wenig Eiweiß (wie z. B. Fleisch, Eier, Fisch, Käse, Nüsse, Hülsenfrüchte).
6. Wenn die Nase reichlich Absonderung produziert, dann sollten wenig Teigwaren und Getreideprodukte gegessen werden (wie z. B. Nudeln, Brot), ausgenommen Reis und Gerste.
7. Es ist empfehlenswert, genügend Flüssigkeit in Form von Suppen, Kräutertees, Brottrunk o. ä. zu sich zu nehmen, damit der Körper die Giftstoffe besser ausscheiden kann.
   Wenn zusätzlich Magenbeschwerden vorhanden sind und ein Verlangen nach kalten Getränken besteht, kann man Schweden- oder Buttermilch trinken. Diese Getränke dürfen allerdings nicht getrunken werden, wenn der Schnupfen zusammen mit Husten auftritt, da sie den Lungen- und Bronchienzustand verschlimmern.
   Bei Regen oder feuchtem Wetter sollte man ebenfalls keine Sauermilchprodukte zu sich nehmen, sondern besser kalte Kräutertees, Reistrunk o. ä.

**Behandlung**

Dosierung s. S. 35

*Mittel bei kaltem, trockenem Wetter*

ACONIT *(Acon.)*

Es herrscht ein trockenes, kaltes, sonniges Winterwetter. *Aconit* ist es zu warm geworden, und er hat seinen Pullover ausgezogen. Aber kurz nachdem er wieder zu Hause ist, fängt er heftig an zu niesen, heißes Wasser läuft ihm aus der Nase. Es besteht kein richtiges Krankheitsgefühl, aber der ganze Nasenbereich ist heiß. Wenn jetzt gleich Aconit genommen wird, wird es diesen Schnupfen abwenden. Bei so einem heftigen Schnupfen empfehle ich *Aconit (C 200)* alle ½ Stunde.

In einem ähnlichen Zustand geht Aconit zu Beginn des Katarrhs wieder nach draußen in die Kälte, da er sich mit einem heißen Gesicht im warmen Zimmer unwohl fühlt. Sofort wird diese Absonderung durch die Kälte zum Stocken gebracht und der Aconit-Mensch fühlt sich besser, aber später, wieder zu Hause, geht es ihm zunehmend schlechter. Er bekommt jetzt rasende Kopfschmerzen und wird sehr unruhig. Dabei ist er so wehleidig, daß er auch die anderen nicht zur Ruhe kommen läßt. Er mag nicht reden und kann nicht schlafen. Der Körper kann sehr heiß werden, hohes Fieber tritt nicht selten auf. Aconit wird den durch die kalte Luft unterdrückten Katarrh schnell wieder zurückbringen und ihn so rasch, wie er gekommen ist, ausheilen. Aconit entwickelt in kürzester Zeit sein volles Krankheitsbild und ist bekannt für seine Plötzlichkeit und Heftigkeit.

HEPAR SULFURIS *(Hep.)*
Bei einer ähnlichen Wetterlage bekommt auch der Hepar-Mensch einen Schnupfen, allerdings sehr langsam. Anfangs ist nur reichlich wäßrige Absonderung vorhanden. Da die anderen Symptome im Prodromalstadium wenig ausgeprägt sind, wird man es möglicherweise schlecht erkennen und hat vielleicht schon *Aconit* gegeben, aber ohne Erfolg. Der Schnupfen schreitet fort, und erst am nächsten Morgen fühlt sich der Mensch richtig krank. Nun wird deutlich, daß schon die geringste Kälte, z. B. beim Rausgehen, bei Zugluft durch das Öffnen von Türen oder Fenster, Niesanfälle auslöst. Die gelbliche Absonderung wird langsam dicker und fängt an, wie alter Käse zu riechen, wenn der Schnupfen andauert.
In Gebieten, wo Föhn herrscht, kann kaltes, trockenes Wetter plötzlich durch eine feucht-milde Wetterlage abgelöst werden, wobei Schnupfen und Allgemeinzustand von Hepar sulf. wesentlich besser werden, so daß manchmal einige Tage verstreichen, bevor der Hepar-Zustand erkannt wird. Gleichgültig, in welchem Stadium das Mittel eingesetzt wird, es wird rasche Heilung bringen.
Wenn man aufmerksam beobachtet, wird man gleich zu Beginn den Unterschied zwischen Hepar und Aconit erkennen, denn sie sind vom Typ her gegensätzlich.
Aconit ist ein heißblütiger Mensch und fühlt sich draußen immer besser. Wenn er aber schon krank ist und sich dann der Kälte aussetzt, verschlimmert sich der Zustand noch mehr.

Hepar ist verfroren, die frische Luft behagt ihm nicht, Niesen und Schnupfen werden schlechter, aber sobald er wieder im warmen Raum oder im Bett ist, geht es ihm besser.

BELLADONNA *(Bell.)*
Ein Kind hat lange bei kaltem Wetter draußen gespielt und kommt mit einer geschwollenen, roten Nase nach Hause. Je nachdem, ob das Kind auf die Signale des Körpers gleich gehört oder weitergespielt hat, ist die Intensität, mit der die Nase heiß und schmerzhaft wird, geringer oder stärker. Die Nasenspitze brennt und ist äußerst empfindlich. Nur aus einem Nasenloch fließt reichlich das Sekret.

- Dosierung: *BELLADONNA C 200* ½stündlich wird den Katarrh rasch beseitigen.

Ein anderes Beispiel, wo *Belladonna* schnell hilft:
Der Belladonna-Mensch hat sich in Eile die Haare gewaschen und hat keine Zeit, sie gründlich abzutrocknen. Prompt bekommt er einen Schnupfen. Oder er hat sich die Haare schneiden lassen und ist danach, ohne den Kopf zu schützen, ins Kalte gegangen. BELLADONNA ist hier angezeigt, wenn einseitiger Fließschnupfen mit Stockschnupfen alterniert.

- Dosierung: *BELLADONNA C 200* je nach Intensitität ½ bis 1stündlich geben.
  (Nasser Kopf: siehe auch *Nux vomica)*

BRYONIA *(Bry.)*
Bryonia bekommt in sehr kalten Wintern selten Schnupfen, es ist eher in mildem Klima zu finden oder während der Jahreszeiten Herbst und Frühjahr.
Der Bryonia-Mensch wacht morgens mit steifen Gliedern auf und fühlt sich unwohl, aber sonst sind keine weiteren Symptome vorhanden. Tagsüber scheint es nicht mehr so schlimm zu sein, er nießt zwar ab und zu, und etwas mehr Bedürfnis nach Ruhe ist auch da. Er hat keine Lust zu arbeiten, aber in diesem Stadium wird kein Bryonia-Mensch sagen, daß er krank sei. Er möchte sich am liebsten hinlegen und ausruhen. Er kann sich aber einige Tage zur Arbeit zwingen. Der Körper rebelliert gegen jeden Versuch, sich zu bewegen oder zu arbeiten, mit zunehmenden Schmerzen. Hinzu gesellen sich oft Kopfschmerzen.

Er hat wenig oder keinen Appetit. Nach und nach entwickelt sich großer Durst. Er muß nicht sehr häufig trinken, aber wenn, dann große Mengen Kaltes. Außer wenn er friert, dann braucht er Warmes. Seine Unbeweglichkeit drückt sich über den Darm so aus: Verstopfung ist gleich zu Beginn des Schnupfens da oder kommt später hinzu.
Bryonia ist sehr gereizt und möchte nicht antworten.
Bei einem Allopathen bekommt der Bryonia-Mensch schmerzlindernde Medikamente oder Laxative, die auf den fortschreitenden Schnupfen keinen Einfluß haben, ja den Menschen sogar kränker machen können.
Wenn Bryonia den akuten Schnupfen gut gebessert, aber nicht vollständig ausgeheilt hat und der Mensch sich nicht mehr krank, aber auch nicht ganz gesund fühlt, dann folgt *Sulfur* und rundet den Fall ab. Siehe S. 65

## NUX VOMICA *(Nux-v.)*

Nux ist wie Hepar ein überaus verfrorener Mensch. Er kann kaum ein Körperteil der Kälte aussetzen, ohne sich gleich zu erkälten. Besonders, wenn sein Kopf – sei es durch Naßwerden, Haareschneiden oder Wind (vergleiche *Bell.* und *Aconit*) – oder sein Gesäß (sitzen auf kalten Steinen), Rücken oder Füße kalt werden, bekommt er sofort Schnupfen.
Bei Nux ist die Nase verstopft und trocken, besonders draußen oder nachts. Wenn er schlafen will, kann er kaum atmen.
Im warmen Raum hingegen läuft die Nase. Morgens sind das Niesen und der Fließschnupfen am schlimmsten. Ein Nasenloch ist meist verstopft, mal ist es das rechte, mal das linke.
Er reagiert höchst empfindlich und gereizt auf alles, was auf ihn zukommt. Man hüte sich davor, dem Nux-Patienten zu sehr mit Fragen auf die Nerven zu gehen, denn er wird nur patzige Antworten geben. (*Bryonia* antwortet gar nicht.) Selbst den geringsten Kältereiz kann er nicht ertragen. Am liebsten würde er sich auf den Ofen hocken.
Er kennt einen Trick, um sich vor Erkältung zu schützen. Wenn er rechtzeitig ein heißes Fußbad nimmt, dann kann er sich oft die kranken Tage ersparen. Wenn allerdings sein Kopf naß oder kalt wird, kommt jede Hilfe zu spät.

Nux ist jedoch meist zu beschäftigt, um sich die Zeit für ein aufwendiges Fußbad zu nehmen. Statt dessen schüttet er bei der Arbeit literweise heiße Getränke in sich hinein, in der Hoffnung, sich innerlich zu erwärmen. Aber er wird trotzdem krank.

*Mittel bei kaltem, feuchtem Wetter*

DULCAMARA *(Dulc.)*
Nach einem Spaziergang setzt sich Dulcamara zum Ausruhen auf die Wiese. Inzwischen ist es früher Abend geworden. Zu Hause muß sie feststellen, daß sie sich einen Schnupfen geholt hat, und die Detektivarbeit des Homöopathen kann beginnen.
Was war die Ursache, die uns den Weg zum richtigen Mittel zeigt? War das Wetter zu warm oder zu kalt? War es windig? Hat sie sich überanstrengt, geschwitzt und dann gefroren?
Alle Fragen werden verneint. Übrig bleibt nur die Wiese: es lag schon Tau auf dem Gras. Nach dem Spaziergang war es Dulcamara warm, die Feuchtigkeit war ihr unangenehm und sie erkrankte an einem Stockschnupfen, der durch kalte Luft verschlimmert wird. Über die ganze Geschichte ist sie ungehalten und kann die Genesung vor Ungeduld kaum erwarten, aber sie ist auch kein Mensch, der vor Ärger Temperamentsausbrüche bekommt, im Unterschied zu Nux. Dafür verläuft die Erkältung auch weniger heftig.
Feuchte Kälte macht Dulcamara zu schaffen.
Typisch für Dulcamara ist die Modalität »Erkältung durch Temperaturwechsel von warm auf feucht-kalt«, auf z. B. kühle, feuchte Meeresluft oder Wind, Schneeluft oder Regen.

RHUS TOXICODENDRON *(Rhus-t.)*
Der Rhus-Mensch reagiert auf alle Arten von Kälte, Feuchtigkeit und Durchnässung. Wir stellen uns einen Menschen vor, der sich am wohlsten fühlt, wenn er sich bewegt. Er ist z. B. durch eine anstrengende Wanderung ins Schwitzen geraten. Die Feuchtigkeit allein würde ausreichen, um einen Schnupfen auszulösen; gerät Rhus aber danach in einen Regen oder nimmt ein kaltes Bad, um sich zu erfrischen, dann ist eine Erkältung unausweichlich. Auch Nebel kann einen Schnupfen auslösen.

Mit der Erkältung ist eine Störung des Allgemeinbefindens verbunden. Er wird unruhig, besorgt, deprimiert.
Dieser quälende Zustand wird schlimmer, wenn es anfängt, dunkel zu werden. Bewegung, z. B. nachts umhergehen, bessert den Schnupfen und die Unruhe. Im Gegensatz zu *Dulcamara,* die sich unbedingt im warmen Raum bewegen muß, macht Rhus tox. die kalte Luft nichts aus, wenn er warm gekleidet ist.
Er hat großen Durst auf kalte Getränke, aber diese tun ihm im allgemeinen nicht gut; er friert dadurch nur noch mehr.
Der Schnupfen ist oft mit Halsentzündung verbunden.
Die Nasenspitze ist rot, durch häufiges Naseputzen entsteht ein Wundheitsgefühl. Die Nase ist trocken und geschwollen. Der Atem erscheint so heiß, als ob er in der Nase brennen würde.
Er neigt zu krampfhaften Niesanfällen.

*Mittel im Frühling, bei Föhn oder Wetterwechsel*
Bei Wechsel von kalt auf warm-feucht

CARBO VEGETABILIS *(Carb-v.)*
Wenn nach kühlen Frühlingstagen warmer Wind aufkommt bei hoher Luftfeuchtigkeit, ist Carbo vegetabilis hochgradig anfällig für Erkältungen. Er fühlt sich unwohl, wird schlapp und lustlos, ist blaß und voller Selbstmitleid, weil er schon spürt, daß seine Nase anschwillt. Es kribbelt und prickelt in der Nase, was ihn ständig zum Niesen reizt, aber er kann nicht richtig niesen. Da dieser Schnupfen selten ohne Bronchienbeteiligung vorkommt, tritt bald ein Husten mit Wundheit in der Brust auf.

GELSEMIUM *(Gels.)*
Gelsemium wird im Frühling oder in einem milden Winter krank, wenn zum ersten Mal wieder die Sonne lacht, aber die Luftfeuchtigkeit durch den Schnee noch hoch ist.
Er bekommt einen richtigen Fließschnupfen, der ätzt. Die Innenseite der Nasenflügel wird wund, dadurch fühlt sich die Absonderung brennend heiß an (bei Aconit ist sie wirklich heiß). Der Körper fühlt sich schwer und müde. Der Kranke kann sich auf nichts mehr konzentrieren und liegt benommen im Bett. Im Rücken ist es ihm

kalt. Dabei ist er völlig durstlos. Benommen machende Kopfschmerzen begleiten oft den Schnupfen.

*Bei Wechsel von kalt auf warm-trocken*

NATRIUM MURIATICUM *(Nat-m.)*
Bei Natr. mur. fällt die große Menge eiweißartiger Absonderungen auf. Der Mensch hat kaum Zeit, mit einem heftigen Niesanfall fertig zu werden, wobei sich reichlich Sekret löst, schon kommt der nächste Anfall. Dieser Zustand wechselt mit Stockschnupfen.
Nat-m. neigt auch zu Fieberbläschen um Lippen und Nasenflügel. Letztere werden wund und empfindlich, allerdings nicht durch eine ätzende Absonderung, sondern durch das ständige Naseputzen.
In der Regel geht der Geruchssinn verloren, meist auch der Geschmackssinn.

PULSATILLA *(Puls.)*
Sie hat das Gefühl, daß die Nase immer verstopfter wird. Die Verstopfung erreicht nachts den Höhepunkt, aber sie hindert nicht am Schlafen. Morgens fließen aus der Nase große Mengen dicken, milden Sekrets, welches anfangs weiß ist und später gelb bis gelbgrün oder grün wird. Pulsatilla wird milder und nachgiebig, wenn sie krank ist. Sie ist appetit- und durstlos und hat den Geruchs- und Geschmackssinn verloren. Trost und Beistand tun ihr in jeder Lebenslage gut und bessern ihren Zustand. Ihr ist es zu warm, und ohne frische Luft fühlt sie sich elend.
Ein klares Pulsatilla-Bild entwickelt sich meist nach ein paar Tagen.

KALIUM SULFURICUM *(Kali-s.)*
Wenn nur ein Teil des Bildes von Kali-s. erfaßt wird, könnte man es mit *Pulsatilla* verwechseln: Da sind auch die milden, dicken gelb bis gelblich-grünen Absonderungen, er braucht frische Luft und abends geht es ihm, wie Pulsatilla, schlechter.
Kali-s. hat aber ein eher übelriechendes Sekret und ist, im Gegensatz zu *Pulsatilla,* durstig. Er hat einen richtigen Horror vor allem Heißen (Zimmer, Getränke, Speisen, Wetter).

Der gelbe Schleim auf der Zunge ist eine Differentialdiagnose zu *Pulsatilla*, deren Zunge weiß belegt ist.

*Sonstige Mittel*

ALLIUM CEPA *(All-c.)*

Unter den Homöopathen ist Allium cepa (die Zwiebel) bei Schnupfen ein Favorit, aber es kommt nicht so häufig vor, wie es gerne gegeben wird.

Wir sind alle schon in einen Allium-cepa-Zustand geraten, wenn wir eine rohe Zwiebel geschnitten haben. Die Augen tränen, die Nase läuft und wird wund, hinzu gesellt sich oft Kopfweh. Es wird einem zu warm, und man wird durstig. Im warmen Raum und abends fühlt man sich schlechter, draußen geht es einem besser.

WARNUNG: Wenn Allium cepa nicht das Similimum ist und routinemäßig eingesetzt wird, kann es den Fall komplizieren. Wenn dann der Schnupfen auf die Lungen schlägt, bringt *Phosphor* die Lungenkomplikation wieder in Ordnung.

*Nux* ist auch ein Mittel, welches gerne routinemäßig, aber nicht nach Symptomen, gegeben wird. Wenn es hier zu Lungenkomplikationen kommt, ist ebenfalls *Phosphor* das Mittel der Wahl.

Bitte beachten, daß in diesen Fällen *Phosphor* hilft, weil sich in der Regel ein Phosphor-Zustand entwickelt. Besonders wenn das routinemäßig gegebene Mittel nicht ähnlich genug war, den Katarrh verdrängt, aber nicht ausgeheilt hat. Hat das Mittel gar nicht gepaßt und überhaupt keine Wirkung gezeigt, muß man die Symptome neu überprüfen.

➽ Ist noch kein klares Symptomenbild vorhanden, dann muß man *abwarten*, bis das Symptomenbild klar wird. *Es ist nicht ratsam, zu voreilig ein Mittel zu geben.* Erst mit zunehmender Erfahrung werden Sie das richtige Mittel immer eher erkennen können.

EUPHRASIA *(Euphr.)*

Ganz im Gegensatz zu *Allium cepa* ist der Tränenfluß ätzend und das Nasensekret milde. Besonders charakteristisch für Euphr. sind die durch Wind gereizten, blutunterlaufenen Augen, z.B. bei Motorradfahrern oder Skifahrern ohne Brille. Weiteres s. Abschnitt »Husten«, da Husten meist bald eintritt.

ARSENICUM ALBUM *(Ars.)*
Ars. fühlt sich sehr elend, wenn er krank ist, was man ihm gut ansehen kann. Es kitzelt ihn ständig wie mit einer Feder in der Nase, aber das Niesen bringt für ihn keine Erleichterung, er fühlt sich dadurch noch elender, und das Kitzeln hört nicht auf. Die Nase ist zwar verstopft, aber gleichzeitig läuft ständig eine wäßrige, wundmachende Absonderung heraus.
Er ist genauso verfroren wie *Nux*. Er möchte nur Warmes trinken und es warm haben. Als ob dieser quälende Zustand nicht genug wäre, kommt auch noch Schlaflosigkeit hinzu. Hierzu sei auch

CALCIUM ARSENICUM *(Calc-ars.)*
erwähnt, der nachts ebenfalls nicht schlafen kann. Trotz seines Leidens kommt er uns wie eine komische Figur vor. Jedesmal, wenn man ins Eßzimmer kommt, sieht man ihn dort sitzen, mit einem Teller Suppe vor sich auf dem Tisch. Selbst nachts sitzt er aufrecht im Bett und löffelt seine Suppe. Nur dann fühlt er sich leidlich wohl.

KALIUM BICHROMICUM *(Kali-bi.)*
Kalium bichromicum ist ein Frühlings- und Herbstmittel. Die typische Beschaffenheit des Sekrets läßt Kali-bi. zum Einsatz kommen. Es ist dick, gelb, manchmal grünlich, zäh, fadenziehend. Die eitrige Absonderung klebt in der Nase und kann in langen Fäden wie Gummi herausgezogen werden. Die Nase fühlt sich sehr trocken an. Ein drückender Schmerz sitzt in den Nasenknochen und entwickelt sich bis zur Nasenwurzel.
Kali-bi. paßt für große, kräftig gebaute Leute, die sehr viel dunkles Bier trinken und sich leicht durch Abkühlung erkälten. Diesen Menschen wird es schnell zu heiß, weshalb sie oft zu leicht bekleidet sind, dann holen sie sich durch die geringste Kälte, vielleicht abends im Biergarten, einen Schnupfen.

LYCOPODIUM *(Lyc.)*

Der Lycopodium-Schnupfen beginnt oft mit einer ätzenden Absonderung, die die Oberlippe wund macht; bald geht er in einen Stockschnupfen über. Es entwickelt sich ein sehr verspannter Gesichtsausdruck. Spürbar wird die Verstopfung an der Nasenwurzel. Die Nase wird immer verstopfter, und das Besondere daran ist, daß die Nase völlig zugeht, sobald der Kranke sich nachts zum Schlafen ins Bett legt, so daß nur noch durch den Mund geatmet werden kann. Die Nase ist die ganze Nacht zu und morgens meist voll von eitrigen, schleimigen Absonderungen. In der Nase bilden sich auch oft elastische Schleimpfropfen. Nach dem Aufstehen und Herumgehen fühlt sich der Kranke besser, die Nase wird freier.

Dumpfe Kopfschmerzen begleiten in der Regel den Stockschnupfen. Dieser dumpfe, hämmernde Schmerz tritt meist zwischen den Augen, in der Stirnmitte oder auf der ganzen Stirn auf. Er bessert sich durch Essen, es besteht ein Verlangen nach warmem Essen und Getränken.

SULFUR *(Sulf.)*

Sulfur-Schnupfen können sich in einer Vielfalt von Möglichkeiten äußern. Auch die Wetterlage kann nicht genau bestimmt werden. Es fängt meist mit einem heftigen Fließschnupfen an, kurzzeitig kann ihm zu Beginn fröstelig sein, doch bald wird ihm zu warm. Immer wieder schießt Hitze ins Gesicht und warme Räume empfindet er als unangenehm. Die Nase ist auch im Warmen verstopft und fließt im Freien. Trotz dieser Wärmeabneigung braucht er Warmes für seinen Magen, besonders warme Getränke.

Die Absonderung kann brennend, ätzend, klebrig, von grünlicher oder gelblicher Farbe sein.

TUBERCULINUM BOVINUM *(Tub-bov.)*

Es gibt zahlreiche Tuberkulin-Präparate. Ich persönlich habe gute Erfahrungen mit Tub-bov., Koch alt und zum Teil mit Bacillinum gemacht. Da keine Indikationen für die anderen Tuberkuline bei akuten Erkrankungen zu finden sind, habe ich sie nicht eingesetzt. Im Laufe der Jahre hat sich für mich Tub. bov. mit seinen unfehlbaren Anzeigen für bestimmte akute Erkrankungen herauskristallisiert.

Tub. ist gleich am Anfang eines Schnupfens erkennbar. Der Mensch, der Tub. braucht, entwickelt ein unstillbares Verlangen nach erfrischendem Obst. Sie sollten hier gegenüber dem Menschen differenzieren, der gelesen hat, Vitamin C sei gut bei Erkältungen, der aber kein echtes Verlangen nach Zitrusfrüchten hat. Es ist einfach der Zustand, in dem erfrischendes Obst gebraucht wird: Orangen, Zitronen, Clementinen, Ananas, auch Kiwis; aber auch Bananen und ähnliches. Meist trinkt Tub. den Saft von frisch gepreßten Früchten.

Tuberculinum ist eine Nosode, und diese wird anders dosiert als die übrigen Mittel. (Siehe auch »Nosoden« S. 297).

Tub. unter der 200. Potenz ist nicht zu empfehlen, da es in diesem Fall leicht zu Überreaktionen (siehe Punkt 6) kommt, oder die Wirkung nicht zufriedenstellt und daher die Heilung zu lange dauert.

- Dosierung: 1 × täglich eine Gabe *TUBERCULINUM BOVINUM C 200*. Erfahrungsgemäß ist der Schnupfen nach 2–3 Tagen ausgeheilt.

FERRUM PHOSPHORICUM *(Ferr-p.)*

Ferr-p. ist eines der Mittel, die gerne routinemäßig zu Beginn einer Erkältung gegeben werden.

Die Erfolgsquote ist sehr niedrig, da das Mittel meiner Erfahrung nach selten in der Praxis angezeigt ist. Ich habe eher mit Fällen zu tun gehabt, die durch Ferr-p. kompliziert worden sind. *Prinzipiell möchte ich davor warnen, im Prodromalstadium, wenn sich die Symptome noch nicht deutlich entwickelt haben, ein Mittel voreilig einzusetzen.* Der Schaden ist nicht so leicht wieder zu beheben.

Oft ist in den Fällen, wo Ferr-p. vorschnell gegeben wurde, eher *Phosphor*, manchmal *Ferrum metallicum* angezeigt.

Ferrum phosphoricum ist müde und fühlt sich so schwach, daß er gezwungen ist, sich hinzulegen. Wenn er untätig ist, fühlt er sich aber auch nicht wohl. Seine Kraft reicht nicht aus, um sich anzustrengen. Tut er es dennoch, dann geht es ihm noch schlechter.

Ferr-p. ist in ständiger, sehr langsamer Bewegung. Er schleppt sich ruhelos von einem Zimmer ins andere. Er versucht mal bei der einen, mal bei der anderen Arbeit behilflich zu sein. Man merkt, wie

schwach und krank er eigentlich ist und empfiehlt ihm immer wieder, sich auszuruhen.
Die frische Luft behagt ihm nicht, da die Kälte seine Beschwerden verschlimmert.
Er bekommt selten einen reinen Schnupfen. Oft gesellt sich von Anfang an eine Bronchitis oder eine Kehlkopfentzündung hinzu.
Die Absonderung aus der Nase ist blutig. Bald wird sie ätzend, später eitrig. Krusten bilden sich in der Nase. Es besteht die Neigung zu Nasenbluten, besonders morgens, beim Naseputzen oder beim Husten.
Oft sind Kopfschmerzen vorhanden. Wegen des Kopfwehs kann er schlecht sehen, mag jedoch die Augen nicht schließen. Der Kopf fühlt sich heiß und voll an. Kalte Kompressen und kalte Luft lindern die Kopfschmerzen.
Das allgemeine Verhalten von Ferrum phosphoricum ist so charakteristisch, daß das Mittel schon einen Tag nach Beginn der Krankheit erkannt werden kann. Wird es dann rechtzeitig gegeben, kann es die Erkältung bald stoppen, so daß Husten, Nasenbluten und Kopfschmerzen nicht mehr entstehen werden.

SILICEA *(Sil.)*
Die Silicea-Erkältung hat meist eine lange Vorgeschichte. Das heißt, es dauert lange, bis Silicea richtig erkrankt. Die Prodromalphase erstreckt sich oft über mehrere Tage, wobei aber kein richtiges Krankheitsgefühl vorhanden ist. Sil. hat zwar großen Hunger, aber keinen Appetit mehr. Seine Lieblingsspeisen, besonders Süßigkeiten, munden nicht mehr wie sonst. Doch der Hunger »treibt's rein«. Da er aber dem Geschmack nicht mehr viel abgewinnen kann, versucht er Qualität durch Quantität zu kompensieren. Dies gelingt selbstverständlich nicht.
Angegriffen sind in erster Linie die Nebenhöhlen und die Lungen. Sil. spürt, wie die Nebenhöhlen immer voller werden, bis der Schnupfen einsetzt, der meist von Anfang an dick-eitrig und gelb bis grün gefärbt ist.
Wenn Husten vorhanden ist, dann mit einem dicken, eitrigen, gelb bis grünen Auswurf. Besonders morgens werden große Eitermengen beim Husten und Naseputzen ausgeschieden. Selbst wenn der

Patient völlig auf Schonkost umgestellt wird, zeigt der Körper keine Tendenz, geringere Ausscheidungsmengen zu produzieren. Sil. ist es jetzt eigentlich egal, was er ißt, denn es schmeckt ihm sowieso nichts mehr.

Nach der ersten heftigen Woche kann dieser Zustand bis zu mehr als vier Wochen anhalten und klingt dabei ganz allmählich ab.

Auch nach dem Einsatz von Silicea sollte nicht erwartet werden, daß es weniger als vier bis sieben Tage dauert, bis die Eiterbildung aufhört. Der gesunde Appetit wird vorher wieder zurückkehren. Sil. fühlt sich nun trotz der Ausscheidungen wohl und kann seine Arbeit ohne weiteres verrichten.

Grundsätzlich gilt: Die Homöopathie kann die normale Dauer einer Krankheit erheblich reduzieren.

- Dosierung: *SILICEA C 200,* 3 × täglich eine Gabe.

## Symptomenverzeichnis

*Mittel:*

Aconit (Acon.), Aliium cepa (All-c.), Arsenicum album (Ars.), Belladonna (Bell.), Bryonia (Bry.), Carbo vegetabilis (Carb-v.), Dulcamara (Dulc.), Euphrasia (Euphr.), Ferrum phosphoricum (Ferr-p.), Gelsemium (Gels.), Hepar sulfuris (Hep.), Kalium bichromicum (Kali-bi.), Kalium sulfuricum (Kali-s.), Lycopodium (Lyc.), Natrium muriaticum (Nat-m.), Nux vomica (Nux-v.), Pulsatilla (Puls.), Rhus toxicodendron (Rhus-t.), Silicea (Sil.), Sulfur (Sulf.), Tuberculinum bovinum (Tub-bov.)

*Verschlimmerung:*

| | |
|---|---|
| Essen, nach dem: | Nux-v. |
| Freien, im: | Phos., Puls., Sulf. |
| Kalte Luft: | Dulc. |
| Kaltwerden: | Nux-v. |
| Reden: | Acon. |
| Schneeluft: | Puls., Rhus-t. |
| Warmes Zimmer: | All-c., Carb-v., Nux-v., Phos. |

*Besserung:*

| | |
|---|---|
| Bewegung: | Dulc., Phos., Rhus-t. |
| Föhn: | hep. |
| Freien, im: | Acon., All-c., Bry., Nux-v., Phos., Puls. |
| Gehen: | Dulc., Phos., Puls., Rhus-t. |
| Warmes Zimmer: | Ars., Dulc. |

*Empfindungen und Art des Schnupfens:*

| | |
|---|---|
| Fließschnupfen: | Acon., All-c., Ars., Bell., Bry., Carb-v., Dulc., Euphr., Gels., Hep., Kali-bi., Kali-s., Lyc., Nat-m., Nux-v., Puls., Rhus-t., Sil., Sulf. |
| Fließschnupfen, einseitig: | Bell., Hep., Nux-v., Phos. |
| Fließt nur, oder schlimmer durch: | |
| Freien, im: | Ars., Dulc., Euphr., Puls., Sulf. |
| Warmes Zimmer: | All-c., Nux-v., Puls. |
| Windiges Wetter: | Euphr. |
| Zeiten: | |
| Tagsüber: | Carb-v., Euphr., Nux-v. |
| Morgens: | Acon., Carb-v., Euphr., Nux-v., Puls., Sulf. |
| Morgens, Aufstehen, nach: | Nux-v. |
| Morgens, Bett, im: | Carb-v. |
| Nachmittags: | Sulf. |
| Abends: | All-c., Carb-v., Puls., Sulf. |
| Heftig: | Ars., Bry., Carb-v., Lyc., Sil. |
| Stockschnupfen: | Acon., All-c., Ars., Bell., Bry., Carb-v., Dulc., Hep., Lyc., Nat-m., Nux-v., Phos., Puls., Sil., Sulf. |
| Stockt, oder schlimmer durch: | |
| Freien, im: | Nux-v., |
| Warmes Zimmer: | Ars., Puls., Sulf., |
| Zeiten: | |
| Morgens: | Carb-v., Nat-m., Nux-v., Sil. |
| Abends: | Carb-v., Euphr., Nux-v., Puls., Sulf. |
| Nachts: | Euphr., Nux-v. |
| Wechselt mit Fließschnupfen ab: | Ars., Bell., Nat-m., Nux-v., Phos., Puls., Sil., Sulf. |
| Verspannung im Gesicht: | Ars., Bell., Lyc., Nat-m. |

| | |
|---|---|
| Verstopfung der Nase | |
| Morgens: | Bell., Hep., Kali-bi., Lyc., Sil. |
| Abends: | Carb-v., Euphr., Kali-bi., Lyc., Puls. |
| Nachts: | Ars., Lyc., Nux-v., Sil. |
| Abwechseln der Seiten: | Nux-v., |
| Schlaf, im: | Ars., Lyc., |
| Warmen Zimmer, im: | Carb-v., Puls., Sulf. |
| Nasenwurzel, an der: | Ars., Kali-bi., Lyc. |

*Begleitsymptome bzw. -zustände*

| | |
|---|---|
| Fieber, mit: | Acon., All-c., Ars., Bell., Bry., Gels., Hep. |
| Frösteln, mit: | Acon., Ars., Bry., Nux-v., Puls., Sil., Sulf. |
| Geschmacksverlust: | Hep., Nat-m., Nux-v., Puls., Sil., Sulf. |
| Hitze im Gesicht: | Nux-v. |
| Hunger, vermehrt: | All-c., Hep., Tub-bov. |
| Husten, mit: | Acon., All-c., Ars., Bell., Bry., Carb-v., Euphr., Ferr-p., Gels., Hep., Kali-bi., Lyc., Nat-m., Phos., Rhus-t., Sil., Sulf. |
| Kehlkopfentzündung, mit: | Acon., Ars., Bry., Carb-v., Dulc., Hep., Kali-bi., Nat.-m., Phos., Puls., Sulf. |
| Kopfschmerzen, mit: | Acon., All-c., Ars., Bell., Bry., Carb-v., Dulc., Ferr-p., Gels., Hep., Lyc., Nux-v., Phos., Puls., Rhus-t., Sil., Sulf. |

*Auslösende Ursache: (Schnupfen)*

| | |
|---|---|
| Abkühlung durch, bei Überhitzung: | Ars., Carb-v., Puls., Sil. |
| Entblößen des Kopfes, durch: | Hep., Nat.-m. |
| Haareschneiden, durch: oder -waschen | Bell., Nux-v., Puls. |

## Husten und Bronchitis

Um die Mittelsuche zu erleichtern, habe ich die Mittel wie schon bei »Schnupfen« nach den unterschiedlichen Wetterlagen geordnet. Aber man sollte nicht zu schematisch nach dieser Anordnung vorgehen, da immer andere Faktoren mit hineinspielen können. Um genauer verordnen zu können, ist Flexibilität im Denken unerläßlich. Wenn z. B. der Husten als Folge eines Schnupfens auftritt oder von Fieber begleitet ist, schauen Sie bitte auch unter den Kapiteln »Schnupfen« und »Fieber« nach.

Da Sie den Husten homöopathisch behandeln wollen, verabreichen Sie bitte weder andere Medikamente, noch legen Sie Brustwickel an. Beide Maßnahmen verschleiern die Symptome und verhindern das Erkennen des optimalen homöopathischen Mittels (Similimum).

Wenn Sie allerdings mit der homöopathischen Behandlung nicht vorankommen, dann können Sie den Husten durch äußere Anwendungen lindern. Heiße Brustwickel oder Wickel mit in Schweineschmalz gedünsteten Zwiebeln fördern und lösen den Auswurf.

Eine Kompresse mit warmem Öl auf den Fußsohlen kann die Krämpfe beim Husten nehmen.

**Diätetische Wirkungen bei Husten**

1. Folgende Maßnahmen verschlimmern den Husten:
   a) Sauermilchprodukte,
   b) Zitrusfrüchte,
   c) Milch (verschleimt).
2. Verzögerung der Heilung durch:
   a) Süßigkeiten,
   b) fette Speisen,
   c) starke Gewürze.
3. Gut vertragen werden Teigwaren.
4. Besonders günstig sind:
   a) Gemüse, roh oder gekocht,
   b) Salat.

**Behandlung**

*Mittel bei trockener, kalter Wetterlage*

ACONITUM *(Acon.)*
ist ein Mittel, das häufig bei trocken-kalter Wetterlage angezeigt ist. Die Beschreibung seines Symptomenbilds finden Sie im Abschnitt »Krupphusten«.

BELLADONNA *(Bell.)*
Siehe unter »Krupphusten«.

BRYONIA (Bry.)
Bei Bryonia tritt der Husten gerne im Herbst auf. Die Bronchitis fängt mit einem kleinen, trockenen Husten an, der sich langsam steigert. Wie wir es schon vom Schnupfenverlauf her kennen, wird Bry. immer unbeweglicher. Die Hustenstöße fangen bald an wehzutun. Beim Husten entsteht ein stechender Schmerz, so stark, daß er den Betroffenen richtig schüttelt und er sich die Brust halten muß. Jegliche Bewegung kann Hustenstöße auslösen, die lange anhalten.

Besonders schlimm ist es nach dem Essen, wo ein Hustenanfall dem nächsten folgt und ihn durch die Schmerzen wie am Boden zerstört zurückläßt. Er darf auch nicht zu tief einatmen, weil diese geringe Bewegung des Brustkorbes ausreicht, Husten auszulösen. Am Anfang, wenn er noch nicht durch den Husten das Bett hüten muß, tritt der Husten beim Eintreten in ein warmes Zimmer auf.
Er hat Verlangen nach kalten Getränken, sollte diese jedoch nicht trinken, weil sie den Husten verschlimmern. Sein Durst ist groß. Warme Getränke lindern den Husten. Es kann aber auch vorkommen, daß Bry. keinen Durst hat, obwohl seine Schleimhäute charakteristischerweise für ihn sehr trocken sind.
Bry. hat oft Kopfschmerzen beim Husten. Dann wird es richtig qualvoll, weil sich der Kopfschmerz beim Husten verschlimmert sodaß er den Kopf am liebsten pressen möchte. Dies kann er aber nicht, da er sich schon die Brust halten muß. So sieht man ihn vornübergebeugt im Bett knien, den Kopf auf die Matratze gepreßt.

CAUSTICUM *(Caust.)*
Der Causticum-Mensch mag kalte Tage im Herbst und kalten, trockenen Wind nicht, weil ihm dieses Wetter auf die Bronchien schlägt, sie trocken und rauh werden. Ein harter Husten setzt schnell ein, und bis zum Abend ist Caust. heiser. Am nächsten Morgen kann er kaum sprechen.
Der Husten foltert ihn, die Lungen fühlen sich an, als ob sie voller Schleim wären. Er hat nicht die Kraft, den Schleim hochzuhusten, obwohl er kämpft und kämpft. Alle stehen ratlos und besorgt um ihn herum, bis einer auf die Idee kommt, ihm ein Glas Wasser zu reichen. Nach einem Schluck schon hört der Husten schlagartig auf. Je kälter das Wasser, um so besser hilft es ihm.

HEPAR SULFURIS *(Hep.)*
Es herrscht kaltes, trockenes Wetter, und Hepar hat sich lange draußen aufgehalten. Abends spürt er noch keine Veränderung, aber am nächsten Morgen wacht er mit Husten auf, der die charakteristischen Hepar-Schmerzen hat: ein Gefühl, als ob Splitter unterhalb des Kehlkopfes bis hin zu den oberen Bronchien stecken würden. Die Schmerzen nehmen langsam zu. In den ersten Tagen

meldet sich der Husten nur in der kalten Luft, aber nach und nach muß sich Hepar vor der geringsten Kälteeinwirkung schützen. Er hat gelernt, wie er mit dem Husten umgehen muß, da die Schmerzen sonst kaum auszuhalten sind. Hepar ist nämlich auch ein sehr schmerzempfindlicher Mensch. Also legt er sich ins Bett und deckt sich mit fünf Decken zu, aber wehe, wenn auch nur der kleine Zeh herausschaut oder jemand ins Zimmer kommt: der Luftzug genügt, um einen Hustenanfall auszulösen (wie bei *Rhus tox.)*.
Bald setzt reichlich dicker, zäher, gelber Auswurf ein, der meist leicht abzuhusten ist.
Kalte Getränke verschlimmern. Warme Getränke verträgt er zwar, aber sie bessern den Husten nicht.
Der Husten wird durch Feuchtigkeit, z. B. Regen, sofort besser, auch wenn es dabei kalt ist. Wenn die Luft feucht und warm ist, kann der Husten sogar ganz verschwinden.
Bei keinem anderen Mittel ist die Besserung des Hustens durch feuchte Luft ausgeprägter als bei Hepar.
Zusätzliche unterstützende Maßnahmen:
- Feuchte Tücher oder eine Wasserschale auf der Heizung können helfen, den Husten zu lindern.
- Inhalieren von heißen Dämpfen ohne Öl- oder Kräuterzusätze.
- Türkisches Dampfbad.

Diese Tips gelten nur für Hepar und einige wenige andere Mittel, während bei *Nat-s.* und *Dulc.* zum Beispiel (siehe »Schnupfen«) feuchte Luft den Husten verschlimmern würde.

NUX VOMICA *(Nux-v.)*
Nux leidet auch an trockenem Husten, der abends und nachts schlimmer wird. Der Auswurf wird tagsüber abgehustet. Nux-v. spürt einen ständigen Kitzel im Hals, und die Brust fühlt sich wund an, als ob beim Husten etwas losgerissen würde. Der Husten an sich ist stärker morgens, beim Aufwachen im Bett, und es dauert einige Zeit, bevor der Auswurf kommt. Dann ist Ruhe. Tagsüber kann immer wieder etwas abgehustet werden. Oft hat er dabei Kopfschmerzen, als ob der Kopf beim Husten berste (siehe auch *Bry., Bell.)*.
*Zusätzlicher Hinweis:* Warme Getränke sind sehr wohltuend, be-

sonders morgens, wenn sich der Schleim nicht löst. Dann beruhigt ein heißer Tee den Husten, und der festsitzende Schleim kann abgehustet werden.

RUMEX *(Rumx.)*
Es ist auffallend, wie deutlich bei Rumex das Einatmen von kalter Luft einen Husten auslöst. Der Rumex-Mensch muß sich die Bettdecke über den Kopf ziehen, um sich vor dem Einatmen kalter Luft zu schützen. Der Husten wird erst besser, wenn sich die Luft unter der Decke erwärmt hat. Deckt jemand die Decke ab, weil er meint, frische Luft täte gut, so löst dies einen schlimmen Hustenanfall aus. Draußen bindet sich der Rumex-Mensch einen dicken Schal vor den Mund. Atmet er viel kalte Luft ein, kann es zum Stimmverlust kommen.
Typisch für Rumex ist, daß er den ganzen Tag über hustet, da die Luft, die er einatmet, ihm meistens nicht warm genug ist.
Der Husten ist trocken, ein ständiger Kitzel reicht von der Halsgrube bis zur Abzweigung der Bronchien. Es ist wenig Auswurf vorhanden.

SPONGIA *(Spong.)*
Siehe unter »Krupphusten«

*Mittel bei kalter, feuchter Wetterlage und nach Durchnässung*

RHUS TOXICODENDRON *(Rhus-t.)*
Bei Rhus-t. denkt man an Husten als Folge von feuchter Witterung und insbesondere als Folge der verschiedenen Arten des Naßwerdens (z. B. Unterkühlung durch Baden oder Regennässe).
Der Husten tritt besonders nachts auf. Der Kranke schläft sehr unruhig, deckt sich immer wieder ab und bekommt dadurch einen längeren, heftigen Hustenanfall. Er wacht aber dabei nicht richtig auf, im Halbschlaf deckt er sich wieder zu und schläft weiter.

DULCAMARA *(Dulc.)*
Wir wissen schon, daß Dulc. durch den Wetterumschlag von warm

auf kalt krank wird. Er bekommt Husten durch Naßwerden oder durch feuchtes Wetter, besonders im Winter. Die Bronchien sind stark verschleimt, so daß die Atmung erschwert wird, hinzu kommt Heiserkeit. Meist ist reichlich lockerer Auswurf von geschmacklosem Schleim vorhanden, der oft blutgestreift ist.
Dulc. bekommt einen steifen Nacken während oder nach der Erkältung.
Dulc. braucht Bewegung, die aber nicht in Anstrengung ausarten darf; er muß allerdings die Kälte meiden. Gut tut ihm leichte Bewegung im Haus.
Dulc. trifft oft für alte Leute und Kinder zu, die einen keuchhustenartigen Krampfhusten haben. Hier ist der Auswurf jedoch festsitzend.

*Mittel bei mildem Wetter und im Frühling*

IPECACUANHA *(Ip.)*
Dies ist ein Mittel, das besonders wichtig ist bei feucht-warmem Wetter. Es kommt am häufigsten bei Kindern und auch schon bei Säuglingen vor.
Es gibt zwei typische Zustände:

1. Zustand
Der Husten ist erstickend, der Schleim ist laut rasselnd zu hören, so krampfartig, daß die Kinder kaum mehr atmen können. Sie werden purpurrot bis blau im Gesicht und ganz steif. Diese Zustände sind typisch für Krupp- und Keuchhusten.

- Dosierung: Eine Gabe *IPECACUANHA C 200* wird den Krampf lösen. Darauf alle 2 Stunden wiederholen.
  Wenn der Hustenkrampf auch nur in abgeschwächter Form zurückkehrt, Ip. sofort wieder nehmen.

Auch bei kaltem Wetter kann Ip. manchmal vorkommen. Man geht mit dem Kind spazieren. Bei der Rückkehr ist das Kind halb erfroren. Es wird blau, steif, kann kaum atmen, hat einen erstickenden Husten. Wie oben behandeln.

2. Zustand
Durch Kitzeln im Kehlkopf wird ein Erstickungsgefühl ausgelöst. Der Husten ist trocken mit wenig Auswurf. Dieser Auswurf hat einen schlechten, ekelerregenden Geschmack, der Übelkeit und ein krampfartiges Erbrechen auslösen kann.
Bei jeder Art von *Ip.*-Husten wird Kurzatmigkeit zu finden sein. Bewegung an der frischen Luft löst einen Hustenanfall aus. Gegen Ende der Erkältung kann Heiserkeit bis zu kurzzeitigem Stimmverlust zurückbleiben.

GELSEMIUM *(Gels.)*
Gelsemium hat gewöhnlich Husten und Schnupfen gleichzeitig (siehe auch unter »Schnupfen« Seite 61).
Der Husten ist trocken, die Brust fühlt sich wund an.
Der Atemrhythmus ist beschleunigt, und die Kräfte schwinden. Der Kranke ist lustlos, er möchte in Ruhe gelassen werden.

CINA *(Cina)*
*Cina ist ein wichtiges Kindermittel.*
Wenn ein Kind im Frühling zahnt und dabei Husten bekommt, so kann man mit großer Sicherheit sagen, daß es Cina braucht. Meist ist der Husten kruppartig trocken, manchmal kommt etwas Schleim hoch. Das Gesicht ist glühend rot.
Diese Kinder neigen dazu, plötzlich zusammenzuschrecken. Sie mögen nicht berührt werden. Sie reagieren widerspenstig, fast als ob sie von Sinnen wären. Sie beruhigen sich, wenn sie getragen werden. Am wohltuendsten sind heftige Schaukelbewegungen.

*Sonstige Mittel*

KALIUM CARBONICUM *(Kali-c.)*
Der Patient spürt beim Husten einen stechenden Schmerz in der Brust, der sich bevorzugt in der rechten unteren Brust lokalisiert. Der Schmerz stellt sich unabhängig von Bewegung ein und kann auch wandern (vergleiche *Bry.:* stechende Schmerzen durch Bewegung, muß sich die Brust festhalten).

Der Kranke wacht nachts gewöhnlich gegen 2 Uhr durch den Husten auf.
Manchmal gelingt das Einschlafen erst nach Stunden wieder. Gegen 3 Uhr nachts erreicht der Husten den Höhepunkt.
Eine weitere Indikation für Kali-c. sind die mit Wasser gefüllten oberen Augenlider (Lidödeme).

EUPHRASIA *(Euphr.)*
Es gibt eine Reihe von Mitteln, bei denen meist der Wind die Krankheit auslöst. Aber wenn außer den Atemwegen die Augen stark betroffen sind, kommt in erster Linie Euphrasia in Betracht. Wenn auf den Euphr.-Schnupfen ein Husten folgt, kann sich der Schnupfen durch den nun ausgelösten harten Husten noch mehr verschlechtern.
Die Augen sind gerötet und lichtempfindlich. Reichlicher Tränenfluß ist die Regel. Der Husten verschlechtert sich tagsüber und bessert sich nachts im Liegen. Finden wir Husten und Schnupfen gleichzeitig, so zeigt der Schnupfen ein gegensätzliches Symptomenbild: Der Schnupfen ist nachts schlimmer als tagsüber und verschlechtert sich im Liegen. Abhusten von Schleim tritt verstärkt morgens und tagsüber auf. Er ist übelriechend und löst beim Räuspern und Hochhusten einen Brechreiz aus, so daß oftmals das Essen wieder erbrochen wird.
Bei Bewegung an der frischen Luft muß er sich ständig räuspern.

PHOSPHOR *(Phos.)*
Die Erkältung von Phos. fängt in der Nase, im Hals oder im Kehlkopf mit heiserer Stimme an. Langsam entwickelt sich ein harter, trockener, festsitzender Husten. Ich habe schon erwähnt, daß Phos. dann in Frage kommt, wenn ein Schnupfen nicht durch ein Mittel ausgeheilt wurde und sich auf die Bronchien gelegt hat (siehe Seite 63).
Phos. charakterisiert ein schmerzhafter Husten, besonders morgens nach dem Aufstehen. Wenn er kalte Luft einatmet oder ihm kalt wird, verschlechtert sich der Husten. Ebenso verschlimmert sich der Husten, wenn er vom Warmen ins Kalte kommt oder umgekehrt. Er kann kaum sprechen, besonders das Lachen ist sehr unangenehm,

denn durch das Kitzeln im Kehlkopf fängt Phos. unweigerlich sofort an zu husten. Der Kehlkopf reagiert extrem empfindlich, begleitet von starker Heiserkeit, die bis zum Verlust der Stimme führen kann. Nachts muß er auf der rechten Seite schlafen, weil ihm der Husten dann nicht so zu schaffen macht. Dreht er sich im Schlaf auf die linke Seite, folgt sofort ein starker Hustenanfall, der ihn aus dem Schlaf reißt und ihn nicht mehr liegenbleiben läßt. Er muß sich aufsetzen, hält sich die Rippenbögen vor Schmerzen, stöhnt und zittert dabei. Nach dem Anfall ist er ganz erschöpft.

Kalte Getränke verschlimmern zwar den Husten, aber er braucht für sein Wohlbefinden eiskalte Getränke. Er fühlt sich dadurch erfrischt, und die Schwäche weicht, besonders wenn die Getränke süß sind.

PULSATILLA *(Puls.)*

Der Pulsatilla-Husten ist am Tag kaum zu spüren, er scheint ausgeheilt zu sein, besonders beim Aufenthalt im Freien. Kinder, die den ganzen Tag draußen spielen, husten überhaupt nicht. Nur wenn sie sich sehr anstrengen, bekommen sie einen richtigen Hustenanfall.

Leichte, langsame Bewegung in gut gelüfteten Räumen, besser noch im Freien, lassen sie den Husten vergessen. Aber auch im warmen Raum ist der Husten am Tag locker und hört sich nicht so schlimm an.

Gegen Abend wird der Husten etwas stärker und trockener. Nachdem der Betreffende zu Bett gegangen ist, fängt ein krampfhafter, trockener Husten an – oft mit zwei Hustenstößen. Der Kranke kann kaum aufhören zu husten, das geht bis zum Würgen. Setzt er sich im Bett auf, wird der Husten wesentlich besser. Nachdem er sich die »halbe Lunge ausgehustet« hat, kann er nach mehrmaligen Versuchen irgendwann einschlafen und findet endlich Ruhe.

Der Auswurf ist hauptsächlich morgens von zäher, gelber und dicker Konsistenz.

SULFUR *(Sulf.)*

Auch der Sulfur-Husten ist am Tage locker. Der weißlich-dicke Auswurf kommt nach dem Aufwachen beim Husten, oder erst später nach dem Aufstehen. Die Besserung im Freien ist nicht ganz

so deutlich ausgeprägt wie bei *Pulsatilla,* aber in ähnlicher Weise läßt sie sich beobachten.
Der Husten von Sulfur kann schon abends im Bett schlimmer werden, so daß der Kranke schlecht einschlafen kann, aber in der Nacht nimmt er noch weiter zu. Der Husten wird dann trocken und hart. Der Kranke hustet eine Zeitlang im Schlaf, bis er davon aufwacht. Jetzt wird der Husten besonders heftig und erschüttert den ganzen Körper. Der Kranke kann aber liegenbleiben. Oft folgen zwei Hustenstöße hintereinander, die so heftig und hart sind, daß er ein Gefühl hat, als ob der Kopf in Stücke gerissen und wegfliegen würde. Wenn der Anfall vorbei ist, gibt es meistens eine längere Ruhepause, in der der Kranke schlafen kann, bis der nächste Anfall kommt.

TUBERCULINUM BOVINUM *(Tub-bov.)*
Der Tuberculinum-Husten ist hart, trocken und meist mit langanhaltenden Anfällen verbunden. Auswurf entwickelt sich erst später, wenn die Intensität nachläßt. Er ist von dicker, gelber, auch grüner Konsistenz und kommt in großen Mengen.
Meistens beginnt es mit einem nächtlichen Husten, der sehr hart ist. Der Kranke hustet die ganze Nacht. Nach und nach, wenn der Husten immer stärker wird, kann er abends kaum einschlafen. Erst nach langem Wachliegen gelingt ihm dies, aber schon bald wird er wieder vom Husten aufgeweckt. So werden die Nächte immer unruhiger, bis schließlich in großen Mengen Auswurf kommt. Erst dann kehrt wieder die nächtliche Ruhe ein.
Anstrengung an der frischen Luft oder allein schon kalte Luft kann heftigen Husten provozieren. Trotzdem entwickelt der Patient großen Lufthunger.
Eine ähnliche Modalität finden wir bei den Getränken. Kalte Getränke verschlimmern den Husten; trotzdem möchte der Kranke Kaltes, am liebsten Eiskaltes trinken, wobei er den Hustenanfall in Kauf nimmt. Er braucht viel Bewegung, frische Luft und Kaltes. Das kann so weit gehen, daß er wenig bekleidet, ja sogar nackt sein will, obwohl dies mit tödlicher Sicherheit einen Hustenanfall auslöst.

- Dosierung: *TUBERCULINUM BOVINUM C 200* 1 × täglich, bis der Husten deutlich nachläßt, danach alle 2–3 Tage. Es ist ratsam, nach Beendigung des Hustens Tub. ca. 2 Wochen lang alle 3 Tage zu geben, um die Erkältungsneigung zu verringern.

## Symptomenverzeichnis – Husten

*Mittel:*

Bryonia (Bry.), Causticum (Caust.), Cina (Cina), Dulcamara (Dulc.), Euphrasia (Euphr.), Gelsemium (Gels.), Hepar sulfuris (Hep.), Ipecacuanha (Ip.), Kalium carbonicum (Kali-c.), Nux vomica (Nux-v.), Phosphor (Phos.), Pulsatilla (Puls.), Rhus toxicodendron (Rhus-t.), Rumex crispus (Rumx), Sulfur (Sulf.), Tuberculinum bovinum (Tub-bov.)

*Verschlimmerung:*

| | |
|---|---|
| Atmen tief: | Bry., Cina, Dulc., Euphr., Hep., Ip., Kali-c., Phos., Puls., Rhus-t., Rumx., Sulf., Tub-bov. |
| Bewegung: | Bry., Cina, Ip., Kali-c., Nux-v., Phos. |
| Entblößen: | Hep., Nux-v., Rhus-t., Rumx. |
| Entblößen der Hände: | Hep., Rhus-t. |
| Essen: | Bry., Caust., Euphr., Hep., Ip., Kali-c., Nux-v., Phos., Puls., Rhus-t., Rumx., Sulf. |
| Freien, im: | Bry., Cina, Hep., Ip., Nux-v., Phos., Rhus-t., Rumx., Sulf. |
| Freien, gehen im: | Cina, Ip., Nux-v., Phos., Rhus-t., Sulf. |
| Gehen: | Cina, Hep., Ip., Rumx. |
| Getränke, kalte: | Hep., Kali-c., Phos., Rhus-t., Rumx., Tub-bov. |
| Getränke, warme: | Phos. |
| Kaltwerden: | Bry., Caust., Dulc., Hep., Kali-c., Nux-v., Phos., Rhus-t., Rumx., Sulf., Tub-bov. |
| Kaltwerden, Arm oder Hand: | Hep., Rhus-t., Sulf. |
| Liegen: | Bry., Caust., Dulc., Hep., Kali-c., Nux-v., Phos., Puls., Rhus-t., Rumx., Sulf. |
| Liegen, abends: | Bry., Kali-c., Nux-v., Puls., Rumx., Sulf. |
| Liegen, nachts: | Dulc., Kali-c., Puls., Rhus-t., Rumx., Sulf. |
| Liegen, Rückenlage: | Nux-v., Phos., Rhus-t. |
| Liegen, Seitenlage: | Bry., Kali-c., Phos., Puls., Sulf. |

| | |
|---|---|
| Liege, Seitenlage links: | Bry., Ip., Phos., Puls., Rhus-t., Rumx., Sulf. |
| Liegen, Seitenlage rechts: | Cina, Ip., Kali-c., Phos., Tub-bov. |
| Luft, feuchte: | Dulc., Rhus-t., Sulf. |
| Luft, kalte: | Bry., Caust., Cina, Dulc., Hep., Ip., Kali-c., Nux-v., Phos., Rhus-t., Rumx., Sulf. |
| Luft, trockene: | Hep., Phos., Rumx. |
| Reden: | Bry., Caust., Cina, Dulc., Euphr., Hep., Ip., Phos., Rhus-t., Rumx., Sulf., Tub-bov. |
| Reden, laut: | Phos., Tub-bov. |
| Sitzen: | Euphr., Kali-c., Phos., Puls., Rhus-t. |
| Stehen: | Euphr., Sulf. |
| Trinken: | Bry., Hep., Kali-c., Nux-v., Phos. |
| Wind: | Euphr., Hep. |

*Besserung:*

| | |
|---|---|
| Bewegung: | Dulc., Euphr., Nux-v., Phos., Puls., Rhus-t., Sulf., Tub-bov. |
| Essen: | Euphr. |
| Freien, im: | Bry., Dulc., Nux-v., Puls., Sulf. |
| Getränke, kalte: | Caust., Euphr., Ip., Kali-c., Sulf. |
| Getränke, warme: | Bry., Nux-v., Rhus-t. |
| Liegen: | Bry., Euphr., Sulf. |
| Liegen, Rückenlage: | Bry. |
| Trinken: | Bry., Caust., Euphr., Kali-c. |

*Empfindungen und Art des Hustens:*

| | |
|---|---|
| Bellend: | Dulc., Hep., Phos., Sulf., Tub-bov. |
| Erschöpfend: | Caust., Ip., Kali-c., Nux-v., Phos., Puls., Rhus-t., Rumx., Sulf., Tub-bov. |
| Erschütternd: | Bry., Caust., Dulc., Ip., Kali-c., Nux-v., Phos., Puls., Rhus-t., Sulf. |
| Feder in der Halsgrube: | Cina, Sulf. |
| Fremdkörper im Kehlkopf: | Hep., Phos., Rumx. |
| Gerstengranne im Kehlkopf: | Rumx. |
| Hart: | Caust., Cina, Kali-c., Nux-v., Phos., Puls., Rhus-t. |
| Hüsteln: | Bry., Caust., Cina, Dulc., Gels., Hep., Ip., Kali-c., Phos., Rhus-t., Rumx., Sulf., Tub-bov. |
| Heiser: | Caust., Cina, Dulc., Gels., Hep., Nux-v., Rhus-t., Rumx. |

| | |
|---|---|
| Hohl: | Bry., Caust., Cina, Euphr., Hep., Ip., Nux-v., Phos., Tub-bov. |
| Hustenreiz, Luftwegen, in den: | Caust., Gels., Kali-c., Nux-v., Phos., Sulf. |
| Hustenreiz, Brust, in der: | Phos., Puls., Rhus-t. |
| Hustenreiz, Halsgrube: | Rumx. |
| Hustenreiz, Kehlkopf: | Bry., Caust., Cina., Euphr., Gels., Hep., Ip., Kali-c., Nux-v., Phos., Puls., Rhus-t., Rumx., Sulf. |
| Hustenreiz, Magengrube: | Bry., Hep., Nux-v., Puls. |
| Krampfhaft: | Bry., Caust., Dulc., Gels., Hep., Ip., Kali-c., Nux-v., Phos., Puls., Rhus-t., Rumx., Sulf. |
| Kurz: | Bry., Caust., Cina, Dulc., Hep., Ip., Kali-c., Nux-v., Phos., Puls., Rhus-t., Rumx., Sulf. |
| Locker: | Bry., Cina, Dulc., Hep., Kali-c., Phos., Puls., Sulf. |
| Pfeifend: | Hep. |
| Rasselnd: | Bry., Caust., Cina, Hep., Ip., Nux-v., Phos., Puls., Rumx., Sulf. |
| Rauch, als ob der Hals durch Rauch von ranzigem Fett gereizt würde: | Hep. |
| Schwefeldampf, Gefühl: | Bry., Ip., Puls. |
| Staub: | Hep., Ip., Puls., Sulf. |
| Trocken: | Bry., Caust., Cina, Dulc., Euphr., Gels., Hep., Ip., Kali-c., Nux-v., Phos., Puls., Rhus-t., Rumx., Sulf., Tub-bov. |
| Zusammenschnürung, Brust: | Ip., Sulf. |
| Zusammenschnürung, Kehlkopf: | Gels., Hep., Ip., Kali-c., Phos., Puls., Sulf. |

*Begleitsymptome:*

| | |
|---|---|
| Brennen in der Brust: | Caust., Euphr. |
| Brennen im Kehlkopf: | Caust., Phos. |
| Niesen, Husten endet mit: | Bry., Hep., Sulf. |
| Niesen, mit: | Bry., Cina, Hep., Nux-v., Sulf. |

*Auslösende Ursache:*

| | |
|---|---|
| Kalt – trockener Wind: | Hep. |
| Naßwerden: | Dulc., Rhus-t., Sulf. |

## Der fieberhafte Infekt

»Die zunehmende Kenntnis des Grippevirus führt zwar zu dem Schluß, daß es seine nur ihm eigenen antigenen, enzymatischen und genetischen Eigenschaften besitzt, zugleich aber zu der Erkenntnis, daß es chemisch von Bruchstücken des Plasmas der Zellen, in denen es parasitiert, nicht unterscheidbar ist. Bei aller Hochachtung vor den Triumphen des biologischen Vorgehens wird es doch immer offenkundiger, daß ein Verständnis für die grundlegenden Prozesse in der Biologie wohl eines völlig anderen Vorgehens bedarf...«

F. M. Burnet,
australischer Grippeforscher

*Grippe ist nicht gleich Grippe*
Der Laie verwechselt den leichten, grippalen Infekt gern mit der schweren echten Grippe, der »Influenza epidemica«. Wenn uns jemand erzählt, daß er »die Grippe« habe, dann versteht er darunter gewöhnlich einen Schnupfen mit einem Katarrh der Luftwege sowie etwas Fieber. Der medizinische Sprachgebrauch faßt dagegen unter dem Ausdruck »Grippe« alle schweren fieberhaften Erkrankungen zusammen, die von dem Influenza-Virus ausgelöst werden.
Die echte Grippe tritt selten sporadisch, häufiger epidemisch auf, im Abstand von einigen Jahrzehnten sogar pandemisch; d. h. die Epidemie breitet sich über ganze Kontinente aus. Das erste als solches aktenkundig gemachte Geschehen ging als »russischer Schnupfen« (1889–1892) in die Geschichte der Grippe ein. Bis 1918 sprach man übrigens allgemein nur von Influenza und bezeichnete fast jeden fieberhaften Infekt so. Seit der schrecklich wütenden »spanischen Grippe« von 1918–1920, die sich von Spanien aus über den ganzen Erdball seuchenartig ausbreitete und 22 Millionen Menschenleben forderte, setzte sich die Bezeichnung Grippe durch. In den Hungerjahren nach dem Ersten Weltkrieg fielen ihr besonders junge Menschen, schwangere oder stillende Frauen oft innerhalb weniger Tage zum Opfer.

Viele erwarteten nach dem Zweiten Weltkrieg eine ähnliche Katastrophe. Die nächste Pandemie überzog aber erst 1957/58, aus Asien kommend, die nördliche Hemisphäre. Die letzte große Grippewelle, die »Hongkong-Grippe«, überrollte uns in den Jahren 1968/69.*
Die Grippe hat die Schulmediziner durch ihre Chamäleonhaftigkeit herausgefordert und vor immer neue Rätsel gestellt. Es gibt weder eine Gesetzmäßigkeit im Aufflammen von Pandemien noch in der Wahl ihrer Opfer. Die Grippe befällt Gesunde und Kranke, alte und junge Menschen aller sozialen Schichten. Sie fügt sich in kein Schema ein. Der Grippeforschung hat die Schulmedizin die Erkenntnis zu verdanken, daß es für eine Krankheit verschiedene Erreger gibt; denn das Grippevirus verändert sich ständig. Ein noch aktuelleres Beispiel: Aids. Für ein und dieselbe Krankheit entdeckt man nach und nach verschiedene Erreger.

Für die richtige Mittelfindung in der Homöopathie ist es nicht notwendig, die verschiedenen Krankheitserreger zu erkennen und zu benennen; denn die Homöopathie setzt mit ihrer Therapie nicht am Erreger, sondern beim Menschen als Ganzes an. Sie registriert das Erscheinungsbild des Erkrankten in seiner ganzen Komplexität. Ein und derselbe Erreger kann bei verschiedenen Menschen ganz unterschiedliche Symptomenkomplexe produzieren. Selbst unter den Schulmedizinern scheint sich jetzt eine neue Auffassung über die Rolle der Krankheitserreger durchzusetzen. Prof. Dr. Höring (Berlin)** schreibt: »Daß Grippeepidemien nicht etwa deshalb immer wieder neu auftreten, weil die Menschen keine Immunität gegen die Grippe behalten, sondern weil sich das Grippevirus seinerseits der Immunisierung ›anpaßt‹ und sich verändert, um fast alljährlich dieselben Menschen, auch wenn sie noch durch die Vorfahren des Virus immunisiert sind, doch wieder neu befallen zu können.«

Den gleichen Vorgang finden wir bei einer künstlich gesetzten Infektion mit Krankheitserregern, der sogenannten Schutzimpfung.

* Mehr zum Thema »Grippe« finden Sie im »Homöopathie-Kurier« Heft 5 (s. Literaturverzeichnis).

** »Ärzte sprechen zu Dir«, herausgegeben von Prof. Dr. H. Denning, Thieme Verlag

Am Beispiel der Grippe haben wir gesehen, daß sich das Virus entsprechend der speziell gegen dieses Virus gebildeten Antikörper eine neue Tarnung sucht. Auch bei jeder anderen Impfung kann sich dieser Vorgang wiederholen.

»Die Grippeschutzimpfung ist, schon was ihren Namen anbelangt, ein Betrug an unserer Bevölkerung«, behauptet der Impfschadenexperte Dr. G. Buchwald. Denn die Impfung soll nicht gegen den grippalen Infekt, im allgemeinen Sprachgebrauch »Grippe« genannt, schützen, sondern nur gegen die echte Virusgrippe, die sowieso selten sporadisch, meist aber epidemisch auftritt, also auf bestimmte Gebiete und Zeitabschnitte begrenzt ist. Logisch wäre es, wenn überhaupt, dann nur bei einer drohenden Epidemie zu impfen. Eine Impfung gegen den grippalen Infekt wird immer an der Zahl von ca. 300 bis jetzt bekannten Grippeerregern scheitern. Wie bei kaum einem anderen Krankheitserreger zeichnet sich die Wandelbarkeit aller Lebensprozesse beim Grippevirus ab. Das Grippevirus verändert sich aufgrund der Immunisierung und ist in der Lage, sich jedem Impfstoff anzupassen und dadurch auszuweichen. Wenn diese widersinnige »Grippeimpfung« schon nicht helfen kann, so sollte sie doch wenigstens harmlos sein! Nach Dr. Buchwald erkrankte nach dieser Impfung fast jeder 2. deutsche Bundesbürger an einem besonders schweren grippalen Infekt. Viele werden das Phänomen selber erlebt haben oder aus ihrem Bekanntenkreis kennen. Meine Nachbarin erzählte mir, daß sie und ihre Kollegen sich ihrem Chef zuliebe gegen Grippe hatten impfen lassen. Sie hatte sich vorher einer blühenden Gesundheit erfreut und kannte gar keine richtige Erkältung. Nach der Impfung erkrankte sie gleich zweimal an einer schweren Grippe mit hohem, einmal sogar delirösem Fieber.

Es ist unverständlich, warum diese Fakten bislang nicht ins Bewußtsein der Öffentlichkeit gedrungen sind.

*Hat die Homöopathie bei der echten Grippe eine Chance?*

Die Schulmedizin steht der Grippe, dem grippalen Infekt und auch dem harmlosen Schnupfen machtlos gegenüber, weil ihre Behandlungsstrategie zur Lösung des Problems am falschen Punkt ansetzt. Was haben ihre bisherigen Erkenntnisse über die verschiedensten

Krankheitserreger letztendlich zur Verbesserung der Gesundheitslage des Patienten beigetragen?

In der Homöopathie steht nicht der »Beschuß« der Bakterien und Viren im Vordergrund der Behandlung, sondern der ganze Mensch wird behandelt. Schon lange vor der Entdeckung der Viren hat der geniale Hahnemann ein Konzept zum Schutz vor Epidemien und zur Behandlung derselben aufgestellt. *Nur wer das entsprechende Milieu, das die Viren zu ihrer Verbreitung brauchen, in sich trägt, kann überhaupt erkranken.* Auf Epidemien übertragen sieht das folgendermaßen aus: Es scheint, als ob alle Menschen gleichzeitig in einen bestimmten seelischen Zustand geraten würden, der sie für eine kollektive Ansteckung empfänglich macht. Wenn eine Epidemie ausbricht, kristallisiert sich nach und nach aufgrund der in Erscheinung tretenden Symptome ein Mittel heraus, welches auf den größten Teil der in einem ähnlichen (psychischen) Klima lebenden Erkrankten zutrifft. Die Geschichte der Homöopathie kennt Epidemien, wo an einem Ort fast alle Menschen ein und dasselbe homöopathische Mittel benutzten und geheilt wurden. In solch einem Fall wird dieses betreffende Mittel »Genius epidemicus« genannt.

Bei einem einfachen grippalen Infekt ist das »Genius epidemicus« nicht so deutlich zu erkennen; trotzdem lohnt es sich immer für einen Homöopathen und seine Patienten, es herauszufinden. Wenn das Mittel erkannt ist, kann der erfahrene Homöopath oft mit einem Blick erkennen, ob ein Erkrankter es braucht oder nicht. Um das »Genius epidemicus« bei den alljährlichen grippalen Infekten leichter zu erkennen, habe ich die Mittel unter »Schnupfen« nach der Wetterlage geordnet. Leider wechselt das Wetter gerade in der »Schnupfenzeit« so rasch, daß es uns schwerfällt, die Auslösefaktoren und Besonderheiten ohne weiteres wahrzunehmen.

### *Unterdrückung ist mit Spätschäden verbunden*

Fieber ist als Heilreaktion des Körpers auf Krankheit zu verstehen. In der Naturheilkunde werden Methoden angewendet, die Fieber künstlich erzeugen, um chronische Krankheiten (z. B. Krebs) zu heilen. Bei der homöopathischen Behandlung reguliert der Körper

allein die notwendige Temperatur, um Erreger und schädliche Schlackstoffe zu verbrennen.
Unterdrücken Sie möglichst nicht das Fieber!!
Beachten Sie, daß auch Wadenwickel zu den fiebersenkenden Maßnahmen gehören!
Wenn Sie gleich von Anfang an den kranken Körper durch Diät oder Fasten entlasten und das richtige homöopathische Mittel geben, besteht kein Grund zur Besorgnis.
Mir ist aufgefallen, daß in den europäischen Ländern die Furcht vor dem Fieber sehr verbreitet ist. Das überraschte mich, denn so etwas kannte ich aus Indien nicht. Noch mehr verwunderte es mich, daß die Menschen im Westen selten eine rationale Erklärung für ihre Angst vor dem Fieber geben können.
Die erste Reaktion der Inder bei Fieber ist: *Bettruhe und Fasten.* In Deutschland begegnete ich anderen Maßnahmen: fiebersenkenden Medikamenten und dem Ruf nach dem Notarzt.
Die übertriebene Angst vor Fieber kann sich auf der Basis von Unwissenheit und Panikmacherei ausbreiten. Um sich von der Angst zu befreien und die Verantwortung für sich selber tragen zu können, brauchen Sie einige grundlegende Informationen über das Fieber.
Fieber ist eine heilsame Reaktion des Körpers auf innere oder äußere Reize. Die normale Körpertemperatur beträgt 37,0 °C. Bei Temperaturen bis 38,0 °C spricht man von leicht erhöhter Temperatur. Kinder neigen eher dazu, schnell sehr hohes Fieber zu bekommen. Temperaturen bis zu 41,0 °C müssen für Kinder noch nicht sehr besorgniserregend sein und gefährden den jugendlichen Kreislauf nicht.
Ich habe Kinder erlebt, die bis zu sechs Tage mehr als 41,0 °C Fieber gehabt haben (wie es z. B. oft bei Typhus-Fällen vorkommt), bevor sie zum Homöopathen gebracht wurden. Durch die richtige homöopathische Behandlung verschwand das Fieber sehr schnell und der Gesundheitszustand der Kinder verbesserte sich merklich. Das Gehirn wurde in keiner Weise geschädigt.
Bei alten Menschen werden Herz und Kreislauf durch die hohen Temperaturen sehr stark strapaziert, da das Herz bei Fieber schneller schlägt, um das Blut rascher zu allen Organen zu pumpen. Die

Atmung ist beschleunigt, um die Aufnahme des Sauerstoffs zu erhöhen. In solchen Fällen könnten Wadenwickel angezeigt sein. Bei hohem Fieber und gleichzeitiger Lungenerkrankung sollte der Kranke auf alle Fälle unter die Obhut eines erfahrenen Homöopathen gestellt werden.

Bei Säuglingen und Kleinkindern kann es durch plötzlichen Temperaturanstieg zu Fieberkrämpfen kommen. Auch hier sind Wadenwickel sicherlich von Nutzen. Allerdings wirkt die Verabreichung von *Belladonna* (½stündlich eine Gabe *C 200*) wesentlich stärker und wohltuender, da wir mit dem Similia- und nicht dem Contraria-Prinzip arbeiten.

**Allgemeine und diätetische Maßnahmen bei der fieberhaften Erkältung**

Der Kranke braucht völlige Ruhe, am besten Bettruhe.

In der Regel besteht bei der fieberhaften Erkältung Appetitlosigkeit. Wenn unter diesen Voraussetzungen *gefastet* wird, dann sind die besten Erfolge für die Behandlung zu verzeichnen.

Wenn die völlige Nahrungsenthaltung aus psychischen oder körperlichen Gründen unmöglich ist, aber auch keine deutlichen Bedürfnisse beim Essen zu erkennen sind, sollte man sich an die folgenden Ratschläge halten:

1. Einmal täglich eine Mahlzeit, bestehend aus Getreideschleimsuppe.
2. Nur nach Bedarf trinken (siehe Rezepte S. 405).
   Kräutertees sind generell nicht zu empfehlen, außer wenn ein starkes Verlangen nach einem bestimmten Heilkraut besteht. Sie sind zu arzneilich und stören die Wirkung des homöopathischen Mittels oder stören bei der Suche nach dem Similimum.
3. Bedürfnisse des Patienten beachten und auf sie eingehen (z. B. Frischluftzufuhr oder nicht, Schweiß abwischen oder auch nicht).

**Behandlung**

ECHINACEA *(Echi.)*
Dies ist ein richtiges Grippemittel und wird sowohl bei der gewöhnlichen leichteren Form als auch bei der schwereren ernsten Form benutzt.
Der Patient fühlt sich matt und erschöpft. Er hat das Gefühl, als ob er schon lange krank sei. Damit haben wir ein wichtiges Merkmal des Mittels, und wenn man es gleich am Anfang erkennt, erspart es einem viel Zeit. Bevor Echinacea überhaupt richtig krank wird (im Prodromalstadium), fragt er schon: Wann werde ich endlich wieder gesund? Es ist aber keine Ungeduld, sondern er fühlt sich wirklich schon so krank. Er hat überall Schmerzen, alles tut ihm weh.
Wenn er etwas ißt, fängt es an, im Magen zu gären. Der Bauch bläht sich. Der Patient muß öfters aufstoßen mit dem Geschmack der verzehrten Speisen. Bald kommt Säure hoch und brennt im Hals. Er hat Durst auf kaltes Wasser.
Er hat jedoch keinen Appetit, und er fühlt sich so elend, daß er nichts essen kann.
Er friert, wobei ihm besonders übel wird. Die Übelkeit bessert sich, wenn er sich hinlegt.
Die Zunge ist weiß belegt mit roten Rändern.
Bekommt er Fieber, dann meist in Kombination mit Frösteln oder Schüttelfrost im Rücken. Von der Hitze des Fiebers färbt sich das Gesicht rot.
Er hat das Gefühl, als sei sein Kopf voll. Der Puls schlägt schnell und kräftig.
Er fühlt sich zunehmend dumpf im Kopf und müde, bleibt aber dabei gereizt. Er kann sehr ärgerlich reagieren, wenn etwas gegen seinen Wunsch gemacht oder er korrigiert wird. Z. B. wenn der Echinacea-Patient sagt: »Ich bin jetzt schon so lange krank und möchte endlich wieder gesund werden«, und man erwidert darauf: »Du bist aber doch erst seit gestern krank«, so verstimmt ihn das.
Solche Aussagen nicht zu werten, sondern schlicht und einfach als einen Teil des Krankheitsbildes zu betrachten, zeichnet das homöopathische Denken aus.

FERRUM PHOSPHORICUM *(Ferr-p.)*
Ferrum phosphoricum ist ein wichtiges Mittel bei katarrhalischem Fieber bzw. Grippe. Der unter »Schnupfen« beschriebene Zustand kann schon bei Beginn von Fieber begleitet sein oder es kommt anschließend dazu.
Es gibt bei Ferr-p. aber auch Fieber ohne Katarrh. Der Verlauf bleibt ähnlich. Der Mensch fühlt sich erschöpft, mag sich aber nicht ausruhen. Auf kalte Luft reagiert er empfindlich.
Das Gesicht wird rot.
Meist finden wir Fieber ohne Frösteln.
Nach dem Schlaf wacht Ferr-p. sehr erhitzt mit rotem Gesicht auf, schwitzt dabei aber nicht und hat Durst auf kaltes Wasser. Dabei taucht der Wunsch auf, immer wieder an einer Zitrone zu lecken.

ACONIT *(Acon.)*
Das Aconit-Fieber kommt gewöhnlich als Folge einer Abkühlung, wenn der Betreffende erhitzt war oder schwitzt oder wenn extreme Temperaturen herrschten, wie kalt-trockene Wetterlage bzw. kalttrockener Wind. Es gibt auch andere Mittel, die bei Unterkühlung erkranken. Die Besonderheit bei Aconit besteht aber im raschen Einsetzen der Symptome und deren Heftigkeit. Oftmals treten die grippalen Symptome kurz nach Kälteeinwirkungen auf. Z. B. geht jemand in den kalten Wind hinaus. Kurze Zeit nachdem er wieder im Hause ist, spürt er Schüttelfrost, dabei kann ihm alles weh tun, und bald hat er hohes Fieber, das von großem Durst auf Kaltes begleitet wird.
Der Kranke ist immer unruhig, wirft sich herum und kann sein Leiden kaum ertragen. Seine Haut ist heiß und trocken, trotzdem friert er meist schon durch das geringste Abdecken oder durch Bewegung.
Beim Aufsitzen wird er ganz blaß im Gesicht und fühlt sich so schwach und schwindlig, daß er sogar ohnmächtig aufs Bett zurück fallen kann. In den meisten Fällen ist er sehr ängstlich; was sich im Extremfall bis zur Todesfurcht steigern kann.

- Dosierung: *ACONIT C 200* ½stündlich, bis der Schweiß ausbricht. Danach tritt in der Regel ein heilsamer Schlaf ein.

BELLADONNA *(Bell.)*

Belladonna und Aconit sind manchmal schwierig voneinander zu unterscheiden. Das Belladonna-Fieber setzt – ebenso wie das von Aconit – sehr schnell ein und wird in kürzester Zeit sehr heftig. Aber dann entwickelt sich das Symptombild in eine andere Richtung. Eine brennende Hitze prägt die Belladonna-Erkrankung. Die Haut strahlt eine solche Hitze aus, daß das Berühren fast wie ein Schock ist. Die Haut ist zu Anfang immer trocken, kann aber später feucht werden. Durst fehlt meist, allenfalls kleine Flüssigkeitsmengen werden getrunken. Zunge, Mund und Halsbereich pflegen sehr trocken zu sein. Kopf und Hals sind glühend rot und werden im Lauf der Zeit dunkelrot und gefleckt. Trotz eines sehr heißen Kopfes und Körpers können oft die Körperglieder, besonders Hände und Füße, kalt sein. Eine Art unruhige Fahrigkeit beherrscht Belladonna. Das geringste Geräusch oder helles Licht können den Kranken hochfahren lassen – auch im Schlaf oder beim Einschlafen –, als ob ihn ein elektrischer Stromschlag träfe. Kleinkinder können nachts bei hohem Fieber Krämpfe bekommen.

Es besteht die Neigung zu Delirien (Fieberphantasien).

- Dosierung: *BELLADONNA C 200* ½stündlich 1 Gabe.
  *Hinweis:* Wenn »Schnupfen« oder »Husten« im Vordergrund der Erkrankung stehen, lesen Sie bitte auch in den entsprechenden Kapiteln über das Arzneimittelbild von Belladonna nach.

PULSATILLA *(Puls.)*

Ein Puls.-Fieberzustand entwickelt sich gewöhnlich im Herbst und im Frühjahr, wenn die Temperaturen unbeständig oder die Tage im Verhältnis zu den Nächten warm sind.

Puls. friert sehr, besitzt aber trotzdem eine Abneigung gegen warme Räume und warme Luft. Sie braucht kalte, frische Luft. Wir treffen sogar auf Fälle, die im warmen Raum noch mehr frieren. Erst wenn man die Fenster aufmacht und richtig durchlüftet, hört sie auf zu frieren. Sie friert hauptsächlich im Kreuz. Sie möchte in einem kühlen, durchgelüfteten Raum sein, aber gut zugedeckt. Wenn man einen Puls.-Kranken anfaßt, dann spürt man die glühend heiße Haut. Puls. verliert jegliche Lust am Essen und Trinken. Nach ein paar Tagen bekommt sie etwas Durst auf kleine Mengen sehr kalter

Getränke, aber nur, wenn ihr richtig heiß ist und sie nicht mehr friert.
Ihr Gesicht ist blaß und der Ausdruck sanft. Kinder, manchmal auch Frauen, brechen leicht in Tränen aus.
Abends fühlt sie sich körperlich und geistig besonders schlecht.
Hohes Fieber und trockene Hitze bekommt sie meist nachts.

BRYONIA *(Bry.)*
Bry. braucht gewöhnlich Zeit, bis die Symptome ausgeprägt sind. Aber meist ist das Mittel am zweiten oder dritten Tag zu erkennen.
Wenn Bry. erkrankt, dann bewirkt sein Krankheitsgefühl, daß er sich nur langsam bewegen kann. Entgegen seinem Körperbedürfnis nach Ruhe muß er sich jetzt zum Arbeiten zwingen. Dadurch hofft er, genügend Energie zu aktivieren, um die Krankheit durch Arbeit zu vertreiben. Mit diesem Bemühen braucht er jedoch seine letzten Energiereserven auf. Die Folge von so einem unvernünftigen Verhalten spürt er am nächsten Morgen. Er wacht auf mit dem Gefühl, todkrank zu sein. Der Kopf tut weh und er verspürt nur den Wunsch, ganz ruhig liegenbleiben zu dürfen. Nach einer Weile kann er sich mit Mühe und Not dazu aufraffen, aufzustehen, in der irrigen Meinung, es doch irgendwie zu schaffen.
Bei der Arbeit begleitet ihn ein leicht fiebriges Gefühl. Abends ist er todmüde. Gegen neun Uhr abends werden die Auswirkungen seines unvernünftigen Handelns deutlich. In der Nacht steigt die Temperatur an und großer Durst stellt sich ein. Er kann und will jetzt nur noch bewegungslos liegen.
Wie viele Tage ein Bry.-Mensch die Krankheit hinauszuzögern vermag, hängt von vielen Faktoren ab: von seinen Energiereserven, von dem Ausmaß an Ruhe, das er sich gönnt, und davon, was er ißt und trinkt.
Er hat keinen richtigen Appetit und Hunger.
Die Verdauungstätigkeit ist verlangsamt. Wenn er aber dieses Körpersignal nicht beachtet und trotzdem ißt, werden seine Energiereserven noch mehr strapaziert, besonders durch Schwerverdauliches.
Bier wirkt in einem solchen Zustand wie reines Gift auf ihn.
Wenn er nur Suppen und Wasser (auch Brot ist schlecht) zu sich nimmt, wird er möglicherweise nicht schwerkrank. Handelt es sich

nur um eine leichte Attacke, kann sie hierdurch sogar abgewendet werden.
Ganz allgemein tut ihm Suppe sehr gut.

RHUS TOXICODENDRON *(Rhus-t.)*
Bei naß-kaltem Wetter oder überhaupt bei feuchtem Wetter mag sich Rhus-t. nicht mehr bewegen. Er weiß, er müßte sich bewegen, aber da er eine Abneigung gegen Nässe hat, achtet er nicht auf dieses Bedürfnis. Dabei fühlt er sich jedoch unruhig. Besonders wenn er sich hinsetzt oder -legt, überkommt ihn eine große Unruhe, so daß er nicht lange in einer Position bleiben kann.
Der Körper wird steif und tut weh. Jede Bewegung ist schmerzhaft, aber trotzdem kann er nicht ruhig bleiben. Würde er sich kräftige Bewegung verschaffen, dann ließen die Schmerzen nach.
Er friert, weshalb er gerne draußen laufen würde – wenn nur das Wetter nicht so schrecklich wäre.
Nach und nach nehmen Steifigkeit, Mattigkeit und Schmerzen zu. Er liegt im Bett und dreht sich ruhelos permanent von einer Seite auf die andere.

GELSEMIUM *(Gels.)*
Die Gruppe der Symptome, die den Zustand von Gelsemium auszeichnen, umfaßt Schwere und Müdigkeit, Frösteln im Rücken, benommener Kopfschmerz und Durstlosigkeit.
Gelsemium entwickelt sich langsam. Oft ist das Kältegefühl von Anfang an ausgeprägt. Kälteschauer laufen den Rücken hinauf und hinunter oder wechseln sich mit Hitzewellen ab. Die Glieder fühlen sich schwer an. Der Betreffende hat kaum die Kraft, sie zu bewegen oder zu heben. Langsam kommt ein dumpfer Kopfschmerz, der vom Nacken hochsteigt, dazu. Die Augenlider sind so schwer und müde, daß er sie kaum aufhalten kann. Die Augen sehen glasig aus. Das Gesicht ist dunkelrot bis purpur. Der Patient sieht aus wie betrunken. Bei Schüttelfrost zittert der ganze Körper, als ob er jede Kontrolle über seine Bewegungen verloren hätte. Der Kranke möchte festgehalten werden. Er liegt durch die Schwäche betäubt und gelähmt bewegungslos da. Bei dem hohen Fieber sind Kopf und Körper heiß, aber die Glieder kalt. In der Regel hat er wenig Durst.

**Symptomenverzeichnis**

Ein vollständiges Symptomenverzeichnis für Fieber müßte so umfangreich sein, daß es eher Verwirrung stiften würde. Aus diesem Grund haben wir darauf verzichtet. Die im Vorausgegangenen erwähnten acht Mittel sind schnell durchzulesen und werden viel schneller zur Mittelwahl führen.

Bei den anderen Erkältungskrankheiten können Ihnen allgemeine Modalitäten (s. S. 107) helfen, das ähnlichste Mittel zu finden, besonders wenn Fieber ein Begleitsymptom von Schnupfen oder Husten ist.

Die allgemeinen Symptome sind die wichtigsten für die homöopathische Behandlung und führen in erster Linie zum Similimum. Zum Beispiel lesen Sie über *Sulfur* in dem Kapitel »Schnupfen«: Sulfur fühlt sich warm beim Schnupfen. Er hat ein Bedürfnis nach kühler, meist frischer Luft, aber trotzdem braucht er warme Getränke. Tritt dieser Symptomenkomplex bei Fieber auf, ist Sulfur höchstwahrscheinlich das Mittel, wenn kein anderes Mittel aufgrund anderer deutlicherer und wichtigerer Symptome besser paßt.

## Halsschmerzen, Mandelentzündung, Angina

*Chronisch vereiterte Mandeln – von der operativen Entfernung ist abzuraten*

Kein Körperteil oder Organ spielt eine so geringe Rolle im Organismus, daß auf es ohne weiteres verzichtet werden könnte. Das gilt auch dann, wenn die medizinische Forschung die Funktion mancher Gewebe, Drüsen und Organe noch nicht vollständig erklären kann und sie für überflüssig hält. Dieser Einstellung fallen häufig die Adenoiden (»Polypen«), die Tonsillen (Mandeln), der Appendix (»Blinddarm«) und bei Frauen nach den Wechseljahren die Unterleibsorgane zum Opfer. »In Amerika werden jährlich noch rund 1 Million Mandeloperationen durchgeführt und annähernd 600 Kinder sterben jedes Jahr an Blutungen und anderen Komplikationen.«*

Sie sind jetzt hinreichend über die Homöopathie informiert, um zu erkennen, daß eine Operation als palliative Maßnahme niemals die zugrundeliegende Ursache heilen kann. Dem Kranken mag sie zwar kurzfristig eine Erleichterung verschaffen, aber auf lange Sicht gesehen bringt die Operation mehr Schaden als Nutzen.

Die chronische Vergrößerung der Mandeln ist ein weitverbreitetes Leiden, besonders bei zarten, zu Skrofulose neigenden Kindern. An der Nord- und Ostsee, also im rauhen, feuchten Klima lebende Kinder, neigen deutlich vermehrt zu Lymphdrüsenschwellungen im Nasen-Rachen-Raum.

Am Übergang vom Mund-Nasen-Raum zur Speise- und Luftröhre befindet sich eine Anhäufung von lymphatischem Gewebe mit mehreren Verdickungen, der sogenannte »Waldeyersche Rachenring«. Er besteht aus: der Rachendachmandel (im Volksmund »Polypen« genannt), der Zungengrundmandel und den Gaumenmandeln (Tonsillen).

Die Mandeln muß man sich wie Wächter am Tor vorstellen. Sie sollen den Organismus vor dem Eintritt von Krankheitserregern schützen. Die Tonsillen bilden Antikörper oder nehmen Bakterien in sich auf und zerstören sie. Bei Überforderung schwellen sie an und erkranken.

Halsschmerzen, gerötete, mit »Stippchen« bedeckte Mandeln, geschwollene Lymphknoten und Fieber sind die bekannten Symptome. Sie sollten jedoch wissen, daß es auch völlig schmerzlose Mandelentzündungen gibt (für die in der Homöopathie wiederum spezielle Mittel angezeigt sind). Z. B. ist bei Kindern, die über Bauchweh klagen, auch an eine Tonsillitis zu denken.

Schauen Sie Kindern, die dauernd quengelig bzw. auffallend schlecht gelaunt sind, in den Rachen, oder tasten Sie die Lymphdrüsen unterhalb des Unterkiefers und am Hals nach einer Schwellung ab.

Von einer Mandelentfernung raten wir ab, weil wir in der Praxis immer wieder beobachten können, daß die Anfälligkeit für chro-

* Panos und Heimlich: »Die homöopathische Hausapotheke«

nisch schwerwiegende Infekte in anderen Körperbereichen nach einer solchen Operation gewöhnlich zunimmt. Andere Lymphknoten im Körper müssen die Funktion der Mandeln mit übernehmen, und das bei diesen Menschen *geschwächte Lymph- und Abwehrsystem* wird nun doppelt belastet. Meist treten erst vermehrt Seitenstranganginen auf und dann wandert der Sitz der Krankheit weiter nach unten. Die Bronchien werden belastet, eine bis dahin nicht gekannte Anfälligkeit für Husten kann sich herauskristallisieren. Uns ist aufgefallen, daß nach einer Entfernung der Mandeln (Tonsillektomie) relativ oft eine Appendektomie (Blinddarmoperation) notwendig wurde. Wahrscheinlich deshalb, weil der Blinddarm, der auch als »Darm-Tonsille« bezeichnet wird, beim Wegfall der Mandeln überbelastet wird!

Die Befürworter der Mandelentfernung werden nun folgenden Einwand erheben: Vereiterte Mandeln streuen Toxine! Das stimmt. Chronisch entzündete Mandeln müssen deshalb unbedingt behandelt werden, sonst besteht die Gefahr von Gelenk-, Herzklappen-, Nieren-, Nerven- und Muskelentzündungen sowie von Rheuma. Diese Leiden können aber auch während einer akuten Angina oder Wochen danach auftreten.

Zur klassischen allopathischen Rheumabehandlung gehört in jedem Fall die Sanierung aller in Betracht kommenden Herde. Die Entfernung des Herdes ist aber keine Patentlösung – sie ist nicht das »Ei des Kolumbus«. Die Ursache liegt in der besonderen Struktur des Organismus, der sogenannten lymphatischen Diathese. Hiermit ist eine besondere Neigung des Körpers gemeint, auf innere oder äußere Reize mit einer überschießenden Abwehrreaktion des Lymphsystems zu reagieren. Mandelentzündungen sind immer ein deutliches Signal der Psyche. Solche Menschen sind zwar bereit, viele Eindrücke aufzunehmen, sie können diese jedoch nicht »schlucken« und verarbeiten.

Bei Kindern können die Mandeln so stark anschwellen, daß auch im körperlichen Bereich der Schluckvorgang erschwert ist – die schlechten Esser, die sich am liebsten von Brei und Suppe ernähren würden.

Wenn wir nun keine andere Alternative hätten, müßten wir die Mandeloperation bejahen. Aber mit Hilfe der Homöopathie können wir das lymphatische Terrain sehr günstig beeinflussen. Selbst wenn Herz und Nieren, wie z. B. beim Rheuma, durch die vereiterten Mandeln belastet sind, sollte wenigstens erst ein Versuch unternommen werden, den Herd homöopathisch zu beeinflussen, bevor unwiderruflich zum Messer gegriffen wird. Denn auch diese Sekundärschäden können durchaus noch homöopathisch behoben werden.

Es liegt am fundierten Wissen des Homöopathen, das richtige Mittel zu wählen.

*»Polypen«*

Wucherungen der Rachendachmandel können die Entwicklung von Kindern erheblich blockieren, und zwar auf geistigem wie auf körperlichem Gebiet. Diese Kinder sollten unbedingt homöopathisch behandelt werden, aber von einer operativen Entfernung ist auch hier abzuraten.

Die Vergrößerung der »Polypen« zieht zwei direkte Folgen nach sich:

Erstens verlegt sie die Ohrtrompete (Eustachische Röhre) und verursacht Mittelohrkatarrhe mit Schwerhörigkeit; und zweitens verengt sie die Verbindungswege zwischen Nase und Rachen, die Choanen. Das Kind kann nicht mehr durch die Nase atmen. Bei der ausschließlichen Mundatmung wird die Hypophyse nicht stimuliert. Diese zentrale Hormondrüse hat ein sehr breites Wirkungsspektrum. Eine Verminderung ihrer Tätigkeit hat auf hormonellem Wege direkten Einfluß auf das körperliche und geistige Wachstum des Kindes. Auch Lispeln läßt auf »Polypen« rückschließen. Ebenso wie ein ständig leicht geöffneter Mund und eine röchelnde, schnarchende Atmung, die diesen Kindern einen etwas »dümmlichen« Gesichtsausdruck verleiht.

*Allgemeine Maßnahmen*

Wenn Sie *kein* homöopathisches Mittel finden, können Sie sich mit einfachen Hausmitteln helfen. Wenn der Kranke das Bedürfnis hat, seinen Hals zu bedecken, oder wenn man das Similimum nicht findet, können Halswickel angelegt werden. Es gibt zwei Möglichkeiten:

1. Ein Baumwolltuch wird mit eiskaltem Wasser befeuchtet, gut ausgewrungen und um den Hals gelegt. Darüber kommt ein trockenes Baumwoll- oder Leinentuch und zuletzt ein Wollwikkel.
2. Wickel mit Woll- oder Seidentüchern

Kräutertees können je nach Vorliebe getrunken werden.

**Behandlung bei Angina**

ACONIT *(Acon.)*
Durch kalten, trockenen Wind kommt Aconit zu Halsschmerzen, wobei der Rachen sehr rot und trocken ist.
Schlucken und Sprechen verursachen brennende, prickelnde und stechende Schmerzen. (Siehe auch unter »Schnupfen«.)

BELLADONNA *(Bell.)*
Belladonna ist ein wertvolles Mittel bei Mandelentzündungen, aber auch bei Halsschmerzen.
Rachen und Mandeln sind sehr rot und geschwollen, dabei ist der Hals trocken und brennt, was den Kranken dauernd zum Schlucken zwingt. Er hat großen Durst. Die Beschwerden verstärken sich aber durch das Schlucken. Die Schmerzen haben rasch, plötzlich und heftig eingesetzt. Erst entzündet sich die rechte, dann die linke Mandel. Sie sind dann äußerst empfindlich.
Eine Hauptindikation für Bell. ist das Sich-Verschlucken durch die Zufuhr von Nahrung in flüssiger oder fester Form. Sobald die Nahrung den Kehlkopf erreicht, kommt es zum Kehlkopfkrampf, wobei die Flüssigkeit aus Mund und Nase spritzt. Wenn Bell. nicht rechtzeitig gegeben wird, vereitern die Mandeln sehr schnell unter scharfen schießenden Schmerzen.

MERCURIUS SOLUBILIS *(Merc.)*
*Beachte:* Es ist wichtig, daß nachfolgendes Symptomenbild mit Sicherheit vorhanden ist, sonst kann der Einsatz von Merc. den Fall verschleiern, und man findet dann das richtige Mittel nicht mehr. Warten Sie ab, bis sich das vollständige Bild von Mercurius entwikkelt hat, es können ein paar Tage vergehen.

Bei Merc. gibt uns die *Zungendiagnose* wertvolle Hinweise. Es gibt zwei verschiedene Möglichkeiten.

1. Die Zunge ist schlaff, blaß, feucht und aufgequollen, mit deutlich sichtbaren Zahneindrücken am Zungenrand.
2. Ein schmutzig-gelber Belag bedeckt die Zunge.

Auffällig bei beiden Grundrichtungen: der widerliche Mundgeruch, der schon wahrnehmbar ist, wenn man das Zimmer betritt.

Merc. entwickelt reichlich flüssigen oder zähen Speichel, den er ständig herunterschlucken muß.

Meist ist großer Durst vorhanden, aber wenn sich erst Eiter auf den Mandeln gebildet hat, wird das Trinken immer schmerzhafter. Im Hals brennt es, als ob heiße Dämpfe hochstiegen. Ein süßer, metallischer Geschmack gibt einen zusätzlichen Hinweis auf Merc. Durch Druck entstehen brennende Schmerzen.

Wärme, besonders Bettwärme, verschlimmert. Das Einatmen kalter Luft oder Kaltwerden verschlimmert aber auch. So wird dem Patienten z. B. zu warm im Bett, er deckt sich auf. Aber bald fängt er an zu frieren, und die Schmerzen werden schlimmer. Er muß sich ständig auf- und wieder zudecken.

*Hinweis:* Wenn die verschiedenen Merc.-Salze zum Einsatz kommen, bitte keine Halswickel machen, da Druck verschlimmert.

MERCURIUS CORROSIVUS *(Merc.-c.)*

Im Unterschied zu *Mercurius solubilis* sind Hals *und* Zäpfchen betroffen. Entzündung und Schwellung sind sehr stark ausgeprägt. Der Halsschmerz ist besonders stark beim Leerschlucken. Aber auch das Trinken bereitet Pein. Merc-c.-Patienten sind durch eine gelb-weiß belegte Zunge gekennzeichnet, die auch schmutzig aussehen kann.

Kalte Getränke verursachen heftige Schmerzen, wogegen warme Getränke besser verträglich sind.

Besondere Schmerzen bereitet die Untersuchung des Rachenraums mit dem damit verbundenen Herunterdrücken der Zunge durch einen Spatel. Unter den Mercurius-Salzen hat Merc-c. die unerträglichsten Schmerzen.

MERCURIUS JODATUS FLAVUS *(Merc-j-f.)*
Die Zunge ist schmutzig gelb belegt, aber noch wichtiger ist der sehr helle, dick-gelbe Belag auf der Zungenwurzel. Meist sind Zungenspitze und Ränder rot und weisen Zahneindrücke auf. Was in erster Linie an Merc-j-f. denken läßt, ist die Rechtsseitigkeit (wie bei Lyc.). Entweder fangen die Schmerzen gleich rechts an und gehen dann nach links, oder die rechte Seite ist deutlich schlimmer.
Kalte Getränke bessern, warme verschlimmern.
Alle Mercurius-Salze haben Schmerzen beim Leerschlucken, aber bei Mercurius jodatus brennt es dabei.

MERCURIUS JODATUS RUBER *(Merc-j-r.)*
Die Zunge ist gelb belegt. Ausschlaggebend ist aber, daß Merc-j-r. im Gegensatz zu *Merc-j-f.* die linke Seite befällt. Der Rachen ist dunkelrot.
Nach dem Schlaf sind die Schmerzen besonders stark.

HEPAR SULFURIS *(Hep.)*
Die Halsschmerzen werden durch Kälte ausgelöst. Hepar sulfuris ist verfroren und braucht viel Wärme.
Hier sind wieder die uns schon bekannten Hepar-Schmerzen zu finden: stechend, splitterartig, besonders beim Schlucken. Sie erstrecken sich beim Gähnen oder Kopfdrehen bis zum Ohr. Jegliche Art von Kälte verschlimmert, z. B. kalter Luftzug, kalte Halswickel, kalte Getränke. Ein warmer Schal um den Hals und warme Getränke lindern die Halsschmerzen.

ARSENICUM ALBUM *(Ars.)*
Ars. alb. ist gekennzeichnet durch Halsschmerzen bis zur Mandelentzündung, die von Schwäche, Angst und Unruhe begleitet werden. Wie bei *Hepar* verschlechtert sich auch bei Arsen der Zustand durch Kälte und bessert sich durch warme Getränke.
Arsen sorgt sich um seinen Zustand. Die Schmerzen nehmen abends stark zu und machen ihn sehr unruhig und ängstlich. Er fühlt sich absolut schwach und kraftlos.
Die Schmerzen besitzen brennenden Charakter. Bei diesen brennenden Schmerzen wirken warme, süße Getränke sehr wohltuend.

Zusätzlicher Tip: Falls kein Ars. zur Hand ist, kann man zur Schmerzlinderung bei einem Arsenfall einen Kandiszucker auf der Zunge zergehen lassen oder ein heißes Getränk – halb Milch und halb Wasser mit Kandiszucker gesüßt – zu sich nehmen. Die Milch sollte verdünnt werden, um die Verdauungsorgane nicht zu sehr zu belasten.

LYCOPODIUM *(Lyc.)*
Die Halsschmerzen oder die Entzündung sind entweder nur auf der rechten Seite oder sie wechseln von der rechten auf die linke Seite. Relativ schnell kommt es zur Vereiterung der Mandeln.
Da Lycopodium dazu neigt, große Mengen zu essen, ist der Magen oft mitbeteiligt. In so einem Fall sind warme Getränke wohltuend. Wenn der Magen nicht beteiligt ist, bessern auch kalte Getränke.
Lycopodium ist das einzige Mittel, bei dem sowohl warme als auch kalte Getränke die Halsschmerzen bessern.

LACHESIS *(Lach.)*
Im Gegensatz zu *Lycopodium* treten hier die Schmerzen linksseitig auf (wie bei Merc-j-r.).
Lachesis geht es schlechter durch Wärme. Kalte Getränke bessern merklich. Hals und Mandeln sind trocken, sehr geschwollen und äußerst empfindlich.
Beim Schlucken verursachen selbst die kalten Getränke Schmerzen, aber hinterher sind die Schmerzen deutlich besser. Auch Leerschlucken bereitet Schmerzen, die sich dabei bis ins Ohr erstrecken.
Nach dem Schlaf geht es Lachesis schlechter, die Schmerzen nehmen zu (wie *Merc-j-r.*).
Die geringste Berührung des Halses oder Druck durch Kleidung wird als ausgesprochen unangenehm empfunden.
Wegen der großen Empfindlichkeit des Halses gestaltet sich – ebenso wie bei *Merc-c.* – die Untersuchung sehr schwierig.
Hat Lach. Schleim im Hals, so tut ihm das Hochräuspern ausgesprochen weh. Der Rachen ist purpurrot, manchmal aber auch nur die Mandeln.

PHYTOLACCA *(Phyt.)*

Wenn wir in den Mund schauen, leuchten uns die Mandeln purpurrot (wie Lack) aus dem roten bis dunkelroten Rachen entgegen. Es gibt einen typischen Schmerz, der beschrieben wird als das Gefühl eines Stückchens von der harten Schale eines Apfelkerngehäuses, das im Rachen festsitzt. Eine grau-gelb belegte Zunge ist ein zusätzlicher Hinweis.

Phyt. hat mit *Lachesis* einige Gemeinsamkeiten:

- Wärme verschlechtert, kalte Getränke bessern,
- Schmerz erstreckt sich bis ins Ohr, besonders beim Schlucken.

Unterschiede zu *Lach.*:

- Kopf nach vorne herunterbeugen verschlechtert,
- Phyt. ist ein rechtsseitiges Mittel,
- keine Schlafverschlimmerung,
- Rachen dunkelrot,
- Apfelkerngehäuseschmerz,
- Kaltwerden verschlechtert.

BRYONIA *(Bry.)*

Bryonia bekommt Halsschmerzen, wenn er sich nach Überhitzung abgekühlt hat, z. B. durch Eis oder eiskalte Getränke.

Er hat einen trockenen Mund und ist durstlos. Er hat das Gefühl, etwas Hartes stecke im Hals, welches das Schlucken erschwert und schmerzhaft macht. Bry. kennzeichnen wunde, schießende Schmerzen, begleitet von Trockenheit und Rauhigkeit im Rachen, die das Sprechen erschweren. Jegliche Kopfbewegung verschlimmert den Schmerz, ebenso die Berührung des Halses oder eine Beugung des Kopfes nach unten.

Bry. sollte man nicht ansprechen, er möchte in Ruhe gelassen werden; denn jegliche Störung empfindet er als extrem lästig. Er kann auf wiederholte Fragen ausgesprochen reizbar reagieren, was wiederum seinen Zustand verschlimmert.

BROMUM *(Brom.)*

Brom. kommt zwar seltener vor, aber man sollte es kennen, da es oft wegen seiner Linksseitigkeit mit *Lachesis* verwechselt wird. Auf den Mandeln ist ein Netz von blutgefüllten Kapillaren zu sehen – tiefrot und geschwollen.

Die äußeren Drüsen sind geschwollen und hart. Brom. empfindet ein Rauheitsgefühl im Hals.
Unterschiede zu *Lachesis:*
- Mandeln tiefrot,
- kapillares Netzwerk,
- Mandeln eher hart, vereitern selten; *Lach.* hat meist eitrige Mandeln,
- Kopf nach vorne beugen verstärkt den Schmerz.

BARIUM CARBONICUM *(Bar-c.)*
Bar-c. kennzeichnet vergrößerte Drüsen, besonders im Nacken, am Unterkiefer und hinter dem Ohr.
Hier finden wir eine rechtsseitige Lokalisation des Schmerzes, die Mandeln sind bald eitrig. Leerschlucken schmerzt am meisten, aber auch essen tut weh. Die brennenden Schmerzen verschlechtern sich erheblich nachts oder durch Schlucken.
Wenn in einem solchen Zustand Verlangen nach trockenem Brot besteht, sollte man eher an *Barium muriaticum* denken.

IGNATIA *(Ign.)*
Ign. klagt über ständiges Kloßgefühl im Hals, das beim Schlucken verschwindet, um aber gleich darauf wieder zurückzukehren.
Das Charakteristische bei Ign. sind seine widersprüchlichen Symptome: je festere und härtere Speisen Ignatia zu sich nimmt, desto besser werden die Schmerzen.

NUX VOMICA *(Nux-v.)*
Der Hals fühlt sich rot und verätzt an, als ob er abgeschabt sei. Die kalte Luft wird als sehr schmerzhaft empfunden. Warme Getränke bessern die Halsschmerzen. Schlucken tut zwar weh, aber erst hinterher schmerzt es richtig (siehe auch Nux-v.-Beschreibung unter »Schnupfen« und »Husten«).

## Symptomenverzeichnis – Halsschmerzen, Angina

*Mittel:*

Aconit (Acon.), Arsenicum album (Ars.), Barium carbonicum (Bar-c.), Belladonna (Bell.), Bromium (Brom.), Bryonia (Bry.), Hepar sulfuris (Hep.), Ignatia (Ign.), Lachesis (Lach.), Lycopodium (Lyc.), Mercurius-solubilis (Merc.), Mercurius corrosivus (Merc-c.), Mercurius jodatus-flavus (Merc-j-f.), Mercurius jodatus rubrum (Merc-j-r.), Nux vomica (Nux-v.), Phytolacca (Phyt.)

*Verschlimmerung:*

| | |
|---|---|
| Berührung: | Bell., Brom., Bry., Ign., Lach., Phyt. |
| Bewegung: | Bell., Merc. |
| Einatmen: | Hep. |
| Getränke, kalte: | Ars., Lyc., Merc-c. |
| Getränke, warme: | Lach., Lyc., Merc-j-f., Phyt. |
| Luft, kalte: | Bell., Hep., Merc., Nux-v. |
| Kaltwerden: | Ars., Hep., Lyc., Merc., Phyt. |
| Kopfdrehen, beim: | Bell., Brom., Bry., Hep., Lach. |
| Kopf, beugen nach vorne: | Brom., Phyt. |
| Kopf, beugen nach hinten: | Lach. |
| Liegen: | Bell., Lach. |
| Luftzug: | Hep. |
| Räuspern: | Bell., Lach. |
| Schlaf, nach: | Lach., Merc-j-r. |
| Schlucken, beim: | Acon., Ars., Bar-c., Bell., Brom., Bry., Hep., Ign., Lach., Lyc., Merc., Merc-c., Merc-j-f., Merc-j-r., Nux-v., Phyt. |
| Schlucken, Flüssigkeiten: | Bell., Ign., Lach., Lyc., Merc-c. |
| Schlucken, Speisen: | Bar-c., Bry., Hep., Lach., Nux-v. |
| Leerschlucken: | Ars., Bar-c., Bell., Bry., Hep., Lach., Merc., Merc-c., Merc-j-f., Merc-j-r., Nux-v. |
| Schlucken, nach: | Bry., Nux-v. |
| Nicht schlucken: | Ign., Lach., Nux-v. |
| Wärme: | Lach., Merc., Phyt. |
| Bettwärme: | Merc. |
| Zimmerwärme: | Bry. |

*Besserung:*

| | |
|---|---|
| Essen: | Acon., Lach. |

| | |
|---|---|
| Getränke, kalte: | Lach., Lyc., Merc-j-f., Phyt. |
| Getränke, warme: | Ars., Hep., Lyc., Nux-v. |
| Schlucken, nachher: | Bell., Ign., Lach., Merc. |
| Trinken: | Bry., Ign. |
| Wärme: | Ars., Hep. |

*Schmerz erstreckt sich zu:*

| | |
|---|---|
| Drüsen des Unterkiefers: | Merc. |
| Kehlkopf: | Lach. |
| Magen: | Lach. |
| Ohr: | Bell., Bry., Hep., Ign., Lach., Lyc., Merc., Nux-v., Phyt. |
| Ohr, beim Schlucken: | Brom., Lach., Merc., Nux-v., Phyt. |

*Empfindungen und Art der Halsschmerzen:*

| | |
|---|---|
| Apfelkern, wie durch einen, (Kerngehäuse) | Merc., Phyt. |
| Brennender Schmerz: | Acon., Ars., Bar-c., Bell., Hep., Lach., Lyc., Merc., Merc-c., Merc-j-f., Merc-j-r., Nux-v., Phyt. |
| Essen, schlechter: | Lyc. |
| Kalte Getränke, schlimmer: | Ars., Hep., Merc-c. |
| Warme Getränke, besser: | Ars., Hep. |
| Schlucken, beim: | Ars., Bar-c., Hep., Lyc. |
| Leerschlucken: | Bar-c., Merc-j-f., Merc-j-r. |
| Drückend: | Bar-c., Bell., Bry., Ign., Lach., Lyc., Merc., Merc-c., Merc-j-r., Nux-v. |
| Schlucken, beim: | Bar-c., Nux-v. |
| Reißend: | Ars. |
| Roh: | Acon., Ars., Bell., Bry., Hep., Ign., Lach., Lyc., Merc., Merc-c., Nux-v., Phyt. |
| Luft, kalte einatmen: | Nux-v. |
| Schlucken, beim: | Bar-c., Bry., Hep., Nux-v. |
| Schneidend: | Merc-c. |
| Splitter, wie von: | Hep., Ign., Lach., Merc. |
| Schlucken, beim: | Hep. |

| | |
|---|---|
| Stechend: | Acon., Ars., Bar-c., Bell., Brom., Bry., Hep., Ign., Lach., Lyc., Merc., Merc-c., Merc-j-r., Nux-v. |
| Atmen, tief: | Hep. |
| Schlucken verschlimmert: | Bar-c., Bell., Bry., Hep., Lach., Lyc., Merc. |
| Stechend, nicht schlucken verschlimmert: | Ign. |
| Stechend-brennend: | Acon., Bell., Merc. |
| schlucken verschlimmert: | Merc. |
| Wund: | Acon., Ars., Bell., Brom., Ign., Lach., Lyc., Merc., Merc-c., Merc-j-f., Merc-j-r., Nux-v., Phyt. |
| links: | Lach., Merc-j-r. |
| rechts: | Ars., Bell., Lyc., Merc., Merc-j-f., Phyt. |
| Ziehend: | Merc-c. |

## Appetit bei Erkältungen – Symptomenverzeichnis

*Essen und Trinken:*

Appetit auf:

| | |
|---|---|
| Äpfel: | Sulf. |
| bittere Sachen, Getränke: | Nat-m. |
| Bier, dunkles: | Kali-bi. |
| Brot und Butter: | Ign., Merc. |
| Eis: | Merc-c. |
| Eiscreme: | Phos., Tub-bov. |
| Erfrischende Sachen: | Ars., Phos., Puls., Tub-bov. |
| Essig: | Ars., Hep. |
| Fisch: | Nat-m., Phos. |
| Fleisch: | Tub-bov. |
| Flüssige Nahrung: | Bell., Bry., Calc-ars., Sulf. |
| Gewürzte Speisen, gut: | Hep., Phos., Sulf., Tub-bov. |
| Herzhaftes (Schmackhaftes, deftiges, wie Steak, Pizza) | Tub-bov. |
| Heiße Getränke: | Tub-bov. |

| | |
|---|---|
| Honig: | Tub-bov. |
| Kaffee: | Nat-m., Nux-v. |
| Kakao: | Nux-v., Tub-bov. |
| Kalte Getränke: | Acon., Ars., Bry., Caust., Cina, Dulc., Echi., Kali-bi., Kali-s., Lyc., Merc., Phos., Puls., Rhus-t., Tub-bov. |
| eiskalte: | Merc-c., Phos., Puls., Tub-bov. |
| Speisen: | Kali-s., Merc-c., Phos. |
| Kartoffeln: | Tub-bov. |
| Käse: | Ign., Tub-bov. |
| Limonade: | Bell., Puls |
| Milch: | Ars., Rhus-t. |
| Milch, kalte, (aus dem Kühlschrank): | Phos., Tub-bov. |
| Obst: | Ars., Lach., Tub-bov. |
| Zitrusfrüchte: | Tub-bov. |
| Rohkost: | Sulf. |
| Salziges: | Carb-v., Nat-m., Phos., Sulf., Tub-bov. |
| Saures: | Ars., Ferr-p., Hep., Phos., Puls. |
| Suppe: | Calc-ars. |
| Tomaten: | Tub-bov. |
| Warme Getränke: | Ars., Bell., Bry., Lyc., Sulf. |
| auch wenn es ihm warm ist: | Sulf. |
| Warme Speisen: | Ars., Lyc. |
| Suppen: | Bry., Calc-ars. |
| Zwiebeln, rohe: | All-c. |

*Zungenfarbe:*

| | |
|---|---|
| Blaß: | Ars., Ip., Merc., Nat-m., Phos. |
| Blau: | Ars. |
| Braun: | Ars., Bry., Carb-v., Hep., Lch., Lyc., Merc., Merc-j-f., Nux-v., Phyt., Rhus-t. |
| gelblich: | Carb-v., Merc-j-f. |
| rote Spitze und Ränder: | Lyc., Rhus-t. |
| Gelb: | Ars., Bry., Carb-v., Hep., Kali-bi., Kali-s., Lach., Lyc., Merc., Merc-c., Merc-j-f., Merc-j-r., Nux-v., Phos., Puls., Rhus-t., Sulf. |
| Zungengrund: | Ars., Kali-bi., Kali-s., Merc., Merc-j-f., Nux-v. |

| | |
|---|---|
| grau: | Phyt. |
| kräftiges: | Merc-j-f. |
| schmutzig: | Ars., Lach., Merc., Merc-c., Merc-j-f. |
| weiß: | Ars., Bell., Gels., Kali-bi., Merc-c., Rhus-t. |
| weiß, dick: | Acon., Ars., Gels. |
| weiß, Zungengrund: | Rhus-t. |
| Rot: | Acon., Ars., Bell., Bry., Gels., Kali-bi., Lyc., Merc., Merc-c., Nux-v., Phos., Rhus-t., Sulf., Tub-bov. |
| feuerrot: | Bell., Phyt. |
| Flecke: | Merc. |
| glänzend: | Kali-bi., Lach., Phos. |
| Mitte: | Kali-bi., Phos., Rhus-t., Sulf. |
| Streifen in der Mitte: | Ars., Bell., Caust., Kali-bi., Merc-c., Phos., Tub-bov. |
| Spitze: | Ars., Lach., Lyc., Merc-j-f., Phyt., Rhus-t., Sulf. |
| Spitze, wie ein Dreieck: | Rhus-t. |
| Weiß: | haben fast alle Mittel und deshalb zu unspezifisch |
| angestrichen, wie: | Ars. |
| blaß: | Acon., Ars., Phos. |
| Flecken, mit roten inselartigen: | Nat-m. |
| käsig: | Merc-j-f. |
| milchig: | Bell. |
| schmutzig: | Rhus-t. |
| silbrig: | Ars. |
| Mitte der Zunge: | Bell., Bry., Gels., Phos., Sulf. |
| Seiten: | Caust., Kali-s. |
| einseitig: | Rhus-t. |

**Begleitsymptom Kopfschmerzen, Modalitäten für alle Erkältungszustände**

*Verschlimmerung:*

| | |
|---|---|
| Aufstehen vom Liegen: | Ars., Bell., Bry., Dulc., Hep., Nux-v., Phos., Puls., Sil., Sulf. |

| | |
|---|---|
| Augenanstrengung: | Bell., Gels., Kali-s., Lyc., Nat-m., Phos., Rhus-t., Sil., Sulf., Tub-bov. |
| Essen, nach dem: | Ars., Bry., Carb-v., Ferr-p., Gels., Kali-s., Lyc., Nat-m., Nux-v., Phos., Puls., Rhus-t., Sil., Sulf. |
| Freien, im: | Bell., Bry., Euphr., Hep., Lyc., Nat-m., Nux-v., Phos., Sulf. |
| Gehen: | Acon., Ars., Bell., Bry., Carb-v., Ferr-p., Lyc., Nux-v., Phos., Puls., Sil., Sulf. |
| Gehen, im Freien: | Acon., Bell., Bry., Dulc., Hep., Lyc., Nat-m., Nux-v., Puls., Rhus-t., Sulf. |
| Lesen: | Bry., Carb-v., Lyc., Nat-m., Nux-v., Sil., Sulf., Tub-bov. |
| Luft, kalte: | Ars., Bell., Bry., Carb-v., Dulc., Hep., Kali-bi., Lyc., Nat-m., Nux-v., Phos., Puls., Rhus-t., Sil., Sulf. |

*Besserung:*

| | |
|---|---|
| Aufstehen, vom Liegen: | Ars., Bell., Carb-v., Gels., Hep., Nat-m., Nux-v., Phos., Puls., Rhus-t. |
| Augenschließen: | Acon., Bell., Bry., Nat-m., Nux-v., Rhus-t., Sil., Sulf. |
| Essen, nach dem: | Gels., Kali-bi., Lyc., Phos., Rhus-t. |
| Freien, im: | Acon., All-c., Ars., Bell., Carb-v., Dulc., Kali-s., Lyc., Nat-m., Phos., Puls., Sulf. |
| Gehen: | Gels., Lyc., Nat-m., Phos., Puls., Rhus-t., Sulf. |
| Gehen, im Freien: | Ars., Lyc., Nat.-m., Phos., Puls., Rhus-t., Sulf. |
| Hitze: | Ars., Bell., Bry., Euphr., Ferr-p., Gels., Kali.-s., Lyc., Nux-v., Phos., Puls. Rhus-t., Sil., Sulf. |
| Luft, kalte: | Ars., |
| Umschläge, heiße: | Ars., Bry., Gels., Sil. |
| Umschläge, kalte: | Acon., Ars., Bell., Bry., Ferr-p., Nat-m., Phos., Puls., Sulf. |

## Nachbehandlung

ACONIT: Wenn nach Aconit die Kräfte am nächsten Tag noch nicht ganz wiederhergestellt sind: *Sulfur.*
• Dosierung: *Sulfur C 200,* 1 Gabe.
Bei Bewegungsunlust, nachdem das Fieber etc. vorbei ist: Bryonia.
• Dosierung: *Bryonia C 200,* 3 Gaben im Abstand von 4 bis 6 Stunden.

BRYONIA: Wenn nach Bry. ein Stillstand eintritt. Es ist zwar eine Besserung zu sehen, aber es geht nicht weiter voran: Sulfur.
• Dosierung: *Sulfur C 200,* 2 × täglich eine Gabe.
Wenn Bry. für das richtige Mittel gehalten wurde, es zeigt sich aber gar keine Wirkung: Tuberculinum bovinum.
• Dosierung: *Tub. bov. C 200,* 1 × täglich eine Gabe.
Wenn nach Bry. körperliche Unruhe entsteht. Der Kranke fühlt sich noch nicht ganz gesund: Rhus toxicodendron
• Dosierung: *Rhus-T. C 200,* 3 × täglich eine Gabe.

PULSATILLA: Wenn nach Puls. ein Stillstand eintritt: Sulfur.
• Dosierung: *Sulfur C 200,* 2 × täglich eine Gabe.
Wenn nach Puls. Bronchien- und Lungensymptome bleiben: Tuberculinum bovinum.
• Dosierung: *Tuberculinum bovinum C 200,* 1 × täglich eine Gabe, maximal 3 Tage lang.

NUX VOMICA: Wenn es dem Kranken nach Nux sehr warm wird, so daß er schwitzt und nach Abkühlung verlangt: *Sulfur.*
• Dosierung: *Sulfur C 200,* 2 × täglich eine Gabe.
Wenn nach Nux ein Stillstand eintritt: Tuberculinum bovinum.
• Dosierung: *Tuberculinum bovinum C 200,* 2 Gaben, an aufeinanderfolgenden Tagen.

# III. Notfälle

*Eine Mahnung vorab:* Laien raten wir dringend davon ab, sich in extremen Notfallsituationen auf die von uns empfohlenen homöopathischen Mittel zu verlassen. Dies nicht, weil wir nicht zu den von uns gegebenen Empfehlungen stehen würden oder von ihrer Wirksamkeit nicht überzeugt wären, sondern deshalb, weil der Laie diesen Situationen im Normalfall nicht gewachsen ist und keine Zeit mit »Herumexperimentieren« vergeudet werden darf.

Trotzdem haben wir dieses Notfall-Kapitel aufgenommen; denn dieses Buch wendet sich nicht nur an Laien, sondern auch an all diejenigen, die von Berufs wegen medizinische Hilfe leisten und der Homöopathie gegenüber aufgeschlossen sind.

Es ist aber auch an Situationen zu denken, in denen professionelle medizinische Hilfe nicht oder nur mit großer Verzögerung zu erhalten ist (siehe das Beispiel eines Tetanusfalles S. 347). Hier kann das homöopathische Mittel die lebensrettende Alternative darstellen.

Vor allem versteht sich die hier skizzierte homöopathische Anwendung nicht als Konkurrenz zum existierenden schulmedizinischen Wissensfundus, sondern als wertvolle Ergänzung in Form entsprechender begleitender Maßnahmen. Einen besonderen Stellenwert nimmt die Homöopathie in Vergiftungsfällen ein. Denn mit ihrer Hilfe kann der Körper angeregt werden, normalerweise tödlich wirkende Giftmengen auszuscheiden. Bei einigen Fällen von schweren Lebensmittelvergiftungen (Botulismus) und einer Eisenvergiftung habe ich selber die schnelle Wirkung der Homöopathie erlebt. In der homöopathischen Literatur werden viele Fälle erwähnt, so beschreibt z. B. Dr. C. P. Hart, USA, eine Opiumvergiftung: »Ein zweijähriges Kind hatte ca. 25 g Opium geschluckt. Kurz nach der Opiumeinnahme kam es zu einem leichten Erbrechen, dann wurde es bewußtlos, kalt und von schnell aufeinanderfolgenden Krämpfen geschüttelt. Es konnte nicht mehr zum Erbrechen gebracht werden. Alle 5 Minuten wurde *NUX VOMICA* gegeben. Nach 2 Stunden hörten die Krämpfe auf und die Nux-Gaben konnten eingestellt werden. Das Bewußtsein und die Wärme kamen langsam zurück. Das Kind wurde 9 Stunden wachgehalten, danach fiel es in einen tiefen Schlaf und erwachte gesund wieder.«*

* Hoyne, Temple S.: »Clinical Therapeutics«

## Allgemeines

*Zuwendung ist heilsam*

Dieses Kapitel dürfte besonders Eltern interessieren, denn bei Kindern gehören Verletzungen zum Alltag. Allein durch Ihr richtiges Verhalten können Sie dem Kind eine wichtige Hilfe und Beistand sein.

Sie werden jetzt, nachdem Sie die Homöopathie kennengelernt haben, vielleicht jede Gelegenheit ergreifen wollen, um homöopathische Mittel zu geben. Aber vergessen Sie nicht die Regel: *»Das Wichtigste zuerst!«* Sie haben genügend Zeit, ein Mittel einzusetzen, selbst bei schwereren Verletzungen.

Kinder wollen nach Verletzungen manchmal keine Mittel oder andere Maßnahmen, sie wollen nur, daß man sich ihnen voll und ganz widmet. Man hilft dem Kind weder, wenn man die Verletzung verharmlost, noch wenn man vor Mitleid, Sorgen und Ängsten dahinschmilzt. Jedes Kind braucht dann Zuwendung, das eine mehr, das andere weniger. Eine Person sollte bei dem Kind bleiben, eine andere das Mittel zubereiten. *Aber alles mit der Ruhe!*

*Erste Hilfe verlangt objektive Beobachtung*

Bei Verletzungen gibt es drei Hauptzustände:

1. der Schock,
2. die Zerstörung von Gewebe
3. die Blutung.

Dies sind ganz einfache Zustände, doch wenn wir gewohnt sind, nur routinemäßig zu arbeiten, können wir leicht übersehen, welcher Zustand wirklich zu behandeln ist, zumindest, welcher Zustand zuerst zu behandeln ist. Wenn ein Kind z. B. mit einem Fahrrad stürzt, so kann es ganz schrecklich aussehen. Die Schürfwunden bluten mehr oder weniger stark, die Kleidung ist zerrissen und schmutzig. Man weiß nicht, wo man anfangen soll, und versucht, den gröbsten Schmutz zu beseitigen. Lassen Sie sich nicht von Emotionen überwältigen, sondern beobachten Sie möglichst neu-

tral, was das verletzte Kind vorrangig benötigt. Sind Sie z. B. ein Mensch, der den Anblick von Blut nicht ertragen kann, dann werden Sie zuerst versuchen, das Blut abzuwischen. Für einen Menschen, der selbst Schmerzen schlecht ertragen kann, steht die Zerstörung des Gewebes im Vordergrund. Er wird als erstes versuchen, dem Verletzten die Schmerzen zu nehmen.
Die Verletzung an sich ist manchmal gar nicht so schlimm, aber in den meisten Fällen befindet sich das Kind in einem Schockzustand und braucht ein Schockmittel.

## Unfallschock

Manche Kinder geraten schon durch die geringste Verletzung in einen Schockzustand. Sie schreien wie am Spieß, bekommen einen starren Blick und sind durch nichts zu beruhigen. Bitte nehmen Sie das Kind ernst, auch dann, wenn die Ursache für alle Umstehenden harmlos aussieht. Wenn Sie bei dieser Art von Schock 1 Gabe *ACONIT C 200* geben, beruhigt sich das Kind sehr schnell. Wenn Sie dieses Verhalten bei Ihrem Kind schon beobachtet haben, brauchen Sie nicht abzuwarten, bis es wieder in einen Schockzustand gerät, Sie können die Disposition sofort behandeln, mit dem gleichen Erfolg.
Zusätzlich wird zu beobachten sein, daß das im Notfall eingesetzte Mittel auch das Kind in seinem Wesen nachhaltig günstig beeinflußt. Es reagiert nicht mehr so extrem, selbst wenn es sich um größere Verletzungen handelt.

- Dosierung bei konstitutioneller Behandlung:
  *ACONIT C 200,* 1x täglich, eine Woche lang geben.

In jedem Alter und bei den verschiedensten Unglücksfällen können ähnliche Schockzustände auftreten, die nach Aconit verlangen:
– Ein Kind läuft seitlich gegen ein Auto, welches langsam aus der Garage fährt. Dem Kind ist absolut nichts passiert, aber es hat einen Schock. Es zittert am ganzen Körper und rennt fassungslos hin und her.
– Ein Kind wirft einen kleinen Gegenstand auf ein anderes Kind.

Dessen dicke Jacke fängt den Aufprall aber ab. Der körperliche Schmerz kann nicht so groß gewesen sein, aber das Kind schreit mit vor Schreck geweiteten Augen.
– Ein Pferd stürzt, der Reiter fliegt durch die Luft und landet heftig auf der Erde. Er ist unverletzt, aber die Luft bleibt ihm weg, er liegt vor Schreck gelähmt da und starrt fassungslos in die Ferne.
– Nach einem Autounfall sitzen die Insassen von Todesangst gepackt zitternd da. Sie reagieren auf nichts und können sich nicht erinnern, wie es zum Unfall kam. Dieser Zustand ist unabhängig von der Schwere des Unfalls. Es kann sich auch nur um ein plötzliches Bremsmanöver gehandelt haben, bei dem man noch einmal haarscharf davongekommen ist.

*Aconit* ist das häufigst gebrauchte Mittel bei einem Schockzustand, dann folgt *Arnica* (siehe Seite 124).

## Blutungen

Die Hochlagerung des verletzten Gliedes verringert die Blutung. Besteht Verdacht auf Knochenbruch, darf das Glied nicht bewegt werden.
Spritzt stoßweise hellrotes Blut aus der Wunde, so ist eine größere Arterie verletzt worden. Die Wunde muß abgedrückt werden, und wenn das nicht hilft, müssen Sie das verletzte Glied oberhalb der Wunde abbinden. Lockern Sie die Binde alle viertel bis halbe Stunde und beobachten Sie, ob die Blutung steht. Wenn das der Fall ist, lassen Sie die Binde gelockert liegen, um bei erneuter Blutung die Binde wieder schnell zuschnüren zu können. Der Druckverband muß immer wieder gelockert werden, sonst besteht die Gefahr, daß das abgeschnürte Körperteil brandig wird.
Bevor die Blutung nicht ganz gestillt ist, legen Sie bitte keine Tücher oder Lappen, die das Blut lediglich aufsaugen, auf die Wunde. Stellen Sie sich doch einmal ein Weinfaß mit einem Leck vor: Man würde sich auch nicht damit aufhalten, den Wein aufzuwischen, sondern als erstes das Leck abdichten.

*Wie erkennen Sie innere Blutungen?*

An folgenden Zeichen und Symptomen: Unruhe, Durst, drohende Ohnmacht, Schwindel, kalte feuchte Haut, erweiterte Pupillen, oberflächliche unregelmäßige Atmung, große Angst.
Der Blutdruck fällt ab, der Puls wird schnell, dünn, unregelmäßig und so schwach, daß er kaum zu fühlen ist.
Nur bei Kopfverletzungen ist der Puls langsam und schwach. Meist kommt es schnell zum Schockzustand. Sofort ins Krankenhaus!

**Blutstillende Mittel:**
*Arnica* (Bergwohlverleih), *Calendula* (Ringelblume), *Plantago lanceolata* (Spitzwegerich).

ARNICA
Innerlich genommen, setzt Arnica die notwendigen physiologischen Prozesse zur *Blutstillung* und *Wundheilung* in Gang, so daß diese komplikationslos und ohne Negativfolgen verlaufen können. Arnica ist auch eine Prophylaxe gegen *Tetanus*. Tun Sie niemals Arnicatinktur auf eine Wunde. Entzündungsgefahr!
Mit Arnica beschränkt sich die Narbenbildung auf ein Minimum. Falls bei größeren Wunden doch eine Narbe zurückbleibt, so verkleinert sich diese meist im Laufe der Zeit.

- Dosierung: *ARNICA C 200, bei schweren Verletzungen ¼–½-stündlich 1 Gabe.*

CALENDULA-Essenz
hat sich als äußerlich angewandtes Mittel bei der *Blutstillung* und *Wundreinigung* hervorragend bewährt. Es ist besonders heilsam bei *offenen Rißwunden,* die auseinanderklaffenden Wundränder heilen nahtlos zusammen. Selbst die stärksten Blutungen werden sehr schnell gestoppt, manchmal wirkt es sogar augenblicklich.
Je stärker die Blutung, desto konzentrierter muß die Calendula-Lösung sein, und zwar bis zu 1 Teil Calendula-Essenz : 1 Teil Wasser. Die Normalverdünnung ist 1:10.
Ringelblumentee wirkt beruhigend nach Blutungen durch Verletzung und bringt einen heilsamen Schlaf.

PLANTAGO LANCEOLATA (Spitzwegerich)
Spitzwegerich gibt es nicht als homöopathisches Mittel zu kaufen. Wir erwähnen es hier als ein vorzügliches Heilkraut, besonders bei *Schnittwunden*. Die zerquetschten Blätter werden auf die Wunde gelegt. Sie *stillen die Blutung* unglaublich schnell und *nehmen den Schmerz* dementsprechend schnell.

### Reinigung und Versorgung der Wunde

Je weniger eine Wunde blutet, desto größer ist die *Tetanusgefahr*. Dem kann vorgebeugt werden durch Anregen der Blutung. Die Umgebung der Wunde wird mit kräftigem Druck massiert, so daß sich die Wunde durch die Blutung von selbst reinigt.
Eine verschmutzte Wunde muß mit lauwarmem Calendula-Wasser vorsichtig gereinigt werden. Auf 1 Tasse Wasser gibt man 5–7 Tropfen *Calendula-Essenz*. Fremdkörper sind vorher zu entfernen (siehe »Stichwunden«).
Hört die Wunde langsam auf zu bluten, wischen Sie die letzten herausquellenden Blutstropfen nicht immer wieder ab; das Blut kann so schneller koagulieren (antrocknen). Es bildet sich Schorf über der Wunde, der gleichsam ein Schutz gegen Verunreinigungen ist. Legen Sie einen Verband oder ein Pflaster nur bei größeren Wunden auf. Auseinanderklaffende Wundränder können mit sogenannten »Butterflystrips« zusammengezogen werden. Die Narbenbildung läßt sich wesentlich verringern, wenn die Wunde mit Calendula-Tinktur feuchtgehalten wird. Wenn Sie das Glück haben, frische *Calendulablüten* oder *Spitzwegerichblätter* zur Hand zu haben, legen Sie diese unter dem Verband auf die Wunde, andernfalls verwenden Sie Calendula-Essenz.
*Vorsicht:* Geben Sie niemals Arnica-Essenz auf eine offene Wunde, es brennt und sie kann sich entzünden!

#### *Beste Wundheilung durch Sonne, Luft und Salzwasser*

Verbände und Pflaster hemmen die Wundheilung, da sie das heilende Sonnenlicht und die Luft nicht an die Wunde heranlassen. Die

Wunde und die umliegenden Teile unter einem Pflaster sehen blaß, blutleer und ungesund aus. Die Haut ist faltig und aufgequollen. Wo es nicht anders möglich ist, sollte wenigstens nachts das Pflaster entfernt werden, damit die Wunde trocknen kann.
Wunden, die am Strand oder im Meer durch das Eintreten von Muscheln oder Glasscherben entstanden sind, sollen erst in der Luft antrocknen, bevor man sie wieder in Salzwasser badet. Diese Wunden können sehr tief sein, doch im Salzwasser heilen sie schnell.
Eine gesunde Wunde ist von einer dicken Blutkruste bedeckt. Die Wundränder und die umliegenden Teile sehen gut durchblutet aus.

### *Nachbehandlung und Diät*

Zu der richtigen Wundversorgung gehört auch eine Schonung in der Lebensweise. Der Kranke soll sich bei größeren Verletzungen und Wunden so ruhig wie möglich verhalten. Körperliche oder geistige Anstrengungen sollte er möglichst meiden. Salzarme und schwach gewürzte Ernährung empfiehlt sich. Er sollte leichte Kost zu sich nehmen, kein Geräuchertes und wenig Süßes.
Im Verlauf des Heilungsprozesses, besonders bei Stich-, Biß- (Insektenstiche und -bisse) und Schürfwunden, fängt die Wunde manchmal sehr stark an zu *jucken.* Um den Schorf vor dem Abkratzen zu schützen, kann *Anagallis* gegeben werden.

- Dosierung: *ANAGALLIS C 200,* einige Tropfen alle 4–6 Stunden auf den Schorf oder innerlich geben.

## Blutvergiftung

Die Gefahr einer Blutvergiftung besteht bei stark verschmutzten und zerfetzten Wunden, bei unhygienischen Verhältnissen und bei Schwächung des Körpers durch Belastung und mangelhafte Ernährung. Dies ist gegeben z. B. nach Naturkatastrophen, Krieg, Autounfällen, Bißwunden. Dazu ein Beispiel: Schafhirten verletzen sich leicht beim Hufeschneiden. Diese Verletzungen sind sehr gefürchtet, denn sie können tödlich verlaufen.
Das erste Anzeichen einer drohenden Blutvergiftung ist ein roter,

heißer Streifen, der von der Wunde ausgeht. Bei den oben erwähnten Wunden kann *Gunpowder* prophylaktisch eingesetzt werden, ansonsten gebe man es bei den ersten Symptomen von Blutvergiftung. Es wird den weiteren Verlauf sofort abwenden.

- Dosierung: *GUNPOWDER D 3–12,* innerlich 2–3 Tabletten, alle 2 Stunden.
- Dosierung bei *Prophylaxe: GUNPOWDER D 3–12,* 3 × täglich 1–2 Tabletten, 3 Tage lang.

**Schlechte Wundheilung**

Durch die richtige homöopathische Wundversorgung heilt die Wunde problemlos. Wenn die Wunde nicht in Ruhe gelassen wird, z. B. immer wieder aufgekratzt oder nicht saubergehalten wird, kommt es zu einer schlechten Wundheilung, z. B. mit Eiterung, geschwollenen Lymphknoten, Fieber. Je nach Art der Wunde wird ein anderes Mittel gegeben.

Bei Eiter ist das wichtigste Mittel *Hepar sulfuris.*

- Dosierung: *HEPAR SULFURIS C 200,* 4–5 Tropfen, im Abstand von 6 Stunden. 2–3 Gaben sollten ausreichen.

Bei *Riß- und Schnittwunden: STAPHISAGRIA C 200.*

- Dosierung: wie oben.

Bei *Bißwunden: LACHESIS C 200,* besonders wenn die Umgebung blau verfärbt ist.

- Dosierung: wie oben.

Nach *Fremdkörpern: SILICEA C 200.*

- Dosierung: wie oben.

**Bluterguß, blaue Flecken (Hämatom)**

In den meisten Fällen wird *Arnica,* direkt nach der Verletzung innerlich oder äußerlich angewendet, den Bluterguß absorbieren (siehe ARNICA, Seite 124). Bei manchen Menschen oder bei großen Hämatomen, besonders wenn sie eine grünlich-schwarze Farbe annehmen, reicht Arnica nicht aus. Dann wird *LEDUM C 200* 3 × täglich gegeben. Meist ist der dunkle Fleck innerhalb eines Tages verschwunden.

*Sulfuricum acidum* (Schwefelsäure) ist angezeigt, wenn 2 Tage nach den *Ledum*-Gaben die dunklen Flecken noch nicht verschwunden sind und der Verletzte die für Sulf.-ac. typische Ungeduld zeigt.

- Dosierung: *SULFURICUM ACIDUM C 200* 3 × täglich 1 Gabe.

## Entkräftung und Schwäche nach Blutverlust

Durch *China* wird die Blutbildung angeregt und der Körper wird dann von allein die notwendige Flüssigkeit und Nahrung verlangen.

- Dosierung: *CHINA C 200,* 3x täglich, 2–3 Tropfen auf etwas Wasser, bis Sie sich wieder kräftig fühlen.

Falls Sie das homöopathische Mittel China nicht im Haus haben, können Sie sich auch mit *chininhaltigen Getränken* (Bitterlemon) behelfen. Es hilft allerdings nicht so überzeugend und schnell wie das potenzierte Mittel. Sie werden damit auch keine Wirkung erzielen, wenn Sie diese Getränke oder chininhaltige Medikamente regelmäßig zu sich nehmen.

## Entkräftung und Schwäche nach Verletzungen

Hier ist die Ursache der Entkräftung nicht der Blutverlust, sondern der gestörte Mineralhaushalt des Körpers, da die Nieren nach Verletzungen und Schock geschwächt sind und vermehrt Mineralien ausscheiden.

Sie können die Nieren anregen, indem Sie Rohkostsalate mit Essig und Öl zu sich nehmen.

Mit Rotwein- oder Reisessig als »Heilmittel« habe ich gute Erfahrungen gemacht. Wichtig ist, daß die Behandlungsmaßnahmen nach dem homöopathischen Prinzip eingesetzt werden. Essig ist in jedem Haushalt zu finden. In Verbindung mit Rohkost ist es in diesem Fall das ideale Heilmittel. Sie können auch Essig in potenzierter Form zu sich nehmen.

- Dosierung: *ACETICUM ACIDUM C 200,* 2x täglich, 2–3 Tage lang.

*Sulfuricum acidum* ist angezeigt, wenn die Entkräftung eher durch die Ungeduld des Verletzten entsteht. Er gönnt sich nicht genügend Ruhe und überfordert sich in der Genesung.

- Dosierung: *SULFURICUM ACIDUM C 200*, 2x täglich, bis die Kräfte wiederhergestellt sind.

**Nasenbluten**

Bei Nasenbluten durch einen Schlag oder durch Anstrengung:

- *ARNICA C 200*, 1 Gabe.

Nasenbluten bei Kindern:

- *FERRUM PHOSPHORICUM C 200*, 1 Gabe.

Nasenbluten bei Kopfschmerzen:

- *MELLILOTUS C 200*, 1 Gabe.

Diese Ratschläge gelten nur als Erste-Hilfe-Maßnahmen. Die Neigung zu Nasenbluten muß konstitutionell behandelt werden.

**Zwei wichtige Verletzungsmittel**

ARNICA, das allgemeine Verletzungsmittel
Der Homöopath denkt bei Verletzungen sofort an *Arnica.* Dies sollte er aber nicht bei jeder Art von Verletzung tun. Wir müssen hier genauer differenzieren, denn es gibt eine Reihe anderer Mittel, die zu spezifischen Verletzungen besser passen.

Arnica, das Kraut mit den hundert Namen – z. B. Fallkraut, Bergwohlverleih, Wundkraut – ist angezeigt nach Schlagverletzungen oder nach Schleudertraumen, besonders nach *Verletzungen der Weichteile*. Es wirkt generell auf den *Schockzustand nach körperlichen Verletzungen*. Der Verletzte nimmt die Verletzungen gar nicht richtig wahr, oder er verharmlost sie. Wenn Arnica jetzt nicht bald gegeben wird, gerät der Mensch in einen Zustand der Überempfindlichkeit. Sein ganzer Körper fühlt sich wund an, er möchte nicht berührt werden. Wegen der Schmerzen kann er auf den verletzten Körperteilen weder sitzen noch liegen, die Matratze erscheint ihm auf einmal insgesamt viel zu hart.

- Dosierung: *ARNICA C 200*, ½ – 1 × stündlich geben. Danach in immer größeren Abständen und später 1 × täglich je nach Schwere der Verletzung noch einige Tage weiter geben.

BELLIS PERENNIS (Gänseblümchen)
Dieses Mittel ist ebenso wie *Arnica* bei Verletzungen der Weichteile angezeigt, die z. B. durch Schlag oder Fall zustande kommen. Ich habe die Beobachtung gemacht, daß Arnica nicht bei Menschen hilft, deren Muskulatur fest und stark entwickelt ist, wie z. B. bei Handwerkern, Bauern, Gärtnern oder Kampfsportlern. Kräftige, *drahtig* gebaute Menschen brauchen Bellis perennis.

- Dosierung: *BELLIS PERENNIS C 200*, 1 Gabe alle 2–4 Stunden, später 1 × täglich.

## Kopfverletzungen

Kopfverletzungen sollten nie ignoriert werden, auch wenn sie scheinbar harmlos aussehen, besonders wenn sie bei Kindern vorkommen. Kinder und Säuglinge verletzen sich leicht am Kopf (z. B. wenn sie aus dem Bett fallen). Ihre Schädelknochen sind noch sehr dünn und es kann vergleichsweise leichter zu Gehirnschädigungen kommen. Kinder geraten auch eher in einen Schockzustand.

Anzeichen für einen Schädelbruch oder eine Gehirnerschütterung müssen nicht sofort nach dem Unfall auftreten. Es ist möglich, daß der Verletzte nach einem Verkehrsunfall nur für einen kurzen

Augenblick oder auch gar nicht bewußtlos war und sonst ganz normal erscheint, außer daß er vielleicht keine Erinnerung mehr an die Zeit vor dem Unfall hat.
Deshalb muß der Verletzte mindestens 48 Stunden lang auf folgende Symptome hin beobachtet werden:
Benommenheit oder Bewußtlosigkeit, Kopfschmerzen oder Schwindelgefühl, Verlust der Orientierung oder des Gedächtnisses, schneller oder schwacher Puls, Lähmungserscheinungen, Sehstörungen, undeutliche Aussprache, Quetschungen um Augen oder Ohren, Blutungen aus Nase, Augen oder Mund (Blutung nicht stoppen).
Der Verletzte darf unter keinen Umständen aufstehen oder herumgehen. Besonders bei Kindern muß darauf geachtet werden. Ein bewußtloser Verletzter darf niemals mit Gewalt aus der Bewußtlosigkeit geholt werden.

*Allgemeine Maßnahmen*
Wenn der Verletzte bewußtlos ist, kontrollieren Sie Atmung und Puls. Falls notwendig, künstliche Beatmung oder Herzmassage vornehmen.
Wenn eine Wirbelsäulenverletzung ausgeschlossen werden kann, legen Sie den Verletzten in die stabile Seitenlage, mit leicht erhöhtem Kopf, damit Blut, Speichel und Erbrochenes aus dem Mund laufen können.
Bei Verdacht auf eine Nackenverletzung lagern Sie den Verletzten flach und decken ihn gut zu. Die Möglichkeit einer Gehirnblutung besteht auch, ohne daß Bewußtlosigkeit vorhanden ist. Ruhig liegen verringert die Blutungsgefahr.
Veranlassen Sie, daß sofort medizinische Hilfe eintrifft.

*Homöopathische Behandlung*
Selbstverständlich möchten und dürfen wir Laien nicht empfehlen, die Behandlung bei schweren Unfällen selber vorzunehmen. Trotzdem kann es Situationen geben, in denen der Laie sich und anderen durch die Informationen in diesem Kapitel behilflich sein könnte, z. B.
1. in der Wildnis, weit weg von jeglicher Hilfe,

2. als Erste-Hilfe-Maßnahme, bevor ärztliche Hilfe einsetzen kann,
3. eventuell im Krankenhaus, nach Rücksprache mit dem behandelnden Arzt. Das homöopathische Mittel wird, ohne die andere Behandlung zu stören, für sich wirken,
4. bei Tieren (z. B. angefahrene Tiere), denn auch bei ihnen werden die Mittel nach dem gleichen Prinzip eingesetzt.

*ARNICA*
Grundsätzlich verlangen alle Arten von *Kopfverletzungen* nach *Arnica.* Es wirkt sowohl auf den körperlichen als auch auf den seelischen Schockzustand nach einem Unfall. Es stoppt die Blutungen, beugt inneren Blutungen vor und regt die Selbstheilungskräfte zur schnellen Wundheilung an.

- Dosierung (bei leichten Kopfverletzungen): *ARNICA C 200,* ½–1stündlich wiederholen, bis der Verletzte sich beruhigt und einschläft. Nach einem heilsamen Schlaf sind weitere Arnica-Gaben nicht mehr notwendig.

## Gehirnerschütterung und Schädelbruch

*Wie erkennen Sie eine Gehirnerschütterung?*
Die Lippen des Verunglückten sind blutleer, sein Blick ist starr, leicht nach oben gerichtet. Der Pupillenreflex ist weg (reagiert nicht mehr auf Lichtstrahl). Erbrechen, Pulsverlangsamung, kalte Hände und Füße, oberflächliche Atmung.
Wenn der Kranke nach einer schweren Gehirnerschütterung bewußtlos war und wieder zu sich gekommen ist, kann das Erinnerungsvermögen gestört sein.

*Wie erkennen Sie einen Schädelbruch?*
– Blutungen aus Mund, Nase und Ohren,
– langsamer, schwacher Puls; heftiges Erbrechen ohne Übelkeit,
– Schläfrigkeit bis Schlafsucht,
– Brillenhämatom (Blutungen um das Auge) tritt meist später auf.

*Allgemeine Maßnahmen*
Oberstes Gebot ist Ruhe. Alle Sinnesreize fernhalten. Den Verletzten flach und warm lagern.
Es besteht Erstickungsgefahr durch Erbrechen. Daher den Verletzten nicht alleine lassen. Wenn keine homöopathischen Mittel gegeben wurden, muß der Verletzte am Schlafen gehindert werden, denn noch Stunden nach dem Unfall kann es zum Erbrechen kommen. Im Schlaf könnte er an dem Erbrochenen ersticken.

*Homöopathische Behandlung*
Nach der Verabreichung von *Arnica* (siehe »Verabreichung bei Bewußtlosen« S. 190) werden Sie erleben, wie der Verletzte entweder bald danach erbricht (das passiert nur dann, wenn der Magen zu voll war) oder einige Male aufstößt. Die Pupillenreflexe setzen wieder ein. Langsam füllen sich die Lippen wieder mit Blut, und die Gesichtszüge entspannen sich.
Aufgrund meiner eigenen jahrelangen Beobachtungen möchte ich hier eine Ausnahme von der Regel machen in bezug auf die Wahl der Potenz.
Bei *schwerer Gehirnerschütterung* oder *Schädelbruch* wirkt Arnica in der Hochpotenz *(C 10 000)* viel schneller und sicherer als die 200. Potenz.
*Beachte:* Laien und Anfänger in der Homöopathie sollten sonst keine Potenz über der *C 200* benutzen.

## Gehirnquetschung

Nachdem der Verletzte durch *Arnica* (Lippen und Mund benetzen) das Bewußtsein wiedererlangt hat, wird *Hypericum* eingesetzt.
- Dosierung: *HYPERICUM C 200,* 3 × täglich, für längere Zeit.

## Unterschiedliche Wunden

### Quetschwunden

Bei der homöopathischen Behandlung von Verletzungen ist es wichtig, darauf zu achten, welches Gewebe hauptsächlich geschädigt wurde. Nach diesem Kriterium wird das entsprechende Mittel ausgewählt.
Am Beispiel der Therapie von Quetschungen wird dieses deutlich. Nachdem eine deutliche Besserung eingetreten ist, geben Sie das Mittel in größeren Abständen.

Quetschung der *Muskeln: Arnica.*
- Dosierung: *ARNICA C 200*, einige Tropfen, äußerlich, innerlich alle ½ Stunde.

Quetschung der *Nerven: Hypericum.*
- *Dosierung: HYPERICUM C 200,* 1 Gabe, alle ½ Stunde, innerlich.

Quetschung der *Knochen: Symphytum.*
- Dosierung: *SYMPHYTUM C 200,* 1 Gabe, alle ½ Stunde, innerlich.

Quetschung der *Knochenhaut: Ruta.*
- Dosierung: *RUTA C 200,* 1 Gabe, alle ½ Stunde, innerlich.

Quetschung der *Knorpel: Argentum metallicum.*
- Dosierung: *ARGENTUM METALLICUM C 200*, alle ½ Stunde, innerlich.

Quetschung der *Sehnen: Calendula*
- Dosierung: *CALENDULA C 200, alle ½ Stunde.*

Dies sind die wichtigsten Verletzungsmittel. Wenn Sie sich diese fünf Mittel für die unterschiedlichen Gewebe gut merken, dann können Sie sich bei vielen Arten von Verletzungen die Therapie selbst ableiten.

## Schürfwunden

Wenn die Wunde verschmutzt ist, säubern Sie sie mit verdünnter *Calendula-Essenz,* 1 (Teil Calendula) : 10 (Teile Wasser). Dann antrocknen lassen, so daß sich eine Kruste bilden kann (siehe »Wundversorgung«). Wenn die Wunde trotz der Behandlung mit Calendula weiter schmerzt, wie es bei Kindern vorkommen kann, geben Sie *CHAMOMILLA C 30,* 1 Gabe, innerlich.
Auch bei Erwachsenen können Schürfwunden manchmal sehr unangenehm sein. Das Mittel *Coffea (Kaffee)* wird bei Schmerzen eingesetzt, die so heftig sind, daß sie einen zur Verzweiflung bringen können. Trinken Sie eine Tasse Kaffee, wenn Sie das potenzierte Mittel nicht zu Hause haben, er wird in diesem Fall ausgezeichnet helfen. Wenn Sie allerdings regelmäßig Kaffee zu sich nehmen, wird sich keine schmerzlindernde Wirkung einstellen.
Für diese Art von Schürfwunden können Sie auch 1 Gabe *HEPAR SULFURIS C 200* nehmen.

## Platzwunden

Bei kleinen Platzwunden reicht 1 Gabe *ARNICA C 200,* innerlich, aus, um die Wundheilung anzuregen.
Stoppen Sie die Blutung bei größeren Platzwunden mit *Calendula-Kompressen* oder *Arnica C 200* innerlich.
Bei *Unfallschock* geben Sie 1 Gabe *ARNICA C 200.*

## Schnitt- und Rißwunden

Um die Blutung zu stoppen, legen Sie erst eine Kompresse mit *Calendula-Essenz* oder *-Blüten* oder zerquetschte *Spitzwegerichblätter* auf die Wunde (siehe »Blutungen« S. 120), oder geben Sie *Arnica C 200* innerlich.

Zur Förderung der Wundheilung und um Vernarbungen zu verhindern, nehmen Sie *STAPHYSAGRIA C 200.* 3 × täglich 2–3 Tage lang.
Selbst bei größeren Wunden habe ich erlebt, daß sich die Wundränder von allein zusammenzogen. Bei genähten Wunden sind später die Nadeleinstiche als kleine Narben zu sehen. Homöopathisch behandelte Wunden müssen nicht unbedingt genäht werden. Meist reicht ein Butterflystrip. Trotzdem fällt die Narbe oft kleiner aus und heilt besser, als es durch Nähen der Fall gewesen wäre.

*Rißwunde der Kopfhaut: Calendula-Essenz,* verdünnt, äußerlich.

**Stichwunden**

Große Stichwunden kann ein Laie nicht selbst behandeln, aber bis der Arzt eintrifft, können Sie mit *LEDUM*, innerlich gegeben (gegen den Schock und die Blutungen), Erste Hilfe leisten. Äußerlich wird die Blutung mit *Calendula-Kompressen* gestillt.
Bei Stichwunden, die nicht bluten, besteht Tetanusgefahr. Deshalb ist es wichtig, die Wunde und die umliegenden Teile so fest zu drücken und zu kneten, bis einige Tropfen Blut herausquellen. Das Hauptmittel bei Stichwunden ist *Ledum,* es wirkt auch gleichzeitig vorbeugend gegen Tetanus.

- Dosierung: *LEDUM C 200,* 1 Gabe, innerlich, bei kleinen Stichwunden. Bei größeren Wunden alle 4 Stunden wiederholen.

*Nachbehandlung:* siehe *»Juckende Wunden«.*
Bei Entzündungen, wenn die Nerven verletzt wurden, ist *HYPERICUM C 200* das Mittel.

**Bißwunden**

Wenn die Wunde nicht blutet, sollte so lange eine Druckmassage um die Wunde herum ausgeübt werden, bis etwas Blut austritt. Bei Bißwunden ist die Infektionsgefahr sehr groß. Aber nicht jeder Biß muß gleich mit Tollwut oder Tetanus verbunden sein. Eine sachge-

mäße homöopathische Versorgung der Wunde beugt bösen Folgen vor und wird die Wunde zur schnellen Heilung bringen. Die Bißwunde muß sofort gereinigt werden, um die eingedrungenen Giftstoffe zu entfernen. Das bewährteste Mittel hierfür ist *Echinacea-Urtinktur* (10–15 Tropfen auf 1 Tasse Wasser). Auch bei Bißwunden tollwütiger Tiere wird es zur äußeren Wundbehandlung eingesetzt.
Die Wahl des homöopathischen Mittels hängt davon ab, in welchem Gewebe sich der Biß befindet.
Biß in *Hände und Füße,* besonders in Finger und Zehen: *Ledum.*

- Dosierung: *LEDUM C 200,* 5 Tropfen, 1–2stündlich, später in größeren Abständen, innerlich.

Bei Wunden, die nicht gleich mit *Echinacea-Urtinktur* gesäubert wurden, *Ledum* in der Tiefpotenz geben, zur Tetanusprophylaxe.

- Dosierung: *LEDUM D 3,* 5 Tropfen, ¼–½stündlich, später in größeren Abständen, innerlich.

Biß in die *Weichteile*: *Arnica.*

- Dosierung: *ARNICA C 200*, 5 Tropfen, ½stündlich, später in größeren Abständen, innerlich.

*Nachbehandlung:* Bißwunden neigen zu starkem Juckreiz bei der Heilung (siehe S. 121) oder zu Eiterungen (siehe S. 122)

*Tollwutgefahr*

Man muß mit Tollwut rechnen, wenn ein wildes Tier durch zahmes Verhalten auffällt oder wenn ein Haustier mit Wildtieren in Kontakt kam und sich sein Verhalten auffällig ändert. Die Ansteckung erfolgt meist über den Biß des Tieres. Aber auch schon das Eindringen des giftigen Speichels in die Schleimhäute reicht aus, um den Erreger zu übertragen.
Die Krankheit bricht erst nach mehreren Tagen bis zu 5 Monaten aus, meist nach ca. 40–90 Tagen. Sie äußert sich durch Halsweh, große Abneigung gegen Wasser und Flüssigkeiten, obwohl großer Durst vorhanden ist. Denn jeder Versuch zu trinken löst schmerzhafte Krämpfe beim Schlucken aus. Feste Speisen können aber noch geschluckt werden. Hinzu kommen Krämpfe der Atemmuskulatur, des Rumpfes und der Arme bei Schluckversuchen. Der Kranke ist

*Die verschiedenen Wunden*

| Art der Wunde | Allgemeine Maßnahmen | Homöopathische Behandlung |
|---|---|---|
| Schürfwunden | säubern | mit verdünnter *Calendula*-Essenz, Schmerz bei Kindern: *Chamomilla,* Schmerz bei Erwachsenen: *Coffea* (Kaffee) |
| Platzwunden | Blutung stoppen | mit *Calendula*-Kompressen, *Arnica* innerlich |
| Schnitt- und Rißwunden | Blutung stoppen | mit *Calendula*-Kompressen oder Spitzwegerichblättern oder *Calendula*-Blüten, *Staphisagria* innerlich |
| Rißwunde der Kopfhaut | Blutung stoppen | *Calendula*-Essenz |
| Stichwunden | bei nicht blutenden Wunden Blutung anregen | *Ledum* oder *Hypericum* |
| Bißwunden | gegebenenfalls Druckmassage säubern Vorsicht, eventuell Tollwutverdacht! | mit *Echinacea*-Urtinktur, *Ledum* oder *Arnica; Lyssinum* bei Tollwutverdacht → unverzüglich einen Arzt aufsuchen! |
| Splitter-verletzung | Fremdkörper entfernen | *Hypericum*-Öl *Silicea*-Salbe |

furchtbar erregt. Es kommt zu Delirien und heftigen Wutanfällen. Der Tod erfolgt meist am 3. Tag nach Ausbruch der Krankheit. Trotz Tollwutimpfung bekommen im Infektionsfall noch 1% der Geimpften die Krankheit.

*Homöopathische Behandlung bei Tollwutverdacht**
1. Säuberung der Bißwunde mit *Echinacea-Urtinktur* (10–15 Tropfen auf 1 Tasse Wasser), giftigen Speichel damit abwaschen.
2. *Ledum* oder *Arnica* geben (siehe »Bißwunden«).
3. Wenn sich der Tollwutverdacht durch Untersuchung des Tieres bestätigt: *LYSSINUM C 1000* (Tollwutnosode), 2 Gaben im Abstand von 5–10 Minuten geben.

## Splitterverletzungen

Splitter, Stachel, Dorn o. ä. Fremdkörper stecken manchmal wie festgewachsen in der Haut. Um sie leichter entfernen zu können, tragen Sie etwas *Hypericum-Öl* auf die Verletzung auf. Dadurch entspannt sich das Gewebe besser. Eine andere Möglichkeit besteht darin, die Haut in einem warmen Seifenbad aufzuweichen. Dann den Splitter vorsichtig mit einer Pinzette oder Nadel entfernen. Läßt sich der Fremdkörper jetzt immer noch nicht entfernen, oder wenn der Splitter schon eingewachsen ist, bestreichen Sie die Stelle mit *Silicea.*

- Dosierung (für äußerliche Anwendung):

*SILICEA D 6* oder *D 12,* 5 Tropfen auf 1 Teelöffel Öl.
Damit bestreichen Sie die Verletzung 3x täglich.

*Juckende Splitterverletzung: ANAGALLIS D 6.*

- Dosierung: siehe oben.

## Verletzungen der Nerven

*Hypericum* ist das Mittel bei Nervenverletzungen. Hier muß jedoch

* Tollwutverdacht ist unverzüglich einem Arzt anzuzeigen.

eine Komplikation, die auftreten kann, berücksichtigt werden. Nehmen wir z. B. einen gequetschten Finger: Es kann sich ein Bluterguß (Hämatom) unter dem Nagel bilden, der auf die verletzten Nerven drückt und damit die Wirkung von Hypericum verhindert. Erst muß das Hämatom entweder mit *Arnica* aufgelöst oder durch Punktion entfernt werden.

Einen *Bluterguß können Sie verhindern*, indem Sie den verletzten Bereich 1–2 Minuten fest drücken.

Hypericum wird eingesetzt bei Verletzungen nervenreichen Gewebes, z. B. der Finger und Zehen. Selbst nach Nervendurchtrennungen, wie sie gelegentlich durch Spritzen vorkommen können, haben wir Heilungen durch Hypericum erlebt.

- Dosierung: *HYPERICUM C 200,* 1 Gabe bei kleinen Verletzungen; bei größeren Verletzungen alle 4 Stunden wiederholen.

## Knochenbrüche

*Wie erkennen Sie einen Knochenbruch?*

- Unter günstigen Bedingungen ist ein krachendes Geräusch zu hören,
- äußerlich sichtbare Verschiebung der Bruchenden,
- Bluterguß und Schwellung um den Bruch,
- stechender Bruchschmerz, der auf Druck zunimmt,
- das gebrochene Glied ist kürzer als das entsprechende Glied der anderen Seite,
- alle Bewegungsversuche und Untersuchungen sind mit Schmerzen verbunden.
- Im Zweifelsfall eine Röntgenuntersuchung veranlassen.

*Homöopathische Behandlung*

Erwarten Sie bitte nicht, daß chirurgische Eingriffe und mechanische Maßnahmen durch Mittel ersetzt werden können! Der Beitrag der homöopathischen Mittel liegt hier in der:

1. Schockbehandlung,
2. Entkrampfung der Muskulatur durch Schmerzlinderung, dadurch vereinfachtes Richten der Bruchstelle, und
3. Förderung der Kallusbildung.

Zu 1.: Hauptmittel ist *Arnica* (siehe S. 124), manchmal *Aconit* (siehe »Schock« unter ACONIT S. 117).

Zu 2.: Je länger es dauert, bis der Bruch gerichtet ist, um so mehr haben sich die Muskeln zusammengezogen und desto schwieriger wird das exakte Richten der gebrochenen Knochen.
*Arnica* holt den Verletzten aus dem Schockzustand und entkrampft die Muskulatur.
Früher oder später werden Schmerzen eintreten. Diese Schmerzen werden durch die Verabreichung von 1 Gabe *SYMPHYTUM C 200* erträglich gemacht. Symphytum bewirkt, daß sich der Verletzte entspannen kann.

Zu 3.: *Symphytum* (Beinwell) regt die Kallusbildung an.

- Dosierung: *SYMPHYTUM D 3,* 5 Tropfen auf 1 Eßlöffel Wasser, 3× täglich (innerlich).

Ich weiß von einem homöopathischen Krankenhaus in Südindien, in dem bei Knochenbrüchen *Beinwellblätter* auf die Bruchstelle gelegt werden, die dann anschließend nur verbunden und geschient wird. In Abständen von einigen Tagen wird die ganze Prozedur wiederholt. Diese ungegipsten Brüche heilen schon in drei Wochen aus.

*Marschfraktur*
(siehe S. 146)

## Verletzungen der Körperteile

### Wirbelsäulenverletzungen

Hier ist wiederum *Arnica* das Hauptmittel, denn der Körper gerät in jedem Fall in einen Schockzustand. Tiefe Verletzungen, bei denen es zu *Nervenverletzungen* kommt, benötigen dagegen *Hypericum.* Sogar eine Nervendurchtrennung spricht auf Hypericum noch an. Innerhalb einer Woche nach der Durchtrennung sind die Chancen noch sehr groß! Natürlich ist die Wirkung besser, je eher

das Mittel gegeben wurde. Vergessen Sie nicht vor der Behandlung mit Hypericum ein oder zwei Gaben Arnica zu geben.
*Steißbeinverletzungen* verlangen immer nach Hypericum, entweder allein oder als Folge von Arnica, da hier auch eine Ansammlung von Nerven ist (siehe auch »Knochenbruch« S. 135).

- Dosierung: *HYPERICUM C 200,* 3× täglich, einige Tage. Bei Nervendurchtrennungen einige Wochen lang geben.

## Gesichtsverletzungen

Wenn der Verletzte unter Schockeinwirkung steht, zuerst 1 Gabe *ARNICA C 200* geben.
Bei stärkeren Verletzungen sind Knochen und Knochenhaut betroffen. Deshalb ist *Symphytum* das wichtigste Mittel (siehe »Knochenbrüche«).

- Dosierung: *SYMPHYTUM C 200,* 1 Gabe, alle 2 Stunden.

## Augenverletzungen

Gleich nach Augenverletzungen setzt gewöhnlich der Reflex ein, das Auge zu reiben. Besonders Kinder sind daran zu hindern.
*Schlag auf den Augapfel* (z. B. Schneeball, Stein, Stock): *Symphytum.*

- Dosierung: *SYMPHYTUM C 200,* 3× täglich, 2–3 Tage lang, innerlich.

*Blaues Auge* (Hämatom): *Ledum.*

- Dosierung: *LEDUM C 200,* 2 Gaben, im Abstand von 4 Stunden.

*Riß- und Schnittwunden:* Augenbad mit verdünnter *Calendula-Essenz* (1:10).

*Stichwunden: Hypericum.*

- Dosierung: *HYPERICUM C 200,* 3× täglich, innerlich.

Entzündung nach *Fremdkörperentfernung: Aconit.*
- Dosierung: *ACONIT C 200,* 1–2 Gaben.

Bei *Schock:* siehe S. 117.

**Ohrverletzungen**

Durch unvorsichtige Fremdkörperentfernung oder Herumstochern im Ohr kann es zu Verletzungen kommen.

*Entzündung und Schmerzen bleiben zurück: Arnica.*
- Dosierung: *ARNICA C 200,* 1–2 Gaben, innerlich.

*Zuschwellen des Ohres und starke Schmerzen: Pulsatilla.*
- Dosierung: *PULSATILLA C 200,* 2–3 Gaben.

**Genitalverletzungen**

Diese können nicht nur äußerst schmerzhaft sein, sondern sich auch auf die seelische Verfassung negativ auswirken.
*Allgemeine Verletzung* der Genitalien sowie nach *Vergewaltigung: Staphisagria.*
- Dosierung: *STAPHISAGRIA C 200,* ¼ bis 4stündlich, je nach Verletzungsgrad.

*Blutungen der Genitalien:* Erst mit *PHOSPHOR C 200* behandeln, bis die Wunde einigermaßen verheilt ist. Danach mit einigen Gaben *Staphisagria C 200* den Fall abrunden.

*Hodenverletzung* durch Schlag oder Quetschung: *Argentum metallicum.*
- Dosierung: *ARGENTUM METALLICUM C 200,* anfangs ¼stündlich geben.

### Finger- und Zehenverletzungen

*HYPERICUM C 200,* siehe auch unter »Nervenverletzungen«.

### Verletzungen durch Sturz (Erschütterung)

Beim Sturz aus einer Höhe werden die inneren Organe erschüttert, wobei die Gefahr eines Gefäßrisses und einer damit verbundenen inneren Blutung groß ist. Äußerlich muß keine Verletzung zu sehen sein. *Millefolium* (Schafgarbe) vermag sowohl die innere Blutung zu stillen, als auch die Verletzung der inneren Organe durch den Aufprall zu heilen.

- Dosierung: *MILLEFOLIUM C 200,* 1 Gabe alle 10–15 Minuten, später seltener.

Wenn der Kopf (siehe »Gehirnerschütterung«) dabei verletzt ist, müssen Sie erst die *Kopfverletzung* mit *Arnica* behandeln und dann Millefolium geben.
Auch wenn der *körperliche Schock* sehr groß ist, geben Sie erst 1 Gabe Arnica und setzen nach 10–15 Minuten Millefolium ein.

## Sportverletzungen

Der Sportler neigt leicht dazu, seine Verletzungen herunterzuspielen, zu übersehen und nicht zu beachten. Wenn er gesund und von Spätschäden verschont bleiben möchte, dann muß er sich nicht nur an ein gesundes Trainingsprogramm halten, sondern auch die kleinen Verletzungen richtig versorgen, denn diese Mikroverletzungen sind es, die die Basis für die Spätschäden bilden können.

*Welche Verletzungen müssen homöopathisch versorgt werden?*
- Alle Gelenkverletzungen,
- jede Verletzung, die von stärkeren Schmerzen begleitet ist,
- jede Verletzung, die nicht bald ausheilt, besonders in Gelenken und Knochen, oder die über längere Zeit schmerzhaft ist,
- jedes infektiöse Anzeichen in oder an der Haut (rote Streifen, geschwollene Lymphknoten, Eiter, erhöhte Temperatur).

Wenn Sie nicht genau wissen, ob eine Verletzung behandelt werden muß oder nicht, und ob Sie sich schonen oder noch mehr fordern müssen, dann vertrauen Sie am besten Ihrem Instinkt und nicht der Meinung anderer.

*Homöopathie ersetzt den Eisbeutel*

Folgende Maßnahmen werden gewöhnlich bei Sportverletzungen eingesetzt:

Ruhe; Eisbeutel (reduziert die Blutung); Druck (Druck auf die Verletzung reduziert die Schwellung, verhindert den Bluterguß); Erhöhung (verletztes Glied höher als das Herz lagern).

Auf keine der begleitenden Maßnahmen sollten Sie bei einer homöopathischen Behandlung verzichten, außer auf den Eisbeutel (siehe auch »Wundversorgung« S. 120 und »Blutungsstillung« S. 119).

Die Heilung der Wunde kommt nicht zustande, solange die Verletzung gekühlt wird. Je länger die Wunde kaltgehalten wird – bei großen Verletzungen können das bis zu 24 Stunden sein –, um so langsamer setzt der Heilungsprozeß ein.

Die Eispackungen fallen bei einer homöopathischen Behandlung ganz weg, weil erstens die blutstillenden und zweitens die die Schwellung reduzierenden Mittel der Homöopathie wirkungsvoller sind. Dadurch kann der Heilungsprozeß sofort einsetzen.

## Muskelkater

Jeder untrainierte Sportler wird ein schmerzhaftes Wundheitsgefühl in den Muskeln schon einmal erlebt haben, aber auch der Trainierte bekommt einen Muskelkater, wenn er sich überanstrengt hat oder ein neues Trainingsprogramm anfängt. Durch hartes Training werden die Muskeln angegriffen oder sogar verletzt. Dabei treten mehr oder weniger starke Schmerzen auf. Zusätzlich kann es zu leichten Entzündungen der Muskelfasern kommen, wodurch sich die Schmerzen noch verstärken.

Wenn die Muskeln während des Trainings nicht mit genügend Sauerstoff versorgt werden, bildet sich Milchsäure, die die typischen Muskelkaterschmerzen verursacht.

*Prophylaktische homöopathische Maßnahmen*
Die Wahl des richtigen Mittels hängt davon ab, inwieweit die Schmerzen lokal begrenzt *(Arnica)* oder diffuser Art *(Bellis perennis)* sind. Sehen Sie auch unter ARNICA und BELLIS PERENNIS) nach, Seite 124.

- Dosierung: *ARNICA C 200* oder *BELLIS PERENNIS C 200*, 1 Gabe, 1× wöchentlich.

*Atemübung*
Der trainierte Sportler kann die überschüssige Milchsäure schnell abbauen, indem die Muskeln durch langsames Ausklingenlassen des Trainings mit genügend Sauerstoff versorgt werden.
Der Untrainierte braucht eine längere Auslaufzeit, da die Muskeln noch nicht gelernt haben, den Sauerstoff optimal zu nutzen. Hierfür empfehle ich folgende Atemübung:

➽ Atmen Sie bewußt während und nach dem Training in die beanspruchte Muskulatur hinein.
Und atmen Sie von dort auch wieder aus.

Ein Nebeneffekt dieser Übung liegt in der deutlichen Leistungssteigerung bei geringerem Energieaufwand.

*Homöopathische Behandlung*
Wenn die Schmerzen auf umgrenzte Gebiete lokalisiert sind (= Verletzung der Muskelfaser), ist *Arnica* sehr hilfreich.

- *Anwendung:* Nach dem Training wirkt eine Massage mit *Arnica-Öl* wie Balsam auf die Muskeln.
  Sie können das Massageöl selbst herstellen, indem Sie 1 Teil *Arnica-Essenz* mit 20 Teilen Öl mischen. Oliven-, Erdnuß- oder Sonnenblumenöl eignen sich gut. Nach und nach können Sie die Essenz durch potenziertes *ARNICA* – bis zur *D 3* – ersetzen.
  Wenn die Schmerzen generalisiert, schlecht lokalisierbar und diffuser Art sind (= Entzündung der Muskelfaser), ist *Bellis perennis* das richtige Mittel.
  - *Anwendung: Gänseblümchenöl* herstellen und wie *Arnica-Öl* verwenden.

## Muskelkrampf

Muskelkrämpfe können z. B. durch Salz- und Mineralsalzmangel oder mangelhafte Blutversorgung entstehen. Wenn Anstrengung der auslösende Faktor ist, löst *Magnesium phosphoricum* sofort den Krampf.

- Dosierung: *MAGNESIUM PHOSPHORICUM C 200,* 1 Gabe.

Wenn der Krampf nicht direkt während der Anstrengung, sondern erst nachts im Schlaf auftritt, brauchen Sie *Calcium carbonicum.* Es wirkt aber nicht bei allen anderen nächtlichen Muskelkrämpfen, nur bei denen nach Anstrengung.

- Dosierung: *CALCIUM CARBONICUM C 200,* 1 Gabe während des Krampfes.

*Hyperventilation* als Ursache für Muskelkrämpfe:
Zu schnelles Atmen, zudem, wenn es nicht notwendig ist, hindert den Körper daran, Kalzium zu verwerten.

- Dosierung: *CALCIUM CARBONICUM D 6,* 1 Gabe während des Krampfes.

*Homöopathischer Hinweis*
Zur Behandlung der *Disposition* können Sie *CALCIUM CARBONICUM D 6,* 3 × 2 Tabletten täglich nehmen. Meist genügt schon eine einwöchige Behandlung. Wenn die Krämpfe nicht vollständig verschwunden sind oder bald nach Absetzen des Mittels wieder auftreten, wenden Sie sich an einen Homöopathen.

## Muskelzerrung, Muskelriß

Eine Zerrung entsteht bei Überdehnung eines Muskels. Manchmal sind auch kleinere Muskelfasern gerissen. Dies kann leicht durch ungewohnte körperliche Belastung oder im Hochleistungssport auftreten. Es kommt zu plötzlichen starken Schmerzen mit Bewegungseinschränkung des Muskels. Bei einem Bluterguß schwillt der Muskel an.

Ein totaler Muskelriß kann bei plötzlicher extremer Muskelanspannung (z. B. Fußballspielen) auftreten; Kälte und verminderte Durchblutung sind begünstigende Faktoren.

*Allgemeine Maßnahmen*
Bei Muskelzerrung: Ruhigstellung, Bandagierung.
Bei Muskelriß: Chirurgische Muskelnaht und Entlastungsgips.

*Homöopathische Behandlung*
Bei Muskelzerrung: *ARNICA C 200,* 3 × täglich 1 Gabe.
Äußerlich *CALENDULA-Essenz.*
Bei Muskelriß: *ARNICA C 200*, alle 2 Stunden 2–3 Gaben. Anschließend *CALENDULA C 200,* 3 × täglich 1 Gabe.

## Sehnenverletzungen

*Sehnenriß*
Sehnen, die stark beansprucht werden, wie die Achillessehne, sind am häufigsten betroffen. Ein Sehnenriß läßt sich leicht feststellen: das von der Sehne versorgte Glied kann nicht mehr gebeugt oder gestreckt werden.
Allgemeine Behandlung: operatives Nähen.

*Homöopathische Behandlung*
- *Äußerlich:* Kompressen mit verdünnter *Calendula-Essenz.*
- *Innerlich: RHUS TOXICODENDRON C 200*, alle 2 Stunden.

Nachbehandlung
Wenn diese Mittel nicht innerhalb 12 Stunden gegeben werden, helfen sie nicht mehr optimal oder bei stärkeren Verletzungen gar nicht mehr.
In so einem Fall brauchen Sie *Anacardium.*
- Dosierung: *ANACARDIUM C 200,* 3x täglich, 5 Tropfen.

*Anacardium* und *Rhus toxicodendron* vermögen oft einen chirurgischen Eingriff zu ersetzen.

## Sehnenscheidenentzündung (Tendovaginitis)

Durch ungewohnte oder monotone Tätigkeiten kann es zu einer Entzündung der die Sehnen umgebenden Sehnenscheiden – insbesondere der Hand oder des Handgelenks – kommen. Nicht nur Sportler sind davon betroffen, sondern z. B. auch Menschen, die viel stricken, Schreibmaschine schreiben, Klavier spielen oder Schrauben drehen.

*Allgemeine Maßnahmen*
Ruhigstellung der Hand- und Daumengelenke.

*Homöopathische Behandlung*
Hier finden wir die typischen *Rhus toxicodendron*-Schmerzen mit Steifheit. Die erste Bewegung löst die heftigsten Schmerzen aus, durch fortgesetzte Bewegung geht die Steifheit weg und die Schmerzen nehmen ab.

- Dosierung: *RHUS TOXICODENDRON C 200,* 3× täglich.

## Tennisellenbogen (Epikondylitis)

Diese entzündliche Sehnenverletzung mit Knochenhautreizung ist unter Tennisspielern sehr gefürchtet. Sie kann aber auch bei anderen Sportarten, z. B. beim Langlauf, auftreten.

*Homöopathische Behandlung*
Wenn das Ellbogengelenk sehr wund und steif ist, der Mensch sich matt fühlt, sich hinlegen möchte, aber morgens zu früh erwacht, dann ist *Bellis perennis* das Heilmittel.

Wenn ein krampfhaftes Drücken und Reißen vorhanden ist. Die Schmerzen fühlen sich an, als ob der Knochen geprellt wäre. Der Mensch möchte sich bewegen, aber Bewegung tut ihm nicht gut. In diesem Fall heilt *Ruta.*

Wenn der Ellenbogen steif ist und die erste Bewegung nach längerer Ruhestellung sehr schmerzhaft ist, aber die schmerzhafte Steifheit nach dem längeren Bewegen besser wird. Wenn ein Reißen und Ziehen im Ellbogen mit großer Spannung vorhanden ist, Wärme wohltut und sich die Verspannung nachts verschlimmert, wobei der Verletzte sehr unruhig wird, ist *Rhus toxicodendron* das richtige Mittel.

Wenn stechende Schmerzen auftreten und jede Bewegung sehr schmerzhaft ist, dann kommt *Bryonia* in Frage.

Wenn eine schmerzhafte Spannung besteht und ein Schweregefühl im Arm mit Schwäche und Zittern verbunden ist, wird *Anacardium* gegeben.

- Dosierung (der oben angegebenen Mittel):
  Das angezeigte Mittel in der *C 200*, 1 Gabe 3–4× täglich.

## Verstauchung (Distorsion)

Hierbei handelt es sich um eine Zerrung der Gelenkkapselbänder durch Überdehnen des Gelenks. Der Schweregrad der Verletzung reicht von der leichten Verstauchung bis zum Gelenkkapselbänderriß. Nach der Stärke der Verletzung richtet sich die Intensität der Schmerzen, das Ausmaß der Schwellung und der Bewegungseinschränkung.
Sehr starke Schmerzen können ein Hinweis auf einen Knochenbruch sein.
*Allgemeine Maßnahmen und homöopathische Behandlung:* siehe unter »Verrenkung«.

## Verrenkung (Luxation)

Eine Verrenkung ist oft schwer von einer Verstauchung zu unterscheiden. Zwei durch ein Gelenk verbundene Knochenenden werden gegeneinander verschoben, wobei es zu einer Überdehnung oder sogar Zerreißung der Gelenkkapsel und ihren Bändern kommt.

*Allgemeine Maßnahmen:* Elastischen Verband anlegen und ruhigstellen.

*Homöopathische Behandlung*
Als erstes 1 Gabe *ARNICA C 200* geben.
Nach einer Stunde mit *Rhus toxicodendron* die Gelenkentzündung behandeln.

- Dosierung: *RHUS TOXICODENDRON C 200,* anfangs alle 2 Stunden 1 Gabe.

Wenn die Schwellung nicht im Vordergrund steht und der Verletzte sich hinlegen möchte, aber der Zustand sich dadurch verschlimmert und Bewegung ihm auch nicht guttut, kommt *Ruta* in Frage.

- Dosierung: *RUTA C 200,* 3× täglich, 1 Gabe.

**Marschfraktur (Ermüdungsbruch)**

Hierbei handelt es sich um eine pathologische Lockerung der Knochenstruktur, wobei es durch stärkere Belastung (es muß nicht immer Marschieren sein) zu Rissen im Knochen kommen kann. Dieser Art von Knochenbrüchen liegt eine konstitutionelle Disposition zugrunde, die nach der normalen Versorgung des Bruches behandelt werden muß.

*Wie können Sie eine Marschfraktur erkennen?*
Wenn Sie den Knochen von oben und von unten an den Rißenden drücken, ist dies sehr schmerzhaft. Durch Bewegung werden die Schmerzen immer schlimmer, bis jede Bewegung eine Tortur wird. Der Riß im Knochen kann so haarfein sein, daß er auf dem Röntgenbild nicht in Erscheinung tritt.

*Homöopathische Maßnahmen*
Ruhe ist unbedingt notwendig. Mit Hilfe von *Symphytum* heilt diese Belastungsfraktur sehr schnell.

- Dosierung: *SYMPHYTUM D 3,* 3×5 Tropfen auf 1 Eßlöffel Wasser, täglich. Zusätzlich kann es äußerlich angewendet werden.

**Knochenhautverletzung**

Ein Schlag, Sturz oder ein ungünstiger Tritt auf einen Stein können zu äußerst schmerzhaften Knochenhautverletzungen führen, wobei es zu einer Blutung unter der Knochenhaut kommt.

*Ruta graveolens* nimmt schnell die Schmerzen und trägt zu einer raschen Heilung wesentlich mit bei.

- Dosierung: *RUTA C 200,* 2–3x täglich.

## Fremdkörper

Fremdkörper können toxisch (ätzend, giftig) oder neutral (ungiftig) sein.

Beim Entfernen des Fremdkörpers sind drei Regeln zu beachten:

1. Der Fremdkörper darf nicht noch stärker in das Gewebe hineingedrückt werden.
2. Es dürfen keine weiteren Verletzungen verursacht werden.
3. Wenn Panik entsteht, oder die Entfernung des Fremdkörpers vor Angst unmöglich ist, *Aconit* geben.

### Auge

Wichtig ist, daß das Auge nicht gerieben wird, sonst kann es zu kleinen Riß- oder Schnittwunden an der Hornhaut kommen. Um den Fremdkörper zu entfernen, reißen Sie das Auge weit auf, auch wenn es schmerzhaft ist. Ziehen Sie mit den Fingern Ober- und Unterlid so weit wie möglich ab, versuchen Sie dabei zu blinzeln. Dadurch wird vermehrt Tränenflüssigkeit produziert, und der Fremdkörper kann zum inneren Lidwinkel geschwemmt werden. Jetzt kann man ihn gut mit einem Taschentuchzipfel herauswischen. Diese Methode ist einfach, wirkungsvoll und selbst bei Kindern leicht durchzuführen. Reicht sie nicht aus, so muß man versuchen, den Fremdkörper so gut wie möglich mit reichlich Flüssigkeit, z. B. Wasser, verdünnter Essiglösung oder Milch auszuspülen.

*Essig* (1:4 verdünnt) ist besonders geeignet bei alkalischen Giften wie Kalk, Mörtel o. ä.

Das Herausspülen sollte – mit Unterbrechungen zum Blinzeln – eine

gute Viertelstunde durchgeführt werden. Bei Giften das Auge niemals mit Gewalt aufreißen!
Es ist wichtig, das Auge so schnell wie möglich auszuspülen. Nehmen Sie lieber erst einmal *Wasser,* möglichst lauwarm, bevor unnötige Zeit mit der Suche nach Essig verlorengeht.
*Milch* wird zum Spülen verwandt, wenn das Auge mit Säuren in Berührung gekommen ist.
Weitere Maßnahmen siehe unter »Augenverletzungen«.

*Nachbehandlung*
*Calendula-Kompressen* bereiten und auf das Auge legen.

**Nase**

Fremdkörper in der Nase sind meist leicht zu entfernen. Entweder durch Hinausschneuzen, indem Sie das unverstopfte Nasenloch mit dem Finger zudrücken oder durch das Provozieren eines Niesreizes mit sehr fein gemahlenem Pfeffer.
Bei Kindern wird der Fremdkörper manchmal sehr tief in die Nase gedrängt. Das homöopathische Mittel, das chirurgische Maßnahmen zur Fremdkörperbeseitigung überflüssig machen kann, heißt *Silicea.*

- Dosierung: *SILICEA C 200,* 2× täglich.

Beispiel: Ein Kind hatte sich eine Erbse in die Nase gestopft. Nachdem die Erbse nach einigen Tagen noch nicht herausgekommen war, suchten die Eltern bei uns Rat. Schon nach 1 Gabe Silicea kamen Erbsenteilchen am nächsten Morgen mit etwas Eiter, der sich schon gebildet hatte, heraus.

**Ohr**

Lebende Insekten können mit einer Taschenlampe herausgelockt werden. Tote Insekten werden durch leicht angewärmtes Öl aus dem Ohr gespült.
Bitte beachten Sie hier die drei anfangs erwähnten Grundregeln. (Siehe auch unter »Ohrverletzungen«).

**Luftröhre**

Halten Sie das Opfer, wenn es sich um ein Kind handelt, an den Beinen mit dem Kopf nach unten und geben Sie ihm einen gut gezielten, federnden Schlag zwischen die Schulterblätter in Höhe der inneren Schulterblattwinkel. Ein einmaliger Schlag sollte ausreichen, wenn er richtig durchgeführt wurde, sonst wiederholen.
Einen Erwachsenen legen Sie mit erhöhtem Unterkörper auf einen Tisch, so daß Oberkörper und Kopf nach unten hängen. Nun führen Sie den oben beschriebenen Schlag zwischen die Schulterblätter aus, wiederholen Sie ihn nötigenfalls.

**Magen und Darm**

Kleine Kinder stecken in der oralen Phase, die ungefähr bis zum 18. Lebensmonat dauert, gerne alles, was sie greifen können, in den Mund. Das ist völlig normal und sehr wichtig für die Entwicklung des Kindes. Normalerweise schlucken Kinder kleine Steine, Münzen, Murmeln etc. nicht hinunter. Wenn sie aber das Gefühl vermittelt bekommen, daß sie etwas Verbotenes tun, dann neigen sie dazu, den Gegenstand nicht wieder hergeben zu wollen und können ihn dabei leicht verschlucken.
Meist verläßt der Fremdkörper nach einigen Tagen über den Darm den Körper, auch wenn sein Umfang größer ist als das Volumen des Darmes.

*Unterstützende Maßnahmen*
- Getreideschleimsuppen o. ä. sowie viel Butter und Öl essen,
- erhitzende, reizende, säurehaltige Speisen meiden,
- leichtes Massieren des Darmes im Uhrzeigersinn um den Bauchnabel (außer bei verschluckten Nadeln!),
- wenn etwas im After festsitzt, Leinölklistiere anwenden,
- bei *spitzen Gegenständen:* Sauerkraut essen und *Silicea* geben.

*Homöopathische Behandlung*
*SILICEA D 6* oder *D 12,* 3 × 2 Tabletten täglich.
Treten einige Zeit, nachdem etwas verschluckt wurde, heftige

Schmerzen* auf: *IPECACUANHA C 200,* so oft wiederholen, bis sie vorbei sind.
Bei gefährlichen Zuständen mit heftiger Kolik und Verstopfung: *OPIUM C 200,* 2–3 Gaben (bis zur Einweisung ins Krankenhaus).

## Verbrennungen

Brandwunden werden je nach der Tiefe des zerstörten Gewebes in drei, manchmal auch vier Schweregrade eingeteilt.

1. Grad: Hautrötung, verursacht durch die Schwellung kleiner Gefäße.
2. Grad: Brandblasen, Absonderung von Gewebeflüssigkeit aus den geschwollenen Gefäßen.
3. Grad: Verkohlung der gesamten Hautschicht.
4. Grad: Verkohlung des Unterhautgewebes, der Muskeln und Knochen.

Alle Verbrennungen sind sehr schmerzhaft. Großflächige Verbrennungen 2.–4. Grades können Krämpfe, Bewußtseinsstörungen, Delirien, Durchfall, Schlafsucht oder Kollaps mit sich bringen und direkt lebensgefährlich werden.
Brandwunden haben die Eigenschaft zu schrumpfen und können im Gesicht zu Entstellungen oder in der Nähe von Gelenken zu Bewegungseinschränkungen führen.

*Schmerzlindernde Medikamente blockieren die Heilung*
Am Beispiel der Behandlung von Verbrennungen können wir uns die unterschiedlichen Denkweisen der Schulmedizin und der Homöopathie noch einmal vergegenwärtigen.
Samuel Hahnemann schreibt im Jahre 1833 in der 5. Auflage seines grundlegenden Werkes, dem »Organon der Heilkunst«, von den Praktiken der uralten medizinischen Schule. Gegensätzliches wird mit Gegensätzlichem behandelt, so lautet ihr Motto, um schnell lindernde Hilfe zu bringen. »Stark verbrannte Theile fühlen auf

* Im Zweifelsfall selbstverständlich hier wie auch in allen anderen kritischen Situationen immer einen Arzt konsultieren.

Behandlung mit kaltem Wasser zwar augenblicklich Erleichterung, aber der Brennschmerz vermehrt sich hinterdrein unglaublich; die Entzündung greift um sich und steigt zu einem desto höheren Grade.«

An der Behandlung von Verbrennungen mit kaltem Wasser hat sich bis heute nichts geändert, obwohl diese Maßnahme die Heilung erwiesenermaßen hemmt und die Schmerzen schlimmer werden, sobald man der Wunde die betäubende Wirkung des kalten Wassers entzieht. Solange die Nerven betäubt sind, kann der Selbstheilungsmechanismus des Körpers nicht beginnen und Entzündungen können leichter auftreten. Diese werden in der Regel mit Penicillin behandelt.

In den meisten Krankenhäusern läßt man noch heute 20 Minuten lang kaltes Wasser über die Brandwunde laufen oder sie in eiskaltes Wasser halten. Diese Prozedur kann sich bei schweren Verbrennungen über Stunden erstrecken.

In der Allopathie gibt es außer chirurgischen Eingriffen (Hauttransplantationen) eigentlich keine echten, heilenden Maßnahmen bei schweren Verbrennungen.

Harald Aaron und Marvin Lipman schreiben in ihrem Buch »The Medicine Show«, einer Publikation der Consumers Union, daß führende Autoritäten auf dem Gebiet der Ersten Hilfe dringend davon abraten, handelsübliche Verbrennungssalben oder andere Präparate zu benutzen. Die meisten dieser Medikamente enthalten eine oder mehrere der folgenden Substanzen: Schmerzmittel, Antiseptika, Antihistaminika, Vitamine oder Chlorophyll. Diese Mittel lindern weder die Schmerzen noch beugen sie Infektionen vor oder helfen bei der Heilung.

Im Gegenteil: Viele dieser Mittel sind für die allergischen Reaktionen, die sie hervorrufen können, bekannt.

*Das Heilprinzip*

Was kann die Homöopathie bei dieser scheinbar aussichtslosen Lage bieten?

Lassen Sie uns zuerst einen Abstecher zum Thema »Erfrierungen« machen, denn hier ist der homöopathische Gedanke schon lange in der Volksheilkunst bekannt gewesen. Gemäß dem Ähnlichkeitsge-

setz werden die eiskalten Glieder unter kaltes Wasser gehalten und so wieder zur langsamen Erwärmung gebracht.
Weniger oder gar nicht bekannt ist, daß nach dem gleichen Prinzip bei Verbrennungen verfahren werden muß. Entsprechend dem Grundsatz »Ähnliches wird durch Ähnliches geheilt« hält man die Brandwunde noch einmal kurz in die Nähe der Hitzequelle (Flamme, Herdplatte), bis der Schmerz durch die erneute Hitzeeinwirkung den der Verbrennung überdeckt. Dieser kurze Reiz reicht aus, um die Selbstheilungskräfte des Organismus anzuregen. Falsch verstandene Homöopathie wäre es allerdings, wenn Sie jetzt die Wunde statt unter kaltes unter warmes Wasser halten würden.

## Verbrennungen 1. und 2. Grades

Bis vor 15 Jahren habe ich die homöopathischen Mittel, die bei Verbrennungen empfohlen werden, benutzt. Dann entdeckte ich die Empfehlung des Heilers Mister A. (Pseudonym) in dem Buch »Born to Heal« von Ruth Montgomery, *Essig* bei Verbrennungen zu benutzen. Diese Empfehlung erprobte ich mehrfach in der Praxis. Danach habe ich die gängigen homöopathischen Verbrennungsmittel kaum mehr benötigt. Die Wirkung von unverdünntem *Essig* (aber keine Essigessenz) ist überraschend schnell und zudem hat Essig den großen Vorteil, in jedem Haushalt vorrätig zu sein.
Die Schmerzen nehmen rasch ab und der Verbrannte entkrampft sich. Wenn Essig unmittelbar nach der Verbrennung auf die Haut gegeben wird, bilden sich selbst bei Verbrennungen 2. Grades keine Narben. Bei den unterschiedlichen Essigsorten habe ich in der Wirksamkeit keinen Unterschied feststellen können.
Bei *Tieren* wird gewöhnlich *Alkohol* empfohlen, aber meiner Erfahrung nach hilft auch hier *Essig* besser.

*Anwendung*
Geben Sie *Essig* oder in Essig getränkte Tücher auf die Verbrennung. Sobald sich die Schmerzen wieder melden, eine neue Kompresse auflegen. Blasen sind ein Schutz und sollten wegen der Infektionsgefahr nicht aufgestochen werden.

Verbrannte Kleidung saugt sich mit Essig voll und läßt sich dann relativ leicht abziehen, andernfalls vom Arzt entfernen lassen.

**Verbrennungen im Mund**

Spülen Sie den Mund mit *Essig* aus, wenn Sie sich die Zunge durch zu heiße Getränke oder Speisen verbrannt haben. Sie werden überrascht sein, wie schnell sich die Geschmacksnerven wieder regenerieren, in Fällen, in denen Sie sonst stundenlang kein Essen mehr hätten richtig genießen können.

**Verbrennungen 3. Grades**

Diese Behandlung habe ich bei meiner Mutter kennengelernt, die sie aus der in Vergessenheit geratenen alten indischen Yunani-Heilkunst* kannte.
Bei diesen starken Verbrennungen, die mit großen Schmerzen für den gesamten Organismus verbunden sind, hilft verkohlte Baumwolle. So erstaunlich das klingen mag, so ist doch die Beziehung der Baumwolle zur Haut deutlich zu sehen. Baumwollkleidung umhüllt den Körper wie eine zweite Haut. Sie ist neutral, wird von jedem vertragen und ist der Haut unter allen Stoffmaterialien am ähnlichsten.
Auch in dem Verkohlen der Baumwolle wird das homöopathische Prinzip erfüllt.

*Die Baumwollhaut-Implantations-Methode*
In der Regel wird Baumwollwatte genommen, aber natürlich können Sie im Notfall jeden weißen Baumwollstoff nehmen.
Verbrennen Sie eine gute Menge, bis nur noch Asche übrigbleibt. Vermischen Sie die Asche mit so viel Speiseöl, bis eine dicke Paste entsteht. Am besten eignet sich Olivenöl. Bestreichen Sie die

* Yunani: Die alte indische Heilkunst gelangte über Griechenland nach Arabien. Auf dieser 1000jährigen Reise kamen viele neue Einflüsse des jeweiligen Landes hinzu. Araber brachten sie verändert und bereichert nach Indien zurück. Vom 6. Jahrhundert n. Chr. bis heute entwickelte sie sich stetig weiter.

Wunde mit dieser Paste. Das Verblüffende ist, daß die Schmerzen augenblicklich verschwinden und der Verbrannte aus dem Schockzustand herausgebracht wird. Die Körperfunktionen regulieren sich baldigst.
Weitere Maßnahmen, selbst homöopathische Schockmittel, erübrigen sich.
Über der Wunde bildet sich eine harte, schwarze Kruste, die sie vollständig schützt. Innerhalb einer Woche fängt sie an abzubröckeln, und darunter sieht man die neue, gesunde, leicht gerötete Haut. Diese Rötung verblaßt im Laufe der Zeit. Narben bleiben nicht zurück. Hauttransplantationen erübrigen sich.

**Verbrühungen**

*Essig* hilft nur bei sehr leichten Verbrühungen, sonst muß immer die *»Baumwollhaut-Implantations-Methode«* angewendet werden.
Sobald die Baumwollölpaste die verbrühte Stelle wie eine zweite Haut bedeckt, verschwinden die Schmerzen.
Um die gefürchteten Schrumpfnarben bei Verbrühungen braucht man sich nach Anwendung dieser Methode kaum zu sorgen.

## Elektrischer Schlag und Blitzschlag

*Vorbeugung*
Im Bad passieren die meisten Elektrounfälle. Lassen Sie niemals elektrische Geräte mit Wasser oder Feuchtigkeit als Leiter in Verbindung kommen. Ein elektrischer Schlag kann zum Tode führen. Achten Sie bei der Erste-Hilfe-Leistung darauf, daß Sie nicht selber einen elektrischen Schlag bekommen.

*Allgemeine Maßnahmen*
Unterbrechen Sie als erstes den Kontakt des Opfers mit der Stromquelle, indem Sie den Strom abschalten oder den Stecker aus der Steckdose ziehen. Sollte dies nicht möglich sein, entfernen Sie den Verletzten mit einem trockenen, nicht metallischen Gegenstand (Holzstock, Seil) aus dem Stromkreis. Danach kontrollieren Sie

Atmung und Puls, gegebenenfalls künstliche Atemspende und Herzmassage vornehmen.
Rufen Sie den Notarzt! In der Zwischenzeit geben Sie das homöopathische Mittel und versorgen die Brandwunden (siehe S. 152).

*Homöopathische Behandlung*
Hier können Zustände von Scheintod auftreten. Das Opfer liegt starr, zusammengekrampft und bewußtlos da. Nach dem Ähnlichkeitsprinzip wird *Nux vomica* eingesetzt, denn bei Vergiftungen mit der strychninhaltigen Brechnuß können ähnliche Zustände auftreten. Nux vomica wird die darniederliegenden Reaktionen des Organismus wieder anregen.

- Dosierung: *NUX VOMICA C 200,* alle 15 Minuten Lippen und Mund benetzen.

Wenn das Gesicht blau angelaufen ist, ist der Verletzte in einen *Lachesis*-Zustand eingetreten. Geben Sie *LACHESIS C 200.*

## Erfrierung

Die Körperoberfläche des Erfrorenen ist bleich und kalt. Einen bläulichen Schimmer finden wir nur bei Nase und Mund, Händen und Füßen. Obwohl der Erfrorene noch lebt, ist kein Atem zu spüren, noch ist der Puls zu fühlen. Der Körper ist steif und gefühllos. Die äußeren, sichtbaren Körperteile sind zu vergleichen mit Fleisch aus der Tiefkühltruhe. Ein unvorsichtiges Berühren kann zum Abbrechen eines Teils führen (Ohren).

*Allgemeine homöopathische Maßnahmen*
Bei den Wiederbelebungsversuchen ist größte Vorsicht geboten. Schon die geringste voreilige Handlung kann zum Tode führen. Der Erfrorene darf niemals unmittelbar in einen warmen Raum gebracht werden, geschweige denn in die Nähe eines warmen Ofens. Der sichere Tod würde ihn ereilen.
Vorsichtig bringe man den Verunglückten in einen geschlossenen kühlen Raum, schneide die Kleider auf, um die Körperglieder vor dem Abbrechen zu schützen. Gießen Sie Kampferlösung über den erfrorenen Körper (10 Tropfen auf ein Glas Wasser). Wenn Schnee

vorhanden ist, bedeckt man den ganzen Körper damit, und reibt gründlich, aber sehr behutsam Brust, Bauch, Oberschenkel und die Oberarme ab. Erst langsam, wenn der Körper biegsamer wird, geht man zu den Händen und Füßen über. Hier ist noch besondere Vorsicht geboten. Hat man keinen Schnee zur Verfügung, so kann man ein eiskaltes Wasserbad oder nasse, kalte Tücher nehmen. Wenn die Körperglieder beginnen, beweglicher zu werden, fängt man mit künstlicher Beatmung an.

Wer mit bloßen Händen reibt, sollte seine Hände immer wieder mit verdünntem Kampfer benetzen (5 Tropfen auf ein Glas Wasser), dies schützt vor der Kälte.

Wenn die Glieder weich und biegsam werden, weiter kräftig reiben, bis die Haut rot wird. Jetzt wird der Erfrorene auf ein trockenes Bett gelegt und mit einem Flanelltuch abgerieben.

Wenn dies alles nicht schnell genug hilft, dann muß dringend Kampfer (intravenös) von einem Arzt gespritzt werden. (1 Tropfen auf ein halbes Glas Wasser).

Sobald der Verunglückte schlucken kann, löffelweise lauwarmen Kaffee ohne Milch geben.

Nach der Belebung soll der Betreffende noch lange im kühlen Raum bleiben, selbstverständlich gut zugedeckt. Äußere Wärme in einem zu frühen Stadium kann erhebliche und ernsthafte Folgen zeitigen, besonders Knochenerkrankungen. Nach und nach kann er an Wärme gewöhnt werden, entsteht dabei aber das geringste unangenehme und unbehagliche Gefühl, muß sofort der kühlere Raum aufgesucht werden.

Die Nahrung sollte in den ersten Tagen ausschließlich flüssig sein. Warme, aber nicht heiße Suppen, Getränke, Kaffee und Milch. Langsam kann auch Brot, Käse und andere feste Nahrung gegeben werden. Im Grunde genommen wird der Körper, wenn es so weit ist, von alleine das Notwendige verlangen.

Wenn nach der Belebung heftige Schmerzen, sogenannte *Belebungsschmerzen* auftreten sollten, ist *Carbo vegetabilis* das Mittel.

- Dosierung: *CARBO VEGETABILIS C 200* alle 4 Stunden 1 Gabe.

Sind die Schmerzen stark brennender Natur und besonders, wenn Carb-v. nicht hilft, dann gibt man *Arsenicum album.*

- Dosierung: *ARSENICUM ALBUM C 200* alle 4 Stunden eine Gabe.

Wenn der Behandler selber starke Schmerzen durch den kalten Schnee bekommt, so soll er auch *Arsen* nehmen.

## Vergiftungen

Die Menge an Giftstoffen hat in den letzten Jahren in großem Maße zugenommen. An jeder Ecke lauert etwas Giftiges, besonders in Küche und Bad. Die Vielfalt ist so groß, daß wir uns dies gar nicht bewußt machen wollen. In gleichem Maße, wie die Gifte zunehmen, nimmt auch die Zahl der Vergiftungen zu.

*Was ist eine Vergiftung?*
Wenn der Kontakt mit Gift zu Störungen, Schäden oder Tod geführt hat, sprechen wir von einer Vergiftung.
Wie viele Menschen tagtäglich den verschiedensten Giften ausgesetzt sind, kann man sich vielleicht anhand der Zahl der Vergiftungen in Deutschland vorstellen: Es sind mindestens eine Million pro Jahr. Davon passieren sieben von zehn bei Kindern unter fünf Jahren. Aufgrund dieser alarmierenden Zahlen sind die Giftzentralen zu einer wichtigen Institution geworden.
Diese Zentralen sind dafür ausgestattet, alle Arten von Vergiftungen zu behandeln. Sie führen eine detaillierte Liste der wachsenden Zahl neuer und potentiell gefährlicher Stoffe.

*Verhinderung von Vergiftungen*
Der effektivste Schutz vor Vergiftungen ist das »Sich-Bewußtmachen« aller Giftstoffe im Haus, ums Haus herum und am Arbeitsplatz. Gehen Sie durch jedes Zimmer und machen Sie sich bei jedem potentiell schädlichen Stoff Gedanken, wie er am besten aufzubewahren ist. Lesen Sie genau die Gebrauchsanleitung und merken Sie sich, um was für eine Art von Gift es sich handelt.
Sie werden feststellen, daß vieles unnütz herumliegt und auf einiges können Sie sicher verzichten.

*Wie dringt Gift in den Organismus ein?*

- Über den Mund:
  Dies kommt am häufigsten vor, nicht nur bei Kleinkindern, die sowieso alles probieren wollen, sondern auch bei Erwachsenen.
- Durch Einatmen:
  Sehr oft werden giftige Gase oder Ausdünstungen eingeatmet, wie z. B. Verdünner, Reinigungsmittel, Gase und Abgase, Insektensprays.
- Über die Haut:
  Manche Substanzen können direkt über die Haut aufgenommen werden oder produzieren eine starke lokale Reizung, wodurch das Gift noch mehr und noch rascher eindringt. Im Haushalt sind das: Pflanzenschutzmittel, Insektensprays und Reinigungsmittel.
- Durch Injektionen:
  z. B. bei Drogenmißbrauch.
- Durch Insektenstiche und giftige Tiere:
  Siehe auch S. 204.

*Die unterschiedlichen Giftsorten*

Man kann sie in fünf große Kategorien einteilen:

- Ätzende (Säuren und Laugen),
- Betäubende (Schlaftabletten, Barbiturate, Alkohol),
- Stimulierende (Chlordane und Strychnin),
- Erstickende (Cyankali, Kohlenmonoxid),
- Lähmende (Schierling = Conium).

*Allgemeine Maßnahmen bei Vergiftung*

Handeln Sie schnell und besonnen, aber überstürzen Sie nichts. Viele stürmisch einsetzende, akute Krankheiten können Vergiftungen vortäuschen (Gehirnhautentzündung, Magen-Darm-Entzündung, eingeklemmter Bruch, Cholera). Ist eine Vergiftung wahrscheinlich, so setzen Sie sich sofort mit dem Notarzt oder der Giftzentrale in Verbindung.

Wenn vergiftete bzw. verdorbene Lebensmittel die Ursache sind, informieren Sie das Gesundheitsamt. Erkundigen Sie sich, wo Sie das Erbrochene untersuchen lassen können und schicken Sie einen Teil dorthin.

Heben Sie auch einen Rest für etwaige spätere gerichtliche Untersuchungen auf.
Wenn das Gift bekannt und das spezifische Gegengift vorhanden ist, dann sollte dies als erstes gegeben werden.
Oft kann man nicht mehr feststellen, um welchen Giftstoff es sich handelt. Statt hier Zeit zu verlieren, sollte man versuchen, so schnell wie möglich das Gift zu neutralisieren. Die Notfallversorgung in den ersten Momenten kann entscheidend sein beim Kampf um das Leben.

*Wann darf kein Erbrechen hervorgerufen werden?*
- Bei ätzenden Substanzen:
  Es besteht die Gefahr von Magen- und Speiseröhrenperforation.
- Bei schäumenden Substanzen:
  Hier besteht die Gefahr von Erstickung durch den Schaum.
- Bei erdölhaltigen Substanzen:
  Es besteht die Gefahr von schwerer Lungenentzündung durch die Dämpfe.
- Bei Bewußtlosen:
  Hier besteht Erstickungsgefahr.
- Bei Krämpfen:
  Es besteht die Gefahr der Erstickung, sowie die, daß sich die Krämpfe verstärken können.

*Grundsätzliche Notfallversorgung bei Vergiftungen*
Bei allen Vergiftungen außer ätzenden, schäumenden, erdölhaltigen Substanzen besteht die *Notfallversorgung* aus drei Grundschritten:

1. **Rasche Entfernung des Giftstoffes,**
2. **Neutralisierung des Giftes,**
3. **Verabreichen des Gegengiftes.**

1. Die rasche Entfernung des Giftstoffes.
Dies wird durch ein Brechmittel bewirkt wie z. B.
- Salzwasserlösung (2 Teelöffel Salz auf ein Glas warmes Wasser),
- Senf mit Wasser (2 Eßlöffel auf ein Glas warmes Wasser),
- Backpulverlösung (1 Eßlöffel auf ein Glas warmes Wasser),

- Kernseifenlösung (keine Flüssigseifen oder sehr schäumende Seifen nehmen) – ein Stück Seife so weit in warmem Wasser auflösen, bis das Wasser eben seifig wird,
- Bei Kleinkindern ist es ratsam, *Ipecacuanha-Sirup* zu geben (2 Teelöffel auf ein Glas warmes Wasser).

Unterstützen Sie den Brechvorgang, indem Sie mit den Fingern im Hals den Würgereflex auslösen. Ein leichter Druck auf den Oberbauch fördert diesen Vorgang.

2. Das Neutralisieren des Giftes

Sobald der Magen leer wird, geben Sie das *»universale Antidot«**, das aus drei Substanzen besteht:

| | |
|---|---|
| **Aktiviertes Holzkohlenpulver (Carbo medicinalis)** | **– 2 Teile** |
| **Magnesiumoxid** | **– 1 Teil** |
| **Gerbsäure** | **– 1 Teil** |

Trinken Sie hiervon 2 Eßlöffel in einem Glas Wasser und lassen Sie es 2–3 Minuten einwirken. Danach noch einmal das Brechmittel nehmen. Wenn Carbo medicinalis nicht zur Verfügung steht, können Sie sich selbst helfen, indem Sie Semmelbrösel in einer Pfanne so lange anrösten, bis sie verkohlt sind. Zermahlen Sie diese und geben Sie das Pulver in ein Glas starken schwarzen Tee (2 Eßlöffel Teeblätter auf 1½ Gläser Wasser; davon die Hälfte nehmen und mit genausoviel kaltem Wasser zwecks Abkühlung mischen).

Wenn das nicht möglich ist, geben Sie nur Tee oder Milch gemischt mit dem Eiweiß von 2–3 Eiern oder nur Milch oder nur reines Wasser.

Wenn der Magen durch das Neutralisierungsmittel schon zu voll wird, verzichten Sie auf das Brechmittel und rufen Sie den Brechreiz hervor, indem Sie die Finger in den Hals stecken (Vorsicht: Verletzungsgefahr bei zu langen Fingernägeln).

Wiederholen Sie abwechselnd das Brechmittel und das *universale Antidot,* bis nur noch klares Wasser kommt.

*Achten Sie auf Anzeichen für einen Schock (Kollapsgefahr)!*

* Unter »Antidot« versteht man ein Mittel, das dazu geeignet ist, spezifische Gifte zu binden bzw. zu neutralisieren.

Das Opfer sollte so warm wie möglich gehalten werden.
Beim Kollaps: Schockmaßnahmen einsetzen.
*Auf die Atmung achten!* Notfalls künstliche Beatmung.
Bei manchen Giftstoffen müssen Sie sich mit der Beatmung zurückhalten, sonst besteht beim Atemspenden die Gefahr, selber vergiftet zu werden – z. B. bei Schädlingsbekämpfungsmitteln.
In diesem Fall ist ein Beatmungsgerät notwendig.

3. Gegengift verabreichen
Unter günstigen Bedingungen, wenn das Gift bekannt und das Gegengift vorhanden ist, verabreichen Sie zuerst dieses.

*Allgemeine homöopathische Maßnahmen*
Fehlender Brechreiz bei Vergiftungen
Wenn das Opfer nicht brechen kann, sei es mit oder ohne Brechmittel, geben Sie *Nux vomica.*

- *Dosierung: NUX VOMICA C 200,* alle 10 Minuten, 5 Tropfen auf etwas Wasser.

Prophylaxe von Schock und Kollaps bei Vergiftungen
*Grundsätzlich verabreichen Sie bei allen Vergiftungen,* bei denen nichts spezifisch anderes angegeben ist (oft ist das Gift unbekannt), *Arsenicum album.*

- Dosierung: *ARSENICUM ALBUM C 200,* alle ¼ Stunde, 5 Tropfen auf etwas Wasser.

Wenn ein **Schock** eingetreten ist, muß nach den jeweiligen Symptomen ein Mittel ausgesucht werden. Die Mittel sind nicht nur auf **Kollaps** nach Vergiftungen beschränkt, sondern gelten für alle Kollapszustände (s. auch »Hitzschlag« S. 202)

ARSENSICUM ALBUM
Das Opfer hat schon angefangen zu erbrechen und fühlt sich extrem entkräftet, ist aber trotzdem unruhig. Sein Gesicht ist eingefallen, aschgrau und drückt äußerste Angst und Qual aus. Dieser Zustand verlangt *Arsenicum album.*

- Dosierung: *ARSENICUM ALBUM C 200,* alle ¼ Stunde.

ACONIT

Der Vergiftete ist mehr in einem geistigen Schock verhaftet. Er wirft sich hin und her, stöhnt gequält laut vor sich hin und ist von großer Todesangst gepackt. Hier wird *Aconitum napellus* das richtige Mittel sein.

- Dosierung: *ACONIT C 200,* alle ¼ Stunde 1 Gabe. Meist reicht eine Verabreichung.

VERATRUM ALBUM

Ein Kollapszustand, bei dem das Opfer so kalt geworden ist, daß es blau wird. Auch der Atem ist kalt. Heftiges Erbrechen setzt ein. Das Gesicht sieht eingefallen, die Nase spitz aus. Kalter Schweiß bricht, besonders auf der Stirn, aus. Hier ist *Veratrum album* das Mittel der Wahl.

- Dosierung: *VERATRUM ALBUM C 200,* alle ¼ Stunde 5 Tropfen auf etwas Wasser.

CARBO VEGETABILIS

Das Opfer ist in einem schweren Kollapszustand. Es hat einen kalten Körper, kalten Atem und ein blasses Gesicht. Dabei besteht großer Hunger nach frischer Luft und es möchte Luft zugefächelt bekommen. Hier kommt *Carbo vegetabilis* in Frage.

- Dosierung: *CARBO VEGETABILIS C 200,* alle ¼ Stunde 1 Gabe.

CUPRUM METALLICUM

Wenn der Kollapszustand immer wieder von starken Krämpfen begleitet wird, wobei das Gesicht ganz blau anläuft. In diesem Fall wird *Cuprum metallicum* gegeben.

- Dosierung: *CUPRUM METALLICUM C 200,* alle ¼ Stunde 5 Tropfen auf etwas Wasser.

CANTHARIS

Manchmal treten heftige Harnsymptome auf. Es brennt stark in Nierengegend, Blase und Harnröhre. Jeder Versuch, Wasser zu lassen, ist mit äußerst heftigen, quälenden Schmerzen verbunden. Geben Sie in diesem Fall *Cantharis.*

- Dosierung: *CANTHARIS C 200*, alle ¼ Stunde 5 Tropfen auf etwas Wasser.

## Ätzende Gifte (Säuren und Laugen)

Der erste Schritt bei ätzenden Giften ist das Neutralisieren. Deshalb ist es wichtig, diese Art von Vergiftung zu erkennen. Als Anhaltspunkte sind Flecken und bräunliche Verätzungen am Mund zu finden, sowie ein charakteristischer stechender Geruch.
Die gewöhnlichen ätzenden Säuren und Laugen sind:

| *Säuren* | *Laugen* |
|---|---|
| Salzsäure (Metallreinigungsmittel, Schweißen, Hausbau) | Pottasche (Lauge, Abflußreiniger) |
| Schwefelsäure (Autobatterie) | Ätznatron (Seifen) |
| Nitritsäure (Industriereinigungsmittel) | Ätzkalk (Bauarbeiten) |
| Oxalsäure (Reinigungsmittel) | Ammoniak |
| Carbolsäure (desinfizierende Mittel) | Bleichmittel |
| Essigsäure (Essenz) | |

*Allgemeine Maßnahmen*
Das Ziel heißt: Neutralisierung. Auf keinen Fall Erbrechen hervorrufen! Wenn es doch zum Erbrechen kommt, dann soweit wie möglich die Anstrengung beim Würgen verringern, indem man beruhigend über Brust und Rücken streicht, es kann leicht zu einem Magendurchbruch kommen.
– bei *Säuren* (außer Carbolsäure) kommen die folgenden Gegengifte bzw. neutralisierenden Substanzen in Frage:
das *universale Antidot*; Kalkwasserlösung (Fertigpräparat); Kalk oder Kreide in Wasser; Backpulverlösung (1 Eßlöffel Backpulver auf 1 Glas Wasser); Magnesiumcarbonat.
Einige Gläser sollten davon getrunken werden, um das Gift gut zu neutralisieren.

– bei *Laugen* kommen Essig, 1:1 mit Wasser verdünnt, oder Zitronen- bzw. Orangensaft in Frage. Geben Sie wiederum große Mengen zu trinken.
Nachdem die Säure oder Lauge neutralisiert ist, geben Sie eine der folgenden Flüssigkeiten zu trinken:
Rohe Eier mit Milch verschlagen, Milch, Speiseöl, dünne Getreideschleimsuppe oder einfach Mehl in Wasser gerührt. Diese Getränke neutralisieren weiter und bilden einen beruhigenden Schutzfilm.

**Carbolsäurevergiftung** (charakteristischer Geruch)

*Allgemeine Maßnahmen*
Das Gegengift ist Alkohol in jeder Form. Hochprozentiges wie Whisky, Korn, Wodka usw. 1:1 mit Wasser verdünnen. Wein pur geben. Bier schäumt, schlagen Sie deshalb erst die Kohlensäure heraus. Essig kann auch verwendet werden.
Wenn nichts von den obengenannten Gegengiften vorhanden ist, dann geben Sie Eiweiß mit Wasser verschlagen oder Seifenwasser.
Wenn das Opfer nicht von allein erbricht, dann sollte es zum Erbrechen gebracht werden.
Nachdem der Magen ganz geleert wurde, geben Sie Milch oder Milch mit Eiern verschlagen, Milchtee oder Getreideschleimsuppe zu trinken. In diesem Fall darf *kein Speiseöl* gegeben werden!

*Homöopathische Maßnahmen*
*ARSENICUM ALBUM C 200,* alle ¼ Stunde 5 Tropfen auf etwas Wasser. Wenn Schwäche
*Nachbehandlung:* Schwäche und Entkräftung können zurückbleiben. *ACETICUM ACIDUM C 200,* alle 1–2 Stunden, 1 Gabe.

## Reizmittel

Es gibt eine große Zahl von Stoffen, die den Magen zu Entzündungen reizen und Übelkeit, Erbrechen und starke Schmerzen verursachen. Viele dieser Stoffe sind aktive Bestandteile alltäglicher Mittel oder Gegenstände im Haushalt.
1. Arsen (Rattengift, Unkrautvernichtungsmittel),

2. Blei (Farben, Farbstoff, Kitt),
3. Jod (antiseptische Mittel),
4. Kupfer (Pflanzensprays, Rattengift),
5. Quecksilber (Thermometer, Pflanzensprays, Desinfektionsmittel, Feuerwerkskörper),
6. Phosphor (Feuerwerkskörper, Streichhölzer, Rattengift),
7. Silbernitrat (Tinte, Reinigungsmittel),
8. Zink (Unkrautvernichtungsmittel, Schweißpaste).

Zeichen und Symptome: Metallischer Geschmack. Mund, Lippen und Zunge können weiß und verschrumpelt aussehen.
Wenn die Vergiftung nicht durch reinen Stoff verursacht wurde, sondern mehrere Bestandteile daran beteiligt waren, wird dies den Fall komplizieren, da man nicht so spezifisch behandeln kann.

*Notfallversorgung bei Reizmittelvergiftungen*
Bei allen Reizmitteln ist es grundsätzlich richtig, erst ein Brechmittel zu verabreichen, gefolgt von Eiweiß mit Wasser oder Milch, außer bei Phosphor, wo hinterher *kein Eiweiß oder Milch gegeben wird.*
Bei manchen Reizmitteln wie Jod oder Silbernitrat wird das spezifische Gegenmittel erst gegeben und dann der Betreffende zum Erbrechen gebracht.

**Arsen**
Zuerst 1 Glas Milch mit Eiweiß vermischt trinken. Danach ein Brechmittel geben. Dafür eignet sich bei Arsen besonders Senfwasser.

*Homöopathische Maßnahmen*
Geben Sie bei Vergiftung *OPIUM C 200*, alle ½ Stunde. Bei großer Entkräftung geben Sie einen Schluck Kognak.
Bei Urinverhalten wird *Nitri spiritus dulcis* verdünnt mit viel Wasser (1 Teelöffel auf 1 Glas Wasser) gegeben. Es handelt sich um eine Mischung von Alkohol, Wasser und Ethylnitrit ($C_2H_5NO_2$).
Wenn die Gefahr vorüber ist und die Schwäche lange anhält, verabreichen Sie *China.*

- Dosierung: *CHINA C 200,* 2 × täglich, 1 Gabe.

Wenn der Magen auf alles sehr empfindlich reagiert, dann *Nux vomica* geben.

- Dosierung: *NUX VOMICA C 200,* 2 × täglich 1 Gabe.

**Kupfer**

Hier kann wie bei Arsen erst Eiweiß mit Milch gemischt gegeben werden und danach das Brechmittel.

*Homöopathische Behandlung*

Wenn Krämpfe komplizieren, dann *Belladonna* geben.

- Dosierung: *BELLADONNA C 200,* alle ¼ Stunde, bis die Krämpfe aufhören.

*Homöopathische Nachbehandlung*

Wenn eine Magenempfindlichkeit bleibt, dann *Hepar sulfuris* geben.

- Dosierung: *HEPAR SULFURIS C 200,* 2 × täglich, bis behoben.

**Phosphor**

Nachdem der Magen vom Gift befreit wurde, Kaffee ohne Milch zu trinken geben. Der Vergiftete soll eine Zeitlang kein Öl oder Fett zu sich nehmen, bis der Allgemeinzustand sich wieder geregelt hat.

*Homöopathische Maßnahmen*

Durchgehend *NUX VOMICA C 200,* anfänglich alle ¼ Stunde, später ½–1stündlich.

Kommen Herzsymptome dazu, geben Sie *Terebinthina.*

- Dosierung: *TEREBINTHINA C 200,* alle 2 Stunden, bis die Symptome weg sind.

Kommt es zu Leberschäden, wird mit *Carduus marianus* behandelt.

- Dosierung: *CARDUS MARIANUS D 3,* 3 × täglich, 5 Tropfen auf etwas Wasser, ½ Stunde vor den Mahlzeiten.

**Jod**

Hier soll *Stärke* (z. B. Kartoffelmehl) mit Wasser oder Weizenmehl mit Wasser eingenommen werden. Danach Brechmittel geben.

*Homöopathische Behandlung: ARSENICUM ALBUM C 200*
- Dosierung: ¼–½stündlich.

**Silbernitrat**
Eine starke *Salzwasserlösung* neutralisiert das Gift und wirkt gleichzeitig als Brechmittel.

*Homöopathische Behandlung: ARSENICUM ALBUM C 200*
- Dosierung: ¼–½stündlich

*Nachbehandlung* der verätzten Schleimhäute mit *Natrium muriaticum.*
- *Dosierung: NATRIUM MURIATICUM C 200,* 3 Gaben an 3 aufeinanderfolgenden Tagen.

**Quecksilber** *(Merkur)*
Siehe »Notfallversorgung bei Reizmittel-Vergiftungen«.

*Homöopathische Behandlung: BELLADONNA C 200* alle ¼–½ Stunde.
Meist treten im geistigen Bereich *Folgeerscheinungen* auf.

*Nachbehandlung*
– Bei Depressionen *Aurum metallicum* geben.
- Dosierung: *AURUM METALLICUM C 200,* 1 × täglich, 1 Gabe, 3 Tage lang.

– Bei Überempfindlichkeit, sowohl im geistigen als auch im körperlichen Bereich, *Hepar sulfuris* geben.
- Dosierung: *HEPAR SULFURIS C 200,* 1 × täglich 1 Gabe, 3 Tage lang.

**Blei**
Siehe »Notfallversorgung bei Reizmittel-Vergiftungen«.

*Homöopathische Maßnahmen: NUX VOMICA C 200* ¼–½stündlich

*Nachbehandlung* mit *Sulfuricum acidum.*

- Dosierung: *SULFURUM ACIDUM D 3,* 3 × täglich 5 Tropfen auf 1 Glas Wasser, ½ Stunde vor den Mahlzeiten.

**Zink**
Siehe »Notfallversorgung bei Vergiftungen«.

*Homöopathische Behandlung: CAMPHORA C 200* ¼–½stündlich.

*Achtung:* Der durch Zink Vergiftete darf längere Zeit keinen Alkohol trinken.

**Betäubende Drogen**

*Opium und seine Derivate* (Morphin, Codein, Heroin usw.)
Die Zeichen sind deutlich. Das Opfer befindet sich im Koma und atmet sehr langsam und oberflächlich. Ein charakteristisches Zeichen sind die auf Stecknadelgröße kontrahierten Pupillen.

*Allgemeine Maßnahmen*
Ist das Opfer einigermaßen bei Bewußtsein, so geben Sie ihm starken, heißen Kaffee zu trinken. Kochen Sie Kaffeepulver in Wasser auf und lassen Sie es ihn mitsamt dem Satz trinken.
Danach mit dem Brechmittel zum Erbrechen bringen.
Das Opfer muß in Bewegung bleiben, sonst wird es einschlafen und dann wird es unter Umständen unmöglich sein, es wieder zu wekken. Bei Bewußtlosigkeit versuchen Sie alles, um den Betreffenden wieder aufzuwecken und dann wachzuhalten. Wenn es irgendwie möglich ist, geben Sie ihm den Kaffee.
Bringen Sie ihn so schnell wie möglich zum Notarzt.

*Homöopathische Maßnahmen*
*Nux vomica D 1–D 3,* 5 Tropfen auf 1 Eßlöffel Wasser alle 5 – 10 Minuten.
Später tritt oft eine Hypersensibilität auf. Diese wird ebenfalls mit *Nux vomica* angegangen.
- Dosierung: *NUX VOMICA C 200,* 1 × täglich, 1 Gabe.

## Barbiturate (Beruhigungs- und Schlafmittel)

Die Hauptanzeichen sind Schläfrigkeit, Verwirrung, Halluzinationen, undeutliche Sprache, sehr oberflächliche Atmung und ein schwacher Puls.
Die Pupillen sind im Gegensatz zu einer Opiumvergiftung nicht kontrahiert.

*Allgemeine Maßnahmen*
Es muß so viel wie möglich von dem Gift ausgeschieden werden. Geben Sie ein Brechmittel und helfen Sie beim Erbrechen nach. Geben Sie dem Kranken als Gegenmittel viel warmes Wasser mit Muskatnußpulver (⅛ Teelöffel auf 1 Glas Wasser) zu trinken.
Der Vergiftete muß warm gehalten werden. Spenden Sie zwischendurch Atem und bringen Sie ihn so bald wie möglich ins Krankenhaus.

*Homöopathische Behandlung*
Sie können das Gift mit *Nux moschata* angehen.
- Dosierung: *NUX MOSCHATA C 200,* ¼stündlich, später 2stündlich und noch später 2–3 × täglich.

## Giftige Pflanzen, Beeren und Pilze

Kinder, Pilzsammler und neugierige Kräutersammler sind am ehesten gefährdet.
Gift ist eine Mengenfrage. Schon Paracelsus sagte: »Allein die Dosis macht das Ding zum Gift.« Hahnemann aber entdeckte das Ähnlichkeitsgesetz und das Prinzip der minimalen Dosis, nach dem eine Giftpflanze zur Heildroge werden kann. Und daher kommen in der Homöopathie viele Giftpflanzen zum Einsatz.
Am Beispiel einer *Belladonna*-(= Tollkirsche-)Vergiftung möchten wir Ihnen die Wirkungsweise des homöopathischen Prinzips verdeutlichen:
Sehr bald nach dem Verzehr von Tollkirschenbeeren entwickeln sich folgende Symptome: Die Haut wird heiß, trocken und rot;

## Vergiftungen, Reizmittel und betäubende Drogen

| *Giftstoff* | *Allgemeine Maßnahmen* | *Homöopathische Behandlung* | *Spätfolgen* | *Homöopathische Behandlung der Spätfolgen* |
|---|---|---|---|---|
| Carbolsäure | Gegengift: Alkohol oder Essig oder Eiweiß mit Wasser verschlagen oder Seifenwasser, Erbrechen auslösen, später: Milch, Milch und Eier, Suppe, kein Öl! | *Arsenicum album* | Schwache<br>Entkräftung | *Aceticum acidum* |
| Arsen | Gegengift: Milch mit Eiweiß vermischt, Brechmittel: Senf, bei Entkräftung: Kognak | *Opium* | Urinverhalten, Schwäche<br>Magenüberempfindlichkeit | *Nitri spiritus dulcis*<br>*Nux vomica* |
| Kupfer | Brechmittel, dann neutralisieren mit Wasser oder Milch | bei Krämpfen *Belladonna* | Magenempfindlichkeit | *Hepar sulfuris* |
| Phosphor | Brechmittel, zur Magenberuhigung Kaffee<br>keine Milch, kein Alkohol und Fett! | *Nux vomica* | Urinsymptome<br>Leberschäden | *Terebinthina*<br>*Carduus marianus* |
| Jod | Gegenmittel: Stärke in Wasser oder Mehl in Wasser, Brechmittel | *Arsenicum album* | | |
| Quecksilber | Brechmitel, dann neutralisieren mit Wasser oder Milch | *Arsenicum album* | Depression<br>Überempfindlichkeit | *Aurum metallicum*<br>*Hepar sulfuris* |
| Silbernitrat | Salzwasserlösung | *Arsenicum album* | Verätzungen | *Natrium muriaticum* |
| Zink | Brechmittel, dann neutralisieren mit Wasser oder Milch | *Camphora* | lange Zeit keinen Alkohol! | *Camphora* |
| Blei | Brechmittel, dann neutralisieren mit Wasser oder Milch | *Nux vomica* | Lähmungsartige Erscheinungen, Muskelschwund | *Sulfuricum acidum* |
| Opium | Kaffee, Brechmittel, Arzt! Am Einschlafen hindern | *Nux vomica* | Hypersensibilität | *Nux vomica* |
| Barbiturate | Brechmittel, Muskatnußwasser, Krankenhaus! | *Nux moschata* | Schläfrigkeit | *Nux moschata* |

Mund und Rachen sind so trocken, daß das Schlucken und Sprechen sehr erschwert wird. Die Pupillen erweitern sich, der Puls ist schnell und schwach. Delirium oder Halluzinationen können hinzukommen; der Vergiftete wirkt sehr fahrig.
Wenn nun ein Kranker mit einer ähnlichen Symptomatik zu einem Homöopathen kommt, wird er Belladonna verordnet bekommen.
Beispiel: Ein Kind bekommt plötzlich sehr hohes Fieber. Sein Gesicht ist hochrot, heiß und trocken, es hat Fieberdelirien und sieht schwarze Tiere im Zimmer. Es ist furchtbar unruhig und zupft ständig an der Bettdecke. Ein solcher Zustand, der dem durch das Gift der Tollkirsche entstandenen gleicht, wird durch homöopathisch aufbereitete Tollkirsche *(=Belladonna)* geheilt.
Andere bekannte homöopathische Giftpflanzen sind: Schierling *(Conium)*, Stechapfel *(Stramonium)*, Mohn *(Opium)*, Herbstzeitlose *(Coloynthus)* u.v.a.

*Allgemeine Maßnahmen bei Pflanzenvergiftungen*
Mit einem Brechmittel zum Erbrechen bringen. Wenn der Magen entleert ist, Tee oder Kaffee trinken.

*Homöopathische Behandlung*
Bei Pilzvergiftungen (z.B. weißer und grüner Knollenblätterpilz) hat der homöopathische Zahnarzt *Dr. Busse* ein geniales Verfahren entwickelt, welches die Selbstheilungskräfte des Körpers aktiviert, indem es eine Ausscheidung nach dem homöopathischen Ähnlichkeitsprinzip in Gang setzt.

*Methode nach Dr. Busse:*
Geben Sie ein winziges Teil des Erbrochenen auf Baumwollwatte, dann verkohlen Sie alles und lassen den Vergifteten die verkohlte Watte abwechselnd durch beide Nasenlöcher kräftig hochschnupfen.
Diese Methode kann auch bei anderen Arten von Vergiftungen als Reaktionsmittel eingesetzt werden.
*Beachte:* Nach Pilzvergiftungen wird Kaffee gegeben, kein Tee!

*Homöopathische Nachbehandlung*
*PHOSPHOR C 200*, 3x täglich 1 Gabe.

## Vergiftung durch Medikamente

*Barbiturate und Betäubungsmittel*
Siehe S. 169.

**Kaliumpermanganat**
Rosarote bis violette Kristalle; die Flüssigkeit wird als Desinfektionsmittel benutzt, z. B. bei Wunden, vereiterten Mandeln. Es ist ein ätzendes Gift und verursacht bläulich-braune Verätzungen (siehe auch »Ätzende Giftstoffe«).

*Allgemeine Maßnahmen*
Im Gegensatz zu anderen Ätzmitteln muß wiederholtes Erbrechen durch Brechmittel provoziert werden. Wenn der Magen leer ist, in Milch geschlagene Eier trinken (notfalls auch reines Wasser), um die Schleimhäute vor Verätzungen zu schützen.

**Salizylate**
Vergiftungen durch Aspirin und andere salizylhaltige Medikamente kommen häufig vor. Die Symptome können noch bis zu 24 Stunden nach dem Medikamentenmißbrauch auftreten. Diese Vergiftungserscheinungen sind von Alter, Gewicht und Allgemeinverfassung abhängig. Besonders bei Kindern kann es leicht dazu kommen, wenn salizylhaltige Medikamente eigenmächtig verabreicht werden, z. B. bei hohem Fieber, Durchfall oder Erbrechen.
Das erste deutliche Anzeichen der Vergiftung ist eine schnelle, tiefe Atmung. In dieser Phase der Vergiftung hilft Magenauspumpen nicht mehr. Sofortige Einweisung in ein Krankenhaus ist notwendig!

*Erste-Hilfe-Maßnahme*
Wenn ein Kind salizylhaltige Medikamente gegessen hat und dieser Vorfall schnell bemerkt wird, muß sofort Erbrechen ausgelöst wer-

den. Danach reichlich Wasser zum Trinken geben und anschließend wieder zum Erbrechen provozieren. Krankenhaus aufsuchen!

**Eisen** *(Ferrum metallicum)*
Eisenpräparate können durch Überdosierung schlimme Vergiftungen hervorrufen, die, wenn sie zu spät erkannt werden, in der Hälfte der Fälle tödlich verlaufen. (Chronische Eisenvergiftung siehe S. 229).
*Zeichen und Symptome:* Der Vergiftete wird blaß und unruhig, klagt über Übelkeit und erbricht leicht; starker, blutiger Durchfall kann vorhanden sein. Der Puls ist schwach und schnell, die Haut bläulich verfärbt. Das Opfer steht unter tiefer Schockeinwirkung, wird schläfrig und später komatös.
Eigenartigerweise erholen sich manche Opfer innerhalb von 24 Stunden scheinbar, um dann ganz plötzlich zu sterben.

*Allgemeine Maßnahmen*
Sofort ins Krankenhaus. Magen auspumpen. Kindern keine Brechmittel geben, außer wenn ein Arzt nicht schnell genug erreicht werden kann.
Nur für den Fall, daß Sie keinen Arzt erreichen können: spülen Sie den Magen mit Backpulverlösung (Natriumbicarbonat) aus.

*Beachte:* Nachdem der Magen leer ist, auf *keinen Fall Tee, Kaffee oder Alkohol* trinken! Das beste ist hier verdünnter Tomatensaft.

*Homöopathische Behandlung*
Gleichzeitig mit *Arsenicum album* behandeln.
- Dosierung: *ARSENICUM ALBUM C 200,* alle ¼ Stunde.

Sobald es dem Vergifteten besser geht, Ars. absetzen und mit *CHINA C 200,* alle 2 Stunden, die Vergiftungsfolgen beheben.

**Strychnin** *(Rattengift)*
Die Häufigkeit der Strychninvergiftung hat abgenommen, aber trotzdem sterben jedes Jahr überall auf der Welt immer noch viele Kinder an dieser Vergiftung. Auch Hunde und Katzen zählen zu den Opfern.

*Zeichen und Symptome:* Meist treten die Symptome rasch auf. Sie können sich aber manchmal bis zu einer Stunde verzögern. Sie sind jedoch unverwechselbar. Große Furcht, Schaudern, plötzlicher schmerzhafter Krampf, der den ganzen Körper im Bogen durchstreckt, so daß nur noch Hinterkopf und Fersen den Boden berühren (Ophistotonus). Bei dem Krampf kann der Vergiftete nicht atmen, er wird blau im Gesicht, die Gesichtszüge verzerren sich zu einer grinsenden Grimasse (Risus sardonicus). Wenn sich der Krampf löst, fällt der Patient in tiefe Erschöpfung, bis ihn der nächste Krampf überwältigt.

*Vorsicht:* Plötzliche Reize (Licht, Geräusche) lösen sofort einen Krampf aus.

*Allgemeine Maßnahmen*
Mit dem Vergifteten sanft und behutsam umgehen. Sofort in die Klinik! In der Zwischenzeit Erbrechen auslösen und *universales Antidot* geben. Ein Ozonspender ist hilfreich, um die Krämpfe unter Kontrolle zu bringen.

*Homöopathische Behandlung*
Die Pflanze *Veratrum viride* hilft, die Krämpfe zu stoppen.

- Dosierung: *VERATRUM VIRIDE C 200,* 1 Gabe nach jedem Krampf verabreichen.

## Gasvergiftung

Die meisten toxischen Gase kommen in Minen, in der Industrie oder bei der Erdölförderung vor.
Das Opfer muß sofort an die frische Luft gebracht werden, bevor man andere Maßnahmen ergreift. Atemspende ist erforderlich.

**Hydrogensulfid** *($H_2S$)*
Essig auf das Gesicht sprenkeln und künstlich beatmen.

**Leuchtgas- und Kohlenmonoxidvergiftung**
Leuchtgas enthält Kohlenmonoxid, die Vergiftungserscheinungen sind ähnlich.

*Allgemeine Maßnahmen:* In leichten Fällen Milch oder Kaffee geben.

Vorsicht bei Leuchtgas im geschlossenen Raum:
- kein Licht einschalten und nicht mit offenem Licht hantieren, da Explosionsgefahr besteht.
- Achtung: Erwachende leuchtgasvergiftete Personen bekommen manchmal Tobsuchtsanfälle.

Bei dunkelrotem, trockenem Gesicht, Gehirnreizung, rasende Kopfschmerzen, Krämpfe
- *BELLADONNA C 200,* alle 15 Minuten,

Bei rotem bis blauem Gesicht, Übelkeit, Würgen, betäubenden Kopfschmerzen, Erbrechen
- *CARBONEUM SULFURICUM C 200,* alle 15 Minuten,

Bei dunkelrotem bis blauem Gesicht mit Stupor, Bewußtlosigkeit, Atemstillstand
- *OPIUM C 200,* alle 15 Minuten.

**Chlorvergiftung**
Tabakrauch einatmen oder eine Zigarette rauchen.
Bei Augenreizung (Schwimmbad)
- *NATRIUM MURIATICUM C 30,* anfangs ½stündlich.

**Hydrogencyanid:**
*Kampfer-Tinktur* einatmen und die 1:100 verdünnte Lösung trinken.
– Durch Medikamente und Drogenmißbrauch (siehe Vergiftungen S. 168)
– Bei Atemstillstand *Kampfer-Lösung* aufs Gesicht sprenkeln.

## Lebensmittelvergiftungen

Wenn Lebensmittel und Essensreste nicht sachgemäß aufbewahrt werden, können sie rasch verderben. Auch schon leicht verdorbene Speisen können bei einem empfindlichen Magen heftige Reaktionen hervorrufen. Manche Lebensmittel, wie Fleisch, Wurst, Fisch, Speisen in Konserven usw. bilden durch unsachgemäße Herstellung oder Aufbewahrung Gifte.

*Allgemeine homöopathische Maßnahmen bei Lebensmittelvergiftung*
Hier sieht das Verfahren nicht wesentlich anders aus als bei anderen Vergiftungen. Rasche Entfernung des Giftes mit einem Brechmittel ist nur am Anfang sinnvoll. In den meisten Fällen hat der Organismus schon von alleine angefangen, das Gift wieder auszuscheiden. Die Anwendung von Abführmitteln schwächt den Menschen noch mehr, außerdem kann das vom Körper aufgenommene Gift auf diese Weise nicht ausgeschieden werden. Am Anfang kann die *medizinische Kohle* eingesetzt werden, besonders bei verdorbenen Muscheln, Fisch, Eiern, Wurstsalat und Geflügel. Die homöopathischen Mittel dagegen regen den Organismus an, sich selbst zu entgiften. Der Körper ruft dann von sich aus nach den notwendigen neutralisierenden Mitteln, wie Wasser, Milch, sauren Fruchtsäften etc. Erbrechen und Durchfall erfolgen müheloser, bis die Entgiftung über den Magen und Darm abgeschlossen ist.
Siehe auch »Busse-Verfahren« S. 171.

DIE BOTULINUM-NOSODE
Wenn die angezeigten Mittel nicht bald eine Besserung bringen, oder wenn die folgenden Symptome zu beobachten sind, dann muß *Botulinum* gegeben werden. Botulinum ist auch dann zu geben, wenn das angezeigte Mittel nach anfänglicher Wirkung keine Besserung bringt.
Das Schlucken und die Atmung sind erschwert, bis zum Gefühl des Erstickens. Der Kranke fühlt sich sehr schwach und taumelt, als ob er blind sei. Es kann auch tatsächlich zu Sehstörungen kommen. Die Sprache wird unverständlich.
- Dosierung: *BOTULINUM C 200,* 1 × stündlich.

**Verdorbenes Fleisch**
Obwohl die Gefahr von Typhus in Deutschland weitgehend gebannt ist, werden immer wieder Salmonellenerkrankungen beobachtet,

welche dem Typhusverlauf ähneln und deren Ursache vor allem in dem Genuß verdorbener tierischer Produkte (z. B. Hackfleisch, Fleisch- und Wurstwaren, Enteneier, Milch- und Milchprodukte) liegt. In anderen Fällen erinnert die Vergiftung an Cholera oder Ruhr.

ARSENICUM ALBUM ist das Hauptmittel bei den meisten Lebensmittelvergiftungen.

*Die Symptome sind:* Erbrechen und Durchfall mit großer Angst und Unruhe, zunehmender Schwäche und Entkräftung. Brennender Durst – in den meisten Fällen auf kaltes Wasser, das aber dem Magen nicht gut tut und sofort wieder erbrochen wird. Warmes Wasser wird dagegen besser vertragen und ist nützlicher, da das Wasser eine Zeitlang (2–3 Minuten) im Magen bleiben sollte, um das Gift zu verdünnen und dann durch Erbrechen wieder ausgeschieden zu werden. Manchmal kommen brennende Magenschmerzen vor, dabei besteht immer ein Verlangen nach warmen Getränken.

- Dosierung: *ARSENICUM ALBUM C 200,* alle ¼–½ Stunde am Anfang, später nach jedem erneuten Erbrechen oder Durchfall.

CUPRUM ARSENICOSUM hat heftige krampfartige, gelegentlich scharf schneidende Bauchschmerzen und Darmgeräusche. Dabei besteht krampfhaftes Erbrechen.

- Dosierung: wie bei Arsenicum album.

**Verdorbene Wurst**

Erwähnenswert ist noch eine Form von Fleischvergiftung, die auf der Ausscheidungsproduktion eines bestimmten Bazillus beruht. Seine Toxine führen zum Botulismus, einer gefürchteten Vergiftung. Das Clostridium botulinum erzeugt besonders in Würsten ein ganz bestimmtes Gift, das sogenannte »Wurstgift«. Dieses Gift braucht nicht unbedingt in der ganzen Wurst vorhanden zu sein, sondern nur in bestimmten Partien – bei dicken Sorten besonders in den mittleren. Solche Partien zeichnen sich meist durch schmutzig grau-grünliche Farbe, durch weiche, käseartig schmierige Beschaffenheit, unangenehmen Geruch und eigenartigen, ranzigen, widerlichen, kratzenden Geschmack aus.

In ähnlicher Weise findet man das gleiche Gift in anderen Fleischspeisen, Fleischkonserven (z. B. Schinken), Fischkonserven bzw. eingesalzenen Fischen und allgemein in Konserven.
Besondere Gefahr besteht im Sommer beim Wurstsalat.
Die ersten Vergiftungssymptome zeigen sich gewöhnlich nach 12 bis 48 Stunden. Aber sie können bei Wurstverzehr auf nüchternen Magen oder bei empfindlichen Menschen viel rascher eintreten. Die Erscheinungen können sehr verschieden sein. Die folgende allgemeine Schilderung ist nur eine Orientierungshilfe. Es wird in der Realität nur wenige Fälle geben, die dieser »Bilderbuchbeschreibung« entsprechen. Oft fehlen ganze Reihen von Symptomen oder die Reihenfolge der Symptomatik ist ganz anders.
*Die ersten Symptome sind:* allgemeines Unwohlsein, Druck im Magen, Aufstoßen, Übelkeit, Erbrechen saurer oder bitterer Mengen und Durchfall. Zusätzlich können Schwindel, große Schwäche und Sehstörungen auftreten. Es kommt zu allgemeinen Austrocknungserscheinungen, wie trockener Haut, Einstellen der Speichel- und Schweißproduktion, Kratzen im Rachen, Versiegen des Tränenflusses und Verstopfung. Hinzu können Lähmungen des Kehlkopfes und der oberen Speiseröhre kommen, wodurch das Schlukken erschwert wird. Die Zunge ist kaum beweglich, die Sprache lallend und unverständlich, die Stimme klanglos. Mitunter kommt es zu schwerem Reizhusten und Erstickungsanfällen.
Kopfschmerz und große Muskelschwäche treten ein und bestehen oft wochenlang, nachdem das akute Stadium vorbei ist; ebenso die Sehstörungen. Die Herztätigkeit ist schwach. Bei ungünstigem Verlauf wird der Kranke benommen, und es kommt zur Atemlähmung, manchmal mit Krämpfen, die zum Tode führen.

*Homöopathische Behandlung*
*Arsenicum album:* Symptomatik und Dosierung siehe »Verdorbenes Fleisch«.
*Cuprum arsenicosum:* s. »Verdorbenes Fleisch«.

BELLADONNA *(Bell.)*
*Siehe auch Botulinum-Nosode.*
Manchmal setzen gleich kolikartige Magenschmerzen ein. Das Blut

schießt zum Kopf und das Gesicht läuft rot an. Die Schleimhäute sind ganz trocken. Es kommt aber noch zu keiner Ausscheidung.
In diesem Fall ist es notwendig, medizinische Kohle mit warmem Wasser (2 Eßlöffel auf 1 Glas Wasser) zu trinken, um das Gift zu neutralisieren und anschließend durch Erbrechen auszuscheiden, wobei Belladonna oft allein ausreicht, um das Erbrechen auszulösen.

- Dosierung: *BELLADONNA C 200,* alle 10 Minuten bis die Ausscheidung einsetzt.

Hinterher können *Arsenicum-album*-Symptome auftreten; dann mit Arsen. alb. weiterbehandeln.

- Dosierung: *ARSENICUM ALBUM C 200,* nach jedem Erbrechen oder nach jeder Stuhlentleerung.

*Nachbehandlung*

ACETICUM ACIDUM – wenn große Entkräftung zurückbleibt und der Kranke einen unlöschbaren Durst hat.

- Dosierung: *ACETICUM ACIDUM C 200,* 3 × täglich.

BRYONIA *(Bry.)*

Oftmals bleibt eine Trockenheit des Verdauungstraktes zurück, besonders die Kehle fühlt sich sehr trocken an. Die Darmtätigkeit wird eingestellt, der Mensch fühlt sich allgemein unwohl und hat in der Regel starke Kopfschmerzen. Bryonia wird diesen Zustand bald beseitigen.

- Dosierung: *BRYONIA C 200,* 2 × täglich.

**Verdorbene Muscheln und Krebse**

Krabben und Langusten verursachen krampfhaftes Erbrechen, Durchfall und Nesselsucht, wenn sie nicht richtig gesäubert werden. Durch Zersetzung der Miesmuschel entsteht ein Krampfgift. In gleicher Weise können Austern giftig werden. Schon fünf bis sechs Miesmuscheln können schwere Vergiftungserscheinungen auslösen. Entweder zeigt das Krankheitsbild leichtes Fieber, Verdauungsstörungen, Nesselausschlag und andere Hautausschläge, oder es herrschen die Erscheinungen der Magen- und Darmentzündung vor, zu welchen sich Koliken, Ohnmacht, Delirien und Krämpfe hinzugesellen.

Wenn die Vergiftung mit Zusammenschnürung im Hals, Stumpfsein der Zähne und Prickeln in den Händen beginnt, dann ist der Zustand sehr ernst. Schwindel und Taumel erschweren die Bewegung oder machen sie unmöglich. Leichte Erregung, Angstgefühl und Brustbeklemmung stellen sich ein. In einigen Stunden erfolgt ohne Krampf die Herz- und Atemlähmung (Botulismus – unterliegt der Meldepflicht).

*Allgemeine Maßnahmen*
Auf jeden Fall medizinische Kohle, in Wasser mit Zucker aufgelöst (2 Eßlöffel Kohle, 2 Eßlöffel Zucker, 1 Glas warmes Wasser) einnehmen. Hinterher Kaffee (keinen Filterkaffee) ohne Milch und Zucker trinken.

*Homöopathische Behandlung*
*Arsenicum album, Cuprum arsenicosum* und *Botulinum-Nosode* wie bei »Verdorbenem Fleisch«.

Wenn die Hautsymptome im Vordergrund stehen, geben Sie einen starken *Brennesseltee* zu trinken. Sorgen Sie für das Erbrechen, indem Sie mechanisch Brechreiz auslösen. Wenn der Magen leer ist, dann geben Sie weiter kleinere Mengen nach Bedarf.
*Urtica urens* gleichzeitig einsetzen.
- Dosierung: *URTICA URENS C 200,* ½stündlich, 1 Gabe.

CARBO VEGETABILIS *(Carb-v.)*
Wenn die Beschwerden mit Zusammenschnürung im Hals einsetzen, handelt es sich um einen ernsten Fall von Vergiftung. Es kommt zu Schwindel und Taumeln. Der Vergiftete wird unfähig, sich zu bewegen und fällt bald in einen kollapsähnlichen Zustand. Der Bauch ist sehr aufgetrieben. Es kommt zu Brustbeklemmung. Der Kranke sieht sterbensblaß aus und verlangt nach frischer Luft. Wenn nicht bald etwas getan wird, tritt durch Lähmung von Herz und Lungen der Tod ein. Carbo vegetabilis muß gegeben werden.
- Dosierung: *CARBO VEGETABILIS C 200,* ½stündlich eine Gabe.

**Verdorbener Fisch**
Es gibt eine Reihe von *Fischen,* deren Organe für den Menschen

giftig sind. So kann der Rogen mancher Fische Kopfschmerzen, anhaltendes blutiges Erbrechen, schwere Atemnot und fortschreitende Lähmung hervorrufen. Manche Menschen reagieren auf jeden Fischrogen empfindlich. Von den einheimischen Fischen ist besonders der Rogen der Barbe (Süßwasserfisch) zu fürchten. Sein Genuß verursacht leichtes Erbrechen, choleraartigen Durchfall mit Schwindel, Harnverhaltung, Wadenkrämpfen und Ohnmacht, die »Barbencholera«. Auch der Rogen von Karpfen, Schleien, Brassen und Hecht kann Brechdurchfall hervorrufen. Frische Neunaugen und Aale können blutige Durchfälle erzeugen. Konservieren und Bestreuen der lebenden Tiere mit Salz macht das Gift unwirksam.

*Homöopathische Behandlung*
*Arsenicum album:* Symptomatik und Dosierung wie bei »Verdorbenem Fleisch«.

Fischrogen (Barbencholera):
*Cuprum arsenicosum* wie bei »Verdorbenem Fleisch«.

Andere Rogen:
Wenn nach Rogen anhaltendes blutiges Erbrechen, schwere Atemnot und fortschreitende Lähmung eintreten, neben den allgemeinen Maßnahmen mit *Mercurius corrosivus* behandeln.
- Dosierung: *MERC-C. C 200,* alle ½ Stunde 1 Gabe.

**Alter Käse, ranziges Fett**
Schlecht hergestellter Käse verdirbt leicht und bringt choleraähnliche Symptome mit sich. Verschimmelter Käse ist innen noch gut und wenn der Schimmel großzügig weggeschnitten wird, besteht keine Gefahr der Vergiftung.
Anders ist es mit Frischkäse. Er kann leicht verderben, ohne daß man es gleich merkt. Wenn Frischkäse schmiert und Fäden zieht, ekelerregend aussieht und einen leicht bitteren, kratzigen Geschmack hat, ist er schon weitestgehend zersetzt.
Die Symptome dieser Vergiftung sind Übelkeit, reichliches und auch blutiges Erbrechen, heftige Magenschmerzen, wäßrige Durchfälle bis zu Darmblutungen. Zusätzlich können Kopfschmerzen,

Sehstörungen, Krämpfe und septische Zustände (Blutvergiftung) auftreten.
Jemand wird nach dem Verzehr von ranzigem Fett sehr unruhig; es wird ihm übel, aber es kommt nicht zum Erbrechen. Die Übelkeit verschlimmert sich durch die geringste Bewegung. Der Betreffende fühlt sich ausgetrocknet, möchte aber nichts trinken, besonders Kaltes nicht. Geben Sie ihm *Arsenicum album*.

- *Dosierung: ARSENICUM ALBUM C 200,* ½stündlich. Anschließend mit Salzwasser zum Brechen bringen.

Der Vergiftete muß tagelang *sauer aufstoßen,* er verträgt nichts mehr, und der Magen ist zu empfindlich geworden: *Carbo vegetabilis*.

- Dosierung: *CARBO VEGETABILIS C 200,* 3x täglich.

Tödliche Vergiftungen nach dem Verzehr von *Weichkäse* kommen immer wieder vor, wie z.B. in letzter Zeit gehäuft in der Schweiz und in Frankreich. Die homöopathischen Mittel entsprechen der Behandlung von Fleisch- und Wurstvergiftungen.

**Verdorbene Eier**

Wenn darauf ähnlich reagiert wird, wie oben (»Alter Käse« = Carb-v.-Zustand) beschrieben, dann geben Sie auch hier *Carbo vegetabilis*.

- Dosierung: *CARBO VEGETABILIS C 200,* 2 × täglich.

**Verdorbene Konserven (Botulismusgefahr!)**

Konserven mit gewölbtem Deckel können zu erheblichen Vergiftungen führen, aber in den meisten Fällen hilft *Arsenicum album* sehr zufriedenstellend, ansonsten die Botulinum-Nosode.

- Dosierung: *ARSENICUM ALBUM C 200,* ¼stündlich.

**Verdorbenes Eis, Schokolade, Milch und ähnliches**

- Dosierung: *ARSENICUM ALBUM C 200,* alle ½ Stunde.

**Verdorbenes Obst**

*Pulsatilla* beseitigt rasch die Übelkeit, die auf verdorbenes Obst erfolgen kann.

- Dosierung: *PULSATILLA C 200,* 1 Gabe, nach Bedarf in einer Stunde wiederholen; meist reicht eine Gabe.

**Verdorbene Kartoffeln**

Können im Darmbereich sehr heftige Schmerzen hervorrufen und sich sogar tödlich auswirken.

NUX VOMICA *(Nux-v.)*

Wenn sich die Vergiftungen noch im Stadium der erfolglosen Entleerungen befindet, wo der Stuhldrang sehr schmerzhaft ist und es zum Vorfall (Prolaps) des Afters kommt.

- Dosierung: *NUX VOMICA C 200,* 1 × stündlich 1 Gabe.

STRAMONIUM *(Stram.)*

Hier treten noch keine Schmerzen auf, aber es herrscht sehr großes Unbehagen. Der Kranke fühlt sich gezwungen, alle möglichen Bewegungen zu machen.

- Dosierung: *STRAMONIUM C 200,* ½stündlich.

**Verdorbenes Gemüse**

Altes runzliges Gemüse, verwelkte gelbe Salatblätter entwickeln auch Giftstoffe.

In der Regel reicht der Genuß einiger Tassen frischen Ingwerwurzeltees gesüßt mit braunem Zucker (Muscovadozucker) aus, um die Toxine zu antidotieren und sie über den Darm auszuscheiden.

Selten kommen heftigere Symptome vor, dann ist zusätzlich Arsen angezeigt.

**Spätschäden von verdorbenem Fleisch,** Muscheln, Geflügel, Fisch, Eiern, ranzigem Fett, schlechtem Wein, Likör: *Carbo vegetabilis.* Als Folge der Vergiftungen kann eine chronische Verdauungsschwäche zurückbleiben.

- Dosierung: *CARBO VEGETABILIS C 200,* 1 × täglich 1–2 Wochen lang.

**Spätschäden von verdorbenem Gemüse und Obst**

- Dosierung: *CARBO ANIMALIS C 200,* 1 × täglich 1 Woche lang.

## Lebensmittelvergiftung

| Verdorbene Lebensmittel | Homöopathische Behandlung | Nachbehandlung |
|---|---|---|
| Fleisch | *Ars., Botul.*<br>*Cupr-ars.* | *Carb-v.* |
| Wurst | *Ars.*<br>*Bell., Botul.*<br>*Acet-acid.*<br>*Bry.*<br>*Carb-v.* | |
| Muschel und Krebse | *Ars.*<br>*Cupr-ars.*<br>*Urt-u.*<br>*Carb-v.*<br>Brennesseltee | *Carb-v.* |
| Fisch und Rogen | *Ars., Botul.*<br>*Cupr-ars.*<br>*Merc-corr.* | *Carb-v.* |
| alter Käse | *Ars.* | *Carb-v.* |
| giftiger Käse | *Ars., Cupr-ars., Botul.* | *Carb-v.* |
| ranziges Fett | *Ars.* | *Carb-v.* |
| Eier | *Carb-v.* | *Carb-v.* |
| Konserven | *Ars.*<br>*Botul.* | *Carb-v.* |
| Eis, Schokolade, Milch, Süßigkeiten aus Milch | *Ars.* | *Carb-v.* |
| Obst | *Puls.* | *Carb-an.* |
| Kartoffeln | *Nux-v.*<br>*Stram.* | *Carb-an.* |
| Gemüse | *Ars.*<br>Ingwertee | *Carb-an.* |
| schlechter Wein | *Ars.* | *Carb-v.* |

# Beratungsstellen bei Vergiftungen

**13353 Berlin**
Virchow-Klinikum
Humboldt-Univ. Station 43
Tel. 0 30-45 05 35 55
Fax 0 30-45 05 39 09

**14050 Berlin**
Landesberatungsstelle für
Vergiftungserscheinungen und
Embryonaltoxikologie
Spandauer Damm 130
Tel. 0 30-1 92 40
Fax 0 30-34 30 70 21

**37075 Göttingen**
Giftinformationszentrum Nord
der Uni Göttingen
Robert-Koch-Straße 40
Tel. 05 51-1 92 40

**53113 Bonn**
Informationszentrale für Vergiftungen
der Universitätskinderklinik
Adenauerallee 119
Tel. 02 28-2 87 32 11
Fax 02 28-2 87 33 14

**55131 Mainz**
Beratungsstelle bei Vergiftungen (Giftinfo Mainz)
Klinische Toxikologie der II. Med. Klinik
der Universität Mainz
Langenbeckstraße 1
Tel. 0 61 31-1 92 40 oder 23 24 66
Fax 0 61 31-23 24 68

**66424 Homburg/Saar**
Informations- und Behandlungszentrum
fur Vergiftungen, Gebäude 9,
Universitätsklinik für Kinder- und
Jugendmedizin
Tel. 0 68 41-1 92 40
Fax 0 68 41-16 83 14

Aktuelle Infos im Internet unter: www.giftinfo.de

**79106 Freiburg**
Informationszentrale für Vergiftungen
der Universitätskinderklinik
Mathildenstraße 1
Tel. 07 61-1 92 40
Fax 07 61-2 70 44 57

**81670 München**
Giftnotruf München der Toxikologischen
Abt. der II. Med. Klinik der TU,
Ismaninger Straße 22
Tel. 0 89-1 92 40
Fax 0 89-41 40 24 67

**90419 Nürnberg**
II. Med. Klinik des Klinikums
Giftinformationszentrale
Flurstraße 22
Tel. 09 11-3 98-24 51
Fax 09 11-3 89 22 05

**99089 Erfurt**
Gemeinsames Giftinformationszentrum
der Länder am
Klinikum Erfurt
Nordhäuser Straße 74
Tel. 03 61-73 07 30
Fax 03 61-7 30 73 11

**Österreich**
Vergiftungsinformationszentrale
Allgemeines Krankenhaus
Währinger Gürtel 18–20
A-1090 Wien
Tel. 00 43(1)4 06-43 43

**Schweiz**
Schweizerisches Toxikologisches
Informationszentrum
CH-Zürich
Tel. 00 41(0)12 51 66 66

## Atmungsnotfälle

### 1. Atmungsbehinderung

– Durch Fremdkörper:
Entfernen Sie den Fremdkörper (siehe unter »Fremdkörper in der Luftröhre« S. 149).

– Bei Behinderung durch *Erbrochenes und Schleim:*
Geben Sie *ANTIMOMIUM TARTARICUM C 200*, 1 Gabe, möglichst bevor Sie mit anderen Maßnahmen beginnen.

– Bei *Ertrunkenen* (Behinderung durch Wasser):
Möglichst noch vor Beginn der künstlichen Beatmung Lippen und Nase des Bewußtlosen mit *LACHESIS C 200* befeuchten.

– Durch *Schwellung* der Stimmbänder:
In der ersten Phase, wenn das Gesicht hell- bis dunkelrot verfärbt ist, wird *BELLADONNA C 200,* alle 5–10 Minuten verabreicht, meist sehr schnell eine Abschwellung bewirken.
In der zweiten Phase, bei Blaufärbung des Gesichts, wird *LACHESIS C 200* alle 5–10 Minuten gegeben. Meist reicht 1 Gabe.
Bei noch fortgeschrittenerem Zustand, wenn eine marmorierte Zyanose (bläulich-weißliche Marmorierung) eintritt, gibt man *OXALICUM ACIDUM C 200* alle 5–10 Min.

– Bei *krächzender* Atmung:
*SPONGIA C 200* alle 5–10 Minuten.

– Bei anaphylaktischem Schock durch Bienen- oder Wespengift:
1. Phase: *APIS C 200,* 1 Gabe – bei Bienenstich.
*VESPA C 200,* 1 Gabe – bei Wespenstich.
2. Phase: *LACHESIS C 200,* 1 Gabe – bei Blaufärbung des Gesichts.

– Bei *Kollaps: CARBO VEGETABILIS C 200,* 1 Gabe (mit blassem Gesicht).

### 2. Atemstillstand

Atemstillstand kann bei verschiedenen Zuständen vorkommen: z. B.

– nach Kopf- und Gesichtsverletzungen,

- nach Erfrierungen,
- durch Blitz- oder Stromschlag,
- nach Gasvergiftungen.

Sehen Sie unter den entsprechenden Kapiteln nach.

- Lungenlähmung und Lungenkollaps

Kann z. B. nach großen Stichwunden in der Brust oder durch toxische Gase verursacht werden. Geben Sie *ANTIMONIUM TARTARICUM C 200,* ¼stündlich.

## Ohnmacht

Bei einer Ohnmacht ist das Gehirn infolge Sauerstoffmangels unfähig, Eindrücke aufzunehmen und auf sie zu reagieren. Dem Ohnmächtigen wird es schwarz vor Augen, er hört nichts mehr, außer einem Rauschen und Sausen im Kopf. Er sackt in sich zusammen. Das Gesicht des Ohnmächtigen ist blaß, mit kaltem Schweiß bedeckt; der Puls ist klein (schwach fühlbar) und langsam, die Augen starr, die Atmung oberflächlich und langsam.
Der Anblick der schlaff herabhängenden Gliedmaßen, des regungslos daliegenden Opfers, das dem Tode nahe zu sein scheint, ruft beim Unerfahrenen Angst hervor.
Gewöhnlich dauert eine Ohnmacht selten länger als eine viertel Stunde, meist nur wenige Minuten. Auf einmal schlägt der Ohnmächtige die Augen wieder auf, er scheint aber noch etwas benommen zu sein. Er wirkt verträumt und leicht erstaunt über seine Lage. Der Puls wird wieder kräftiger und die Atemzüge länger und tiefer. Das Gesicht nimmt wieder Farbe an. Die Ohnmacht wird erst dann ernst, wenn sie länger als eine viertel Stunde anhält. Sie ist dann mit Lebensgefahr verbunden; denn in der Ohnmacht verläßt die Seele den Körper unauffällig und leicht.

*Wie manche Ohnmacht vermieden werden kann*

Nach großer Anstrengung besteht die Gefahr einer Ohnmacht, wenn der Bewegungsablauf abrupt unterbrochen wird. Der Grund dafür liegt darin, daß sich bei Anstrengung die Blutgefäße erweitern. Die Muskelkontraktionen der Blutgefäße helfen aber, die

Blutzirkulation in Bewegung zu halten. Hört man plötzlich auf, sich zu bewegen, ist das Herz allein auf sich gestellt, um das Blut durch die Gefäße zu pumpen. Da sich die Blutgefäße aber stark erweitert haben, gewinnt die Schwerkraft gegen die Pumpkraft des Herzens. Das Blut sackt in die Extremitäten, das Zentralnervensystem ist unterversorgt, und der Mensch bricht ohnmächtig zusammen. Um dem vorzubeugen, bewegen Sie sich leicht auf der Stelle oder setzen Sie sich hin.

Wenn Sie eine drohende Ohnmacht spüren, ziehen Sie Ihre Zehen nach unten in Richtung der Fußballen und drücken oder treten Sie kräftig auf. Durch diese *Massage* werden die Muskeln kontrahiert, und das Blut nach oben gepreßt, außerdem löst sie einen Reflex aus, der das Herz kräftiger pumpen läßt.

*Allgemeine Maßnahmen bei Ohnmacht*

*Erstens:* Erleichterung und Anregung der Blutzufuhr zum Gehirn. Lagern Sie zu diesem Zweck den Ohnmächtigen mit niedriger Kopflage flach auf den Boden oder eine Liege. Wenn das Gesicht gerötet ist, muß der Kopf höher gelagert werden.

Erbrechen bei Ohnmacht ist nicht selten. Um darauf schon vorbereitet zu sein, dreht man den Kopf zur Seite oder bettet das Opfer in die stabile Seitenlage.

Lockern Sie Kleidungsstücke, die den Kreislauf hemmen oder die Atmung beengen.

Eine kräftige Fußmassage begünstigt die Versorgung des Gehirns mit Blut. Drücken Sie dabei kräftig die Zehen und Zehenspitzen und ziehen Sie sie nach außen zur Fußkante.

*Zweitens:* Anregung der Herztätigkeit durch äußere Reize. Besprengen Sie das Gesicht mit Wasser und wischen Sie mit einem feuchten Lappen über Schläfen und Stirn.

Massieren Sie sanft den Brustkorb.

Auch »Großmutters Riechsalz« können Sie dem Ohnmächtigen unter die Nase halten.

*Drittens:* Künstliche Beatmung bei schwacher Atmung.

*Homöopathische Behandlung*

Die homöopathischen Mittel für Ohnmächtige sind nach den unterschiedlichen Ursachen (Causae) bzw. den auslösenden Faktoren geordnet, damit es Ihnen leichter fällt, das richtige Mittel schnell und mühelos zu finden. Sie werden sich vielleicht fragen, warum ich so viele Mittel zur Behandlung anführe, denn in den meisten Fällen wird der Ohnmächtige das Bewußtsein wiedererlangt haben, bevor Sie überhaupt in diesem Buch nachschlagen oder Ihre Notfallapotheke erreichen konnten.

Wenn Sie dieses Kapitel aufmerksam studieren, wird es Ihnen in der Causa-Behandlung anderer Krankheiten, wie z. B. Kopfschmerzen, Übelkeit, Schwindel oder Zustände, wie sie vor einer Ohnmacht auftreten können, sehr behilflich sein. Vielleicht werden Sie jetzt noch verwirrter fragen: Wie kann denn die Behandlung einer Ohnmacht die gleiche wie die von Kopfschmerzen sein?

Nun, in der Homöopathie wird ja nicht die Krankheit oder das Symptom behandelt, sondern die Ursache, die tief im Wesen des Individuums liegt.

Starke Gemütsbewegungen finden wir als eine der häufigsten Ursachen, aber auch längeres Stehen (in der Kirche) oder der Anblick von Blut können eine Ohnmacht auslösen. Es muß nicht immer gleich zur Ohnmacht kommen, ein Gefühl von Benommenheit, Schwindel, Kopfdruck oder sonstigem Unwohlsein kann statt dessen auftreten. In der Homöopathie ist es grundsätzlich wichtig, aufmerksam zu beobachten. Jede Krankheit hat ihre Früh- und Spätsymptome. Das richtige Mittel, möglichst bald gegeben, wird dem Menschen helfen, psychisch stabiler zu werden und einer Ohnmacht oder anderen Krankheiten vorzubeugen. Es kann z. B. möglich sein, daß ein junger Mann den Anblick von Blut nicht erträgt, und durch diese Schwäche seinen Traumberuf – Sanitäter oder Krankenpfleger – nicht ergreifen kann. Hier ist die Homöopathie unübertrefflich.

Schon eine Gabe des richtigen homöopathischen Mittels könnte ihm den Weg in die Zukunft öffnen. Mit einer Psychotherapie könnte das Problem wohl auch bewältigt werden, aber der Zeitaufwand und die Kosten wären unvergleichlich höher.

Warten Sie also nicht, bis das Schlimmste passiert, sondern beugen Sie vor, indem Sie Ihre Schwächen behandeln.

- Dosierung der Mittel: Das jeweilige Mittel wird immer in der *C-200*-Potenz verabreicht.
- Während einer Ohnmacht:
  Benetzen Sie ein Taschentuch mit einigen Tropfen des Mittels und halten Sie es unter die Nase des Bewußtlosen. Mund, Wangen und Stirn damit betupfen.
- Bei drohender Ohnmacht:
  1 Gabe des Mittels verabreichen.

*Konstitutionelle Behandlung*
Das folgende Kapitel wird Sie mit den verschiedensten Ursachen, die Ohnmachten haben können, vertraut machen. Wenn Sie sich von einer dieser Mittelbeschreibungen angesprochen fühlen und somit eine potentielle Krankheitsursache für sich selber entdecken, sollten Sie mit der homöopathischen Behandlung beginnen, bevor der Zusammenbruch unvermeidlich wird. Das Homöopathikum wirkt dann präventiv, und es wird nicht zur Ohnmacht kommen.
Nehmen Sie das angezeigte Mittel 1× täglich 1 Woche lang. 4–8 Wochen später testen Sie, wie weit die Überempfindlichkeit zurückgegangen ist. Fühlen Sie sich noch nicht stabil genug, so nehmen Sie es eine weitere Woche.

## Die verschiedenen Zustände von Ohnmacht

### IGNATIA *(Ign.)*
Kummer kann plötzliche, heftige Reaktionen auslösen, die sich bis zur Ohnmacht steigern. Allerdings kann es auch längere Zeit bis zur Ohnmacht dauern, wenn der Mensch in sich gekehrt ist und über den Kummer brütet.
Ignatia wird sowohl bei Ohnmacht helfen wie dem Kummer seinen schmerzhaften Stachel nehmen. In der Ohnmacht liegt der Mensch steif ausgestreckt da.
Ignatia kommt auch in Frage bei Ohnmacht durch Freude, Erregung oder schlechte Nachrichten. Ignatia ist besonders gekennzeichnet durch »Seufzen«. Wenn Freude der auslösende Faktor ist, dann seufzt der Kranke vor Glückseligkeit, bei schlechten Nachrichten vor Traurigkeit.

COFFEA *(Coff.)*
Freude, als entgegengesetzte Emotion, kann die gleiche Reaktion auslösen. Der Mensch wird durch eine glückliche Nachricht vor Freude überwältigt, fängt an zu lachen und zu weinen, und auf einmal sackt er in sich zusammen. Bei solchen Zuständen geben die Homöopathen Coffea.
Kaffee hilft, wenn übermäßige Gefühlserregungen die Ursache sind. Bevor die Ohnmacht eintritt, nimmt der Mensch alle Eindrükke sehr geschärft wahr und reagiert überempfindlich.
*Mittelersatz:*
Sie können dem Bewußtlosen helfen, indem Sie einen starken *Kaffee* aufkochen. Befeuchten Sie ein Tuch damit und halten Sie es ihm unter die Nase. Fühlt sich jemand kurz vor einer Ohnmacht, so kann allein schon der Geruch von Kaffeepulver die Ohnmacht abwenden.

GELSEMIUM *(Gels.)*
Schlechte Nachrichten können einen so überwältigen, daß alle Kräfte schwinden. Das Opfer zittert hilflos, dabei können Harn und Stuhl unwillkürlich abgehen. Wenn es ohnmächtig wird, hilft Gelsemium (Jasmin) schnell.
Sie können auch einen *Jasmin-Tee* kochen, damit ein Tuch befeuchten und es dem Kranken unter die Nase halten. Meist reicht es auch schon, an den Teeblättern oder am dampfenden Tee riechen zu lassen.

LACHESIS *(Lach.)*
Wenn jemand durch eine äußerst lebendige und aufgeregte, von wilden Gesten begleitete Erzählung in eine so bedrohliche Erregung gerät, daß er ohnmächtig wird, braucht er Lachesis.
Es ist durchaus möglich, daß eine vorherige Erregung ihn zu dieser Redelust gebracht hat.

OPIUM *(Op.)*
Es gibt manche Dinge, die einen so treffen, daß man davon nicht wieder loskommt und sich furchtbar darüber aufregt. Der Betroffene muß ständig von dieser Sache reden. Er reagiert auf alles andere

nicht mehr oder nur noch mit der Wiederholung seiner Geschichte. Sie läßt ihn nicht los, und er steigert sich immer mehr in die Erregung hinein.
Dieser Mensch braucht Opium.
Es gibt einen anderen Fall, bei dem Opium in Frage kommt, wenn nämlich die Ohnmacht durch Schreck ausgelöst wird.
Die röchelnde Atmung, die die Ohnmacht begleitet, kennzeichnet Opium.

ACONIT *(Acon.)*
Auch dem Bewußtlosen, der Aconit braucht, steht der Schreck ins Gesicht geschrieben, aber im Gegensatz zu Opium ist hier die Atmung nicht röchelnd.

CHAMOMILLA *(Cham.)*
Es gibt gewisse Situationen, die einen Menschen so ärgern können, daß ihm nichts mehr recht ist. Alle Versöhnungsversuche des anderen reizen ihn noch mehr.
Die Ohnmacht, die infolgedessen kommt, braucht Chamomilla. Sie können bei einem Chamomilla-Zustand mit *Kamillentee* verfahren, wie bei *COFFEA* oder *GELSEMIUM* beschrieben.

PULSATILLA *(Puls.)*
Ein warmer, geschlossener und überfüllter Raum ist niemandem angenehm, aber wenn dadurch eine Ohnmacht ausgelöst wird, dann ist Pulsatilla das richtige Mittel.

NUX VOMICA *(Nux-v.)*
Der Kranke leidet unter einem reichlichen, schmerzhaften Durchfall. Der Stuhldrang ist heftig, aber alles Drücken und Pressen hilft nicht. Die Krämpfe nehmen ein unerträgliches Ausmaß an, bis der Mensch fast ohnmächtig wird, dann kommt etwas Stuhl. Er macht es mehrmals durch, bis der Darm leer ist.
Die Ohnmacht infolge schmerzhaften, erschwerten Stuhlgangs benötigt Nux vomica.
Auf einen Nux-Zustand treffen wir ebenfalls, wenn eine Ohnmacht als Folge von sehr vielen Ausschweifungen auftritt, wie zu wenig

Ruhe, Streß und Überanstrengung und ein Schlafdefizit über längere Zeit.
Manche Menschen können starke Gerüche nicht aushalten. Wenn das als Grund für die Ohnmacht steht, dann ist Nux vomica ebenfalls das richtige Mittel.
Ohnmacht durch Blumenduft: *Phosphor*.
Ohnmacht durch Eier- oder Essensgerüche: *Colchicum*.

CHINA *(Chin.)*
Wenn Blutverlust die Ursache für die Ohnmacht ist, kommt China in Frage.

IPECACUANHA *(Ip.)*
Wenn aber große Übelkeit den Blutverlust begleitet, wird Ipecacuanha gegeben.
Aber noch andere Faktoren können bei Ipecacuanha eine Ohnmacht auslösen: z.B. die Sommerhitze und ein übermäßiger Verzehr von Pralinen und ähnlichen Süßigkeiten.
Ip. ist durch andauernde Übelkeit gekennzeichnet.

NUX MOSCHATA *(Nux-m.)*
Schon der Anblick von Blut läßt so manchen ohnmächtig werden. Hierfür ist Nux moschata zuständig.
Sie können auch etwas Muskatnußpulver in Wasser kochen, damit ein Tuch befeuchten und es dem Kranken unter die Nase halten.

ALUMINA *(Alum.)*
Kommt die Ohnmacht bei dem Anblick von Blut im Zusammenhang mit operativen Eingriffen, auch wenn man sich selbst geschnitten hat, dann wird hier Alumina helfen.

SULFUR *(Sulf.)*
Es überfällt einen ein fürchterlicher Hunger; der Magen »hängt einem bis in die Kniekehlen«; man fühlt sich regelrecht schwach. Aus irgendwelchen Gründen kommt man nicht zum Essen und wird ohnmächtig vor Hunger. In diesem Fall geben Sie Sulfur.

SEPIA *(Sep.)*
Dieses Mittel trifft speziell für Frauen zu. Wenn Frauen oder kleine Mädchen beim Knien in der Kirche ohnmächtig werden, brauchen sie Sepia.

ANTIMONIUM CRUDUM *(Ant-c.)*
Die Sommerhitze kann einem schon zu schaffen machen. Wenn dabei reichlich gegessen und Wein getrunken wird, dann ist bei Ohnmacht an Antimonium Crudum zu denken.

**Ohnmacht – Verzeichnis der Ursachen und Mittel**

| | |
|---|---|
| Ärger: | *Cham.* |
| Ausschweifung: | *Nux-v.* |
| Blutverlust: | *Chin., Ip.* |
| Blut, Anblick von: | *Alum., Nux-m.* |
| Erregung: | *Coff., Ign., Lach.* |
| Freude: | *Coff., Ign.* |
| Hitze: | *Ant-c., Ip.* |
| Hunger: | *Sulf.* |
| Kirche, Knien in der: | *Sep.* |
| Kummer: | *Ign.* |
| Gerüche, Blumen: | *Phos.* |
| –, Eier oder Essen: | *Colch.* |
| –, starke: | *Nux-v.* |
| Nachrichten, schlechte: | *Gels., Ign.* |
| Schmerzen (besonders beim Stuhl): | *Nux-v.* |
| Schreck: | *Acon., Op.* |
| Warme, überfüllte Räume: | *Puls.* |

## Folgen von Sonne und Hitze

*Ratschläge zur Vorbereitung auf die Hitze*

Den Menschen in den heißen Zonen der Erde liegt das Wissen um das richtige Verhalten bei großer Hitze sozusagen im Blut. Wie kann sich ein Mitteleuropäer auf einen Klimawechsel von kühlen Breitengraden auf tropische Temperaturen einstellen?
Es gibt einen indischen Spruch, der übersetzt etwa folgendermaßen lautet: »Der Winter ist die Zeit zum Essen, der Sommer zum Fasten und Diät halten. Der Sommer ist die Zeit zum Trinken, im Winter trinkt man weniger.«

Gemüse:
Im Sommer sollte man viel frisches Obst und Gemüse essen. Zucker und Süßigkeiten ziehen zuviel Wasser aus dem Blut und sollten deshalb gemieden werden.

Honig:
Es ist nicht genügend bekannt, daß Honig ein Heilmittel und kein Nahrungsmittel ist. Er sollte nur in den Wintermonaten in kleinen Mengen verzehrt werden und darf nicht als Zuckerersatz betrachtet werden. Bei großer Hitze können die Auswirkungen von zu reichlichem Honigverzehr verheerend sein, sie können bis zu Kollaps und Hitzschlag führen.

Kleidung:
Achten Sie darauf, daß Kopf und Körper gut bedeckt sind. Besonders der Kopf sollte nie ungeschützt der direkten, starken Sonnenbestrahlung ausgesetzt werden. Orange- bis rotfarbige Kopfbedekkungen schützen besonders gut.

Salz:
Es gibt einen regelrechten Mythos um die Bedeutsamkeit des Salzes bei großer Hitze. Zu der Frage des Salzkonsums bei Hitze existieren zwei unterschiedliche Meinungen. Tatsache ist, daß Salz das am häufigsten vorkommende Mineral im Körper ist und daß Salzman-

gel Wasserverlust und Krämpfe nach sich zieht. Deswegen raten viele Fachleute dazu, besonders bei Hitze, wenn der Körper viel Salz über den Urin und den Schweiß ausgeschieden hat, größere Mengen an Salz oder Salztabletten zu sich zu nehmen. Davon möchte ich aber *strikt abraten*. Im Gegenteil: Je weniger Salz Sie zu sich nehmen, desto besser geht es Ihnen an heißen Tagen. Längere Zeit bevor Sie in heiße Länder fahren, sollten Sie Ihren Salzkonsum drastisch verringern, dann werden Sie wesentlich weniger Schwierigkeiten haben, sich auf die Hitze einzustellen.

In der Nahrung ist ausreichend Salz enthalten. Schon 1946 zeigte Dr. James Gamble von der Harvard Medical School, daß gesunde Menschen mit 0,2 Gramm Salz pro Tag auskommen können.*

Der durchschnittliche Pro-Kopf-Verbrauch des Bundesbürgers liegt fünfzigmal höher.

Die Geschmacksnerven zeigen genau an, wieviel Salz der Mensch braucht. Mit Salztabletten wird dieser Indikator umgangen und das kann verheerende Folgen haben.

Mein Vater, der homöopathischer Militärarzt war, erzählte mir, wie allen Soldaten, trotz seiner Warnungen, vor einer anstrengenden Truppenübung an einem sehr heißen Tag Salztabletten verabreicht wurden. Seine Vorhersagen bewahrheiteten sich: die Soldaten kollabierten reihenweise oder bekamen Hitzekrämpfe.

Wie kam es dazu? Man muß sich das folgendermaßen vorstellen: Salz hat Wasserbindungsfunktion. In geringen Mengen hält es das Wasser im Körper zurück; aber in großen Mengen ist die natürliche Osmolarität gestört, und der Körper gibt Wasser ab. Sobald die Salzkonzentration im Körper steigt, entzieht das Salz den Zellen Wasser, welches dann zusammen mit dem überflüssigen Salz über die Nieren und die Haut ausgeschieden wird. Dieser Mechanismus bahnt den Weg zu Hitzschlag, Sonnenstich und Hitzekrampf.

Außerdem wird durch zuviel Salz vermehrt Kalium ausgeschwemmt, welches die Körperhitze, die durch zu große Anstrengung entsteht, kontrolliert. Ein Kaliummangel kann auch die Ursache von anhaltender Müdigkeit bei Hitze sein.

* Mirkin und Hoffmann: »The Sports Medicine Book«, vgl. Literaturverzeichnis.

Zuviel Salz macht das Blut dick, es besteht die Gefahr der Thrombose (Blutverklumpung). Herzattacken, Gehirnschlag und Nierenversagen – alle sind mit Todesgefahr verbunden – können die Folge sein.
Je salzhaltiger ein Gericht ist, desto größeren Durst bekommt man nach dem Essen. Wüstenbewohner z. B. nehmen kaum Salz zu sich, denn sie müssen in größter Hitze mit wenig Wasser auskommen. Dies gelingt ihnen auch sehr gut, wie man durch Untersuchungen an Schweiß und Urin festgestellt hat. Im Gegensatz zu »Salzessern« war in den Ausscheidungen kaum Salz enthalten. Nieren und Schweißdrüsen haben gelernt, das Salz zurückzuhalten, so daß der Salzspiegel im Körper immer konstant bleibt. Diese Erfahrungen machen sich manche Leistungssportler zunutze.

*Körperwarnsignal vor Sonnenstich*
Wenn der Körper bei großer Hitze aufhört zu schwitzen, droht ein Sonnenstich. Suchen Sie sofort einen schattigen Platz auf, und trinken Sie etwas Kaltes.
Auf zwei Symptome sollte man besonders achten, denn sie gelten als *Warnsignale* des Körpers, die *Salzzufuhr zu verringern:*

1. Ein salziger Geschmack im Mund.
2. Wenn Salz, im extremen Fall, nicht mehr geschmeckt wird, bedeutet es, daß der Organismus völlig außer Kontrolle geraten ist und daß das Salz überhaupt nicht mehr im Körper gehalten werden kann. Es wird vollkommen über Nieren und Schweißdrüsen ausgeschieden.

Bei Hitze ist es wichtig, für genügend Flüssigkeitszufuhr zu sorgen.

## Sonnenbrand

In Anbetracht des ständig wachsenden Ozonloches sollten wir uns die Folgen einer erhöhten UV-Strahlung etwas näher anschauen. Die Spekulationen um das Ozonloch bilden den Nährboden für die Angst vor Hautkrebs durch zuviel UV-Strahlung; lassen wir hier einmal die radioaktive Strahlung aus dem Weltraum außer acht. Die Erdatmosphäre filtert einen Teil der UV-Strahlung, so daß es in

höheren Berglagen mit entsprechend dünnerer atmosphärischer Schutzschicht eher zu einem Sonnenbrand kommt. In der Zeit der stärksten Sonnenbestrahlung, wie in den Wochen um die Sonnwendzeit (21. Juni) und in den Mittagsstunden, wird man sich am ehesten einen Sonnenbrand zuziehen.
Die durch Umweltverschmutzung entstandene Dunstglocke über einer Großstadt schwächt die UV-Strahlen ab. Dies erklärt, warum sich viele blasse Städter bei einem Ausflug aufs Land häufig rasch einen Sonnenbrand holen. Andererseits filtrieren Schönwetterdunst und Nebel das UV-Licht nicht, so daß viele schlimme Sonnenbrände durch den trügerischen Glauben entstehen, dieser sei an etwas bedeckten Tagen nicht möglich.
Schließlich wird das Sonnenlicht von der Umgebung reflektiert. Gras und Wasser reflektieren relativ wenig UV-Licht, weißer Sand reflektiert mehr und frischer Schnee reflektiert erhebliche Mengen.

*Prophylaktische Maßnahmen gegen Sonnenbrand*
Wenn Sie dazu neigen, schnell einen Sonnenbrand zu bekommen, beginnen Sie damit, daß Sie die unbedeckte Haut erst in den frühen Vormittagsstunden oder ab 16 Uhr der Sonne aussetzen. Anfangs sollte das Sonnenbad nicht länger als 15 Minuten dauern. Die Strahlen der Sonne haben große Heilkraft, wenn man sie maßvoll genießt.
Es gibt keine speziellen, vorbeugenden homöopathischen Mittel, aber im allgemeinen wird die Haut durch eine konstitutionelle Behandlung unempfindlicher gegenüber ultravioletter Strahlung.

*Homöopathische Behandlung*
Wenn Sie einen Sonnenbrand bekommen haben, behandeln Sie ihn mit *Essig,* bevor Sie vergeblich mit allen möglichen Hausmitteln herumexperimentieren. Er ist Balsam für die brennende, spannende Haut. Wiederholen Sie die Essigkompressen oder Befeuchtungen, sobald der Schmerz zurückkehrt.
Warum wirkt Essig hier im homöopathischen Sinn? Sehen Sie dazu bitte unter »Verbrennungen« nach.

## Sonnenstich

Hier steigt die Temperatur unkontrolliert hoch, 43 °C und mehr sind möglich. Anstrengung in der Hitze, besonders in der Sonne, kann einen Sonnenstich zur Folge haben. Bei hoher Luftfeuchtigkeit erhöht sich die Gefahr. Bevor die starken Symptome einsetzen, können Sie folgende Warnsignale beobachten:
Zuerst bekommt der Überhitzte einen trockenen Mund und erscheint verwirrt. Er kann sich nicht mehr richtig konzentrieren, die Sicht wird unklar. Bei stärkerer Anstrengung brennen die Lungen und die Muskeln wie Feuer. Schwindel, Übelkeit und hämmernde Kopfschmerzen treten ein. Er neigt dazu, kopflos zu handeln.
Wenn der Kranke aufhört zu schwitzen, gilt höchste Alarmbereitschaft, denn dann wird sein Zustand wirklich ernst. Es tritt Bewußtlosigkeit und eventuell der Tod ein.
Die Haut ist rot, sehr heiß und trocken (im Gegensatz zum Hitzschlag). Wenn der Tod nah ist, wird das Gesicht tödlich blaßgrau.

*Allgemeine Maßnahmen*
Gehen Sie ähnlich vor wie beim Hitzschlag.
Schütten Sie möglichst viel, möglichst kalte Flüssigkeit über den Körper.
Wenn Sie Eis zur Hand haben, dann reiben Sie damit den Körper ab, besonders die Handflächen und die Fußsohlen sowie Stirn und Nacken, wobei die Bewegung vom Körper wegstreichend ausgeführt werden soll.
Wenn der Betreffende das Bewußtsein wiedererlangt hat, dann hören Sie mit den Kältebehandlungen auf. Andernfalls kann die Temperatur zu stark reduziert werden, mit einer Unterkühlung als Folge, die in diesem geschwächten Zustand so gefährlich ist, daß sie zum Tod führen könnte.

*Homöopathische Behandlung*
Geben Sie bei den gefährlichen Zuständen *Belladonna* oder *Glonoinum*. Sie werden, nachdem die Mittel verabreicht wurden, erleben, wie der Kranke rasch wieder zu sich kommt und sich meist ohne Rückfall erholt.

*Glonoinum* wird gegeben bei Bewußtlosigkeit oder bei rasenden Kopfschmerzen, als ob der Schädel platze, besonders durch die geringste Erschütterung, und einem Gefühl, als ob der Kopf sehr groß wäre. Dabei ist der Hals wie zugeschnürt, so daß das Blut sich im Kopf staut. Der Kranke kann den Kopf nicht nach hinten beugen, weil dies starke Schmerzen verursacht.

- Dosierung: *GLONOINUM C 200,* 1 Gabe, bei Bewußtlosen Lippen und Nasenlöcher benetzen.
  Meist ist keine Wiederholung nötig, wenn aber ein Stillstand eintritt oder die Kopfschmerzen schlimmer werden, kann das Mittel wiederholt werden.

Bei hochrotem Gesicht, starrem Blick, blutunterlaufenen Augen und pulsierenden Halsschlagadern kommt *Belladonna* in Frage. Auch hier sind wahnsinnige Kopfschmerzen vorhanden, die dadurch besser werden, daß der Kranke den Kopf in den Nacken legt. Ein weiteres Symptom kann sein, daß er häufig Wasser lassen muß. In diesem Stadium wird Belladonna helfen. Schreitet der Zustand weiter fort, dann ist *Glonoinum* angezeigt.

- Dosierung: *BELLADONNA C 200,* ½stündlich 1 Gabe.

*Andere Mittel*

Auch *Schlafen in der Sonne* kann einen Sonnenstich auslösen. Beim Aufwachen fühlt man sich krank und beim Versuch aufzustehen wird einem schlecht. Die Farbe weicht aus dem Gesicht, es wird totenblaß. Gleichzeitig pulsiert das Blut im Kopf. Hier ist *Aconit* angezeigt.

- Dosierung: *ACONIT C 200,* 1 Gabe, eventuell nach einer halben Stunde wiederholen.

*Verwirrung* ist das hervorstechendste Merkmal bei einem anderen Sonnenstich-Zustand. Durch die Sonnenbestrahlung wird das Gesicht hochrot, der Kranke klagt über furchtbare, klopfende Kopfschmerzen, die Halsschlagadern pulsieren kräftig. Dabei kommt es leicht zu Nasenbluten, was die Kopfschmerzen erleichtert. Hier wird *Melilotus* schnell Erleichterung bringen.

- Dosierung: *MELILOTUS C 200,* 1 Gabe.

Eine *zittrige Schwäche* steht bei dem Sonnenstich im Vordergrund, der nach *Gelsemium* verlangt. Die Augenlider fallen vor Schwere fast zu. Ein benommen machender Kopfschmerz steigt von Hinterkopf und Nacken zu Stirn und Augen.

- Dosierung: *GELSEMIUM C 200*, ½stündlich 1 Gabe.

Wenn es zu *Übelkeit mit Erbrechen* kommt, müssen Sie *Veratrum viride* einsetzen. Ein weiterer Hinweis ist das kalte, bläuliche Gesicht, das auch von kaltem Schweiß bedeckt sein kann.

- Dosierung: *VERATRUM VIRIDE C 200*, ½stündlich 1 Gabe.

*Konstitutionelle Nachbehandlung ist erforderlich*
Nach einem Sonnenstich wird das Opfer anschließend geschwächt und anfälliger für Krankheiten sein. Es muß sich deshalb schonen. Um sich schneller zu erholen und die Schwäche zu beseitigen (manchmal bleibt eine lebenslange Schwäche gegenüber Hitze zurück), ist eine homöopathische, konstitutionelle Nachbehandlung erforderlich, die gegen die Hitze widerstandsfähiger macht.

## Hitzekrampf

Sie können einem Hitzekrampf vorbeugen, indem Sie die Ratschläge zur Akklimatisation befolgen.
Wer bei Hitze stark schwitzt und dann zusätzlich viel Salz zu sich nimmt, kann damit einen Hitzekrampf provozieren. Denn durch Anstrengung und Schwitzen wird das Salz wieder völlig ausgeschwemmt. In diesem Fall muß das ausgeschiedene Salz ersetzt werden.
Für den akuten Krampf wird *Magnesium phosphoricum gegeben.*

- *Dosierung: MAGNESIUM PHOSPHORICUM C 200,* 1 Gabe.

Geben Sie jetzt kein reines Salz, sondern Salz in potenzierter Form = *Natrium muriaticum;* denn das hat einige Vorteile:

1. Salz in niedriger Potenz kann vom Organismus schnell und ohne Nebenwirkungen aufgenommen werden.
2. Der Körper wird angeregt, das notwendige Salz aus der Nahrung zu ziehen.

3. Der Körper lernt es, mit Salz hauszuhalten und es nicht mehr in großen Mengen über Nieren und Schweißdrüsen auszuscheiden.
4. Die Geschmacksnerven, als genauester Meßanzeiger, können bestimmen, wieviel Salz der Körper wirklich benötigt.

- Dosierung: *Natrium muriaticum D 3,* 3–4 × täglich 2 Tabletten.

**Hitzschlag**

Manche Menschen werden besonders leicht vom Hitzschlag getroffen:
- solche, die nicht an die Hitze gewöhnt sind,
- diejenigen, die viel schwitzen,
- Frauen verhältnismäßig häufiger als Männer.

Bei großer Hitze braucht der Körper mehr Flüssigkeit. Wenn der Körper mehr Flüssigkeit verliert, als ihm zugeführt wird, droht ein Hitzschlag. Der Ratschlag, mehr zu trinken, ist genauso fragwürdig wie die schon erwähnte Salzverabreichung bei Salzverlust. Ein indischer Spruch lautet: »Zuviel des Guten macht es zum Gift.«

Bei einem Gesunden ist der physiologische Durst der beste Maßstab für die benötigte Flüssigkeit. Der Organismus kann große Mengen Flüssigkeit gar nicht bei sich behalten und scheidet durch verstärktes Schwitzen und häufigeres Wasserlassen alles schnell wieder aus. Das ist erstens unangenehm und zweitens belastet es unnötig den Körper.

Der Körper muß lernen, die Flüssigkeit bei sich zu behalten und sparsamer damit umzugehen.

Menschen, die selten Gelegenheit haben, größere Mengen Wasser zu sich zu nehmen (wie z. B. in der Wüste), lernen es zu speichern. Sie können den Magen bis an die Grenzen seiner Aufnahmefähigkeit mit Wasser füllen, ohne daß es gleich wieder ausgeschieden wird. Aber diese Technik verlangt eine längere Übungszeit in heißen Ländern.

*Symptome:* Der Hitzschlag, d. h. die zum Zusammenbruch führende Erschöpfung durch die Hitze, kann plötzlich oder langsam eintreten, so daß das Opfer am Ende kaum mehr die Kraft hat aufzustehen. Durch den Wasserverlust fühlt sich der Mensch müde, schwach und krank. Verliert der Körper immer weiter Flüssigkeit, wird er zunehmend entkräftet und kann kaum aus dem Bett aufstehen. Die Temperatur erhöht sich leicht. Wenn nicht baldigst die entsprechenden Maßnahmen ergriffen werden, führt der Hitzschlag zum Schock.

*Folgende Faktoren erhöhen das Risiko:*

| | |
|---|---|
| – Anstrengung: | Gefahr des Sonnenstichs, |
| – zu hohe Salzzufuhr: | Gefahr des Schocks (Kollaps), |
| – Alkohol: | Gefahr des Schocks (Kollaps), |
| – Zigaretten: | Gefahr des Schocks (Kollaps), |
| – schwere Mahlzeiten: | Gefahr des Schocks (Kollaps). |

So kann z. B. die Arbeit an Fabriköfen sowie der Aufenthalt in überfüllten oder überheizten Räumen ebenfalls einen Hitzschlag auslösen.
Die Entwicklung bis zum Hitzschlag kann sich über mehrere Tage erstrecken. Manchmal sind die Anfangssymptome so leicht, daß ihnen keine Beachtung geschenkt wird. Dann kommt plötzlich der *Kreislaufkollaps:* Kalte, feuchte Haut bis hin zu reichlichen, kalten Schweißausbrüchen, Blässe, manchmal Erbrechen und Durchfall. Es können Krämpfe auftreten sowie eine vorübergehende Bewußtlosigkeit.
Ohne Erste Hilfe kann ein Hitzschlag tödlich enden.

*Allgemeine Maßnahmen*
Bringen Sie den Erkrankten aus Hitze oder Sonne, suchen Sie den Schatten oder kühle Räume auf. Öffnen Sie die Kleidung und fächeln Sie dem Opfer Luft zu.
Wischen Sie den Schweiß mit einem Handtuch von Stirn, Handflächen und Fußsohlen, wobei Sie *vom Körper weg* massieren. Diese Technik wirkt entkrampfend.
Wenn der Bewußtlose nicht bald zu sich kommt, dann *massieren* Sie die Fußsohlen und Waden mit festem Druck *zum Oberkörper hin,* um zu tonisieren.
Wenn das Opfer bei Bewußtsein ist, dann geben Sie, je nach Bedürfnis, etwas Kaltes oder Warmes schluckweise zu trinken (z. B. verdünnten Fruchtsaft oder Kaffee).

Nachdem der Kranke wieder ganz zu sich gekommen ist, sollte er noch so lange liegenbleiben, bis er sich völlig erholt hat.

*Homöopathische Behandlung*

Wenn man sich durch die Umstellung auf die Hitze sehr strapaziert fühlt und schon die geringste Anstrengung an den Kräften zehrt, braucht man *Natrium muriaticum.*

- Dosierung: *NATRIUM MURIATICUM C 200,* 1 Gabe.

Wenn aber die Erschöpfung durch Hitze mit hoher Luftfeuchtigeit bedingt ist, kommt *Natrium sulfuricum* in Frage.

- Dosierung: *NATRIUM SULFURICUM C 200,* 1 Gabe.

Diejenigen, die in der glühenden Mittagshitze eine größere Anstrengung unternommen haben und sich wie ausgelaugt fühlen, brauchen *Natrium carbonicum.*

- Dosierung: *NATRIUM CARBONICUM C 200,* 1 Gabe.

Kollapsphase

Hier sind die wichtigsten Mittel: Veratrum album, Carbo vegetabilis, Cuprum metallicum (siehe unter »Kollaps bei Vergiftungen« S. 161).

## Insektenstiche und -bisse

*Das Ähnlichkeitsprinzip ist überall anwendbar*

Das homöopathische Prinzip vom Entstehen der Krankheit gilt auch bei Insektenstichen. Die Homöopathie sieht die Ursache von Krankheiten nicht in der Außenwelt, sondern in der Natur des Menschen liegend. So ist es auch hier kein Zufall, daß bestimmte Menschen wiederum bestimmte Insekten anziehen und zum Angriff reizen. Es wird manchmal gesagt, daß durch den reichlichen Genuß von Süßigkeiten Fliegen und Mücken vermehrt angezogen werden. So einfach ist es aber nicht, denn nicht jeder, der viel Süßes ißt, lockt die Fliegen an.

Durch genaue Beobachtung und Mittelprüfungen in der Homöopathie haben Homöopathen etwas Interessantes darüber herausgefunden, warum manche Menschen einen unwiderstehlichen Reiz auf Fliegen ausüben.
Im ersten Kapitel haben Sie gelesen, wie eine Arzneimittelprüfung durchgeführt wird. Die Personen, die die Heilpflanze *Caladium seguinum* (Schweigrohr, Familie der Arongewächse) über eine Prüfung erforscht hatten, sahen sich plötzlich von Fliegen verfolgt. Das lag daran, daß ihr Schweiß durch Caladium süß geworden war, weil die Bauchspeicheldrüse nicht mehr richtig arbeiten konnte und zuviel Zucker über die Haut ausgeschieden wurde.
Bei einem Menschen, der durch seinen süßen Schweiß die Fliegen anzieht, wird Caladium die Ursache, die zur Erkrankung der Bauchspeicheldrüse geführt hat, heilen und somit dafür sorgen, daß dieser Mensch nicht mehr von Fliegen belästigt wird.

*Insektizidresistente Insekten sind hochgiftig*

Einige dieser »lieben Tierchen«, die zu der Spezies Ungeziefer zählen, können zu einer rechten Plage werden und sogar gefährliche Krankheiten übertragen. Dennoch sollten wir Insekten deshalb nicht mit Haß, Abwehr und Verachtung strafen, denn das macht sie in der Regel nur noch aggressiver und aufsässiger.
Die allopathische* Denkweise hat auch den Nährboden für die Entwicklung von chemischen Insektenvernichtungsmitteln (= Insektizide, z. B. DDT) gebildet. Obwohl diese Methode die totale Zerstörung der »Feinde« bewirken soll, hat sie sich letztendlich nicht bewährt. Im Gegenteil – die Probleme, die durch die Resistenz der Insekten auf die Insektizide entstanden sind, haben globalen Charakter angenommen.
Durch die »Nebenwirkungen« der Insektizide sind die natürlichen Feinde der Schädlinge oftmals ausgerottet worden. In China wurden z. B. alle Vögel, die Nahrungsmittel (Reis, Obst, etc.) von den

* Vom griechischen allos = das andere. Im Gegensatz zur Homöopathie (homöos = ähnlich) versucht die Allopathie, Krankheit mit gegensätzlichen Mitteln zu bekämpfen.

Feldern fraßen, getötet. Dadurch brach das ökologische Gleichgewicht zusammen. Die Insekten hatten ihre natürlichen Feinde verloren und konnten sich ungestört ausbreiten. Der Schaden, der jetzt entstand, war unverhältnismäßig größer als zuvor. Durch diesen Mechanismus ist es zur vollständigen Vernichtung der Ernte durch Insekten gekommen, was wiederum Hungersnöte zur Folge hatte. Insektizidresistente Insekten sind äußerst angriffslustig. Durch die Speicherung der Insektizide kann ihr Stich so gefährlich werden, daß es zu *Blutvergiftungen* kommen kann. Manche schlimmen Folgen von Stichen (Brennen, Jucken, harte Schwellung) können monatelang anhalten.

In der Bienenzucht z.B. hat man Rassen mit aggressiven Merkmalen für eine Steigerung der Honigerzeugung in Kauf genommen.

Insekten können zu einer furchtbaren Plage werden oder zu kaum vorstellbaren Katastrophen führen. Einiges hat sich schon angebahnt.

Termiten, die früher nur in den heißen Zonen der Erde lebten, sind durch den Kampf gegen das Gift so widerstandsfähig geworden, daß sie sich mittlerweile auch in gemäßigten Klimazonen wohl fühlen. Von Südfrankreich aus haben sie inzwischen Paris erreicht und drängen weiter gen Norden. Und nicht nur das – auch in der Auswahl ihrer Nahrung, früher war es Holz, haben sie sich auf europäische Verhältnisse eingestellt. Sie fressen sich jetzt mühelos durch die härtesten Materialien hindurch. Selbst Beton hält ihnen nicht stand.

*Allopathisches Denken bei der Insektenvernichtung*

Sie werden sich fragen, was diese Ausführungen über eine nicht naturgemäße Schädlingsbekämpfung mit der Homöopathie zu tun haben? In der Agrarwirtschaft ist lange Zeit einseitig gedacht worden. Man hat versucht, die Krankheitserreger (die Symptome) zu vernichten, anstatt Boden und Pflanzen so gesund zu machen, daß sie nicht mehr anfällig für Krankheiten sind. Die Konsequenzen liegen, auch wirtschaftlich gesehen, inzwischen offen auf der Hand. Hier finden wir die Parallelen zur allopathischen Denkweise. Bei einem Infekt wird unter Einsatz von Antibiotika gegen die Bakte-

rien gekämpft. In der Folgezeit werden die Bakterien gegen die Antibiotika resistent. Die Vorgehensweise ist dieselbe wie bei den Schädlingsbekämpfungsmitteln.
Die Homöopathie hingegen trachtet danach, den Menschen, die Tiere oder die Pflanzen auf natürliche Weise so zu kräftigen, daß ihnen weder Bakterien noch Insekten etwas anhaben können.
Ein Mensch, der häufig Antibiotika bekommen hat, wird irgendwann überhaupt nicht mehr auf die Antibiotika ansprechen. Das kann bei lebensbedrohlichen Infekten verheerende Folgen haben, ganz zu schweigen von den Nebenwirkungen der Antibiotika auf den Gesamtorganismus.
»Es ist immer wieder festgestellt worden, daß die Vermehrung von resistenten Bakterienarten auf ein bestimmtes Antibiotikum direkt mit der Dauer und der Häufigkeit des eingesetzten Antibiotikums korreliert. In einem Krankenhaus zeigte eine Untersuchung, daß alle Arten von Staphylokokken, sowohl von Patienten als auch vom Personal, empfindlich auf das Antibiotikum Erythromycin reagierten. Nachdem Erythromycin über einen längeren Zeitraum hinweg vermehrt verabreicht worden war, wurden die Staphylokokken gegen das Medikament resistent.« (Quelle: »The Medicine Show«, Consumers Union, New York)
Die Folge war, daß kranke Menschen in diesem Krankenhaus gar nicht oder schwerer, als es zu Hause der Fall gewesen wäre, mit dem Medikament behandelt werden konnten: denn jeder Patient wird dort automatisch mit dem resistenten Staphylokokkus infiziert.

*Malaria breitet sich aus*

Auch die Anophelesmücke, die Überträgerin der Malariakrankheit, ist gegen DDT resistent geworden. Dadurch und durch die Tatsache, daß die Malariaerreger gegen Resorchin, das wichtigste allopathische Medikament bei Malaria, resistent geworden sind, hat sich die Malaria zu einer Bedrohung entwickelt, gegen die die allopathische Medizin machtlos ist.

*Homöopathie gegen Malaria*

Eine wirksame Malaria-Prophylaxe ist homöopathisch auf verschiedene Weise möglich. Die Mücken können durch homöopathische Salben abgeschreckt werden.
Mit einer homöopathischen Malaria-Impfung haben wir seit vielen Jahren gute Erfahrungen gemacht.* Aus vielen Teilen der Welt bekommen wir positive Rückmeldungen, und bis jetzt ist uns kein Mißerfolg bekannt geworden.

*Schutz vor Insekten durch Verhaltensänderung*
Was können Sie tun, um sich vor Insekten zu schützen?
Inwiefern hat Ihre Denkweise mit Ihrem Umgang mit Insekten zu tun? Beobachten Sie einfach, wie Sie reagieren, wenn Sie sich durch eine Wespe belästigt fühlen. Sollten Sie mörderische Impulse in sich entdecken, vergegenwärtigen Sie sich, daß Wespen genauso eine Daseinsberechtigung haben wie Sie selbst. Sie wissen nun, daß Sie mit Zerstörung das Problem nicht von Grund auf lösen können. Allein durch eine entsprechende Änderung Ihres Verhaltens können Sie sich für die Attacken von Wespen uninteressant machen. Entfernen Sie einfach alles Süße, Klebrige, Fruchtige, was die Wespen anlocken könnte.
Bienen werden durch bunte, leuchtende Farben, rauhe Stoffe, Haarfestiger, Parfüms und andere Kosmetika angezogen.
Unsauberkeit zieht Ungeziefer an.Wir behelfen uns z. B. in der Wespenzeit damit, daß wir ihnen vor dem Haus, aber nicht in Reichweite der Kinder, etwas angeschnittenes Obst zum Fressen hinstellen.

*Aromatische Gerüche behindern die Mittelwirkung*
In französischen Gasthöfen findet man im Sommer Basilikumpflanzen, deren starker Eigengeruch die Fliegen abschreckt. Den glei-

* Siehe auch »Homöopathischer Ratgeber für Reisende, besonders für Tropenreisende«, vgl. Literaturverzeichnis.

chen Dienst erfüllen Tomatenpflanzen. Nun ist es aber vom homöopathischen Standpunkt aus betrachtet ungünstig, wenn man sich ständig mit stark aromatischen Gerüchen (z. B. Heilkräuter, Gewürze, Parfüms etc.) umgibt, da sie die Wirkung der homöopathischen Mittel beeinträchtigen können, ganz abgesehen davon, daß manche Menschen darauf empfindlich reagieren. Am besten läßt man die Insekten gar nicht erst ins Haus.
Wir hängen im Sommer Vorhänge aus Perlenschnüren vor die offenen Türen, wie das in südlichen Ländern üblich ist. So kommen kaum noch Fliegen, Wespen o. ä. Insekten ins Haus. Fliegengitter vor den Türen lassen beim Öffnen und Schließen der Tür den Fliegen meist noch genug Raum zum Durchschlüpfen.
Vor dem Gebrauch von Insektensprays im Haus raten wir dringend ab, da sie zu Vergiftungen führen können (siehe S. 165).

**Mücken**

*Prophylaktische Maßnahmen*

Mücken sind sehr wählerisch. Das Blut mancher Menschen verschmähen sie, während sie es auf andere abgesehen haben. Aber es gibt hier eine homöopathische Abhilfe, um den Schmarotzern den Appetit zu verderben.
Der Homöopath Dr. Trexler (USA) unternahm Experimente, um einen sicheren Mückenschutz durch die innerliche Verabreichung von homöopathischen Mitteln zu erreichen. Durch gründliches Erproben und jahrelanges Überprüfen erwies sich *Staphisagria* als ein höchst wirksames Mittel.

*Der innerliche Mückenschutz*

Dieser Schutz wirkt nur während eines Aufenthaltes in Gebieten oder in Jahreszeiten, in denen viele Mücken vorkommen. In diesem Zeitraum nehmen Sie von *STAPHISAGRIA D 3,* 1 – 2 × täglich 1 Gabe.

*Wann kann diese Methode nicht angewandt werden?*

Nicht, wenn Sie gerade in einer homöopathischen Behandlung sind. Andernfalls müßten Sie die laufende Therapie unterbrechen und könnten sie z. B. nach dem Urlaub wiederaufnehmen.

*Wann hilft diese Methode nicht?*
Allopathische Medikamente – besonders Antibiotika und Sulfonamide – blockieren diesen homöopathischen Mückenschutz. Er hilft nur dann, wenn die Einnahme allopathischer Medikamente länger als drei Monate zurückliegt.
Auch bei Menschen, die auf bestimmte Medikamente allergisch reagiert haben, kann diese Methode erst ihre Wirksamkeit entfalten, wenn diese allergische Reaktion, die in der Homöopathie als Blockade gilt, homöopathisch abgebaut wird.
Es ist sogar beobachtet worden, daß die Wirkung durch häufigen Fleischgenuß beeinträchtigt werden kann. Antibiotika im Fleisch könnten hier die Ursache sein.

*Wirkt diese Methode bei allen Mückenarten?*
Ja, sie hindert auch die Anophelesmücke am Stechen und bietet dadurch einen Schutz vor Malaria.

*Der äußerliche Mückenschutz*
Aufgrund der vielen Einschränkungen bei der innerlichen Verabreichung habe ich versucht, eine Methode zu entwickeln, die jeder anwenden kann. Mit *STAPHISAGRIA D 3,* äußerlich als Salbe täglich auf die unbedeckte Haut aufgetragen, konnte ich gute Erfolge verzeichnen, aber der innerliche Schutz wirkt vergleichsweise besser.
*Mückenschutzöl:* 30 ml Olivenöl oder eine neutrale Salbengrundlage mit 30 – 50 Tropfen *STAPHISAGRIA D 3* gut vermischen.

*Homöopathische Behandlung von Mückenstichen*
Wenn die Mückenstiche nach dem Kratzen noch heftiger jucken oder zu brennen anfangen, lindern einige Gaben *LEDUM C 200,* innerlich, die Qualen.
Mückenstiche, die sich nicht zurückbilden und eine geschwürartige Schwellung zurücklassen, brauchen *CARBOLICUM ACIDUM C 200.*

## Fliegen

Die gewöhnliche Stubenfliege sticht und beißt nicht. Sie kann aber Krankheitskeime von Typhus, Pest oder Cholera auf Nahrungsmittel oder offene Wunden bei Menschen übertragen.
Prophylaxe für Menschen, die besonders belästigt werden: *CALADIUM C 200* 1 × täglich 1 Gabe, 1 Woche lang, (siehe auch S. 205) oder Staphisagria, siehe oben.

## Bremsen

Bremsen sind große Fliegen. Ihre Stiche können schmerzhaft sein und unter Umständen noch wochenlang lokale Schwellungen und Entzündungen hinterlassen.

- Behandlung: *LEDUM C 200,* 1 Gabe innerlich, äußerlich nach Bedarf.

## Bienen-, Wespen- und Hornissenstiche

Ein Bienen- oder Wespenstich ruft lokale Reaktionen, wie brennende Schmerzen, Schwellung und Spannungsschmerz, hervor.
Zahlreiche Stiche gleichzeitig können aber lebensbedrohlich werden. Es kann zu einem toxischen Schock kommen.
Ein Mensch, der einmal von einem Bienen- oder Wespenschwarm überfallen wurde, reagiert überempfindlich auf jeden späteren Stich. Ein anaphylaktischer Schock kann dann durch einen einzigen Stich ausgelöst werden. Die Desensibilisierung durch eine homöopathische Behandlung wäre in diesem Fall empfehlenswert.
Bienen sterben, wenn sie ihren Stachel durch einen Stich verloren haben. Die Muskeln der Giftblase aber kontrahieren noch bis zu zwanzig Minuten, nachdem der Stachel von der Biene getrennt wurde und treiben so den Stachel immer tiefer in die Haut, dabei wird kontinuierlich weiter Gift in das Gewebe injiziert.
Bei Wespenstichen bleibt der Stachel nach dem Stich meist nicht zurück, da die Wespe ihren Stachel wieder aus der Haut ziehen und wiederholt benutzen kann.

*Allgemeine Maßnahmen*
Entfernen Sie den Stachel sofort, indem Sie ihn vorsichtig mit dem Fingernagel oder einem Messerblatt zurückschaben bzw. herausdrücken. Versuchen Sie nicht, den Stachel mit den Fingernägeln oder einer Pinzette herauszuziehen, denn dabei wird noch mehr Gift in die Wunde gepreßt.

*Homöopathische Behandlung*
Salz ist meines Wissens das beste Mittel, um Schmerzen und Schwellung zum Abklingen zu bringen. Es hat den Vorteil, daß es im Haus immer zur Hand ist. Bedecken Sie den Stich mit Salzwasserumschlägen oder betupfen Sie ihn immer wieder mit Salzwasser.
Wenn Sie *NATRIUM MURIATICUM D 3* äußerlich auftragen, hilft dies noch schneller.
Falls Sie sich gerade in der freien Natur oder im Garten aufhalten und gestochen werden, so sollten Sie für diesen Fall einige Pflanzen kennen, die auch sehr gut helfen. Es handelt sich dabei um rauhe Gänsedistel und Spitzwegerich. Die Blätter der Pflanze werden zerrieben und der Stich mit dem austretenden Saft betupft oder das zerriebene Blatt aufgelegt.
Da der Mensch durch das passende homöopathische Mittel gegen das Insektengift desensibilisiert wird, geben Sie zusätzlich immer:

| | |
|---|---|
| nach Bienenstichen | 1 Gabe *APIS C 200,* |
| nach Wespenstichen | 1 Gabe *VESPA C 200,* |
| nach Hornissenstichen | 1 Gabe *VESPA C 200.* |

*Symptome des anaphylaktischen Schocks*
Diese treten sehr schnell nach dem Stich auf. Es handelt sich um: erschwerte Atmung, Unruhe, bläulich-livide Hautverfärbung, Husten, Kopfschmerzen, eventuell Bewußtlosigkeit.

*Behandlung:* Bei einem anaphylaktischen Schock werden die obengenannten Mittel das Opfer schnell aus dem Zustand herausholen.
*Nachbehandlung*: Bei geistiger Verwirrtheit, Schwäche und Unruhe: *ARSENICUM ALBUM.*

- Dosierung: *ARS. C 200,* 1 Gabe, anfangs alle 2 Stunden.

Bei Herzsymptomen, bläulicher Gesichtsfarbe und bläulicher Einstichstelle: *Lachesis.*

- Dosierung: *LACH. C 200,* 1 Gabe täglich.

## Wanzen

*Prophylaktische Maßnahmen*

Wanzen können sich nur dann einnisten, wenn sie genügend Unsauberkeit vorfinden. Matratzen und Bettgestell müssen genauso wie das Bettzeug von Zeit zu Zeit, in heißen Ländern mindestens einmal monatlich, an der Sonne gelüftet werden. Wenn sich das Ungeziefer erst einmal eingenistet hat, reicht meist die Sonnenbestrahlung alleine nicht mehr aus. In die Ritzen der Bettgestelle und anderer verdächtiger Möbel, z. B. Sessel, gießt man konzentrierte Salzlösung.

## Läuse

*Prophylaktische Maßnahmen*

Unsauberkeit spielt zwar eine entscheidende Rolle beim Läusebefall, aber im Grunde genommen ist immer eine Prädisposition dafür vorhanden. Ich habe häufig festgestellt, daß manche Menschen, besonders Kinder, trotz starker Sauberkeitsvorkehrungen und giftiger Insektenschutzsalben von Läusen befallen werden. Ohne eine homöopathische konstitutionelle Behandlung ist bei diesen Menschen alles vergebens.

## Kopfläuse

*Allgemeine Maßnahmen*

*Essig* auf die Kopfhaut auftragen und ½ Stunde einwirken lassen. Danach mit Shampoo abwaschen und die Haare gründlich mit einem feinzinkigen Kamm durchkämmen.

*Homöopathische Behandlung*

*TUBERCULINUM BOVINUM C 200,* 2 Gaben im Abstand von einer Woche.

Dieses Mittel wird in den meisten Fällen helfen, andernfalls begeben Sie sich in homöopathische Behandlung.

**Kleiderläuse**

Diese Art von Läusen kommt selten vor, meist ist ein Befall mit mangelhafter Ernährung des Menschen und schlechten hygienischen Verhältnissen verbunden. Hierbei spielt der Vitamin-B-Mangel eine wichtige Rolle.

*Allgemeine Maßnahmen*
Alle Kleidungsstücke müssen ausgekocht werden. Der Betreffende muß ein heißes *Essigbad* nehmen und sich hinterher abseifen. Koffer gegebenenfalls mit heißem Essigwasser auswaschen und in die Sonne stellen.
Frische, neue Kleidung, die nicht mit der alten in Berührung gekommen ist, anziehen. Ein bis zwei Wochen danach sollte hauptsächlich Gemüse und Obst gegessen werden, kein Fleisch und wenig Getreide.

*Homöopathische Behandlung*
Hier habe ich keine praktischen Erfahrungen sammeln können. Aber ein Versuch mit *Tuberculinum bovinum* würde sich sicher lohnen.

**Läuse der Genitalien**

Diese werden in der Regel durch Geschlechtsverkehr übertragen. Allgemeine Maßnahmen: Siehe unter »Kopfläuse«.

*Homöopathische Behandlung*
*STAPHISAGRIA C 200,* 1 × täglich, 1 Woche lang.

**Flöhe**

Beim Flohbiß gelangt eine ätzende Flüssigkeit in die Wunde, die Juckreiz, Schwellung und Rötung der Haut verursacht. Dabei saugt der Floh mit seinem Rüssel Blut aus der Wunde. Jedes Lebewesen hat seine eigene Art von Flöhen, aber es kann auch einmal vorkommen, daß Hunde- oder Katzenflöhe auf Menschen überspringen. Wenn das der Fall ist, muß diese Disposition homöopathisch behandelt werden, nachdem der Stich mit *Pulex irritans* versorgt wurde. Bei Menschenflohbissen wird in der Homöopathie der potenzierte Menschenfloh – Pulex irritans – eingesetzt.

- Dosierung: *PULEX C 200,* 1 Gabe innerlich, falls notwendig auch äußerlich anwenden.

**Grasmilben**

Diese leben eigentlich in tropischen Urwaldgebieten. Grasmilbenstiche sind sehr gefährlich. Als Folge der Stiche stellen sich Erbrechen, Durchfall, qualvoller Juckreiz und eine sinkende Körpertemperatur ein.
Mit einer Abart dieser Grasmilben sahen wir uns in den letzten Jahren häufig konfrontiert.
Besonders Kinder, die barfuß im Gras spielen, werden von den für das Auge unsichtbaren Milben befallen. Die Einstichstelle verfärbt sich rot, entzündet sich oftmals und juckt furchtbar. Wie bei Krätzemilbenbefall sollten die Kinder gründlich gewaschen oder gebadet werden, damit sich die Milben und ihre Larven nicht so leicht in die Haut einnisten können. Die Milben halten sich vor allem in der Haut von Brust, Bauch und Oberschenkeln.

- Behandlung: *LEDUM C 200,* täglich 1 Gabe innerlich und mehrfach täglich äußerlich auf die Wunden.

**Krätzemilben (Scabies)**

Durch Unsauberkeit können sich diese Milben einnisten. Sie bevorzugen die Stellen zwischen den Fingern und den Zehen sowie andere Körperfalten. Es ist normalerweise unmöglich, sie ohne giftige Salben wieder loszuwerden, aber die Homöopathie kann auch hier mit guten Heilungsquoten aufwarten. Die Behandlung sollte so schnell wie möglich begonnen werden, denn wenn der Befall schon länger besteht, dauert auch die Behandlung entsprechend länger.

*Allgemeine Maßnahmen*

Das oberste Gebot heißt Sauberkeit. Der Patient sollte sich täglich gründlich mit Kernseife waschen. Noch besser wirkt es, wenn man darin badet. Die Kleider sollten täglich gewechselt und die getragenen Kleidungsstücke gründlich ausgekocht werden.

Die ganze Wohnung muß gründlich gesäubert werden.

Bettwäsche und Bettdecken werden täglich ausgeschüttelt und an sonnigen Tagen draußen gelüftet.

Die Ernährung muß in der Art umgestellt werden, daß alles Reizende, Stimulierende, wie z. B. Süßes, Salziges, Gewürze, Genußmittel, aus der Diät entfernt wird.

*Homöopathische Behandlung*

Die folgenden therapeutischen Empfehlungen sind nur im Anfangsstadium anwendbar!

Für dieses Stadium, in dem die individuellen* Symptome noch nicht aufgetreten sind, kommt *Psorinum* in Frage. Hier sollte aber beachtet werden, daß jeder, je nach seiner Disposition, mit konstitutionellen Symptomen reagieren wird. Trotzdem müssen Sie Psorinum weiter geben und die kurzzeitig aufflammenden Symptome in Kauf nehmen, bis die Milben verschwunden sind. Durch die homöopathische Therapie werden die Milben nicht wie durch die Gifteinwirkung direkt getötet, sondern es wird ihnen der Nährboden entzogen. Der Organismus stellt sich um und lernt, die Schmarotzer abzuwehren.

Wieder geht es nicht darum, ein Symptom (Krätzemilben) zu beseitigen, sondern die Selbstheilungskräfte zu mobilisieren.

- Dosierung: *PSORINUM C 200,* in er ersten Woche 2 × täglich 5 Tropfen auf 1 Schnapsglas Wasser.
  Wenn noch nicht beseitigt, in der zweiten Woche 1 × täglich 5 Tropfen auf 1 Schnapsglas Wasser.

* Individuelle Symptome: Symptome, die nicht zum Standardbild einer Krankheit gehören und sich nicht aus dem spezifischen pathologischen Geschehen erklären lassen. Beispiel: Wenn jemand Schnupfen bekommt und jetzt eine Abneigung gegen Kaffee entwickelt und jede Nacht um 4 Uhr aufwacht, so sind dies »individuelle Symptome«, die nicht im Bild des »Normalschnupfens« enthalten sind.

Falls notwendig: in der dritten Woche jeden 2. Tag 5 Tropfen. Wenn alles nicht hilft, suchen Sie einen Homöopathen auf!

**Zecken**

Zecken halten sich gern im Wald auf Bäumen und Büschen auf. Sie lassen sich fallen und beißen sich unbemerkt in der Haut fest. Erst später wird man die mit Blut vollgesogene Zecke entdecken, die Wunde juckt und brennt etwas. Die Zecke muß vorsichtig aus der Haut entfernt werden, ohne daß der Kopf abreißt, was zu Entzündungen führen könnte.
Zecken können Krankheiten übertragen. Ob das vermehrte Auftreten der gefürchteten Gehirnhautentzündung oder der Lyme-Krankheit in den letzten Jahren wohl auch in Zusammenhang mit der erhöhten Virulenz von Insekten als Folge der Insektizide steht?

*Allgemeine Maßnahmen*
Auf keinen Fall darf man die Zecke mit Gewalt herausziehen. Sie läßt sich mühelos entfernen, wenn man den Zeckenkopf mit Schmieröl oder noch besser mit Klebstoff luftdicht abdichtet. Die Zecke bekommt keine Luft mehr und lockert ihren Biß.

*Homöopathische Prophylaxe*
Hier geht es darum, einer Gehirnhautentzündung nach einem Zeckenbiß mit 1 Gabe *ZECKENBISSFIEBER-NOSODE D 200* vorzubeugen. Dieses Mittel hilft auch bei den eventuellen Folgen einer allopathischen Zeckenimpfung.

## Angina pectoris

Die Angina pectoris (angina = Enge, pectus = Brust) zeichnet sich durch einen anfallsweise auftretenden Schmerz aus, der vom Herzen ausgeht und in die linke Schulter, die Arme, den Oberbauch und den Nacken ausstrahlen kann.
Die Ursache kann organisch oder funktionell bedingt sein. Bei ersterer spielt vor allem die Verengung der Herzkranzgefäße infolge

Verkalkung eine Rolle. Unter körperlicher Belastung können die Herzmuskeln nicht mehr mit genügend Sauerstoff von den verkrampften, verkalkten Gefäßen versorgt werden.
Bei der funktionellen Angina pectoris sind Krämpfe der Herzkranzgefäße infolge langandauernder körperlicher Überanstrengung, schweren seelischen Erschütterungen, Nervosität, Hysterie oder Tabakvergiftung die Ursache. Eine Differenzierung der jeweiligen Form ist durch das EKG möglich.
Bei der Behandlung von Angina pectoris sehen wir wieder die Bedeutung des Individualisierens, die eine echte Heilung durch ein individuelles Mittel erst ermöglicht. Alle schematischen Behandlungsversuche können nur palliativ wirken.
Die Homöopathie behandelt nicht primär »Angina pectoris«, sondern die einzigartige Art und Weise, wie sie sich bei einem bestimmten Menschen äußert. Wenn die Schmerzen in die linke Halsseite ausstrahlen, dann ist ein anderes Mittel angezeigt, als wenn sie sich in den linken Arm erstrecken. Das Symptom »Schmerzen im linken Arm« führt allein auch noch nicht zum richtigen Mittel, jetzt muß man weiter differenzieren. Es können andere Empfindungen, wie Taubheits- oder Gürtelgefühl, Kollapserscheinungen oder Todesangst den Herzanfall begleiten. Einige Gaben des richtigen homöopathischen Mittels bringen schnell Linderung. Aber die ärztliche Überwachung des Kranken und eine Behandlung der verkalkten Gefäße sind erforderlich, da ein Herzinfarkt drohen kann.
In der Allopathie werden Nitroglycerin und Amylnitrit (Amylium nitrosum) als universelle gefäßerweiternde Mittel bei Angina pectoris eingesetzt. Sie wirken dem Engezustand der Blutgefäße entgegen, also genau im Sinne des allopathischen Prinzips. Von einer wirklichen Heilung können wir in so einem Fall nicht sprechen, denn es liegt in der Natur der Dinge, daß alles, was mit Gewalt erreicht wurde, wieder zurückkehrt. Und so ist es hier auch: Die Attacken kommen in periodischen Abständen wieder, bis die Medikamente nicht mehr helfen.
Wenn nun die Homöopathen den Zustand heilen wollen, brauchen sie Mittel, die durch Arzneimittelprüfungen am Gesunden gezeigt haben, daß sie einen ähnlichen Krampfzustand des Herzens produ-

zieren können. Durch diese Heilmittel wird der Organismus in die Lage versetzt, mit solchen Krampfzuständen richtig umzugehen.
Die Aktivierung der Selbstheilungskräfte löst einen Lernprozeß aus und bewirkt echte Heilung, wodurch die Krämpfe nicht mehr entstehen können. Selbstverständlich ist aber sowohl bei der organischen als auch der funktionellen Angina pectoris eine gründliche *Nachbehandlung* durch einen erfahrenen Homöopathen erforderlich.
Wie lange ein Lernprozeß mit Hilfe homöopathischer Mittel dauert, ist davon abhängig, inwieweit die Krankheit vernachlässigt bzw. unbeachtet gewesen ist. In einem Notfall geht es aber darum, lebensrettende Maßnahmen schnell und sicher einzusetzen. Besonders wenn Sie sich der Lage nicht gewachsen fühlen, sollten Sie immer undogmatisch und frei von Vorurteilen die Therapie wählen, mit der Sie sich vertraut fühlen und von der Sie überzeugt sind, den Notfall damit meistern zu können.
Es gibt leider unter den Nichthomöopathen die weitverbreitete Auffassung, homöopathische Mittel würden bei hochakuten Prozessen nicht schnell genug helfen, weshalb man sie am besten nur bei harmlosen Krankheiten einsetzen sollte. Wer einmal erlebt hat, wie schnell das richtige homöopathische Mittel wirkt, weiß, daß es in der Schnelligkeit seiner Wirkung durchaus Nitroglycerin übertreffen kann, besonders bei funktionellen Angina-pectoris-Anfällen.

*Allgemeine Maßnahmen*
Bei organischer (im Gegensatz zu funktionell-nervaler) Angina pectoris ist Bettruhe ein Muß. Der Kranke soll keine Nahrung zu sich nehmen, bis er sich fit fühlt und der gesunde Appetit zurückgekehrt ist. Flüssigkeit kann nach Bedarf getrunken werden. Auch in den dem Anfall folgenden Tagen sind Anstrengungen zu vermeiden.
Der Kranke darf nur leichte Kost zu sich nehmen. Salz und Zucker werden für mindestens eine Woche vom Speisezettel gestrichen. Kaffee, Alkohol und Zigaretten sind strengstens verboten.
Es hängt von dem Zustand des Herzens ab, wie lange welche Maßnahmen erforderlich sind.

*Die homöopathische Behandlung der Angina pectoris*

*Angina-pectoris-Anfall durch Anstrengung:*

Ein schlecht trainiertes Herz wird eine ungewöhnliche Anstrengung nicht vertragen können. Das, was einem Menschen heute vielleicht nichts ausmacht, kann morgen eine große Anstrengung sein, wenn noch andere Faktoren zusammentreffen.

Wenn ein Mensch beim Sport plötzlich mit großen Schmerzen in der Brust auf den Boden stürzt, wird *Arnica* helfen. Auch wenn die Umstehenden oder Sie als Behandler der Ansicht sind, daß eine so geringe Anstrengung (z. B. Golfspielen) doch nicht die Ursache für einen Angina-pectoris-Anfall sein kann, ist dennoch Arnica das richtige Mittel. Die bildhafte Beschreibung soll Ihnen helfen, unter den gegebenen Umständen Arnica zu erkennen.

Der Betroffene fällt unter großen Schmerzen zu Boden und kann sich kaum bewegen. Mit der rechten Hand preßt er sich den linken Ellbogen an die Brust. Die Schmerzen sind nämlich am linken Ellbogen besonders schlimm.

Arnica ist besonders wichtig bei Menschen, die lange Jahre nicht mehr trainiert haben.

Bitte vergessen Sie nicht die allgemeinen Maßnahmen, da der Arnica-Mensch dazu neigt, alles herunterzuspielen. Er wird zu früh aufstehen wollen.

- Dosierung: *ARNICA C 200,* 1 Gabe ½stündlich.

*Bei einem gesunden, kräftig aussehenden Menschen*

Ein kräftig aussehender Mensch, der sich einer guten Gesundheit erfreut und dessen Herz ohne Problem gearbeitet hat, wird aus heiterem Himmel von Brustkrämpfen überfallen. Heftige Schmerzen schießen in seinen linken Arm oder strahlen nach allen Richtungen. Der Mensch glaubt, seine Todesstunde habe geschlagen und versichert den Umstehenden, daß er jede Sekunde sterben werde. Sein ganzer Körper ist von kaltem Schweiß bedeckt, er leidet furchtbare Qualen, stöhnt laut vor Schmerzen und wälzt sich hin und her.

- Dosierung: *ACONIT C 200,* 1 Gabe ½stündlich.

*Bei einem schwachen, kränkelnden Menschen*

*Arsenicum album* paßt für den von vornherein geschwächten Menschen, der durch die Herzschmerzen zusehends entkräftet wird und nur sehr oberflächlich atmen kann. Die Herzschmerzen sind eher brennend und am schlimmsten um oder nach Mitternacht. Der Kranke friert furchtbar, er kann es nicht warm genug haben.

Der Schmerzanfall macht ihn sehr ungeduldig, aber durch die geringste Bewegung bekommt er schlecht Luft. Es dauert dann lange, bis er sich erholt. Er ist voller Furcht und glaubt, jeden Moment ohnmächtig zu werden.

Arsenicum album hat das typisch hippokratische Aussehen: Das Gesicht ist eingefallen und sieht spitz aus, die Angst hat sich in die Gesichtszüge eingeprägt.

Bei Arsen ist es wichtig, die Nachbehandlung nicht zu vergessen.

- Dosierung: *ARSENICUM ALBUM C 200,* 1 Gabe ¼–½stündlich.

*Eine eiserne Faust packt das Herz*

Derjenige, der eine Herzattacke (möglicherweise ausgelöst durch Liebeskummer) bekommt und das Gefühl hat, sein Herz werde von einer eisernen Faust gehalten, braucht *Cactus*.

Diese Empfindung kann unterschiedlich ausgedrückt werden, z. B. »als ob ein eiserner Gurt das Herz an seinen normalen Bewegungen hindere« oder »als ob das Herz heftig zusammengepreßt wird und genauso heftig versucht, die Fesseln zu sprengen«.

- Dosierung: *CACTUS C 200,* ¼stündlich 1 Gabe.

*Wie gelähmt vor Schmerzen*

Diese Herzattacke kommt ganz plötzlich mit einem Aufschrei, als ob ein Dolch ins Herz gestoßen würde. Der Schmerz nimmt dem Kranken den Atem und lähmt ihn. Die Herzschmerzen schießen zur Achsel und in die Finger der linken Hand, dabei fühlt sich alles taub und gelähmt an. Die Haut ist kalt wie Marmor und auf den Gesichtszügen spiegelt sich die Angst wider.

- Dosierung: *LATRODECTUS MACTANS C 200,* 1 Gabe ¼stündlich.

*Durch schweres Essen*

Nach einem schweren Festmahl mit den verschiedensten Gängen und reichlichen, blähenden Speisen wacht der Herzkranke in der Nacht plötzlich mit einem Angina-pectoris-Anfall auf. Er steht auf, japst vor Anstrengung nach Luft, torkelt vor Schmerzen und fällt auf den Boden.

Diese Schmerzen strahlen zum Schlüsselbein aus oder zum Magen.

- Dosierung *CRATAEGUS D 1–D 6,* je nach Bedarf eine oder mehrere Gaben, löst meist die Schmerzen unter reichlichem Aufstoßen. Wiederholen Sie das Mittel bei Rückkehr der Schmerzen.

# IV. Mutter und Kind

## Die Familie

Die ersten Jahre sind von großem Einfluß auf die körperliche und geistige Entwicklung des Kindes und die Entfaltung seiner seelischen Eigenschaften. In dieser Zeit ist das Kind ganz im Schoß der Familie geborgen. Normalerweise verbringt es diesen Teil seines Lebens ausschließlich im Elternhaus. Es ist die wichtigste Zeit für das Kind wie auch für die Eltern bzw. die Familie. Die Familie ist maßgebend für seine spätere Entwicklung, wenn es mit der Umwelt direkt in Kontakt kommt. Wenn wir im Kinde Verjüngung und Zukunft der Menschheit erblicken, muß der Familie die größte Aufmerksamkeit zugewendet werden. Welche Entscheidung wir in der Kinderstube treffen, wird nicht nur unsere Zukunft und unser Wohlbefinden beeinflussen, sondern in letzter Konsequenz die ganze Menschheit, das gesamte Leben auf der Erde.
Spätestens bei der Geburt des Kindes müssen wir uns ernsthaft die Frage stellen: Will ich eine friedliche Welt für mein Kind? Wenn ja, dann muß das Leben eine ganz neue Qualität bekommen. Wir müssen alles, was das Leben sich nicht entfalten läßt, alles Unterdrückende, alles Verdrängende aufgeben. Wir müssen die wahren Gründe der Krankheiten, des Unglücks, des Unzufriedenseins erkennen.
Alle Eigenschaften des Körpers, des Geistes und der Seele eines Menschen sind bei der Empfängnis bereits vorhanden. Es ist unmöglich, daß die Eltern ihr Kind nach ihren Vorstellungen umformen und grundsätzlich »anders« gestalten können. Jedes Kind hat eine individuelle Persönlichkeit, die es schon bei der Empfängnis besitzt und die seine Einzigartigkeit ausmacht. (Erb-)Anlagen können nicht mehr ausgemerzt werden, fehlende Eigenschaften nicht ersetzt werden. Es gehört deshalb zu den Aufgaben der Eltern, die Anlagen des Kindes frühzeitig zu erkennen und durch entsprechende Anleitung und Unterstützung dem Kind die Möglichkeit zu geben, seine Persönlichkeit und seine Eigenschaften zu entfalten und sie zu seinem eigenen Besitz zu machen.
Wachstum vollzieht sich langsam und stufenweise. Es ist notwendig, daß die Eltern sich mit den Entwicklungsstufen des Körpers, des Geistes und der Seele vertraut machen.

Die Aufgabe der Elternschaft fängt daher viel früher an – und zwar bevor das Kind empfangen oder geboren wird. Die Frage, wann man anfangen soll, könnte man spaßeshalber mit »schon bei den Großeltern« beantworten. Man sollte *jetzt* anfangen. Jede Mühe, die sich einer jetzt gibt, bereitet ein gesünderes Klima für das Ungeborene.

## Die Schwangerschaft

Diese Zeit kann man nutzen, um sich für entscheidende Momente im Leben des Kindes vorzubereiten. Jetzt sollten wir unsere Lebensphilosophie, Lebensweise, unsere Ernährung und Süchte untersuchen und neu überdenken.
Es muß einem wirklich klarwerden, was Unterdrückungsmaßnahmen, Verdrängungen, Linderungen, Verschiebungen sind und was heilsam ist. Das Wachstum zu mehr Ganzheit vollzieht sich nur schrittweise und muß nach und nach in die Praxis umgesetzt werden. Alle radikalen Änderungen in der Lebensweise, der Ernährung und bei den Süchten werden meist ohne Erfolg bleiben, da es sich um Verdrängungen handelt, deren Inhalte später, in einem kritischen Moment, wieder auftauchen. Nur Einsicht auf der seelischen Ebene bringt Veränderungen, die dauerhaft, echt und stabil sind. Alle rein intellektuellen Bemühungen werden sich letzten Endes als heimtükkisch und schädlich erweisen. Der Intellekt ist notwendig, um sich Gedanken zu machen, um zu verstehen, um zu planen, um die notwendigen Schritte auszuarbeiten, aber dann muß das Problem über die Emotion und das Herz verarbeitet und in der Realität vollzogen werden.
Betrachten wir das Rauchen. Es ist bekanntermaßen erwiesen, daß es nicht nur für den Rauchenden selbst, sondern auch für das Ungeborene schädlich ist und daß eine hohe Prozentzahl der Kinder rauchender Eltern Mißbildungen und Behinderungen aufweisen. Die Statistik belegt, daß die höchste Rate erzielt wird, wenn beide Elternteile rauchen. Wenn nur die Mutter raucht, ist die Zahl etwas niedriger, und wenn nur der Vater raucht, ist die Rate noch geringer. Nun hat aber ein Gift auch eine ganze Reihe von Folgen, die

nicht bewiesen werden können oder die nicht gleich so deutlich zu pathologischen Veränderungen führen.
Wir wissen, daß wir die Nikotinsucht auf rein intellektueller Ebene nicht bewältigen können. In welchem Maße Rauchen einen schädlichen Einfluß ausübt, hat damit zu tun, inwiefern einer von der Zigarette abhängig ist. Ist es eine Sucht oder ein Genuß? Raucht man mal eine, weil man es genießt, oder muß man immer rauchen, wenn sich die Stimme der Seele zu laut erhebt und man sie nicht hören möchte. Das eine gehört zum Leben, das andere ist schädlich. Leben besteht nicht aus Verzicht, sondern aus Einsicht. Wenn man seine Lebensweise in Frage stellt und anfängt, sich über Dinge bewußt zu werden, dann fällt nach und nach das Überflüssige ab. Wenn man aber meint, Genügsamkeit sei eine Tugend, und dabei die notwendige Bewußtwerdung fehlt, dann handelt es sich um erzwungene Einfachheit, die unecht ist und Konflikte auslöst.
Paare, die Kinder haben wollen, sollten sich in eine konstitutionelle homöopathische Behandlung begeben, auch wenn keine schwerwiegenden Krankheiten vorliegen. Wenn wir uns überlegen, wie lange der Körper braucht, um z. B. von Nikotin freizuwerden (nach der Entwöhnung dauert es mindestens drei Jahre), dann wird uns klar, wie dringend wir jetzt gleich die Weichen zu stellen haben. Die Homöopathie hilft bei der schnelleren Entgiftung. Aber es geht nicht nur um den Körper, sondern um die grundsätzliche Lebensumstellung.

## Die werdende Mutter

Bei vielen Völkern der Erde wird die Mutter als heilig angesehen und verehrt. Es gibt Religionen, bei denen Gott als Mutter verehrt wird. Der Volksmund spricht vom »Kindersegen« und davon, daß die werdende Mutter »gesegneten Leibes« sei. Muttersein ist »ein Segen«. Durch die Schwangerschaft werden schlafende Instinkte erweckt. Die Frau bekommt ein völlig neues Gespür für ihren Körper. Jetzt sollte sie innehalten, auf den Körper achten und die innere Stimme laut und deutlich werden lassen.
Eine große Gelegenheit, in das Reich der Zärtlichkeit, der Zuwen-

dung, des Verständnisses und der Liebe einzutreten, steht jetzt an. Das Kind braucht die Mutterliebe und die Geborgenheit nicht erst nach der Geburt, sondern schon im Mutterleib.
Die Zeit der neunmonatigen Schwangerschaft verläuft meist nicht ohne Schwierigkeiten, und manche Prüfungen können der werdenden Mutter zu schaffen machen. Dennoch lohnt sich der Weg, da er segensreiche Geschenke bereit hält.

### Gefahr von Medikamenten

Jedes Medikament, das den wachgewordenen Instinkt lähmt, wird Folgen haben. Jedes Symptom, das nicht beachtet wird und unterdrückt wird, kann schlimme Konsequenzen mit sich bringen. Natur ist weder böswillig noch gutwillig, sondern funktioniert nach bestimmten Prinzipien. Wenn man die Prinzipien beachtet, ist das Resultat schön, befriedigend und glückbringend. Wenn man sie verachtet, erhalten wir entsprechend häßliche, unbefriedigende und Kummer erzeugende Resultate. Es ist aber nie zu spät umzukehren und aus dem, was entstanden ist, etwas Schönes zu schöpfen.
Vor 1962 lebte ein Großteil der Welt in dunklem Unwissen über das Leben des Ungeborenen. Es herrschte allgemeiner Konsens darüber, daß der Fötus im Mutterleib völlig geschützt sei. Der Mutterkuchen, über den das Ungeborene seine Nahrung bekommt, bewache es wie ein Schutzengel, der nur das Gute durchlasse, alles Schlechte weise er zurück. Dieses Märchen entsprang vielleicht der Ansicht vom heiligen Stand der Mutterschaft, gestützt auf die Liebe der Mutter, die ihr kleines Wesen vor allem Unheil schütze.
Mit der Contergan-Katastrophe erwachte eine schlafende Welt und man merkte plötzlich, in was für einen Horrorzustand unbewußtes Leben führen kann. Bald wurden die Forschungen einzelner Wissenschaftler, die schon lange vorher die Physiologie des Fötus untersucht hatten, allgemein bekannt und anerkannt: Fast alles erreicht das ungeborene Kind innerhalb weniger Minuten, nachdem es eingenommen oder gespritzt wurde.
Verharmlosend wird behauptet, daß nur das erste Drittel der Schwangerschaft gefährdet sei, danach könne man ruhig jedes

Medikament nehmen. In dieser Hinsicht weiß man inzwischen aber auch mehr. In den ersten drei Monaten, in denen die Struktur des werdenden Organismus angelegt wird, ist natürlich die Gefahr der Organschädigung am größten. Aber auch die einmal angelegte Struktur kann noch sehr stark geschädigt werden. Medikamente am Ende der Schwangerschaft bergen andere Gefahren in sich. Solange das Kind mit der Mutter über die Nabelschnur verbunden ist, können die Enzyme der Mutter die Medikamente noch neutralisieren (jedes Medikament ist mehr oder weniger giftig und der Körper leidet darunter). Nachdem die Nabelschnur durchgeschnitten ist, ist das Kind auf einmal auf sich angewiesen. Manche Enzyme besitzt das Baby noch nicht oder nur in geringen Mengen. Medikamente, die in seinem Körper noch vorhanden sind, kann es nicht neutralisieren. Diese Tatsache ist verantwortlich für eine Reihe von Zuständen, die kurz nach der Geburt auftreten können, z. B. Blutungen und Gelbsucht* beim Neugeborenen.

## Eisenpräparate – Der Eisenbedarf und die Eisentherapie in der Schwangerschaft

Schwangere Frauen benötigen vermehrt Eisen, da sie mehr Blut bilden müssen. Sobald das Labor eine geringfügige Blutarmut (Eisenmangelanämie) bei einer Schwangeren feststellt, wird Angst verbreitet: Das Kind würde nicht mit genügend Blut versorgt und anämisch werden! Tatsache ist, daß die Natur in der Verteilung der Rohstoffe das junge Leben gegenüber der Mutter bevorzugt.

»Schwangere Frauen haben besonders im letzten Drittel der Schwangerschaft meist einen niedrigen Eisenspiegel. Die Mehrzahl der Ärzte empfiehlt deshalb die routinemäßige Einnahme von Eisentabletten während dieser Zeit. Der Nutzen einer solchen Maßnahme ist jetzt durch verschiedene Untersuchungen in Zweifel gezogen worden. Die beiden Wissenschaftlerinnen Elina Hemminki und Barbara Starfield überprüften alle seriösen Studien über den Nutzen der Eisentherapie in der Schwangerschaft. Ergebnis: Keine

* »Medicine Show«, A Consumers Union Publication, S.189

einzige Studie erbrachte den Nachweis irgendeiner Verbesserung der Gesundheit für Mütter oder Babys.«*
Diese Studie kommt zu demselben Ergebnis, welches vielen Homöopathen aufgrund ihrer Beobachtungen seit langem kein Geheimnis ist: *Eisenpräparate verbessern nicht die Gesundheit!* Sie können zwar das rote Knochenmark anregen, mehr rote Blutkörperchen zu produzieren, aber gerade bei Schwangeren geschieht auch das nicht immer so, wie man es erwartet. Dagegen muß allemal mit Nebenwirkungen gerechnet werden wie Übelkeit, Durchfall, Verstopfung, Schwarzfärbung des Stuhls, Schwarzfärbung der Zähne, Zellschädigungen, Appetitverlust, Venenentzündung, Kreislaufkollaps, Schüttelfrost, Wucherung des Lymphgewebes und Magenausgangsverengung.
In manchen Fällen wurde sogar beobachtet, daß trotz der Zufuhr von Eisenpräparaten der Hämoglobinspiegel sank. Dies ist ein Indikator für den Beginn einer Eisenvergiftungsanämie, die zu Leber- und Nierenschäden führen kann. Wenn erst einmal zuviel Eisen vom Körper aufgenommen wurde, kann es nur über Blutverluste ausgeschieden werden. Bei der Schwangeren fehlt diese Möglichkeit, da die monatliche Periode aufgehört hat. Aber in den meisten Fällen kann der Organismus eben gar nicht das ganze angebotene Eisen aufnehmen, so daß es über den Darm wieder ausgeschieden wird.
Neugeborene, deren Mütter sich einer Eisentherapie unterworfen haben, können zu Verstopfungen und schwerer Gelbsucht neigen. Eine ausgeglichene, vollwertige Ernährung sollte in jedem Fall auch während der Schwangerschaft den erhöhten Eisenbedarf decken.
Das eigentliche Problem beim Eisenmangel liegt in der Unfähigkeit des Körpers, Eisen aufzunehmen und zu verwerten. Und die Ursache hierfür ist letztendlich im geistig-seelischen Bereich des Menschen zu suchen. Die richtige homöopathische Behandlung verbessert den allgemeinen Gesundheitszustand und heilt über diese Ebene die »Blutarmut«.

* Langbein, u. a., »Bittere Pillen«, siehe Literaturverzeichnis.

*Wie erkennen Sie einen Eisenmangel?*
Am glanzlosen, struppigen Haar; trockener, welker Haut; brüchigen Nägeln; spiegelnd glatter Zunge; Rissen in den Mundwinkeln; blassen Schleimhäuten – schauen Sie sich die Färbung des inneren Unterlides an! –; Brennen auf der Zunge; allgemeine Schwäche und Müdigkeit.

*Allgemeine Maßnahmen*
Mit einer Ernährungsumstellung auf Vollwertkost – Getreide, Rohkost, Keimlinge – können Sie Ihren Teil zur Unterstützung der homöopathischen Therapie beitragen.
Manche Nahrungsmittel enthalten viel Eisen in leicht verwertbarer Form. An der Spitze stehen die *Brennessel, Zuckerrohrmelasse* und diejenigen *Apfelsorten,* die nach dem Reiben schnell braun werden. (Boskop enthält viel Eisen, Golden Delicious kaum etwas). Es gibt ein altes Hausmittel: *Eisennägel* werden in einen *eisenhaltigen Apfel* gesteckt. Durch die Oxidation wandelt sich das Eisen in eine leicht verwertbare Eisenverbindung um.
Viel Eisen enthalten: Blattsalate, Spinat, Leber (Vorsicht – oft reichlich belastet mit Umweltgiften). Weißes Mehl enthält kein Eisen und auch kein Vitamin B.

## Vitaminpräparate

Vitamine gehören ebenfalls zur Kategorie der Ersatztherapien, bei denen nie die Ursache der Beschwerden behandelt wird. Im Gegenteil: Die wahllose Einnahme von z. B. Vit. B 12 verändert schon in geringen Mengen das Blutbild so, daß die relativ weit verbreitete Form der Blutarmut (perniziöse Anämie) oft kaum mehr zu entdekken ist. Unabhängige Wissenschaftler fordern die Entfernung von Vitamin B 12 aus Vitaminpräparaten, da es der gesunde Mensch nicht braucht, und der Perniziosa-Kranke die wichtige Behandlung versäume.*
Alles hat eine Wirkung, es fragt sich nur, ob das Vitamin auch die

* »Bittere Pillen«

gewünschte Wirkung erzielt. Über Jahre hinweg sind viele gründliche Untersuchungen gemacht worden, und die Wissenschaftler sind zu einem interessanten Schluß gekommen: Vitaminpräparate eignen sich gut als Placebos!* Die psychologische Wirkung ärztlich verschriebener Vitamine bei allgemeinem Unwohlsein, Leistungsabfall, Müdigkeit, Depressionen etc. überrascht anfangs, indem sie eine Heilwirkung vortäuscht – das nennt man Placebowirkung. Dies führt natürlich zu dem Irrtum, daß die Vitamine den (nachweislich gar nicht vorhandenen) Mangel beseitigt haben, und schon stehen sie in dem Ruf, wichtige Heilmittel zu sein!

Nachdem dann die anfängliche Wirkung nachläßt, neigt der Verbraucher dazu, die Dosis der Wunderdroge zu erhöhen und damit kann sich eine Vitaminvergiftung anbahnen. Auch das harmlose Placebo »Vitaminpräparate« kann zu Überdosierungserscheinungen führen. Erinnern Sie sich noch an den Fall eines Engländers (er ging vor Jahren durch die Presse), der täglich literweise Karottensaft trank und an einer Karottenvergiftung starb?

Wenn Sie sich abwechslungsreich und vollwertig ernähren und ihr Organismus intakt ist, kann es zu keinen Vitaminmangelzuständen kommen. Auch bei Resorptionsstörungen muß der Körper als Ganzes behandelt werden. Substituierung von fehlenden Vitaminen ist dann bestenfalls eine »Krücke«.

Vitaminmangel ist heute in den Industrieländern sehr selten geworden. Dagegen leiden viele Menschen der Dritten Welt unter Mangelzuständen.

Nach dem Vergleich der von unabhängigen Wissenschaftlern empfohlenen Tagesdosen mit den Statistiken des deutschen Gesundheitsministeriums über den täglichen Vitaminverbrauch des Bundesbürgers konsumieren wir eher zuviel als zuwenig Vitamine.**

Und für die Gruppe von Menschen mit Resorptionsstörungen im Darm (Verdauungsstörungen), z. B. die Alkoholiker, stellt die Multi-Vitaminzufuhr nur die Verschleierung der Grundursache dar. Diesen Menschen könnte mit Homöopathie wirklich geholfen werden.

* »The Medicine Show«

** »Bittere Pillen«

*Sind Vitamin-D-Präparate notwendig?*
Vitamin D reguliert den Kalk- und Phosphatstoffwechsel im Körper. Sein Mangel kann zu schlechten Zähnen und Skelettveränderungen, der Rachitis (engl. Krankheit) führen. Es wird mit der Nahrung aufgenommen oder aus einer Vorstufe (Provitamin) in der Haut durch Sonnenbestrahlung gebildet. Nach sonnenarmen Monaten kann eine geringe Zufuhr von Vitamin D für Schwangere, Stillende, Säuglinge und Kleinkinder sinnvoll sein. Wenn die Sonne täglich nur kurz scheint, reicht das für eine ausreichende Versorgung mit Vitamin D aus, da sich unser Organismus darauf einstellt und entsprechend anders mit seinen Reserven an Provitaminen umgeht. Die Rachitis erhielt den Namen »Englische Krankheit«, weil sie im Zeitalter der Industrialisation – infolge geringer Sonneneinstrahlung wegen des Smog – in England sehr verbreitet war.

*Lebertran, Hefe, Getreide, Brot, Eidotter und Butter enthalten reichlich Vitamin D.*
Wenn Sie Angst haben, daß der Körper an sonnenarmen Tagen nicht genügend Vitamin D bekommt, dann können Sie an diesen Tagen eine kleine Dosis zu sich nehmen.
Die regelmäßige Einnahme empfehlen wir nicht, da sie bei genügendem Aufenthalt an der frischen Luft oder gar auf dem Lande nicht notwendig ist. Die Gefahr einer Überdosierung dagegen ist groß. Wenn Schwangere sehr hohe Dosen eingenommen haben, kann das zum Verschluß oder zur Verkleinerung der Fontanellen des Fetus führen. Die Fontanellen ermöglichen ein Zusammendrücken der Schädelknochen bei der Passage durch den engen Geburtskanal. Wenn sie sich bereits im Mutterleib schließen, muß das Kind durch Kaiserschnitt herausgeholt werden. Mehr darüber im Kapitel »Säuglingspflege«.
Durch Überdosierung kommt es zur *Vitamin-D-Vergiftung*. Sie äußert sich anfänglich durch übermäßigen Durst, Kopfschmerzen, Müdigkeit, Schwindel, Appetitmangel und Erbrechen. Später treten Verkalkungen der Niere, der Blutgefäße, der Lunge etc auf, die zum Tode führen können.

*Zusammenfassung*
Eine echte Rachitis ist in unserer Zeit sehr selten geworden. Gefährdet sind höchstens »Smog-Kinder«. Beste Prophylaxe ist eine konstitutionelle homöopathische Behandlung, viel Sonnenlicht (es muß keine direkte Sonnenbestrahlung sein) und Vitamin-D-reiche Ernährung.
Wir haben Kinder erlebt, die unter dem Einfluß eines starken Vitamin-D-Fluorpräparats standen und unter ständig wiederkehrenden Infekten litten. Allein das Absetzen des Medikaments reichte aus, um die Erkältungsanfälligkeit zu beseitigen.

**Ultraschall und Fruchtwasserpunktion**

Heutzutage werden bei jeder Schwangeren routinemäßig Ultraschalluntersuchungen durchgeführt, in extremen Fällen sogar bei jeder Schwangerschaftsvorsorgeuntersuchung. Ist Ultraschall wirklich so unbedenklich, wie wir gerne glauben wollen? Viele der Strahlenuntersuchungsmethoden wurden zur Zeit ihrer Entdekkung als Wundermittel zur Diagnose und Behandlung schwerer Krankheiten gepriesen. Obwohl schon damals bekannt war und von Besonnenen davor gewarnt wurde, wie zerstörerisch radioaktive Strahlen, Röntgen- und Kobaltstrahlen auf die Zellen wirken, wurden sie doch lange massiv eingesetzt, wobei buchstäblich Patienten verbrannt wurden.*
Manche vertreten die Auffassung, Ultraschall sei unbedenklich einzusetzen, bis genügend Beweise für eine Schädlichkeit erbracht werden. Der Arzt Dr. Robert Mendelsohn richtet in diesem Zusammenhang einen dringlichen Appell an alle, die mit Ultraschall arbeiten: »Man soll eine neue Methode so lange als schädlich betrachten, bis sie sich zweifelsfrei als ungefährlich erwiesen hat. ... Sie als Anwender des Ultraschalls tragen jedesmal eine immense Verantwortung für zwei Leben, wenn Sie die Maschine auf eine schwangere Frau richten. Machen Sie sich *jetzt* Gedanken, Sie ersparen sich spätere Gewissensbisse und Reue.«

* Dr. Mendelsohn, vgl. Literaturverzeichnis

Ultraschall löst mindestens zwei biologische Effekte aus: Erstens Hitze, und zweitens werden Blasen im Fruchtwasser erzeugt, die mit den Ultraschallwellen sehr schnell größer und kleiner werden, als ob das Wasser plötzlich anfangen würde zu kochen (englischer Fachausdruck: »cavitation«).

Dr. Mendelsohn führt in seinem Artikel anhand reichhaltigen Quellenmaterials die wichtigsten Folgen von Ultraschall bei der Untersuchung während der Schwangerschaft an: Veränderung der Zellstruktur, der Zellbeweglichkeit und der DNS-Synthese. Aufgrund dieser Beobachtungen wird erwartet, daß es bei den Kindern zu Verhaltensschäden, zu einer Verminderung der Intelligenz und zur Konzentrationsschwäche kommt. Des weiteren wird die Leber in ihrer Entgiftungsfunktion eingeschränkt. Beim Embryo kann es zu Störungen in folgenden Bereichen kommen: Kopf, Rumpf, Herz, Skelett, Knochenmarkwachstum, Augenpigmentation, Verzögerung der Reifung des Nervensystems, Untergewicht.

Auch die Begünstigung schwerer Erkrankungen wie Krebs und Immunsystemdefekte kann nicht ausgeschlossen werden. Nur eine langjährige Beobachtung kann hier Zusammenhänge aufdecken.

Auf jeden Fall haben die bestehenden Untersuchungsergebnisse ausgereicht, um in Japan zu einer Neuorientierung zu führen. Dort wird die Ultraschalluntersuchung nicht mehr routinemäßig durchgeführt, sondern nur in begründeten Einzelfällen.

Im einem der besagten Artikel erwähnt Dr. Mendelsohn die Risiken der Fruchtwasserpunktion. Der Entwickler dieses Tests, Dr. Stewart Orkin, beobachtete selber, daß die Fruchtwasserpunktion in 5% der Fälle zum Abort führt. Andere Risiken werden von R. Alan Baker in der Zeitschrift »Obstetrics and Gynecology« (Februar 1978) erwähnt: Pneumothorax (Luft im Brustkorb), Gangrän (Brand) eines Gliedes, Blutungen, plötzlicher Tod und sonstige Folgen.

## Schwangerschaftsbeschwerden

Die Contergan-Affäre und die dann bekannt gewordenen Fakten über Medikamente veranlaßte manche Frauen, grundsätzlich jede Behandlung in der Schwangerschaft abzulehnen. Daher taucht die Frage auf: Wie sieht es mit homöopathischen Mitteln aus? Sind auch sie gefährlich für die Schwangere?

Alle Medikamente, auch solche aus der Naturheilkunde, wirken direkt auf den Körper und setzen physiologische Reaktionen in Gang, die mit diesem Fremdkörper, der für den Organismus oft eine sehr große Gefahr darstellt, fertig werden sollen.

Die homöopathischen Mittel – außer in den niedrigen Potenzen, bis etwa zur *C 10* – enthalten keine materiellen Spezifika und haben keine primäre bzw. direkte Wirkung auf den Körper, sondern wirken auf die Seele, die ihrerseits den Körper heilt. Es ist, als ob Sie sich selbst gegenüber gut gesinnt sind. Ein Medikament, das auf diese Weise heilt, wirkt wohltuend auf Psyche und Körper, wodurch die physiologischen Reaktionen in optimaler Harmonie verlaufen.

Während der Schwangerschaft ist die Seele der Frau sehr empfänglich, wodurch sich die Möglichkeit bietet, auch tiefliegende Probleme, die sich in handfesten körperlichen oder seelischen Beschwerden äußern, so erfolgreich anzugehen, daß das Problem oft ein für allemal gelöst ist.

Aus diesem Grunde würden wir empfehlen, einen guten Homöopathen aufzusuchen. Je grundlegender die Behandlung, desto besser ist die werdende Mutter auf das in ihr heranwachsende Leben und auf die Entbindung vorbereitet.

*Ist eine Selbstbehandlung unter diesen Umständen überhaupt möglich?*

Da die Beschwerden verschiedenster Natur sein können, werden wir hier nur auf die wichtigsten wie Übelkeit, Erbrechen, Sodbrennen und Krampfadern eingehen. Ernstere Komplikationen wie Albuminurie (Eiweiß im Urin), Nierenbeckenentzündung und Schwangerschaftsvergiftung müssen unbedingt von einem Homöopathen behandelt werden.

## Übelkeit, Erbrechen und Sodbrennen

Eine große Anzahl von Frauen leidet in den ersten Monaten der Schwangerschaft unter Übelkeit und Erbrechen. Es gibt in der Allgemeinmedizin außer der Ernährungsumstellung, die aber selten durchgreifenden Erfolg hat, und starken Medikamenten, gegen die sich immer mehr Frauen wehren, keine zweckmäßige Behandlung, und die Schwangere leidet oft viele Wochen lang, wodurch die Beziehung zu dem Ungeborenen ungünstig beeinflußt werden kann. Sie werden mit Freude feststellen, wie schnell diese Beschwerden durch das richtige homöopathische Mittel beseitigt werden und Sie ein ganz anderes Lebensgefühl bekommen.
Da sich zu Übelkeit und Erbrechen oft andere Beschwerden des Magen-Darm-Traktes gesellen, werden wir sie im gegebenen Fall mit erwähnen.
Bitte achten Sie deshalb grundsätzlich auf Ihren Gesamtzustand. Sie müssen allerdings bei weitem nicht alle Symptome haben, die zum Gesamtzustand des homöopathischen Mittels passen. Achten Sie besonders auf Ihre neuen Bedürfnisse.
Der Einfachheit halber haben wir die Mittel in zwei Kategorien unterteilt: 1. die Mittel, die am häufigsten vorkommen und bei denen eine allgemeine Beschreibung sehr viel über das Mittel aussagt, 2. die Mittel, die weniger häufig vorkommen und bei denen die Beschreibung daher nicht so umfangreich ausfällt.

1. Gruppe: *Arsenicum album, Causticum, Chamomilla, Colchicum, Ignatia, Ipecacuanha, Lacticum acidum, Magnesium carbonicum, Natrium muriaticum, Nux vomica, Pulsatilla, Phosphor, Sepia, Sulfur, Tuberculinum bovinum.*

2. Gruppe: *Aconit, Angustura, Argentum nitricum, Asarum europaeum, Bryonia, Carbo vegetabilis, China, Silicea.*

*Zur Wahl des Mittels*
Zum besseren Verständnis des homöopathischen Mittels wird dieses bilderbuchhaft beschrieben und ein Schlagwort als Überschrift benutzt, welches das Mittel charakterisiert. Halten Sie sich nicht zu schematisch an diesen vereinfachenden Beschreibungen fest, die Ihnen nur eine Hilfe sein sollen, das Mittel schnell zu finden und es sich leichter merken zu können. *Es müssen nicht alle beim jeweiligen Mittel beschriebenen Symptome vorhanden sein. Auch die Intensität kann in starkem Maße variieren.*

- Dosierung: Wenn nicht anders angegeben: *C200,* 1× täglich, bis sich die Beschwerden deutlich bessern, dann aufhören. Kommen die Symptome zurück, fangen Sie noch einmal mit dem Mittel an. Wenn nach drei Tagen keine Besserung eintritt, ist das Mittel nicht passend. Suchen Sie ein neues Mittel.

**Die wichtigsten Schwangerschaftsmittel**

*ARSENICUM ALBUM – die schwache Frau*
Die Schwäche muß nicht vor der Schwangerschaft ins Gewicht gefallen sein. Selbstverständlich war die Anlage dazu schon vorhanden, aber jetzt tritt sie erst richtig in Erscheinung.
Mit Beginn der Schwangerschaft fühlt sich die Frau zunehmend entkräftet, was man ihr ansehen kann: Sie sieht blaß, manchmal kreidebleich aus. Sie kann nur schwer ihre täglichen Aufgaben und Pflichten erfüllen. Diese Anstrengung schwächt sie dermaßen, daß sie gezwungen ist, Ruhepausen einzulegen, die nachmittags bis zu einigen Stunden dauern können. Um weiterzuarbeiten, nippt sie ab und zu mal an einem Weinbrand.
Nach dem Essen oder Trinken empfindet sie einen bitteren Geschmack. Kalte Getränke, speziell aber Wasser, liegen wie ein Stein im Magen oder verschlimmern das schon vorhandene »Steingefühl«. Deshalb trinkt sie es lieber nicht, obwohl sie ein starkes Bedürfnis danach empfindet. Durch einen Schuß Brandy im Wasser verträgt sie es besser.

Sie muß erbrechen, sobald sie etwas trinkt. Warmes Wasser oder warme Getränke kann sie besser bei sich behalten, sie sind verträglicher. Meist ist ihr sehr kalt, sie möchte es immer warm haben und ist sehr warm gekleidet. Manchmal hat sie besonderes Verlangen nach Milch, Brot (speziell Roggenbrot) und säuerlichem, erfrischendem Obst. Sie gießt gerne den ausgepreßten Saft einer halben Zitrone in ihren Fruchtsaft.
Senf und ähnliche scharfe Sachen mag sie auch gern.
Bei manchen Arsen-Frauen kann auch eine Abneigung gegen Obst bestehen, besonders gegen solche Sorten, die weder saftig noch säuerlich sind, da sie, ähnlich kaltem Wasser, wie ein Stein im Magen liegen. Obst wird besser vertragen als Kompott, am liebsten mit einem Schuß Kirschlikör.
Im Grunde genommen bekommt alles besser, wenn es warm ist. Bei dem Gedanken an bestimmte Speisen bzw. an deren Geruch kann ihr sehr übel werden. Mehlspeisen mag sie z. B. überhaupt nicht.

*CAUSTICUM – die gelähmte Frau*

Das Verdauungssystem der Frau, die Causticum braucht, scheint gelähmt zu sein. Die Kraft, die der Organismus aufzubringen vermag, reicht nicht aus, um die Verdauung zu gewährleisten. Besonders der Magen ist gelähmt, wenn stärkehaltige Lebensmittel wie Brot, Teigwaren, Mehlspeisen oder Suppen gegessen werden.
Sie hat das Gefühl, daß das Essen und insbesondere Brot schwer im Magen liegt und brennt, während es sich langsam auflöst; dabei stößt sie immer wieder auf. Nach Stunden lassen Brennschmerz und Schweregefühl nach. Etwas Appetit ist dann vorhanden, aber wenn sie sich zum Essen hinsetzt, kann sie kaum etwas hinunterbringen.
Oft wird der Verdauungsvorgang den ganzen Nachmittag lang von Stichen in der Leber begleitet. Sie hat einen fettigen Geschmack im Mund. Im Hals sammelt sich Schleim an, den sie nicht hochräuspern kann und durch den ihr schlecht wird.
Nur wenige Sachen schmecken ihr richtig. Auf Wurstwaren ist sie ganz wild. Ansonsten salzt sie ihr Essen kräftig nach.

Um die Verdauung zu unterstützen, nimmt sie gerne Stärkungsmittel zu sich, besonders diejenigen, die ein erfrischendes Aroma haben. Süßigkeiten mag sie in der Regel nicht mehr.
Auch der Darm bleibt von den Lähmungstendenzen nicht verschont. Es besteht Obstipation, der Stuhlgang dauert sehr lange. Der Stuhl ist zäh und glänzend, oft hart und kommt am Anfang stückweise, anschließend weich.

*CHAMOMILLA – die ungerechte Frau*
Sie hat bei jedem etwas auszusetzen. Jeder ist ihr etwas schuldig und sie behandelt ihre Mitmenschen sehr unhöflich. Der Mann steht in ihrer Schuld, und er kann sich noch so anstrengen, er wird sie nicht begleichen können. Am liebsten wäre ihr, wenn jedermann schon weit im voraus all ihre Wünsche erahnen, ihr von den Lippen ablesen und sofort befriedigen würde. Weil das meist nicht der Fall ist, behandelt sie ihre Umgebung wie »den letzten Dreck«. Dieser Zustand muß mehr oder weniger ausgeprägt vorhanden sein, wenn eine Frau Chamomilla braucht.
Die Magengrube ist morgens sehr schmerzhaft gebläht, mit einem Gefühl, als ob die Gase in den Brustraum eindrängen. Aufstoßen verschlimmert den Schmerz und tut sehr weh. Die Übelkeit ist so groß, daß sie ohnmächtig werden könnte.
Sauerkraut tut ihr gut. Sie ißt es pfundweise, und ihren Durst stillt sie mit dem Sauerkrautsaft. Abends ist sie nicht imstande, ihre Gedanken zu sammeln, um einschlafen zu können; sie bildet sich ein, die Stimmen von Abwesenden zu hören.

*COLCHICUM – die überempfindliche Frau*
Die kleinsten äußerlichen Eindrücke bringen sie zum Wahnsinn: etwas zu helles Licht, Gerüche, schlechte Manieren. Am empfindlichsten reagiert sie auf Küchengerüche. Deshalb muß sie sich weit entfernen, wenn gekocht wird. Käme ihr der geringste Geruch in die Nase, müßte sie sich spontan übergeben, oder sie würde in Ohnmacht fallen. Erst nachdem das Essen aufgehört hat zu dampfen, kann sie mit dem Essen anfangen. Trotzdem bleibt sie in einem sehr

kritischen Zustand. Beim Essen darf man in keinster Weise über unangenehme Dinge reden oder irgend etwas für sie Ekelerregendes anstellen. Wenn jemand z. B. die Nase hochzieht, kann das bei ihr einen Brechreiz auslösen und sie sogar zum spontanen Erbrechen bringen. Lustvolle Kau- und Schmatzgeräusche beim Essen sind ihr so unangenehm, daß sie sofort den Tisch verlassen würde, um sich nicht übergeben zu müssen. Manchmal reicht schon ein Gespräch über das Essen aus, um über Gedanken an den Geruch den Brechreiz zu provozieren. Am abstoßendsten empfindet sie die Gerüche von Fisch, Eiern, fettem Fleisch, Suppen, Brühen und Kohl.

Sie kann sogar da Gerüche wahrnehmen, wo gar keine vorhanden sind, und es kann ihr davon schlecht werden. Der Appetit kann ihr plötzlich vergehen, lediglich durch den Anblick des Essens oder auch nur vom Geruch. Der Tisch muß sehr appetitlich und ansprechend gedeckt werden, dann kann sie vielleicht etwas zu sich nehmen. Das einzige, was sie einigermaßen verträgt, ist Kaffee. Hierauf entwickelt sie großen Durst.

*IGNATIA – die gequälte Frau*

Sie empfindet ein Gefühl von Leere in der Magengrube und fühlt sich sehr deprimiert und voller Trauer (meist ohne Grund). Die Frau, die Ignatia braucht, ist oft sehr still, wobei diese Stille nur von Zeit zu Zeit von einem tiefen, langen Seufzer unterbrochen wird. Manchmal kommt es auch vor, daß sie tatsächlich Kummer mit ihrem Mann hat. Das Leeregefühl, das die Übelkeit immer begleitet, wird auch nach dem Essen nicht besser. Sie quält sich mit allen möglichen Diäten, aber es hilft alles nichts, die Leere im Magen breitet sich immer mehr aus, bis sie das Gefühl hat, wochenlang gefastet zu haben und völlig verhungert zu sein. Am Ende, richtig frustriert, erlaubt sie sich ein ganz normales Essen, z. B. eine Pizza, und siehe da – die Übelkeit verschwindet.

Sie mag gerne Brot, besonders Roggenbrot. Käse kann sie massenweise essen, eher den starken, aber auch den milden. Obst ißt sie entweder sehr gerne, oder sie mag es gar nicht. Auch gegen Wein entwickelt sie in der Regel eine Abneigung.

*IPECACUANHA – die »üble« Frau*

Ihr ist ständig mehr oder weniger übel, aber sie wartet vergeblich auf den Brechreiz, der zum Übergeben führt. Wenn es doch zum Erbrechen kommt, fühlt sie sich nicht wohler, sondern es geht ihr vom Magen her noch schlechter, und sie möchte gleich wieder brechen. Morgens ist ihr speiübel, und sie erbricht Galle mit viel Würgen und leerem Brechen. Der Magen fühlt sich an, als ob er ganz schlaff herunterhinge. Die Zunge ist trotz solcher Magenreizung erstaunlicherweise sauber oder nur sehr leicht belegt.

Mit sich selbst, wie auch mit anderen Menschen, geht sie schlecht um. Sie zeigt wenig Sensibilität gegenüber ihrem Körper, und sobald es ihr besser geht, stopft sie sich mit allen möglichen Sachen voll: Pralinen, Kuchen, Delikatessen, Eis, Obst (besonders kandiertes und Trockenobst). Dann ekelt sie sich wieder vor allem, und ihr wird schlecht. Dieser Zustand drückt sich auch im Gesicht aus.

Die gleiche Verachtung hegt sie gegenüber allem anderen, insbesondere für ihre Mitmenschen. Sie läßt dies aber nicht offen zu Tage treten. Ihre Geringschätzung versteckt sie oft hinter einer besonderen Art von Humor, der aber manchmal die hochmütige Miene der Ipecacuanha-Frau nicht verbergen kann. Natürlich können diese Charakterzüge weniger ausgeprägt vorhanden sein. Auch wenn es ihr schlecht geht, sieht man an ihrer Magensymptomatik die Verachtung gegenüber sich selbst. Empörung und ungeduldige Reizbarkeit treten deutlich zu Tage. Sie erbricht alles mögliche: große Mengen Schleim, Essen, Wäßriges und Saures.

Oft plagen sie schneidende Schmerzen um und am Nabel.

*LACTICUM ACIDUM – die sarkastische Frau*

Ihr Appetit und ihr Durst sind unersättlich. Essen und Trinken erleichtern ihre Symptome kurzzeitig, bis irgendwann das Gefühl auftaucht, daß das Essen hinter dem Brustbein festsitze, wodurch sie sich stundenlang elend fühlen kann. Der Geschmack im Mund ist dann anhaltend sauer. Morgens muß sie viel saure Flüssigkeit erbrechen. Ihr ist unterschwellig ständig übel. Durch Essen wird die Übelkeit verringert oder hört ganz auf, um aber dann bald wieder zuzunehmen. Die ganze Übelkeitssymptomatik entwickelt sich

meist langsam, so wie die Frau selbst schwerfällig und träge ist. Sie sieht meist blaß und anämisch aus.
Durch Essen können Magenbeschwerden ausgelöst werden. Das Essen wird sauer im Magen. Erst schießt dauernd eine heiße, scharfe Flüssigkeit hoch, die im Hals brennt. Dazwischen stößt sie heiße, brennende Sensationen verursachende Gase auf, wobei zäher Schleim hochgeräuspert wird.
Ein sarkastisches Wesen begleitet diese Frauen wie ihr Schatten. Ähnlich ihrem beißenden Sarkasmus reagiert auch der Magen »sarkastisch«: Das Essen steigt beißend hoch und macht das Leben sauer.
Lacticum acidum wird helfen, auf die indirekte Form der Auseinandersetzung mit Hilfe von Sarkasmus zu verzichten, direkter zu werden und dadurch einen gesünderen Energiekreis herzustellen.

*MAGNESIUM CARBONICUM – die genervte Frau*

Die Sorgen und Pflichten des täglichen Lebens zehren langsam an den Nerven dieser Frau. Ihre Unruhe, ihre Ängstlichkeit und ihr innerliches Zittern halten in leichter Form den ganzen Tag an – bis sie ins Bett geht. Im Bett beruhigen sich die Nerven und die Ängste lassen nach.
Diese nervale Erschöpfung hindert sie daran, sich mit jemandem zu unterhalten, selbst wenn sie traurig ist. Die Bürde des ganzen Tages verwandelt sie bis zum Abend hin in ein Nervenbündel, das dann auf alles mit großer Reizbarkeit reagiert. Während der Schwangerschaft sind die Nerven so gereizt, daß sie oft unter Neuralgien leidet, besonders unter Zahnschmerzen. Diese überfallen sie vorzugsweise bei Nacht, zwingen die Frau aufzustehen und sich zu bewegen, da die Nervenschmerzen im ruhenden Zustand unerträglich sind. Kälte im allgemeinen verschlimmert. Sie leidet dementsprechend unter einem gereizten Magen, was in der Regel mit saurem Aufstoßen verbunden ist und sich oft bis zu Magenschmerzen steigert.
Beim Essen kann ihr schwindlig und übel werden; unter Würgen kommt es zum Erbrechen von bitterem oder salzigem Wasser.

Aber meist fühlt sich die Magnesium-carb.-Frau besser nach dem Essen, besonders nach der Hauptmahlzeit.
Am Anfang der Schwangerschaft verliert sie in der Regel jegliche Lust auf Gemüse, sie will und kann nur Fleisch essen. Sie liebt saure Getränke und kaltes Wasser und trinkt viel dergleichen. Besonders abends und nachts plagt sie heftiger Durst. Auch Obst mag sie gerne. Nach einer Weile schlägt ihre Vorliebe für Fleisch in Abneigung um. Sie kann kein Fleisch mehr sehen und mag nur noch Gemüse essen.

*NATRIUM MURIATICUM – die magere Frau*
Die Schwangerschaft zeichnet sich bei dieser Frau auf dem Gesicht und am Oberkörper ab. Ihr Gesicht wird feiner und spitzer, die Gesichtsknochen stehen hervor. Das Schlüsselbein wird deutlicher erkennbar und sogar der Busen kann flacher werden.
Sie verliert den Appetit auf Brot und Teigwaren. Appetit hat sie im Grunde nicht, aber einen fast unstillbaren Hunger mit dem Gefühl, als ob der Magen immer leer wäre. Um den fehlenden Appetit anzuregen, trinkt sie bittere Aperitifs, die ihr guttun. Sie ißt auch gerne Endiviensalat und Chicoreegemüse (enthält Bitterstoffe). Alle Speisen muß sie kräftig nachsalzen, um sie überhaupt essen zu können. Radieschen, manches Obst, Milch und Suppen schmecken ihr gut und bekommen ihr in der Regel auch. Eine besondere Vorliebe entwickelt sie für Schokolade.
Nach dem Essen von Brot, sauren Speisen, Fettem und Wein leidet sie unter Sodbrennen.
Beim Erbrechen kommt das Gegessene relativ unverdaut hoch, da die Speisen schlecht verdaut werden und lange im Magen liegen.

*NUX VOMICA – die gestreßte Frau*
Die Nux-Frau nimmt sich immer so viel vor, daß keine Zeit mehr für sie selbst bleibt. Zuviel möchte sie kennenlernen und erledigen. Sie findet kaum mehr Ruhe für eine Unterhaltung. Alles, was sie bei ihren Vorhaben stört oder sie zu unterbrechen droht, macht sie wahnsinnig reizbar. Angesichts ihrer Ohnmacht würde sie am liebsten irgend etwas kleinschlagen.

Ab drei Uhr nachts wird sie unruhig und gegen Morgen spürt sie Übelkeit, aber es kommt lange nicht zum Erbrechen, wodurch sie sich elend und deprimiert fühlt. Wenn sie sich jetzt nur übergeben könnte, würde es ihr besser gehen – meint sie. Sie spürt einen ganz ekligen Geschmack im Mund, besonders im Rachen und wenn sie Schleim hochräuspert. Davon wird ihr so übel, daß sie spontanen Brechreiz bekommt. Morgens erbricht sie eher Saures, zu anderen Zeiten das Essen oder Galle. Galle speziell dann, wenn sie sich geärgert hat.
Meist verspürt sie einen Riesenhunger, aber wenig Appetit, außer wenn sie richtig zur Ruhe kommen kann. Großes Verlangen nach Bier und Spirituosen überkommt sie. Abends, wenn sie trotz Schwangerschaft Bier getrunken hat, fühlt sie sich endlich entspannt genug, um zu essen. Jetzt möchte sie alles nachholen. Dabei entwickelt sie großen Appetit und neigt dazu, sehr viel und Verschiedenes durcheinander zu essen. Morgens geht es ihr entsprechend schlecht.
Schmerzhafter Stuhlgang kennzeichnet ihren Zustand. In der Regel ist sie obstipiert und muß öfters kleine Mengen Stuhl entleeren. Nach jeder Entleerung fühlt sie sich besser.

*PULSATILLA – die weinerliche Frau*
Bald merkt man, daß sie durch die Schwangerschaft aufblüht. Sie wird voller, runder, hübscher. Das Gesicht nimmt mütterliche Züge an, Gesichtsausdruck und Wesen sind mild und lieb. Sie braucht jetzt sehr viel Zuwendung und Nähe. Leicht bricht sie in Tränen aus. Alles kann sie zum Weinen bringen. Oft ist gar kein ersichtlicher Grund vorhanden. Wenn sie fröhlich irgend etwas tut und dabei gestört wird, stehen ihr sofort Tränen in den Augen. Es tut ihr sehr gut, in den Arm genommen und getröstet zu werden. Nach dem Weinen geht es ihr besser und sie kann bald wieder lachen.
Wenn sie so weinerlich ist, bekommt ihr ein Spaziergang an der frischen Luft sehr gut und bringt die Tränen zum Versiegen. Die frische Luft ist an und für sich immer gut für sie. Wenn sie morgens an großer Übelkeit leidet und der furchtbar schlechte Geschmack

im Mund alles noch mehr verschlimmert, helfen ihr tatsächlich so einfache Maßnahmen, wie den Mund mit Wasser auszuspülen und an die frische Luft zu gehen.
Während der Schwangerschaft verliert sie den Appetit auf vieles, was sie sonst mag. Ihr Durst wird noch weniger; sie hat kaum mehr Lust darauf, Wasser zu trinken, nur ab und zu kleine Mengen. Gegen fette Sachen sowie Brot besteht eine regelrechte Abneigung, aber paradoxerweise sieht man sie des öfteren ein Butterbrot essen. Fleisch mundet ihr auch nicht mehr und von Milch kann ihr sogar schlecht werden. Am gefährlichsten sind für sie aber alle fetten Speisen. Danach wird ihr speiübel, bis sie gegen Abend oder nachts alles erbricht. Oft erbricht sie auch Schleim.
Abends geht es ihr sowieso allgemein schlechter.
Sie hat Appetit auf saure Sachen und Erfrischendes (z. B. Limonade), die ihr gut bekommen. Auch Bier trinkt sie ab und zu gerne. Dummerweise neigt sie immer wieder dazu, Kuchen, Kekse, Eis und Süßigkeiten zu verschlingen, wonach ihr aber hundeelend wird und von ihr nur noch ein Häuflein Unglück übrigbleibt.

*PHOSPHOR – die durchsichtige (phosphorisierende) Frau*

Wenn es ihr während der Schwangerschaft gutgeht, tritt ein Leuchten in ihre Augen – ja der ganze Körper kann einen leuchtenden, strahlenden Eindruck vermitteln. Man erlebt das Gefühl, in sie hineinschauen zu können. Sie ist ein ausgesprochen gefühlsbetonter Mensch, voller Leidenschaft und Bereitschaft zur Teilnahme und zum Geben. Sie selbst benötigt viel Zuspruch und Zuwendung, ist aber auch anderen gegenüber einfühlsam und verständnisvoll. Wenn sie sich nicht wohl fühlt, braucht sie eine sanfte, liebevolle Massage, einfach kuscheln oder zärtlich sein tut ihr aber auch gut. Essen ist eine ihrer Leidenschaften, aber um das Essen behalten zu können muß sie eiskalte Getränke zu sich nehmen oder eine große Portion Eis hinterher essen. Kalte Getränke und Eis sind für sie fast unentbehrlich, um die Verdauung anzuregen. Wenn sie im Zustand der Übelkeit lauwarme Getränke trinkt, muß sie diese augenblicklich erbrechen. Dasselbe passiert, nachdem verzehrte Speisen und Getränke im Magen die Magentemperatur erreicht haben.

Sehr Heißes verträgt sie besser. Deshalb schlingt sie alles so schnell hinunter, daß sie sich fast die Zunge verbrennt, nur damit das Essen nicht abkühlen kann. Auf der anderen Seite kann sie sich auch von sehr kalten Sachen ernähren. Kalte Milch, direkt aus dem Kühlschrank, trinkt sie besonders gerne.

Hungrig fühlt sie sich so schwach, daß alle auf sie zukommenden Anforderungen sie auf das äußerste reizen. Sie muß unbedingt erst richtig essen und trinken, bevor die Welt wieder in Ordnung ist. Während der Schwangerschaft vermag sie oft mehrere große Mahlzeiten am Tag zu vertilgen.

*SEPIA – die gezwungene Frau*

Die Schwangerschaft mit ihren Pflichten tut dieser Frau gar nicht gut. Im allgemeinen und insbesondere im Gesicht nimmt sie ab und sieht eckiger aus. Nach und nach verliert sie ihre weiblichen Formen. Ihr Gesicht wird gelblich-blaß, besonders die Nasenpartie kann sich gelblich verfärben.

Die Schwangere, die Sepia braucht, wird reizbar und empfindet anfangs wenig Verbindung zu ihrem Kind. Sie hat Idealvorstellungen und möchte gerne alles gut und schön einrichten, auch auf der geistig-seelischen Ebene; im Grunde genommen empfindet sie dabei aber wenig Freude und muß sich regelrecht zwingen, ihr Vorhaben durchzuführen.

Sie erbricht eine milchige Flüssigkeit oder milchigen Schleim, manchmal morgens, aber auch zu anderen Zeiten. Gleich morgens ist ihr speiübel, und sie muß bald frühstücken – möglichst noch vor dem Zähneputzen, da dies Erbrechen auslösen kann. Danach wird die Übelkeit viel besser oder verschwindet ganz. Einige Zeit nach dem Frühstück kehrt aber die Übelkeit langsam wieder zurück, und die Sepia-Frau ist gezwungen, wieder etwas zu essen, obwohl ihr manchmal schon der Gedanke an Essen Übelkeit verursacht. Aber sie muß diese, mit Übelkeit in der Magengrube verbundene Leere durch zahlreiche kleine Zwischenmahlzeiten beseitigen.

Die meisten Nahrungsmittel rufen Ekel bei ihr hervor, besonders der Gedanke daran und der Geruch. Fleisch ist ihr am widerlichsten, aber auch Milch in gekochter Form, wie z. B. Milchsuppe. Oft spürt sie Abneigung gegen Butterbrot und gegen Salziges.

Das Heilmittel Sepia wird aus der Tinte des Tintenfisches gewonnen. Bezeichnenderweise ißt die Frau, die Sepia braucht, gerne Tintenfisch (oder sie hat im Gegenteil eine starke Aversion gegenüber Sepia)*, aber auch Saures und Süßes.
Bei ihrer Schwangerschaftskleidung bevorzugt sie Farben so dunkel wie Tinte.

*SULFUR – die schlampige Frau*
Seitdem die Sulfur-Frau weiß, daß sie schwanger ist, steckt sie voller guter Absichten und möchte ihr Leben ganz neu gestalten. Wie es für sie typisch ist, nimmt sie sich dann so viel vor, daß sie sich völlig verzettelt. Dies führt in jeder Phase der Verwirklichung zu einem chaotischen Durcheinander von angefangenen Unternehmungen. Kennzeichnend für sie ist ein ausgeprägter Sammeltrieb. Nach einer Weile kann man sich in der Wohnung kaum noch bewegen, ohne an irgendetwas zu stoßen, das in dem schon überfüllten Raum doch noch irgendwie Platz gefunden hat.
Sie zieht sich dünn an, da ihr meist sehr warm ist, und sie bekommt plötzlich Hitzewallungen. Am Scheitel des Kopfes ist ihr immer warm, dahingegen sind die Füße kalt.
Sie kann einen Wolfshunger entwickeln. Jeden Vormittag, speziell um elf Uhr, wird sie von einer solchen Schwäche überfallen, daß sie schnellstens alles mögliche verschlingt und obendrein möglicherweise eine Flasche Bier kippt, da sie auch in der Schwangerschaft auf ihr Lieblingsgetränk nicht ganz verzichten möchte. Anschließend fühlt sie sich vom Magen her ziemlich elend. Sie stößt größere Mengen Wasser brennend auf. Ein ekelerregender, widerlicher Speichelfluß quält sie so, daß ihr übel wird und oft zu spontanem Erbrechen führt. Jetzt kommt die Phase der Lustlosigkeit, wobei alle ihre guten Absichten ins Wasser fallen. Erst gegen Abend kann

* Dieses Phänomen, daß innerhalb eines Mittels starke Sympathie oder Antipathie gegenüber einer bestimmten Sache besteht, finden wir in der Homöopathie sehr häufig. Auf den ersten Blick erscheint dies paradox. Bei genauerem Hinschauen stellen wir jedoch fest, daß der Betreffende mit einem Prinzip auf Kriegsfuß steht (z.B. mit dem »Prinzip Tintenfisch«), was sich in extremer Zuneigung oder Ablehnung äußern kann. Der Betreffende braucht dann dieses Prinzip in »Geistform«, also in unserem Beispiel als Sepia C 200.

sie sich dann aufraffen, die angefangenen und liegengebliebenen Arbeiten wieder anzugehen. Dann geht das Extrem in die andere Richtung; denn sie neigt dazu, bis spät in die Nacht das aufzuarbeiten, was am Tage liegengeblieben ist.
Den Sulfur-Typus kennzeichnet sein »Katzenschlaf«; d.h. die Schwangere wacht häufig auf, ist eine Zeitlang hellwach, um dann wieder in eine Schlafperiode einzutreten. Morgens hat sie den besten Schlaf und würde sich am liebsten lange ausschlafen. Nach dem Aufwachen fühlt sie sich gar nicht wohl und spürt erst mal keinen Appetit.
Milch, Brot und Teigwaren mag sie nicht; sie verursachen auch noch mehr Sodbrennen und Übelkeit. Am wohlsten fühlt sie sich mit Salaten. Eine große Schüssel Rohkostsalat mit viel Öl und Sahne behagt ihr sehr. Dazu trinkt sie am liebsten Bier oder Rotwein. Sie kann aber süßen Sachen nicht widerstehen und macht dadurch die gute Wirkung des Salates später am Nachmittag zunichte.

*TUBERCULINUM BOVINUM – die verfressene Frau*

Im Grunde genommen geht es ihr ganz gut. Die Schwangerschaft bekommt ihr bestens. Sie verfügt über mehr Energie als sonst, entwickelt einen recht guten Appetit, verträgt alles gut und freut sich des Lebens. Dies drückt sich auch in der Wahl ihrer Schwangerschaftskleidung aus: sie bevorzugt bunte, leuchtende Farben, besonders ein kräftiges Rot.
Sie hat sich angewöhnt, unterwegs größere Mengen abwechslungsreicher Kost mit sich zu führen. In ihrem Korb könnten wir typischerweise eine bunte Ansammlung der verschiedensten Sorten Obst finden, einige Brotsorten belegt mit Butter, Honig, Marmelade, Käse (mindestens drei Sorten), Wurstpasteten und Schinken. Zum Trinken drei verschiedene Obstsäfte, einen Tee, vielleicht auch Kaffee, und für zwischendurch ein paar Pralinen, Fruchtschnitten, Kekse und vieles mehr. Die einzige Zeit, während der sie sich unwohl fühlen kann, ist vor dem Frühstück. Es dauert ein bißchen, bis der Appetit kommt, und solange ist ihr übel. Dann wird reichlich gefrühstückt, aus besagtem Wunschkorb. Zwischen Frühstück und Mittagessen gibt es genügend Gelegenheit, anderes zu

verzehren, so muß es nie länger als eine halbe Stunde dauern, bis sie wieder anfängt zu essen. Nach so einer Fresserei würde man vermuten, daß sie bald ganz dick wird. Aber meist hält sie gerade ihr Gewicht und kann sogar eine Zeitlang (in den ersten drei Monaten der Schwangerschaft) abnehmen.

- Dosierung: *TUBERCULINUM BOVINUM C200,* 1× wöchentlich 1 Gabe, 4 Wochen lang geben.

**Seltener vorkommende Schwangerschaftsmittel**

*ACONITUM NAPELLUS – die ängstliche Frau*
Die Schwangerschaft macht dieser Frau Angst. Sie hat das Gefühl, spätestens bei der Entbindung werde ihre letzte Stunde schlagen. Angst überfällt sie besonders an Orten, an denen ein großes Getümmel und Gedränge herrscht. Dann ist es weniger die Angst vor dem Tod, als vielmehr die Angst, daß irgend etwas Schlimmes passieren wird.
Alles schmeckt bitter, außer Wasser. Sie hat oft tagelang nach jedem Essen Schmerzen im Magen. Fleischbrühe und Suppen auf dieser Grundlage verursachen Übelkeit. Meist muß sie sich dann übergeben.

*ANGUSTURA VERA – die kaffeeliebende Frau*
Die Übelkeit kommt beim Gehen. Dann hat die Schwangere das Gefühl, ohnmächtig zu werden und sich hinsetzen zu müssen – und zwar besonders morgens. Solange sie im Bett liegt, spürt sie noch nichts. Sobald sie aber aufsteht, wird ihr so schlecht, daß sie sich auf dem Weg zum Bad niedersetzen muß. Als erstes läßt sie sich eine Tasse Kaffee machen. Schon der Geruch des kochenden Kaffees erweckt ihre Lebensgeister und muntert sie auf. Jetzt kann sie ihre Toilette erledigen und sich für das Frühstück fertig machen.
Mit einer Tasse Kaffee fängt der Tag für sie erst richtig an. Sie kann Kaffee nicht widerstehen und nimmt jede Gelegenheit wahr, ein Täßchen zu trinken. Schweinefleisch ruft Ekel bei ihr hervor.

*ARGENTUM NITRICUM – die Süßes liebende Frau*

Ihr erster Gedanke beim Erwachen gilt Naschereien und Süßspeisen. Dementsprechend fällt das Frühstück sehr süß aus: Brötchen, viel Marmelade oder Müsli mit reichlich Zucker oder Kuchen. Sie neigt dazu, größere Mengen davon zu essen und danach geht es ihr, wie nicht anders zu erwarten, schlecht. Der Magen fühlt sich gebläht an, und die Übelkeit nimmt zu. Sie möchte aufstoßen, aber das gelingt ihr nicht sofort. Mit viel Klopfen und Drücken kann sie heftig und laut aufstoßen. Das verschafft ihr große Erleichterung.

Wenn sie es einmal mit den Süßigkeiten zu schlimm treibt, hilft nur noch etwas Saures, was ihr die Übelkeit nahezu nimmt. Manchmal bringt bei vollem Magen ein Mineralwasser mit Zitrone große Erleichterung, da sie dann richtig aufstoßen kann.

*ASARUM EUROPAEUM – die höchst empfindliche Frau*

Die Schwangere reagiert äußerst empfindlich auf Quietschgeräusche. Kratzen und Quietschen auf Tafel, Luftballon, Seide, Papier ist unerträglich und macht sie wahnsinnig. Sogar der Gedanke daran läßt sie erschauern. Kalte Schauer überkommen sie auch bei jeder Gefühlserregung.

Die Übelkeit nimmt nach dem Essen zu. Wenn es zum Erbrechen kommt, ist es sehr quälend, und sie muß sich äußerst anstrengen, dabei friert sie sehr. Meistens ist ihr kalt. Sie leidet stark unter Kraftlosigkeit.

Wir finden hier zwei Arten von Aufstoßen: entweder heftig und leer mit Verschlimmerung aller Symptome, außer dem dumpfen Gefühl im Kopf, das besser wird, oder Aufstoßen von Saurem, welches die Zähne stumpf macht.

Appetit ist meist schon am frühen Morgen vorhanden, aber auch Appetitlosigkeit kommt vor. Asarum europaeum entwickelt ein starkes Verlangen nach Alkohol. Ohne ihn bekommt sie ihre Nerven kaum in den Griff.

*BRYONIA – die zähe Frau*

Bei ihr verläuft alles zäh und langsam. Übelkeit spürt sie am stärksten morgens beim Aufwachen. Sie muß sich dann ganz ruhig halten. Meist ist diese Übelkeit von berstenden Kopfschmerzen begleitet. Nur allmählich wird dieser schmerzhafte Zustand besser. Im allgemeinen fühlt sie sich (auch mit der Übelkeit) in Ruhe wohler. Großer Durst mit trockenen Lippen und trockenem Mund sind typisch. Essen verschlimmert allgemein. Unmittelbar nach dem Essen kommt es zum Erbrechen. Aber welch eine zähe Prozedur! Sie muß ein paar Anläufe nehmen, bis sie dann mit lautem, röhrendem Geräusch erbricht. Brot und Bier bekommen ihr nicht, und auf Sauerkraut reagiert ihr Magen besonders allergisch (es kann schwächenden Durchfall auslösen).

*CARBO VEGETABILIS – die geblähte Frau*

Sie ist ständig von Blähungen und aufgetriebenem Leib geplagt. Aufstoßen erleichtert nur vorübergehend. Die Speiseröhre empfindet sie als zusammengeschnürt bzw. zu.

Einfachste Gerichte bekommen ihr nicht. Beim Essen und Trinken plagt sie ein Gefühl, als ob Magen und Bauch platzen würden. Reichliches und fettes Essen würde alles noch mehr verschlimmern, aber dagegen entwickelt sie in der Schwangerschaft sowieso eine Abneigung. Auch Milch verträgt sie nicht. Ihr gelüstet nach Kaffee, salzigem Essen und leicht gesüßten, salzigen Speisen, wie sie in den nordischen Ländern üblich sind. Meist muß sie abends das Gegessene erbrechen.

*CHINA – die beengte Frau*

Der Bauch fühlt sich voll und eng an, so als ob er vollgestopft sei. Aufstoßen sowie Blähungsabgang erleichtern nicht. Sie hat das Gefühl, als ob die Kleidung am Bauch zu stramm säße. Nur wenn sie weite Umstandskleidung trägt, fühlt sie sich besser.

Hinten im Hals bitterer Geschmack. Alles schmeckt bitter. Sie ist süchtig nach Leckereien, weiß aber nicht genau welche. Besonders mag sie Butter und Wein, Bier und Kaffee dagegen lehnt sie ab.

Nach dem Essen Aufstoßen von Bitterem, Saurem oder Geschmacklosem, was aber nicht erleichtert. Im Mund sammelt sich Wasser an und löst Brechreiz aus. Sie erbricht Sauer-Schleimiges, Wasser und Essen.
Saures Obst mag sie gerne, aber danach kann es ihr sehr schlecht gehen.

*SILICEA – die zaghafte Frau*
Das Verhalten dieser Frau ist dadurch charakterisiert, daß sie eigentlich gerne ihr Vorhaben durchführen möchte, aber ihr fehlt der Mut, und sie gibt resigniert auf.
Trotz Hungers kann sie das Essen beim besten Willen nicht hinunterbringen, da ihr davor ekelt. Große Abneigung entwickelt sie vor gekochtem Essen, besonders vor (in Wasser) gekochtem Fleisch. Der Appetit vergeht ihr also gewöhnlich bereits beim Versuch zu essen. Gelingt es ihr, diese Abneigung zu überwinden, bleibt lange ein Nachgeschmack zurück. Jede Anstrengung ist mit Schwitzen und Übelkeit verbunden. Aber bereits vorher, sobald ihr warm wird, kommt es oft zu heftigem Herzklopfen. Kalte, rohe Nahrungsmittel verträgt sie gut.

## Symptomenverzeichnis – Schwangerschaftsbeschwerden

*Mittel:*

Aconit (Acon.), Angustura vera (Ang.), Argentum nitricum (Arg-n.), Arsenicum album (Ars.), Asarum (Asar.), Bryonia (Bry.), Carbo vegetabilis (Carb-v.), Causticum (Caust.), Chamomilla (Cham.), China (Chin.), Colchicum (Colch.), Ignatia (Ign.), Ipecacuanha (Ip.), Lacticum acidum (Lac-ac.), Magnesium carbonicum (Mag-c.), Natrium muriaticum (Nat-mur.), Nux vomica (Nux-v.), Pulsatilla (Puls.), Phosphor (Phos.), Sepia (Sep.), Silicea (Sil.), Sulfur (Sulf.), Tuberculinum bovinum (Tub-bov.)

*Appetit, Durst, Verlangen, Abneigungen:*

| | |
|---|---|
| Appetitverlust: | Ars. Bry., Chin., Ign., Nat-m., Nux-v, Puls., Sep., Sil., Sulf. |

| | |
|---|---|
| Appetit vermehrt: | Ang., Bry., Chin., Lac-ac., Nat-m., Nux-v., Puls., Phos., Sil., Tub-bov. |
| Hunger ohne Appetit: | Ars., Bry., Chin., Nat-m., Nux-v., Phos., Sil., Sulf., Tub-bov. |
| Durst verringert, fehlt: | Ars., Puls., Sep. |
| Durst vermehrt: | Acon., Ars., Bry., Cham., Chin., Colch., Lac-ac., Nat-m., Nux-v., Sil., Sulf. |
| Durst mit Abneigung gegen Trinken: | Ang., Nat-m., Nux-v. |

*Abneigung gegen:*

| | |
|---|---|
| Alkoholische Getränke: | Ars., Ign., Nux-v., Sil. |
| Bier: | Bry., Cham., Chin., Nat-m., Nux-v., Phos., Sep., Sulf. |
| Brot: | Chin., Ign., Mag-c., Nat-m., Nux-v., Phos., Puls., Sep., Sulf. |
| Schwarzbrot: | Nat-m., Nux-v., Puls., Sulf. |
| Brühe: | Acon. (Fleischbrühe), Ars., Cham. |
| Butter und fette Speisen: | Ang., Ars., Bry., Carb-v., Chin., Mag-c., Nat-m., Phos., Puls., Sep., Sulf. |
| Eier: | Colch., Puls., Sulf. |
| Geruch von: | Colch. |
| feste Speisen: | Ang. |
| Fisch: | Colch., Nat-m., Phos., Sulf. |
| Fleisch: | Ang., Ars., Bry., Carb-v., Caust., Cham., Chin., Ign., Mag-c., Nat-m., Nux-v., Phos., Puls., Sep., Sil., Sulf., Tub-bov. |
| fettes: | Phos. |
| Schweinefleisch: | Ang., Puls. |
| Gemüse: | Mag-c. |
| Getreide (auch Müsli): | Ars., Phos. |
| Hering: | Phos. |
| Kaffee: | Acon., Bry., Carb-v., Cham., Nat-m., Nux-v., Phos., Tub-bov. |
| Geruch von: | Tub-bov. |
| Mehlspeisen: | Ars., Phos. |
| Milch: | Bry., Carb-v., Ign., Mag-c., Nux-v., Phos., Puls., Sep., Sil., Sulf. |
| Obst: | Ars., Chin., Ign., Puls. |
| Pudding: | Ars., Phos. |

| | |
|---|---|
| Salzige Speisen: | Bry., Carb-v., Nat-m., Sep., Sil., Sulf. |
| Saures: | Ign., Nux-v., Sulf. |
| Suppe: | Ars., Cham. |
| Süßigkeiten: | Ars., Caust., Phos., Sulf. |
| Tee: | Phos. |
| Wasser: | Bry., Caust., Chin., Nat-m., Nux-v., Puls. |
| kaltes: | Bry., Caust., Chin., Nat-m., Nux-v. |
| Wein: | Ign., Nat-m., Sulf. |

*Verlangen nach:*

| | |
|---|---|
| Alkoholischen Getränken: | Acon., Ars., Bry., Chin., Nux-v., Phos., Puls., Sep., Sulf., Tub-bov. |
| Äpfeln: | Sulf. |
| Bier: | Acon., Ars., Bry., Caust., Chin., Nat-m., Nux-v., Phos., Puls., Sep., Sulf. |
| bitteren Getränken und Speisen: | Acon. (Getränke), Nat-m. |
| Brot: | Ars., Ign., Mag-c., Nat-m., Puls., Sil. |
| mit Butter: | Ign. Mag-c., Puls. |
| Roggen-: | Ars., Ign. |
| Eiscreme: | Phos., Tub-bov. |
| erfrischenden Dingen: | Ars., Caust., Chin., Phos., Puls., Tub-bov. |
| Essig: | Ars., Sep., Sulf. |
| Fett: | Ars., Nux-v., Sulf., Tub-bov. |
| Fisch: | Nat-m., Phos. |
| Fleisch: | Mag-c., Nat-m., Nux-v., Sulf., Tub-bov. |
| geräuchertem: | Caust., Tub-bov. |
| Schweinefleisch: | Nux-v., Tub-bov. |
| Flüssiger Nahrung: | Ang., Bry., Sulf. |
| Gebäck und Kuchen: | Chin., Tub-bov. |
| Gemüse: | Ars., Cham., Mag-c. |
| Gewürzten Speisen: | Chin., Nux-v., Phos., Puls., Sep., Sulf., Tub-bov. |
| Honig: | Tub-bov. |
| Kaffee: | Ang., Arg-n., Ars., Bry., Carb-v., Cham., Chin., Nat-m., Nux-v., Sep., Sulf. |
| Kalten Speisen: | Nat-m., Phos., Puls., Sil. |
| Kartoffeln: | Tub-bov. |
| Käse: | Ign., Puls. |
| Milch: | Ars., Bry., Mag-c., Nat-m., Puls., Tub-bov. |

| | |
|---|---|
| Milch, kalter: | Phos., Tub-bov. |
| warmer: | Bry. |
| Obst: | Ars., Chin., Ign., Mag-c., Nat-m., Puls., Tub-bov. |
| saurem: | Ars., Chin., Ign. |
| Pikantem: | Ars., Arg-n. |
| Salzigen Sachen: | Carb-v., Caust., Nat-m., Phos., Sulf., Tub-bov. |
| Sauerkraut: | Cham. |
| Saurem: | Arg-n., Ars., Bry., Carb-v., Cham., Chin., Ign., Mag-c., Nat-m., Phos., Puls., Sep., Sulf. |
| Getränken: | Bry., Cham., Mag-c. |
| Schinken: | Tub-bov. |
| Schokolade: | Nat-m., Tub-bov. |
| Senf: | Ars., Colch. |
| Süßigkeiten: | Arg-n., Ars., Bry., Carb-v., Chin., Ip., Nat-m., Nux-v., Sep., Sulf., Tub-bov. |
| süß-salzig: | Arg-n., Carb-v., Nat-m., Phos., Sulf. |
| süß-sauer: | Bry., Carb-v., Sep., Sulf., Tub-bov. |
| Tomaten: | Tub-bov. |
| Warmen Speisen: | Ang., Ars., Sil. |
| Wein: | Acon., Ars., Bry., Chin., Cholch., Nat-m., Phos., Puls., Sep., Sulf. |
| Rotwein: | Sulf. Tub-bov. |
| Weintrauben: | Tub-bov. |
| | |
| Sodbrennen: | Arg-n., Ars., Bry., Carb-v., Caust., Cham., Chin., Colch., Ign., Lac-ac., Mag-c., Nat-m., Nux-v., Phos., Puls., Sep., Sil., Sulf. |
| nach | |
| Abendessen: | Caust., Puls. |
| Bier: | Phos. |
| Essen: | Chin., Lac-ac., Nat-m., Nux-v., Sep., Sil. |
| fetten Speisen: | Nux-v., Phos. |
| Milch: | Chin. |
| Mittagessen: | Acon., Lac-ac., Sulf. |
| Saurem: | Nux-v. |
| Wein: | Bry. |

*Übelkeit:*

| | |
|---|---|
| Morgens: | Acon., Bry., Carb-v., Caust., Cham., Lac-ac., |

| | |
|---|---|
| | Nat-m., Nux-v., Phos., Puls., Sep., Sil., Sulf., Tub-bov. |
| im Bett: | Nux-v. |
| Aufwachen, beim: | Asar., Lac-ac. |
| Aufstehen, beim, | |
| Schlechter: | Ang., Lac-ac., Mag-c., Nat-m., Nux-v., Sep. |
| Nachmittags: | Caust., Chin., Mag-c., Phos., Sil. |
| Abends: | Asar., Bry., Mag-c., Nat-m., Nux-v., Phos., Puls., Sep., Sil., Sulf. |
| Anhaltend: | Arg-n., Ars., Carb-v., Lac-ac., Nat-m., Nux-v., Phos., Sil. |
| Ärger, nach: | Cham., Ign., Ip., Nat-m., Phos. |
| Aufstoßen, bessert: | Caust., Phos. |
| Bier, nach: | Bry., Nux-v. |
| Branntwein, bessert: | Ars. |
| Druck auf den Bauch, durch: | Asar. Tub-bov. |
| Druck auf den Magen: | Ars., Sulf. |
| Eiern, Geruch von: | Colch. |
| Eiscreme, nach: | Ars., Ip., Puls. |
| Essen, vor: | Ars., Carb-v., Caust., Nux-v., Sulf. |
| während: | Carb-v., Caust., Mag-c., Nux-v., Phos., Puls., Sil. |
| nachher schlechter: | Acon., Arg-n., Ars., Bry., Carb-v., Caust., Cham., Chin., Colch., Ign., Ip., Lac-ac., Mag-c., Nat-m., Nux-v., Phos., Puls., Sep., Sil., Sulf. |
| nachher besser: | Acon., Arg-n., Bry., Cham., Lac-ac., Phos., Sep. |
| Fisch, nach: | Nat-m. |
| Geruch von: | Colch. |
| Fleisch, nach: | Caust. |
| Geruch von: | Colch. |
| Schweinefleisch, nach: | Ip., Puls. |
| Freien schlechter: | Acon. Ang., Ars. |
| im, besser: | Carb-v., Phos., Puls |
| Frühstück, vor: | Arg-n., Sep., Tub-bov. |
| nachher schlechter: | Cham., Lac-ac. |
| Gerüche, durch: | Colch., Sep. |
| Kaffee, nach: | Caust., Cham., Nat-m. |

| | |
|---|---|
| Geruch von: | Arg-n., Tub-bov. |
| Kränkung, nach: | Puls. |
| Milch, nach: | Puls. |
| Mittagessen, vor: | Varb-v., Nux-v. |
| während: | Bry., Colch., Nux-v. |
| nachher schlechter: | Arg-n., Ars., Colch., Nat-m., Nux-v., Phos. |
| Obst, nach: | Ip. |
| Ohnmachtsartig: | Ang., Arg-n., Cham., Nat-m., Nux-v., Sulf. |
| Plötzlich: | Sulf. |
| Saures bessert: | Arg-n. |
| Schweren Speisen, nach: | Ip., Puls., Sep. |
| Speichelfluß, mit: | Ip., Nux-v., Puls. |
| Speisen, Anblick von: | Colch, Sil., Sulf. |
| Gedanken an: | Ars., Bry., Chin., Colch., Mag-c., Sep., Sulf. |
| Geruch von: | Ars., Colch., Ip., Sep. |
| Suppe, nach: | Acon., Carb-v. |
| Süßigkeiten: | Arg-n., Ip. |
| Wein: | Bry., Phos. |

## Ernährung in der Schwangerschaft

Aus den vorangegangenen Beschreibungen von Begleitsymptomen der Schwangerschaftsbeschwerden haben wir gesehen, daß die verschiedensten Gelüste und Abneigungen entstehen können und nichts als »normal« und »anormal« bezeichnet werden kann. Alle individuellen Verlangen und Abneigungen haben eine Bedeutung, die letztendlich auf der seelischen Ebene liegen. Nach Verabreichung des richtigen homöopathischen Mittels werden Sie erleben, daß alles seine natürliche Ordnung hat.

Die Schwangerschaft ist die Zeit, in der sich die Frau grundlegende Gedanken im Hinblick auf die Ernährung machen sollte. Dabei sollte sie aber nicht vergessen, daß jeder Mensch seine Individualität bewahren soll, und daß es keine einzig richtige Ernährung für alle Menschen gibt. Jede Frau muß ihre eigene, individuelle Richtung finden und sich bewußt sein, daß sich zu jeder Zeit etwas ändern kann, daß das Leben im ständigen Wandel ist. Was heute richtig ist, kann morgen schon nicht mehr passend sein.

## Krampfadern (Varizen)

Durch den Druck, den die stetig wachsende Gebärmutter auf die Blutgefäße im Bauchraum ausübt, wird der Blutkreislauf in den unteren Körperteilen belastet. Dadurch kann es manchmal zur Erweiterung der Venen in den Beinen und in den äußeren Geschlechtsorganen oder zu Hämorrhoiden kommen. Krampfadern, die während der Schwangerschaft entstehen, bleiben meist lebenslänglich.
In der Schulmedizin gibt es keine Therapie für Krampfadern, außer der Empfehlung, die Beine häufig am Tag hochzulegen, um den Blutrückfluß zu erleichtern. Wenn das nicht hilft, dann soll man einen maßgeschneiderten, elastischen Gummistrumpf tragen, und als äußerste Maßnahme werden die Varizen verödet oder entfernt, wodurch die anderen Venen noch mehr belastet werden. Diese palliativen Maßnahmen beseitigen aber nicht die Ursache, die eben nicht nur in der mechanischen Mehrbelastung des venösen Systems besteht (sonst müßte ja jede Schwangere Krampfadern bekommen).
Eine gründliche homöopathische Behandlung bietet auch hier die Möglichkeit, die Varizen zu heilen, d. h. die ursächliche Schwäche zu beseitigen. Sie können erst einmal versuchen, sich selbst zu behandeln, aber wenn Sie hiermit keinen Erfolg haben (spätestens nach 2 Wochen), sollten Sie einen Homöopathen aufsuchen.

*Die homöopathische Behandlung*
Schauen Sie bitte für die allgemeine Beschreibung von bereits dargestellten Mitteln auch unter »Die wichtigsten Schwangerschaftsmittel« nach.

APIS MELLIEFICA *(Apis)*
Ein brennend-stechender Schmerz in den Krampfadern, der durch *Essigumschläge* gebessert wird, charakterisiert Apis. Die Schwangere ist oft in einer traurigen Stimmung und kann manchmal stundenlang weinen. Es ist ihr meist zu warm, und in einem warmen Raum geht es ihr gar nicht gut.

ARNICA *(Arn.)*
Bei Arnica können Anstrengungen die Ursache sein, daher kommt es oft in Frage, wenn die Frau viel stehen oder auf den Beinen sein muß. Immer aber weisen die typischen Schmerzen auf das Mittel hin: Es wird als sehr wundes, zerschlagenes Gefühl geschildert. Arnica ist besonders wichtig, wenn auch die Venen der Geschlechtsorgane betroffen sind.

ARSENICUM ALBUM *(Ars.)*
Hier sind starke Schmerzen kennzeichnend, die wie Feuer brennen. Die Venen sehen bläulich aus (siehe auch S. 238).

CARBO VEGETABILIS *(Carb.-v.)*
Die Krampfadern sind richtig blau und hart. Oft ist auch ein brennender Schmerz vorhanden. Carbo veg. ist besonders wichtig, wenn die Venen der äußeren Geschlechtsorgane betroffen sind und dadurch das Wasserlassen erschwert oder schmerzhaft ist.

CAUSTICUM *(Caust.)*
Beim Gehen hat die Schwangere starke Schmerzen, in der Ruhe kann sie die Schmerzen in den Krampfadern besser aushalten (siehe auch S. 239).

GRAPHITES *(Graph.)*
Die Krampfadern sind oft mit kleinen Pickeln besetzt und jucken sehr. Es können sich auch ekzemartige Flecken entwickeln. Vom Konstitutionstypus meist eine eher dickliche als dünne Frau. Sie bewegt sich nicht gerne und meistens ist ihr kalt. Sie leidet unter Übelkeit mit Schwindel und hat Angst, beim Gehen plötzlich hinzufallen; außerdem geht sie ungern längere Strecken. Lieber hält sie sich zu Hause mit kleinen Beschäftigungen auf.
Sie neigt dazu, mehr zu essen als ihr bekommt und hat meist morgens einen schlechten, ekelerregenden Geschmack (wie von faulen Eiern) im Mund. Besonders nach dem Essen macht ihr ranziges Sodbrennen zu schaffen.
In der Regel hegt sie Abneigung gegen gekochtes Essen, Fleisch,

Fisch, Süßes und Salziges. Heiße Milch trinkt sie dafür sehr gerne und in großen Mengen.
Sie neigt zu Obstipation, der Stuhl ist sehr groß und erschwert die Ausscheidung.

HAMAMELIS *(Ham.)*
Die Beine fühlen sich matt und angestrengt an. Oft besteht ein Gefühl von Vergrößerung oder Erweiterung in den Krampfadern und um sie herum. Die Krampfadern sind hart, knotenförmig, geschwollen und schmerzhaft. Die Schmerzen haben eher stechend-brennenden Charakter, können aber auch wund sein. Kein Appetit beim Frühstück, dagegen großer Durst auf kleine Mengen Flüssigkeit. Nach Schweinefleisch wird ihr übel mit Aufstoßen und heftigem Schluckauf.

NUX VOMICA *(Nux-v.)*
(siehe S. 244).

PULSATILLA *(Puls.)*
Die Venen sind besonders gegen Abend schmerzhaft geschwollen und neigen dazu, sich zu entzünden. Sie sind livid (bläulich), und diese Farbe breitet sich auf die umgebenden Partien aus, so daß ganze Flächen der Beine bläulich aussehen können (siehe auch S. 245).

## Körperpflege und Entspannung

Die schwangere Frau braucht viel Ruhe und Zeit für sich. Alle guten Absichten, ihre Aufgabe als Mutter so gut wie möglich zu erfüllen, werden durch Überanstrengung zunichte gemacht. Allerdings braucht der Körper ein gewisses Maß an gesunder Anstrengung. Die Schwangere sollte sich genügend bewegen, um ihren Körper fit zu halten. Wenn Sie Yoga machen wollen, dann empfehlen wir Ihnen, es unter fachlicher Aufsicht anzufangen. Vergessen Sie nicht, daß Sie und Ihr Körper sich nur langsam umstellen können. Jeder Zwang, jedes zu schnelle Vorankommenwollen ist mit Ge-

fahren verbunden, die bleibende Schäden zur Folge haben können. Vertrauen Sie Ihrem Körper und gehen Sie nur so weit, wie er es Ihnen gestattet. Nach der Anstrengung gönnen Sie sich Ruhe und Entspannung und gelegentlich eine sanfte Massage.
Während der Schwangerschaft sollten Sie sich bewußt darum bemühen, Zeit zur Besinnung zu finden. Gehen Sie Ihren Hobbys nach, machen Sie Dinge, die Ihnen Freude bereiten, und nehmen Sie immer wieder Kontakt zu Ihrem Kind auf. Legen Sie Ihre Hände auf den Bauch, Sie werden Ihr Kind bald spüren.

### Die Brustpflege

Anfänglich kann das Stillen zwar schmerzhaft sein, aber die Brustwarzen gewöhnen sich normalerweise bald daran und werden unempfindlicher. Frauen mit (den meist empfindlicheren) hellen Brustwarzen können diese abhärten, indem sie sie mit kaltem Wasser waschen und mit einem trockenen, rauhen Waschlappen massieren. Salben weichen die Warzen auf. Wenn Sie wirklich Schmerzen beim Stillen haben, dann wird Ihnen die Homöopathie gute Hilfe leisten (sehen Sie unter »Stillen schmerzhaft« nach).

## Die Entbindung

Zwei bis vier Wochen vor dem Entbindungstermin sollte die konstitutionelle Behandlung der Schwangeren abgeschlossen sein. Sie müßte sich jetzt im seelischen wie im körperlichen Bereich wohl fühlen. Die konstitutionelle Behandlung ist eine gute allgemeine Vorbereitung auf die Entbindung. Jetzt kann die Geburt gezielt angegangen werden.

## Homöopathische Geburtsvorbereitung

Um die Entbindung zu erleichtern, gibt es einige Mittel, deren Einnahme förderlich ist. Sie sollten aber nur dann genommen werden, wenn *keine* anderen Beschwerden und Symptome vorliegen. Die folgenden vier Mittel kommen am häufigsten vor:

PULSATILLA *(Puls.)*
Für alle Frauen, bei denen in der Schwangerschaft ein milderes Wesen durchkommt, die sich weicher und nachgiebiger fühlen.

- Dosierung: *PULSATILLA C30*, 2× täglich, 1–2 Wochen vor dem Termin anfangen.

CAULOPHYLLUM *(Caul.)*
In den letzten Wochen der Schwangerschaft überkommen die werdende Mutter immer wieder wehenartige Schmerzen. Es wird als ein schmerzhaftes Herunterdrängen im Unterleib beschrieben. Die Häufigkeit dieser Empfindung ist sehr unterschiedlich. Dabei kann ein Gefühl vorhanden sein, als ob die Gebärmutter nicht genügend belebt sei. Ganz deutlich ist das Mittel indiziert, wenn rheumatische Schmerzen der kleinen Gelenke (Hände und Füße) auftreten.

- Dosierung: *CAULOPHYLLUM C6*, 2× täglich, sobald die obengenannten Symptome auftreten; dann bis zum Geburtstermin einnehmen.

MITCHELLA REPENS *(Mitch.)*
Dieses Mittel kommt dann in Frage, wenn eine Blutüberfülle der Gebärmutter besteht und eine Reizblase vorhanden ist. Am Ende der Schwangerschaft ist es normal, wenn die Frau durch den Druck, den das Kind auf die Blase ausübt, etwas häufiger Wasser lassen muß. Aber wenn der Reiz übermäßig häufig auftritt, dann sollten Sie das behandeln, obwohl sonst im allgemeinen nichts dagegen unternommen wird. Mitchella wird nicht nur auf die Blase wirken, sondern auch die Geburt erleichtern.

- Dosierung: *MITCHELLA D1*, 5 Tropfen auf eine Tasse Wasser, 3× täglich jeweils ½ Stunde vor den Mahlzeiten bis zur Geburt.

CIMICIFUGA *(Cimic.)*
Die Schwangere hat ganz furchtbare Vorahnungen und kein gutes Gefühl in bezug auf die Entbindung. Die Gedanken an die Wehen und Schmerzen sind von Angst geprägt. Die ganze Angelegenheit erscheint ihr unsicher.

- Dosierung: *CIMICIFUGA C200,* 1× täglich vom Auftreten der Symptome bis zur Geburt.

*Steiß- oder Querlage*
Irgendwann in den letzten Wochen dreht sich das Kind und senkt sich mitsamt der Gebärmutter nach unten. Jetzt ist es soweit, die Geburt kann losgehen. Wenn sich das Kind aber nicht dreht und der Termin immer näher rückt, dann kann *Pulsatilla* dabei behilflich sein, daß sich das Kind aus der Steiß- oder Querlage in die Kopflage bringt.

- Dosierung: *PULSATILLA C200* 1 Gabe. Eventuell an 3 aufeinanderfolgenden Tagen wiederholen. Wenn das nicht hilft, wenden Sie sich an Ihren Arzt.

**Allgemeine Vorbereitung**

Regelmäßige Bewegung (wie Spazierengehen oder Schwimmen) stellt eine wichtige Vorbereitung für die Geburt dar. Bis zum Ende des achten Monats sollten Sie alle Geburtsvorbereitungskurse besucht und Anschaffungen erledigt haben, so daß Sie genügend Ruhe und Zeit haben und nicht in Hetze geraten.
Eine *Atemübung,* die Ihnen behilflich sein könnte, geht folgendermaßen: Nehmen Sie Ihr Becken und Ihren Unterleib wahr. Stellen Sie sich beim Einatmen vor, daß der Atem von allen Richtungen hineinfließt. Beim Ausatmen entspannen Sie den ganzen Unterleib und stellen sich vor, daß der Atem das Becken beim Ausatmen erweitert und dehnt. Wenn diese Übung 1–2× am Tag jeweils 5–10 Minuten durchgeführt wird, entspannt sie den Beckenbereich und erleichtert dadurch die Geburt.

*Ernährung*
Mit der richtigen Ernährung können Sie die Geburt wesentlich erleichtern. Sie sollten spätestens ab der 36. Woche sehr leicht und nie zuviel essen. Essen Sie höchstens drei Mahlzeiten am Tag, besser nur zwei. Die Nahrung sollte jetzt wenig Eiweiß und Kohlenhydrate enthalten und hauptsächlich aus Gemüse und Obst bestehen. Den vorher bereits reduzierten Genuß von Fleisch, Alkohol, Kaffee und Tee sollten Sie jetzt ganz unterlassen. Würzen Sie Ihre Speisen nur leicht und lassen Sie alle starken Gewürze, wie Knoblauch, Oregano, Rosmarin etc., weg. Zwiebeln, Eier und Süßigkeiten sind ebenfalls nicht günstig.
In der Regel verringert sich der Appetit kurz vor der Entbindung von ganz allein, dann ist ein Halbfasten, bei dem Sie nur einmal essen und ansonsten nur trinken, sehr empfehlenswert. Sie sollten sich aber kräftemäßig dazu in der Lage fühlen und sich auch psychisch nicht dadurch belasten. Als Getränke kommen alle Teesorten in Frage, die Ihnen gut schmecken. Brottrunk, Reismalztrunk, Reistrunk, Hirsetrunk und ähnliches (siehe »Rezepte« S. 405) oder Himbeerblättertee sind besonders geeignet.

## Die Geburt

Die Geburt besteht aus vier Phasen: der Eröffnungsphase, der Übergangsphase, der Austreibungsphase und der Nachgeburt.
Die Unterstützung der Geburt durch homöopathische Mittel sollte in die Hände eines geburtserfahrenen Homöopathen gegeben werden, besonders wenn Komplikationen zu erwarten sind.
Die folgenden homöopathischen Ratschläge sind für die unkomplizierte Geburt gedacht, bei der in irgendeiner Phase der normale Geburtsverlauf ins Stocken gerät. Infolge der Komplexität und des großen Umfangs der homöopathischen Mittelauswahl erwähnen wir hier nur die häufigsten Mittel für einfache Zustände.

- Dosierung: Verabreichen Sie das Mittel in der Potenz *C 200* stets *nach Beendigung einer Wehe.* Nie vorher oder zwischendurch geben. Wiederholen Sie es nach jeder Wehe, bis sich eine deutliche Besserung zeigt. Meist reichen einige wenige Gaben.

**Der rigide Muttermund**

In der Eröffnungsphase kann der Muttermund oft sehr inflexibel und hart sein. Die Geburt geht nur sehr langsam voran und noch nach Stunden ist kaum ein Fortschritt zu sehen. Das richtige homöopathische Mittel beschleunigt den Vorgang unheimlich und erspart der Gebärenden viele unnötige Schmerzen und Leiden.

BELLADONNA *(Bell.)*
Belladonna ist häufig bei Erstgebärenden angezeigt, speziell bei sportlichen und nicht mehr ganz jungen Frauen. Der Muttermund ist krampfhaft zusammengezogen, heiß, berührungsempfindlich, rot und meist feucht. Dadurch verläuft die Geburt zäh und langwierig. Die schmerzhaften Wehen kommen plötzlich, sind heftig und hören auch plötzlich auf. Das Gesicht ist heiß, klopfende Kopfschmerzen können auch vorhanden sein. Bei jeder Wehe schießt das Blut zum Kopf und das Gesicht wird sehr rot, besonders die Augen sind durch die Preßwehen blutunterlaufen. Sie neigt zu Krämpfen in den Beinen, die sie aufschreien lassen.

ACONITUM NAPELLUS *(Acon.)*
Die Frau wird von großer Angst gepackt, daß sie nicht gebären kann, daß irgend etwas schiefläuft; diese Panik kann sich bis zur Todesangst steigern. Die Wehen überrollen sie sehr heftig und häufig mit unerträglichen Schmerzen, sie kann kaum Luft holen. Vulva, Scheide und Muttermund sind trocken, schmerzhaft und inflexibel. Sie fühlt sich sehr elend, stöhnt viel und wirft sich bei oder nach jeder Wehe hin und her.

CAULOPHYLLUM *(Caul.)*
Die Gebärende wird von heftigen Wehen gequält, die aber völlig erfolglos bleiben, da der Muttermund äußerst rigid ist. Oft hat sie im Gebärmutterhals Schmerzen wie von Nadelstichen. Irgendwann hören die Schmerzen und Wehen vor Erschöpfung auf.

CHAMOMILLA *(Cham.)*
Die Frau ist völlig außer sich vor Schmerzen. Niemand kann ihr

etwas recht machen. Ihre Laune ist denkbar schlecht. Sie reagiert verärgert, unlogisch, äußerst gereizt und tobt. Von den Mühen und Anstrengungen der Geburtshelfer hält sie nichts und sagt ihnen deutlich ihre Meinung. Schmerzen kann sie überhaupt nicht ertragen und am liebsten würde sie davonlaufen. Der Gedanke, daß es noch so lange dauert, bis das Baby auf die Welt kommt, macht sie wahnsinnig. Bei jeder Wehe schreit sie furchtbar vor Schmerzen, dann stöhnt sie, beklagt sich und ruft alle zu sich. Sie fühlt sich ohnmächtig und kann sogar vor Schmerzen ohnmächtig werden. Die Wehen drücken das Kind nach oben, anstatt es nach unten zu pressen, und die Geburt kommt nicht voran.
Chamomilla kann schon am Anfang aufgrund ihres Verhaltens erkannt werden, bevor sie vor Schmerzen außer sich ist. Sie reagiert bissig, läßt niemanden an sich heran, läßt sich nicht vom Arzt oder der Hebamme untersuchen und schickt sie sogar weg, um aber bald wieder nach ihnen zu rufen.

CIMICIFUGA *(Cimic.)*
Die Wehen haben gegen den verkrampften, unelastischen Muttermund keine Chance. Die reißenden Schmerzen halten lange an, wobei die Gebärmutter nach oben geschoben zu werden scheint. Die Schmerzen schießen auch im Bauch von einer Seite zur anderen und lassen die Gebärende sich zusammenkrümmen und aufschreien. Der Muttermund kann sich zum Teil öffnen und dann wieder krampfhaft verschließen. Sie kann alles nicht mehr aushalten und sagt, sie würde verrückt werden, redet wirr und verhält sich entsprechend, so daß es dem Geburtshelfer wirklich angst werden kann. Bei den Wehen kann es zu Krämpfen in den Hüften kommen, die sie vor Schmerzen aufschreien lassen.

NUX VOMICA *(Nux-v.)*
Sie reagiert empfindlich auf alle äußeren Einflüsse wie Geräusche, das Reden anderer, Gerüche, Licht und fühlt sich davon so gestört, daß sie sich nicht konzentrieren kann. Das macht sie wütend. Sie bräuchte eine völlig ruhige, ausgeglichene Atmosphäre. Die geringste Kälte läßt sie frösteln.
Die Bauchwände und Gedärme fühlen sich wund an. Jede Wehe

verursacht einen starken Druck nach unten. Sie möchte auf die Toilette, entweder um Stuhl zu entleeren oder um Wasser zu lassen. In einem späteren Stadium, wenn der Darm schon entleert ist, bleibt immer noch ein krampfhaftes Ziehen im Mastdarm oder in der Blase.
Bei den Wehen können plötzliche scharfe Krämpfe in den Waden auftreten.

GELSEMIUM SEMPERVIRENS *(Gels.)*
Hier steht Muskelschwäche im Vordergrund. Die Gebärende kann nicht genügend Kraft aufbringen, die Muskeln fühlen sich schwer und wie gelähmt an. Sie hat ein rotes Gesicht und wirkt benommen, apathisch und langsam. Der Muttermund ist rund, hart, dick und unelastisch. Die Wehen neigen dazu, nach oben zu schießen. Erst kommen sie richtig und drücken nach unten, dann fehlt ihr die Kraft, sie auszuhalten und die Wehe läuft den Rücken hinauf. Oder sie geht direkt von der Gebärmutter hoch in den Rücken. Die Frau ist äußerst nervös und redet am Anfang sehr aufgeregt vor sich hin. Die Wehen können durch die Untersuchung vor Nervosität aufhören.

*Die Austreibungsphase*

Wenn die Eröffnungsphase gut eingeleitet ist, verläuft die Austreibungsphase meist ohne Komplikationen.
Es kann der Gebärenden manchmal alles zu anstrengend gewesen sein, besonders das Warten, bis der Muttermund ganz geöffnet ist, so daß die *Preßwehen nicht mehr kommen* (sie hat keine Lust mehr). Geben Sie eine Gabe *CAULOPHYLLUM C200.*
Die Gewebe der Vulva und des Dammes müssen entsprechend nachgeben, damit der Kopf geboren werden kann. Wenn die Muskulatur aber zu fest und unelastisch ist, kann der Kopf nicht nach vorne rücken. Werden die Preßwehen immer stärker, kommt es zu einem *Dammriß.*
In der Regel läßt man es nicht dazu kommen und macht vorher einen *Dammschnitt,* da er einfacher zu nähen ist als ein Riß. Durch

die Anwendung von Kaffee kann dies vermieden werden. Kochen Sie einen *starken Kaffee.* Tupfen Sie mit einem Tuch ein paar Mal den gut warmen, aber nicht heißen Kaffee auf den Damm, die äußeren Geschlechtsorgane und den After. Es kommt schnell zur Entspannung und der sanften Geburt steht nichts mehr im Wege. Sie können der Gebärenden auch eine Gabe *COFFEA C 200* geben oder, wenn sie mag, etwas Kaffee.

### *Allgemeine Empfehlungen und Maßnahmen bei der Geburt*

Die Atmosphäre im Geburtszimmer spielt eine wichtige Rolle, denn die Gebärende soll sich wohl fühlen. Alles, was sie empfindet, wirkt unmittelbar auf das Kind in ihrem Leib. Auch für das Neugeborene ist es wichtig, das Geburtstrauma so weit wie möglich zu reduzieren. Die Geburt an und für sich ist ein großer Schock. Daher sollten alle äußeren Eindrücke möglichst sanft sein.

- Licht: Genügend, aber diffus und nicht direkt auf das Bett strahlend.
- Geräusche: Totale Stille ist auch nicht ideal. Wenn Sie einen Raum betreten und alle Menschen halten den Atem an, werden Sie denken, nanu, was habe ich jetzt wieder angestellt. Also: verhalten Sie sich normal, aber leise und sanft. Schöne Musik im Hintergrund, wenn die Gebärende sie braucht oder haben will, wird dazu beitragen.
- Gerüche: Alle starken Gerüche wie Parfüms, Räucherstäbchen, etc. werden die jungfräuliche Nase und Lunge des Neugeborenen verätzen. Wenn Sie starken Kaffee benutzt haben für den Dammschutz, dann entfernen Sie Kaffee, Tuch etc. aus dem Raum.
- Umgebung, Bilder usw.: Die Umgebung, die Gestaltung des Raumes, Bilder etc. sollten vertrauenerweckend sein und dem Neugeborenen keinen Schreck einjagen.
- Der Empfang: Die Geborgenheit, der Schutz und die Wärme des Mutterleibes nehmen bei der Geburt ein Ende. Das Neugeborene braucht daher als erstes die Körperberührung und Wärme der Mutter. Das entspricht auch dem mütterlichen Bedürfnis, ihr Kleines im Arm zu halten. Legen Sie das Kleine auf die Brust der Mutter und decken Sie es mit einem dicken, weichen Baumwoll-

tuch oder Handtuch zu. Die Mutter sollte das Kind möglichst bald anlegen. Die Vormilch ist wichtig für die Darmentleerung des Neugeborenen und der Saugreflex fördert die Uterusrückbildung.

- Die Zimmertemperatur: Das Zimmer muß warm sein. Nicht nur die Gebärende braucht dies, sondern vor allen Dingen darf das Neugeborene keinem krassen Temperaturwechsel ausgesetzt werden.
- Die Nabelschnur: So lange die Nabelschnur pulsiert, ist der Mutterkuchen noch nicht gelöst. Der Kontakt im Mutterleib ist immer noch vorhanden. Sie sollten diesen Kontakt noch nicht unterbrechen, sondern sich um das Neugeborene kümmern. Auch für das Wohlbefinden des Kindes sollte der Übergang langsam geschehen. Wenn die Nabelschnur aufhört zu pulsieren, binden Sie kurz oberhalb des Nabels und ein Stück darüber noch einmal ab und trennen die Nabelschnur dazwischen mit einer scharfen Schere durch.
- Die Käseschicht: Sie ist sehr wichtig für das Neugeborene und darf nicht abgewischt werden, denn sie dient als erster Wärmeschutz, bevor man das Baby versorgt hat und es warm anziehen kann. Die Käseschicht hat aber noch einen anderen Nutzen. Sie schützt die Haut vor äußeren, noch fremden Einflüssen, bis sie sich langsam daran gewöhnt. Die Kleidung ist noch etwas Fremdes für das Neugeborene. Die Haut, die geschützt bleibt, kann sich langsam an alles gewöhnen und reagiert im späteren Leben nicht überempfindlich. Die Käseschmiere stellt auch Nahrung für die Haut dar.
- Das erste Bad: Monatelang war das Kind vom Fruchtwasser umgeben. Jetzt ist diese Phase auf einmal vorbei. Bald wieder ein ähnliches Gefühl zu bekommen, erweckt Vertrauen und Freude im Kind: das Leben bedeutet nicht Verzicht, nur die Form ändert sich. Nachdem das Kind eine Zeitlang bei seiner Mutter war, kann es gebadet werden. Die Temperatur soll um die 38 °C betragen. Halten Sie das Baby in der Waagerechten, so daß der ganze Körper, bis zum Hals, vom Wasser bedeckt ist. *Calendula-Essenz* (15–20 Tropfen), dem Badewasser zugesetzt, wirkt beruhigend auf das Kind. Lassen Sie das Kind im Wasser schweben,

wiegen Sie es leicht hin und her. Benutzen Sie auf keinen Fall Seife oder sonstige Badeöle und -mittel, um die Käseschmiere zu entfernen. Nach 5–10 Minuten nehmen Sie das Kind heraus und wickeln es in ein dickes Handtuch ein. Die Nässe soll vom Handtuch aufgesogen werden. Bevor Sie das Kind anziehen, tupfen Sie das restliche Wasser behutsam ab.

- Das erste Foto: Sie möchten wahrscheinlich einige Fotos aufnehmen. Achten Sie darauf, daß das Neugeborene nicht durch das Blitzlicht erschreckt wird. Verzichten Sie lieber ganz auf professionelle Bilder. Sie können kurzzeitig den Raum etwas mehr beleuchten und trotzdem das Kind im Schatten lassen oder Sie verwenden einen sehr lichtempfindlichen Film.
- Kleidung: Wärmen Sie die Kleidung an, die Sie dem Neugeborenen nach dem Bad anziehen wollen. In den ersten drei Tagen kann das Baby noch nicht selber Wärme produzieren und muß sehr warm gehalten werden, darf aber auch nicht überhitzt werden. Die Kleidung, besonders die Unterwäsche, sollte weich, locker und elastisch sein. Als Materialien am besten geeignet sind Wolle, ein Gemisch aus 50 % Wolle/50 % Seide oder 50 % Wolle/50 % Baumwolle. Eine Mütze muß immer aufgesetzt werden. Im Haus reicht eine aus Baumwolle. Prüfen Sie ab und zu die Hände und Füße, ob sie nicht zu kalt sind. Gegebenenfalls sollten Sie zusätzliche Wärme durch eine in Tücher gewickelte Wärmflasche, die Sie in die Wiege legen, zuführen oder Ihr Baby zu sich ins Bett nehmen.

## Die nachgeburtliche Versorgung

### Hämorrhagien (Blutungen)

Blutungen können zu einer gefährlichen Komplikation werden. Sie sind aber kaum bei einer Frau zu erwarten, die sich gründlich homöopathisch vorbehandeln ließ. Wie bei allen anderen Zuständen erwähne ich auch hier nur die am häufigsten vorkommenden Mittel. Durch das genau passende Mittel hören die Blutungen schnellstens auf. Wenn das richtige Mittel nicht aufgeführt ist, ziehen Sie unverzüglich einen Arzt zu Rate oder ergreifen Sie andere Maßnahmen.

- Dosierung: ¼stündl. 1 Gabe der 200. Potenz.

ACONITUM NAPELLUS *(Acon.)*

Die Todesangst ist ausschlaggebend für Aconit. Die Frau traut sich kaum, sich zu bewegen. Beim Aufsitzen im Bett wird sie ganz blaß und schwindelig und kann ohnmächtig zurückfallen. Es herrscht sehr viel Aufregung im Geburtszimmer oder Kreißsaal. Die Blutung ist aktiv mit hellrotem Blut.

ARNICA *(Arn.)*

Die Frau empfindet ihren Körper wie wund, und beim Sitzen oder Liegen tun ihr die Stellen weh, die aufliegen. Die Blutung ist aktiv, es kommt hellrotes Blut mit größeren Klumpen. Von der Magengrube her fühlt sie sich elend. Ihr Kopf ist heiß, aber der übrige Körper kühl bis kalt, speziell die Füße. Arnica ist besonders wichtig, wenn die Entbindung langwierig und erschöpfend war oder wenn das Kind mit der Saugglocke oder der Zange herausgeholt wurde.

BELLADONNA *(Bell.)*

Die Frau hat das Gefühl, als ob die Gebärmutter nach außen herausgedrängt würde. Das Kreuz schmerzt, als ob es durchbrechen wollte. Heiß-rotes Gesicht mit blutunterlaufenen Augen. Belladonna ist wichtig bei Blutungen aufgrund der zurückgebliebenen Placenta (Mutterkuchen). Die Blutung kommt immer nach den Nachwehen, sie ist reichlich, hellrot und heiß. Belladonna hilft, den Mutterkuchen abzustoßen.

HAMAMELIS *(Ham.)*

Die Frau fühlt sich erschöpft, hat wenig Empfindungen im Unterleib und zeigt keine Aufregung über die Blutung, die langsam, aber stetig ist. Das Blut ist in der Regel dunkel, manchmal kann zwischendurch rotes Blut herausspritzen.

IPECACUANHA *(Ip.)*

Meist ist der Frau die ganze Zeit übel, sie fühlt sich schlapp und muß nach Luft schnappen. Sie sieht blaß aus, und der Körper ist kalt. Manchmal hat sie schneidende Schmerzen um den Nabel herum. Es kann ihr so übel sein, daß sie erbrechen muß; dann schießt das Blut heraus, während sie sonst langsam hellrotes Blut verliert.

MILLEFOLIUM *(Mill.)*
Die Geburt hat die Frau angestrengt und plötzlich setzt eine reichliche, hellrote Blutung ein. Sie spürt keine Schmerzen und sorgt sich auch nicht sehr um die Blutung. Sie muß immer wieder gähnen und macht einen müden Eindruck.
Wenn Sie kein potenziertes Millefolium zur Hand haben, können Sie auch *Schafgarbentee* kochen und zu trinken geben. Die Blutungen werden genauso schnell aufhören wie mit der potenzierten Schafgarbe.

## Zurückgebliebene Placenta

Normalerweise löst sich die Placenta 10–15 Minuten nach der Geburt des Kindes. Auch hier werden wir nach einer homöopathischen Behandlung selten erleben, daß sich die Nachgeburt verzögert. Die Homöopathie empfiehlt im Fall der verzögerten Abstoßung des Mutterkuchens abzuwarten, um ein klares Bild zu erhalten und um dann mit Sicherheit das richtige Mittel zu finden. Auf das Mittel hin löst sich der Mutterkuchen innerhalb kürzester Zeit. Wichtig in diesem Zusammenhang ist auch, daß die Frau ihr Baby gleich nach der Geburt an die Brust nimmt und saugen läßt. Dadurch werden Hormone ausgeschüttet, die eine Rückbildung des Uterus bewirken und helfen, die Nachgeburt leichter auszutreiben.
● Dosierung: 1 Gabe in der C 200 genügt.

NUX VOMICA *(Nux-v.)*
Äußerst zusammenziehende Schmerzen. Der sogenannte Sanduhrkrampf kann entstehen. Siehe auch unter »Geburt« (S. 265).

PULSATILLA *(Puls.)*
Die Frau ist traurig, daß der Geburtsvorgang immer noch nicht

endgültig abgeschlossen ist, und ihr ist zum Weinen zumute. Der Unterleib ist heiß, rot, wund und berührungsempfindlich. Sie möch te alle Fenster geöffnet haben, um genügend frische Luft zu bekommen. Dunkles Blut mit Klumpen kommt stoßweise. Pulsatilla kommt für diesen Zustand – die zurückgehaltene Placenta – am häufigsten in Frage.

SEPIA *(Sep.)*
Sie hat kurze, scharfe, schießende Schmerzen im Gebärmutterhals, manchmal auch ein Brennen. Es kann ein »Sanduhrkrampf« vorkommen. Ihre Hände und Füße sind kalt, aber zwischendurch wird ihr immer wieder sehr warm.

**Versorgung des Kindes**

Wenn Sie mit allem fertig sind, dann geben Sie Ihrem Kind eine Gabe *ACONIT C200.* Dies hilft dem Neugeborenen schnell über den *Geburtsschock* hinweg und läßt es wieder zu sich finden. Es wirkt auch als Prophylaxe gegen die *physiologische Gelbsucht,* die am dritten Tag auftreten kann.

*Arnica für das Neugeborene*

Die Geburt kann oft für das Kind auch körperlich traumatisch sein; manchmal durch einen zu engen Geburtskanal und einen zu großen Kopf. Mikrowunden oder auch größere Verletzungen des Gehirns entstehen. Sie können den Folgen mit Arnica vorbeugen.

- Dosierung: *ARNICA C200,* 3 Gaben im Abstand von 12 Stunden.

**Versorgung der Mutter**

Sogar die leichteste Geburt ist mit großen Anstrengungen und einem Trauma für den Geburtskanal verbunden. Geben Sie der Frau *Arnica,* und Sie werden erleben, wie nicht nur die Geburtswunden optimal verheilen, sondern auch wie rasch sich die Gebärmutter wieder zurückbildet.

- Dosierung: *ARNICA C200,* 3× täglich, 2 Tage lang.

## Das Wochenbett und die ersten Tage des Neugeborenen

### Die ersten Tage

Nach der großen Anstrengung der Geburt braucht die Mutter viel Ruhe. Bei einer homöopathischen Geburtsbetreuung kann auf Schmerz-, Beruhigungs- und Betäubungsmittel völlig verzichtet werden. Die dämpfenden Einwirkungen dieser Medikamente entfallen somit. Die Frau fühlt sich jetzt natürlich erleichtert und euphorisch und könnte meinen, sie wäre zu allem fähig. Wenn sie sich wirklich danach fühlt, kann sie sich kurz abduschen, andernfalls sollte man sie mit warmen nassen Tüchern abwaschen. Geben Sie 15–20 Tropfen *Calendula-Essenz* in das warme Waschwasser und tupfen Sie damit vorsichtig den Genitalbereich ab. Wenn kleine Risse in der Scheide durch die Geburt entstanden sind, fördert die wiederholte Spülung mit Calendulawasser die Wundheilung. Nach der Geburt ist ein warmes reizfreies Getränk angebracht. Da meist kein bestimmtes Verlangen besteht, können Sie einen Trunk von den »Rezepten« (S. 401) auswählen. Essen sollte die Wöchnerin aber erst, wenn der Hunger kommt. Meistens braucht sie zuerst Schlaf. Die erste Mahlzeit nach der Entbindung sollte leicht, einfach und nahrhaft sein. Der richtige Appetit meldet sich etwa am 3. Tag nach der Geburt, wenn sich der Körper wieder umgestellt hat, die Wundheilung ihren Lauf nimmt und das Kind auch mehr trinken möchte.

*Schonung der Mutter*

Während der ersten Wochen sollte sich die Mutter sehr schonen. Auch wenn sie sich, wie das nach einer homöopathischen Geburt fast immer der Fall ist, sehr kräftig und zu allem bereit fühlt, warnen

wir vor der geringsten Überanstrengung, sie könnte später teuer bezahlt werden. Der Körper braucht Ruhe und Zeit, um sich zu erholen und um Kraft zu sammeln für das Muttersein.
Nach der ersten Woche kann die Mutter wieder fester zupacken. In Indien wird die Frau vierzig Tage völlig geschont und rundherum gepflegt!

### *Milcheinschuß*

Der Milcheinschuß kann mit sehr starken Schmerzen verbunden sein, so daß die Frau meinen könnte, sie hätte eine Brustentzündung. Wenn sie ihr Baby anlegt, werden die Schmerzen bald aufhören. Das Einschießen der Milch weist von Frau zu Frau Unterschiede auf und kann am zweiten Tag oder auch erst am vierten Tag einsetzen, in der Regel aber am 3. Tag. Das Kind wird gestillt, wenn es danach verlangt. Zum ersten Mal wird es direkt nach der Geburt angelegt. Dies regt zusätzlich die Milchproduktion an. Die Vormilch, das Kolostrum, reicht zur Ernährung des Kindes aus. Es ist nicht nötig, die Flasche dazu zu geben, denn anfangs braucht das Kind wenig Flüssigkeit und Nährstoffe.

### *Das Mekonium*

Der erste pechartige, sehr klebrige Stuhl, den das Neugeborene ausscheidet, sollte einem keinen Schrecken versetzen. Das Mekonium besteht aus Darmepithelien, Darmsekreten und Darmschleim. Wegen seiner Schwarzfärbung wird es auch »Kindspech« genannt. Um den Babypo zu säubern, nehmen Sie am besten Öl. Sie können *Calendula-Öl* oder ein ganz normales Speiseöl wie Oliven- oder Sonnenblumenöl nehmen.

### *Wärmeregulierung und frische Luft*

Wie schon erwähnt, braucht das Neugeborene anfangs sehr viel Wärme. Wenn es aber warm angezogen und zugedeckt ist, können Sie ruhig für genügend Frischluftzufuhr sorgen und 1× am Tag sogar gut durchlüften. Das Zimmer kann dann normal geheizt werden.

Bis Ende der 3. Woche muß das Neugeborene vor Abkühlung, aber besonders auch vor Überhitzung geschützt werden, da es seine Körpertemperatur noch nicht richtig regulieren kann.
In den ersten 3 bis 7 Tagen ist das Bett der Mutter der beste Platz für das Baby. Die in alten Gesundheitsratgebern vertretene Meinung, daß »der Dunstkreis eines anderen Menschen dem Kinde seinen Anteil an unverbrauchter Atemluft schmälert«, bedarf keines Kommentars. In Kinderkliniken wurde festgestellt, daß sich Frühgeburten, die von der Mutter im Bett gewärmt wurden, viel schneller entwickelten und weniger anfällig für Infekte oder andere Komplikationen waren als diejenigen, deren Körpertemperatur im Brutkasten künstlich hochgehalten wurde. Ein kleiner Mensch braucht eben nicht nur Wärme, sondern auch Mutterliebe. Mutter und Kind brauchen sich nach der Geburt und sollten so viel Zeit wie möglich zusammen verbringen. Je früher der erste Hautkontakt, unter einem desto günstigeren Stern steht die Beziehung der Mutter zum Kind (»bonding«). Oft wird nach einem Kaiserschnitt diese von der Natur (durch bestimmte Hormonausschüttung) vorgesehene Zeit der Prägung unter Narkose verschlafen. Dann haben diese Mütter häufig Schwierigkeiten, sich auf das Kind einzustellen.

### *Die Nabelpflege*

Wir haben bei unseren drei Kindern – und inzwischen auch bei vielen anderen – die besten Erfahrungen damit gemacht, den Nabel so natürlich wie möglich ohne zusätzliche Maßnahmen heilen zu lassen und uns dabei die Natur zum Vorbild genommen.
Normalerweise trocknet die Nabelschnur langsam ein, um dann nach ca. 1 Woche abzufallen. Bis auf das erste Bad gleich nach der Geburt sollte das Neugeborene nicht gebadet, sondern nur gewaschen werden – so lange, bis der Nabel verheilt ist.
Wenn der Nabel eitert oder durch Urin feucht geworden ist, können Sie ihn vorsichtig mit verdünnter *Calendula-Essenz* abtupfen. Normalerweise braucht ein gesunder Nabel weder Pflaster noch Binden zur Heilung. Er muß nicht nur gut atmen können, sondern sich auch frei fühlen. Verwenden Sie bitte keine Salben, Puder oder sonstige Essenzen.

➽ *Beachte: Keinesfalls Arnicaessenz auf den Nabel geben.* Arnica brennt auf der Wunde und kann zu Entzündungen führen.

*Die Windeln und der Wickeltisch*

Sie müssen sich natürlich entscheiden, wieviel Arbeit Sie auf sich nehmen wollen. Stoffwindeln, am besten unter einem Wollhöschen aus nicht entfetteter Wolle, sind auf jeden Fall am wohltuendsten für das Neugeborene. Aber sie bedeuten auch mehr Arbeit. Sie müssen nicht nur öfter gewechselt, sondern auch gewaschen und getrocknet werden. Andererseits stellen die wachsenden Plastikwindel-Abfallberge eine zunehmende Belastung unserer Umwelt dar. Wenn Sie über dem Wickeltisch an der Wand einen Wärmestrahler anbringen, können Sie selbst in den kältesten Nächten Ihr Kind ohne Angst vor Verkühlung wickeln und es vor jedem neuen Wickeln eine Zeitlang ohne Windel strampeln lassen.
Den Babypo säubern Sie am besten mit warmem Wasser oder auch mit Öl. Cremen oder pudern Sie ihn aber bitte nicht hinterher ein, sondern verwenden Sie einfach ein gutes Oliven- oder Sonnenblumenöl. Die Geschlechtsorgane müssen normal atmen können und dürfen nicht zugestopft werden. Salben, besonders zinkhaltige, medikamentöse oder auf Heilpflanzengrundlage, können mit dazu beitragen, daß Wundheit, Rötung und Ausschläge auftreten. Wir haben mehrmals beobachtet, daß die homöopathischen Mittel nicht halfen. Erst nachdem wir die Mutter gefragt hatten, ob sie eine Wundcreme verwendet und dann diese durch Oliven- oder Sonnenblumenöl ersetzen ließen, verschwanden die Beschwerden schnellstens ohne irgendwelche Mittel.

*Das Betten des Säuglings*

Legen Sie Ihr Baby immer abwechselnd auf die rechte und die linke Seite, auf den Rücken und auf den Bauch. Manche Säuglinge drehen den Kopf ständig auf ihre »Schokoladenseite«, lassen Sie hier trotzdem nicht locker und legen Sie den Kopf immer wieder auf die andere Seite, denn die Schädelknochen sind am Anfang noch sehr weich und können leicht verformt werden. Der Kopf wird dann

**Ernährungsratschläge für die stillende Mutter**

| | |
|---|---|
| Milchbildung anregend | Gerste, Brennessel, Anis, Fenchel, Kümmel, »Milchbildungskugeln« |
| empfehlenswert | Vollwertige Nahrung<br>Gemüse: Kartoffeln, Karotten, Kürbis, Rote Beete, Sellerie, Tomaten, Zucchini, Auberginen<br>Keimlinge,<br>Obst,<br>Milch und Milchprodukte,<br>Getreide und Getreideflocken,<br>Süßmittel: Gersten- und Reismalz, Apfel- oder Birnendicksaft, Zuckerrohrsirup |
| eventuell meiden | Blähungsfördernd: Vollkornbrot<br>Vollkorngerichte (durch leichtes Anrösten besser verträglich)<br>Rohkost<br>frische Erbsen und Bohnen<br>Getreidekaffee<br>Kefir<br>Sojabohnen und Sojaprodukte<br>unreifes Obst<br>wund machend: Johannisbeeren<br>Zitrusfrüchte<br>saures Obst |
| einschränken | Zucker, Fleisch, Eier, Fisch, Honig<br>Blähendes: Hefegebäck, frisches Brot, Kernobst, Zwiebelgemüse, alle Kohlarten, getrocknete Hülsenfrüchte, Sojabohnen und Sojaprodukte<br>Reizmittel: Kaffee, Tee, Alkohol, starke Gewürze, zuviel Salz, anregende Kräutertees |

unwiderruflich auf einer Seite abgeflacht. Der einseitigen Kopfhaltung liegt aber eine Verspannung zugrunde, die man homöopathisch beeinflussen kann (siehe auch S. 300).

**Ernährung der Mutter**

Um Ihrem Baby quälende Blähungen zu ersparen, müssen Sie als stillende Mutter jetzt auf vieles verzichten, denn die Muttermilch übernimmt alle Qualitäten Ihrer Nahrung und wirkt mit diesen auf den Säugling. Der Säugling reagiert meist mit Blähungen, Bauchkrämpfen und unruhigem Schlaf auf Ernährungsfehler seitens der Mutter.
Jede Mutter wird im Laufe der Zeit herausfinden, auf was ihr Kind empfindlich reagiert. Grundsätzlich sind alle blähenden Nahrungsmittel zu meiden. Ebenso alle Reizmittel wie Tee, Kaffee, Alkohol und starke Gewürze, auch zuviel Salz. Denken Sie daran, daß manche Kräutertees auch anregende Drogen enthalten, wie Kamille (lesen Sie die Beschreibung von *Chamomilla* unter »Schwangerschaftsbeschwerden«), Pfefferminze, Baldrian.
Sorgen Sie dafür, daß Sie möglichst viel vollwertige Nahrung zu sich nehmen. Zucker in jeder Form muß verringert werden, wenn Sie kein »Zuckerbaby« haben wollen. Brauner Zucker ist auch Zucker; Honig sehr mäßig verwenden (mehr über Honig bei »Zahnpflege«). Reismalz oder eingedickter Obstsaft kann auch zum Süßen genommen werden. Meiden Sie alle Zuckeraustauschstoffe und Saccharin. Es bleibt Ihnen aber trotzdem genügend Abwechslung beim Essen. Gut sind: Milch und Milchprodukte (achten Sie auf Kefir, er kann bei manchen Säuglingen Blähungen verursachen), Gemüse, Obst (bei Steinobst aufpassen: Gefahr von Blähungen und Bauchkrämpfen; bei Zitrusfrüchten: Gefahr des Wundwerdens), Getreide und Getreideprodukte. (Auf frisches Brot reagieren Säuglinge grundsätzlich mit Blähungen. Wenn das Brot nicht alt genug ist, dann toasten Sie es leicht, wodurch es in der Regel wesentlich leichter verträglich ist.) Auch wenn Vollkornbrot noch so gesund ist, sollten Sie wissen, daß manche Babys es nicht vertragen, selbst wenn es der Mutter gut bekommt. Essen Sie dann lieber Grahambrot. Reduzie-

ren Sie Ihren Fleischkonsum weitestmöglich. Auch Fisch ist aufgrund der Umweltgifte leider nicht mehr unbedingt empfehlenswert. Grundsätzlich sollten Sie flexibel sein und Ihren Geschmacksnerven vertrauen, die in der Schwangerschaft und Stillzeit sensibilisiert sind.

## Wochenbettmassage

In Indien bekamen die Wöchnerinnen früher ab dem vierten Tag von der Hebamme eine Bauchmassage. Diese Massage nach der Geburt ist eine unschätzbare Wohltat für Seele und Körper. Die Gebärmutter wird zur Rückbildung angeregt, der Wochenfluß gerät nicht ins Stocken, und die Gefahr des gefürchteten Kindbettfiebers ist weitgehend ausgeschaltet.
Auf die Verdauungsorgane wird so harmonisch eingewirkt, daß sich dies auch förderlich auf das Kind auswirkt, d. h., blähungsfördernde Toxine belasten die Muttermilch nicht, und das Kind leidet kaum unter Blähungen.
Wenn der Mann die Wochenbettmassage durchführt, wird es ihm leichter fallen, sich auf die neue Familiensituation einzustellen.
Ölzusammenstellung (für die Massage): Soweit wie möglich aus biologischem Anbau. Z. B. 4 Teile Erdnußöl, 3 Teile Olivenöl, 2 Teile Speiseöl, 1 Teil Mandelöl; oder 4 Teile Erdnußöl, 4 Teile Olivenöl, 2 Teile Mandelöl.

## Babymassage und Baden

Nach dem ersten Bad unmittelbar nach der Entbindung sollten Sie das Baby frühestens nach einer Woche wieder baden. Danach kann das Bad regelmäßig in den Tagesablauf eingebaut werden. Die Babymassage und die sanfte Geburt sind durch die liebevoll gestalteten Bücher von Leboyer bekannt geworden; seitdem streben immer mehr Paare nach einer friedvollen Umsorgung des Neugeborenen. Die Massage ist für das Baby von größter Wichtigkeit. In erster Linie deshalb, weil dem Kind durch die Hände der Mutter oder des

Vaters Liebe zufließt. Babymassage kann aber auch manchen Eltern, die nicht wissen, wie sie ihr zartes Kindlein anfassen sollen, helfen, Kontaktschwierigkeiten zu überwinden und mehr Verständnis für das junge Leben erwecken. Die Beziehung zwischen Kind und Eltern wird gefestigt, so daß sie nichts mehr trennen kann. Selbstverständlich wird auf der körperlichen Ebene die Grundlage für eine stabile Struktur gelegt und Blähungen erzeugende Verkrampfungen lösen sich auf. Der Körper wird sehr widerstandsfähig und kräftig.

## Die Wochenbetterkrankungen und -beschwerden

### Verstopfung (Obstipation)

Die Mehrzahl der Wöchnerinnen leidet mehr oder weniger unter verringerter Darmtätigkeit in den ersten zwei bis drei Wochen nach der Entbindung. Die erste Stuhlentleerung sollte spätestens am dritten Tag erfolgen.
Mit richtiger Ernährung in Verbindung mit der Wochenbettmassage können Sie viel dazu beitragen, daß es zu keiner oder nur zu sehr leichter Verstopfung kommt. Der Gebrauch von Abführmitteln ist bei keinem Menschen empfehlenswert. Da jedes Abführmittel ein Darmgift ist, reguliert es auf keinen Fall die Darmtätigkeit auf natürliche Weise, vielmehr reagiert der Organismus mit Entgiftungsversuchen auf die Giftwirkung des Abführmittels (mildere Gifte enthält der blausäure- und sehr stark cadmiumhaltige Leinsamen, stärkere Darmgifte sind in Sennesblättern und Rizinusöl). Dadurch entsteht in erster Linie eine Schwächung des Darmes, aber auch des Körpers. Bei der stillenden Frau muß man zusätzlich bedenken, daß der Giftstoff vom Körper aufgenommen und über die Muttermilch zum Säugling gelangt. Karlsbader-, Bitter- oder Glaubersalz werden bei Stillenden auch von der Schulmedizin verboten, da sie dem Körper Wasser entziehen und die Milchmenge dadurch zurückgeht. Wenn wirklich die Notwendigkeit besteht, kann zu einem Klistier gegriffen werden. Dünner, lauwarmer Haferschleim mit 2 Eßlöffeln Olivenöl (Gesamtmenge ca. ½–¾ l) ist empfehlenswert.

*Homöopathische Behandlung*

NUX VOMICA *(Nux-v.)*
Nux vomica ist am häufigsten angezeigt. Schon die geringsten Diätfehler verursachen Verstopfung; wenig Stuhl wird unter Schmerzen herausgepreßt. Der Schmerz entsteht mit dem Stuhldrang und verhindert die normale leichte Austreibung. Mit großer Mühe kommt es zu einer kleinen Entleerung mit anschließender großer Erleichterung, aber bald stellt sich wieder Stuhldrang ein. Dies passiert eher in den Morgenstunden und kann zur täglichen Routine werden, oder wir finden einen 2–3-Tage-Rhythmus, wobei die erste Entleerung dann größer ausfallen kann. Solange die Wöchnerin keinen Stuhl hat, wird sie immer verdrießlicher und ist schlecht gelaunt. Über alles regt sie sich auf und reagiert höchst empfindlich. Je leichter der Stuhlgang funktioniert, um so besser wird die Laune.

- Dosierung: *NUX VOMICA C200,* 2× täglich.

BRYONIA *(Bry.)*
Sie kennen inzwischen von Bryonia die Trockenheit der Schleimhäute des Verdauungstraktes, die Gedärme trocknen aus; dabei fühlen sich besonders Mund und Speiseröhre trocken an. Der Stuhl wird hart, groß und sieht verbrannt aus. Die Stuhlentleerung kommt alle drei bis vier Tage oder länger, aber ohne Klistier erscheint die Prozedur zu anstrengend oder kaum möglich zu sein.
Die Frau könnte große Mengen Flüssigkeit auf einmal hinunterstürzen. Brot saugt Wasser im Darm auf und wird überhaupt nicht vertragen. Die Obstipierte liegt die meiste Zeit und bewegt sich nicht gern.

- Dosierung: *BRYONIA C200,* 2× täglich.

CHINA *(Chin.)*
Manchmal hat ein Säfteverlust Verstopfung zur Folge, z.B. wenn die Gebärende starken Blutverlust hatte. Nach der Geburt fühlt sie sich schwach und schwindelig und hat sich auch nach Tagen noch nicht richtig erholt. Ihre Gesichtsfarbe ist blaß bis blaß-gelblich. Zusätzlich können Blähungen entstehen, dabei wird ihr die Klei-

dung zu eng und sie muß alle Kleider lockern, besonders nach dem Essen.

- Dosierung: *CHINA C200,* 2× täglich.

**Harnverhaltung**

Die Wöchnerin sollte darauf achten, daß sie auch mit geringem bzw. keinem Harndrang regelmäßig auf die Toilette geht, denn nach der Geburt besteht eine leichte Betäubung der Harnblase, wodurch die Frau längere Zeit keinen Harndrang spürt. Manchmal kann aber ein Blasenkrampf entstehen, so daß es auch durch Pressen zu keiner Harnentleerung kommt.
Die Verabreichung von *Arnica* reguliert erfahrungsgemäß in den meisten Fällen die Blasentätigkeit sehr schnell.

CAUSTICUM *(Caust.)*
Dieses Mittel ist angezeigt, wenn längere Zeit überhaupt kein Harndrang verspürt wird oder bei totalem Harnverhalten. Das wichtigste Symptom ist das Fehlen jeglichen Gefühls in der Blase.

- Dosierung: *CAUSTICUM C200,* 1 Gabe; meist genügt eine Gabe für die völlige Regulation der Blasentätigkeit. Wiederholen Sie *nur,* wenn die Symptome zurückkehren sollten.

Mit diesen zwei Mitteln (Arnica und Causticum) werden Sie die unkomplizierteren Fälle meistern. Wenn es dennoch Schwierigkeiten gibt, wenden Sie sich an einen Homöopathen.

**Wochenbettfieber und Stauungsfieber**

Wochenbettfieber ist Wundfieber der natürlichen Gebärmutterwunde, die nach Abgang der Nachgeburt entsteht. Es ist meldepflichtig und darf nicht von Laien behandelt werden, falls es nach einer gründlichen homöopathischen Versorgung, die in der Regel gleichzeitig als beste Prophylaxe dient, doch noch bei der Wöchnerin auftreten sollte.
Die Erscheinungen des Wochenbettfiebers sind hohes Fieber, Schüttelfrost, schneller Puls, eitrig verfärbter Wochenfluß, Schmerzen, Verstopfung und Kräfteverfall. Es kann zu einer allgemeinen

Blutvergiftung führen. Der Säugling muß von der Mutter getrennt und mit der Flasche ernährt werden. Nicht jeder Temperaturanstieg im Wochenbett muß gleich ein Wochenbettfieber sein. Mehr oder minder harmlos ist das Stauungsfieber, welches dann eintritt, wenn der Wochenfluß infolge zu frühen Verschlusses des Muttermundes nicht abgehen kann. Die Bauchmassage im Wochenbett beugt einer Stauung vor und vermag sie auch zu beseitigen.

### Gemütsverstimmungen im Wochenbett

Durch die abrupte hormonelle Umstellung kann es besonders am dritten Tag nach der Entbindung zu Depressionen kommen, die sich häufig in grundlosen Weinanfällen äußern. Wenn die Wöchnerin dabei auch wenig Durst hat, haben wir die typische *Pulsatilla*-Symptomatik vor uns.

- Dosierung: *PULSATILLA C200,* 2× täglich.

Andere Gemütslagen können nur von einem erfahrenen Homöopathen behandelt werden.

## Stillen

*Wann und wie oft stillen?*

Diese Frage kann man nicht mit Regeln oder Schemata beantworten. Bereits bei Babys sind die Bedürfnisse so verschieden, daß Sie sich nur nach dem Kind selbst richten können. Es kann einmal eher hungrig werden und ein anderes Mal sehr lange mit einer Mahlzeit auskommen, obwohl meist eine Art Rhythmus zugrunde liegt. Wenn Sie sich selbst betrachten, sehen Sie, daß es von vielen Faktoren abhängt, wann und wieviel Hunger Sie haben. Das Wetter, die Jahreszeit, die Stimmung, die geleistete Arbeit, was Sie an einem Tag vorhaben, Ihre individuellen Bedürfnisse usw. – alles spielt dabei eine Rolle.

Weiterhin üben Sie selbst eine direkte Wirkung auf das Kind aus. Je ausgeglichener Sie und Ihre Ernährung sind, desto regelmäßiger wird der Rhythmus bei Ihrem Kind sein. Haben Sie an einem Tag

einen Diätfehler gemacht, so wird das Baby entsprechend reagieren. Am Anfang muß das Neugeborene oft gestillt werden, wobei die Abstände im Laufe der folgenden sechs bis acht Wochen größer werden sollten. Manche Kinder wollen auch nachts gestillt werden. Wenn das Baby aber mehrmals nachts gestillt werden muß, dann stimmt etwas nicht; denn nach den ersten 3–5 Wochen sollte sich das eigentlich gegeben haben. Sie und Ihr Kind brauchen beide die nächtliche Ruhe, sonst werden Sie sich gegenseitig kaputt machen. Deshalb sollte diese Schlafstörung des Kindes behandelt werden (siehe unter »Schlafstörung des Säuglings«).
Nicht jedes Weinen des Babys ist ein Grund zum Stillen. Nach und nach werden Sie lernen zu unterscheiden, welches Weinen des Babys welches Bedürfnis ausdrückt. Wenn Sie das Kind aus Bequemlichkeit oder Verzweiflung jedes Mal anlegen, werden Sie sich selbst und Ihrem Kind damit keinen Gefallen tun. Besonders nachts, wenn Sie aus tiefem Schlaf geweckt werden, kann es sein, daß es Sie zuviel Mühe kostet, herauszufinden, was mit dem Baby los ist. Wenn das Baby gewickelt werden will, ist das Weinen anders, ebenso wenn es getragen oder spazierengefahren werden will, wenn es schlafen oder baden will, wenn es Durst oder Hunger hat. Sie sollten sich darum bemühen, Ihr Baby wirklich zu verstehen.

### *Brustpflege*

Lassen Sie nach dem Stillen die Brustwarze einfach an der Luft trocknen. Sowohl die Milch als auch der Speichel des Kindes schützen vor Brustwarzeninfekten. Verwenden Sie keine Salben zur Abhärtung der empfindlichen Brustwarze, denn diese weichen die Warze auf und machen sie in der Regel noch anfälliger. Legen Sie das Baby lieber häufiger und kürzer an.
Das Stillen sollte mit keinerlei Schmerzen verbunden sein. Wer anfangs dennoch zu Reizungen der Brustwarze neigt, kann sie mit *Arnica* abhärten.

- Dosierung: 3 Tropfen *ARNICA C200* auf 10 ml Branntwein. Nach jedem Stillen die Brustwarze damit betupfen und antrocknen lassen.

*»Schmerzhaftes Stillen« siehe S. 289.*

*Stillatmosphäre*

Zum Stillen brauchen Sie eine ruhige, harmonische Atmosphäre. Aufregung und Ärger beeinträchtigen das Stillen. Die Milch kann dadurch sogar unterdrückt werden. Sie sollten sich lieber zurückziehen, um ganz für das Baby da zu sein. Eine bequeme Lage ist wichtig, so daß Sie sich gut entspannen können. In den ersten Wochen sollten Sie grundsätzlich im Liegen stillen, bis Sie kräftig genug sind, um auch längere Zeit im Sitzen, ohne irgendwelche Verspannungen, zu stillen. Nehmen Sie genügend Kissen, stellen Sie ein warmes oder heißes Getränk neben sich, und dann können Sie in aller Ruhe Ihr Kind stillen.

*Anstrengung*

Sie werden nach und nach immer mehr Kraft bekommen und könnten denken: »Ich schaffe alles«. Sie müssen sich aber vor jeder Anstrengung hüten, die die Schulter-, Arm- und Brustmuskulatur zu stark beansprucht, da durch Überanstrengung die Milch zurückgehen kann. Beachten Sie, daß Sie Ihr Kind immer wieder tragen müssen, jede zusätzliche Anstrengung – besonders Tragen, Heben, Bügeln – kann zu Überanstrengung führen.

*Knoblauch*

Daß Knoblauch Blähungen verursacht, ist allgemein bekannt. Aber durch den Verzehr von Knoblauch kann die stillende Mutter ihrem Säugling noch in manch anderer Hinsicht Schaden zufügen. Knoblauch wird oft als Allheilmittel angesehen. Erstens gibt es aber in der Homöopathie kein Mittel, das für alles gut ist. Zweitens kann Knoblauch nur dann heilen, wenn er aufgrund des Ähnlichkeitsprinzips zu dem Zustand paßt. Drittens wirkt er stark medikamentös, und alle Medikamente haben Nebenwirkungen. Knoblauch ist ein gut geprüftes Mittel der Homöopathie und besonders angezeigt bei Leuten, die sich überessen. Als stillende Mutter werden Sie durch den Verzehr dieses Zwiebelgewächses angeregt, mehr als notwendig zu essen und allein dadurch ungünstige Wirkungen bei Ihrem Baby auslösen. Außerdem löst Knoblauch beim Säugling auch durch geringe Mengen, die ihn über die Milch erreichen,

Nebenwirkungen aus. (äußere Einflüsse besitzen in diesem Alter stark prägenden Charakter!) Bei übermäßigem Genuß kommt es insbesondere zu Gewebsveränderungen und Verschleimung. Später kann Ihr Kind dadurch anfälliger für Erkältungskrankheiten sein. Hier erkennen Sie wieder das homöopathische Heilprinzip: Da der Verzehr von viel Knoblauch Erkältungsneigung produziert, kann Knoblauch in homöopathischer Form eine bestimmte Form von Erkältungsanfälligkeit heilen. *Im Extremfall kann Knoblauch Verengung der Arterien und die Anlage zur Arteriosklerose verursachen;* alles Leiden, gegen die er auch in der Volksheilkunde ohne exakte Bestimmung des Krankheitszustandes eingesetzt wird.

*Hohlwarzen*

Wenn Hohlwarzen beidseitig auftreten, können sie dem Säugling das Erfassen der Brustwarze unmöglich machen. Mit der Behandlung von Hohlwarzen soll so früh wie möglich begonnen werden, da sie Zeit beansprucht. Erwähnen Sie sie möglichst schon vor der Schwangerschaft bei Ihrem Homöopathen. Wenn Sie dieses Problem erst beim Stillen angehen, sind Sie etwas zu spät dran.
Das Herausdrehen der Brustwarze hilft zwar, stellt aber keine Dauerlösung der konstitutionellen Schwäche dar.

*Milchbildung*

Durch die richtige Ernährung, durch Vermeidung von Überanstrengung, durch äußere und innere Ruhe und Entspannung werden Sie immer genügend Milch haben. Nehmen Sie viel Milch, Joghurt, Frischkäse und Quark zu sich.
Sie brauchen sich nicht auf irgendwelche Mischungen von Milchbildungstees einlassen. Sie können ruhig Tees trinken, aber nur diejenigen, die Sie brauchen und nach denen Ihr Körper verlangt. Sie können sich eine Teemischung ganz nach Ihren Wünschen täglich neu zusammenstellen, z. B. aus Anis, Dill, Fenchel, Kümmel und Isländisch Moos (bei letzterem darf jedoch keine Entzündung der Brüste oder der Brustwarzen vorhanden sein).
Versuchen Sie abwechslungsreich zu sein und Ihr Gespür zu schärfen für das, was Ihnen guttut. Brennesseltee fördert die Milchbildung und ist reich an Eiweiß. Besser noch, Sie essen Brennesseln

wie Spinat gekocht. Auch Gerste wirkt sehr milchfördernd. Sie können es als Getreide oder im Müsli essen, Gerstensuppe kochen und den Malztrunk trinken. Nährbier regt aufgrund des Gerstenmalzes die Milchbildung an, aber wir raten wegen des übermäßigen Zuckerzusatzes höchstens zu sparsamem Genuß.

*»Milchbildungskugeln«*
Als meine Frau beim ersten Kind im fünften Monat des Stillens merkte, daß die Milch nachließ, fragte sie mich nach einem Ernährungstip. Da sie genügend Milch und eiweißhaltige Nahrung zu sich nahm, war an der Ernährung nichts auszusetzen. Sie fühlte sich wohl und ich sah keinen Grund, ein homöopathisches Mittel zu geben. Da fiel mir ein, daß die Frauen in Indien zur Anregung der Milchbildung speziell für sie zubereitete Kugeln essen. Also schlug ich ihr vor, diese »Milchbildungskugeln« zu probieren. Sie wurde neugierig und bat mich, sie sofort herzustellen. Schon die erste Kugel brachte eine augenblickliche Wirkung. Sie spürte, wie die Milchdrüsen anfingen zu arbeiten. Die Milch floß in Strömen, und unser Kind konnte kaum mit der Milchproduktion Schritt halten. Sie reduzierte daraufhin den Verzehr auf eine Kugel pro Tag. Seitdem haben wir vielen stillenden Müttern die Milchbildungskugeln empfohlen, und die meisten von ihnen waren äußerst zufrieden mit der Wirkung. Sie dürfen maximal 3 Kugeln pro Tag zu sich nehmen, sonst können sie zu Durchfall führen. Und noch eins: Passen Sie auf, daß Ihr Mann nicht alle aufißt! (Die Herstellung der Milchbildungskugeln unter »Rezepte« S. 403)
Wenn trotzdem Schwierigkeiten mit der Milchbildung auftreten, liegen seelische Probleme zugrunde, die zu stark sind, um auf der körperlichen Ebene gelöst werden zu können. Es ist aber noch lange kein Grund, mit dem Stillen aufzuhören. Ein Homöopath wird auch hier weiterhelfen können.

## Schmerzhaftes Stillen

Die folgenden Mittel werden Ihnen helfen, das Stillen zu erleichtern und die Brustwarzenempfindlichkeit zu normalisieren.

- Dosierung: 1 Gabe der *C200* bei jedem schmerzhaften Stillen.

CROTON TIGLIUM *(Crot-t.)*
Sobald das Kind anfängt zu saugen, schießen schmerzhafte Stiche durch die Brust in den Brustkörper bis zum Rücken, vor allem zum Schulterblatt. Es ist ein Gefühl, als ob mit einer Schnur an der Brustwarze gezogen würde. Die Brustwarze fühlt sich wund an, wenn durch die Kleidung Druck auf sie ausgeübt wird.

PHELLANDRIUM *(Phel.)*
Hier treten die unerträglichen Schmerzen nicht unbedingt beim Stillen auf, sondern meist hinterher in den Milchgängen und halten oft bis zum nächsten Stillen an.

PULSATILLA *(Puls.)*
Während des Stillens treten Schmerzen in der Brust und im Brustkörper auf, die hin und her wandern. Die Mutter fühlt sich traurig und muß weinen. Sie liebt ihr Kind und kann es nicht verstehen, warum sie beim Stillen weinen muß. Sie hält die Schmerzhaftigkeit für normal und mag ihre Beschwerden nicht mitteilen.

## Risse der Brustwarzen (Rhagaden)

Die Risse können das Stillen so schmerzhaft machen, daß das Stillen schlimmer als die Geburt erscheint. Sie sollten möglichst bald behandelt werden. Verfahren Sie mit den Mitteln in derselben Weise, wie oben unter »Schmerzhaftes Stillen« angeführt: 1 Gabe der *C200* bei jedem Stillen, außer wenn etwas anderes angegeben ist.

CASTOR EQUI *(Cast-eg.)*
Rissige, wunde, äußerst empfindliche Brustwarzen, die meist noch von einem roten Hof umgeben sind. Sie müssen unbedeckt sein, da die geringste Berührung der Kleider unerträglich ist. Auch wenn die Brustwarzen schlecht gepflegt worden sind und fast wie zerfetzt aussehen, ist Castor equi angezeigt. Außerdem können die Brüste anschwellen und empfindlich sein. Sie jucken innerlich.

- Dosierung: *CASTOR EQUI D6,* 1 Gabe nach jedem Stillen.

GRAPHITES *(Graph.)*
Die äußerst schmerzhaften Risse sondern in der Regel eine honigartige Flüssigkeit ab. Der ganze Zustand neigt dazu, sich ekzemartig zu entwickeln.

MERCURIUS CORROSIVUS *(Merc.)*
Um die Brustwarzen sind die Drüsen schmerzhaft geschwollen. Die Risse bluten und schmerzen heftig beim Stillen. Mercurius corrosivus ist auch angezeigt, wenn heftige Schmerzen bestehen, ohne daß Risse vorhanden sind. Die Zunge ist gelb-weiß belegt.

PHYTOLACCA *(Phyt.)*
Auch bei Phytolacca treten Schmerzen beim Stillen auf, die mit oder ohne Risse in den Brustwarzen verbunden sind. Es tut sehr weh, und die Schmerzen erstrecken sich in den ganzen Körper.

SILICEA *(Sil.)*
Silicea hat beim Stillen stechende oder schneidende Schmerzen in der Brust. Oft zieht es dabei auch in der Gebärmutter und es kommt zu Blutungen. Zusätzlich können Risse auftreten.

SULFUR *(Sulf.)*
Es treten Schmerzen mit oder ohne Risse in den Brustwarzen auf. Die Risse brennen und bluten leicht. Sobald das Baby aufhört zu saugen und die Brustwarze losläßt, tut sie weh und brennt furchtbar.

### Brustentzündung

Bei richtiger Brustpflege ist die Möglichkeit einer Entzündung gering. Die Ernährung spielt eine große Rolle dabei. Setzen Sie die Brüste nicht der Kälte aus. Kurz mit kaltem Wasser abwaschen ist dagegen gut für die Gesundheit. Auch wenn sie überhitzt werden, z. B. durch zu langes und zu heißes Duschen oder Baden, kann es zu einer Brustentzündung kommen.

Wenn Sie sich vor starken Emotionen beim Stillen schützen, schützen Sie damit gleichzeitig Ihre Brüste.

*Homöopathische Behandlung*

BRYONIA *(Bry.)*
Bryonia ist das Hauptmittel bei Brustentzündungen. Die geröteten, hart geschwollenen Brüste fühlen sich schwer und gespannt an; leichtes Fieber kann vorhanden sein. Die Frau muß die Brüste ganz ruhig halten. Um sich überhaupt bewegen zu können, muß sie sie festbinden. Jegliche Erschütterung beim Gehen verschlimmert die Schmerzen.
● Dosierung: *BRYONIA C200,* alle 2 Stunden 1 Gabe.

BELLADONNA *(Bell.)*
Belladonna kommt in Frage, wenn eine hochgradige Entzündung sehr schnell einsetzt. Die Rötung ist von dunklerer Färbung als bei Byronia und verläuft in Streifen oder Strichen. Die geringste Erschütterung, z. B. Gehen, ist höchst schmerzhaft.
● Dosierung: *BELLADONNA C200,* alle 2 Stunden 1 Gabe.

PULSATILLA *(Puls.)*
Hier werden wir das Mittel nicht aufgrund der örtlichen Symptomatik der Brust finden, sondern vielmehr über die allgemeinen Symptome. Die stillende Frau fühlt sich warm und möchte in der frischen Luft spazierengehen. Sie ist fast durstlos und trinkt nur kleine Mengen kalter Getränke. In der Regel verliert sie auch ihren Appetit. Eine weinerliche Stimmung herrscht von Anfang an, die aber durch Trost und Zuspruch entscheidend gebessert wird.
● Dosierung: *PULSATILLA C200,* alle 2 Stunden 1 Gabe.

SULFUR *(Sulf.)*
Sulfur kommt in Frage, wenn Byronia, Belladonna oder Pulsatilla die Entzündung weitgehend geheilt haben, aber ein Rest übrigbleibt.
● Dosierung: *SULFUR C200,* 2× täglich 1 Gabe.
In komplizierteren Fällen sollten Sie einen Homöopathen konsultieren.

## Die ersten Monate des Säuglings

Jeder Mensch braucht einen festen, aber nicht starren Rhythmus. Sie können Ihrem Kind sehr dabei behilflich sein, sich in seinem Rhythmus geborgen zu fühlen, indem Sie ihm einen geregelten Tagesablauf bieten. Sie sollten aber flexibel sein und müssen sicherlich im Laufe der Zeit einige Ihrer alten Dogmen praktischen Erfahrungen opfern. Je mehr Sie auf Ihre eigenen Bedürfnisse und auf die Ihres Kindes eingehen, um so befriedigender gestaltet sich der Tagesablauf. Manchmal dauert es aber seine Zeit, bis sich die Bedürfnisse von Mutter und Kind koordinieren lassen. Jedenfalls sollten Sie auf Überraschungen geistig vorbereitet sein, um sich entsprechend anpassen zu können. Babys machen z. B. in der 6. Woche, in der 12. Woche und im 5. Monat einen Entwicklungsschub durch und brauchen plötzlich mehr Nahrung. Dann müssen Sie das Baby öfter anlegen, manchmal auch mehrmals nachts, bald regelt sich das Milchangebot aufgrund des vermehrten Bedarfs von allein. Hier können Sie gut mit Milchbildungskugeln nachhelfen.
Die zwei großen Probleme der ersten Monate sind Blähungen und schlechter, unruhiger Schlaf. Auch die beste Ernährung und Lebensweise hilft oft nicht viel dabei.
*Die Belastung der Muttermilch* durch Umweltgifte wird von einigen Fachleuten als eine Ursache für den schlechten Schlaf gesehen. Die Menge der Umweltgifte in der Muttermilch scheint wenig von der Ernährung der Frau abzuhängen, sondern vielmehr davon, wo die Frau aufgewachsen ist. Die in der Stadt, in der Nähe eines Atomkraftwerkes oder in einer stark mit Schadstoffen belasteten Gegend groß gewordene Frau kann die jahrelange Giftspeicherung ihres Körpers durch Ernährung oder Ortswechsel kaum beeinflussen.* Wohingegen die Milch der in gesunder Umgebung aufgewachsenen Frau weniger belastet ist, selbst wenn sie in späteren Jahren in eine schadstoffbelastete Gegend umzieht und sich schlecht ernährt. Hier sehen wir, wie wichtig es ist, daß für das Kind eine gute, gesunde Basis gelegt wird.

* »Rückstände und Verunreinigung in Frauenmilch«, DFG Deutsche Forschungsgemeinschaft., Mitteilung XII, Seite 37.

Die Homöopathie hält auch für dieses Problem eine Antwort bereit, denn die homöopathischen Mittel fördern die Ausscheidung von Umweltgiften. Schon die Behandlung während der Schwangerschaft leitet den Ausscheidungsprozeß in die Wege. Leider gibt es noch keine umfassenden wissenschaftlichen Studien darüber, außer vereinzelten, individuellen Messungen, die vor, während und nach der Einnahme des jeweils angezeigten homöopathischen Mittels vorgenommen wurden. Auch einige Untersuchungen bei stillenden Frauen haben eine deutliche Verringerung der Schadstoffbelastung gezeigt.
Der einzelne Homöopath hat in der Regel weder die zeitlichen noch die finanziellen Möglichkeiten, solche aufwendigen Studien durchzuführen; zudem erlebt er täglich die Wirksamkeit des Heilprinzips in seiner Praxis und braucht nicht unbedingt den Beweis der Untersuchungen.

**Nabelblutungen**

Manchmal kann vom Nabel wochenlang ein blutiges Sekret heraussickern. Bitte geben Sie – wie bereits bei der Nabelpflege erwähnt – keine Medikamente direkt auf den Nabel. Bisweilen wird Arnica-Essenz empfohlen. Dies ist jedoch falsch; denn erstens hat Arnica keinen Bezug zu diesem Zustand und zweitens darf Arnica-Essenz niemals auf Wunden gegeben werden. Es hat eine stark ätzende Wirkung und ruft erythemartige Entzündungen hervor. Wer sich einmal selber Arnica-Essenz aufgrund falschen Wissens auf eine Wunde getan hat, kennt die furchtbaren, brennenden Schmerzen und wird nicht auf die Idee kommen, einem Neugeborenen solche Schmerzen gerade am empfindlichen Nabel zuzufügen. In den meisten Fällen reichen einige Gaben *Calcium carbonicum.*

- Dosierung: *CALCIUM CARBONICUM C200,* 1× täglich 1 Gabe, 3–4 Tage lang.

Wenn das nicht hilft, suchen Sie einen Homöopathen auf.

**Blähungen und Schlafstörungen**

Es erscheint hier angebracht zu erwähnen, daß man manche der Mittel, die in Frage kommen, auch in Form von Tee trinken kann. Alle Tees sind mehr oder weniger stark medikamentös. Der Säugling sollte nur Tees trinken, wenn sie von der Wirkung her angezeigt sind, aber nicht, um den Durst zu stillen.
Die Muttermilch reicht voll und ganz aus. Während der Sommermonate können Sie selber kurz vor dem Stillen etwas trinken, damit die Milch nicht zu dick wird und der Säugling genügend Flüssigkeit zu sich nimmt. Da Blähungen und Schlafstörungen oft zusammenhängen, werden die homöopathischen Mittel nicht getrennt geschildert.

BELLADONNA *(Bell.)*
Die krampfartigen Schmerzen treten ganz plötzlich, meist am späten Nachmittag oder am frühen Abend auf, wobei das Kind laut schreit und sein Gesicht hochrot anläuft.

CHAMOMILLA *(Cham.)*
Die Kamille ist besonders in den ersten Monaten häufig angezeigt. Der Säugling kann einem mit seinem schrillen Geschreie leicht auf die Nerven gehen. Hinzu kommt eine große Unruhe, die nur durch Tragen gebessert wird. Oft kann die einseitige Rötung des Gesichts oder der Wange beobachtet werden.

COLOCYNTHIS *(Coloc.)*
Das Colocynthis-Kind schreit auch plötzlich auf, krümmt sich dabei aber zusammen. Seine kolikartigen Schmerzen bessern sich durch Bauchmassage.

DIOSCOREA *(Dios.)*
Blähungen und kolikartige Schmerzen lassen das Rückgrat des kleinen Körpers stocksteif werden. (Bei Belladonna kommt das auch manchmal vor, aber bei Dioscorea wird das Gesicht nicht rot). Eine Massage am Rücken bessert die Blähungen.

ILLICIUM *(Ill.)*
Illicium, zu deutsch Sternanis, ist ein sehr wichtiges Mittel für die Blähungen des Säuglings in den Anfangsmonaten (hauptsächlich in den ersten drei Monaten). Der Bauch knurrt und rumpelt fast ununterbrochen. Illicium ist besonders dann angezeigt, wenn die Blähungen regelmäßig zu bestimmten Zeiten auftreten. Die Regelmäßigkeit muß nicht unbedingt auf den Tag beschränkt auftreten. Man könnte z. B. sagen: Die Blähungen kommen immer zwischen drei bis vier Uhr nachmittags oder um elf Uhr abends oder zwischen ein und zwei Uhr nach Mitternacht. Man könnte fast die Uhr nach den Blähungen stellen.

JALAPA *(Jalap.)*
Die ganze Nacht ist für Mutter und Kind ein einziger Horror. Der Säugling schläft unruhig, er wacht ständig auf und schreit. Am Tage vermittelt er den Eindruck, als ob in der Nacht nichts gewesen wäre.

LYCOPODIUM *(Lyc.)*
Das Lycopodium-Kind verhält sich genau entgegengesetzt wie das Jalapa-Kind. Den ganzen Tag sind die Eltern mit nichts anderem als mit dem Kind beschäftigt. Es hat schlechte Laune, kann nicht schlafen und will ständig bei der Mutter sein. Wenn die Eltern (und das Kind) Glück haben, kann die unruhige Zeit auf nachmittags bis zum frühen Abend beschränkt sein. Sobald das Baby abends ins Bett kommt und einschläft, ist der Spuk zu Ende. Das Lycopodium-Kind reagiert auf den geringsten Ernährungsfehler der Mutter sehr heftig mit den schlimmsten Blähungen (*Chamomilla* und *Illicium* auch zum Teil).

SULFUR *(Sulf.)*
Das Sulfur-Kind hat seine kritische Zeit besonders nach Mitternacht, es wird unruhig, wacht sehr häufig auf, ist jedoch bald wieder zu beruhigen. Achten Sie bei einem sulfurverdächtigen Kind auf die Körperöffnungen, die in diesem Fall den Ausschlag zur Verabreichung des Mittels geben. Sie können alle oder auch nur einige feuerrot sein. Besonders die Lippen sind so rot und blutgefüllt, daß man meint, sie würden gleich platzen. Dabei ist das Gesicht gar

nicht rot, es kann sogar recht blaß aussehen. Oft sind auch Ohren und Augenränder gerötet. Daß das Kind nicht gerne badet, kann ein zusätzlicher Hinweis sein.

THUJA *(Thuj.)*
Das Thuja-Kind leidet unter hartnäckigen Blähungen. Es quält sich lange, bis sie endlich abgehen – und zwar mit einem Knall. Der Stuhlgang spritzt weit weg, wenn das Kind gerade keine Windel anhat und ist von knallenden Geräuschen begleitet. Die Gesichtshaut des Kindes glänzt, manchmal sieht es alt aus. Wenn die Mutter Zwiebeln oder Fettes gegessen hat, bekommt das Kind furchtbare Blähungen.
Thuja kann schlimme Folgen von Impfungen heilen, die mit Impfstoffen aus tierischen Krankheitserregern oder aus anderen tierischen Seren durchgeführt wurden. Denken Sie auch an Thuja, wenn die Mutter in der Schwangerschaft eine Impfung bekam oder nach einem Schlangenbiß mit einem Schlangenserum behandelt wurde (siehe »Impfungen« S. 325).

## Die Nosoden in der Kinderheilkunde

Die Nosoden sind sehr tiefgehende Mittel und müssen mit noch mehr Vorsicht angewandt werden als andere Mittel. Sie werden nicht so häufig wiederholt wie die übrigen Mittel, und die Reaktionen müssen noch genauer beobachtet werden. Sie sind jedoch in der homöopathischen Kinderheilkunde unersetzlich. Nosoden werden hergestellt durch die Potenzierung von Krankheitserregern oder -stoffen. Da ihre Wirkung in niedrigen Potenzen auf der körperlichen Ebene sehr heftig sein kann, sollten sie niemals in niedrigen Potenzen benutzt werden. Die fünf Nosoden, die wir hier aufführen, sind die wichtigsten, und es sind gleichzeitig diejenigen, deren Mittelbilder am besten bekannt sind. Die Nosoden werden immer aufgrund des Mittelbildes entsprechend dem Krankheitszustand eingesetzt. Es wäre eine allopathische Behandlung, wenn die Nosoden nur aufgrund der jeweiligen Krankheiten verordnet würden. In der Homöopathie werden nicht Symptome und Krankheiten behan-

delt, sondern der Zustand, in dem sich der Mensch befindet. Sicherlich drücken die Symptome den Zustand aus. Es macht aber einen wesentlichen Unterschied aus, wo der Ansatzpunkt der Behandlung liegt. Ob von einem Zustand ausgegangen wird, der dem Behandler den Eindruck eines lebendigen Bildes vermittelt oder ob der Behandler mosaikhaft von Symptomen ausgeht.
Die Nosode *Psorinum* wird aus dem Stoffwechselprodukt der Krätzekrankheit hergestellt. Genauso wird *Medorrhinum* aus der Gonorrhoe hergestellt, *Syphilinum* aus der Syphilis, *Carcinominum* aus einem Karzinom und *Tuberculinum* aus der Tuberkulose. Am besten bekannt ist die *Tuberculinum-Nosode*, die auch in unserem Buch aufgeführt wird (Tuberculinum bovinum). Sie wird aus dem Stoffwechselprodukt tuberkulöser Kühe gewonnen. Wenn Sie das jetzt lesen, werden Sie sich vielleicht von den Nosoden abgestoßen fühlen. Aber bedenken Sie einmal, was geschieht, wenn Sie sich impfen lassen. Sie lassen sich den reinen Giftstoff (Serum) der Krankheit (in abgeschwächter Form) injizieren! Viele Jahrzehnte lang wurde sogar das reine Stoffwechselgift injiziert, wie bei der Pockenimpfung der Eiter. Jetzt überlegen Sie sich, was der Homöopath mit dem Krankheitsstoff macht? Durch das Potenzierungsverfahren wird der Krankheitsstoff so verfeinert, daß seine wahre geistartige Natur zum Vorschein kommt. Wir haben immer wieder herausgestellt, daß die Ursache aller krankhaften Zustände im geistig-seelischen Bereich liegt. Nur die Therapie, die in diesem Bereich ganzheitlich ansetzt und auch hier nicht an Symptomen herumbastelt, kann eine wahre Heilung vollbringen. Die homöopathischen Mittel können eben durch ihre Schwingungsenergie in diesem Bereich ansetzen.

- Dosierung *bei Blähungen und Schlafstörungen:*
  Die Nosode in der *C200,* 1× wöchentlich.

PSORINUM *(Psor.)*

Das Psorinum-Kind kennt überhaupt keinen Rhythmus. Es ist am Tage, aber auch nachts unruhig und gebläht. Das soll jedoch nicht bedeuten, daß es rund um die Uhr gebläht ist, aber man kann einfach keine typischen Zeiten herausfinden. Eins läßt sich aber mit Sicherheit feststellen: Das Kind ist nachts sehr hungrig. Verwech-

seln Sie es nicht mit Kindern, die nachts einfach unruhig sind und sich durch kurzes Anlegen an die Brust oder etwas Tee schnell beruhigen lassen. Das Psorinum-Kind dagegen muß voll gestillt werden oder später nachts richtig gefüttert werden.
Haben Sie Verständnis dafür, denn so mancher Erwachsene räumt nachts den Kühlschrank aus. Mit Psorinum wird das Kind lernen, seinen Rhythmus zu finden und nur noch tagsüber zu essen.

MEDORRHINUM *(Med.)*
Dieses Kind will oder kann nur auf dem Bauch schlafen. Wenn es getragen wird, dann möchte es die Beine an den Bauch hochziehen. Die Blähungen überfallen es krampfartig und sind sehr hartnäckig. Es geht dem Kind besonders am Tag schlecht.
Sein After ist häufig feucht, und diese Feuchtigkeit riecht nach Fischlake. Der Urin ist scharf, fressend und macht die Haut wund.

SYPHILINUM (LUESINUM) *(Syph.)*
Das Syphilinum-Kind wirkt schwächlich und klein, es sieht zart und zerbrechlich aus. Meist leidet es unter starken Schlafstörungen und liegt lange wach, das kann beim Einschlafen oder mitten in der Nacht sein. Die ganze Nacht, vom Anbruch der Dunkelheit, bis es wieder hell wird, geht es ihm schlecht. Bei manchen Kindern kann die Verschlimmerung die ganze Nacht anhalten, bei anderen auf Phasen begrenzt sein.
In der Regel wird das Kind schon gleich nach der Geburt von Schmerzen geplagt. Das sind die Kinder, die nach der Geburt tagelang weinen und durch nichts zu beruhigen sind.

TUBERCULINUM BOVINUM *(Tub-bov.)*
Tuberculinum ist besonders dann angezeigt, wenn die Eltern oder andere Familienmitglieder eine Form von Tbc, und sei es auch nur eine leichte, durchgemacht haben. Das Mittel entwickelt sein eindrucksvolles Symptomenbild erst später. Im Säuglingsalter gibt es leider vergleichsweise wenig hieb- und stichfeste Symptome. Die Verschlimmerungszeit liegt meist zwischen ein und drei Uhr morgens. Das Kind hat eine ausgeprägte Erkältungsneigung. Sein Gesicht sieht eher blaß aus, wobei die Lippen vollblütig und rot sind.

Gelegentlich sind hektische Flecken auf den Wangen zu beobachten.

CARCINOMINUM *(Carc.)*
Das Carcinominum-Kind hat in den meisten Fällen schwere Einschlafschwierigkeiten und leidet generell unter Schlafstörungen. Eine deutliche allgemeine Verkrampfung ist beim Säugling zu beobachten. Die Verkrampfung äußert sich einmal in einer linksseitigen Verkrümmung des ganzen Körpers. Wir haben bisher noch keine Verkrümmung nach rechts beobachtet, aber wir sollten sie trotzdem nicht ausschließen, wenn andere Symptome passen. Außerdem finden wir eine Verspannung, die vom Schultergürtel ausgeht und bis zu den Füßen und Händen reicht. Das Kind schläft sogar in völlig verspannter Haltung mit geballten Fäusten und verkrampfter Armhaltung. Um es überhaupt zum Schlafen zu bringen, muß das Kind lange hin und her gewiegt werden.
Das Gesicht hat eine dunkle Farbe, welche die Homöopathen »Café au lait« (Milchkaffee) nennen. Das Weiß der Augen (Skleren) ist häufig bläulich bis zu tief blau und sogar grünlich.
Carcinominum ist besonders angezeigt, wenn Krebsfälle in der Familie aufgetreten sind.

## Milchunverträglichkeit

Manche Säuglinge vertragen die Muttermilch schlecht und reagieren mit Erbrechen und Durchfall. Bei einer homöopathischen Behandlung ist es nicht notwendig, das Kind auf andere Nahrung umzustellen. Seien Sie vorsichtig mit Sojamilch bei Säuglingen. Sie ist zwar mit Kalk angereichert, aber dieser Kalk hat nicht die gleiche Qualität wie der in der Muttermilch enthaltene und kann oft nicht so gut aufgenommen werden. Kalkmangel kann verheerende Folgen haben. Wenn Sie aus irgendwelchen Gründen trotzdem einen *Milchersatz* wie Soja- oder Mandelmilch geben, dann *regulieren Sie den Kalkhaushalt Ihres Kindes* durch *Calcium carbonicum* in niedriger Potenz. Nehmen Sie dafür nicht die biochemischen Tabletten (»Schüssler«-Präparate), sondern die homöopathisch zubereiteten.

- Dosierung: *CALCIUM CARBONICUM D2,* 3× täglich 2 Tabletten in der Flaschennahrung aufgelöst.

Für die Behandlung der Milchunverträglichkeit gibt es eine Reihe von Mitteln, die folgenden sind die wichtigsten.

CALCIUM CARBONICUM *(Calc.)*
Das Calcium-Kind ist rund und dick. Seine Muskeln sind nicht fest, sondern eher schlaff. Der Kopf ist groß, die Fontanellen schließen sich nur zögernd, und in der Regel ist ein rundes Bäuchlein vorhanden. Das Gesicht wirkt eher blaß, und der Körper neigt dazu, sich kühl und klebrig anzufühlen.
Das Kind schwitzt meist im Schlaf am Kopf. Der Schweiß ist eher kalt. Der Stuhl neigt dazu, hell oder weißlich zu werden.

- Dosierung: *CALCIUM CARBONICUM C200,* 2× täglich 1 Gabe.

SILICEA *(Sil.)*
Auch das Silicea-Kind zeichnet sich durch einen großen Kopf aus, aber im Gegensatz zum Calcium-carb.-Kind sind seine Muskeln nicht schlaff und es macht nicht diesen dicken und rundlichen Eindruck. Nachts können wir Kopfschweiß feststellen, der ausgesprochen sauer riecht. Silicea ist auch wichtig, wenn der Fangreflex beim Kind fehlt, oder wenn es die Muttermilch aus unersichtlichen Gründen verweigert.

- Dosierung: *SILICEA C200,* 2× täglich 1 Gabe.

## Die letzten Säuglingsmonate

*Ab wann zufüttern?*
Ihr Baby wächst langsam heran, und es kommt der Zeitpunkt, an dem Sie meinen, jetzt könnte ich zufüttern. In der Regel wird damit zu früh angefangen. Der 4. Monat wird von den meisten empfohlen und nicht selten noch eher. Es fällt nicht leicht, dem Wunsch, vorzugreifen und die Entwicklung zu beschleunigen, zu widerstehen. Die Natur gibt aber deutliche Zeichen; denn zum Essen sind

die Zähne notwendig. Wenn die Natur wollte, daß wir eher feste Nahrung zu uns nehmen, dann würden die Zähne früher kommen, oder man würde mit ihnen geboren werden. Bei den Tieren ist es so vorgesehen, und sie haben schon bei der Geburt kleine Zähne.
Wenn Sie bei einem Baby zu früh mit fester Nahrung beginnen, dann belasten Sie damit die Verdauungsorgane und den Darm. Das normale Alter zum Zufüttern liegt für das Menschenbaby bei 6 Monaten – ein Alter, in dem normalerweise der erste Zahn erscheint. Manchmal besteht schon Wochen vorher ein Beißbedürfnis. Brotrinde eignet sich gut dafür. Geben Sie keine weichen Sachen oder Apfel mit Schale, das Kind könnte daran ersticken.
In Indien ist der erste Zahn immer noch bei vielen Familien ein wichtiges Ereignis. Er wird gefeiert, und das Kind bekommt seine erste feste Nahrung, anfangs sind es nur ein paar Löffelchen. Danach wird nicht unbedingt sofort abgestillt, sondern man richtet sich nach den Bedürfnissen des Kindes. Einige sind mehr interessiert und wollen alles probieren und essen, die anderen weniger. Das Zufüttern sollte nach und nach in den Tagesplan eingebaut werden.

*Die Ernährung des Säuglings*
Im ersten Lebensjahr wird die Basis für das zukünftige Leben eines Menschen gebildet. Dies bezieht sich auf alle Bereiche. Die wichtigsten sind der geistig-seelische Bereich mit dem Erfahren von Freiheit und Liebe, Geborgenheit und Vertrauen sowie der körperliche Aspekt mit der Ernährung, aber auch mit Massage und Gymnastik. Für das ganze Leben des Kindes macht es sich bezahlt, wenn es im ersten Jahr mit den folgenden Lebensmitteln nicht in Berührung kommt: Zucker, Salz, Gewürze, Fleisch und Wurstwaren, Fisch, Eier, Gebratenes, zu Fettes und zu Schweres, Kräutertees. Geben Sie ihm nahrhafte, leichte Sachen. Verwenden Sie bei der Breizubereitung Wasser statt Milch; erst nach dem Kochen können Sie etwas Milch dazu geben. Beim Kochen verbindet sich das Milcheiweiß mit den Kohlehydraten und macht Sie schwerer verdaulich.
Was können Sie zum Süßen nehmen? Reines süßes Obst ist das Beste, aber auch kleine Mengen von Obstdicksaft oder Reismalz sind bekömmlich. Gerstenmalz ist auch sehr gesund, aber leider fällt

das Produkt in Deutschland zu dunkel und zu bitter aus, was seine Nähr- und Heilqualität mindert.
Die meisten Mütter greifen bei der ersten festen Nahrung zu Bananen. Sie sind so einfach zuzubereiten und die Kinder essen sie auch gerne. Für den Säugling ist es nicht gut, zu früh mit zu vielen Bananen gefüttert zu werden. Die Banane ist zwar eine vollwertige, aber schwer verdauliche Nahrung – gerade für den zarten Babymagen. Zudem werden die Bananen oft im unreifen, grünen Zustand verzehrt. Ein weiterer Gesichtspunkt ist, daß Bananen nicht in unseren Breitengraden wachsen und daher für den langen Transport stark mit Chemikalien behandelt werden. Fangen Sie lieber später an, Bananen zu füttern, nachdem sich der Magen langsam an schwere Kost gewöhnt hat.
Noch ein Wort zum *Honig,* der ja in erster Linie ein Heilmittel und kein Nahrungsmittel ist. Honig fördert aus zwei Gründen genau so schnell Karies wie der Zucker, wenn nicht schneller. Honig ist klebriger als alle anderen Süßmittel und bleibt an den Zähnen hängen. Er enthält sehr viele Enzyme, die in kleinen Mengen zwar gut für uns sind, das Baby braucht sie aber noch nicht. Wenn Sie eine gewisse Menge überschreiten, bringen Sie die Leberfunktion durcheinander. Dies wiederum hat eine schlechte Auswirkung auf das Zahnfleisch. Gesunde Zähne sind in erster Linie vom gesunden Zahnfleisch abhängig. Natürlich ist es das beste, den Zuckerkonsum drastisch einzuschränken. Auch die Bakterienflora im Darm kann durch zu viele Honigenzyme empfindlich gestört werden. Durchfall kann die Folge sein. Wenn Sie »Süßstoff« in größeren Mengen z.B. zum Kuchenbacken verwenden, sind Sie wirklich mit reinem Zukker – wobei der braune Zucker natürlich vollwertiger ist als der weiße – besser bedient als mit Honig, das zählt natürlich nicht zur Säuglingsnahrung.
Die Palette der Lebensmittel, die ein Säugling braucht, ist groß. Allerlei Gemüse (außer stark blähendes), Obst, Beeren, aber keine Trockenfrüchte, Milch und Milchprodukte (also Quark, Hüttenkäse, Frischkäse usw.). Gekochtes Gemüse und gedämpftes Obst sind am Anfang der Rohkost vorzuziehen, da sie leichter verdaulich sind. Nach einem Jahr können Sie Ihr Kind langsam alles probieren lassen und sollten ihm die Möglichkeit geben, sich mit allen Nahrungsmit-

teln auseinanderzusetzen. Das Kind sollte letzten Endes seine eigene Nahrung finden, die für seine Individualität die beste ist, und nicht diejenige, die nach unserer (begrenzten) Meinung für es gut ist.

### Zahnungsbeschwerden

Die ersten Zähne, also die unteren Schneidezähne, kommen gewöhnlich mit 6 Monaten. Die Zahnung bringt oft Beschwerden mit sich, die durch den Einsatz von Homöopathie für Kind und Eltern erleichtert werden können. Schauen Sie auch unter »Blähungen und Schlafstörungen« nach, wenn Sie unter den Beschreibungen bei »Zahnungsbeschwerden« kein passendes Mittel finden.

BELLADONNA *(Bell.)*
Der Belladonna-Säugling bekommt bei der Zahnung sehr hohes Fieber, das plötzlich einsetzen kann. Sein Gesicht ist glühend rot, heiß und trocken. Das Kind ist sehr aktiv, trotz des hohen Fiebers liegt es nicht ruhig und krabbelt sogar herum.
- Dosierung: *BELLADONNA C200,* alle 2 Stunden 1 Gabe.

CHAMOMILLA *(Cham.)*
Das Chamomilla-Kind wird sehr quengelig. Es empfindet die Zahnung als äußerst schmerzhaft. Für die Mutter gibt es kaum eine ruhige Minute, das Kind wacht nachts ständig auf und weint. Es ist ein schrilles Weinen, und nur Tragen beruhigt das Kind. Die Mutter muß buchstäblich die ganze Zeit mit dem Kind auf dem Arm verbringen – stehend, gehend, sitzend oder liegend.
Sein Gesicht ist dabei meist rot. Besonders typisch für Chamomilla ist die Rötung der einen Wange, während die andere blaß ist. Das Kind kann zusätzlich Durchfall haben, der grün ist und wie gehackter Spinat aussieht. Dieses Mittel kommt unserer Erfahrung nach häufig bei Zahnungsbeschwerden vor.
- Dosierung: *CHAMOMILLA C200,* alle 2 Stunden 1 Gabe.

CINA *(Cina)*
Das Cina-Kind ist auch furchtbar quengelig und gereizt, wenn es

krank ist. Es will unbedingt getragen werden, aber liegt dann nicht zufrieden ruhig im Arm wie das Chamomilla-Kind, sondern es bewegt sich ständig, als ob es den Eltern zeigen wolle, daß es nur dann zur Ruhe kommt, wenn es hin und her gewiegt bzw. kräftig geschaukelt wird. Das Gesicht glüht hochrot, es kann aber auch nur eine Wange sein.

- Dosierung: *CINA C200,* 3× täglich.

KREOSOT *(Kreos.)*

Das Kreosot-Kind ist sehr gereizt und in einer ähnlichen Weise wie *Chamomilla* und *Cina* quengelig. Im Gegensatz zu den beiden muß das Kreosot-Kind beim Tragen unbedingt liebkost werden, sonst kommt es nicht zur Ruhe. Zusätzlich hat Kreosot fast immer Durchfall, der ätzend ist und den After wund und rot macht. Der Stuhl stinkt furchtbar. Ein weiterer Hinweis auf Kreosot ist Zahnkaries. Die Zähne können tatsächlich, schon bevor sie durchbrechen, kariös sein oder schwarze Flecken haben. Das Zahnfleisch um den heraustretenden Zahn herum ist dick-bläulich geschwollen.

- Dosierung: *KREOSOT C200,* alle 4 Stunden 1 Gabe

RHEUM *(Rheum)*

Das Rheum-Kind riecht so sauer, daß man meint, es im Raum kaum aushalten zu können. Der Durchfall ist richtig penetrant säuerlich und macht auch wund. Wie bei allen anderen Zahnungsmitteln ist auch dieses Kind sehr schlecht gelaunt. Wenn der Zahnungsvorgang gerade ins Frühjahr fällt, entwickeln diese Kinder eine richtige Gier auf Rhabarber, und oft reicht allein der Verzehr des gekochten Rhabarbers oder des Saftes aus, dem Zahn ohne Beschwerden zum Durchbruch zu verhelfen.

- Dosierung: *RHEUM C200,* 3× täglich 1 Gabe.

SILICEA *(Sil.)*

Wenn das Kind zu Verstopfung neigt und die Zähne auch sehr langsam durchbrechen, dann ist Silicea angezeigt. Das Silicea-Kind kann zusätzlich sehr krank werden mit Bronchitis und Fieber. Es weint dann kläglich und ist in sein Schicksal ergeben. Sein ganzer

Wille scheint gebrochen zu sein. Hier fehlt die reizbare Aufmüpfigkeit der anderen Mittel.

- Dosierung: *SILICEA C200,* 3× täglich 1 Gabe.

**Zahnpflege**

Mit herkömmlichen Zahnpasten stand ich schon seit eh und je auf Kriegsfuß und als Homöopath muß ich auch meine Patienten darauf aufmerksam machen, daß die homöopathischen Mittel durch die starken Aromastoffe der Zahnpasta in ihrer Wirkung aufgehoben werden könnten (antidotiert) und deswegen erst eine halbe Stunde nach dem Zähneputzen eingenommen werden dürfen.

In jüngster Zeit ist der Verbraucher durch den »Zahnpastaskandal« mit den Auswirkungen bedingungslosen Vertrauens in die Autorität der Werbung konfrontiert worden. Statt der Karies mit Zahnpasta die nährende Bakterienflora zu entziehen, haben viele mit der Zahnpasta den »Wolf im Schafspelz« in ihre Mundhöhle gebracht. Untersuchungen haben ergeben, daß die meisten Zahnpasten in vielerlei Hinsicht Gift für die Zähne darstellen. Sie enthalten Tenside, die das Zahnfleisch aufweichen und den Boden für Zahnfleischschwund und Paradontose bereiten. Manche Zahnpasten enthalten grobe Schmirgelstoffe, die den Zahnschmelz zerkratzen und Karies fördern können! Und Kinderzahnpasten schmecken süß. Süß – als Ersatz für zahnschädigende Süßigkeiten?

Sicher verursachen denaturierte, kalziumarme Nahrungsmittel – weißes Mehl und weißer Zucker z. B. – Karies, Zahnstein und Zahnfleischschwund. Aber das ist nicht die alleinige Ursache. Wie wäre sonst zu erklären, daß diese erwiesenermaßen »ungesunde« Nahrung bei manchen gar nichts ausmacht, soweit es die Zähne betrifft? Das hängt mit der Belagbildung zusammen, die von der Veranlagung bestimmt wird.

Manche Homöopathen wissen aus der Materia medica, daß viele andere Lebensmittel, wie Kaffee, Wurst etc., auch bei der Kariesbildung eine Rolle spielen, mild, wenn sie gut verwertet werden kann, hingegen vor Karies schützt.

Wir dürfen nicht übersehen, daß primär die Veranlagung des Menschen im Zusammenspiel mit äußeren Faktoren das Ausmaß einer

Erkrankung bestimmt. Es bedarf einer längeren Behandlungszeit, um eine tief verwurzelte Veranlagung so weit zu beseitigen, daß die Zähne nicht davon zerstört werden. Aber immerhin hat der Homöopath bei einem Kleinkind mindestens 5–6 Jahre Zeit (bis die zweiten Zähne kommen), um die konstitutionelle Schwäche zu erkennen und gründlich zu behandeln.

Zu der richtigen Zahnpflege gehört sowohl die gründliche Säuberung der Zähne als auch die Massage des Zahnfleischs zur Durchblutungsförderung.

In Indien habe ich lange eine ganz natürliche gesunde Zahnpflege angewandt, die diese beiden Aspekte erfüllt. In der Frühe gehen die Landbewohner zum Niembaum *(Azadirachta)*, brechen sich ein kleines, dünnes Stück von einem Zweig ab und kauen an einem Ende so lange herum, bis sich die Fasern in Form einer weichen Bürste anordnen lassen. Diese Kauprozedur dauert 5 Minuten und regt die Durchblutung des Zahnfleischs tüchtig an. Gleichzeitig werden Gerbstoffe aus dem Zweig freigesetzt, die das Zahnfleisch festigen und fäulniswidrig wirken. Wenn die Zahnbürste fertig gekaut ist, kann es beim morgendlichen Spaziergang ans Zähneputzen gehen. Alles in allem nimmt man sich täglich etwa eine viertel Stunde Zeit für die Mund- und Zahnpflege. Nach jedem Essen wird der Mund mit reinem Wasser ausgespült und so gesäubert. Diejenigen, die diese Methode regelmäßig anwenden, haben bis ins hohe Alter keine Probleme mit den Zähnen. Das soll aber nicht heißen, daß alle Inder sich auf diese Art die Zähne putzen. Es gibt in Indien manche andere Rinden und Wurzeln und fertig gemischte Kräuter und Pulver, die nicht diese rundherum positive Wirkung auf die Zähne haben. Von diesen würde ich eher abraten. Da ich in der Stadt nicht an frische Niemzweige herankam, begann ich mir mein eigenes Zahnpulver selbst herzustellen. Dazu verwendete ich pulverisierte Holzkohle und Salz. Wie Sie im Kapitel »Vergiftungen« gelesen haben, wird Holzkohle als Gifte aufsaugendes Mittel eingesetzt, und aufgrund meines homöopathischen Wissens war mir bekannt, daß sie konservierende Eigenschaften besitzt. Salz verfügt über zusammenziehende und reinigende Qualitäten.

Als ich nach Deutschland kam, war ich erfreut und überrascht, daß es in der Naturkostbewegung genau dieses Produkt (»Denti«) sowie

eine Zahnpasta mit dem Extrakt des Niem-Baumes (»Dr. Grandels Neem-Zahncreme«) bereits gibt. Wenn Sie sich damit zweimal am Tag gründlich die Zähne putzen und das Zahnfleisch mit den Fingern massieren, genügt es. Außerdem sollten Sie sich nach jeder Mahlzeit zumindest den Mund mit Wasser ausspülen.
Leider wächst in Europa kein Niembaum und auch kein anderer vergleichbarer Baum. Sie können die Naturzahnbürste ersetzen, indem Sie hartes Brot etc. kauen. Auch der Verzehr von Blattsalaten und Rohkost ist förderlich und erfrischend für die Zähne.
Jetzt heißt es nur noch, die belastende Erbanlage homöopathisch anzugehen.

## Kinderkrankheiten

Natürlich wollen wir alle nicht, daß unsere Kinder krank werden. Wir möchten sie immer gesund und fröhlich sehen. Aber jedes Kind muß sich entwickeln. Akute Krankheiten, besonders aber die Kinderkrankheiten, sind Prozesse, die manche Menschen oft durchmachen müssen, um eine Wende in ihrem Leben zu erreichen. Eigentlich sind es Chancen, von denen man nur wissen muß, wie man sie nutzen kann. Kinderkrankheiten machen uns Angst, weil sie früher mit einer solchen Heftigkeit (Virulenz) und oft tödlichem Ausgang verliefen. Mittlerweile aber haben sie sehr an Virulenz verloren und sind im Vergleich zu früher eher harmlos geworden.

### Allgemeine Maßnahmen

Häufig kündigen sich Krankheiten im Kindesalter mit Appetitlosigkeit an. Drängen Sie das Kind nicht zur Nahrungsaufnahme, beobachten Sie seinen Zustand, fragen Sie nach eventuellen Schluckbeschwerden und machen Sie keine Unternehmungen außer Haus mit ihm. Manche Kinder brauchen länger, um eine Krankheit auszubrüten, andere werden von dem Infekt regelrecht überfallen. Bringen Sie Ihrem Kind liebevolles Verständnis entgegen, da es während dieser Zeit sehr unausgeglichen, ungerecht oder aggressiv sein kann.

Stellen Sie sich als Mutter schon innerlich darauf ein, daß das kranke Kind Sie bald voll und ganz brauchen wird. Gehen Sie auf die Bedürfnisse des Kindes ein und versuchen Sie diese zu erfüllen, ohne daß es übertrieben wirkt oder in Verwöhnung ausartet. Das Kind sollte sich geborgen und geliebt fühlen. Versuchen Sie Ruhe und Zuversicht auszustrahlen. Achten Sie auch auf eine angenehme Umgebung (Ruhe, Zimmertemperatur, Frischluft).

*Fieber:*

Hochfiebrige Kinder neigen zu Schreckhaftigkeit und Übererregbarkeit. Vor hohem Fieber bei Kindern brauchen Sie keine Angst zu haben. Vergegenwärtigen Sie sich immer wieder: Fieber ist eine Heilreaktion des Körpers, es stärkt das Immunsystem, macht einen klaren Kopf und schärft die Denkkräfte.
Fiebersenkende Maßnahmen, wie *Wadenwickel*, stören die Selbstheilungsmechanismen des Körpers und erübrigen sich mit der richtigen homöopathischen Behandlung. Ein Wadenwickel kann nur im Notfall in Frage kommen, wenn Sie z. B. nach längerem Fortbestehen von sehr hohem Fieber das homöopathische Simile nicht gefunden haben und ein erfahrener Homöopath nicht erreichbar ist. Normalerweise fällt das Fieber nach 1–2 Tagen von alleine wieder. Mit *Belladonna* in Ihrer Hausapotheke sind Sie auch gegen *Fieberkrämpfe* gewappnet.
Für Kinder, die viele Impfungen bekommen haben, die in der Regel erkältungsanfälliger sind oder zu chronischen Erkrankungen neigen, da ihr Abwehrsystem geschwächt ist, ist hohes Fieber ein wahrer Segen und oft das erste Anzeichen für eine Stärkung der *Abwehrkräfte*. Diese Reaktion wird oft beobachtet, wenn solche Kinder längere Zeit homöopathisch behandelt worden sind. Hier müssen vor allem die Eltern lernen, daß sie dem Kind bei seinem inneren und äußeren Wachstum am besten helfen, indem sie es seine Krankheit durch leben lassen, statt es vor naturgegebenen Entwicklungsschüben, die sicher auch mit Schmerzen und Leid verbunden sein können, bewahren zu wollen (s. auch unter »Impfungen« S. 325).

*Hautausschlag:*
Bei jeder Krankheit, die mit einem Ausschlag einhergeht, darf dieser keinesfalls unterdrückt werden, denn dies würde das Kind ebenfalls in seinen Abwehr- bzw. Selbstheilungskräften schwächen. Geben Sie also keinerlei Salben oder Puder auf den Ausschlag. In der Homöopathie wird auch ein Ausschlag immer innerlich behandelt, denn nur wenn der Ausschlag durch Heilung der Stoffwechselstörung verschwindet, kann man mit Sicherheit sagen, daß es sich um eine echte Heilung gehandelt hat. Hautausschläge, die verdächtig schnell durch äußere Anwendungen (Salben, Puder etc.) verschwinden, sind oft einfach zugestopft worden. Das heißt, die dem Hautausschlag zugrunde liegende Ursache ist nicht geheilt worden. Da das Ventil nicht mehr funktioniert, schlägt die Krankheit nach innen. Zum Beispiel kann nach der *Unterdrückung* eines Ekzems Asthma entstehen.
Auf der seelischen Ebene ist dem Kind die Möglichkeit genommen worden, seine Gefühle über die Haut auszudrücken, es wird um einen Entwicklungsschritt betrogen.
Der mit einem Hautausschlag einhergehende lästige Juckreiz wird durch das richtige homöopathische Mittel bald gelindert.

*Ernährung:*
Bei Appetitlosigkeit oder bei Fieber fördert Fasten eine schnelle Genesung, da sich der Organismus allein mit der Krankheit auseinandersetzen kann und nicht durch den Verdauungsprozeß abgelenkt und geschwächt wird. Nur genug Flüssigkeit, je nach Vorliebe des Kindes, sollte immer in Reichweite stehen.

*Genesungszeit*
Nach dem relativ schnellen und glücklichen Überstehen der Kinderkrankheit mit Hilfe der homöopathischen Mittel besteht die Gefahr, daß man gerade in der Rekonvaleszenz zu übermütig wird und der Natur nicht ihre Zeit läßt. Gerade hier gilt das Motto: Eile mit Weile. Das heißt, langsam wieder anfangen, leichte Kost in kleinen Portionen. Kraftnahrung, zu frühes Aufstehen oder starke Temperaturschwankungen (Baden!) können einen Rückfall auslösen.

## Dreitagefieber

Irgendwann in der 2. Hälfte des ersten Lebensjahres bekommt der gesunde Säugling das Dreitagefieber. Das geschieht aber nur bei Kindern, die insgesamt eine gute Grundlage haben, also nicht immer wieder krank sind. Kinder, die unterdrückende Medikamente bekommen haben, geimpft wurden oder an einer chronischen Erkrankung leiden wie z. B. Neurodermatitis, machen in der Regel das Dreitagefieber nicht durch. Diese Krankheit ist als Botschaft der Natur zu betrachten, daß jedes Kind einmal krank werden kann und sich Ruhe gönnen muß. In dieser Zeit braucht das Kind die Mutter ganz, und alles andere muß zurücktreten.

Das Dreitagefieber darf als völlig harmlose Erkrankung angesehen werden, wobei das Fieber selten höher steigt und das, mit oder ohne Behandlung, nach 3 Tagen mit einem rieselartigen Hautausschlag endet, wonach das Kind ohne Genesungsphase völlig gesundet.

Außer der eventuellen Gabe eines homöopathischen Mittels sollten Sie keine Maßnahmen ergreifen. Es gibt auch in der Regel sehr wenige Anhaltspunkte für ein Mittel, es sei denn, daß das Kind sehr quengelig ist und die ständige Nähe der Mutter braucht: Dies spricht in erster Linie für *Chamomilla*.

Der Einsatz von Chamomilla verkürzt zwar die Dauer der Erkrankung nicht wesentlich, erleichtert aber den Beteiligten, sie besser durchzustehen.

- Dosierung: *CHAMOMILLA C200*, 2× täglich, die ersten zwei Tage nur.

Der Mutter kann oft mit *Pulsatilla* zusätzlich geholfen werden, besser auf das Kind einzugehen, da sie Tag und Nacht von ihm beansprucht wird.

- Dosierung: *PULSATILLA C200,* 2× täglich 2 Tage lang.

## Masern

Die Masern sind eine Virusinfektion. Die Ansteckung geschieht von Mensch zu Mensch durch Tröpfcheninfektion oder auch über die Luft. Ähnlich wie Windpocken sind Masern hochgradig ansteckend.

Ein kurzer Aufenthalt im Zimmer des Kranken genügt, um die Infektion hervorzurufen. Eine Übertragung durch Gegenstände kommt kaum vor, da die Viren außerhalb des menschlichen Organismus nur sehr kurze Zeit lebensfähig sind.
Masern sind vor Ausbruch des Ausschlags ansteckend, wenn die ersten Krankheitserscheinungen zugleich mit der Temperatursteigung auftreten. Mit dem Beginn des Ausschlags sind sie nicht mehr ansteckend.
Die Empfänglichkeit für Masern beschränkt sich nicht auf ein bestimmtes Alter. Im Erwachsenenalter verläuft die Krankheit heftiger als im Kindesalter. Wer aber einmal Masern durchgemacht hat, ist in der Regel vor einer erneuten Ansteckung gefeit. Ausnahmen können jedoch bis ins hohe Alter vorkommen.
Säuglinge, die noch gestillt werden, erkranken nicht, wenn ihre Mutter früher Masern durchgemacht hat; dies ist ziemlich wahrscheinlich, da fast jeder Mensch als Kind Masern durchmacht.
Die Inkubationszeit (also der Zeitraum von der Ansteckung bis zum ersten Auftreten der Krankheitserscheinungen) beträgt ca. 11 Tage. Das erste Stadium der Masern (»katarrhalisches« Stadium) beträgt 3 Tage. Während dieser ersten 14 Tage besteht für die Umgebung Ansteckungsgefahr; danach, wenn der Ausschlag sichtbar wird, nicht mehr.

*Das katarrhalische Stadium*

Es dauert 2–3 Tage und ist durch folgende Erscheinungen gekennzeichnet: Fieber zwischen 38° und 40 °C, trockener Husten, die sogenannten Koplikschen Flecken auf der Wangenschleimhaut (weißliche Flecken, meist gegenüber den Backenzähnen), typisches Maserngesicht durch Rötung und Schwellung der Lider. Bindehautentzündung mit Lichtscheu und tränenden Augen, Kopfschmerzen.

*Vollerscheinung mit Ausschlag*

Nach einem fieberfreien Tag erneuter Fieberanstieg (Höhepunkt am 2. und 3. Tag) und Erscheinen des Masernausschlags, der sich, meist beginnend mit dem Gesicht und hinter den Ohren, langsam über den ganzen Körper bis zu den Füßen ausbreitet. Der Ausschlag besteht anfangs aus hellroten, stecknadelkopfgroßen Punkten, die innerhalb von 24 Stunden zu gelb-braunroten, erhabenen Flecken zusammenfließen. 4–5 Tage nach Beginn des Ausschlags geht das Fieber zurück, und der Ausschlag verblaßt. Die größte Gefahr besteht in der ungenügenden Entwicklung des Ausschlags, den sogenannten nach innen geschlagenen Masern. Als Komplikationen können eitrige Mandelentzündung, Bronchitis, Lungenentzündung, Mittelohrentzündung und Maserngehirnentzündung (Enzephalitis) auftreten.

*Allgemeine Maßnahmen*
Fieber und Ausschlag nicht unterdrücken. Fasten; Bettruhe ist notwendig in einem gut gelüfteten Zimmer mit gedämpfter Beleuchtung (Lichtscheu!).

*Homöopathische Behandlung*
- Dosierung: siehe Seite 35

ACONIT *(Acon.)*
Für Aconit ist kennzeichnend, daß die Symptome sehr plötzlich einsetzen. Aus der Nase fließt heiße Flüssigkeit. Das Fieber steigt bis auf 40° oder 41°, und das Kind wirft sich voller Unruhe hin und her. Es schläft unruhig und ächzt und stöhnt sehr. Das Kind schwitzt nicht, seine Haut ist trocken und heiß. Es hat großen Durst und trinkt immer wieder becherweise kaltes Wasser. Seine Augen sind sehr rot (blutunterlaufen). Bald entwickelt sich ein trockener, bellender Husten.

ANTIMONIUM CRUDUM *(Ant-c.)*
Das Antimonium crudum Kind ist seit der Masernansteckung schlecht gelaunt. Es mag nicht angefaßt werden und stößt denjenigen, der es zu berühren wagt, ärgerlich weg. Es ist ihm ein Greuel, wenn Leute herumstehen und es anstarren. Es liegt im Bett, als ob es niemanden braucht, ist sehr schläfrig und will in Ruhe gelassen werden. Eine Gesichtshälfte ist heiß und rot, in der Regel die linke. Manchmal werden die Nasenlöcher wund und weisen Einrisse auf.

Das Kind ist völlig durstlos. Es ekelt sich dann vor Essen, schon beim Gedanken daran muß es würgen (z. B. bei der Frage: »Willst du ein Stück Brot essen?«). Seine Zunge ist dick weiß belegt, wie ein milchiger Pelz. Das Kind braucht ein kühles Zimmer.

BELLADONNA *(Bell.)*
Auch bei Belladonna setzen die Symptome rasch ein. Auffällig ist die rote laufende Nase, wobei das Sekret nur aus einem Nasenloch fließt. Auch das Gesicht ist hochrot und die Halsschlagadern pulsieren sehr kräftig. Sehr bald setzen heftige Halsschmerzen ein, die dem Kind das Schlucken sehr erschweren. Beim Trinken verschließt sich der Hals spastisch und die Flüssigkeit wird in die Nase gepreßt. Das Kind ist müde, kann aber nicht schlafen. Drückende Kopfschmerzen über den Augen verschlechtern seinen Zustand noch weiter, bis es schließlich in einen unruhigen Schlaf fällt. Es beginnt zu phantasieren, das Gesicht färbt sich dunkelrot, und Fieberkrämpfe können entstehen.

BRYONIA *(Bry.)*
Das Kind, das Bryonia braucht, entwickelt die Masern äußerst langsam, und es dauert lange, bis man diese diagnostizieren kann. Das Kind ist nicht gleich bettlägerig, aber es fühlt sich unwohl und sieht krank aus. Aber schon von Anfang an besteht eine deutliche Abneigung gegen Bewegung. Mit beginnendem Krankheitsempfinden vergeht der Appetit und der Durst nimmt zu. Es verlangt 2–3mal am Tag ein großes Glas kaltes Wasser. Nach und nach setzt ein harter, trockener Husten ein, der so schmerzhaft ist, daß sich das Kind krümmt und die Brust hält. Kleinere Kinder weinen dabei vor Schmerzen. Man hat den Verdacht, daß es sich um eine Lungen- oder Rippenfellentzündung handeln könnte, da sich noch kein Ausschlag zeigt. Nur eventuell bekannte andere Masernfälle in der Umgebung lassen an Masern denken.

EUPHRASIA *(Euphr.)*
Bei Euphrasia denkt man von Anfang an: Das müssen die Masern sein! Die Augen sind stark entzündet, sehr rot und tränen reichlich, sie reagieren hochempfindlich auf Licht. Das Kind sieht völlig

verheult aus. Beide Wangen sind durch ätzende Tränen gerötet. Die Nase läuft ständig und das Kind muß häufig niesen. Nach einigen Tagen macht ihm ein harter Husten zu schaffen. Dieser Husten ist am Tage stärker und bessert sich deutlich im Liegen. Die Schnupfensymptome verschlechtern sich dagegen im Liegen und nachts.

GELSEMIUM *(Gels.)*
Der Katarrh fängt bei Gelsemium schon einige Tage vor dem hohen Fieber an. Eine wässerige Absonderung der Nase verätzt die Nase und die Oberlippe. Das Kind fühlt sich zunehmend müde, schlapp und benommen. Es ist ihm kalt, und das Fieber setzt mit richtigem Schüttelfrost ein. Abwechselnd fühlt es sich heiß und kalt im Rücken. Sein Gesicht ist vom Fieber geschwollen und bläulich-rot verfärbt. Das Kind hat keinen Durst und schläft den ganzen Tag wie benommen. Ein harter bellender, krampfartiger Husten kann vorhanden sein.

PULSATILLA *(Puls.)*
Pulsatilla ist sehr häufig bei Masern angezeigt; denn die Symptome entsprechen dem klassischen Masernverlauf. Die Krankheit beginnt mit den typischen katarrhalischen Symptomen. Aus Augen und Nase fließt reichliche, milde Absonderung. Das Kind fühlt sich krank und möchte das Bett hüten. Es verspürt kein Bedürfnis nach Essen und Trinken. Husten kommt dazu, der nachts trocken wird und das Kind zwingt, sich am späten Abend eine Zeitlang im Bett aufzusetzen und zu husten. Legt es sich zum Schlafen hin, so kann es passieren, daß der Husten nochmals zum Aufsetzen zwingt. Tagsüber ist der Husten eher locker. Am Anfang ist die Temperatur nur leicht erhöht, im Laufe der Zeit steigt sie jedoch meist sehr hoch. Nachts glüht das Kind vor Hitze und neigt zum Phantasieren. Die Haut bleibt trocken (Bell. dagegen hat bei hohem Fieber eher eine feuchte Haut). Die Durstlosigkeit verwandelt sich während des hohen Fiebers zu Durst auf kleine Mengen kaltes Wasser oder Limonade und Fruchtsäfte. Das Kind möchte zugedeckt bleiben, wünscht aber einen kühlen Raum und frische Luft. Die Stimmungslage ist sanft, mild, nachgiebig und weinerlich.

Bei schwierigen Fällen, Komplikationen und für die Nachbehandlung von Masern wenden Sie sich an einen Homöopathen.

## Windpocken

Die Windpocken sind eine leichte Erkrankung. Sie beginnen ohne Vorbeschwerden sofort mit Fieber um 38 °C und einem deutlichen Ausschlag. Zunächst erscheinen an den verschiedensten Körperstellen stecknadelkopfgroße bis linsengroße Fleckchen, die sich bald in Bläschen umwandeln. Nach 1–2 Tagen trocknen sie ein. Da der Ausschlag bis 5 Tage lang in Schüben erscheint, sieht man nach einigen Tagen ein buntes Erscheinungsbild von Windpocken in allen Entwicklungsphasen.
Wir haben festgestellt, daß »homöopathisch« aufgewachsene Kinder die Windpocken leicht durchmachen. Zwar kann der Ausschlag sehr kräftig sein, aber die Windpocken verlaufen ohne Fieber und sogar ohne Störung des Allgemeinbefindens.
Weiter haben wir die Beobachtung gemacht, daß sie eine entscheidende Rolle bei der Lebensbejahung spielen. Kleine Kinder, die Windpocken durchgemacht haben, verlieren die Angst, ihrer Individualität verlustig zu gehen, wenn sie mal »ja« sagen. Für Kinder, die notorische Neinsager sind, bedeutet diese Krankheit eine große Hilfe in ihrer Entwicklung, denn danach wissen sie besser, wann sie nein sagen müssen und wann ja.
*Komplikationen:* Durch Aufkratzen der Bläschen kann es zu Eiterbildung und dadurch auch zu Narbenbildung kommen.

*Allgemeine Maßnahmen*
Bei Fieber Bettruhe. Das Unangenehmste an dieser Krankheit ist der Juckreiz. Den Ausschlag aber nicht durch Salben unterdrücken.

*Homöopathische Behandlung*
DOLICHOS PRURIENS *(Dol.)*
Meist ist keine allgemeine Behandlung notwendig, außer für den Juckreiz, der am 2. oder 3. Tag mit dem Ausschlag eintritt. In

diesem Fall hat sich das Mittel Dolichos bewährt. Es hilft in den meisten Fällen gegen den Juckreiz.

- Dosierung: *DOL. C200* 1 Gabe. Der Juckreiz kommt meist verstärkt am späten Abend und hindert am Schlafen. Eine einzige Gabe reicht in der Mehrzahl der Fälle. Nur wenn der Juckreiz am frühen Abend anfängt, kann eine zweite Gabe nach 2–4 Stunden notwendig sein. Das gleiche gilt für den Fall, in denen das Kind in der Nacht erneut vom Juckreiz aufwacht.

RHUS TOXICODENDRON *(Rhus-t.)*
Wenn der Ausschlag sich eher in vielen kleinen juckenden Bläschen zeigt, hilft *Dolichos* nicht, sondern Rhus-t. ist angezeigt. Schon die erste Gabe muß den Juckreiz bessern, sonst ist das Mittel nicht richtig gewählt.

- Dosierung: *RHUS-T. C200* 1 Gabe. Wiederholung wie bei Dol.

*Nachbehandlung*

VARICELLINUM *(Var.)*
Bleibt, besonders bei nicht-homöopathisch behandelten Windpocken, schlechte Laune zurück, dann beseitigt die Windpockennosode bald diesen Mißmut.

- Dosierung: *VARICELLINUM C200* eine Gabe.

## Mumps (Ziegenpeter)

Mumps ist eine Virusinfektion der Ohrspeicheldrüsen, die meist einseitig und mit Fieber auftritt. Nach einigen Tagen kann es zur Anschwellung der zweiten Ohrspeicheldrüse kommen. Heftige Schmerzen mit Kiefersperre sind möglich. Besonders bei älteren Kindern und Erwachsenen kann die Krankheit unangenehm werden. Komplikationen sind selten: Im Kindesalter ist die Möglichkeit einer Hirnhautentzündung gegeben, nach der Pubertät einer Hoden- oder Bauchspeicheldrüsenentzündung.

*Allgemeine Maßnahmen*

Nach Rückgang des Fiebers und dem Wiedereinsetzen des Appetits mit weicher Nahrung beginnen, da das Kauen noch schmerzhaft sein kann. Zitrusfrüchte sind wohltuend, da die Säure die Speicheldrüsen zu verstärktem Speichelfluß anregt. Wenn starke Kopf-, Kreuz- oder Magenschmerzen auftreten, sollten Sie sich wegen der Gefahr von Komplikationen an einen Homöopathen wenden.

*Homöopathische Behandlung*

An sich ist Mumps eine harmlose Krankheit. Die homöopathische Behandlung zielt auf die Schmerzlinderung und die Verhinderung von Komplikationen.

ACONIT *(Acon.)*

Die Speicheldrüse schwillt rasch an. Das Fieber kommt enorm schnell und steigt sehr schnell sehr hoch. Wie wir es von Aconit schon kennen, ist die Haut heiß und trocken, und das kranke Kind klagt über großen Durst. Sein Puls ist schnell, kräftig und voll. Starke klopfende Kopfschmerzen treten ein. Das Kind ist sehr unruhig, stöhnt und ist außer sich vor Schmerzen.

- Dosierung: *ACONIT C200* anfänglich einstündlich, wenn es besser geht, alle 2–4 Stunden.

BELLADONNA *(Bell.)*

Die Schwellung der Speicheldrüse sieht bei Belladonna äußerst bedrohlich aus. Die Schmerzen schießen plötzlich in die Speicheldrüse, als ob sie sie durchstechen wollten. Dann lassen die Schmerzen genauso plötzlich nach, wie sie gekommen sind. Dazu kommen klopfende Kopfschmerzen. Das Gesicht ist rot, die Augen sind blutunterlaufen. Oft gesellen sich Halsschmerzen dazu und erschweren das Schlucken sehr, bis zum Spasmus des Kehlkopfdeckels, wodurch die Flüssigkeit beim Trinken in die Nase hochgeschleudert wird. Bell. entwickelt sich auch sehr rasch. Bevorzugt ist die rechte Seite betroffen.

- Dosierung: *BELLADONNA C200* (wie bei Aconit).

PULSATILLA *(Puls.)*
Pulsatilla hat meist eine beidseitige Drüsenschwellung. Wichtig ist der geistige Zustand. Das Kind wird sehr weinerlich, besonders wenn es ein Mädchen ist. Seine Zunge ist weiß belegt, und Durst fehlt gänzlich. Auch wenn das Fieber hoch steigt, verlangt es höchstens nach einigen Schlucken kalten Wassers. Dabei ist ihm furchtbar warm, die Haut glüht wie ein Ofen und es fühlt sich deutlich besser, wenn kalte frische Luft ins Zimmer gelassen wird. Das Fieber steigt in der Nacht auf über 40 °C. Es entsteht trockene Hitze ohne Schweiß.
- Dosierung: *PULSATILLA C200,* alle 2 Stunden 1 Gabe.

PILOCARPIN *(Pil.)*
Pilocarpin ist angezeigt, wenn bei den Prodomalsymptomen extremer Speichelfluß beobachtet wird und beim Fieber reichlicher und schwächender Schweiß ausbricht.
- Dosierung: *PILOCARPIN C200*, alle 2 Stunden 1 Gabe.

## Keuchhusten

Im Gegensatz zu anderen Krankheiten schützt das Stillen den Säugling nicht vor Keuchhusten. Im Krankheitsfall geben Sie bei Säuglingen *Pertussin*.
- Dosierung: *PERTUSSIN C200* anfangs 2× täglich eine Gabe. Sobald Besserung eintritt, auf 1× täglich reduzieren und dann auf 1 Gabe alle 3 Tage.

Die Keuchhusten-Behandlung bei Kleinkindern und älteren Kindern ist nicht einfach und kann daher nur von erfahrenen Homöopathen durchgeführt werden.

## Krupphusten

Der Kruppanfall, früher die »falsche Bräune« genannt, ist charakterisiert durch einen hohlen, rauhen, bellenden Husten. Früher galt die Bezeichnung »Krupp« für die entsprechende Erscheinung bei

Diphtherie, im Volksmund »die Bräune«. Alle anderen Hustenanfälle wurden »Pseudo-Krupp« genannt. Heutzutage gilt der Begriff Pseudo-Krupp als überholt. Man spricht eher von »Krupp-Husten« oder »Grippe-Krupp«. Wenn er in Verbindung mit Masern oder Diphtherie auftritt, nennt man ihn »Masern-« oder »Diphtherie-Krupp«.

Ganz plötzlich, vielleicht bei einem kurz vorher überstandenen leichten Schnupfen, und zwar fast immer nachts, setzt der Husten ein. Die Kinder fahren aus dem Schlaf hoch und versetzen die Familie in Schrecken. Es ist ein eigenartiger heulender Husten, und die Atmung geht mühsam und geräuschvoll, oft mit einem sägeartigen Geräusch, das noch mehr Angst erzeugt. Die Kinder sitzen vielfach mit einem ängstlichen Ausdruck und geröteten Wangen aufrecht im Bett. Sie sind äußerst unruhig und greifen wiederholt nach ihrem Hals. Die Haut ist heiß, oft schweißbedeckt, und der Puls geht schnell. In der Regel dauert der Anfall nur wenige Minuten, aber auch danach bleibt der Atem geräuschvoll und schnell. Der Anfall kann sich leicht wiederholen. Beim Weinen und Schluchzen sind langgezogene, rasche Einatmungsgeräusche zu hören. Durch Druck auf den Kehlkopf oder auf die Luftröhre wird ein Hustenanfall ausgelöst. Am nächsten Tag sehen die Kinder recht gesund aus, nur hin und wieder erinnert ein rauher, bellender Husten an den nächtlichen Schreck. Mitunter wiederholt sich die angstmachende Szene in der folgenden Nacht. Ein lockerer Husten bleibt gewöhnlich ein bis zwei Wochen danach zurück. Es gibt Kinder, die häufig im Jahr von dem Krampfanfall heimgesucht werden, und trotz der Gewöhnung bleibt der Husten eine Schreckvorstellung für die Eltern. Eine wirkliche Gefahr liegt jedoch selten vor. Ganz ähnliche Anfälle können allerdings Masern und Keuchhusten einleiten. Wenn Kinder anfällig sind für den »Pseudo-Krupp«, besteht die Wahrscheinlichkeit, daß sich solche Anfälle sporadisch wiederholen, z. B. nach einer unbedeutenden, unbemerkt gebliebenen Erkältung – und das oft nach jahrelanger Pause. Manche Kinder machen jährlich ein- bis zweimal ihren Kruppanfall durch, besonders beim Wechsel der Jahreszeiten im Frühling oder Herbst. Aber auch starke Luftverschmutzung kann Kruppanfälle auslösen.

*Allgemeine Maßnahmen*

Für möglichst feuchte Luft im Raum sorgen, Essig in das zu verdunstende Wasser geben, feuchte Tücher über die Heizung hängen. Die Eltern sollten versuchen, Ruhe auszustrahlen.

*Homöopathische Behandlung*

Die meisten Kruppanfälle werden Sie in kürzester Zeit heilen können, so daß auch kein Nachhusten bestehen bleibt. Die häufigst angewendeten Mittel sind *Aconit, Belladonna* und *Spongia tosta.*

ACONIT *(Acon.)*

Dieses Mittel hat besonders bei Krupp mehr Menschen von der Wirksamkeit der Homöopathie überzeugt als sonst ein anderes. Die Schnelligkeit, mit der das Kind vom Krupp geheilt wird, ist erstaunlich.

Der Kruppanfall entsteht meist mit einer unglaublichen Schnelligkeit und Heftigkeit, was gerade das Wesen von Aconit ausmacht. Die Auswirkungen von rauher, feucht-kalter Luft (stürmisches Wetter, Nord- und Ostsee-Klima, Gebirgsklima), besonders kalttrockener Wind oder Wind bei Tauwetter (Schneeschmelze) und nasse Füße (nach Erhitzung) sprechen für Aconit.

Das Kind wacht schon im ersten Schlaf, meistens zwischen 21 und 23 Uhr, mit einem Kruppanfall auf. Dieser kann aber auch mit hohem Fieber einhergehen, mit trockener Haut und großer Unruhe. Die Ausatmungsgeräusche sind laut und enden immer mit einem heiseren, hackenden Husten. Das Kind wirft sich vor Qualen ungeduldig herum. Sein Gesichtsausdruck ist von höchster Angst geprägt, die im gleichen Maße in der Regel auf die Eltern übertragen wird. Aconit bringt in wenigen Minuten eine Erleichterung und bald setzt ein heilender Schweißausbruch ein, wonach das Kind einschläft, um am nächsten Morgen gesund aufzuwachen.

- Dosierung: *ACONIT C200*, ¼stündlich 1 Gabe.

BELLADONNA *(Bell.)*

Der Belladonna-Kruppanfall setzt sehr plötzlich und erschreckend heftig ein. Der Kehlkopf ist äußerst trocken, und der Krampf

unheimlich stark. Das Kind greift krampfhaft an seinen Hals, so verzweifelt sind seine Anstrengungen, Luft zu bekommen.
Hände und Füße sind kalt, Gesicht oder Nacken dunkel- oder bläulich-rot.
Belladonna wirkt so rasch, daß man im Augenblick der Einnahme des Mittels förmlich sehen kann, wie sich die Gesichtsfarbe normalisiert. Diese Erfahrung kann man mit Belladonna bei anderen Beschwerden (z. B. Ohren- oder Zahnschmerzen) auch machen.

- Dosierung: *BELLADONNA C200*, meist reicht 1 Gabe des Mittels (wie bei *Aconit*). Falls notwendig, nach 10–15 Minuten wiederholen.

SPONGIA TOSTA *(Spong.)*
Die Heiserkeit bei Spongia ist extrem, so daß die Stimme sehr rauh krächzend und unnatürlich wird. Die Atmung hört sich an wie das Geräusch beim Sägen – und zwar immer zwischen den Hustenanfällen.
Wenn der Kopf hochgehalten wird, bessert sich der Zustand etwas. Auch warmes Trinken oder sogar warmes Essen lindern den Husten. Gewöhnlich kommt der Anfall um oder nach Mitternacht.

- Dosierung: *SPONGIA TOSTA*, C200 ¼stündlich 1 Gabe.

HEPAR SULFURIS *(Hep.)*
Kalte, trockene Witterung (insbesondere Wind) spielt bei Hep. genauso wie bei *Aconit* eine große Rolle. Die Attacke entwickelt sich aber nicht so heftig wie bei Aconit oder *Belladonna*. Gewöhnlich setzt sie gegen Morgen ein, kann aber auch schon vor Mitternacht eintreten. Der Husten ist nicht trocken, sondern rasselnd erstickend. Das Kind droht beim Husten zu ersticken. Der schmerzhafte Husten läßt das Kind weinen. Es muß gut zugedeckt sein, sonst verschlimmert sich der Husten sehr, sogar das Entblößen der Hände reicht aus, um einen schlimmen Anfall auszulösen. Wenn *Aconit* oder *Spongia tosta* nicht ausheilen und der Husten am nächsten Tag wieder eintritt, muß Hepar sulfuris wieder eingesetzt werden.

- Dosierung: *HEPAR SULFURIS C200*, alle 2 Stunden 1 Gabe.

BROMUM *(Brom.)*
Bromum ist charakterisiert durch äußerste Heiserkeit, die sich sogar bis zum Stimmverlust steigern kann. Das rasselnde Atemgeräusch ist sehr stark ausgeprägt und noch mehr der rasselnde Husten. Der Krampf kommt mit großer Heftigkeit und zusammen mit dem Schleim droht das Kind zu ersticken. Es scheint völlig atemlos zu sein. Es möchte getragen werden, und zwar von einem Zimmer ins andere. Nach Mitternacht kommt es eher zur Ruhe und kann meist einschlafen. Die Heftigkeit des Krampfes entwickelt sich langsam.
- Dosierung: *BROMUM C200*, alle 2 Stunden 1 Gabe.

SANGUINARIA *(Sang.)*
Sanguinaria hat einen trockenen, heiseren, quälenden Husten, begleitet von Pfeifen und Keuchen. Der Husten wird schlimmer beim Betreten eines kalten Zimmers und während der Nacht. Durchfall weist zusätzlich auf das Mittel hin.
- Dosierung: *SANGUINARIA C200*, alle 2 Stunden 1 Gabe.

CALCIUM SULFURICUM *(Calc-s.)*
Calcium sulfuricum hat einen kurzen trockenen, sehr erstickenden Husten, der den ganzen Körper erschüttert. Der Husten ist abends und nachts schlimmer und besser durch frische kühle Luft. Wenn das Kind einmal einschläft, wird es meistens durchschlafen und erst morgens nach dem Aufwachen wieder einen Anfall bekommen. Auch wenn der Anfall nachts kommt, wird das Kind erst aufwachen, wenn der Anfall einsetzt.
- Dosierung: *CALCIUM SULFURICUM C200*, alle 2 Stunden 1 Gabe.

SAMBUCCUS NIGRA *(Samb.)*
Der Sambuccus nigra-Kruppanfall macht aufgrund der Heftigkeit und der alarmierenden Symptome große Angst. Er kommt meist kurz nach Mitternacht mit keuchender, krächzender, röchelnder Atmung. Das Kind wacht plötzlich auf, es ist fast erstickt, strampelt mit den Beinen, liegt mit offenem Mund da, den Kopf nach hinten gestreckt, ringt nach Luft und wird dunkelblau im Gesicht. Es sieht so aus, als ob Lungenversagen und Erstickung nicht zu verhin-

dern sei. Endlich bekommt das Kind wieder Luft, wobei ein rasselnder Husten einsetzt. Eine zweite Attacke kommt höchstwahrscheinlich, wenn das Kind sehr bald wieder einschläft. Das kann verhindert werden, wenn das Kind sehr warm eingehüllt und zugedeckt wird, so daß es schwitzen kann.

- Dosierung: *SAMBUCCUS NIGRA C200*, im Anfall gegeben, wird diesen unterbrechen und einen neuen verhindern, es sei denn, daß das Kind in der Nacht kalt wird. Im Notfall können Sie Holunderblütentee zu trinken geben.

# V. Impfungen

»Ich weiß nicht, ob ich nicht doch einen furchtbaren Fehler gemacht habe und etwas Ungeheures geschaffen habe«
EDWARD JENNER (1749–1823)
Erfinder der Impfungen

Wenn Sie sich mit dem Thema Impfungen auseinandersetzen wollen, müssen wir uns mit der Entwicklung des sogenannten medizinischen Fortschritts befassen. In der ganzen Medizingeschichte wurden immer wieder aus neuen Theorien neue Therapien entwickelt. Jede Theorie hatte eine kürzere oder längere Lebensdauer, bis sie von der Wissenschaft überholt wurde. Der blinde Glaube an medizinische Wissenschaft führte oft zu obskuren Behandlungsweisen. Manche dieser Therapien haben jahrzehnte- bis jahrhundertelang die Menschen gequält oder quälen sie noch, als sogenannte Roßkuren: Chemotherapie, Brechkuren, Elektroschocktherapie, Strahlentherapie, Schutzimpfungen.
Man glaubte, man hätte mit den Schutzimpfungen eine Wunderwaffe gegen alle Infektionskrankheiten gefunden und erhob sie zum Mythos. Die statistischen Erfolge ließen dabei jedoch den Menschen außer acht. Mit der Einführung der Impfung von *Jenner* Ende des 18. Jahrhunderts wurde der Menschheit unermeßlich viel Leid, Kummer und Siechtum zugefügt.
Jenner führte die erste Pockenimpfung an seinem zehn Monate alten Sohn durch, der danach geistig behindert blieb bis zu seinem frühen Tod mit 21 Jahren. Jenner erlebte immer wieder die schlimmsten Folgen von Pockenschutzimpfungen, die bis zum tödlichen Ausgang führten. Aber der Glaube an seine Entdeckung machte ihn blind für die tragischen Fakten, und erst am Ende seines Lebens überkamen ihn Zweifel.
Die Medizin aber feierte inzwischen längst die Impfungen als den größten Triumph über die damals unter der Bevölkerung schrecklich wütenden Infektionskrankheiten. Jenners Bedenken wurden falsch ausgelegt, man erkannte nicht die Reife des Alters in ihnen, sondern schob sie auf das Konto eines senilen Greises.
Eine neue Theorie muß in der Welt der Realität offenen Geistes überprüft werden. Es geht nicht darum, bloße Statistiken aufzustellen, sondern jeder Aspekt muß mit wissenschaftlicher Genauigkeit

beobachtet werden. Die Reaktionen jedes einzelnen Menschen müssen als ein in sich abgeschlossenes einmaliges Phänomen lebendiger Prinzipien betrachtet werden. Aus diesen Beobachtungen können langsam übergeordnete Prinzipien aufgestellt werden. Diese Prinzipien können selbstverständlich durch weitere Beobachtungen und Überlegungen immer präziser und klarer definiert werden. Die Medizin weiß heute selber, daß ihre Wissenschaft in eine Sackgasse geraten ist. Zahlen, Statistik und Technik verdrängen das Leben. Da die lebendige Natur des Menschen nicht mit der Technik erfaßt werden kann, wurde sie einfach beiseite gelassen.

Von Anfang an beobachteten besonders die homöopathischen Ärzte die schädlichen Auswirkungen der Impfungen. Die Homöopathen betrachten von Natur aus den Menschen als eine Einheit von Seele, Geist und Körper und beobachteten ihn als Individuum. Ab Mitte des 19. Jahrhunderts kämpfte die »Anti-Vaccination Society« von Großbritannien als erste Organisation aktiv gegen Impfungen und stellte Statistiken auf. Diese zeigten deutlich, wie schädlich und tödlich Impfungen verlaufen können.

Bis zum Ende des 19. Jahrhunderts gab es nur die Pockenimpfung. Eine sehr genaue Zusammenfassung der Schäden wurde von dem Homöopathen Dr. Diwan Jai Chand aus Neu-Delhi in seinem Buch »Small Pox and Vaccination« (Pocken und Impfung) erarbeitet. Das Buch belegt an vielen Fällen deutlich die Folgen von Pockenimpfungen. Manche Gegenden wurden durch die Impfungen buchstäblich entvölkert.

Vor kurzem ist eine Studie von einer privaten Initiative in Amerika durchgeführt worden, die in dem Buch »DPT*– a Shot in the Dark« veröffentlicht wurde. Das Buch zeigt, daß diese Impfungen sehr schädlich sein können, aus Menschen Krüppel machen und zum Tode führen können.

Immer wenn wir mit blindem Glauben auf die Realität stoßen, fällt es uns schwer, zu akzeptieren, daß all die Jahre eine einzige Illusion gewesen sind, und wir mögen unseren alten Glauben an eine Sache nicht ganz über Bord werfen.

Einige unserer ansteckenden Zivilisations- und Kinderkrankheiten waren früher in den Ländern der Dritten Welt nicht bekannt und

* DPT = Diphtherie, Pertussis, Tetanus

haben sich erst mit dem Eindringen der westlichen »Zivilisation« dort ausgebreitet. Tragischerweise können Krankheiten, die für uns weniger gefährlich sind, wie z. B. Keuchhusten und Masern, dort tödlich verlaufen, da die Menschen wegen der mangelhaften Ernährung, schlechten hygienischen Verhältnisse* und des durch die Impfung geschwächten Immunsystems anfälliger geworden sind (Thomas Mc Keown: »Die Bedeutung der Medizin«).
Infolgedessen wirken sich auch die Impfungen auf die geschwächten Menschen verheerend aus und bereiten den Boden für immer mehr Krankheit und Elend.
Angesichts der nach einigen Theorien in den Entwicklungsländern Afrikas ihren Ursprung nehmenden Autoimmunkrankheit Aids beschäftigt sich jetzt auch die Weltgesundheitsorganisation (WHO) mit den Zusammenhängen von Aids und der Schwächung des Immunsystems durch Impfungen.

*Schwächung des Immunsystems*

Bei der Impfung wird meist mit abgeschwächten Erregern gearbeitet, gegen die der Organismus Abwehrkörper entwickeln soll. Dabei wird nur der auf diese Krankheit spezialisierte Abwehrmechanismus aktiviert, und zwar auf Kosten der allgemeinen Vitalität. Geimpfte sind insgesamt anfälliger gegen Infektionskrankheiten als Nichtgeimpfte. Diese Beobachtung stammt u. a. auch von aufmerksamen Kindergärtnerinnen. Geimpfte leiden auch häufiger an chronischen Krankheiten; denn durch Impfungen wird ein idealer Nährboden geschaffen, auf dem sich Krankheiten ausbreiten können, die wenig Tendenz zur Heilung zeigen oder unheilbar sind, wie z. B. Aids (erworbene Immunschwäche) oder die Legionärskrankheit.**
Krankheiten, die ausgerottet zu sein schienen, tauchen wieder auf, z. B. die Pest in Uganda. In den Elendsvierteln großer Städte breiten sich Krankheiten wie die Cholera, von denen man glaubte, man hätte sie in den Griff bekommen, mit solcher Vehemenz aus, daß die Schulmedizin machtlos ist.

* Thomas Mc Keown: »Die Bedeutung der Medizin«
** Infektionskrankheit mit starkem Fieber, Anzeigen einer Lungenentzündung oder schweren Grippe. Trat 1976 zum ersten Mal bei einem Legionärstreffen (Veteranen) in den USA auf.

Manche Krankheitserreger sind gegen die allopathischen prophylaktischen Mittel immun geworden. Wenn gegen jemanden Krieg geführt wird, dann ist er beim ersten Mal überrascht und schnell erobert. Seine Reaktion ist, sich gegen weitere Angriffe zu stärken. Bei jedem neuen Angriff lernt er, sich besser zu verteidigen, bis er gegen die Angriffe immun geworden ist, wohingegen der Angreifende immer schwächer wird. So ist inzwischen bekannt, daß »Resochin« keinen sicheren Schutz vor Malaria mehr bietet. Nach unseren Erfahrungen vermag dies die homöopathische Prophylaxe aber sehr wohl (siehe »Homöopathischer Ratgeber für Reisende – besonders Tropenreisende« von Ravi Roy, Carola Lage-Roy).
Neben der Homöopathie sind das Stillen, eine vollwertige Ernährung sowie psychische Stabilität (Angstfreiheit!) wichtige Elemente einer natürlichen Prophylaxe gegen Infektionskrankheiten.

## Allgemeine homöopathische Prophylaxe

Der wirkliche Schutz gegen Krankheit liegt im Organismus. Das heißt, ein gesunder Organismus kann bei einer Bedrohung durch Krankheit sofort die Selbstheilungskräfte in Bewegung setzen. Der Schutz muß logischerweise dort ansetzen, wo auch die Ursache der Krankheit liegt; denn der Krankheitsprozeß wird zwar von Erregern (Bakterien, Viren etc.) getragen, aber die Anfälligkeit für spezifische Erreger liegt in uns. Daher müssen primär der Mensch und seine Selbstheilungskräfte angeregt und behandelt werden. Die Erreger gehen dann automatisch »über Bord«.
Inzwischen sind sich schon manche Wissenschaftler darüber einig, daß sie über die Erforschung der Erreger keine Lösung für die Behandlung der als unheilbar geltenden Krankheiten finden werden. Man kann sagen, daß die Schulmedizin in der Erforschung der Materie ihre größte Blüte erreicht hat, aber die Wege zur Heilung weiterhin im dunkeln liegen. Täglich tauchen neue Fragen über das Wesen der »Ansteckung« auf. Warum stecken sich manche Menschen trotz sehr engen Kontaktes mit Aidskranken nicht an? G. Saege aus Boston stellt in der Zeitschrift »Fortschritte der Medizin« (34/1987) eine wissenschaftliche Studie vor, nach der sich nur bei 62% der homosexuellen Paare jeweils ein Partner mit negativem

Aids-Test fand, obwohl der andere Aids-positiv oder an Aids erkrankt war. Mit dem Wissen und der Erfahrung der Homöopathie ließe sich dieses Phänomen erklären.
Jetzt ist die Zeit gekommen, wo sich die Allopathie und die Homöopathie die Hand reichen sollten, um fruchtbar zum Wohle der Kranken zusammenzuarbeiten, die wegen ihrer Ungefährlichkeit besondere Beachtung verdienen.
In der Homöopathie gibt es verschiedene Möglichkeiten des Schutzes vor Infektionskrankheiten:

1. Eine *gründliche konstitutionelle Behandlung* über einen längeren Zeitraum. Sie fördert die Flexibilität des Organismus, so daß er auch bei ihm unbekannten, neuen ansteckenden Krankheiten wahrscheinlich in der Lage sein wird, sich zu schützen. So kann man beobachten, daß Menschen, die in zweiter oder dritter Generation homöopathisch behandelt wurden, selten akut erkranken, oder wenn, dann nur kurz und heftig ohne Komplikationen.
2. Die anderen Möglichkeiten liegen in der Anwendung spezifischer homöopathischer Mittel:
a) Die *Nosode* der betreffenden Krankheit bietet den sichersten Schutz. Dieser Schutz kann aber nur durchgeführt werden, wenn sich der Betreffende noch nicht akut mit dem Erreger infiziert hat, sowie in Zeiten, in denen keine Epidemien herrschen. Eine weitere Voraussetzung für den erfolgversprechenden Einsatz der spezifischen Nosode ist die völlige Gesundheit des Kindes. Es darf im Moment der »homöopathischen Impfung« an keiner chronischen, subakuten oder akuten Krankheit leiden. Ein Beispiel: Wenn in einer Familie Scharlach bei einem Kind ausgebrochen ist, dürfen die Geschwister *nicht* mit der Scharlachnosode (»Scarlatinum«) »geimpft« werden.
Spricht aber keiner der eben genannten Gründe dagegen, so kann homöopathisch geimpft werden:
Durch eine Doppelgabe in der 1000. Potenz schützt das betreffende Mittel mindestens 2 bis zu 4 Jahre. Bei gleichzeitiger homöopathischer Behandlung verlängert sich die Immunisierung entsprechend der Länge der homöopathischen Behandlung, so daß unter optimalen Bedingungen eine einmalige Schutzimpfung ausreicht.

*Beachte:* Die unsachgemäße Anwendung von Nosoden bei Epidemien kann aber verheerende Folgen nach sich ziehen. Ein homöopathischer Impfschutz mit Nosoden sollte deshalb nur von Homöopathen ausgeführt werden.
b) Im Falle einer Epidemie bietet der *Genius epidemicus* (siehe »Grippe ist nicht gleich Grippe« S. 84) den sichersten Schutz. Eine wöchentliche Gabe in der *C200* reicht als Prophylaxe aus.
c) *Spezielle homöopathische Mittel,* die zu der Krankheit einen engen Bezug haben.
Falls der »Genius epidemicus« unbekannt ist, kann man zu einem Homöopathikum greifen, das den typischen Verlauf der betreffenden Krankheit im Mittelbild hat. Dieses Mittel bezeichnet man als »Hauptmittel«. Sogenannte Hauptmittel sind: *Pulsatilla* bei Masern; *Belladonna* bei Scharlach; *Aconit* bei Röteln u. a. Sie bieten beim Auftreten der zu ihnen passenden Krankheit einen gewissen prophylaktischen Schutz. Die Methode setzt aber voraus, daß die Krankheit mehr oder weniger klassisch verläuft. Diese Bedingung ist heute immer weniger gegeben, denn durch die Unterdrückungsmethoden der modernen Schulmedizin haben sich die Krankheitsverläufe sehr gewandelt (s. auch Grippe). Dadurch bietet die altbewährte Standardindikation der Hauptmittel immer geringeren Schutz.

## Impfschäden, Impffolgen und homöopathischer Schutz

Wie können Sie erkennen, ob ein Impfschaden vorliegt? Je nach der Schwere des Schadens entwickeln sich sofort oder einige Tage nach der Impfung mehr oder weniger starke Symptome:
- Schlafsucht
- Interesse- und Reaktionslosigkeit
- Unmotiviertes Geschrei
- Krampfanfälle, die im Gegensatz zur Epilepsie mit Medikamenten nicht zu beeinflussen sind.
  »Der Beginn kann oft unauffällig sein. Ein kleines Zucken mit dem Arm kann ein Krampfanteil sein. Von da an beginnt unbe-

merkt die Hirnzerstörung. Es kann unter Umständen Jahre dauern, bis sich die Entwicklungsverzögerung beim Kleinkind bemerkbar macht.«* Die Impfung kann zu schweren Schädigungen des Zentralnervensystems führen, z. B. zu Gehirnhautentzündung, Schwachsinnigkeit, Krampfleiden, Tod.

Leichtere Impffolgen können Sie an folgenden Reaktionen erkennen:

- lokale entzündliche Reaktion an der Einstichstelle,
- generelle Reaktion mit Störungen im Allgemeinbefinden, z. B. Fieber, Schwäche, Bauchweh, Appetitlosigkeit, schlechte Laune.

Auch wenn scheinbar keine Reaktion zu bemerken ist, so sind die Schäden auf dem geistig-seelischen Gebiet nicht abzuschätzen.

Alle Impfungen – ob sie nun sichtbare Schäden hinterlassen oder nicht – stören eine homöopathische Behandlung.

Der Bad Stebener Facharzt für Innere Medizin, Dr. Gerhard Buchwald, behandelt in seinen beiden Artikeln »Impfen – ja oder nein – und die Folgen?« und »Impfen schützt nicht, Impfen nützt nicht, Impfen schadet«**die einzelnen Impfschäden bei den verschiedenen Kinderkrankheiten. Je früher geimpft wird, desto verhängnisvoller sind die Folgen. Der Impfschaden kann schwer als solcher erkannt werden, die Todesfälle nehmen zu, besonders schwere Spätfolgen treten auf.

## Scharlach

Infektionskrankheiten verlaufen in ihren eigenen Gesetzmäßigkeiten. Dies zeigt besonders deutlich die Kurve der Todesfälle bei Scharlach. Gegen Scharlach wurden keine Massenimpfungen durchgeführt, deswegen kann man an dieser Krankheit deutlich den normalen Verlauf der Ausbreitung von Scharlach sehen.

Die im folgenden abgebildeten Tabellen zu einzelnen Kinderkrankheiten sind uns von Dr. Gerhard freundlicherweise zur Verfügung gestellt worden. Da die Scharlachimpfung in 10%–50% der Fälle

* Dr. Gerhard Buchwald: »Impfen schützt nicht, Impfen nützt nicht, Impfen schadet« (Vortrag), vgl. Literaturverzeichnis

** vgl. Literaturverzeichnis im Anhang

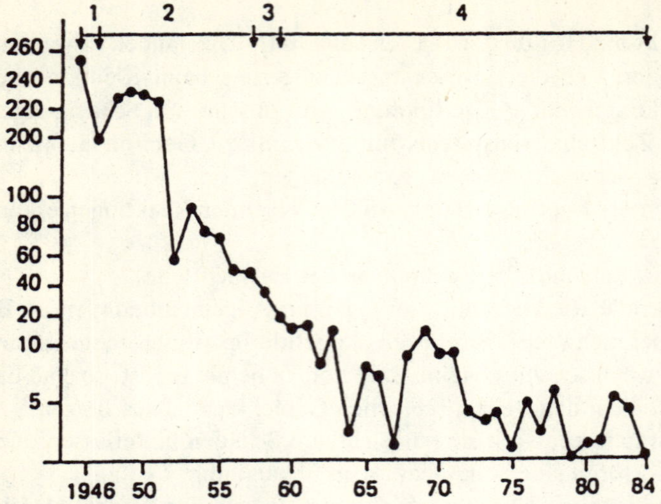


Die Grafik zeigt den Rückgang der Scharlach-Erkrankungen. Beim Scharlach wurden keine Massenimpfungen durchgeführt. Die Kurve zeigt einen durch Impfmaßnahmen unbeeinflußten Verlauf. 1984 wurde der Nullpunkt erreicht. (Auf der Waagrechten die Jahreszahl, auf der Senkrechten die Anzahl der Fälle) 1: ohne Rheinland-Pfalz, ohne Baden, ohne Saarland, 2: ohne Saarland, ohne Berlin, 3: ohne Berlin, 4: ab 1960 BR Deutschland einschl. Berlin (West)

schwere Allgemeinaffektionen hervorruft und der Impfschutz nicht zu verlängern ist, wird sie nur selten durchgeführt.

*Homöopathische Scharlachprophylaxe*

Wenn Scharlachfälle in der Umgebung auftreten und Sie Ihr Kind vor einer Ansteckung schützen wollen, geben Sie dem Kind eine Gabe *BELLADONNA C200*. Sollte sich die Scharlachepidemie nach einer Woche weiter ausgebreitet haben, wiederholen Sie das Mittel.

## Tuberkulose

Fazit von Prof. Weise vom Bundesgesundheitsamt in Berlin aus obiger Kurve: Wenn nichts gegen die Tuberkulose unternommen worden wäre, hätten wir die gleiche Seuchensituation. Und: Zeiten physischer Not in Verbindung mit Hunger begünstigen die Ausbreitung der TBC (1912–1920; 1938–1948).

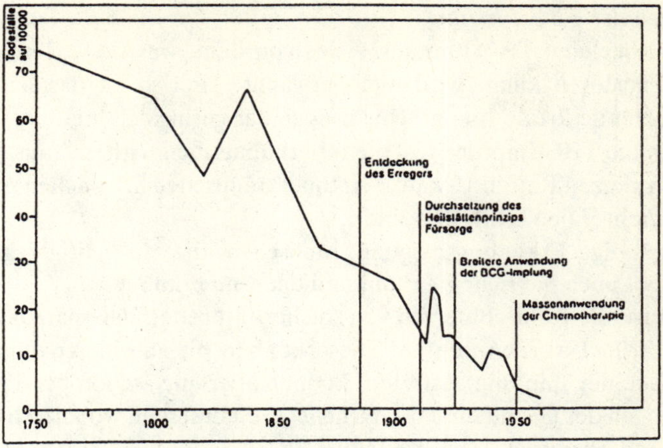


Mortalitätskurve der Tuberkulose in Deutschland seit 1750 (Quelle: Weise, H.-J., Epidemiologie der Infektionskrankheiten in der Bundesrepublik. Die gelben Hefte 1/1984, S. 5)

Die WHO (Welt-Gesundheits-Organisation) berichtete, daß bei einem großangelegten Feldversuch mit der BCG-Impfung (auf deutsch: TBC-Impfung) in Indien unter den Geimpften wesentlich mehr Tuberkulosefälle auftraten als bei den Nichtgeimpften. Als Folge dieser WHO-Meldung wurde die sogenannte »öffentliche Empfehlung« der BCG-Impfung zurückgezogen.

Die TBC-Impfung wird als erste durchgeführt: gleich nach der Geburt. Schon damit ist das Kind in seinem Bewußtsein beeinträchtigt. Sie wird heute meist nur noch in TBC-gefährdeten Familien empfohlen. Die klassische Verlaufsform dieser Krankheit mit ihrem jahrelangen Siechtum oder galoppierender Schwindsucht bis hin zum Tod ist heutzutage zumindest in unseren Breitengraden sehr selten geworden. Der Verlauf ist viel milder und oft stumm. Die Krankheit heilt aus, ohne akut auszubrechen. Als größte Gefahr wird die tuberkulöse Hirnhautentzündung mit ihren Folgeschäden bezeichnet.

*Folgen der TBC-Impfung*

Daß aber eine TBC-Impfung vieles von dem, was sie verhindern soll, auslösen kann, wird nicht erwähnt. Hierbei ist das häufig auftretende lokale Impfgeschwür noch das geringste Übel.

Denn die TBC-Impfung löst die tuberkulinische Diathese* aus, die einen ganzen Rattenschwanz von tuberkulinischen Schwächen nach sich zieht. Die wichtigsten sind:

- Ständige Erkältungsneigung: Menschen, die nie richtig krank, aber auch nie richtig gesund und dauernd erkältet sind.
- Rasende Kopfschmerzen von solcher Intensität, daß man davon verrückt werden könnte. Diese können bis zu einigen Jahren nach der Impfung auftreten, können aber auch schon bei Säuglingen der Grund für unerklärliches Geschrei sein, wobei sich das Kind immer an den Kopf faßt.
- Rezidivierende Pneumonie und Bronchitiden.
- Allergien, Heuschnupfen, etc.
- Hauterkrankungen (Ekzeme).
- Kretinismus.

Nach dem *TBC-Hauttest* (»Tine-Test«) können Verschlechterungen des Allgemeinzustandes eintreten, z. B.:

- schlechte, gereizte Stimmung,
- akuter Infekt mit hohem Fieber,
- alle vorhandenen Schwächen verstärken sich,
- in jedem Fall wird die homöopathische Behandlung gestört.

Lungenfachärzte raten von der TBC-Impfung ab, weil anschließend der Tine-Test immer positiv und somit keine Aussage mehr hat.

*Homöopathischer Schutz vor Tuberkulose*

Tuberkulose ist eine chronische Krankheit. Man kann sich nicht vor ihr durch eine Gabe eines bestimmten Mittels schützen, wie bei den anderen Infektionskrankheiten. Die Behandlung bezieht sich auf die Grundschwäche, in der Homöopathie »tuberkulinische Diathe-

* »Diathese« (vom Griech. diáthesis = Zustand, Verfassung) bezeichnet einen Konstitutionstypus. So spricht man von lymphatischer, harnsaurer und skrofulöser Diathese. Wobei die Worte »skrofulös« und »tuberkulinisch« als Synonyme zu verstehen sind.

se« genannt. Die Homöopathie behandelt den Menschen aufgrund seiner individuellen Symptome, unter Berücksichtigung einer eventuell vorhandenen tuberkulinischen Diathese. Diese konstitutionelle Behandlung dauert einige Jahre. Je früher die letzten Fälle und je häufiger TBC-Fälle in der Familie aufgetreten sind, um so notwendiger ist eine homöopathische Behandlung. Wenn beide Elternteile tuberkulinisch belastet sind, sollte am besten schon im 1. Lebensjahr des Kindes mit der Behandlung angefangen werden. Noch besser wäre es, wenn während der Schwangerschaft oder sogar schon vorher beide Eltern behandelt würden.

## Diphtherie

Welchen Schaden Impfungen anrichten – nicht nur in Beziehung auf das Einzelwesen, welches durch eine Impfung einen Impfschaden erleiden kann, sondern vielmehr in Beziehung auf die Gesamtsituation des Seuchenrückganges –, läßt sich am Beispiel der Diphtherie eindrucksvoll zeigen (s. Grafik Seite 338).

*Die Diphtherie-Impfung*
»Im Jahre 1986 traten in der BR Deutschland 4 Diphtherie-Fälle auf. Das heißt, mit der Diphtherieimpfung impfen wir gegen eine Seuche, die in unserem Land praktisch keine Rolle spielt« (Dr. G. Buchwald).
Heutzutage werden Diphtherie, Tetanus, Polio und Keuchhusten (4fach-Impfung) zusammen geimpft oder als 3fach-Impfung ohne Polio. Schon ab dem 3. Lebensmonat werden sie dann in verschiedenen Abständen wiederholt. Dadurch wird eine Blockade erzeugt, die das Kind in seiner Entwicklung behindert und folglich dem Homöopathen bei der konstitutionellen Therapie ungeheure Schwierigkeiten bereitet.

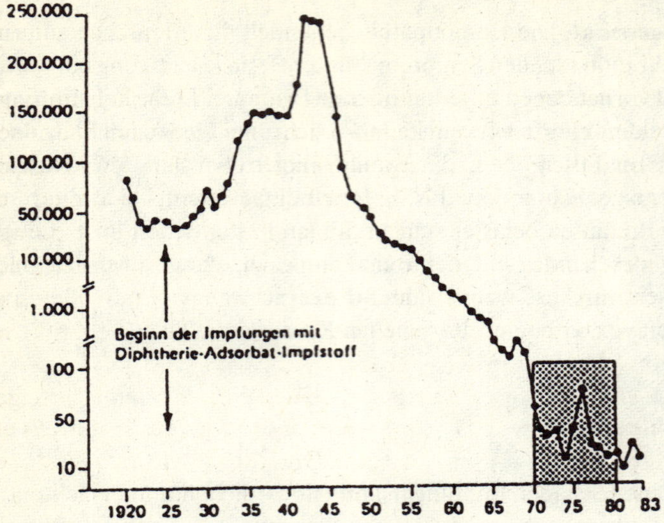


Die Graphik zeigt die Gesamtsituation des Diphtherieverlaufes seit 1920. (Quelle: Statistisches Bundesamt Wiesbaden)

Rasterfläche allein vom öffentlichen Gesundheitsdienst 7 763 944 Diphtherieimpfungen durchgeführt

*Folgen der Diphtherie-Impfung*

1. Ein vermehrtes Auftreten der Diphtherie wurde nach Impfaktionen in England und Deutschland beobachtet.*
2. Die Statistik zeigt, daß die Anzahl der Diphtheriefälle nach der Einführung der Impfung sehr stark zugenommen hat, und die Todesrate stieg (siehe auch Graphik).
3. Anämie, Schwäche, schnelle Erschöpfung, Wachstumshemmung. Kinder sind zerbrechlich, können keine Belastungen vertragen, sind dem Streß unserer heutigen Zeit nicht gewachsen.
4. Ein weiterer Hinweis: Wir haben beobachtet, daß die Impfung auf die Stimmbänder wirkt, was sich besonders bei Sängern bemerkbar macht, die immer aufpassen müssen, daß sie sich nicht zu sehr verausgaben. Jede kleinste Belastung schlägt auf ihre Stimmbänder.
5. Bei Erwachsenen konnten wir Arbeitsunlust und einen Mangel an Lebensfreude feststellen. Sie schleppen sich mit viel Mühe durchs das Leben.

* Dorothy Shepherd: »More Magic of the Minimum Dose«, vgl. Literaturverzeichnis.

## Mehrfachimpfungen

Die Schwächung des Immunsystems ist nach Mehrfachimpfungen besonders tiefgehend und kann am sichersten durch eine spezifische homöopathische Behandlung aufgehoben werden. Die englische Homöopathin Dorothy Shepherd beobachtete während des 1. Weltkrieges, daß diejenigen Soldaten, die Mehrfachimpfungen bekommen hatten, zum Großteil von einer sehr virulenten Influenza epidemica befallen wurden, die oft tödlich verlief. Konnten die Soldaten homöopathisch behandelt werden, dann sprachen sie nur auf das Mittel *Pyrogenium* an.*
Dr. Grimmer empfahl aufgrund seiner eigenen Beobachtungen, Pyrogenium als spezifisches Antidot nach Mehrfachimpfungen einzusetzen. Da diese Menschen eine Grundschwäche entwickeln, die zum Wesen von Pyrogenium gehört.

## Röteln

Hierzu zitieren wir wieder Dr. Gerhard Buchwald: »Die Röteln nehmen wegen ihres vergleichsweise harmlosen Verlaufes eine Sonderstellung ein. Die Impfung wurde bisher für Mädchen empfohlen – kürzlich jedoch auch für Jungen. Sie soll bei den Mädchen bei einer späteren Schwangerschaft eine Rötelninfektion verhüten, weil diese zu einer Schädigung des Ungeborenen führen kann. »Die bedeutende amerikanische Virologin Dorothy Hartmann, New Haven, Connecticut, die als Spezialistin für Probleme der Röteln und Rötelnimpfung gilt, fand bei echten Röteln eine Zweiterkrankungsrate von 2 bis 5 %. Das entspricht unseren deutschen Verhältnissen. Bei Geimpften jedoch fand Dorothy Hartmann eine Rate von 50 bis 100 % an Röteln-(Zweit)erkrankungen! Man kann sagen, mehr als die Hälfte der geimpften Kinder erkrankte trotz Impfung an Röteln! Somit schließt die Rötelnimpfung die Gefahr einer erneuten Rötelninfektion in der Schwangerschaft keineswegs aus und damit auch nicht die Gefahr einer rötelnbedingten Schädigung für das ungebo-

* Shepherd, »More Magic of the Minimum Dose«

rene Kind. Dorothy Hartmann empfiehlt daher: »Deshalb sollte weiterhin möglichst vielen Mädchen die Möglichkeit belassen werden, schon als Kind die echten Röteln mitzumachen. Die Röteln sind hoch infektiös. Für jedes Mädchen besteht die Hoffnung, sich irgendwann anzustecken und eine echte Rötelnerkrankung durchzumachen.«
Es ist durchaus auch möglich, gegen die Röteln Antikörper zu entwickeln, ohne daß die Krankheit zum Ausbruch gekommen ist, deswegen ist auf jeden Fall von einer Massendurchimpfung von Schulmädchen abzuraten.

*Homöopathische Behandlung von Röteln:*
Wenn es zu einer Rötelninfektion während der Schwangerschaft kommt, wird im akuten Stadium *RUBEOLINUM C200* (ein- bis zweimal täglich) gegeben.

## Keuchhusten

### *Die Keuchhusten-Impfung*

Gegen Keuchhusten (Pertussis) wird in der Dreifach-Impfung zusammen mit Diphtherie und Tetanus geimpft. Da diese Impfung in den USA gesetzlich vorgeschrieben ist, werden dort im großen Umfang Impfschäden registriert, die in der Hauptsache durch den Pertussis-Impfstoff bedingt sind. Eltern impfgeschädigter Kinder gründeten eine Initiative, die die Öffentlichkeit über Fernsehen und eine Publikation aufklären »DPT*– a Shot in the Dark«. Sie bestätigen die Erfahrungen von Homöopathen, daß nämlich gerade die abwehrschwachen, leicht kränkelnden Kinder, für die die »Schutzimpfung« propagiert wird, besonders leicht einen Impfschaden erleiden können. Das sind u. a. die Kinder, bei denen schon vor der Impfung eine Neigung zu Krampfanfällen bestand, oder wo eine familiäre Belastung dazu existiert, oder Kinder, die zu Allergien neigen. Wir haben beobachtet, daß durch die Impfung die Anfälligkeit für

* DPT = Diphtherie, Pertussis, Tetanus

Bronchitis und Erkältungskrankheiten steigt, da durch die Impfung die tuberkulinische Diathese aktiviert wird. Fazit: Dem abwehrschwachen Kind, dem die Impfung helfen soll, schadet sie. Und das gesunde Kind braucht sie nicht.

Besagte amerikanische Elterninitiative erwähnt folgende Impfschäden:

- Tod oder Kollaps; mancher Fall des »plötzlichen Kindstodes« muß wohl auch auf die Impfung zurückgeführt werden.
- Stundenlange Schreianfälle, auffallend lange Schlafphase.
- Epileptische Anfälle, Halbseitenlähmung, mehr oder weniger starke Hirnschäden, Hyperreaktionssyndrom, Diabetes, Störungen der allgemeinen Entwicklung und Lernschwierigkeiten (z. B. Legasthenie, Dyslexie) gehören ebenso zu den Folgen der Impfung.

In dem Buch »DPT – a Shot in the Dark« werden folgende Zahlenverhältnisse angegeben: 95 % der Bevölkerung der USA sind gegen Keuchhusten, Diphtherie und Tetanus geimpft. Es gibt pro Jahr in den USA 34 048 Keuchhustenfälle, die in 10 Fällen tödlich verlaufen und in 3 Fällen zu Langzeitschäden führen.

Im Vergleich dazu kommt es bei 35 000 Kindern zu krankhaften Reaktionen auf die Impfungen. Die Dunkelziffer dieser Zahl liegt wesentlich höher, denn nicht alle Ärzte bringen Krankheiten im Anschluß an eine Impfung mit dieser in Zusammenhang. Von diesen 35 000 Fällen sterben 943 Kinder, langzeitgeschädigt sind 11 666.

Hier sehen wir, daß die Impfung nicht schützt, weil trotzdem 34 048 Kinder jedes Jahr an Keuchhusten erkranken. Nur 10 Kinder sterben pro Jahr an Keuchhusten (durch eine homöopathische Behandlung würde die Prognose viel günstiger aussehen!), wogegen durch die Keuchhusten-*Impfung* 943 Kinder sterben. Bei den Langzeitschäden kann man kaum noch von einer Relation sprechen: 11 666 (durch Pertussis-Impfung), 3 (durch Pertussis).

| | 95% Geimpfte |
|---|---|
| Keuchhusten-Krankheitsfälle | 34 048 |
| Todesfälle | 10 |
| Langzeitschäden | 3 |
| Impfkrankheitsfälle | 35 000 |
| Todesfälle | 943 |
| Langzeitschäden | 11 666 |

Quelle: »DPT – a Shot in the Dark«

*Homöopathischer Keuchhustenschutz*

Wenn Keuchhustenfälle in der Nachbarschaft oder im Kindergarten auftreten und Sie nicht wollen, daß Ihr Kind erkrankt, geben Sie ihm eine Gabe *DROSERA C200.* Sie können das Mittel nach einer Woche wiederholen, wenn sich der Keuchhusten weiter ausbreitet. *Beachte:* Wenn sich das Kind schon angesteckt hat (die Inkubationszeit liegt zwischen 7 und 14 Tagen), dann ist ein Schutz nicht mehr gegeben und Sie sollten sich an einen Homöopathen wenden.

**Tetanus**

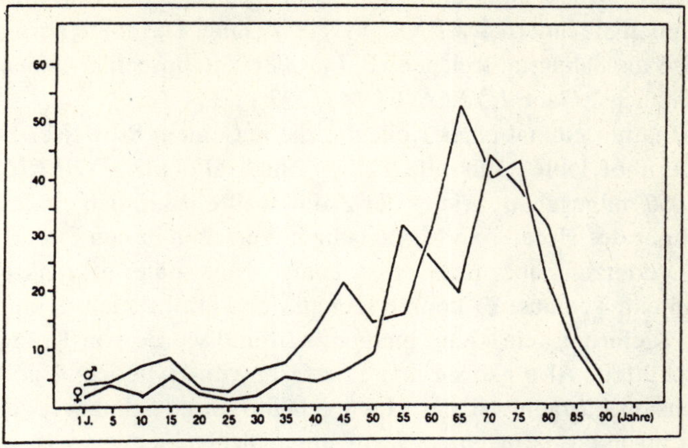


Tetanustodesfälle von 1968 bis 1978, nach Alter und Geschlecht (Bundesrepublik Deutschland) (Quelle Abb. 8 und 9: Allerdist, H.: Impfschutz gegen Tetanus: Alters- und Geschlechts-spezifische Unterschiede. Die gelben Hefte 1/1981, S. 2)

Die Tabelle zeigt, daß Tetanus besonders ein Problem des alten Menschen ist. Außerdem ist Tetanus in 93 % der Fälle heute auch schulmedizinisch heilbar. Dagegen kann es nach Impfungen zu Todesfällen kommen. Es müßte daher auch für einen Schulmediziner unlogisch erscheinen, Kinder grundsätzlich gegen Tetanus zu impfen.

*Homöopathischer Tetanusschutz*

Der Tetanuserreger findet sich hauptsächlich in der Gartenerde und in Pferdemist. Gelangt er durch eine Wunde in den Körper, so fängt er unter Luftabschluß (anaerobe Bedingungen!) an, Toxine zu

produzieren. Eine nicht blutende Wunde ist daher besonders gefährdet. Drücken Sie die Wunde so lange, bis etwas Blut austritt. Nehmen Sie innerlich *ARNICA C200* 1 Gabe. Das sollte normalerweise als Schutz ausreichen. Bei großer Tetanusgefahr geben Sie zusätzlich 1 Gabe *HYPERICUM C200.*
Wir hatten einmal einer Kollegin, die auf einem Schweizer Bergbauernhof lebte, »für alle Fälle« einige Globuli *HYPERICUM C1000* mitgegeben. Wie es der Zufall wollte, stieß sich ein Mitbewohner des Hofes eine Mistgabel aus Versehen in den Fuß, nahm die Verletzung aber nicht ernst. Einige Tage später erkrankte der Mann an Tetanus. Er konnte seinen Mund infolge eines Krampfes der Kiefermuskeln kaum mehr öffnen und wurde von Krämpfen geschüttelt. Also gab sie ihm eine Gabe von Hypericum, und am nächsten Morgen war der Mann geheilt (starke Schneeverwehungen machten es in jener Nacht unmöglich, einen Arzt zu erreichen).

**Kinderlähmung (Poliomyelitis)**

Wir möchten hier auf den Krankheitsverlauf der gefürchtetsten aller Kinderkrankheiten eingehen. Denn nur wer sich wirklich über den Verlauf und die Gefahren dieser Krankheit informiert hat, kann sich selber eine Meinung bilden und eine wirkliche Verantwortung für sich oder sein Kind übernehmen. Wenn man nicht bereit ist, diese Verantwortung selber zu tragen, kann man sie bewußt in die Hände des Arztes legen. Aus Unwissenheit oder einsuggerierter Angst sollte man nicht vorschnelle Entscheidungen fällen, die nicht mehr rückgängig gemacht werden können.
Poliomyelitis ist eine Viruserkrankung, die die vordere graue Masse des Rückenmarks befällt, aber auch auf die weiße übergeht. Die Entzündung führt zur Entartung und zum Schwund der erkrankten Partien. Vorzugsweise werden Kinder befallen, und zwar zwischen 1 und 4 Jahren am häufigsten; Erwachsene können aber auch an Polio erkranken. Es wird vermutet, daß ein Zusammenhang zwischen Diphtherie-Impfung und schweren Poliomyelitisfällen einerseits

und Tonsillektomie (operative Entfernung der Tonsillen) oder der Existenz von ungesunden Tonsillen und gefährlichen Formen infantiler Lähmungen andererseits besteht.*
Die Krankheit erinnert zuerst an eine leichte Erkältung der oberen Luftwege, oder es tritt Durchfall auf mit meningealen Symptomen (Fieber, Kopfschmerz, Brechreiz, Halsschmerzen). Sie kann hiermit entweder ohne weitere Folgen beendet sein, oder das Lähmungsstadium setzt ein, welches auch ohne das infektiöse Vorstadium sehr plötzlich auftreten kann. Hierin liegt die größte Gefahr dieser Krankheit. Die abends gesund ins Bett gebrachten Kinder wachen morgens mit Lähmungen auf, die auch auf das Atemzentrum übergreifen können.
Im Genesungsstadium kann es zum völligen oder teilweisen Rückgang der Lähmungen kommen ohne den Einsatz von irgendwelchen Medikamenten. Nach 1 bis 1½ Jahren zeigt sich, welche Schäden noch übriggeblieben sind.

*Die Polio-Impfung*

Dr. Buchwald zeigt in der Grafik auf Seite 346, daß die Impfungen die Polio jedesmal wieder neu aufflammen ließen. Derselbe Effekt wie nach Diphtherieimpfungen. Dr. Moskowitz** führt an, daß seit 1973 mehr Lähmungen als Folge der Impfung aufgetreten sind als durch Polio. In Mexiko waren 1975 22% von 221 Poliofällen geimpft.
Folgende Impfschäden können möglicherweise auftreten: Hauterkrankungen, Neurodermatitis, Hals- und Mandelentzündungen, Bauchschmerzen und Fließschnupfen, Epilepsie, Katarrh der oberen Luftwege, späte Zahnung, Entwicklungsverzögerung, Idiotie.

*Homöopathische Möglichkeiten*

Betrachten wir einmal, was die Homöopathie uns bietet. Da besteht zum einen die Möglichkeit der Prophylaxe (Vorbeugung),

* Dorothy Shepherd: »More Magic of the Minimum Dose«, vgl. Literaturverzeichnis
** Dr. Moskowitz: »The Case against Immunizations«, vgl. Literaturverzeichnis

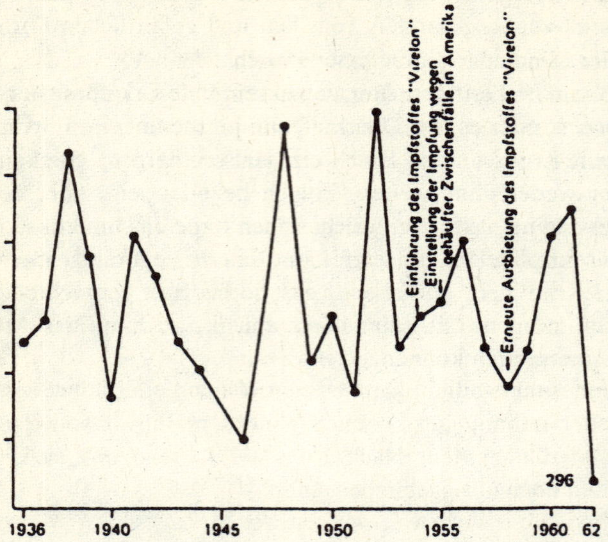


Die Grafik zeigt den Verlauf der Kinderlähmung von 1936 bis 1962. Wie ersichtlich, hatten die »gespritzten« Impfstoffe nach Salk (»Virelon«) keinen günstigen Einfluß auf das Seuchengeschehen. Im Gegenteil, nach Einführung dieser Impfverfahren gab es jedesmal einen Erkrankungsanstieg.

zum anderen gibt es die homöopathische Therapie im Krankheitsfall.

1. Ein Kind, das gut homöopathisch behandelt worden ist, bekommt immer mehr Zugang zu seiner Seele und ist so gesehen von vorneherein geschützt. Denn je mehr wir im Einklang mit unserer Seele leben, desto weniger Anlaß hat der Körper, krank zu werden.
2. Es gibt in gefährlichen Situationen – bei Epidemien oder wenn die Krankheit in der Luft liegt, also wenn hier und da vereinzelt Fälle auftreten – die spezifische homöopathische Vorbeugung. Die Pflanze *Lathyrus sativus* schützt nach der Erfahrung von Homöopathen in den letzten 80 und mehr Jahren vor Polio.
3. Die tödliche Verlaufsform ist in der Homöopathie so gut wie unbekannt, da das richtige Mittel den Menschen sofort in Einklang mit seiner Seele bringt, und die Seele zieht sich wirklich nur dann zurück, wenn sie keine Hoffnung mehr sieht.
4. Zurückbleibende Lähmungen, die der Mensch so fürchtet, sind mir nach einer homöopathischen Behandlung nicht bekannt.
5. Nehmen wir den Fall an, daß es aus unterschiedlichen Gründen (keine reine Homöopathie, kein Vertrauen usw.) doch zu einer Lähmung kommt. Auch hierfür gibt es verschiedene homöopathische Mittel, die, je nach Art der Lähmung eingesetzt, in relativ kurzer Zeit eine Ausheilung ermöglichen.
6. Auch Lähmungen, die lange zurückliegen, sind heilbar. Ein Mensch, der durch die Homöopathie wieder Zugang zu seiner Seele findet, ist in der Lage, sehr viel umzusetzen. Ich habe Lähmungen ausgeheilt, die bis zu 5 Jahre zurück lagen. Daß das möglich ist, haben auch andere Homöopathen erfahren.

## Masern-Mumps-Röteln-(MMR-)Impfung

Die Masernimpfung wird häufig als Masern-Mumps-Röteln-Impfung propagiert. In den USA errechnete man aufgrund der Eigengesetzlichkeit des Masernverlaufs, daß die Masernausbreitung 1982 den Nullpunkt erreicht haben müßte. Wegen der Impfungen steigt aber die Masernrate seit 1983 wieder an. Die Hälfte der Erkrankten ist geimpft!*

*Impfschäden durch die MMR-Impfung:*
Störungen des Zentralnervensystems; Gehirnhautentzündung; Empfänglichkeit für Keuchhusten, TBC und Windpocken nimmt zu.

*Homöopathischer Masern- oder Mumpsschutz?*
Masern und Mumps verlaufen heute so harmlos und sind homöopathisch so gut behandelbar, daß ein Schutz nicht zweckmäßig erscheint. Außerdem machen die Kinder durch die Krankheit eine wichtige Entwicklung mit, bei der ihr Immunsystem gestärkt wird. Besonders beim Masernausschlag mit anschließender Abschuppung liegt der Vergleich mit einer Häutung auch auf geistig-seelischem Gebiet nahe.
T. Rønne kommt in einer Studie zu dem Schluß, daß Erwachsene nach Masern wesentlich seltener an degenerativen Leiden des Knochensystems, an Autoimmunerkrankungen und an gewissen Tumoren erkranken.**

* Report in MMWR of the CDC. Atlanta
** Tove Rønne, »Measles Virus Infection Without Rash in Childhood...« The Lancet, Jan. 5., 1985.

# VI. Schmerzen

## Schmerzen, Koliken, Neuralgien

Außer Märtyrern oder Heiligen kennt wohl jedes sterbliche Wesen den fast unwiderstehlichen Impuls, heftige Schmerzen zu betäuben oder die schmerzende Stelle auszumerzen, auch wenn ihm bewußt ist, daß der Organismus mit dem Schmerz höchste Alarmbereitschaft signalisiert. Schmerzen sind immer ein Signal des Körpers oder der Seele, daß etwas nicht stimmt. Menschen, die Schmerzen grundsätzlich ignorieren oder betäuben, gleichen z. B. einem Autofahrer, der Warnleuchten im eigenen Auto nicht beachtet oder gar kaputtschlägt.

Aber keine Angst, die Homöopathie will aus Ihnen keinen Märtyrer machen. Das Ziel ist immer die schnellstmögliche, sanfteste und dauerhafteste Heilung.

Leider und unverständlicherweise haftet der Homöopathie der Makel an, eine langsam wirkende Therapie zu sein, möglichst nicht bei hochakuten Leiden einsetzbar. Dabei kennen wir in der Homöopathie das *Sekundenphänomen:* Sobald das optimale homöopathische Mittel die Zunge des Kranken berührt, löst sich der Schmerz in Luft auf. Zugegebenermaßen stehen die Zeichen nicht immer so günstig, um das Glück eines Sekundenphänomens zu erleben, aber als Faustregel gilt: Je heftiger und akuter der Schmerz, desto schneller wirkt das Mittel. Aber: Nur das Similimum (das bestpassende Mittel) verspricht schnelle Heilung. Ist das homöopathische Einzelmittel falsch gewählt, tut sich nichts. Und homöopathische Präparate, die aus vielen verschiedenen Mitteln zusammengemischt sind, sogenannte »Komplexmittel«, wirken mit etwas Glück langsam, möglicherweise aber gar nicht. Wahrscheinlich hat es die Homöopathie besagter Komplextherapie zu verdanken, daß sie in den Ruf gekommen ist, langsam, palliativ, nur auf Grund des Placeboeffekts oder gar nicht zu wirken.

### Regeln zur Mittelwiederholung bei Schmerzen

Hier gibt es grundsätzlich drei Reaktionsmöglichkeiten (die richtige Mittelwahl vorausgesetzt):

1. *Das Sekundenphänomen*
   a) Das homöopathische Mittel nimmt den akuten Nervenschmerz sofort – entweder vollständig oder die Schmerzspitze, wonach die restlichen Schmerzen auch allmählich verschwinden. Belassen Sie es bei der einmaligen Gabe in der Potenz *C 200*. Nicht wiederholen!
   b) Wenn die Schmerzen nach anfänglicher Besserung wieder stärker werden sollten: wiederholen.

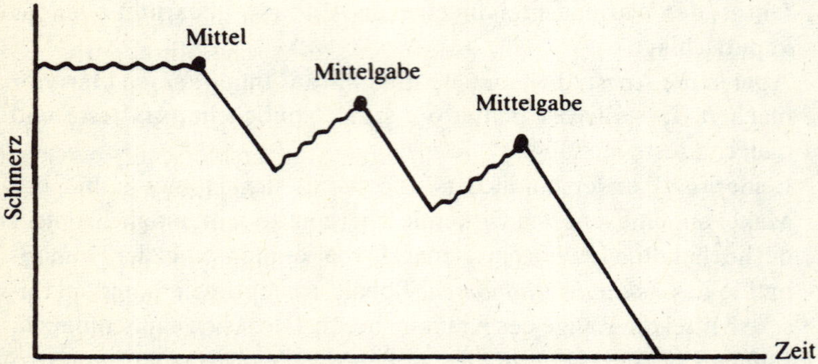


   c) Wenn über einen längeren Zeitraum nach dem Sekundenphänomen keine weitere Besserung eintritt: wiederholen.

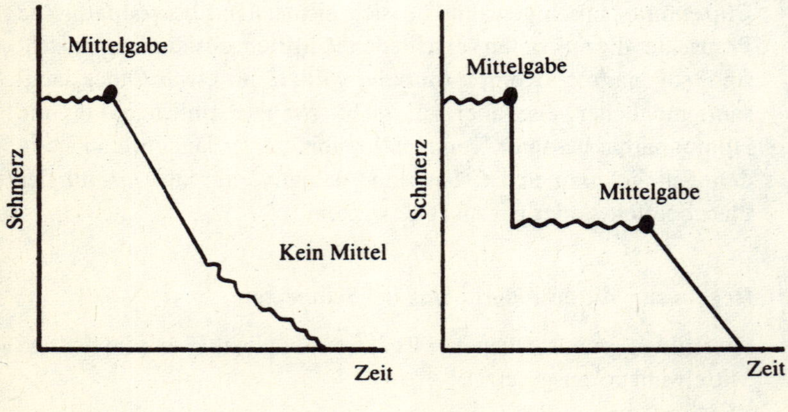

2. *Die Erstverschlimmerung*
Der Schmerz wird durch die Einnahme des Mittels noch stärker. Dies kommt zwar bei hochakuten Schmerzen so gut wie nicht vor, muß an dieser Stelle aber trotzdem erwähnt werden. Überprüfen Sie als erstes, ob das Mittel richtig gewählt ist. Bei einem falsch gewählten Mittel treten neue Symptome auf. Wenn wir aber von der richtigen Mittelwahl ausgehen können, müssen wir – im Gegensatz zur sonst praktizierten Reaktion auf die Erstverschlimmerung – (abwarten!) – hier das *Desensibilisierungsverfahren* anwenden: Mit dieser Methode kann die Überempfindlichkeit mancher Kranker auf homöopathische Mittel herabgesetzt werden, so daß es zu einer sanften Heilung kommt.
Kochen Sie eine Tasse ganz starken Kaffees und nehmen Sie davon 1 Teelöffel. Nachdem der durch die Erstverschlimmerung hochgepeitschte Schmerz wieder zur ursprünglichen Intensität zurückgekehrt ist, wiederholen Sie das homöopathische Mittel. Sollten sich die Schmerzen wieder verschlimmern (meist nicht mehr in so starkem Maße wie nach der 1. Gabe), nehmen Sie wieder einen Teelöffel Kaffee. Auf diese Weise nehmen Sie abwechselnd Kaffee und das homöopathische Mittel, bis die Schmerzen nachlassen. Meist reichen 2–3 Durchgänge. Sobald die Schmerzen leichter werden, warten Sie ab. Verfahren Sie dann weiter nach Regel 1b und 1c. Dieses »Kaffeeverfahren« wird allerdings bei gewohnheitsmäßigen Kaffeetrinkern keinen oder wenig Erfolg bringen. Ersetzen Sie das Getränk durch potenzierten Kaffee: *COFFEA C200*.

3. *Die Normalreaktion*

Das Mittel wird die Schmerzen zwar deutlich spürbar, aber nicht schlagartig bessern. Wiederholen Sie das Mittel in dem bestimmten, jeweils angegebenen Rhythmus.

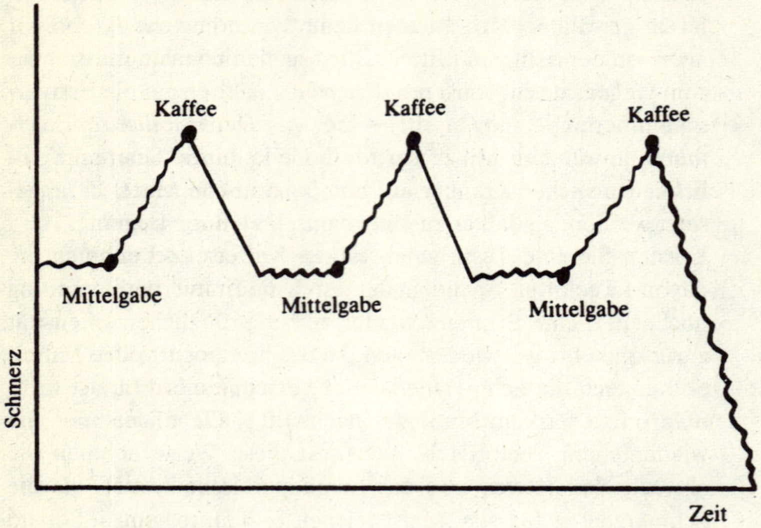

## Trigeminusneuralgien und Gesichtsschmerzen

Die Trigeminusneuralgie gehört in der Allopathie zu den gefürchtetsten und am schwersten zu beeinflussenden Schmerzzuständen. Die üblichen Schmerzmittel versagen häufig oder müssen in immer höheren Dosen eingenommen werden. Dabei besteht die Gefahr der Medikamentenabhängigkeit. Über Jahrzehnte hinweg kommt es immer wieder zu Schmerzattacken.
Die Betroffenen zeigen oft ein maskenhaft starres Gesicht, da jedes Lachen, Kauen, Sprechen, Husten, Niesen einen Schmerzanfall auslösen kann. Auch Zugluft oder kalter Wind können einen Anfall provozieren. Die Trigeminusneuralgien treten in Gegenden mit rauhem Klima vermehrt auf. Zahnherde und Nasennebenhöhlenerkrankungen müssen als möglicher Störfaktor mit berücksichtigt werden.
Die homöopathische Therapie kombiniert alle potentiellen Faktoren zu einem wunderbaren Netzwerk, in dessen Mittelpunkt das Similimum steht – gleich einer Spinne, die alle Fäden um sich gesponnen hat.
Wird eine Trigeminusneuralgie durch kalte Winde oder rauhes Klima (Berge, Ost- und Nordsee) hervorgerufen, so kommen in der Hauptsache drei Mittel in Frage: *Aconit, Causticum* und *Magnesium phosphoricum.* Sie heilen die Mehrzahl der Neuralgien, die durch ein rauhes Klima entstanden sind.

➽ *Tips zur Mittelsuche bei Neuralgien*
Wenn Sie durch eine heftige Neuralgie so von Sinnen sind, daß Sie Ihre Symptome nicht schildern können, dann wird Ihnen eine Gabe *ACONIT C200* helfen, die äußerste Qual zumindest eine Zeitlang so weit zu lindern, daß Sie wieder in die Lage versetzt werden, sich objektiv zu beobachten und zu äußern.
Wenn Sie in den oben beschriebenen Zustand geraten, aber wenigstens *ein Symptom* mit Sicherheit angeben können, daß nämlich Wärme die Nervenschmerzen bessert, dann erzielen Sie in diesem Fall mit einer Gabe *MAGNESIUM PHOSPHORICUM C200* dieselbe Wirkung.

**Behandlung**

ACONIT *(Acon.)*
Nachdem Sie sich rauhem Wind ausgesetzt oder sich plötzlich unterkühlt haben, setzt schnell ein Gefühl von Kribbeln, Jucken und Krabbeln ein, das sich langsam zu Schmerzzuständen steigert. Ihr Gesicht wird heiß und rot, und Sie werden immer unruhiger. Die qualvollen Schmerzen können eine solche Vehemenz erreichen, daß Sie sich am Boden wälzen und vor Schmerzen schreien. Diese scharfen Schmerzen schießen den Nerv entlang bis zum Ohr und um es herum. Geräusche sind Ihnen unerträglich und lassen Sie zusammenzucken. Nach einer Weile fühlt sich der betroffene Gesichtsteil taub und geschwollen an. Aconit kommt bei hochakuten, plötzlich auftretenden Neuralgien in Frage. Manchmal kann es auch über einen längeren Zeitraum bestehende Schmerzzustände heilen (sie flammen immer wieder hochakut auf), wenn der Zustand in etwa dem oben geschilderten ähnelt. Der Kranke hat dabei schreckliche Angst, die sich bis zu dem Gefühl steigern kann, daß der Tod unmittelbar bevorstehe.
● Dosierung: *ACONIT C 200,* 1–2stündlich eine Gabe.

CAUSTICUM *(Caust.)*
Die Causticum-Neuralgie entsteht in der Regel durch längere Kälteeinwirkung, in deren Folge Sie reißende Schmerzen bekommen. Sie frösteln, aber seltsamerweise verringert sich der Schmerz, wenn Sie die Körperstelle mit einem nassen Tuch massieren. Die schmerzhafte Partie fühlt sich wie gelähmt an, und sie kann manchmal partiell sogar wirklich gelähmt sein.
● Dosierung: *CAUSTICUM C 200,* alle 2 Stunden.

MAGNESIUM PHOSPHORICUM *(Mag-p.)*
Wenn durch kalten Wind Nervenschmerzen aufflammen, die sich durch die geringste Kälte deutlich verschlechtern, dann brauchen Sie Magnesium phosphoricum.
Ihr Gesicht ist dann geschwollen und sieht aus, wie von Wespen zerstochen. Die scharfen Schmerzen schießen blitzartig den Nerv entlang bis hoch ins Gesicht, und Sie geraten vor Qual fast außer

sich. Die Gesichtsmuskulatur müssen Sie ganz ruhig halten, da der Schmerz bei der geringsten Bewegung hochschießt. Das gleiche passiert, wenn Ihr Gesicht berührt wird. Essen und Trinken sind deshalb kaum möglich, außer heißen Getränken. Wärme wird als angenehm empfunden, und wenn Sie sich ein warmes Tuch fest umbinden, können Sie den Schmerz aushalten.

Wenn Sie das Tuch wechseln, spüren Sie die Kälte sofort empfindlich. Das neue Tuch kann dann nicht schnell genug aufgelegt werden.

- Dosierung: *MAGNESIUM PHOSPHORICUM C200,* 1–2stündlich 1 Gabe.

BELLADONNA *(Bell.)*

Neben *Aconit* ist Belladonna unser wichtigstes Mittel für Schmerzzustände, die durch ihre schnelle Entwicklung überraschen. Sie können es leicht von Aconit unterscheiden, da bei Belladonna der Schmerz intervallweise auftritt und genauso plötzlich aufhört, wie er gekommen ist.

Natürlich darf bei Belladonna das rote Gesicht mit den vor Schmerzen zuckenden Gesichtsmuskeln nicht fehlen!

Belladonna paßt bei den erwähnten Symptomen ebenfalls bei Bauch und Gallenkoliken.

- Dosierung: *BELLADONNA C200,* stündlich 1 Gabe.

COLOCYNTHIS *(Coloc.)*

Bei Colocynthis kommen die Schmerzen in der Regel langsam, bis sie unerträglich schneidend oder schießend werden und sogar einen Würgereiz auslösen können. Plötzlich auftretende Schmerzen sind jedoch bei Colocynthis auch manchmal möglich.

Der Kranke braucht völlige Ruhe, obwohl er innerlich durch die Schmerzen manchmal nicht zur Ruhe kommt.

Coloc. kennt nur eine Maßnahme, die seine Schmerzen deutlich lindert; das ist Wärme, die aber mit festem Druck verbunden sein muß (Wärmflasche). Eine Verschlechterung durch Kälte (wie bei *Mag-p.*) wird dagegen nicht beobachtet.

Durch Druck und Liegen auf der kranken Seite bessert sich der Zustand des Kranken.

Wenn Sie eine vorausgegangene Kränkung oder Ärger feststellen können, dann ist Coloc. mit Sicherheit das passende Mittel.

- Dosierung: *COLOCYNTHIS C200,* 1–2stündlich 1 Gabe.

SPIGELIA *(Spig.)*

Bei Spigelia-Kranken beobachtet man, daß die Schmerzen mit dem Lauf der Sonne zu- und abnehmen. Sie können aber auch plötzlich kommen und gehen. Es ist, als ob eine heiße Nadel in den Nerv gestochen und dann wieder herausgenommen würde. Der Kranke könnte vor Schmerzen losschreien und tut es auch manchmal auf dem Gipfel der Attacke. Die Schmerzen strahlen über die Nervbahnen hinaus. Wärme bessert zum Teil, aber jede Berührung und Bewegung verschlimmert die Neuralgien.

- Dosierung: *SPIGELIA C200,* 1–2stündlich 1 Gabe.

**Symptomenverzeichnis**

*Mittel:*

Aconit (Acon.), Belladonna (Bell.), Causticum (Caust.), Colocynthis (Coloc.), Magnesium phosphoricum (Mag-p.), Spigelia (Spig.)

*Verschlimmerung:*

| | |
|---|---|
| Anwendung, kalte: | Mag-p. |
| Berührung: | Bell., Caust., Coloc., Mag-p. |
| Bewegung: | Acon., Bell., Coloc., Spig. |
| Druck: | Mag-p., Spig. |
| Erschütterung: | Bell., Spig. |
| Essen, beim: | Mag-p., Spig. |
| Gehen: | Mag-p. |
| Geräusch: | Acon., Bell., Spig. |
| Kaltwerden, Körper: | Mag-p. |
| Licht: | Bell., Spig. |
| Liegen, im | Bell., Spig. |
| Liegen, im nachts: | Mag-p. |
| Liegen, im auf betroffener Seite: | Spig. |
| Luft, kalte: | Mag-p., Spig. |

| | |
|---|---|
| Luft, feuchte: | Spig. |
| Luftzug, kalter: | Bell., Mag-p. |
| Mund öffnen: | Mag-p. |
| Nachmittags bis Mitternacht: | Spig. |
| Nachts: | Acon., Caust., Coloc., Mag-p., Spig. |
| Nachts, kommt regelmäßig am Tag schmerzfrei: | Mag-p. |
| Schlucken: | Bell. |
| Stehen, im: | Spig. |
| Stuhl, beim: | Spig. |
| Trinken, beim: | Mag-p. |
| Wind, kalter: | Mag-p. |

*Besserung:*

| | |
|---|---|
| Anwendung, warme: | Coloc., Mag-p. |
| Anwendung, warm oder kalt: | Spig. |
| Bewegung, langsame: | Coloc. |
| Draußen: | Coloc. |
| Druck: | Bell., Coloc., Mag-p., Spig. |
| Druck, harter: | Bell., Coloc., Spig. |
| Essen: | Spig. |
| Gehen: | Coloc. |
| Getränke, heiße: | Mag-p. |
| Hitze und Druck: | Mag-p. |
| Kopf, umhüllen: | Spig. |
| Liegen: | Bell. |
| Liegen, ruhig im Bett: | Spig. |
| Ruhe: | Coloc., Spig. |
| Schlaf: | Mag-p. |
| Sitzen, aufrecht: | Bell. |
| Stehen: | Mag-p. |
| Wärme: | Bell., Mag-p. |

*Ursache:*

| | |
|---|---|
| Erkälten, sich: | Mag-p., Spig. |
| Schweiß, unterdrückt: | Acon. |
| Wasser, Baden im: | Mag-p. |
| Wasser, stehen im: | Mag-p. |
| Wind, kalter, rauhes Klima: | Acon., Caust., Mag-p. |

## Begleitsymptome

*Vor der Attacke:*

| | |
|---|---|
| Hitze im Gesicht oder Stirn: | Coloc. |
| Herzklopfen: | Spig. |
| Jucken und Kribbeln: | Acon. |

*Während der Attacke:*

| | |
|---|---|
| Angst: | Acon. |
| Angst, Herzgegend: | Spig. |
| Augen, es blendet: | Coloc. |
| Augen, heißes Gefühl um die: | Spig. |
| Augen, als ob sie beim Bücken herausfallen würden: | Coloc. |
| Augen, blutunterlaufen: | Bell., Spig. |
| Augenballen, fühlen sich groß an: | Coloc., Spig. |
| Befürchtung einer langwierigen, schmerzhaften Erkrankung: | Mag-p. |
| Berührungsempfindlich: | Bell., Spig. |
| Bett, aus dem Bett treibend: | Mag-p., Spig. |
| Blutandrang zum Kopf: | Bell. |
| Doppelt-Sehen (Diplopie): | Coloc. |
| Durstlos: | Caust. |
| Erbrechen: | Spig. |
| Erregung, nervöse: | Spig. |
| Erschöpft, leicht: | Mag-p. |
| Essen, kann nicht: | Bell., Caust. |
| Fieber, hoch: | Mag-p. |
| Frösteln: | Caust., Mag-p. |
| Gehen, muß herum: | Coloc. |
| Gesicht, blaß: | Spig. |
| Gesicht, gefleckt: | Bell. |
| Gesicht, heiß: | Acon., Bell. |
| Gesicht, wie von Bienen zerstochen: | Mag-p. |
| Hände, heiße: | Bell. |
| Herzklopfen: | Spig. |
| Kauen, unmöglich: | Bell. |
| Kiefer, als ob er abgerissen würde: | Spig. |
| Kieferschwellung: | Caust. |

| | |
|---|---|
| Kieferspannung: | Caust. |
| Lähmungsgefühl: | Caust. |
| Lichtscheu (Photophobie): | Bell., Mag-p., Spig. |
| Luft, bläst ins Ohr (rechts) Gefühl von: | Caust. |
| Mund öffnen, schwierig: | Caust. |
| Muskeln, hart, in der Schmerzstelle: | Caust. |
| Nasenbluten: | Spig. |
| Prickeln, in den Gliedern: | Mag-p. |
| Qual: | Acon. |
| Rollt und schreit: | Acon., Spig. |
| Schlaflos: | Mag-p., Spig. |
| Schwellung der Wangen: | Coloc. |
| Speichelfluß: | Spig. |
| Steifheit, Nacken: | Bell. |
| Taubheitsgefühl: | Acon. |
| Todesangst: | Acon. |
| Tränenfluß: | Coloc., Spig. |
| Übelkeit: | Coloc., Spig. |
| Unruhe: | Acon., Coloc., Spig. |
| Wangen, dunkelrot: | Spig. |
| Wangen, Ziehen in: | Caust. |
| Wärmebedürfnis: | Mag-p. |
| Weinerlich: | Mag-p. |
| Würgen: | Coloc. |
| Zittern, in den Gliedern: | Spig. |
| Zucken, der Augenlider: | Bell. |
| Zucken, der unteren Augenlider: | Bell., Coloc. |
| Zucken, der Mundwinkel: | Mag-p. |
| Zusammenziehen, der Augenmuskeln: | Spig. |
| Zusammenziehen, im Kiefer: | Mag-p. |

*Schmerzen und Empfindungen:*

| | |
|---|---|
| Aufschreien, zum Aufschreien bringend: | Acon., Mag-p., Spig. |
| Bienenstiche, wie: | Mag-p. |
| Blitzartig: | Caust., Mag-p. |
| Bohrend: | Caust., Coloc., Mag-p. |

| | |
|---|---|
| Brennend: | Bell., Spig. |
| Drückend: | Acon., Coloc. |
| Krabbeln: | Acon. |
| Krampfhaft: | Coloc., Mag-p. |
| Kribbeln: | Acon. |
| Kiefer, Stechen im: | Caust. |
| Lanzierend: | Mag-p. |
| Nadeln, heiße wie: | Spig. |
| Pulsierend: | Acon., Bell. |
| Reinschießend: | Caust., Coloc. Mag-p., Spig. |
| Reinstechend: | Spig. |
| Reißend: | Bell., Caust., Coloc., Mag-p., Spig. |
| Scharf: | Acon., Mag-p., Spig. |
| Schießend: | Acon., Bell., Coloc., Mag-p., Spig. |
| Schneidend: | Coloc., Mag-p. |
| Stechend: | Acon., Coloc. |
| Stechend-brennend: | Spig. |
| Stoßend: | Spig. |
| Vernichtend: | Mag-p. |
| Wandernd: | Acon., Coloc., Mag-p. |
| Ziehend: | Acon., Caust. |
| Zusammenschnürend: | Coloc., Mag-p. |
| Zwickend: | Coloc., Mag-p. |

*Beginn:*

| | |
|---|---|
| Kommen und gehen plötzlich: | Bell., Spig. |
| Plötzlich: | Acon. |
| Langsam, zunehmend: | Coloc. |
| Morgens, nehmen am Tag zu, hören abends auf: | Spig. |

## Zahnschmerzen

Wer schon einmal am eigenen Leib Zahnschmerzen erlebt hat, weiß, daß sie einem buchstäblich den letzten Nerv rauben können. Jeder Schmerz, ob er nun eher funktionell, also rein nerval bedingt ist, oder ob ihm organische Gewebsveränderungen zugrunde liegen, basiert auf einer konstitutionellen Veranlagung.

Zahnschmerzen müssen nicht immer Zahndefekte zugrunde liegen, es kann auch eine Nervenentzündung dahinterstecken. So mancher Zahn ist sicher der Ungeduld seines Besitzers oder der des Zahnarztes zum Opfer gefallen, weil die lästige Neuritis immer wieder aufflammte, nicht »in den Griff zu bekommen« war.

Niemand, der es nicht selbst miterlebt hat, kann sich vorstellen, welche unwahrscheinlichen Wirkungen die homöopathischen Mittel in der Zahnheilkunde haben können.

Ich habe noch deutlich den Fall eines verzweifelten jungen Mannes vor Augen, dessen ganzer Kiefer mit unzähligen kleinen Eiterherden voll war und dessen Kieferknochen anfingen, sich zurückzubilden, wie sich auf dem Röntgenbild zeigte. Nach der Verabreichung eines Similimums *(Natrium muriaticum* in diesem Fall) verschwand der Eiter, und der Knochen regenerierte sich zur großen Verblüffung seines Zahnarztes.

Auch Kinder mit Milchzahnruinen befinden sich in einer prekären Lage; denn man darf den Zahn weder ziehen, noch kann man ihn füllen. Bei starken Schmerzen des Kindes wird der Zahn einfach devitalisiert (abgetötet). Aber ein toter Zahn im Mund ist ein streuender »Herd«*. Das richtige homöopathische Mittel nimmt die Schmerzen, hilft dem Kind und verzögert den weiteren Zerfall der Zähne.

Mit den Mitteln dieses Kapitels können Sie den akuten Schmerz weit genug lindern bzw. beseitigen, um die Behandlung der chronischen Störung in aller Ruhe angehen zu können. Selbstverständlich müssen die Zähne gleichzeitig vom Zahnarzt kontrolliert werden. Lesen Sie bitte dazu auch das Kapitel »Zahnpflege«.

Wenn Sie das richtige Mittel unter den angegebenen nicht finden, können Sie die Schmerzen mit einer Gewürznelke, die Sie entweder in oder neben dem schmerzenden Zahn deponieren, lindern. Nelkenöl wurde bis vor wenigen Jahren vom Zahnarzt zusammen mit

* Unter einem »Herd« versteht man einen Punkt im Körper, von dem giftige Stoffwechselprodukte abgesondert werden. Diese Toxine werden – bei Überforderung der giftabbauenden Systeme – irgendwo an- bzw. abgelagert und führen dort zu Störungen. Das Gefährliche an solch einem Herd ist die Tatsache, daß er selbst oft keine Beschwerden bereitet, somit unerkannt bleibt. Die Toxindepots aber, die er setzt (z. B. als Kniegelenksarthrose), werden meist nicht als Folge des Herdes erkannt.

Zinkoxyd als Füllungsgrundlage verwendet, um eine Beruhigung des Zahnnervs zu erreichen. Nelkenöl wird heute kaum noch eingesetzt, da zu hohe Dosen den Nerv angreifen können, es wird nur noch bei entzündeten Nerven benutzt.

**Behandlung**

ARSENICUM ALBUM *(Ars.)*
In der Homöopathie gibt es zahlreiche Geschichten von Heilungen, die mehr oder weniger als zufälliger Nebeneffekt zustande kamen, da ja der Wirkungsradius mancher Mittel, der sogenannten »Polychreste«, so überaus groß ist. Hierzu gehört auch der Fall eines Mannes, der wegen einer chronischen Erkrankung in meine vormalige Praxis in New Delhi kam. Wegen starker Zahnschmerzen, die er vor mir zu verbergen suchte, da er meinte, sie könnten nur von einem Zahnarzt behandelt werden, konnte er sich kaum auf die Schilderung seiner Symptome konzentrieren.
Ich hätte in diesem Fall kein Mittel für seine konstitutionellen Beschwerden finden können, und es hätte in diesem Moment auch keine Wirkung gezeigt, denn eine der Regeln der homöopathischen Therapie lautet: Das Vordergründige, Akute muß immer zuerst beachtet und behandelt werden!
Also schlug ich dem überraschten Patienten vor, doch erst einmal ein Mittel für die Zahnschmerzen zu finden – ohne den Zahnarzt ersetzen zu wollen.
Es stellte sich heraus, daß die Schmerzen wie Feuer brannten und sich nachts noch verschlimmerten. Gegen Mitternacht trat ein Reißen und Zucken hinzu, das bis zum Ohr, den Gesichtsknochen und den Schläfen ausstrahlte. Der Mann hatte das Gefühl, vor Schmerzen verrückt zu werden. Liegen auf der betroffenen Seite war besonders unangenehm. Wärme in jeder Form übte eine wohltuende Wirkung aus: warme Getränke, Ofenwärme, warme Umhüllung. Seine Zähne fühlten sich länger an – in Verbindung mit den anderen Symptomen ein Hinweis darauf, daß der Zahn beherdet war. Die hier beschriebenen Symptome lassen nur an ein Mittel denken: *Arsenicum album.* Ich gab ihm eine Gabe *ARSEN C200,* und die Schmerzen wurden sofort erträglicher. Der Mann hatte 4–5 Tage

später einen Termin beim Zahnarzt zur Wurzelspitzenresektion (Wurzelkappung). Später berichtete er mir, daß die Schmerzhaftigkeit schnell völlig verschwunden sei und er den Zahnarzt um eine neue röntgenologische Untersuchung gebeten habe. Hier zeigte sich eine deutliche Verkleinerung und Abschwächung des Eiterherdes, eine Operation war nicht mehr notwendig. Weitere Gaben Arsen heilten den Mann vollständig von dem Granulom.

- Dosierung: *ARSEN C200,* 1 Gabe alle 2 Stunden.

BELLADONNA *(Bell.)*

Auf die heilenden Kräfte von Belladonna und *Chamomilla* müssen wir uns bei Kindern oft besinnen. Sie wirken aber genauso bei Erwachsenen. Das Kind wacht in der Nacht weinend mit rotem, heiß-geschwollenem Gesicht und reißenden, ziehenden Zahnschmerzen auf, die sich bis ins Gesicht und ans Ohr erstrecken. Bereits abends fangen die Schmerzen an heftiger zu werden und nachts im Bett erreichen sie ihren Höhepunkt. Nur harter Druck auf die wehe Stelle bewirkt eine Linderung. Der Mund ist ausgetrocknet, das Kind leidet unter großem Durst, aber warme Getränke verschlimmern ebenso wie Kauen, frische Luft und Berührung.

- Dosierung: *BELLADONNA C200,* bei Kindern nachts ¼stündlich 1 Gabe, sonst ½stündlich 1 Gabe.

CHAMOMILLA *(Cham.)*

Chamomilla ist eines der am häufigsten gebrauchten Mittel bei Kindern. Selbstverständlich kann es aber auch bei Erwachsenen in Frage kommen, besonders bei Kaffeetrinkern. Zahnschmerzen durch Ärger mit der folgenden Symptomatik charakterisieren das Mittel: In der Nacht lassen die durch die Bettwärme unerträglich gewordenen Schmerzen weder den Kranken noch andere zur Ruhe kommen. Er »läuft vor Schmerzen die Wände hoch«. Er schreit und heult, wirft sich im Bett hin und her.

Essen und Trinken, egal ob kalt oder warm, vermehrt die Qual. Sein Gesicht kann heiß und rot sein, häufig ist nur eine Seite betroffen.

- Dosierung: *CHAMOMILLA C200,* eine Gabe, nach Bedarf wiederholen.

COFFEA *(Coff.)*

Die typischen Coffea-Schmerzen stellen den Zahnarzt gewöhnlich auf eine harte Geduldsprobe, denn der Patient kann die Herkunft der äußerst heftigen Schmerzen nicht genau lokalisieren. Rasch aufeinanderfolgende Empfindungen wie von Stromschlägen erfassen das ganze Gesicht, die Schläfen und die Ohren. Zudem raubt der Schmerz dem Patienten fast die Sinne, was sich in Stöhnen, Gereiztheit und Erregbarkeit ausdrückt. Zu Hause lutscht er Eiswürfel, um die Schmerzen zu betäuben. Lang anhaltende geistige Anstrengungen können diese extrem schmerzhaften Coffea-Nervenüberreizungen hervorrufen.

- Dosierung: *COFFEA C200,* 1 Gabe reicht meist.

COFFEA TOSTA *(Coff-t.)*

Wenn sich als Ausgangspunkt des Schmerzes ohne Zweifel ein kariöser Zahn lokalisieren läßt, paßt Coffea tosta besser als die ungebrannte Kaffeebohne *(Coffea)*. So wie übermäßiger Kaffeegenuß unter anderem Zahnverfall fördern kann, so heilend wirkt nach dem homöopathischen Prinzip der Kaffee in der Dynamisierung.

- Dosierung: Siehe COFFEA.

DERRIS PINNATA *(Der.)*

Die Pflanze paßt für nächtliche Schmerzen in Zähnen, die zunehmend lockerer werden, durch Kälte verschlimmert und durch Hitze gebessert werden.

- Dosierung: *DERRIS PINNATA C200,* alle 1–2 Stunden 1 Gabe.

MERCURIUS SOLUBILIS *(Merc.)*

Potenziertes Quecksilber verdient bei der Behandlung von Schmerzen, die gleich nach der Füllung eines kariösen Zahnes auftreten, besondere Beachtung. Die Füllung muß dabei nicht unbedingt aus quecksilberhaltigem Material (Amalgam) bestehen. Bei Quecksilbervergiftungen wird eine gelbe, braune, sogar schwarze Verfärbung der Zähne beobachtet. Demnach können diese Verfärbungen ein Hinweis auf potenziertes Quecksilber, also auf Mercurius, sein. Es versteht sich von selbst, daß mit dunkler Verfärbung der Zähne häufig Zahnwurzelvereiterungen einhergehen.

Der Kranke klagt über reißende, klopfende Schmerzen, die sich meist zum Ohr und über die ganze Gesichtshälfte ausbreiten. Gegen Abend, besonders nachts in der Bettwärme, werden sie unerträglicher. Sie treiben den Kranken zwar aus dem Bett, werden aber trotzdem nicht besser – zusätzlich friert ihn jetzt auch noch. Eine Inspektion der Mundhöhle führt Sie sicher zu Mercurius: ein süßlicher, widerlicher Geruch schlägt Ihnen entgegen. An den Rändern der schlaffen, geschwollenen Zunge erkennen Sie deutlich Zahneindrücke. Parodontose ist häufig vorhanden (geschwollenes, entzündetes Zahnfleisch mit Taschenbildung). Am Hals können Sie die geschwollenen Unterkieferdrüsen tasten. Essen und Trinken, besonders von Kaltem, verschlimmern den Schmerz. Die gleiche Wirkung hat kalte, feuchte Luft.

- Dosierung: *MERCURIUS C200,* 1 Gabe stündlich.

MERCURIUS IODATUS FLAVUS *(Merc-i-f.)*

Merc-i-f. kommt bei Schmerzen direkt nach Zahnfüllung noch häufiger vor als Merc. – auch bei Schmerzen in einem schon lange plombierten Zahn.

Der Kranke hat das Gefühl, als ob die Füllungen zu stramm säßen. Paradoxerweise, oder man könnte auch sagen homöopathischerweise, erleichtert Druck auf die Füllung den Schmerz. Der Betreffende geht dem Bedürfnis nach und beißt die Zähne immer wieder fest aufeinander.

Die Zähne fühlen sich an, als ob sie in zu engen Zahntaschen stecken würden, als ob sie fest aneinandergedrückt würden.

- Dosierung: *Merc-i-f. C 200,* 1 Gabe alle 1 bis 2 Stunden.

NUX VOMICA *(Nux-v.)*

Die Nux-Schmerzen haben meist nagend-ziehenden Charakter und können jederzeit auftreten, besonders stark in der Frühe. Die Schmerzen lassen den Kranken nicht mehr richtig arbeiten. Wenn er sich konzentrieren muß, besonders beim Nachdenken und scharfen Überlegen, nehmen die Schmerzen sofort zu. Würde er nun weiter arbeiten, so würde er binnen Kürze von ungeheuren Schmerzen geplagt, die von reißender und berstender Qualität wären. Kauen, kalte Getränke, kalte Luft verschlimmern die Schmerzen mit Sicherheit dann, wenn der »Unglückliche« zuviel und durcheinander gegessen und evtl. dazu noch Kaffee und Alkohol getrunken hat. Ruhe und äußere Wärme bessern.

- Dosierung: *NUX VOMICA C200,* alle 2 Stunden 1 Gabe.

PLANTAGO MAJOR *(Plant.)*

Plantago hat unerträgliche, bohrende Schmerzen, besonders in Verbindung mit Ohrenschmerzen. Sie können sich vom Zahn bis zum Ohr erstrecken und zusätzlich ins Gesicht und zu den Schläfen ausstrahlen – mit vermehrtem Speichelfluß. Jede Berührung peinigt den Kranken, er kann deshalb kaum essen. Extreme Temperaturen verschlimmern ebenfalls, leichte Besserung findet er beim Liegen in einem gut temperierten Raum.

- Dosierung: *PLANTAGO MAJOR C200,* 1× stündlich 1 Gabe.

*Plantago major* (Breitwegerich) wächst fast überall als Unkraut. Im Notfall kaue man an einem Blatt oder träufle den Saft auf den kranken Zahn. Dies schafft oft schnelle Erleichterung. Clarke erwähnt in seinem »Dictionary of Practical Materia Medica« eine interessante Beobachtung. Das aufgefaserte Blatt des Breitwegerichs ins Ohr gesteckt, vertreibt Ohrenschmerzen und Schmerzen, die von den Zähnen ins Ohr strahlen, dabei verfärbt sich das Blatt schwarz. Wenn es allerdings nicht angezeigt ist, kommt es weder zu einer Schwarzfärbung noch zur Heilung.

PULSATILLA *(Puls.)*

Bei Pulsatilla finden wir eher nagende Schmerzen, die ins Gesicht, zum Auge, zum Ohr oder in den Kopf ausstrahlen können. Dazu prickelt es meist im Zahnfleisch. Das Gesicht ist in der Regel blaß. Eine besondere Art des Schmerzes spricht für Pulsatilla: das Gefühl, als ob der Nerv zusammengezogen und plötzlich losgelassen würde.

Die Schmerzen steigern sich am Abend und nach Mitternacht. Wärme in jeder Form sowie Ruhe verschlimmern. Kalte Luft und kalte Anwendungen sind sehr angenehm. Leichte Beschäftigung lindert, besonders in der frischen Luft oder in kühlen Räumen.

- Dosierung: *PULSATILLA C200,* alle 2 Stunden 1 Gabe.

RHUS TOXICODENDRON *(Rhus-t.)*
Rhus-t. darf bei der Aufzählung der Mittel, die durch rauhes Klima Beschwerden bekommen – wie *Aconit, Causticum* und *Magnesium phosphoricum* – nicht vergessen werden. In erster Linie reagiert Rhus-t. auf Nässe und Feuchtigkeit (z. B. Aufenthalt im feuchten Keller). Es kann ein prickelnder, klopfender oder reißender Schmerz sein, aber unterschwellig ist immer ein Gefühl von Wundsein vorhanden. Der Schmerz treibt den Kranken zu körperlicher Bewegung. Vor allem schnelle Bewegungen tun ihm gut. Der Kranke fühlt sich nachts durch die »Verdammung« zur Ruhe schlechter, obwohl ihm die Wärme behagt. Kälte in jeder Form verschlimmert. Ein schleimig-metallischer Geschmack kann ein zusätzlicher Hinweis sein.

- Dosierung: *RHUS TOXICODENDRON C 200,* alle 2 Stunden 1 Gabe.

## Symptomenverzeichnis – Zahnschmerzen

*Mittel:*

Arsenicum album (Ars.), Belladonna (Bell.), Chamomilla (Cham.), Coffea cruda (Coff.), Derris pinnata (Der.), Mercurius solubilis (Merc.), Mercurius jodatus flavus (Merc-j-f.), Nux vomica (Nux-v.), Plantago major (Plant.), Pulsatilla (Puls.), Rhus toxicodendron (Rhus-t.)

*Verschlimmerung:*

| | |
|---|---|
| Atmen, tief: | Nux-v. |
| Berührung: | Ars., Bell., Coff., Merc., Nux-v., Plant., Puls., Rhus-t. |
| Berührung, durch Speisen: | Bell. |
| Berührung, durch Zunge: | Merc., Rhus-t. |
| Bett, im: | Bell., Cham., Merc., Nux-v., Puls., Rhus-t. |
| Bewegung: | Merc., Rhus-t. |
| Bier: | Nux-v., Rhus-t. |
| Brotkrumen, durch: | Nux-v. |
| Denken, daran: | Nux-v. |
| Druck: | Cham. |

| | |
|---|---|
| Erregung, durch: | Bell., Cham., Coff. |
| Essen, beim: | Merc., Puls. |
| Essen, nach dem: | Bell., Cham., Coff., Merc., Nux-v., Puls., Rhus-t. |
| Feuchtes Wetter: | Merc., Rhus-t. |
| Gehen, beim: | Nux-v. |
| Gehen, im Freien: | Cham., Nux-v. |
| Geistige, Anstrengung: | Bell., Nux-v. |
| Geräusch: | Coff. |
| Kälte: | Ars., Merc., Plant., Puls., Rhus-t. |
| Kalte Getränke: | Ars., Merc., Plant., Puls., Rhus-t. |
| Kalte Speisen: | Merc., Nux-v., Rhus-t. |
| Kauen: | Ars., Bell, Cham., Coff., Merc., Nux-v., Puls., Rhus-t. |
| Lesen: | Nux-v. |
| Liegen, im: | Ars., Bell., Cham., Merc., Nux-v., Puls, Rhus-t. |
| Liegen, sofort nach dem: | Bell., Puls. |
| Liegen, schmerzhaften Seite: | Ars., Nux-v., Puls. |
| Liegen, schmerzlosen Seite: | Cham., Puls. |
| Luft, kalte: | Bell., Cham., Merc., Nux-v., Plant., Puls., Rhus-t. |
| Mund öffnen, durch: | Nux-v., Puls. |
| Rauchen: | Cham., Merc., Nux-v. |
| Reden: | Ars., Cham., Nux-v. |
| Saugen an den Zähnen: | Bell., Nux-v. |
| Schlaf, beim Einschlafen: | Ars., Merc. |
| Schlaf, nach dem: | Bell, Nux-v. |
| Schlaf, erwacht durch die Schmerzen: | Ars. |
| Sitzen: | Merc., Puls., Rhus-t. |
| Trinken: | Cham. |
| Warme Getränke: | Cham., Coff., Merc., Puls., Rhus-t. |
| Warme Speisen: | Bell., Cham., Nux-v., Puls. |
| Warme Speisen, heiße: | Coff. |
| Wärmeanwendung: | Coff., Puls. |
| Bettwärme: | Bell., Cham., Merc., Puls. |
| Zimmerwärme: | Cham., Merc., Nux-v., Puls. |

| | |
|---|---|
| Waschen: | Cham., Merc., Nux-v., Rhus-t. |
| Waschen, mit kaltem Wasser: | Cham., Merc., Nux-v., Puls. |
| Wein: | Nux-v. |
| Wind, scharfer: | Puls., Rhus-t. |
| Zusammenbeißen der Zähne: | Ars., Bell., Merc., Nux-v., Puls., Rhus-t. |

*Besserung:*

| | |
|---|---|
| Aufsitzen, im Bett: | Ars., Merc., Rhus-t. |
| Aufstehen, vom Sitzen: | Nux-v. |
| Berührung: | Nux-v. |
| Bewegung: | Puls, Rhus-t. |
| Bluten, des Zahnfleisches: | Bell. |
| Druck: | Ars., Bell., Merc-j-f., Puls., Rhus-t. |
| Druck, mit der kalten Hand: | Rhus-t. |
| Entblößen des Körpers: | Puls. |
| Essen, beim: | Bell., Cham., Coff. |
| Essen, nach dem: | Rhus-t. |
| Gehen, beim: | Puls., Rhus-t. |
| Gehen, im Freien: | Nux-v., Puls., Rhus-t. |
| Kälte: | Bell., Cham., Coff., Merc., Nux-v., Puls. |
| Kalte Getränke: | Bell., Cham., Coff., Merc., Nux-v., Puls., Rhus-t. |
| Liegen, im: | Nux-v. |
| Liegen, Seite, schmerzhaften: | Puls. |
| Liegen, Seite, schmerzlosen: | Nux-v. |
| Luft, kalte: | Nux-v., Puls. |
| Rauchen: | Merc. |
| Reiben der Wange: | Merc. |
| Saures: | Puls. |
| Schlaf: | Merc., Nux-v., Puls. |
| Stochern in den Zähnen: | Bell. |
| Warme Getränke: | Ars., Nux-v., Puls., Rhus-t. |
| Wärmeanwendung: | Ars., Merc., Nux-v., Puls, Rhus-t. |
| Bettwärme: | Nux-v. |
| Umhüllen des Kopfes: | Nux-v. |
| Zimmerwärme: | Ars., Nux-v. |
| Waschen, mit kaltem Wasser: | Cham., Puls. |
| Zusammenbeißen der Zähne: | Ars., Bell., Coff., Puls., Rhus-t. |

*Begleitsymptome:*

| | |
|---|---|
| Angst, mit: | Coff. |
| Bauchschmerzen (Wundheit tief hinter dem Nabel), mit: | Merc-j-f. |
| Frösteln, mit: | Puls., Rhus-t. |
| Gesunden Zähnen, in: | Ars., Bell., Cham., Coff., Nux-v., Plant., Rhus-t. |
| Lockeren Zahn, im: | Der. |
| Plombierten Zahn, im: | Merc-j-f. |
| Schwellung der Wange, mit: | Ars., Bell., Merc., Nux-v., Puls. |
| Speichelfluß, mit: | Bell., Cham., Merc., Plant. |
| Zusammenbeißen, Bedürfnis, die Zähne: | Merc-j-f. |

*Ursache:*

| | |
|---|---|
| Ärgernis: | Cham., Rhus-t. |
| Feuchtigkeit, Arbeiten in: | Ars., Rhus-t. |
| Kaffee: | Bell., Cham., Merc., Nux-v., Puls., Rhus-t. |
| Kamillentee: | Puls. |
| Luftzug: | Bell., Cham. |
| Naßwerden: | Bell., Rhus-t. |
| Plombieren: | Merc., Merc-j-f., Nux-v. |
| Schweiß, unterdrückter: | Cham. |
| Stochern in den Zähnen: | Puls. |
| Tee: | Coff. |
| Zorn, Ärger: | Cham., Nux-v. |

*Schmerzen und Empfindungen:*

| | |
|---|---|
| Abbrechen, als wollten sie: | Bell. |
| Bohrend: | Bell., Nux-v., Plant. |
| Brennend: | Ars., Cham., Merc., Nux-v., Puls., Rhus-t. |
| Drückend: | Cham., Merc., Nux-v., Rhus-t. |
| Drückend, zu eng beieinander: | Bell., Cham., Coff., Nux-v., Puls. |
| Drückend, außen, nach: | Bell., Puls. |
| Drückend, innen, nach: | Rhus-t. |
| Durchbohrend: | Bell., Cham., Merc., Nux-v., Puls., Rhus-t. |
| Fressend: | Cham., Puls. |

| | |
|---|---|
| Grabender: | Bell., Cham., Nux-v., Plant., Puls. |
| Herausgezogen, als würden die Zähne: | Bell., Nux-v., Puls., Rhus-t. |
| Klopfend: | Ars. |
| Nagend: | Cham., Nux-v., Puls., Rhus-t. |
| Plötzlich, kommen und gehen: | Bell. |
| Pulsierend: | Ars., Bell., Cham., Coff., Merc., Puls., Rhus-t. |
| Reißend: | Ars., Bell., Cham., Coff., Merc., Nux-v., Puls., Rhus-t. |
| Ruckend: | Ars., Bell., Cham., Coff., Merc., Nux-v., Puls., Rhus-t. |
| Schneidend: | Bell. |
| Stechend: | Bell., Cham., Coff., Merc., Nux-v., Puls., Rhus-t. |
| Wandernd: | Nux-v., Puls. |
| Wund, zerschlagen: | Ars., Bell., Cham., Merc., Nux-v., Plant., Puls., Rhus-t. |
| Ziehend: | Bell., Cham., Merc., Merc-j-f., Nux-v., Puls., Rhus-t. |
| Ziehend-drückend: | Ars. |
| Zuckend: | Ars., Bell., Cham., Coff., Merc., Nux-v., Puls. |
| Zusammengepreßt, Gefühl, als wären die Zähne: | Merc-j-f. |

## Ohrenschmerzen

### Behandlung

ACONIT *(Acon.)*
Aconit paßt für hochgradige Ohrenschmerzen, die kurz nach einer Abkühlung, oder nachdem man dem kalten Wind ausgesetzt war, auftreten. Die Schmerzen werden meist von Fieber begleitet und sind so heftig, daß der Kranke das Gefühl hat, sie machen ihn verrückt. Kinder brüllen vor Schmerzen.

- Dosierung: *ACONIT C200,* alle 2 Stunden 1 Gabe.

BELLADONNA *(Bell.)*
Das Belladonna-Kind wacht kurz nach dem Einschlafen mit Ohrenschmerzen auf, weint und hat ein hochrotes Gesicht, zumindest ein rotes Ohr.
Ein paar Stunden bevor die Schmerzen auftreten, ist das Kind aktiver als sonst und kommt schlecht zur Ruhe; auch der Schlaf ist unruhig. Die Ohrenschmerzen können auch früher auftreten.
Ein Kind spielt zum Beispiel am Nachmittag oder frühen Abend vor sich hin und schreit in der nächsten Minute vor Ohrenschmerzen auf. Diese halten einige Minuten an, um dann plötzlich wieder abzunehmen. Wenn Sie jetzt das Ohr mit einer Taschenlampe untersuchen wollen und dabei aus Versehen in die Augen leuchten, wird dies einen erneuten Schmerzanfall auslösen können. Die Inspektion des betroffenen Körperteils wird sich immer als äußerst schwierig gestalten, und diese Überempfindlichkeit gegenüber Berührung wird Sie gleich an Belladonna denken lassen. Auch Geräusche und jede Bewegung verschlimmern die Schmerzen.
- Dosierung: *BELLADONNA C200,* alle ¼ Stunde 1 Gabe.

CHAMOMILLA *(Cham.)*
Chamomilla hat einschießende Schmerzen, so als ob mit Messern hineingestochen würde. Der Mensch reagiert auf alles sehr empfindlich, besonders auf Geräusche, und ist sehr reizbar.
Kinder beruhigen sich nur, wenn sie in den Arm genommen und getragen werden. Meistens ist eine Wange rot und eine blaß.
- Dosierung: *CHAMOMILLA C200,* alle ½ Stunde 1 Gabe.

DULCAMARA *(Dulc.)*
Durch die Einwirkung von feuchter Kälte oder kalt-feuchtem Wind bekommt Dulcamara Ohrenschmerzen. Es ist ein zerrender Schmerz, der oft von Übelkeit begleitet wird. Wärme bessert die Ohrenschmerzen.
- Dosierung: *DULCAMARA C200,* ½–1 Stunde 1 Gabe.

HEPAR SULFURIS *(Hep.)*
Durch die Einwirkung von trockener Kälte oder kalt-trockenem Wind entstehen scharf-stechende Schmerzen, die von einem Ohr

zum anderen durchschießen. Es verschafft Erleichterung, wenn die Ohren warm eingepackt werden.

- Dosierung: *HEPAR SULFURIS C200,* 1× stündlich 1 Gabe.

PULSATILLA *(Puls.)*
Auch bei Pulsatilla entstehen die Ohrenschmerzen durch Kälteeinwirkung, aber hier ist es dem Menschen leicht zu warm. Wärme verschlechtert, kühle frische Luft dagegen bessert die Schmerzen. Das Kind ist in einer sehr weinerlichen, sanften Stimmung.

- Dosierung: *PULSATILLA C200,* 1× stündlich 1 Gabe.

**Symptomenverzeichnis – Ohrenschmerzen**

*Mittel:*
Aconitum napellus (Acon.), Belladonna (Bell.), Chamomilla (Cham.), Dulcamara (Dulc.), Hepar sulfuricum (Hep.), Pulsatilla (Puls.)

*Verschlimmerung:*

| | |
|---|---|
| Freien, im: | Acon. |
| Gähnen: | Acon., Hep. |
| Geräusche: | Bell. |
| Kälteanwendung: | Hep. |
| Kauen: | Bell., Hep. |
| Luft, kalte: | Dulc., Hep. |
| Luftzug: | Dulc., Hep. |
| Naseschneuzen: | Hep. |
| Wärme, Bettwärme: | Puls. |
| -, Zimmerwärme: | Puls. |

*Verbesserung:*

| | |
|---|---|
| Freien, im: | Puls. |
| Kälteanwendung: | Puls. |
| Umhüllen des Kopfes: | Cham., Dulc., Hep. |

*Begleitsymptome:*

| | |
|---|---|
| Erkältung: | Dulc., Puls. |
| Erkältung, des Kopfes (Sinusitis): | Bell., Puls. |
| Gesichtsschmerzen: | Bell. |

| | |
|---|---|
| Halsschmerzen: | Puls. |
| Übelkeit: | Dulc. |
| Weinerliche Stimmung: | Puls. |

*Ursache:*

| | |
|---|---|
| Feuchtes Wetter: | Dulc. |
| Wind, kalter: | Acon., Bell., Dulc., Hep. |

## Ischias

### Behandlung

ARNICA *(Arn.)*
Bei Arnica sind die drückenden, ziehenden Schmerzen von wunder Art. Der Kranke fühlt sich wie gelähmt und kann nicht lange auf einer Stelle bleiben, da dann die Schmerzen zunehmen. Die Unterlage erscheint ihm zu hart, sogar wenn Bett oder Stuhl weich sind. So muß er seine Stellung oft wechseln. Bei stärkeren Schmerzen verschafft ihm kräftiges Reiben der betroffenen Stellen Erleichterung.
Auch wenn den hexenschußartigen Schmerzen eine Verletzung vorangegangen ist und sich die oben genannten Symptome zeigen, ist Arnica das richtige Mittel.
- Dosierung: *ARNICA C200,* 2× täglich 1 Gabe.

ARSENICUM ALBUM *(Ars.)*
Arsen empfindet in erster Linie brennende Schmerzen und manchmal ein Kältegefühl in dem betroffenen Körperteil. Es schießt, reißt und brennt in Hüfte, Oberschenkel, Leiste und Fuß, was den Kranken sehr unruhig macht. Da er keine Ruhe findet, fühlt er sich sehr elend. Um seine nervöse Unruhe zu erleichtern, muß er sich häufig bewegen oder sogar aufstehen und herumgehen; aber das ist schmerzhaft und bringt keine Linderung. Im sehr akuten Fall muß er seine Glieder hin und her bewegen oder sogar herumhampeln. Alles wird nachts, besonders nach Mitternacht, schlimmer.
Daß er sich außerdem noch schwach fühlt und sich hinlegen möchte, macht das Ganze für ihn noch qualvoller.

Die Schmerzen werden durch Wärme, Druck und durch Beugen des Knies gelindert. Wenn Ischias als Folge einer zu feuchten Wohnung entsteht, ist Arsen ein wichtiges Mittel.

- Dosierung: *ARSENICUM ALBUM C200,* im akuten Fall alle 2 Stunden 1 Gabe, sonst 1× täglich 1 Gabe.

BELLADONNA *(Bell.)*

Die Schmerzen bei Belladonna sind so, als ob das Bein zerbrechlich, wund, geschlagen oder hohl wäre, mit feinem Schießen und Nagen an den Knochen und heftigem Reißen in den Gelenken. Meistens steigt der Schmerz langsam vom Fußgelenk hoch; ist aber im Hüftgelenk am stärksten.

Im Sitzen kann er die Füße nicht ruhig halten, er bewegt sie ständig oder wechselt häufig die Stellung.

Die Schmerzen verringern sich beim Gehen; selbst wenn der Betreffende nur steht, sind sie schon besser. Auch Wärme lindert die Schmerzen. Berührung wird als unangenehm empfunden; jede Erschütterung verursacht starke Schmerzen. Auch durch Luftzug verschlimmern sich die Schmerzen.

- Dosierung: *BELLADONNA C200,* alle 2–4 Stunden 1 Gabe.

BRYONIA *(Bry.)*

Die Bryonia-Schmerzen werden durch die geringste Bewegung schlimmer. Der Kranke kann jedoch schlecht ruhig liegen, obwohl jede Bewegung sofort den Schmerz verstärkt.

Die einzige Erleichterung bringt im Grunde genommen das Liegen auf der schmerzhaften Seite.

Die Schmerzen sind hineinstechend oder schießend, der Kranke stöhnt dauernd.

- Dosierung: *BRYONIA C200,* im akuten Fall alle 2 Stunden 1 Gabe, sonst 2× täglich 1 Gabe.

CHAMOMILLA *(Cham.)*

Chamomilla hat heftige, ziehend-reißende Schmerzen; oft von oberhalb des Hüftgelenks bis zur Fußsohle, verbunden mit krampfhafter Spannung der Muskeln. Der Kranke ist sehr empfindlich, reizbar und außer sich vor Schmerzen.

Beim Aufstehen vom Sitzen schießt ein unbeschreiblich starker Schmerz in den Oberschenkel ein.
Nachts im Bett verschafft er sich nur Erleichterung, indem er sich ständig von einer Seite auf die andere wirft; dabei flucht und schreit er.
- Dosierung: *CHAMOMILLA C200,* alle 2 Stunden 1 Gabe.

COLOCYNTHIS *(Coloc.)*
Colocynthis ist ein wichtiges Mittel bei hochakuten Ischiasschmerzen. Die geringste Bewegung bringt große Schmerzen, mit einem Gefühl, als ob das Knochenmark zerdrückt würde. Der Kranke ist gezwungen, auf einer Stelle, und zwar auf der schmerzhaften Seite, mit zum Bauch angezogenem Bein ruhig liegen zu bleiben. Am Ischiasnerv entlang fehlt jede Empfindung (Taubheitsgefühl).
Wärme erleichtert ihm die Schmerzen; aber nach einigen Stunden wird ihm die Bettwärme zuviel, so daß er meist gegen vier Uhr aufwacht mit klopfenden und bohrenden Schmerzen in der Sacralgegend (Kreuzbein).
Berührung ist sehr schmerzhaft, harter Druck hingegen wird als angenehm empfunden. Wenn er sich bewegt, dann sind die ersten Bewegungen mit großen Schmerzen verbunden, nach einer Weile wird es aber besser. Er darf sich aber nicht überanstrengen, sonst findet er vor lauter Schmerzen keinen Schlaf mehr. Colocynthis ist ein wichtiges Mittel bei Schmerzen infolge von Ärgernis und Kränkung.
- Dosierung: *COLOCYNTHIS C200,* alle 2 Stunden 1 Gabe.

KALIUM BICHROMICUM *(Kali-bi.)*
Die Kalium-bi.-Schmerzen sind mal hier, mal da. Sie kommen auf einmal und verschwinden genauso plötzlich wieder, um dann irgendwo anders zu erscheinen. Die Schmerzen werden durch Bewegung besser oder wenn das Bein angezogen wird. Morgens, nachmittags und abends sind sie fast immer vorhanden. Durch Druck schießt der Schmerz den Nerv entlang.
Jeder Wetterwechsel verschlimmert die Schmerzen oder löst eine neue Attacke aus. Die Schmerzen können auch infolge Naßwerdens auftreten oder am Ende einer Sinusitis entstehen.

- Dosierung: *KALIUM BICHROMICUM C200,* 2× täglich 1 Gabe.

LACHESIS *(Lach.)*

Lachesis hat unerträgliche Schmerzen, von der Hüfte bis hinunter zum Fuß – gefolgt von einem starken Hitzegefühl, einem Brennen, wie von einem heißen Eisen. Dazu kommen Schweißausbrüche und eine allgemeine Entkräftung durch die Schmerzen. Oftmals wechseln die Schmerzen dauernd die Stelle, sie treten überall am Körper auf, mal im Kopf, dann im Zahn, dann wieder im Bein. Jede neue Schmerzattacke läßt den Kranken aufschreien.

Die geringste Berührung, besonders der Bettdecke, ist höchst schmerzhaft. Der Patient muß so liegen, daß er nicht berührt wird. Nach dem Schlaf finden wir eine deutliche Verschlimmerung der Schmerzen, aber auch im Sitzen (besonders beim Gerade-Sitzen), beim Gehen und beim Aufstehen. Wenn er ruhig im Bett liegt, bessert sich der Zustand. Ein Wetterwechsel wirkt sich ungünstig aus.

- Dosierung: *LACHESIS C200,* 2× täglich 1 Gabe.

MAGNESIUM PHOSPHORICUM *(Mag-p.)*

Mag-p. ist charakterisiert durch extrem starke, krampfhafte Schmerzen, mit besonderer Betonung auf den Gelenken. Der Mensch ist, von Schmerzen entnervt, am Boden zerstört. Oft zwingen ihn blitzartige, schießende Schmerzen die Position zu wechseln. Die Schmerzen kommen meist nur nachts, am Tag bleiben sie oft gänzlich weg.

Die geringste Kälte, z. B. durch kalten Luftzug, Abdecken oder kaltes Wasser, ist unerträglich. Die betroffene Stelle darf nicht berührt werden.

Hitze, Bettwärme und harter Druck bessern.

- Dosierung: *MAGNESIUM PHOSPHORICUM C200,* im Anfall ½stündlich 1 Gabe; sonst 2× täglich 1 Gabe.

RHUS TOXICODENDRON *(Rhus-t.)*

Rhus-t. kommt für Ischias in Frage, der besonders bei kalt-feuchtem Wetter entsteht. Die Schmerzen verschlimmern sich nachts oder in der Ruhe. Der Kranke empfindet Taubheitsgefühl mit Ameisenlaufen. Er kann nachts schlecht schlafen, kann in keiner Stellung Ruhe finden, oft zwickt und zuckt es im Bein. Die Schmerzen bessern sich durch Wärme deutlich. Der Patient muß sich so lange bewegen, bis er warm wird. Dann muß er sich weiter warmhalten und darf nicht mit der Bewegung aufhören. Er darf sich aber nicht überanstrengen, denn sonst tut es wieder mehr weh. Wenn das Bein in einer Ruhephase abkühlt, sind die Schmerzen noch ärger. Fängt der Patient wieder an, sich zu bewegen, ist er anfangs sehr steif, so daß es stark schmerzt, bis er dann langsam wieder warm wird.

- Dosierung: *RHUS TOXICODENDRON C200,* alle 2–4 Stunden 1 Gabe.

RUTA GRAVEOLENS *(Ruta)*

Ruta hat ein sehr ähnliches Symptombild wie *Rhus-t.* Die Schmerzen werden stärker, sobald sich der Kranke hinsetzt oder hinlegt. Deshalb kann er schlecht schlafen. Die Schmerzen verschlechtern sich bei kalt-feuchtem Wetter oder bei Kälte.

Die erste Bewegung ist schmerzhaft. Wenn er sich weiter bewegt, lassen die Schmerzen wieder nach. Um sich Erleichterung zu verschaffen, muß er sich ständig bewegen. Obwohl Wärme ihm eine gewisse Erleichterung verschafft, lindert nicht die Wärme, sondern hauptsächlich die Bewegung die Schmerzen. Der Schmerz sitzt sehr tief im Knochen, und der Kranke hat ein Gefühl, als ob der Knochen gebrochen wäre.

Ruta kommt besonders bei Schmerzzuständen als Folge von Verletzung oder Schlag in Frage.

- Dosierung: *RUTA GRAVEOLENS C200,* alle 2–4 Stunden 1 Gabe.

## Symptomenverzeichnis

*Mittel:*

Arnica (Arn.), Arsenicum album (Ars.), Belladonna (Bell.), Bryonia (Bry.), Chamomilla (Cham.), Colocynthis (Coloc.), Kalium bichromicum

(Kali-bi.), Lachesis (Lach.), Magnesium phosphoricum (Mag-p.), Rhus toxicodendron (Rhus-t.), Ruta graveolens (Ruta)

*Verschlimmerung:*

| | |
|---|---|
| Abdecken: | Mag-p. |
| Abends: | Bry., Coloc. |
| Aufstehen, vom Sitzen: | Cham., Coloc., Lach., Rhus-t., Ruta |
| Berührung: | Bell., Coloc., Kali-bi., Lach., Mag-p. |
| Bett, im: | Rhus-t., Ruta |
| Bettwärme: | Coloc. |
| Bewegung: | Bry., Coloc., Mag-p. |
| Bewegung, anfängliche: | Rhus-t., Ruta |
| Bewegung, ständige: | Coloc. |
| Druck: | Coloc., Kali-bi. |
| Erschütterung: | Bell. |
| Gehen: | Lach. |
| Kälte: | Coloc., Mag-p. |
| Kalte Anwendungen: | Ruta |
| Liegen im Bett: | Kali-bi., Ruta |
| Liegen, im: | Coloc., Ruta |
| Luft, kalte: | Mag-p. |
| Mitternacht, nach: | Ars., Rhus-t. |
| Morgens: | Ars., Kali-bi. |
| Nachmittags: | Bell., Bry. |
| Nachts: | Ars., Bell, Cham., Coloc., Lach., Rhus-t., Ruta |
| Reiben: | Coloc. |
| Ruhe: | Rhus-t., Ruta |
| Schlaf: | Lach. |
| Sitzen, im: | Bell, Bry., Coloc., Kali-bi., Lach., Ruta |
| Stehen, im: | Kali-bi. |
| Treppensteigen, rauf oder runter: | Ruta |
| Überanstrengung: | Rhus-t. |
| Wetterwechsel: | Kali-bi. |
| Wetter, feuchtes: | Rhus-t., Ruta |
| Wetter, heißes: | Kali-bi. |
| Wetter, kaltes: | Rhus-t., Ruta |

*Besserung:*

| | |
|---|---|
| Anstrengung: | Rhus-t. |
| Bein anziehen an den Bauch: | Coloc. |
| Bein hängen lassen: | Bell. |
| Bett, im: | Cham., Kali-bi. |
| Herumwerfen, ständig im Bett: | Cham. |
| Bewegung: | Coloc., Kali-bi., Rhus-t., Ruta |
| Druck: | Ars., Coloc., Mag-p., Rhus-t. |
| Gehen: | Bell., Kali-bi., Rhus-t., Ruta |
| Kalte Anwendungen: | Bry. |
| Knie beugen: | Ars., Kali-bi. |
| Liegen, im Bett: | Lach. |
| Liegen, auf schmerzhafter Seite: | Bry., Coloc. |
| Liegen, still: | Bry. |
| Nachts: | Coloc. |
| Reiben: | Arn. (heftig), Coloc., Rhus-t. |
| Ruhe: | Bry., Coloc. |
| Stehen: | Bell. |
| Tagsüber: | Mag-p. |
| Warme Anwendungen: | Rhus-t. |

**Begleitsymptome:**

*Vor der Attacke:*

| | |
|---|---|
| Sinusitis: | Kali-bi. |
| Schmerzen im Kreuz: | Rhus-t. |

*Während der Attacke:*

| | |
|---|---|
| Ameisenlaufen: | Coloc. |
| Berührungsempfindlichkeit: | Bell., Coloc., Mag-p. |
| Bett, fühlt sich hart an: | Arn. |
| Brennen, Fußsohlen: | Ars. |
| Durst: | Coloc. |
| Fuß, links, einschläft: | Coloc. |
| Füße, in ständiger Bewegung: | Bell. |
| Gebrochen, Knochen, als ob: | Ruta |
| Gesicht, blaß, eingefallen: | Ars. |
| Herz, Schmerzen ums: | Rhus-t. |
| Herzklopfen: | Lach. |

| | |
|---|---|
| Luft, kalte, graut sich vor: | Mag-p. |
| Nervosität: | Lach., Rhus-t. |
| Qual: | Ars. |
| Reizbarkeit und Empfindlichkeit: | Cham. |
| Schlaflos: | Rhus-t., Ruta |
| Schweiß: | Coloc. |
| Schwere in den Beinen: | Bry. |
| Steifheit, Kniegelenk: | Coloc. |
| Taubheitsgefühl: | Coloc., Rhus-t. |
| Unruhe: | Arn., Ars., Bell., Bry., Mag-p., Rhus-t., Ruta |
| Urin, dick: | Rhus-t. |
| Zuckungen, Muskel: | Rhus-t. |
| Zunge, rauh, gelb oder weiß belegt: | Coloc. |
| Zusammenziehen, krampfhaft, der Muskeln: | Mag-p. |
| Zusammenziehende, Schmerzen in der Kniebeuge: | Coloc., Ruta |

*Schmerzen und Empfindungen:*

| | |
|---|---|
| Ameisenlaufen: | Arn., Coloc., Rhus-t. |
| Anhaltend: | Coloc. |
| Blitzartig: | Mag-p., Rhus-t. |
| Bohrend: | Coloc. |
| Brennen: | Ars., Coloc. Lach., Rhus-t., Ruta |
| Drückend: | Arn. |
| Eingeschlafen, als ob: | Coloc. |
| Extrem: | Lach., Mag-p. |
| Heftig: | Coloc., Rhus-t. |
| Heißes Bügeleisen, Gefühl als ob: | Lach. |
| Hohl, kariös, als ob: | Bell. |
| Klopfend: | Coloc. |
| Kochend: | Ars. |
| Krampfhaft: | Bell., Cham., Coloc. |
| Lähmend: | Arn. |
| Lanzierend: | Rhus-t. |
| Nagend: | Bell. |
| Plötzlich, kommen und gehen: | Bell., Kali-bi., Mag-p. |

| | |
|---|---|
| Reinschießend: | Lach. |
| Reinstechend: | Bry. |
| Reißend: | Arn., Ars., Bell., Cham., Coloc., Lach., Rhus-t. |
| Schießend: | Ars., Bell., Bry., Coloc, Lach., Mag-p., Rhus-t., Ruta |
| Schlagend: | Coloc. |
| Schneidend: | Bell. |
| Schwäche: | Lach. |
| Spannung: | Bell., Cham. |
| Stechend: | Coloc. |
| Taubheitsgefühl: | Coloc., Rhus-t. |
| Unerträglich: | Lach. |
| Wandernd: | Kali-bi., Lach., Mag-p. |
| Wund: | Arn., Bell., Lach. |
| Ziehend: | Arn., Ars., Cham., Coloc., Rhus-t. |
| Zunehmend, langsam: | Rhus.-t. |
| Zusammenziehend: | Coloc. |

*Ursache:*

| | |
|---|---|
| Ärgernis, Kränkung: | Coloc. |
| Feuchte Kleidung: | Kali-bi. |
| Feuchte Wohnung: | Ars., Rhus-t. |
| Überanstrengung: | Rhus-t. |
| Verletzung, Schlag: | Ars., Ruta |

## Koliken

### Behandlung

*Allgemeine Maßnahmen*

Wenn die Kolik plötzlich nach dem Genuß von schlecht verdaulichen Speisen auftritt, wird eine Tasse schwarzer Kaffee ohne Zukker die Schmerzen nehmen oder lindern, aber nur bei Menschen, die nicht regelmäßig Kaffee trinken.
Durch folgendes Verfahren können Sie manchmal die Heftigkeit der Kolik so weit lindern, daß in Ruhe das richtige homöopathische

Mittel gesucht werden kann: Drücken Sie fest mit geballten Fäusten an beiden Seiten der Wirbelsäule, oben an der Schulterpartie, dann streichen Sie mit kräftigem Druck nach unten bis zur Lendengegend. In einfacheren Fällen wird diese *Druckmassage* die Schmerzen oft ganz beseitigen.
Oft hilft bei lange anhaltender *Nierenkolik* warmes Bier beim Steinabgang. Nehmen Sie 2–3 Flaschen helles Bier und quirlen Sie die Kohlensäure heraus. Trinken Sie das ganze Bier möglichst in der nächsten halben Stunde.

ACONIT *(Acon.)*
Beim Aconit-Zustand liegt meist eine Entzündung des betroffenen Organs durch kalten Wind oder durch Unterkühlung nach Schwitzen vor, die von kolikartigen Schmerzen begleitet sein kann.
Lassen Sie sich nicht irritieren, Sie kennen Aconit als Mittel für hochfieberhafte Erkrankungen, aber bei Nierenentzündungen ist die Temperatur nur leicht erhöht. Der Kranke sorgt sich um sich, ist ängstlich und unruhig. Die schneidenden Schmerzen treiben ihn fast zum Wahnsinn. Sein Bauch reagiert sehr empfindlich auf Druck.
Aconit paßt besonders gut, wenn die Schmerzen zur Blase hinschießen oder wenn starke Krampfschmerzen in der Blasengegend vorkommen. Ein ständiger, schmerzhafter, aber erfolgloser Harndrang ist vorhanden. Manchmal fließt pures Blut aus der Blase.
Denken Sie auch an Aconit bei einer Gallenkolik mit hohem Fieber, ausgelöst durch kalten Wind.
- Dosierung: *ACONIT C200*, ¼–½stündlich 1 Gabe.

ARSENICUM ALBUM *(Ars.)*
Bei Arsen begegnen uns wieder die heftigen brennenden Schmerzen, diesmal mit Krämpfen der Bauchmuskeln und der Glieder. Meist setzen sie in der Nacht ein oder verschlimmern sich dann unter großer Unruhe, Qual und Todesangst. Der Kranke trinkt große Mengen kalten Wassers, das sofort erbrochen wird. Wärme und warme Anwendungen bessern; warme Getränke behält er bei sich.
An Arsen ist zu denken, wenn Speiseeis das für die Kolik auslösende Moment ist (siehe auch »Lebensmittelvergiftung«).
- Dosierung: *ARSENICUM ALBUM C200*, ½stündlich 1 Gabe.

BELLADONNA *(Bell.)*
Belladonna paßt zu der Art von Kolikschmerzen, die plötzlich kommen und plötzlich gehen. Es ist ein Gefühl, als ob die Gedärme von einer Faust fest gepackt würden. Die Schmerzen lassen den Betreffenden sich zusammenkrümmen, was ihm ebenso wie Druck guttut. Es gibt aber bei Belladonna die Kolik, bei der der Schmerz einschießt und den Menschen eine andere »Schonhaltung« einnehmen läßt: Er macht sich steif (ganz gerade) oder beugt sich nach hinten. Dabei verschlimmert der geringste Druck die Schmerzen.
Wichtig ist die Plötzlichkeit der Schmerzen, wobei das Gesicht ganz rot wird.
- Dosierung: *BELLADONNA C200,* ¼ – ½stündlich 1 Gabe.

BERBERIS *(Berb.)*
Berberis ist in erster Linie wichtig bei Nierenkoliken. Die Schmerzen lokalisieren sich in der Niere bzw. in der Nierengegend und besitzen stechenden Charakter, aber nicht wie Stiche, sondern eher als ob etwas Scharfes in der Niere steckte. Die Schmerzen erstrecken sich nach unten, in Harnleiter, Blase und Harnröhre, manchmal bis zu den Waden. Der Schmerz strahlt immer wieder von einer (meist kleinen) Stelle nach unten aus.
Eine ähnliche Symptomatik verursacht die Berberis-Gallenkolik. Der scharfe Schmerz steckt in einer kleinen Stelle; immer wieder krampft es und kann von dort ausstrahlen. Jeder Druck verursacht Schmerzen.
- Dosierung: *BERBERIS C200,* ¼stündlich 1 Gabe.

Wenn Sie das homöopathische Mittel nicht zur Hand haben, können Sie hier auch den *Berberitzen*-(früchte-)Tee trinken.

CHAMOMILLA *(Cham.)*
Chamomilla kommt eher bei Gallenkoliken in Frage. Der Kranke hat das Gefühl, als ob die Gedärme zu einem Ballen zusammengerollt wären und trotz eines aufgeblähten Oberbauchs empfindet er an den Rippenbögen und in der Magengrube ein Gefühl der Leere. Es kommt ihm vor, als ob etwas oben in den Brustraum hineindrücke.
Große Angst und Unruhe begleiten die reißend-ziehenden Schmer-

zen. Ständiges Gluckern im Bauch. Dazu kommt ein bitterer Geschmack im Mund, Übelkeit und bitteres Erbrechen oder Gallebrechen, gefolgt von galligem, grünem Durchfall.
Dem Kranken ist überall heiß, und entweder wird sein ganzes Gesicht abwechselnd blaß und rot oder nur eine Wange rot. Er hat großen Durst. Chamomillla ist besonders wichtig, wenn die Kolik nach einem Wutanfall auftritt.

- Dosierung: *CHAMOMILLA C200,* ½stündlich 1 Gabe.

CHELIDONIUM *(Chel.)*

Gallenkoliken sind typisch für Chelidonium. Es handelt sich um heftige Schmerzen, die von der Lebergegend zum Rücken oder zum rechten Schulterblattwinkel schießen und mit heftigem Erbrechen verbunden sein können. Der Magen behält nur heiße Getränke, alles andere wird erbrochen.
Heiße Getränke lindern die Schmerzen. Auch eine sehr heiße Wärmflasche (so heiß, daß sie nicht direkt auf die Haut gelegt werden kann) bringt Erleichterung.

- Dosierung: *CHELIDONIUM C200,* ½stündlich 1 Gabe.

COFFEA *(Coff.)*

Die Schmerzen sind derartig intensiv und unerträglich, daß der Befallene völlig aus dem Häuschen ist. Er ist in höchstem Grade erregt, wirft sich hin und her, knirscht mit den Zähnen, kann von allgemeinen Krämpfen befallen werden, bekommt schlecht Luft, weint vor Schmerzen und hat Angst, daß seine letzte Stunde geschlagen hat.
Brennend-saures Aufstoßen, Spannung im Oberbauch, Kälte des Körpers und der Glieder runden das Coffea-Kolikbild ab.

- Dosierung: *COFFEA C200,* ¼–½stündlich 1 Gabe.

COLOCYNTHIS *(Coloc.)*

Colocynthis ist gekennzeichnet durch sehr heftige, krampfartige Anfälle, die den Menschen sich oft mit einem Aufschrei zusammenkrümmen lassen. Es können auch schneidende oder wie von einem Messer hineinstechende Schmerzen sein. Eine Attacke kann lange anhalten; danach hat der Kranke das Gefühl, als ob alles wund wäre

und die Gedärme mit dünnen Fäden zusammengehalten würden, so daß sie durch die geringste Bewegung auseinanderbrechen könnten. Zusammenkrümmen, Druck und Wärme bessern. Wenn eine vorausgegangene Kränkung der auslösende Faktor war, dann ist Colocynthis auch bei einem leichteren Fall richtig.
Koliken, die durch *Kaffee* besser werden, brauchen im Grunde genommen Colocynthis. Geben Sie Colocynthis, wenn Kaffee nur teilweise bessert oder wenn ein Rückfall kommt und Kaffee nicht mehr hilft.

- Dosierung: *COLOCYNTHIS C200,* ½stündlich 1 Gabe.

IPECACUANHA *(Ip.)*

Ipecacuanha hat schneidende Schmerzen. Aber die ständige, äußerste Übelkeit, besonders beim Anfall, ist kennzeichnend. Der Kranke hat keinen Durst; die Zunge ist sauber. Es kann auch zum Erbrechen kommen, in dessen Folge die Übelkeit eine Zeitlang noch schlimmer wird.

- Dosierung: *IPECACUANHA C 200,* ½stündlich 1 Gabe.

LYCOPODIUM *(Lyc.)*

Bei Lycopodium tritt die Kolik als Folge von üppigem Essen auf. Der Betreffende hat sich nicht beherrschen können und sich schlicht und einfach überfressen. Nachdem der Magen schon übervoll war, aß er möglicherweise auch noch eine schwere Nachspeise. Wenn der Lycopodium-Mensch jetzt auch noch den Fehler macht, ein Digestivum zu trinken oder wenn er zum Essen viel Wein getrunken hat, dann ist eine Kolik die todsichere Folge.
Beim Anfall muß er ganz gerade sitzen, so daß der Bauch soweit wie möglich entlastet wird; alle Kleider müssen völlig gelockert werden. Dann könnte er versuchen, mit leichter Massage am Brustkorb die Spannung zu lösen, um aufstoßen zu können. Aber Aufstoßen bringt nur geringe und kurzfristige Hilfe.
Es rumort stark im Bauch. Der Lycopodium-Mensch weiß, daß es ihm sofort besser gehen würde, wenn er die Luft herauslassen könnte. Aber die Blähungen sind eingeklemmt und rutschen nicht nach unten.

- Dosierung: *LYCOPODIUM C200,* 1 Gabe (meist reicht dies, andernfalls wiederholen Sie nach einer halben Stunde).

MAGNESIUM PHOSPHORICUM *(Mag-p.)*
Mag-p. hat starke Kolikschmerzen, die manchmal nach oben schießen. Die Schmerzen verursachen große Unruhe, der Kranke muß herumlaufen. Liegen auf dem Bauch oder zusammengekrümmtes Sitzen bringt etwas Erleichterung, aber der Betreffende muß immer wieder aufstehen und gehen. Heiße Anwendungen helfen ihm am besten. Durch die Bewegung beim Gehen können sich die Blähungen lösen und leichter abgehen.
- Dosierung: *MAGNESIUM PHOSPHORICUM C200,* alle ½ Stunde 1 Gabe.

NUX VOMICA *(Nux-v.)*
Die manchmal schneidenden Schmerzen spürt der Kranke tief innen im Bauch. Es ist ein akutes, hart-drückendes, nach unten zwingendes Gefühl. Der Kranke muß sich zusammenkrümmen. Er leidet unter einem Völle- und Engegefühl im Oberbauch und muß die Kleidung lockern. Die geringste Bewegung verschlimmert.
Auch wenn Übelkeit vorhanden ist, kann er nicht erbrechen und denkt, daß alles besser werden würde, wenn er nur erbrechen könnte.
Bei einer Nierenkolik erstrecken sich die Schmerzen von der Nierengegend nach unten bis zum hinteren Teil des Oberschenkels.
- Dosierung: *NUX VOMICA C200,* alle ½ Stunde 1 Gabe.

OPIUM *(Op.)*
Bei Opium ist der Darm eingeklemmt. Man kann den betreffenden Darmabschnitt deutlich erkennen, weil sich davor alles staut und der Bauch sehr aufgebläht ist.
Beim Anfall wird das Gesicht rot und heiß und ist mit Schweiß bedeckt. Nach der Attacke wird der Kranke sehr blaß, schlaff und oft stuporös.
- Dosierung: *OPIUM C200,* alle ½ Stunde 1 Gabe.

TABACUM *(Tab.)*
Tabacum ist besonders wichtig bei Nierenkoliken – und zwar dann, wenn dem Kranken während des Anfalls tödlich übel wird. Er bekommt kalte Schweißausbrüche und sieht aus, als wenn er unter Schock stünde. Er wird ganz blaß und schwindlig und kann vorerst nur noch mit geschlossenen Augen daliegen.
Die Schmerzen strahlen bis in den Harnleiter aus.

- Dosierung: *TABACUM C200,* alle ¼ Stunde 1 Gabe.

## Symptomenverzeichnis

*Mittel:*

Aconit (Acon.), Arsenicum album (Ars.), Belladonna (Bell.), Berberis vulgaris (Berb.), Chamomilla (Cham.), Chelidonium (Chel.), Coffea cruda (Coff.), Colocynthis (Coloc.), Ipecacuanha (Ip.), Lycopodium (Lyc.), Magnesium phosphoricum (Mag-p.), Nux vomica (Nux-v.), Opium (Op.), Tabacum (Tab.)

*Blähkolik:*

*Verschlimmerung, Ursache und Begleitsymptome:*

| | |
|---|---|
| Ärger, nach: | Coloc. |
| Bett, im: | Nux-v. |
| Bewegung: | Ip., Mag-p., Nux-v. |
| Bücken: | Nux-v. |
| Eis, nach: | Ars., Ip. |
| Essen, beim: | Nux-v. |
| Essen, nach: | Bell., Coloc. Lyc. |
| Hämorrhoiden, unterdrückt nach: | Nux-v. |
| Kaffee: | Cham., Nux-v. |
| Kränkung: | Coloc. |
| Seitenlage: | Coloc. |
| Obst, nach: | Coloc. |
| Übelkeit, mit: | Ip., Nux-v. |
| Verstopfung, bei: | Op. |

| | |
|---|---|
| Wasserlassen, beim: | Cham. |

*Besserung:*

| | |
|---|---|
| Bauchlage: | Coloc. |
| Beugen nach hinten: | Bell., Nux-v. |
| Beugen nach vorne: | Acon., Coloc., Mag-p. |
| Blähungsabgang: | Acon., Coloc., Lyc. |
| Druck: | Coloc., Mag-p. |
| Kaffee: | Coloc. |
| Wärme: | Ars., Coloc., Mag-p. |

## Gallenkolik:

*Verschlimmerung, Ursache, Empfindungen und Begleitsymptome.:*

| | |
|---|---|
| Ärger (Wut): | Cham. |
| Anfallsweise: | Bell., Chel. |
| Berührung: | Lyc., Nux-v. |
| Druck: | Bell., Berb. |
| Erschütterung: | Bell. |
| Essen, satt nach: | Lyc. |
| Geistiger Anstrengung, nach: | Nux-v. |
| Getränke, kalte: | Chel. |
| Kränkung, nach: | Lyc. |
| Leere in Magengrube: | Cham. |
| Seitenlage, rechte: | Bell., Lyc. |
| Übelkeit, mit: | Ip. |

*Besserung:*

| | |
|---|---|
| Essen: | Chel. |
| Getränke, heiße: | Chel. |

## Nierenkolik:

*Verschlimmerung, Ursache, Empfindungen und Begleitsymptome:*

| | |
|---|---|
| Anfallsweise: | Bell. |
| Ausstrahlend nach allen Seiten: | Berb. |
| Bewegung: | Berb., Nux-v. |
| Bücken: | Berb. |

| | |
|---|---|
| Erschütterung: | Bell., Berb. |
| Liegen: | Berb., Coloc., Nux-v. |
| Sitzen: | Berb. |
| Wasserlassen, beim: | Berb. |

*Besserung:*

| | |
|---|---|
| Rückenlage: | Nux-v. |
| Stehen: | Berb. |
| Wasserlassen, nach: | Lyc. |

*Schmerz erstreckt sich zu:*

| | |
|---|---|
| Bauch: | Berb., Nux-v. |
| Blase: | Acon., Bell., Berb., Lyc., Tab. |
| Hoden: | Nux-v. |
| Hüfte: | Berb., Lyc., Nux-v. |
| Oberschenkel: | Nux-v. |
| Wade: | Berb. |

*Begleitsymptome:*

| | |
|---|---|
| Schweiß, kalter: | Tab. |
| Temperatur leicht erhöht: | Acon. |
| Übelkeit, mit: | Tab. |

*Symptome, die bei jeder Kolik vorkommen können:*

| | |
|---|---|
| Rotes Gesicht: | Bell., Op. |
| Rotes Gesicht, abwechselnd mit blassem: | Cham. |
| Schreit vor Schmerzen: | Acon., Ars., Bell., Cham., Coff., Coloc., Op. |
| Weint vor Schmerzen: | Coff. |
| Todesangst, meint, die letzte Stunde hätte geschlagen: | Acon., Coff. |

# Akute Magenverstimmung

## Behandlung

Bei Appetitlosigkeit empfiehlt es sich zu fasten oder nur leichte Kost zu verzehren. Wenn der Appetit und Durst sich wieder melden, nehmen Sie in kleinen Portionen das zu sich, was der Körper verlangt. Versuchen Sie, Ihre eigenen Bedürfnisse zu erspüren. Die momentan passende Ernährung kann ganz anders aussehen, als Sie es sich vom Intellekt her vielleicht vorstellen oder darüber irgendwo gelesen haben. Vertrauen Sie keinen Patentrezepten, was nach einem verdorbenen Magen und dem wiederkehrenden Appetit als erstes zu essen sei. Ich kann Ihnen nur den Ratschlag geben: Lassen Sie sich von den Bedürfnissen Ihres Körpers und Ihrer Seele überraschen.
Greifen Sie aber nicht zu Antacida (Mittel gegen Übersäuerung). Diese wirken rein palliativ und behandeln nicht den Grund, weshalb ein Mensch zuviel Magensäure produziert. Wer regelmäßig Antacida nimmt, muß mit Durchfall, hohem Blutdruck, Magengeschwüren, Herz-, Nieren- und Leberschäden rechnen. Wenn Sie Antacida lange konsumiert haben, können Sie nach dem Absetzen der Medikamente anfangs zu Entgiftungsreaktionen wie Durchfall und Erbrechen neigen.
Achtung: Eine Magenverstimmung kann von Durchfall, Verstopfung, Erbrechen, Bauchschmerzen, Kopfschmerzen und anderen Symptomen begleitet sein. Die folgenden Mittel *beinhalten alle diese Zustände, obwohl sie nicht jedesmal wieder neu aufgeführt werden.* Die Begleitsymptome erwähnen wir nur, wenn sie besonders ausgeprägt oder charakteristisch für dieses Mittel sind.
Sehen Sie bei Magenverstimmung auch unter den Kapiteln »Vergiftungen«, »Lebensmittelvergiftungen« (S. 175) und »Übelkeit in der Schwangerschaft« (S. 237) nach. Sie müssen nicht schwanger sein, um ein dort beschriebenes Mittel als passend zu wählen.

ANTIMONIUM CRUDUM *(Ant-c.)*
Ant-c. kommt zusammen mit manchen anderen Mitteln – z. B. *Nux-v.* und *Puls.* – häufig nach einem feucht-fröhlichen Festmahl

vor, wenn viel Wein getrunken wurde, vor allem trockener Wein. Schon in der Nacht trocknen die Mundschleimhäute aus und großer Durst entsteht. Der Betreffende muß häufig aufstoßen, wobei das Verzehrte wieder hochkommt. Am nächsten Tag packt ihn das große Elend. Entweder mußte er sich schon in der Nacht übergeben oder er übergibt sich jetzt. Ein ganz fauler Geschmack im Mund ist typisch, der Durst ist jetzt verschwunden. Der Appetit ist ihm völlig vergangen, und die Magengegend fühlt sich unangenehm voll an. Oft sammelt sich Schleim im Hals und muß dauernd hochgeräuspert werden. Die Zunge hat einen dick-milchigen, pelzartigen Belag.

- Dosierung: *ANTIMONIUM CRUDUM C200,* alle 2 Stunden 1 Gabe.

ARGENTUM NITRICUM *(Arg-n.)*

Der Betreffende wird am Ende eines mit maßlosen Schleckereien verbrachten Tages von heftigen Magenbeschwerden gequält. Langsam läßt er noch einmal alle »süßen Stationen« vor seinem inneren Auge Revue passieren. Zum Frühstück machte er sich über die Kuchenreste her. Der Apfelstrudel war ihm natürlich nicht süß genug, weshalb er ihn großzügig mit Zucker bestreute. Vormittags bei der Arbeit kam ihm zufällig eine Pralinenschachtel in die Hände, und er konnte nicht widerstehen. Mittags aß er nur ein Käsebrot, erlag aber dann den Verlockungen der süßen Nachspeise. Danach rülpste er laut und lang und hatte sich damit etwas Erleichterung bzw. Platz im Magen verschafft. Der Nachmittagsspaziergang zog ihn gleich ins Café um die Ecke. Zu Hause vernaschte er noch einige Krapfen ... bis es ihm endlich zu viel wurde. Sein Bauch fühlte sich voll an, aber leider kam keine Luft mehr hoch. Die Zungenspitze kam ihm wund vor. Er betrachtete sie im Spiegel und entdeckte, daß sie rot und wund aussah. Von dem üblen Geschmack im Mund wurde ihm langsam schlecht. Mineralwasser mit dem Saft einer frischen Zitrone besserte die Übelkeit, und nach einer Weile konnte er wieder aufstoßen.

Die Magenverstimmung nach einem solchen Tag kann unterschiedlichste Erscheinungen hervorrufen, wie Durchfall, Kopfschmerzen, Übelkeit, Erbrechen u. a. Das Mittel bleibt jedoch das gleiche: Argentum nitricum.

- Dosierung: *ARGENTUM NITRICUM C200,* alle 2 Stunden 1 Gabe.

BRYONIA *(Bry.)*

Die Bryonia-Frau kann beim Kuchenbacken dem Teig nicht widerstehen und nascht immer wieder davon. Auch das Brot holt sie zu früh aus dem Ofen und schneidet es gleich an. Es ist nicht ganz gar und sollte getoastet werden, um bekömmlich zu sein. Aber ihr Verlangen ist zu groß, und so ißt sie ganz hastig mehrere Scheiben. Um den Durst zu stillen, trinkt sie ein Bier dazu.

Am nächsten Morgen wacht sie mit Schmerzen auf, als ob der Kopf bersten würde. Ihr ist schwindlig. Sie hat das Gefühl, ein Brett vor dem Kopf zu haben. Der Mund ist trocken, mit einem schlechten, bitteren Geschmack. Der Magen fühlt sich an, als ob ihm Gewalt angetan worden wäre. Durst ist keiner vorhanden und an Essen schon gar nicht zu denken. Später kommt dann Durst auf große Mengen saure Getränke. Auch der Darm streikt, und ein paar Tage lang stockt die Verdauung.

- Dosierung: *BRYONIA C200,* alle 2–3 Stunden 1 Gabe.

CHAMOMILLA *(Cham.)*

Der Tag fängt mit Ärger an und ist damit für Cham. schon gelaufen. Sie steht allein mit ihrem Ärger. In ihrer Hilflosigkeit stopft sie sich voll mit süßen Sachen. Auch die anderen Lieblingsspeisen und Getränke verzehrt sie hemmungslos. Nun geht es ihr aber noch schlechter. Sie ist völlig aufgelöst. Wenn jetzt nicht Chamomilla gegeben wird, würde der weitere Verlauf wahrscheinlich so aussehen: Schon in der Nacht spürt sie ihren Kopf und am nächsten Morgen klagt sie über einen Brummschädel. Die Laune ist entsprechend, nichts kann sie zufriedenstellen. Ihre trockene Zunge sieht rissig aus mit einem dicken gelben Belag. Nicht nur der Mundgeschmack ist bitter, sondern alles, was sie probiert, schmeckt bitter. Appetit fehlt, ihr ist schlecht und es kann zu gelegentlichem Erbrechen kommen. Aufgestoßenes schmeck sauer. Im Magen brennt es. Nach dem Aufstehen bekommt sie Durchfall. Sie möchte viel trinken, am liebsten saure, kalte Getränke. Daher greift sie wieder zu dem altbewährten Sauerkrautsaft, und siehe da, er tut gut.

• *Dosierung: CHAMOMILLA C200,* alle 2 Stunden 1 Gabe.

IPECACUANHA *(Ip.)*
Ipecacuanha hat wieder ihren Magen nicht respektiert und alles Essen in größter Eile hinuntergeschlungen. Danach schaffte sie eine ganze Schachtel Pralinen, ohne sie richtig zu schmecken, geschweige denn zu genießen. Nun geht es ihr denkbar schlecht, sie übergibt sich immer wieder und hat zwischendurch Durchfall. Eine äußerst unangenehme Übelkeit begleitet sie ständig, und nach jedem Erbrehen fühlt sie sich noch elender. Die Kräfte verlassen sie, und das Atmen bereitet ihr Schwierigkeiten. Sie empfindet keinen Durst. Die Zunge sieht in Anbetracht der schlimmen Magenverstimmung relativ sauber aus.
• Dosierung: *IPECACUANHA C200,* 2stündlich 1 Gabe.

MENTHA PIPERITA *(Menth.)*
Mentha – die echte Pfefferminze – kommt eher für die Appetitlosigkeit als für eine richtige Magenverstimmung in Frage.
Sie haben noch keinen richtigen Appetit, aber Ihnen fehlt die Geduld zu warten, bis er sich wirklich einstellt. Sie überlegen: Was könnte mir schmecken? Da aber der Körper noch nicht zur Nahrungsaufnahme bereit ist, fällt Ihnen im Grunde nichts ein. Also essen Sie etwas, von dem Sie wissen, daß es Ihnen sowieso schmeckt, und zusätzlich »motzen Sie es noch etwas auf«. Z. B. bereiten Sie die Soße noch schwerer und fetter zu als sonst. Sie machen die Speisen sehr schmackhaft, aber so schwer, daß auch ein eiserner Magen Schwierigkeiten bekäme.
Dazu begehen Sie noch einen zweiten Fehler. Da das Gericht nun nicht genauso schmeckt wie sonst, essen sie mehr als gewöhnlich.
Am nächsten Morgen fehlt Ihnen meist gänzlich der Appetit. Sie fühlen sich lustlos und träge. Gerne würden Sie Ihre Arbeit anpakken, aber es fehlt der rechte Schwung, es funkt nicht richtig. Manchmal begleiten Durchfall und leichte Übelkeit diesen Zustand.
Nun sollten Sie einen leichten hellgrün gefärbten Pfefferminztee trinken. Dazu vielleicht ein Stückchen trockene Semmel oder einen Zwieback. Jetzt üben Sie sich etwas in Geduld. Mit Erstaunen

werden Sie feststellen, daß in wenigen Stunden der richtige Appetit zurückkehrt. Neigen Sie dazu, immer wieder in diesen Zustand zu fallen, dann sollten Sie Mentha piperita in homöopathischer Aufbereitung nehmen. Auch im geistigen Bereich werden Sie dann mehr Lebensfreude und eine spürbare Leistungssteigerung bemerken.
● Dosierung: *MENTHA C200,* alle 3 Tage 1 Gabe.

NUX VOMICA *(Nux-v.)*
Nux hat schon lange nicht mehr die Muße gehabt, richtig zu essen, das Essen zu genießen und sich des Lebens zu erfreuen. Jetzt ist er eingeladen zu einem Fest. Er möchte das Beste daraus machen. Also versucht er alle anstehenden Arbeiten schnell zu erledigen, um in Ruhe den Abend genießen zu können. Er verspätet sich und möchte nun in der ihm verbleibenden Zeit möglichst viel erleben. Statt sich in Ruhe einzustimmen, hält er sich gleich ordentlich an den Alkohol und probiert alles quer durch das kalte Buffet. Spätestens am nächsten Morgen ist ihm speiübel. Er kann lange nicht brechen, obwohl er inständig darum bittet, es möge gelingen. Er fühlt sich elend und unfähig, irgend etwas anzufangen. Ihn fröstelt, und er würde am liebsten im Bett bleiben und an nichts denken.
Wenn er sich übergeben kann, erwachen seine Lebensgeister wieder. Aber an Essen und Trinken mag er vorerst nicht mehr denken.
● Dosierung: *NUX VOMICA C200,* alle 2 Stunden 1 Gabe.

PULSATILLA *(Puls.)*
Pulsatilla hat sich lange zurückgehalten und nur leichte Sachen gegessen, da kommt die Einladung gerade gelegen. Sie kennt ihre Schwächen und nimmt sich vor, nicht übermäßig zu essen. Aber beim Anblick der gedeckten Tafel vergißt sie all ihre guten Vorsätze. Die kleinen Käsehäppchen sehen so verlockend aus. Der Schweinebraten schmeckt einfach himmlisch. Die Bowle mundet so köstlich, daß sie sich immer wieder nachschenkt, und besonders die gezuckerten Früchte haben es ihr angetan. Für die köstlichen Nachspeisen endlich fehlen ihr einfach die Worte!
Meistens merkt sie bald danach, daß es wieder zuviel gewesen ist. Ihr wird speiübel. Das Erbrechen erleichtert zwar etwas, aber sie merkt, daß der größte Teil im Magen geblieben ist.

Obwohl ihr eher kalt ist, fühlt sie sich draußen an der frischen Luft besser. Solange sie sich leicht bewegt, kann sie die Magenbeschwerden aushalten. Sie hat jetzt weder Durst noch Appetit, sondern freut sich, den Magen entlastet zu haben. Wenn dieser Zustand jedoch in schwerwiegender Form auftritt, ist ihr zum Heulen zumute, und sie schwört sich, nie wieder diese Fehler zu begehen.

- Dosierung: *PULSATILLA C200,* alle 2 Stunden 1 Gabe.

**Symptomenverzeichnis**
*(siehe auch Schwangerschaftsübelkeit)*

*Mittel:*

Antimonium crudum (Ant-c.), Argentum nitricum (Arg-n.), Bryonia alba (Bry.), Chamomilla (Cham.), China (Chin.), Ipecacuanha (Ip.), Lycopodium (Lyc.), Mentha piperita (Menth.), Nux vomica (Nux-v.), Pulsatilla (Puls.)

*Ursache:*

| | |
|---|---|
| Ärger: | Cham., Ip. |
| Austern: | Bry. |
| Brot, zu frisches: | Bry., Puls. |
| Eis: | Arg-n., Ars., Puls. |
| Fettes: | Puls. |
| Hülsenfrüchte: | Bry. |
| Obst: | Ars., Bry. |
| Sauerkraut: | Bry. |
| Saures: | Ant-c. |
| Süßes: | Arg-n., Ip., Nux-v. |
| Wein: | Ant-c., Nux-v. |

# Anhang

## Rezepte

*Getränke*

Die folgenden Getränke sind besonders für die Krankenkost geeignet. Sie sind neutral, frei von Reizstoffen, nahrhaft und stören die Wirkung der homöopathischen Mittel nicht.

*Brottrunk*

Der Brottrunk ist ein sehr wohltuendes, schmackhaftes Getränk und gibt besonders in der Genesungszeit sehr viel Kraft. Die entspannende Wirkung hält noch lange nach dem Trinken an.
Nehmen Sie eine Scheibe altes Brot, das aus fein gemahlenem Vollkornmehl gebacken ist. Es darf kein dunkles, grobkörniges Brot sein. Toasten Sie die trockene Brotscheibe, bis sie leicht braun ist. Sie darf auf keinen Fall dunkelbraun oder schwarz werden. Bringen Sie 1½ Gläser Wasser zum Kochen, nehmen Sie den Topf von der Platte, geben Sie das Brot hinein und lassen Sie das Getränk bei geschlossenem Deckel 5 Minuten ziehen. Dann abseihen. Zum Süßen nehmen Sie entweder den hellen Muscovadozucker oder Reismalz. (Ein Gesunder kann auch dunklen Zucker nehmen.) Eventuell mit einer Prise Salz würzen. Achten Sie darauf, daß das Brot frei von chemischen Konservierungsmitteln und Zusätzen ist und möglichst aus biologischem Anbau stammt.

*Reistrunk*

Der Reistrunk eignet sich als Aufbaukost bei Erkrankungen des Darmes. Er ist nahrhafter als der Brottrunk. Im akuten Zustand sollten Sie den weißen geschälten Reis nehmen.
Kochen Sie 1 Eßlöffel Reis mit 1½ Gläsern Wasser 5 Minuten lang, dann abseihen. Sie können das Getränk mit hellem Muscovadozukker, Honig oder eventuell mit Reismalz leicht süßen. Wenn Sie den Reistrunk mehrmals am Tag trinken, sollten Sie nicht jedesmal Honig nehmen. Würzen Sie mit einer Prise Salz.

In der Rekonvaleszenz können Sie ein etwas dickflüssigeres Getränk zubereiten, indem Sie 2 Eßlöffel weißen Reis 8–10 Minuten kochen. Hier empfiehlt sich, den naturbelassenen Reis zu nehmen, der aber vorher grob geschrotet werden muß. Das feine Mehl sollten Sie absieben. Kochen Sie 1 Eßlöffel grob geschroteten braunen Reis mit 2 Gläsern Wasser 7–8 Minuten lang. Süßen Sie wie oben.

*Reismalztrunk*

Dieses Getränk wirkt kräftigend auf den Körper. Es ist den Menschen in der Rekonvaleszenz zu empfehlen, die sich normalerweise viel bewegen.
In einem Glas heißem Wasser lösen Sie 1–2 Teelöffel Reismalz auf.
Variationen: Reismalz mit Milch z. B. zum Frühstück, oder während der Genesung Reismalz mit halb Wasser halb Milch trinken.

*Hafertrunk*

Er wirkt beruhigend auf Menschen mit überreizten Nerven. Wenn Sie während der Genesung sehr zittrig und nervös sind und sich auf nichts konzentrieren können, kochen Sie einen Eßlöffel Haferflokken mit 2 Gläsern Wasser 3 Minuten lang und süßen mit Kandiszukker.

*Gerstentrunk*

Gerstentrunk eignet sich am besten, wenn Sie an Gewicht verloren haben oder für stillende Frauen. Die Gerste muß geschrotet und sollte leicht angeröstet werden, bis es gerade anfängt zu duften. (Dunkel Geröstetes verliert an Heilkraft und wirkt außerdem blähend. Deshalb empfehlen wir das Gerstenmalz nicht; da es in Deutschland dunkel und bitter angeboten wird. Grundsätzlich ist Gerstenmalz sehr gesund.) 2 Eßlöffel Gerstenschrot werden mit 2 Gläsern Wasser 10 Minuten gekocht. Sie können mit einer Prise Salz würzen. Zum Süßen verwenden Sie Zuckerrohr-, Rüben- oder Dattelsirup. Wenn Sie Gerstenflocken verwenden, kochen Sie sie nur 3–4 Minuten.

*Milchbildungskugeln*

250 g Weizen
150 g Gerste
100 g Hafer
1 Handvoll gehackte Cashewnüsse
150 g Butter
150 g Muscovadozucker oder Rapadura oder Ursüße etc.

Das Getreide wird fein gemahlen. Rösten Sie das Mehl mit den Cashewnüssen in einem Topf an, bis es leicht braun wird und stark duftet. Geben Sie jetzt die Butter hinein und rühren Sie weiter, bis sie ganz geschmolzen ist. Als letztes fügen Sie den Zucker dazu und nehmen jetzt nach 10–15 Sekunden den Topf vom Feuer.
Um die Kugeln gut formen zu können, geben Sie 2–3 Eßlöffel Wasser hinzu. Formen Sie sie, solange die Masse noch warm ist. Die Kugeln sollten einen Durchmesser von 2,5 bis 3 cm haben.

# Literatur


1. Allen, H.C., *Leitsymptome der wichtigen Mittel der Materia Medica*, Burgdorf Verlag, Göttingen
2. Boericke, William, *»Homoeopathische Mittel und ihre Wirkungen«*, Verlag Grundlagen und Praxis, Leer, 2. Auflage 1973
3. Buchwald, Gerhard, *Impfen – ja oder nein – und die Folgen,* Buchwald Gerhard, *Impfen schützt nicht – Impfen nützt nicht – Impfen schadet* (2 Vorträge), veröffentlicht u. a. im »Homöopathischen Ratgeber«, Nr. 3 und Nr. 4, Lage & Roy Verlag, Hörnleweg 36, 82418 Murnau; Tel. Dr. med. Gerhard Buchwald: 0 92 88/83 28; Anschrift: Am Wolfsbühl 28, 95138 Bad Steben
4. Chand, Diwan Jai, *Small Pox and Vaccination,* Hanuman Road 1, New Delhi
5. Clarke, John Henry, *A Dictionary of Practical Materia Medica,* The Homoeopathic Publishing Company, London 1902
6. Coulter + Fisher, *DPT – Ein Schuß ins Dunkle*, Barthel + Barthel Verlag, Schäftlarn
7. Denning, Helmut, *Ärzte sprechen zu Dir,* Georg Thieme Verlag, 2. Auflage, Stuttgart 1967
8. Fisher, Charles E., *Diseases of Children,* Bhattacharyya & Co. Kalkutta 1937
9. Fukuoka, Masanobu, *Der große Weg hat kein Tor*, pala-verlag, Darmstadt
10. Guernsey, Henry N., *Obstetrics,* Sett, Dey & Co., Kalkutta 1943
11. Hahnemann, S., *»Organon der Heilkunst«*, Haug-Verlag, Heidelberg, oder Barthel + Barthel Verlag, Schäftlarn
12. Hering, Constantin, *The Homoeopathic Domestic Physician,* Dr. Sarin Agencies, New Delhi 1980
13. *The Homoeopathic Pharmacy of the United States,* published under the Direction of the American Institute of Homoeopathy, 6th Edition, Boston 1941
14. Hoyne, Temple, *Clinical Therapeutics,* Jain Publishing, New Delhi 1974

15. *Journal of the American Institute of Homoeopathy*, Vol. 58, Nos. 5 – 6, May – June 1965
16. *Kent's Repertorium Generale*, Barthel + Barthel Verlag
17. *Klassische Homöopathie*, Heft 6, 1965, Heft 5 und 6, 1966, Haug Verlag Heidelberg
18. Langbein/Martin/Sichrovsky/Weiss, *Bittere Pillen,* Kiepenheuer & Witsch, Köln 1983
19. Laurie, Joseph, *The Homoeopathic Practice of Medicine,* Boericke & Tafel, Philadelphia 1935
20. Lutze, F. H., *The Therapeutics of Facial and Sciatic Neuralgias,* Royal Publishing House, Kalkutta 1960
21. McKeown, Thomas, *Die Bedeutung der Medizin,* Ed. Suhrkamp Bd. 109, Frankfurt
22. *The Medicine Show,* edited by the Consumers Union, Mount Vernon, New York
23. Mendelsohn, Dr. med. Robert S., Wie Ihr Kind gesund aufwachsen kann... auch ohne Doktor!, Mahajiva Verlag, Holthausen
24. Mezger, Julius, *»Gesichtete Homöopathische Arzneimittellehre«*, Haug Verlag, Heidelberg 1985
25. Mirkin/Hoffmann, *The Sports Medicine Book,* Little, Brown and Company, Boston/Toronto
26. Moskowitz, Richard, *The Case Against Immunizations,* Journal of the American Institute of Homoeopathy, März 1983
27. Öko-Test Nr. 9, 10 und 11
28. Ravi Roy und Carola Lage-Roy, *Homöopathischer Ratgeber für Reisen, besonders Tropenreisen*, Lage & Roy Verlag, Murnau, 1992
29. Ravi Roy und Carola Lage-Roy, *Homöopathischer Ratgeber für eine Zukunft mit Radioaktivität*, Lage & Roy Verlag, Murnau
30. Roy/Lachowski *Elemente der Homöopathie*, Lage + Roy Verlag, 1. Auflage 1955
31. Shepherd, Dorothy, *Die Kraft der kleinen Kügelchen*, Lage & Roy Verlag, Murnau, 1995
32. Willfort, Richard, *»Gesundheit durch Heilkräuter«*, Rudolf Trauner Verlag, 18. Auflage 1978

*Bildnachweis:* Die 16 ganzseitigen Farbtafeln sind entnommen aus Köhlers Medizinal-Pflanzen-Atlas, Bd. 1 u. 2, aus dem Jahre 1887.

## Tabelle homöopathischer Mittel

| Name des Mittels | Deutscher Name | Abkürzung |
|---|---|---|
| Aceticum acidum | Essig | Acet-ac. |
| Aconitum napellus | Sturmhut | Acon. |
| Allium cepa | Zwiebel | All-c. |
| Alumina | Tonerde | Alum. |
| Anacardium orientale | Elefantenlaus | Anac. |
| Anagallis arvensis | Ackergauchheil | Anag. |
| Angustuva vera | Borke von Galipea cusparia | Ang. |
| Antimonium crudum | Grauspießglanzerz | Ant-c. |
| Antimonium tartaricum | Brechweinstein | Ant-t. |
| Apis mellifica | Biene | Apis. |
| Argentum metallicum | Silber | Arg-m. |
| Argentum nitricum | Höllenstein | Arg-n. |
| Arnica montana | Arnika, Bergwohlverleih | Arn. |
| Arsenicum album | Arsen | Ars. |
| Asarum europaeum | Haselwurz | Asar. |
| Aurum metallicum | Gold | Aur. |
| Barium carbonicum | Bariumcarbonat | Bar-c. |
| Belladonna (Atropa belladonna) | Tollkirsche | Bell. |
| Bellis perennis | Gänseblümchen | Bellis. |
| Berberis vulgaris | Berberitze | Berb. |
| Botulinum | Wurstgift | Botul. |
| Bromium | Brom | Brom. |
| Bryonia alba | Weiße Zaunrübe | Bry. |
| Cactus grandiflorus | Königin der Nacht | Cact. |
| Caladium seguinum | Schweigrohr | Calad. |
| Calcium carbonicum | Kalk | Calc. |
| Calendula officinalis | Ringelblume | Calend. |
| Camphora officinarum | Kampfer | Camph. |

| Name des Mittels | Deutscher Name | Abkürzung |
|---|---|---|
| Cantharis vesicatoria | Spanische Fliege | Canth. |
| Carbolicum acidum | Karbolsäure | Carb-ac. |
| Carbo animalis | Tierkohle | Carb-an. |
| Carboneum sulfuratum | Schwefelkohlenstoff | Carb-s. |
| Carbo vegetabilis | Holzkohle | Carb-v. |
| Carcinosinum oder Carcinominum | Krebs-Nosode | Carc. |
| Carduus marianus | Mariendistel | Card-m. |
| Castor equi | Pferdezehe | Cast-eq. |
| Caulophyllum thalictroides | Frauenwurzel | Caul. |
| Causticum Hahnemanni | Hahnemanns Ätzstoff | Caust. |
| Chamomilla vulgaris | Kamille | Cham. |
| Chelidonium majus | Schöllkraut | Chel. |
| China officinalis | Chinarinde | Chin. |
| Cina (Artemisia maritima) | Zitwerblütensamen | Cina |
| Coffea cruda | Roher Bohnenkaffee | Coff. |
| Coffea tosta | Kaffee | Coff-t. |
| Colchicum autumnale | Herbstzeitlose | Colch. |
| Colocynthis (Citrullus colocynthis) | Koloquinte | Coloc. |
| Crataegus oxyacantha | Weißdorn | Crat. |
| Croton tiglium | Krotonöl | Crot-t. |
| Cuprum metallicum | Kupfer | Cupr. |
| Cuprum arsenicosum | Kupferarsenit | Cupr-ars. |
| Derris pinnata | unbekannt (chinesische bohnenartige Pflanze) | Der. |
| Dioscorea villosa | Yam | Dios. |
| Diphtherinum | Diphtherie-Nosode | Dipht. |
| Dolichos pruriens | Juckbohne | Dol. |
| Drosera rotundifolia | Sonnentau | Dros. |
| Dulcamara (Solanum dulcamara) | Bittersüße Nachtschatten | Dulc. |

| Name des Mittels | Deutscher Name | Abkürzung |
|---|---|---|
| Euphrasia officinalis | Augentrost | Euphr. |
| Ferrum metallicum | Eisen | Ferr. |
| Ferrum phosphoricum | Eisenphosphat | Ferr-p. |
| Gelsemium sempervirens | Jasmin | Gels. |
| Glonoinum | Nitroglyzerin | Glon. |
| Graphites | Reißblei | Graph. |
| Gunpowder | Schießpulver | Gunp. |
| Hamamelis virginica | Zaubernuß | Ham. |
| Hecla lava | Hekla lava | Hecla. |
| Hepar sulfuris calcareum | Hahnemanns Calciumsulfid | Hep. |
| Hypericum perforatum | Johanniskraut | Hyper. |
| Ignatia amara | Ignatiusbohne | Ign. |
| Illicium anisatum | Anis-Sternanis | Ill. |
| Ipecacuanha (Cephaelis ipecacuanha) | Brechwurzel | Ip. |
| Jalapa (Ipomoea purga) | Jalapenknolle | Jalap. |
| Kalium bichromicum | Kaliumbichromat | Kali-bi. |
| Kalium carbonicum | Kaliumcarbonat | Kali-c. |
| Kalium sulfuricum | Kaliumsulfat | Kali-s. |
| Kreosotum | Kreosot | Kreos. |
| Lachesis muta (Trigonocephalus lachesis) | Buschmeister | Lach. |
| Lacticum acidum | Milchsäure | Lac-ac. |
| Lathyrus sativa | Platterbse | Lath. |
| Latrodectus mactans | Schwarze Witwe | Lat-m. |
| Ledum palustre | Wilder Rosmarin – Sumpfporst | Led. |
| Lycopodium clavatum | Bärlapp | Lyc. |
| Lyssin (Hydrophoninum) | Tollwut-Nosode | Lyss. |
| Magnesium carbonicum | Magnesiumcarbonat | Mag-c. |
| Magnesium phosphoricum | Magnesiumphosphat | Mag-p. |
| Medorrhinum | Tripper-Nosode | Med. |
| Melilotus | Steinklee | Meli. |

| Name des Mittels | Deutscher Name | Abkürzung |
|---|---|---|
| Mentha piperita | Pfefferminze | Menth. |
| Mercurius solubilis Hahnemanni | Hahnemanns lösliches Quecksilber | Merc. |
| Mercurius corrisivus sublimatus | Hydrargyrum bichloratum | Merc-c. |
| Mercurius jodatus flavus (protojodatus) | gelbes Quecksilberjodid | Merc-j-f. |
| Mercurius jodatus rubrum (binjodid) | rotes Quecksilberjodid | Merc-j-r. |
| Millefolium | Schafgarbe | Mill. |
| Mitchella repens | unbekannt (auf Englisch – Partridge beans) | Mitch. |
| Natrium carbonicum | Labarraquesche Lösung | Nat-c. |
| Natrium muriaticum | Kochsalz | Nat-m. |
| Natrium sulfuricum | Glaubersalz | Nat-s. |
| Nux moschata | Muskatnuß | Nux-m. |
| Nux vomica | Brechnuß | Nux-v. |
| Opium (Papaver somniferum) | Schlafmohn | Op. |
| Pertussin | Keuchhusten-Nosode | Pert. |
| Phellandrium aquaticum | Wasserfenchel | Phel. |
| Phosphorus | Phosphor | Phos. |
| Phytolacca decandra | Kermesbeere | Phyt. |
| Pilocarpinum | Pilocarpin | Pilo. |
| Plantago major | Breitwegerich | Plant. |
| Psorinum | Krätze-Nosode | Psor. |
| Pulex irritans | Floh | Pulex |
| Pulsatilla nigricans (Anemone pulsatilla) | Küchenschelle | Puls. |
| Rheum officinale (palmatum) | Rhabarber | Rheum |
| Rhus toxicodendron | Giftefeu | Rhus-t. |
| Rubeolinum | Röteln-Nosode | Rubl. |
| Rumex crispus | Krauser Ampfer | Rumx. |
| Ruta graveolens | Weinraute | Ruta. |
| Sambucus nigra | Holunder | Samb. |

| Name des Mittels | Deutscher Name | Abkürzung |
|---|---|---|
| Sanguinaria canadensis | Kanadische Blutwurzel | Sang. |
| Sepia officinalis | Tintenfisch | Sep. |
| Silicea terra (Silicium) | Kieselsäure | Sil. |
| Spigelia anthelmia | Wurmkraut | Spig. |
| Spongia marina tosta (Euspongia officinalis) | Meerschwamm (gerösteter) | Spong. |
| Staphisagria (Delphinium staphisagria) | Stefanskorn | Staph. |
| Stramonium (Datura stramonium) | Stechapfel | Stram. |
| Sulfur | Schwefel | Sulf. |
| Sulfuricum acidum | Schwefelsäure | Sul-ac. |
| Symphytum officinale | Beinwell | Symph. |
| Syphilinum | Syphilis-Nosode | Syph. |
| Tabacum (Nicotiana tabacum) | Tabak | Tab. |
| Terebinthina | Terpentin | Ter. |
| Thuja occidentalis | Lebensbaum | Thuj. |
| Tuberculinum bovinum | Tuberkulose-Nosode | Tub-bov. |
| Urtica urens | Brennessel | Urt-u. |
| Varicellinum | Windpocken-Nosode | Varic. |
| Veratrum album | Weiße Nieswurz | Verat. |
| Veratrum viride | Grüne Nieswurz | Verat-v. |
| Vespa crabro | Wespe | Vespa |
| Zeckenbißfieber-Nosode | — | Zeck. |

CAROLA ROY & RAVI ROY

# Kinder mit Homöopathie behandeln

## Schwerpunktthema: Impfung

Weltbild

# Inhalt

## III. Allgemeine Kinderkrankheiten



## IV. Infektionskrankheiten

## V. Arzneimittellehre



## VI. Keine Angst vor Ängsten

## VII. Anhang

# I.

# Einführung

# Die Homöopathie gestern und heute

Homöopathie ist eine medizinische Therapie, die die Ursache und den Kern von Krankheiten auflösen und heilen will. Sie ist nicht daran interessiert, die Folgen falscher Handlungen zu beseitigen, so daß der Mensch weiterhin so leben kann, wie er bisher gelebt hat.

Die Homöopathie wurde uns in der Form, wie sie heute praktiziert wird, von dem berühmten Arzt Dr. Samuel Hahnemann gegeben. In über 50 Jahren wissenschaftlicher Arbeit stellte er die Grundsätze der Homöopathie dar. Diese Prinzipien faßte er in seinem Grundwerk »Organon der Heilkunst« zusammen, dessen erste Auflage im Jahre 1810 erschien. Sein größtes Werk ist jedoch die Abhandlung über »Die chronischen Krankheiten«, die 1829 zum ersten Mal erschien. Seine erste Veröffentlichung über dieses neue universale Heilprinzip machte er im Jahr 1796 in einem Aufsatz in Hufelands Journal.

Die Ideen von Hahnemann waren genauso revolutionär wie die der Physik am Ende des 19. Jahrhunderts. Akzeptiert hat die Welt die Quantentheorie und die Relativitätstheorie von Einstein zwar schon, verstanden haben sie aber nur die wenigsten. Die Physik ist eine anerkannte Wissenschaft, da sie die Grundsätze der Wissenschaft ähnlich wie die Mathematik erfüllt. Die Homöopathie erhebt den Anspruch, genauso eine exakte Wissenschaft zu sein. Damit ein Spezialgebiet oder eine Lehre als exakte Wissenschaft fungieren kann, müssen die Grundsätze wissenschaftlichen Arbeitens erfüllt sein. Jeder wissenschaftliche Zweig leistet das auf seine Weise.

## Die Grundsätze der Wissenschaft lauten:

1. Durch Beobachtung von Naturphänomenen wird eine *Arbeitshypothese* aufgestellt.
2. Diese Arbeitshypothese bildet die Grundlage für *Versuche und Experimente*.

3. Stimmen die Ergebnisse im großen Umfang überein, wird die Arbeitshypothese zu einer *Theorie* erhoben und akzeptiert.
4. Sind die Ergebnisse der Anwendung der Regeln und Prinzipien dieser Theorie über jahrelange Versuche immer exakt nachzuprüfen, wird die Theorie zu einem *Naturgesetz* erhoben und akzeptiert.
5. Ein *Naturgesetz ist unfehlbar* in seinem Rahmen der Existenz. Durch Einsteins Theorie wurden die Newtonschen Gesetze nicht widerlegt, sondern sie stellte nur eine höhere Gesetzmäßigkeit dar. Die Newtonschen Gesetze sind in ihrem Rahmen richtig. Wenn man die Angelegenheit von einer höheren Warte betrachtet, dann sind die alten Gesetze aufgehoben, und es treten höhere Gesetze in Kraft.
6. Ein Naturgesetz gibt uns die Basis, um etwas *genau bestimmen* und *voraussagen* zu können. Es sind die Naturgesetze, die es dem Menschen ermöglichen, zum Mond zu fahren.
7. Um ein Naturgesetz unfehlbar in der Praxis anwenden zu können, müssen die *Prinzipien und Regeln verstanden, beachtet und exakt ausgeführt werden.*
   Aus diesem Grund forderte Hahnemann:
   *Macht's nach, aber macht's genau nach!*

Nun betrachten wir Hahnemanns Homöopathie, ihre Entwicklung und Ausarbeitung nach diesen Grundsätzen.

*Zu Punkt 1:* Im Jahre 1790 machte Hahnemann die Beobachtung über das Naturphänomen, wie und was für eine Wirkung alle Substanzen auf einen lebendigen und gesunden Organismus ausüben:
Sie produzieren Symptome von bestimmten Krankheitsrichtungen. Hahnemanns revolutionärer erster Selbstversuch in seinen eigenen Worten:

> *»Ich nahm zum Versuch halber etliche Tage zweimal täglich jedesmal 4 Quentchen gute China ein; die Füße, die Fingerspitzen wurden mir erst kalt, ich ward matt und schläfrig, dann fing mir das Herz an zu klopfen, mein Puls ward hart und geschwind: eine unleidliche Ängstlichkeit, ein Zittern (aber ohne Schauder), eine Abgeschlagenheit durch alle Glieder, dann Klopfen im Kopfe, Röthe der Wangen,*

*Durst, kurz alle mir sonst beim Wechselfieber gewöhnlichen Symptome erschienen nacheinander, doch ohne eigentlichen Fieberschauder ...«*

In seinem Kopf blitzt der Gedanke auf: Heilt die Chinarinde Wechselfieber, weil sie in der Lage ist, sie im menschlichen Körper hervorzurufen?

*Zu Punkt 2:* Er stellte nun folgende Arbeitshypothese auf:
Eine bestimmte Substanz kann eine Krankheitsäußerung heilen, weil sie diese im »gesunden« Körper produziert.
Um mit dieser Hypothese Versuche mit Kranken machen und experimentieren zu können, mußte er erst viele solcher Beobachtungen von Mittelwirkungen an sich selbst und gesunden Menschen durchführen. Also nahm er die gewöhnlichen Arzneien der damaligen Zeit und machte Selbstversuche mit Aconit, Belladonna, Chamomilla usw. Gleichzeitig gab er seinen Patienten diese Mittel, wenn er ähnliche Krankheitsäußerungen bei ihnen feststellen konnte.
Nach sechs Jahren des Experimentierens war er so weit, daß er es wagen konnte, der Welt bzw. seinen Kollegen die Quintessenz seiner Experimente und Thesen bekanntzumachen.

*Zu Punkt 3:* Schon Ende des 18. Jahrhunderts waren von Hahnemann so viele Heilungen durch die Anwendung protokolliert worden, daß es für ihn keine Arbeitshypothese mehr war. Er faßte die neue Theorie und die neue Arbeitsweise in einem Satz zusammen:
*»Similia similibus curentur«* – Ähnliches soll durch Ähnliches geheilt werden. Anfang des 19. Jahrhunderts machte er Gebrauch von weiteren Anwendungsmöglichkeiten seiner Theorie.
Es liegt jedem Heiler, Therapeuten oder, wie Hahnemann es ausdrückte, Heilkünstler am Herzen, nicht nur seine Mitmenschen von Krankheiten zu heilen, sondern sie auch davor zu bewahren.
In der damaligen Zeit herrschten schlimme Scharlachepidemien, seine Versuche mit der neuen Methode zeigten ihm, in welcher Weise Belladonna ein Replikat (Ebenbild) des Arzneimittels am gesunden Menschen produzieren kann. Aus diesem Grund setzte er Belladonna bei

Scharlachepidemien mit großer Sicherheit als Prophylaxe ein. Die Resultate übertrafen all seine Erwartungen, erfüllten ihn mit großer Freude und gaben ihm den Mut, seine wissenschaftlichen Arbeiten weiterzuführen. Keiner der Menschen, die die Scharlachprophylaxe erhalten hatten, erkrankte an Scharlach. Der Schutz war 100%ig.
Im Jahre 1805 veröffentlichte er den Vorläufer zum »Organon«, in dem er seine bisher bekannten Grundsätze und Regeln der Homöopathie zusammenfaßte. 1807 wurde die neue Wissenschaft auf den Namen »Homöopathie« getauft. Hahnemann erschuf das Wort aus dem Griechischen mit der Bedeutung »ähnliches Leiden«. Gleichzeitig erhielt die Schulmedizin auch einen richtigen Namen – »Allopathie« –, der auch von Hahnemann geschaffen wurde. *Allos* bedeutet anders, also »anderes Leiden«.

*Zu Punkt 4:* Nachdem Hahnemann 20 Jahre mit der Theorie gearbeitet hatte, erhob er sie um 1810 zu einem Naturgesetz:
*»Similia similibus curantur«* – Ähnliches wird durch Ähnliches geheilt, und er schrieb auch das Grundwerk der Homöopathie, das »Organon der Heilkunst«.

*Zu Punkt 5:* Hahnemanns Heilerfolge waren jetzt weit und breit bekannt, und auch seine Vorbeugungsmethode gewann immer mehr an Akzeptanz unter seinen Schülern und Kollegen, die angefangen hatten, mit der Homöopathie zu experimentieren. In den nächsten Jahren erlebte Hahnemann jedoch immer mehr Enttäuschungen bei der Anwendung des von ihm entdeckten Heilgesetzes. Sein Glaube an dieses Heilgesetz war aber unerschütterlich, also machte er sich nach vielen Monaten klar, daß die Fehlschläge nicht in dem Gesetz liegen konnten, sondern in der Art und Weise der Anwendung und daß sie auf ungenügendem Wissen beruhten. Die nächsten zwölf Jahre bestanden in einer wahren Herkulesarbeit, in der Erforschung und Aufstellung der Grundursachen von Krankheiten. Seine Miasmentheorie und die Vorgehensweise für die Behandlung von chronischen Krankheiten legte er in seiner Abhandlung »Die chronischen Krankheiten« nieder, die 1829 veröffentlicht wurde.

*Zu Punkt 6:* Hahnemann stellte die Theorie auf, daß allen Krankheiten nur drei Krankheitsursachen zugrunde liegen, die er Psora, Sykosis und Syphilis nannte. Mit der Entdeckung dieser Tatsache wurde seine Wissenschaft unfehlbar. Die Heilungen von Hahnemann sind inzwischen zur Legende geworden.

*Zu Punkt 7:* Hahnemann hat seine Wissenschaft zielsicher in die Praxis umsetzen können. Auch seine Schüler, die das Gesetz richtig verstanden und genauso ausführten, konnten die Unfehlbarkeit bestätigen.

# Homöopathie in der Praxis

Die Anwendungsweise der Homöopathie hat Hahnemann in § 3 des »Organons« ausführlich zusammengefaßt:

> *§ 3*
> *Sieht der Arzt deutlich ein, was an Krankheiten, das ist, was an jedem einzelnen Krankheitsfalle insbesondere zu heilen ist (Krankheits-Erkenntnis, Indication), sieht er deutlich ein, was an den Arzneien, das ist, an jeder Arznei insbesondere, das Heilende ist (Kenntniß der Arzneikräfte), und weiß er nach deutlichen Gründen das Heilende der Arzneien dem, was er an dem Kranken unbezweifelt Krankhaftes erkannt hat, so anzupassen, daß Genesung erfolgen muß, anzupassen sowohl in Hinsicht der Angemessenheit der für den Fall nach ihrer Wirkungsart geeignetsten Arznei (Wahl des Heilmittels, Indicat), als auch in Hinsicht der genau erforderlichen Zubereitung und Menge derselben (rechte Gabe) und der gehörigen Wiederholungszeit der Gabe: – kennt er endlich die Hindernisse der Genesung in jedem Falle und weiß sie hinwegzuräumen, damit die Herstellung von Dauer sei: so versteht er zweckmäßig und gründlich zu handeln und ist ein ächter Heilkünstler.*

## Das Verständnis von Krankheiten

Hahnemann fordert uns als Therapeuten auf, uns ein gründliches Verständnis der Krankheiten zu verschaffen. Der Mensch besteht aus Geist, Seele und Körper, wobei der Geist das bestimmende Prinzip ist, die Seele der Vermittler und der Körper das ausführende Prinzip oder Organ. Alle Krankheitsursachen haben ihren Sitz in der Seele. Die Äußerung dieser Krankheitsursachen findet in den mentalen, emotionalen, energetischen und physischen Körpern des Menschen statt. Wenn wir von geistigen Symptomen sprechen, dann meinen wir damit die auf der Mentalebene, denn der Geist ist das reine göttliche Prinzip, er ist und bleibt immer perfekt. Er kann von Krankheiten nicht berührt werden. Der Geist ist das heilende Prinzip. Das homöopathische Mittel ermöglicht dem Geist, in den niederen Körper einzutreten und die Heilungen zu bewirken.

*Studium der Arzneimittellehre*

Hahnemanns zweite Aufforderung besteht darin, daß wir uns genaue Kenntnis der Arzneien aneignen sollten. Dies ist das Studium der Arzneimittelbilder, die inzwischen einen beträchtlichen Umfang angenommen haben. Jedoch ist die Handhabung der göttlichen Prinzipien immer sehr einfach. Wir brauchen dafür nur das Wesen eines Mittels in unserem tiefsten Inneren zu verstehen.
Darüber hinaus brauchen wir die Kenntnisse der wesentlichen Symptome dieser Arznei. Dies ist für jeden Menschen, der ernsthaft darum bemüht ist, gut möglich.

*Die Anamnese*

Der Heilkünstler muß wissen, wie seine Kenntnisse der Arzneimittel auf die der Krankheit zu übertragen sind. Um dies tun zu können, muß das Krankheitsgeschehen bei einem Menschen in seinem Wesen erfaßt werden. Dies nennt man die Fallaufnahme oder Anamnese. Dann wird der Fall in seinem Kernpunkt analysiert, die wesentlichen Symptome werden herausgestellt, und in den Repertorien und Arzneimittelbildern wird gesucht, welches Mittel in seinem Wesen genau mit den herausgearbeiteten Symptomen übereinstimmt. Dies ist die sogenannte Mittelfindung.

*Die Dosierung*

Die Verabreichung des *Similimums* (des am besten passenden Mittels). Hier müssen die Potenz, die Anzahl der Tropfen und die Abstände bestimmt werden. Für die Dosierung gibt es in der Homöopathie eine Anzahl von Regeln, die auf den beiden inneren Umschlagseiten übersichtlich dargestellt sind.

*Hindernisse bei einer Heilung*

Weiterhin erklärt uns Hahnemann, daß der Heilkünstler die möglichen Hindernisse und Blockaden für eine Heilung kennen muß. Darüber hinaus muß er wissen, wie sie zu beseitigen sind, damit sich die volle Genesung entfalten kann. Diese Hindernisse sind im Inneren und im Äußeren zu finden. In der äußeren Welt ist eine entsprechende und individuelle Korrektur der Lebensweise für eine gute homöopathische Arbeit notwendig. In der inneren Welt sind die Traumen (Verletzungen) auf allen Ebenen als Blockaden zu betrachten bis hin zu den Grundursachen der Krankheit, den Miasmen.

Die weitere Arbeit und die Forschungen auf dem Gebiet der Homöopathie lassen uns heutzutage sieben Miasmen aufstellen.

## Die Miasmen

Vom geistigen Standpunkt sind die Miasmen ein Mißbrauch des Göttlichen im Menschen.

- Das Grundmiasma ist die Psora.
  Die Psora ist der Mißbrauch des Wissens und der Weisheit.
- Das zweite Miasma ist die Sykose.
  Sie kommt zustande durch den Mißbrauch des Lebens, und zwar der Schönheit des Lebens.
- Das dritte Miasma ist die Syphilis.
  Sie entstand aus dem Mißbrauch der Macht.
- Das vierte Miasma ist die Tuberkulose.
  Sie beruht auf dem Mißbrauch des Bewußtseins, das die Wahrheit beinhaltet.
- Das fünfte Miasma ist die Carcinose.
  Dies ist der bewußte Mißbrauch des Willens.
- Das sechste Miasma ist die Pseudosykose.
  Es ist der willentliche Mißbrauch der Schöpfungskraft.
- Das siebte Miasma ist die Pseudosyphilis.
  Es ist der egoistische Mißbrauch der Gaben Gottes.

## Potenzen und Potenzierung

Am Anfang seiner Versuche arbeitete Hahnemann selbstverständlich mit Urtinkturen. Eine Urtinktur ist ein alkoholischer Auszug aus Pflanzen oder eine reine chemische Substanz bzw. ein Mineral oder ein Element. Chemische Substanzen sind z. B. Atropin, Kalium sulfuricum, Hepar sulfuris usw. Mineralien und Elemente sind z. B. Graphit, Sulfur (Schwefel), Aurum (Gold), Kohle, Petroleum usw.

Die Begriffe Potenzen und Potenzierung existierten vor Hahnemanns Entdeckung gar nicht im Sinne der Homöopathie. Hahnemann hatte nur die Ursubstanzen zur Verfügung und benutzte diese in der Weise, wie er es gelernt hatte. Die Dosierung war simpel, es wurde einfach mehr oder weniger von den Substanzen verwendet, nur mit dem Unterschied, daß sie jetzt aufgrund des homöopathischen Prinzips angewandt wurden. Hahnemann erkannte jedoch, daß die großen Mengen an Mitteln, wie sie in der Schulmedizin üblich waren, bei den Patienten starke Reaktionen auslösten, wenn sie homöopathisch angewandt wurden. Manche Reaktionen waren sogar sehr bedrohlich. Er versuchte diese heftigen Reaktionen abzumildern, indem er die Dosis reduzierte. Sein wissenschaftlicher Geist schloß aber willkürlich Reduzierungen der Dosis als Basis für weitere Experimente aus. Also reduzierte er die Dosis in einer ganz exakten Weise durch systematische Verdünnung.

Er nahm einen Teil der Urtinktur und verdünnte ihn mit 99 Teilen Alkohol als Trägersubstanz; bei unlöslichen Substanzen wurde die Verdünnung mit 99 Teilen Milchzucker durchgeführt, wobei er sorgfältig auf eine vollständige, gleichmäßige Verteilung von Trägersubstanz und Mittel achtete. Dies erreichte er, indem er Flüssigkeiten zehn kräftige Schüttelschläge gab und feste Substanzen eine Stunde lang mit dem Milchzucker verrieb. Dies war die erste Verdünnung, später Potenzierung genannt, und sie wurde als »Eins centisimal«, kurz »1« bezeichnet. Heutzutage wird sie in Deutschland wegen der Unterscheidung von anderen Potenzen als »C 1« bezeichnet.

Diese Verdünnung war für einige seiner Patienten viel besser verträglich, aber für andere immer noch zu stark. Also beschloß er, weiter zu verdünnen, und es entstand die zweite Stufe bzw. »C 2«. Nachdem die zweite Potenz immer noch für manche sensiblen Menschen zu stark war, reduzierte er weiter auf die »3«. Nun konnten fast alle Patienten die Mittel gut vertragen. In dieser Weise arbeitete Hahnemann viele Jahre, bis er sich vornahm, auch diese leichten Reaktionen zu vermeiden, und sein experimentierfreudiger Geist forschte weiter. Er verdünnte auf die vierte, fünfte und sechste Stufe und weiter. Dabei beobachtete er, daß die Verdünnungen ab der sechsten Stufe eine neue Art von Wirkung zeigten, die vor allem bei seinen sensiblen Patienten auftrat. Es war keine rein physische Wirkung mehr, sondern eine energetische.

Ab diesem Zeitpunkt nannte Hahnemann diese Stufen der Arzneimittelverarbeitung Potenzen und das Verfahren Potenzierung bzw. Dynamisierung. Es gibt heute drei Arten von Potenzen, die einen festen Platz in der Homöopathie eingenommen haben. Die D-, C- und LM-Potenzen, die Dezimal-, die Centisimal- und die Quinquagintamila-Potenzen. Die Begriffe bezeichnen den Verdünnungsgrad (10fach, 100fach und 50 000fach). Die eigentliche Potenzierung findet durch die Schüttelschläge bei jeder Stufe der Verdünnung statt.

Man könnte denken, daß ab einer bestimmten Stufe der Verdünnung eine weitere Verdünnung nicht mehr nötig wäre, sondern nur noch eine Potenzierung, da das Mittel bereits so stark verdünnt ist, daß keine starken Reaktionen mehr ausgelöst werden können. Dies hat sich jedoch in der Praxis nicht bestätigt. Höhere Potenzen, die ohne weitere Verdünnung hergestellt wurden, erwiesen sich als gewaltige Energiequellen. Diese hohe Konzentration von Energie war sogar gesunden Menschen kaum zumutbar, geschweige denn kranken, bei denen sie unter Umständen lebensgefährlich gewirkt hätte. Hahnemann machte all diese Experimente bei sich selber, bei seiner willigen Familie und seinen Freunden. Als echter Wissenschaftler probierte er erst alles genauestens aus, bevor er damit praktizierte und es veröffentlichte. Das Fazit war: Bei jeder weiteren Potenzierung mußte auch weiter verdünnt werden.

Die D-Potenzen besitzen durch den niedrigen Verdünnungsgrad eine hohe Energiekonzentration und haben die härteste Wirkung von allen Potenzen. Je höher die Potenz, um so feiner und daher tiefergehender die Wirkung. Wenn solche feinen Energien in zu hohen Konzentrationen auftreten, dann können sie bei schwachen Menschen gefährlich werden.

Die C-Potenzen sind zwar auch noch sehr stark, aber für eine große Anzahl von Menschen doch genügend verdünnt, um keine Gefahr darzustellen. Jedoch verursachen sie in vielen Fällen die sogenannte »Erstverschlimmerung«.

Um auch diese zu beheben, widmete Hahnemann die letzten Jahre seines Lebens vielen Versuchen, bis er endlich die LM-Potenzen schuf. Diesen liegt ein ganz anderes Verfahren zugrunde als den C-Potenzen. Der Hauptunterschied besteht in der Art der Verdünnung. Bei jeder Stufe der Potenzierung wird die Verdünnung nämlich auf zwei Vorgänge verteilt. Beim ersten Vorgang geschieht eine hundertfache und beim zweiten Vorgang eine fünfhundertfache Verdünnung; zusammen ergibt dies eine fünfzigtausendfache Verdünnung. Diese Potenzen sind äußerst sanft in ihrer Wirkung, gleichzeitig aber auch sehr schnell. Um sie richtig anwenden zu können, muß man mit allen Prinzipien und Regeln gründlich vertraut sein.

Letztendlich muß jeder Therapeut hier seinen eigenen individuellen Stil finden. Jede Potenz hat ihre Berechtigung, und ein erfahrener Homöopath wird sich die ganze Palette der Potenzen zu Nutzen machen.

## Die Fallaufnahme

Wenn wir eine brauchbare Anamnese im Sinne der Homöopathie erstellen wollen, müssen wir die Anweisungen Hahnemanns beherzigen. Wir müssen das Wesen der Krankheit und die wesentlichen Symptome erfassen.

*Die erste Regel lautet:* Das kranke Kind reden lassen, es nicht unterbrechen, so daß es im Fluß des Erzählens bleiben kann, immer tiefer in sein eigenes Wesen eindringt und tief verborgene Probleme herausholen kann.

Sollte es irgendwo bei der Erzählung steckenbleiben, geben Sie nur mit Hilfsworten einen Anstoß. Nur wenn es anfängt, vom wirklichen Thema abzuweichen, sollte man es sanft zurückbringen, indem man z. B. sagt: »Du wolltest mir etwas über die Schulzeit erzählen« usw.

*Die zweite Regel lautet:* Stellen Sie keine Fragen, die mit ja oder nein beantwortet werden können. Je allgemeiner die Frage gestellt wird, um so besser, z. B.: »Kannst du mir etwas über deine Eßgewohnheit sagen?« und nicht etwa: »Hast du einen guten Appetit?«

*Die dritte Regel lautet:* Zwingen Sie das Kind nicht in eine bestimmte Richtung, bzw. legen Sie ihm nicht die Worte in den Mund, z. B.: »Also du bist sehr vorsichtig!« Sagt das Kind: »Ja«, so könnte es stimmen oder nicht. Auch wenn es zutrifft, haben Sie nichts gewonnen. Sie haben bloß einen Krankheitsbegriff gefunden, aber keine wesentlichen Züge erfassen können. Sagen Sie statt dessen etwa Folgendes: »Von dem, was du mir soeben erzählt hast, ist es zu verstehen, daß du dich nicht recht wohl fühlst.« Sie können jetzt ruhig warten, bis das Kind seine Erzählung weiterführt und Ihnen dabei interessante Einzelheiten mitteilt.

Wenn Ihnen am Ende der Erzählung noch allgemeine Details und Modalitäten (Umstände, die bessern oder verschlimmern) fehlen, können Sie jetzt sehr gezielt, aber unter Beachtung der drei Regeln, Fragen stellen. Die gezielte Befragung haben wir in dem Kapitel »Durchfall« exemplarisch und ausführlich dargestellt. Sie können diese Vorgehensweise auf alle anderen Krankheiten übertragen.

## Die konstitutionelle Behandlung

Die Konstitution eines Menschen beruht auf der miasmatischen Belastung, mit der er auf die Welt kommt. Jedes Kind ist aber am Anfang ganz rein. Gäbe es die Möglichkeit, die Kinder vor allen negativen Einflüssen zu bewahren, würden sie niemals von ihren Miasmen erfahren und berührt werden, sie wären sogar davon befreit.
Die negativen Einflüsse fungieren als Futter für die Miasmen, und sie wachsen und gedeihen in dem Maße, wie diese Einflüsse Macht haben. Das wiederum hängt davon ab, wie groß die Schwächen sind und welche Stärken als Gegengewicht ins Spiel kommen.
Die negativen Einflüsse kommen aus der Umwelt, wobei das nächstlie-

gende Umfeld natürlich die Familie ist. Die Schwächen und Stärken der Familie, vor allem der Eltern, ihre Lebens- und Ernährungsweise, ihr Wissen in Hinsicht auf Lebensführung u. a. bestimmen das Wachstum der Miasmen. Dazu kommen alle Traumen (geistig, seelisch und körperlich) vom Zeitpunkt der Zeugung über Schwangerschaft und Geburt bis zum Kindesalter. Diese Traumen können eine direkte Beziehung zu einem Grundmittel des Kindes haben oder zu einem Randmittel. Z. B. kann eine Kopfverletzung begrenzt sein auf ein Arnica-Trauma oder das Tuberkulose-Miasma aktivieren. In diesem Fall ist Arnica ein Randmittel, es wirkt auf die direkten Folgen eines äußeren Einflusses; Tuberculinum wäre das Grundmittel, denn es geht die miasmatischen Belastungen an.

Eine konstitutionelle Behandlung auf dieser Grundlage bedeutet, daß als erstes die gesamte miasmatische Struktur und alle Traumen des Kindes erfaßt werden. Dies muß nicht und kann auch gar nicht auf einmal geschehen. Der Organismus drückt nur das aus, was momentan vorrangig ist und verarbeitet, aufgelöst und geheilt werden muß.

Von den Informationen, die man vom Kind erhält, sucht man das vordergründige Miasma heraus, und gibt aufgrund der wesentlichen Symptome das passende Mittel. Manchmal ist auch eine Verordnung von zwei Mitteln notwendig.

Verlangt der Organismus nach einer Weile ein neues Mittel, indem er einen neuen Zustand entwickelt, wird dieses jetzt verabreicht. Jedes Mittel bringt das Kind ein Stück näher zu seiner Gesundheit. Zwischendurch können Randtraumamittel eingesetzt werden, wenn die Traumen als Blockade fungieren und der Organismus sie meldet. Auf diese Weise geht man Stück für Stück durch alle Schwächen und Blockaden durch, bis alle Mängel abgebaut worden sind. So versucht der Therapeut, die negativen Einflüsse, die Lebensweise usw. auf eine gesunde Art zu ändern sowie eine positive Lebensweise herbeizuführen.

*Deswegen ist es am günstigsten, wenn alle Familienangehörigen, vor allem aber die Eltern, sich gleichzeitig homöopathisch behandeln lassen.*

Auch wenn die eigentliche konstitutionelle Behandlung abgeschlossen ist, aber die negativen Einflüsse noch sehr mächtig sind, können die miasmatischen Schwächen gelegentlich aufflackern. Eine kurze Weiterbehandlung reicht meistens, um sie wieder unter Kontrolle zu bekommen. Im Grunde genommen wird das Kind durch die konstitutionelle Behandlung so gestärkt, daß es mit der Umwelt gut zurechtkommt und sich davon nicht mehr unterkriegen läßt. Es wächst an den Erfahrungen und kann sie als eine freudige Aufforderung des Lebens zu mehr Wachstum akzeptieren.

## Wie wir in unserem Leben bestimmte Phänomene wissenschaftlich anwenden

Es ist wohl allgemein anerkannt, daß ein gesunder Mensch, der mit genügend Abwehrstoffen ausgestattet ist, nicht an Infektionskrankheiten erkrankt. Der Organismus besitzt einen Abwehrmechanismus, der, solange er aufrechterhalten wird, in der Lage ist, mit allen Arten von Bakterien und Viren zurechtzukommen. Dies läßt uns folgern, daß die Bakterien und Viren in einem gesunden Körper keine Macht haben und keine Krankheit auslösen können. Weitere Folgerungen sind: Wenn ein Körper doch erkrankt, hat der Abwehrmechanismus in irgendeiner Weise nicht richtig funktionieren können.
Der wissenschaftliche Weg, dieses Geschehen anzugehen, ist, herauszufinden, wo der Fehler liegt und ihn zu beseitigen. Wenn wir aber anfangen, die Bakterien mit Antibiotika zu bombardieren, dann arbeiten wir in einer sehr unprofessionellen Weise. Dies ist die unwissenschaftliche Anwendung der Beobachtung, daß sich bei bestimmen Pilzsorten, aus denen die Antibiotika hergestellt werden, keine Bakterien ansiedeln können. Eine richtige wissenschaftliche Anwendung ist z. B. die Arbeit von Dr. Sandler*, in der er die Ursachen für eine herabgesetzte Abwehrlage herausgefunden hat. Darüber hinaus hat er auch die notwendigen Maßnahmen herausgearbeitet, wie eine gute Abwehrlage wiederhergestellt werden kann.
Betrachten wir das gesamte Thema in einer anderen Weise. Nehmen wir

* Ein ausführliches Quellenverzeichnis finden Sie im Anhang des Buches.

an, eine Festung ist von einem Feind belagert, und die Patronen gehen den Verteidigern aus. Jetzt können sie sich nicht mehr richtig verteidigen, und die Feinde können in die Festung stürmen. Was kann man noch tun, um die Festung zu retten? Kann man eine Bombe auf die Stelle fallenlassen, an der der Feind einstürmt, wobei der Feind, aber auch einige Verteidiger zugrunde gehen? Der Feind hat vielleicht große Reserven, von denen immer mehr heranstürmen, woraufhin noch mehr Bomben auf sie abgeworfen werden. Natürlich schadet dies auch den Verteidigern in immer größerem Maße.

Anstatt hier eine Möglichkeit zu finden, den Verteidigern Munition zu beschaffen, womit sie sich selber verteidigen können, hat man sich auf den Feind konzentriert und dabei den Verteidiger in einem desolaten Zustand zurückgelassen. Die Festung und die Verteidiger können zwar gerettet werden, aber mit großen Verlusten. Die restliche Feindesgruppe hat sich zwar zurückgezogen, wartet aber im Hintergrund, jederzeit bereit zu einem neuen Angriff, wobei sie die Bombenangriffe in Kauf nimmt und nach einer Möglichkeit sucht, um sich davor zu schützen. Dieses Resultat beobachten wir in dem Antibiotikakrieg gegen die Bakterien, wobei die Bakterien gegen die Antibiotika immun werden.

Die wissenschaftliche Methode, die von Dr. Sandler entwickelt worden ist, bezieht sich auf den physischen Körper und eine bestimmte Art von Krankheiten. Da sie die wichtigsten Prinzipien der gesunden Ernährungslehre beachtet und grundsätzlich die Ursache der herabgesetzten Abwehrlage behandelt, hat sie im Rahmen des Physischen eine unfehlbare Wirkung. Jedoch werden hier der Energie-, Emotional- und Mentalkörper nicht in Betracht gezogen.

Werden die Gesetzmäßigkeiten der physischen Welt verstanden, anerkannt und angewandt, wird der physische Körper gesund. Der materielle Körper ist aber den anderen Körpern untergeordnet, und sollten dort irgendwelche Gesetze gebrochen werden, wird dies auch eine direkte Wirkung auf den physischen Körper haben und die Gesundheit stören, wobei der physische Körper die Störung durch eine vitale Energie sofort ausgleichen kann. Bleibt die Störung in den anderen Körpern bestehen oder wird sie noch stärker, dann wird der Körper irgendwann zusammenbrechen, trotz Beachtung aller physischen Grundsätze.

Die Betrachtungsweise der Miasmen beinhaltet die sieben Grundtypen des Menschen. Jeder dieser Grundtypen braucht eine andere Ernährungsweise, um seinen Körper ganz gesund zu erhalten, wobei die grundlegenden Prinzipien einer gesunden Ernährung immer gleich bleiben. Daher kann ein bestimmter Typus morgen schon Stärkehaltiges sogar mit etwas Honig oder Zucker gebrauchen. Ein anderer Typ würde dadurch nach etwa drei Stunden in die Unterzuckerung kommen. Der eine Typ braucht vielleicht morgens Sauermilchprodukte und wiederum ein anderer nur Obst. Ein Frühstück bestehend nur aus Brot, Käse und Marmelade beachtet aber die Grundsätze einer gesunden Ernährung nicht und gehört daher zu keinem Typus. Es wird einen je nach Veranlagung krank machen.
Von dieser Betrachtungsweise her können wir verstehen, daß keine Ernährungsrichtlinie für alle Menschen passen kann, sondern sie muß immer individuell für den jeweiligen Typus herausgefunden werden. Für den einen Typus kann beispielsweise die Hildegard-Medizin genau das Richtige sein, für den anderen sind es die Schüsslersalze oder die Phytotherapie. Dagegen arbeiten die Homöopathie, die Bachblütentherapie und andere auf der seelischen Ebene und schließen alle vier Körper ein. Aus diesem Grund sind sie universal und hilfreich für alle Menschen.

# Impfen – ein Mythos gerät ins Wanken

In den letzten Jahren haben immer mehr Menschen eine eher distanzierte Haltung gegenüber dem Impfen eingenommen, weil viele die Erfahrung gemacht haben, daß Impfungen das Immunsystem schädigen können und daß die Gefahren, die von Impfstoffen ausgehen, verharmlost oder gar nicht erwähnt werden.

Auf jeder Zigarettenpackung und -werbung muß heute vermerkt sein: »Rauchen schadet Ihrer Gesundheit.« So schreibt es das Gesetz vor. Ebenso muß auf jeder Medikamentenwerbung der Hinweis stehen: »Wegen Nebenwirkungen fragen Sie Ihren Arzt oder Apotheker.« Impfstoffe gehören ebenfalls zu den verschreibungspflichtigen Medikamenten und müßten eigentlich diesen Vermerk tragen. Doch auf keinem der Plakate, Werbebroschüren, Werbespots im Fernsehen und Rundfunk sowie in keiner Schaufensterwerbung von Apotheken wird dieser aufklärende Satz zum Schutz der Patienten erwähnt. Den Impfstoffen wird also eine Art Freibrief ausgestellt. Auch wenn das Gesetz dies nicht ausdrücklich erfordert, haben die Menschen doch das Recht zu wissen, was ihnen schaden könnte.

Die Sonderbehandlung, die die Impfstoffe genießen, verwundert um so mehr, als ausgerechnet für diese Medikamente die einschneidendsten Kontraindikationen gelten. Dazu gehören schon eine vorübergehende Abwehrschwäche und allein der Verdacht auf einen Schnupfen oder anderen Infekt, der noch gar nicht ausgebrochen zu sein braucht. Deswegen darf ein Kind auch nicht geimpft werden, wenn in der Familie jemand akut krank ist. Außerdem können Impfstoffe lebenslange therapieresistente Nebenwirkungen haben. Grundsätzlich haftet in Deutschland der Staat, wenn es nach öffentlich empfohlenen Impfungen zu einem Impfschaden kommt. Dies gilt allerdings nicht, wenn der Impfling zum Zeitpunkt der Impfung an einem banalen Infekt leidet oder sich in der Inkubationsphase einer Krankheit befindet. Letzteres läßt sich schwerlich im voraus diagnostizieren. Wer macht schon eine große

Blutuntersuchung vor einer Impfung, um dies abzuklären? Welche Mutter mißt drei Tage vor der Impfung täglich die Temperatur? Doch die Liste der Kontraindikationen ist damit noch nicht beendet. Auch im Genesungsstadium befindliche Kinder sollten nicht geimpft werden.

Andere Kontraindikationen sind auffälliger, z. B. Hautausschläge jeglicher Art. Den alten Hausärzten war es noch bekannt, daß Kinder mit Milchschorf nicht geimpft werden dürfen. Es genügt auch schon, wenn eine familiäre Veranlagung zu Hautkrankheiten, Allergien, Heuschnupfen und Asthma vorhanden ist. Denn den Impfungen haben wir es mit zu verdanken, daß heute fast jeder vierte Bundesbürger an einer Allergie leidet. Vor Einführung der Impfungen hat es z. B. den »Heuschnupfen« nicht gegeben. Diese Krankheit trat zum ersten Mal in England auf, nachdem dort mit den Impfungen begonnen wurde. Heute ist der Heuschnupfen so weit verbreitet, daß in Tageszeitungen und Nachrichten ein Pollenfluginformationsdienst eingerichtet werden mußte. Ferner sollten weder Frühgeborene noch Spätentwickler geimpft werden und keine Kinder, deren Immunsystem chronisch oder akut geschwächt ist. Hier drängt sich förmlich die Frage auf, wie sich die Impfungen wohl auf die unterernährten Kinder in den armen Ländern der Welt auswirken.

Abwehrschwache Kinder dürfen nicht geimpft werden, und die abwehrstarken Kinder haben die Impfung nicht nötig, da ihr Immunsystem gut funktioniert. Der Säugling wird über die Muttermilch mit Antikörpern gegen fast alle Kinderkrankheiten, außer Windpocken, versorgt. Trotzdem werden schon zwei Monate alte Säuglinge »durchgeimpft«, meist ohne abzuklären, ob ein Schutz vor Infektionskrankheiten über die Muttermilch oder intrauterin gegeben ist. Hier könnte die Gefahr einer Hyperimmunisierung bestehen. (Siehe auch unter »Tetanusimpfung« im Teil IV.) Welchen Sinn macht es, diese mit Abwehrkörpern gut ausgestatteten Kinder zu impfen?

Kinder, die im Säuglingsalter einen Impfschaden erleiden, müssen im schlimmsten Fall ihr ganzes Leben in einem Pflegeheim fristen. Sie sind womöglich körperlich und geistig 100%ig behindert. Je früher ein Kind geimpft wird, desto leichter kann es zu einem Impfschaden kommen, da das Gehirn und die Nerven noch nicht voll entwickelt sind. Der Impfschadensexperte Dr. Buchwald empfiehlt Eltern, die ihre Kinder unbedingt impfen lassen möchten, dies erst im zweiten oder dritten Lebensjahr zu machen. Die Kinder können dann sprechen und mögliche Beschwerden, die nach einer Impfung auftreten, im Falle eines Impfschadensprozesses vor Gericht selber formulieren. Das mag für Eltern makaber klingen, aber Dr. Buchwald spricht aus der Sicht eines Gutachters.

Es ist normalerweise sehr schwierig, einen Impfschaden als solchen anerkannt zu bekommen. In der Regel müssen jahrelange Gerichtsverhandlungen durchgefochten werden, bis dem Impfopfer eine Rente nach dem Bundesversorgungsgesetz zugesprochen wird. Man muß davon ausgehen, daß sehr viele behinderte Kinder, deren Behinderung als eine Folge der Schwangerschaft oder Geburt diagnostiziert wird, in Wirklichkeit Impfopfer sind. Bei keinem anderen Medikament werden so starke lebenslängliche Schädigungen hingenommen. Im Falle des Medikamentes Contergan führten die Nebenwirkungen an etwa zehntausend Embryos zu einem vollständigen Verbot des Mittels.
Im Vergleich dazu stellten im Jahre 1991 10 650 Menschen in der BRD einen Antrag auf die Anerkennung eines Impfschadens bei den Versorgungsämtern. Anerkannt wurden jedoch nur 26,7% (= 2849). 57% der eingereichten Anträge wurden abgelehnt, der Rest befindet sich noch in Bearbeitung. Man kann aber davon ausgehen, daß der tatsächliche Schaden wesentlich höher ist, da die meisten Menschen sich gar nicht dessen bewußt sind, daß es sich um einen Impfschaden handeln könnte. In Italien wurden 30 000 Anträge auf Schadensersatz wegen Impfungen gestellt.
Viele Krankheiten haben wenig Chancen, als Impfschaden anerkannt zu werden. Dazu gehören z. B. Neurodermitis, Verdauungsbeschwerden, Candidabefall, Karies, Sehstörungen, Konzentrationsschwierigkeiten, Hyperaktivität, Ängste und Phobien, Menstruationsbeschwerden, Tumore, Diabetes, multiple Sklerose, Lähmungen, Sprechstörungen, Autismus, spastische Zustände, epileptische Anfälle.
Ein Impfschaden wiegt in der Regel wesentlich schwerer als jede andere Schädigung durch Medikamente oder Gifte. Auch vom ethischen Standpunkt aus kann er nicht mit anderen Schäden verglichen werden – denn er wird wehrlosen Säuglingen und Kleinkindern zugefügt. Es ist zwar die Pflicht des Arztes, vor jedem körperlichen Eingriff sowie bei jedem

verordneten Medikament auf mögliche Risiken hinzuweisen, vor Impfungen wird dies in der Regel jedoch nicht so gehandhabt. Würde die Aufklärung immer durchgeführt, dann würden höchstwahrscheinlich weniger Eltern als bisher ihr Kind impfen lassen. Im Falle eines Impfschadens kann der Arzt von den Eltern zur Rechenschaft gezogen werden, wenn er der gesetzlich vorgeschriebenen Aufklärungspflicht nicht nachgekommen ist. Auch den ohnehin überstrapazierten Krankenkassen käme eine Impfrisikoaufklärung zugute, wenn dadurch unnötige Impfungen und Folgeschäden verhindert würden.
Durchgemachte Kinderkrankheiten sorgen meist für eine lebenslange Immunität gegen die spezielle Krankheit. Menschen, die nie geimpft wurden, sind durchwegs gesünder und stabiler als Geimpfte. Aidskranke haben fast immer viele Impfungen erhalten. Laut Herstellerangaben soll der Impfschutz gegen Diphtherie und Keuchhusten nur fünf Jahre halten, gegen Tbc, Tetanus und Polio ca. zehn Jahre, gegen Windpocken drei Jahre. Diese Angaben haben jedoch keine wissenschaftliche Basis. Das Durchstehen der Kinderkrankheiten ist dagegen ein Training für das Immunsystem, das sich für das ganze Leben bezahlt macht.

*Impfrisiko abwägen*

Eltern sollten vor jeder Impfung ihrer Kinder die Möglichkeit eines irreversiblen Impfschadens und das Risiko, an Folgekrankheiten nach Kinderkrankheiten zu leiden, gegeneinander abwägen. Nehmen wir hier als Beispiel die Kinderlähmung. Diese Krankheit ist seit 16 Jahren hierzulande nicht mehr aufgetreten; es sind nur vereinzelte Fälle von Ausländern bekannt. Dagegen gibt es aber eine Anzahl von Polioerkrankungen, die durch die Impfung ausgelöst worden sind. Ein geimpftes Kind ist ein potentieller Krankheitsüberträger. Es hat einige Fälle gegeben, in denen Kinder ihre eigene Mutter nach einer Impfung angesteckt haben. Aus diesem Grund impfen Kinderärzte in manchen Bundesländern gleich die ganze Familie bis hin zu den Großeltern. Anschließend wird vorsorglich ein Fieberzäpfchen mitgegeben, da es sehr häufig nach einer Impfung zu Fieberanfällen kommen kann.
Bei der echten Kinderlähmung (inzwischen unterscheidet man zwischen dem »Polio-Wildvirus« und dem »Impfpolio-Virus«), die wohl die ge-

fürchtetste aller Kinderkrankheiten ist, bilden sich in den meisten Fällen die Lähmungserscheinungen innerhalb eines Jahres wieder vollständig zurück. Diese Menschen können trotz ihrer Krankheit ein voll erfülltes Leben führen. Der Verstand wird durch Polio nicht beeinträchtigt. »Eine Impfung dagegen kann aus einem fröhlichen, lebenslustigen Kind ein idiotisches, von Krämpfen geschütteltes, dahinvegetierendes Wesen machen« (Dr. Buchwald). Ein Impfschaden ist aus schulmedizinischer Sicht nicht zu beheben und von daher auch nicht zu verantworten!
Den Eltern der Betroffenen bleibt nichts anderes übrig (wenigstens unter allopathischen Bedingungen), als sich in ihr Leid zu ergeben und sich wenigstens eine finanzielle Entschädigung zu erkämpfen, wobei mit keinem Geld dieser Welt solch ein Schaden wiedergutgemacht werden kann. Das Leid, das über Familien gebracht wird, die nur das Beste für ihr Kind wollten und vorher nie etwas von Impfschäden gehört haben, ist unvorstellbar. So manche Ehe zerbricht unter dieser schweren Prüfung. Viele Heimleitungen lehnen die Aufnahme solcher Kinder ab, da sie genau wissen, welche Anforderungen auf sie zukommen. Schwer impfgeschädigte Kinder erfordern den größten Einsatz an Betreuung und Pflege, nicht zu vergleichen mit anderen Behinderten. Sie sind ständig auf Hilfe angewiesen, können weder alleine essen noch sich waschen, anziehen oder auf die Toilette gehen. Sie können meist nicht sprechen oder anderweitig, etwa durch Kopfnicken, ihre Bedürfnisse anmelden.

## Warum sind die Impfungen so gefährlich?

Dafür gibt es mehrere Gründe; der wichtigste ist der Impfstoff an sich. Hier handelt es sich um einen tierischen oder gentechnisch hergestellten Krankheitserreger, der einem gesunden Menschen eingespritzt wird. Es ist äußerst schwierig, wenn nicht sogar unmöglich, den Krankheitserreger mit schulmedizinischen Methoden in seiner Toxizität so weit zu entschärfen, daß er vor der Krankheit schützt, ohne selber Nebenwirkungen auszulösen. Die Impfstoffhersteller versuchen deshalb, mit allen möglichen Zusatzstoffen die krankmachenden Eigenschaften des Impfstoffes unter Kontrolle zu halten.

**Impfstoffzusätze**

*Antibiotika:* allergieauslösend
*Betapropriolakton* (inaktiviert Impfstoffe): krebserregend
*Formaldehyd:* Allergieauslöser, Bronchitis, Asthma, krebserregend
*Natriumtimerfonat* (als Konservierungsmittel)
*Thiomersal* (als Konservierungsmittel): Allergen
*Protaminsulfat* (blutungshemmend): plötzlicher Blutdruckabfall, Atemstörungen, Hautrötungen
*Neomycin* (Komaprophylaxe): Allergie, Magen-Darm-Störungen
*Gentamycin* (Antibiotikum): Nieren-, Hör- und Gleichgewichtsstörungen, Allergen, Immunsuppressivum
*Human-Albumin* (als Stabilisator): Allergen
*Hühnereiweiß:* Allergen
*Hydrolysierte Gelatine* (als Füllstoff, Bindemittel): aus Tierknochen
*Aluminiumhydroxid* (als Adjuvans): Allergen
*Aluminiumphosphat* (als Adjuvans): Allergen, Alzheimersche Krankheit

Auffällig ist, daß sich unter diesen Zusatzstoffen viele befinden, die Allergien auslösen oder verstärken können. Durch ein einfaches Rechenexempel läßt sich die Toxizität der Impfungen darstellen. Addiert man den Quecksilbergehalt aller Impfungen, die einem Kind bis zu seinem zwölften Lebensjahr verabreicht werden, so überschreitet diese Summe bei weitem den zulässigen Höchstwert im Körper eines Erwachsenen. Kinder, deren Mütter Amalgamfüllungen haben, sind stärker betroffen, da sie schon vor ihrer Geburt viermal stärker mit Quecksilber belastet sind als Kinder von Müttern ohne Amalgambelastung. Hier muß dringend eine Änderung der bisherigen Praxis herbeigeführt werden.
Die noch gefährlicheren Auswirkungen der herkömmlichen Impfungen sind aber den tierischen Produkten zuzuschreiben, die für den Impfstoff verwendet werden. Die meisten Impfstoffe werden nämlich aus tierischen Seren, manchmal sogar aus menschlichen Krebszellen hergestellt. Hierdurch wird die Artenschranke durchbrochen. Tierische Seren wirken sich extrem schädlich aus, wenn sie künstlich, unter Umgehung des Verdauungskanals, in den Körper eingebracht werden, besonders wenn es sich um Krankheitserreger handelt. Die Folgen dieses Eingriffes sind nicht leicht zu fassen, aber durch genaues Beobachten von Patienten, die

unter den Folgen einer Impfung leiden, lassen sich die Zusammenhänge deutlich erkennen.
Diese Menschen berichteten uns, daß sie nach der Impfung den Eindruck hatten, als ob eine Mauer zwischen ihrem Verstand und ihrem Gefühlsleben entstanden wäre. Sie haben das Gefühl, als hätten sie den Zugang zu ihrer Seele verloren. Der Amerikaner Coulter beschreibt in seinem Buch »Impfungen – der Großangriff auf Gehirn und Seele« anhand von Beobachtungen der amerikanischen Gesellschaftsstruktur seine Eindrücke vom Impfen, die sich mit unseren Erfahrungen decken.
Das Einbringen tierischer Seren in den menschlichen Körper öffnet natürlich auch der Allergiebereitschaft Tür und Tor. Heute leiden schon Kinder im Vorschulalter an Nahrungsmittelallergien, besonders auf tierisches Eiweiß, und Neurodermitis.

*Was muß getan werden, um Impfschäden zu vermeiden?*

Möglicherweise sind Sie nach dem Lesen dieses Kapitels über Impfrisiken, Kontraindikationen und Vorsichtsmaßnahmen beim Impfen besser informiert als Ihr Arzt. Daraus können sich Interessenkonflikte ergeben. Mit etwas Verständnis für Ihren Arzt können Sie diese jedoch meistern! Bedenken Sie, daß Vorlesungen über Impfen nicht zum Pflichtprogramm eines Medizinstudiums gehören. Da dieses Studium bereits sehr umfangreich ist, kann man ein Interesse für außerplanmäßige Fächer nicht unbedingt erwarten, zumal das Thema »Impfschäden« ein sehr weites und unübersichtliches Gebiet darstellt.
Bei der Ärzteschaft klafft eine Informationslücke über Impfschäden. In die Approbationsordnung sollte der Impfkurs für Studenten wieder aufgenommen werden. Dieser wurde vor wenigen Jahren gestrichen, nicht etwa, weil es darüber nichts zu lehren gäbe, sondern weil er zu umfangreich war. Die Impfaufklärungspflicht der Ärzte sollte endlich in die Tat umgesetzt werden. Um das zu gewährleisten, sollten die Eltern eine schriftliche Einwilligung zur Impfung geben. Diese dient gleichzeitig dem Schutz des Kindes und sichert den Arzt gegen eventuelle Regreßforderungen ab.
Die wissenschaftlichen Forschungen auf dem Gebiet der Früherkennung von Impfschäden müssen forciert werden. Die notwendigen Früherken-

nungsmaßnahmen und Untersuchungen eines möglichen Impfschadens sollten zum Bestandteil der *Vorsorgeuntersuchungen* durch den Kinder- oder Hausarzt erklärt werden. Die Impfungen mit möglichen Nebenwirkungen sollten in die Untersuchungshefte eingetragen werden und nicht in den separaten Impfpaß.
Neben infektiösen Kinderkrankheiten, die durch Impfungen ausgelöst werden können, sollten auch alle anderen Impfkomplikationen der Meldepflicht unterworfen werden. Nur so kann ein schädlicher Impfstoff schnellstmöglich aus dem Verkehr gezogen werden. Nur so kann verhindert werden, daß Polioerkrankungen vom Typ des Impfvirus sich epidemisch ausbreiten, wie es in Holland und Brasilien geschah.
Schließlich sollten die Impfstoffe, genau wie alle anderen Medikamente, mit der Warnung vor möglichen Gesundheitsschädigungen und Nebenwirkungen versehen werden.

## Worauf Sie nach einer Impfung besonders achten sollten*

Auf folgende Reaktionen Ihres Kindes sollten Sie bis zu acht Wochen nach der Impfung achten:

*Bei Säuglingen:*
- starkes Weinen ohne Grund und ohne das Kind beruhigen zu können
- schrille Schreie, eventuell begleitet von kurzen Zuckungen
- Krampfanfälle, die durch kein Medikament zu beeinflussen sind
- Schlaflosigkeit
- Kinder, die nach der Impfung viel schlafen und sehr ruhig sind, können am plötzlichen Kindstod sterben
- Retardierung – das Kind »vergißt« bereits gelernte Verhaltensweisen, lutscht wieder am Daumen, hört auf zu sprechen, zu gehen etc.
- allergische Hautausschläge, wie Nesselsucht, Neurodermitis
- allergisches Asthma oder Bronchitis

* Eine ausführliche Beschreibung der Impfschäden und ihrer Behandlungsmöglichkeiten finden Sie in dem Homöopathischen Ratgeber Nr. 15 »Impffolgen und ihre Behandlung« von Ravi und Carola Roy.

- Infektanfälligkeit
- Apathie, Interesselosigkeit, autistisches Verhalten
- Schielen

*Bei größeren Kindern:*
- Unselbständigkeit – wenn ein selbständiges Kind nach der Impfung unselbständig wird
- Konzentrationsstörungen, Lese-, Rechtschreib- oder Rechenschwäche
- große Unruhe, Zappeligkeit
- Angst, aus dem Haus zu gehen, Freunde zu besuchen, Angst vor Neuem, Angst in engen Räumen
- Sehschwäche
- Karies, Zahnfleischentzündung mit Schwellung, bei schweren Impfschäden Abbröckeln der Zähne
- eifersüchtiges Verhalten
- Abmagerung, fortschreitender Schwund der Muskulatur
- Blässe und Schwäche, wie sie bei Leukämie (Blutkrebs) vorkommen
- Infektanfälligkeit
- Periodenschmerzen bei jungen Mädchen
- chronischer Durchfall, Pilzbefall
- aggressives Verhalten
- Heuschnupfen
- jugendlicher Diabetes
- Suchtverhalten, z. B. Fernsehsucht
- Entwicklungsknick, das Kind verfällt in kleinkindliches Verhalten

Bei *Verdacht auf einen Impfschaden*, auch wenn die Impfung schon jahrelang zurückliegt, beginnt der bürokratische Weg durch die Instanzen:
1. Informieren Sie Ihren Hausarzt.
2. Dieser meldet den Verdacht beim Gesundheitsamt.
3. Stellen Sie einen Antrag auf Anerkennung als Impfschaden an das für den Wohnsitz zuständige Versorgungsamt.
4. Nach § 839 Abs. 1 BGB können Schadensersatzansprüche gestellt werden, und zwar an den Arzt, falls dieser nicht genügend aufgeklärt oder eine Erkrankung des Kindes nicht beachtet hat, an den Staat bei

öffentlich empfohlenen Impfungen oder an den Impfstoffhersteller; dies ist aber in Deutschland fast aussichtslos. (In den USA haftet dagegen der Hersteller.)

*Was können Sie als Eltern tun, um Impfschäden zu vermeiden?*

- Lassen Sie sich umfassend vom Arzt über mögliche Impfschäden aufklären, am besten den Beipackzettel geben lassen.
- Lassen Sie sich von jedem Arztbesuch einen schriftlichen Bericht über Ihr Kind geben.
- Nicht impfen lassen, wenn Ihr Kind noch gestillt wird. Muttermilch schützt vor Kinderkrankheiten, außer Keuchhusten und Windpocken.
- Nicht unter einem Jahr bzw. zwei Jahren impfen lassen. Je kleiner das Kind ist, desto leichter können Gehirnschäden auftreten.
- Wägen Sie ab zwischen Impfrisiko und aktuellem Erkrankungsrisiko. Erkundigen Sie sich bei Ihrem zuständigen Gesundheitsamt, ob in Ihrem Landkreis z. B. gerade eine Polio- oder Diphtherie-Epidemie umgeht bzw. wann die letzten Erkrankungsfälle gemeldet wurden.
- Keinesfalls dürfen kranke oder genesende Kinder geimpft werden. Die Impfstoffhersteller raten auf den Beipackzetteln sogar dann von einer Impfung ab, wenn auch nur der Verdacht besteht, ein Schnupfen oder eine andere Krankheit könne in den nächsten Tagen ausbrechen.
- Nicht geimpft werden dürfen Kinder mit Milchschorf, familiärer allergischer Belastung, besonders Neurodermitis und Heuschnupfen, oder schwächliche Kinder, Frühgeborene und Spätentwickler. (Weiterführende Literatur: Homöopathischer Ratgeber Nr. 14 »Neurodermitis« von Ravi und Carola Roy.)
- Impfungen mit dem DPT-Impfstoff sollten grundsätzlich unterlassen werden, wenn nach einer früheren Diphtherie-, Keuchhusten- und/oder Tetanus-Impfung ein vorübergehender Abfall von Blutplättchen oder das Nervensystem betreffende Komplikationen aufgetreten sind. (Beipackzettel der Behring-Werke)
- Lassen Sie ältere Kinder mitentscheiden, ob sie sich impfen lassen möchten. Kinder haben in der Regel eine gute Intuition für das, was ihnen guttut oder nicht. Ferner unterliegen sie nicht so stark den Ängsten, die durch eine einseitige Information entstehen können.

# II.

# Erkältungs-
# krankheiten

# Schnupfen und Sinusitis

*(Nasenneben- und Stirnhöhlenentzündung)*

## Erkrankung

*Schnupfen ist eine natürliche Ausscheidungsreaktion*

Für ein gesundes Kind ist es normal, 1–2mal im Jahr einen Schnupfen zu bekommen, der bis zu einer Woche anhalten kann. Der Volksmund sagt: »Drei Tage kommt er, drei Tage bleibt er, drei Tage geht er« oder »Der Schnupfen dauert ohne Behandlung eine Woche, mit Behandlung sieben Tage«. Diese Prognose stellt sich mit einer homöopathischen Behandlung ganz anders dar. Im Frühjahr und Herbst ist das Kind anfälliger, da in den Übergangsjahreszeiten die Selbstreinigungskräfte aktiviert werden. Der akute Schnupfen ist der Versuch des Körpers, Stoffe loszuwerden, die über Leber, Nieren, Darm und Haut nicht genügend ausgeschieden werden konnten.

Durch die homöopathischen Mittel wird ganzheitlich auf den Körper des Kindes eingewirkt, denn die Mittel entfalten ihre Wirksamkeit nicht nur im Bereich der Nase. Die Funktion der übrigen großen Ausscheidungsorgane wird ebenso angeregt und optimal wiederhergestellt. Durch die generelle Entgiftung erreicht das kranke Kind in Kürze sein allgemeines Wohlbefinden wieder, obwohl der Schnupfen noch vorhanden sein kann; aber er ist jetzt nicht mehr lästig. Die Dauer der Ausscheidung wird durch die Homöopathie verkürzt.

Die Homöopathie ist aber kein Ableitungsverfahren. Bei Ableitungsverfahren wird auf ein Organ gezielt ein starker Reiz ausgeübt. Es wird stimuliert, mehr zu leisten, als es von sich aus arbeiten würde, wodurch das Organ belastet wird.

Die homöopathischen Mittel sprechen das Zentrum an, von dort werden die Selbstheilungskräfte aktiviert. Die Information, die jetzt an die Organe weitergegeben wird, ist sanft und wirkt ausgleichend auf die Funktion aller anderen Organe.

*Folgen von Unterdrückung des Schnupfens*

Wenn nun die Selbstheilungskräfte des Körpers immer wieder empfindlich gestört werden, sei es durch schleimhautabschwellende Nasensprays oder durch Medikamente, die die Absonderung unterdrücken, so wird sich das Kind schnell wieder erkälten und auch für andere Krankheiten anfälliger werden. Nach einer Unterdrückung der Absonderung bleibt oft ein dumpfes Gefühl im Kopf und Schwere in den Gliedern zurück. Der Schnupfen ist zwar verschwunden, aber das Kind sieht blaß aus, hat dunkle Ringe unter den Augen, keinen rechten Appetit, ist nicht mehr so belastbar und fühlt sich kränker als zuvor.

Durch das richtige homöopathische Mittel stellt sich das Wohlbefinden schnell wieder ein, und die Ausscheidungsprozesse werden angeregt.

Wie wichtig es ist, den Schnupfen auszuheilen und nicht zu unterdrükken, zeigt die Tatsache, daß Krebskranke vor Ausbruch der Krankheit oft jahrelang keine Erkältung mehr gehabt haben.

*Der chronische Schnupfen*

Man kann generell sagen, daß durch die richtige Behandlung von akuten Leiden die Konstitution am besten gestärkt wird. Hier kann eine gute homöopathische Therapie außerordentlich positive Auswirkungen auf den gesundheitlichen Allgemeinzustand des Kindes haben.

Eine einmalige akute Behandlung wird die Erkältungsneigung nicht ausheilen, insbesondere dann nicht, wenn nicht so tiefwirkende Mittel wie BELLADONNA oder ACONIT eingesetzt wurden, die auf die grundlegende Konstitution des Kindes wenig Einfluß haben. Wenn dagegen tieferwirkende Mittel eingesetzt werden, verlaufen die weiteren Erkältungen in der Regel milder und werden seltener.

Eine gründliche Behandlung der Konstitution dauert, je nach Alter des Kindes und nach Stärke der Grundschwäche, sechs Monate bis zwei Jahre.

*Hausmittel*

Grundsätzlich gilt: Es ist nicht günstig, Ihrem Kind andere Medikamente neben homöopathischen Mitteln zu geben. Warum? Um schnell und sicher das richtige Heilmittel finden zu können, braucht der Homöopath ein genaues und vollständiges Bild des Krankheitszustandes. Durch ein

Kamillendampfbad z. B. werden die Schnupfensymptome verändert. Das Bild ist verschleiert, und das richtige homöopathische Mittel ist nicht mehr zu erkennen.
Das Kamillendampfbad kann den Schnupfen nur dann ausheilen, wenn Symptome von Kamille (CHAMOMILLA) vorhanden sind, ansonsten wirkt es nur lindernd, manchmal aber auch unterdrückend. Es spricht nichts gegen Kamillendämpfe, solange nicht gleichzeitig eine homöopathische Behandlung vorgenommen wird. Im Gegensatz hierzu ist das Ziel der homöopathischen Behandlung die schnellstmögliche Ausheilung.

*Vorbeugende Maßnahmen bei Verkühlungen*
Wenn ein Kind durchgefroren ist und eine Erkältung befürchtet wird, aber der Körper noch nicht mit Krankheitszeichen reagiert hat, kann in diesem Stadium mit CAMPHORA-Urtinktur (oder D 6, 5 Tropfen auf ein Glas Wasser) vorgebeugt werden.
Tritt nach einer Verkühlung ein natürliches Verlangen nach heißen Getränken auf, so sollte dem nachgegeben werden, da dadurch die Abwehrkräfte angeregt werden.

> Einen guten Tee können Sie aus *Basilikumblättern* (Holunder- oder Lindenblüten) herstellen. Nach Bedarf können auch Anis oder Fenchel dazugegeben werden. Etwas Salz und Honig runden den Geschmack ab.
> Wenn Ihr Kind vor Kälte steif und durchgefroren ist und sich dabei erschöpft und müde fühlt, dann ist ein *Haferflockengetränk* zu empfehlen. Kochen Sie einen Teelöffel bis einen Eßlöffel Haferflocken mit $^1/_2$ Liter Wasser kurz auf, geben Sie etwas Salz dazu, seihen Sie das Getränk durch ein Sieb, und geben Sie etwas Honig oder braunen Zucker dazu.

Auch ein heißes Bad oder die Sauna schützen vor Erkältungen. Trotzdem kann es hier zu Fehlschlägen kommen. Wie ist das möglich? Wenn ein durchgefrorenes Kind sofort in die heiße Badewanne gesteckt wird, konzentriert sich das Blut auf die Oberfläche – ein Vorgang, der sonst physiologischerweise erst einige Zeit nach einer Unterkühlung auftritt.

Wird dieser Mechanismus zu stark forciert, wird es eher zu Ausscheidungsreaktionen wie Schnupfen oder Husten kommen. Es ist daher günstig, ein warmes Getränk vor dem Bad zu trinken, so daß die Körpertemperatur schon von innen erhöht wird.
Das Kind sollte aus der Badewanne steigen, bevor es ihm kalt wird. Danach kommt es gleich ins Bett zum Nachschwitzen. Trocknen Sie es gut ab, wickeln Sie es in ein großes Badetuch, und legen Sie sicherheitshalber ein zweites Handtuch unter das Kind, um das Bettzeug vor dem zu erwartenden Schweißausbruch zu schonen.
Ein Kind, das keine Lust hat, im heißen Wasser zu baden, können Sie auch in das angewärmte Bett legen; dies wirkt sanfter, ohne Überreaktion.
Wenn Ihr Kind keine klaren Bedürfnisse nach bestimmten Nahrungsmitteln entwickelt, können Sie sich an die folgenden Empfehlungen halten:

**Diätetische Ratschläge bei Schnupfen**

- Bei Appetitstörungen lieber zwei als drei Mahlzeiten geben, bis sich der gesunde Appetit wieder einstellt.
- Keine Zwischenmahlzeiten.
- Nicht zuviel auf einmal essen.
- Keine schwere Kost.
- Kein hochkonzentriertes Eiweiß, überhaupt wenig Eiweiß (wie z. B. Fleisch, Eier, Fisch, Käse, Nüsse, Hülsenfrüchte).
- Bei einer starken Verschleimung sollten wenig Teigwaren und Getreideprodukte gegessen werden (wie z. B. Nudeln, Brot), ausgenommen Reis und Gerste.
- Es ist empfehlenswert, dem Kind genügend Flüssigkeit in Form von Suppen, Kräutertees, Brottrunk o. ä. zu geben, damit der Körper die Giftstoffe besser ausscheiden kann. Wenn zusätzlich Magenbeschwerden vorhanden sind und ein Verlangen nach kalten Getränken besteht, können Sie ihm Schweden- oder Buttermilch geben. Sauermilchprodukte sollten allerdings nicht getrunken werden, wenn der Schnupfen zusammen mit Husten auftritt, da sie den Lungen- und Bronchienzustand verschlimmern können. Auch bei Regen oder feuchtem Wetter sollten Kinder möglichst keine Sauermilchprodukte zu sich nehmen.

## Behandlung

### Aconit (Acon.)

Das Aconit-Kind hat eine mehr oder weniger robuste Konstitution. Auf jeden Fall befindet es sich zur Zeit der Erkrankung in einem gesunden Zustand. Ein Schnupfen entwickelt sich immer dann, wenn die Temperaturen niedrig sind und es zu einer raschen Abkühlung kommen kann. Der Wind spielt eine wichtige Rolle dabei, wobei trockenkalte Winde (meist Ostwinde) die Aconit-Zustände noch deutlicher hervorrufen.

Die Symptome treten bald nach der Verkühlung ein und nehmen schnell an Intensität zu. Sie können sogar innerhalb von Minuten oder Sekunden sehr heftig werden bzw. von Anfang an sehr heftig auftreten. Das Kind fängt an, plötzlich heftig und häufig zu niesen. Die Nase wird ganz heiß und läuft, als ob der Wasserhahn aufgedreht worden wäre. Sie können diesen Zustand mit ein paar Gaben Aconit C 200, alle $^1/_2$ Stunde, genauso schnell zum Verschwinden bringen, wie er gekommen ist.

Der Schnupfen ist draußen besser, und da anfangs kein Krankheitsgefühl vorhanden ist, neigt das Kind dazu, an die frische Luft zu gehen, dort zu spielen und sich im Freien aufzuhalten. Bleibt es zu lange draußen oder bläst ein frischer Wind, dann kann der Fließschnupfen stocken und ganz unterdrückt werden. Jetzt wird das Kind richtig krank. Meist entwickelt sich in den nächsten Stunden, spätestens bis Mitternacht, hohes Fieber. Rasende Kopfschmerzen treten ein, und das Kind ist sehr unruhig und bestürzt über das Ganze. Es findet keinen Schlaf, ist sehr wehleidig, aber mag nicht reden. Der Körper glüht und ist ganz trocken. Es wirft sich hin und her und hat großen Durst auf kaltes Wasser. Hier reichen auch ein paar Gaben Aconit C 200, so daß das Kind in einen tiefen, heilsamen Schlaf fällt.

### Allium cepa (All-c.)

Das Allium-cepa-Kind ist leicht allergisch veranlagt, vor allem in bezug auf Blumen, die stark duften, und den Geruch von Pfirsichen. Auch sein Schnupfen erfolgt manchmal durch Aufenthalt im Garten oder durch feuchtkalte Winde, aber oft ist das Wetter auch zweitrangig, wenn es zu deutlichen Schnupfensymptomen kommt. Die Nase läuft unaufhörlich

mit viel Niesen und wird wund. Die Augen tränen. Es sucht die frische Luft, um sich Erleichterung zu verschaffen. Im warmen Raum fängt die Nase gleich wieder an, sehr schlimm zu fließen. Mit kaltem Wasser das Gesicht zu waschen hilft kurzzeitig. Meist fängt der Kopf an, weh zu tun. Anfänglich sind beim Kind der Mund und die Kehle trocken, aber es besteht kein Durst; jedoch abends, wenn ihm die Zimmerwärme auch noch zu schaffen macht, kommt großer Durst auf. Darüber hinaus entwickelt es einen Bärenhunger und kann gar nicht genug kriegen. Gelegentlich will es rohe Zwiebeln essen. Trotz großen Hungers sieht das Kind nicht gerade fröhlich aus, eher bedrückt, abwesend, der Geist ist abgestumpft.
Wenn das Kind übrigens Mitglied eines Chores ist und immer wieder Erkältungen mit Kehlkopfreizungen auftreten, könnte ALLIUM CEPA gute Dienste leisten.

### BELLADONNA (Bell.)

Das Belladonna-Kind ist ein lebhaftes, fröhliches Kind. Zur Zeit der Erkrankung kann seine Aktivität noch ausgeprägter sein. Kleinere Unpäßlichkeiten beeinträchtigen sein Allgemeinbefinden kaum bzw. gar nicht.
In seiner Überaktivität setzt sich das Kind der Kälte zu eifrig aus und bekommt zuerst eine rote, geschwollene Nase. Bald fängt sie an, reichlich zu laufen, und meist aus einem Nasenloch. Das Sekret fühlt sich heiß an, die Nasenspitze brennt und ist sehr empfindlich.
Das Belladonna-Kind ist empfindlich am Kopf und sollte ihn schützen. Nasse Haare bzw. Haarewaschen verträgt es überhaupt nicht. Bedingt durch seine Überaktivität hat es meist nicht genug Geduld, um die Haare gründlich trocknen zu lassen. Die Folge ist ein heftiger Fließschnupfen. Sogar nach dem Haareschneiden kommt es oft zu leichtem oder stärkerem Schnupfen. Der Fließschnupfen wechselt ab mit Stockschnupfen.

### BRYONIA (Bry.)

Das Bryonia-Kind ist eifrig und erledigt seine tagtäglichen Arbeiten und Pflichten mit selbstverständlicher Entschlossenheit. Es bringt eine bestimmte angefallene Arbeit zu Ende, auch wenn es Stunden über die Zeit

hinausgeht. Die Ermüdung des Körpers bzw. des Geistes wird zwar wahrgenommen, aber es nimmt sie in Kauf. Eine günstige Wetterlage, wobei sein Stoffwechsel gut mitmacht, schafft es, alles im Gleichgewicht zu halten. Jedoch im Herbst oder Frühjahr, vor allem an wärmeren Tagen, oder bei milderem Winterwetter, merkt es die ungünstige Auswirkung.
Es wacht morgens mit steifen Gliedern auf und fühlt sich gar nicht wohl. Aber der Tag muß ja bewältigt werden, also steht es nach einer Weile auf. Sein Körper beschwert sich zwar, aber nachdem keine weiteren Krankheitssymptome da sind, außer Steifheit und Schmerzen, möchte es nun doch zur Schule gehen oder fängt an zu spielen. Gewöhnlich hat sich schon eine Verstopfung eingestellt. Obwohl es mehr Durst als Hunger spürt, ißt es trotzdem seine normalen Portionen (mein Körper braucht doch die Nahrung!) und gibt den Bedürfnissen des Körpers nach Ruhe und weniger Nahrung nicht nach. Irgendwann merkt es die ersten Zeichen des Schnupfens. Diese sind ihm aber lästig, und es will sie gar nicht wahrhaben. In der gleichen Weise kann Überhitzung zu der Erkrankung führen.
Mit zunehmenden Schmerzen und Schlappheit kann es irgendwann nicht mehr und muß zwangsläufig dem Körper Ruhe gönnen. Es meidet jetzt jegliche Bewegung, da diese sehr schmerzhaft ist. Der Appetit ist ganz weg, aber nach und nach bekommt es immer größeren Durst auf kaltes Wasser. Nur wenn es friert, verlangt es nach warmem Tee oder warmer Suppe (Brühe). Meist ist reichliche Absonderung aus der Nase vorhanden, die später blutig und krustig wird. Naseputzen ist ihm lästig. Gewöhnlich muß das Bryonia-Kind für das Mißachten des Körpers lange das Bett hüten. Nicht selten gesellen sich Fieber, Husten und Kopfschmerzen dazu.

### Carbo vegetabilis (Carb-v.)

Das Feinschmeckerkind Carbo vegetabilis möchte auf die Ratschläge der weisen Mutter nicht hören. Das Frühjahr ist die Zeit der Reinigung sagt sie – viel Kräuter und frisches, leichtes Essen sowie Löwenzahntee stehen auf dem Küchenzettel. »Das schmeckt nicht«, meint das Kind, »mach mir bitte lieber einen Pfannkuchen!«

Die warmen Tage kommen, die Luftfeuchtigkeit erhöht sich. Der Stoffwechsel des Körpers macht nicht mehr mit, er will jetzt endlich die angesammelten Schlacken der Wintermonate loswerden. Das Kind fühlt sich schlapp und sieht ganz blaß und leidend aus. Wenn die Mutter es auffordert, irgend etwas zu tun oder die Hausaufgaben zu machen, dann hört man nur: »Oh, es geht mir so schlecht!« Es sitzt herum und hat zu nichts Lust, sogar im gewünschten Kartoffelbrei mit zerlassener Butter stochert es nur lustlos herum. Die Nasenschleimhäute schwellen an. Das Kribbeln und Prickeln in der Nase reizen mit einer solchen Heftigkeit zum Niesen, daß es das Kind schüttelt, oft aber sind es erfolglose Versuche. Die Nase läuft, die Augen tränen. Später kommt dicker, grüner Schleim aus der Nase. Auf dem Höhepunkt des Schnupfens oder nachher kann das Kind Durchfall bekommen; vor allem wenn es sich nicht zurückhalten konnte, seine Lieblingsspeisen mit viel Soßen zu essen oder reichliche Mengen Eis.
Gegen Abend setzt gewöhnlich ein Kehlkopfreiz ein, und es muß öfters husten. Die Nase stockt, und die Stimme ist angeschlagen. Es kann nur noch flüstern. Der arme, mitleiderregende Liebling der Mutter! Am Morgen geht es ihm keineswegs besser. Nachdem es viel dicken, grünen Schleim vom hinteren Nasenrachenraum und Hals heraufgezogen hat, geht es bis zum Abend einigermaßen besser.

### DULCAMARA (Dulc.)

Das Dulcamara-Kind sieht sonst so robust und abwehrstark aus, aber seine Anfälligkeit gegen Kälte, besonders Feuchtigkeit, läßt einen erstaunen. Auch wenn es warm eingepackt ist, kann die feuchte Kälte es durchdringen und verkühlen. Es muß sich sehr vor Luftzug und feuchtkalten Winden schützen. Auch die Sommermonate sind nicht ohne Gefahr. Plötzliche Regenfälle und Abkühlung machen ihm zu schaffen. Eine Erkältung kann leicht einsetzen. Sogar an den heißen Tagen lauern durch Verkühlen, z. B. Speiseeis, Gefahren oder durch Spielen im kalten Wasser, im Planschbecken, auf dem nassen Rasen, Wasserrutschen, Waten durch Schlamm usw. Die Sommererkältungen sind oft von Durchfällen begleitet. Die Nachtruhe wird durch schmerzhaften Stuhl gestört, wobei ihm schwindlig wird.

Der Schnupfen kann als Fließ- oder Stockschnupfen anfangen, bei sehr kaltem Wetter meist als Stockschnupfen, dann ist die Nase verstopft. Solange das Dulcamara-Kind am Tag in Bewegung bleibt, hält sich alles im Rahmen, außer wenn es an die kalte Luft geht oder wenn es im Hause sehr zieht. Abends, vor allem wenn es richtig zur Ruhe kommt und ins Bett geht, merkt es, wie alles schlimmer wird und die Nase zugeht. Die Steifheit und Schmerzhaftigkeit im Nacken machen sich bemerkbar. Heiße, feuchte Anwendungen tun ihm gut. Die Nase wird frei dadurch, und es kann besser atmen. Es hat nicht gerade die beste Stimmung und will schnell wieder gesund werden. Neugeborene, die sehr quengeln, denen man nichts recht machen kann und die sich erkältet haben, können DULCAMARA brauchen.

### EUPHRASIA (Euphr.)

Das Euphrasia-Kind ist sehr empfindlich gegenüber dem Wind, ansonsten hat es wenig Beschwerden. Der Wind reizt seine Augen immerzu; sie werden ganz rot und tränen stark. Es kann zu einer Augenerkältung kommen, oder ein richtiger Schnupfen entwickelt sich bei windigem Wetter. Die Nase läuft heftig, vorne und hinten, besonders wenn es sich draußen aufhält. Der Tränenfluß ist wundmachend, und die Augen sind sehr lichtempfindlich. Im Kopf herrscht eine ziemliche Verwirrung, als ob es sich den Kopf gestoßen hätte. Die Verwirrung nimmt gegen Abend zu, die Nase hört dann allmählich auf zu laufen und stockt richtig. Das Gesicht wird heiß, aber es ist ihm kalt. Beim Hinlegen wird alles noch ärger. Im Grunde genommen tut ihm die Wärme nicht gut. Am nächsten Morgen fängt die Nase gleich wieder an zu laufen, der Schnupfen kann auch erst mal dicklich sein oder dicklich bleiben; er kann auch abwechselnd fließen und stocken. Draußen ist er auf jeden Fall fließend, und im warmen Raum neigt er zum Stocken. In der Frühe hat sich schon ein Husten dazugesellt. (Mehr darüber unter »Husten«.)

### FERRUM PHOSPHORICUM (Ferr-p.)

Das Ferrum-phosphoricum-Kind mag gesund und stark aussehen, aber eine gewisse tiefliegende Schwäche existiert in ihm, welche ein erfahrener Homöopath in seinen Augen und der durchscheinenden Haut sehen kann. Unter Belastungen leidet es sehr. So ist es bei den Erkältungen, die harmlos anfangen, aber einen schweren, sogar gefährlichen Verlauf nehmen können. Zu Beginn kann man das Ferr-p. an dem fieberhaften Krankheitsgefühl, der verstopften Nase mitsamt den schmerzenden Nebenhöhlen, dem hochroten Gesicht, dem klopfenden Schmerz im Gesichtsbereich und dem schnellen, nicht vollen, eher schwachen Puls erkennen.

Das Kind fühlt sich schwach und müde, dabei ist es unruhig und legt sich immer wieder kurzzeitig hin (nicht mehr als $^1/_2$ bis 1 Stunde lang). Trotz der Gesichtsröte ist eine oberflächliche Blutleere vorhanden, die sich durch ein blasses inneres Unterlid zeigt. Es fehlen aber die kennzeichnenden Symptome (»Modalitäten«), die wir bei anderen Mitteln gewöhnt sind. Aber gerade das ist typisch für Ferr-p. und das auch in den späteren Stadien.

In der Regel folgt bald eine Kehlkopfentzündung und/oder eine Bronchitis, wenn diese nicht schon von Anfang an vorhanden ist. Starke klopfende Kopfschmerzen kommen dazu, wobei sein Sehvermögen beeinträchtigt wird. Es mag aber die Augen nicht schließen und liegt mit halb offenen Augen da. Kälte tut zwar dem Kopf gut, aber im allgemeinen tut sie ihm nicht gut. Das Nasensekret ist blutig, mit blutigen Krusten, und es kommt leicht zum Nasenbluten (mit hellrotem Blut), besonders morgens.

Die Absonderung ist ätzend und wird bald eitrig. Der Appetit ist schlecht, und es wird ihm immer wieder schlecht. Essen tut ihm nicht gut, denn es drückt noch mehr im Magen und Kopf (Stirn). Der Durst auf Kaltes ist aber groß. Die gewöhnliche Hausmannskost ist ihm zuwider, vor allem Fleisch und Milch mag es nicht. Es wird ihm schlecht davon, und es kann zum Erbrechen kommen. Am besten ißt es gar nichts und gönnt sich Ruhe.

## GELSEMIUM (Gels.)

Das Gelsemium-Kind ist sehr begeisterungsfähig und begabt, aber eine fast lähmende Angst überfällt es, wenn seine Fähigkeiten auf den Prüfstand gestellt werden. Im Frühling, Frühsommer oder wenn das Wetter länger ganz mild bleibt, holt sich das Gelsemium-Kind seine Erkältung mit viel Niesen in der Frühe, das Wasser strömt aus der Nase. Es prickelt in der Nase, und sie fühlt sich voll an. Die Innenseite der Nase wird durch die Absonderung wund und fühlt sich heiß an. Das Völlegefühl sitzt an der Nasenwurzel und erstreckt sich von dort aus zum Nacken und Schlüsselbein.

Ein benommener Kopfschmerz, vom Hinterkopf ausgehend, kann dazukommen. Der ganze Körper fühlt sich sehr schwer und müde an, und das Kind liegt völlig apathisch da. Es hat keinerlei Hunger oder Durst. Ihm ist kalt, besonders am Rücken.

### HEPAR SULFURIS CALCAREUM (Hep.)

Das Hepar-sulfuris-Kind ist geprägt durch seine Überempfindlichkeit auf alle Reize und erkältet sich leicht bei kalter Wetterlage, besonders wenn es dabei trocken ist oder trockenkalte Winde wehen. Das Hepar-Kind hat unvernünftigerweise seine Mütze abgezogen. Eine Erkältung ist jetzt unweigerlich die Folge. Eine reichliche, wäßrige Absonderung ist vorhanden, hauptsächlich auf einer Seite. Die Nase ist innerlich geschwollen und schmerzhaft. Das viele Naseputzen fängt an weh zu tun. Die Nase wird immer wunder, sowohl durch die ätzende Absonderung als auch durch das Putzen. Am ersten Tag fühlt das Kind sich noch nicht krank; erst am nächsten Morgen wacht es auf und meint Fieber zu haben. Der Hals fühlt sich rauh an, und die Glieder sind müde und schmerzhaft. Es friert und zieht sich warm an. Morgens ist ein Nasenloch mit Unmengen von gelbem Schleim verstopft. Im Laufe der Zeit wird die Absonderung richtig eitrig, gelbgrün bis grün, und riecht nach altem Käse. Der Appetit ist ihm aber nicht vergangen. Er hat sogar einen prächtigen Hunger und möchte stark schmeckende, gut gewürzte Speisen essen, z. B. Essiggurken. Die Erkältung ist hartnäckig und hält lange an. Erleichterung können Sie ihm durch heiße Dämpfe verschaffen.

### KALIUM BICHROMICUM (Kali-bi.)

Das mollige, lethargische Kalium-bichromicum-Kind genießt zu viele süße Getränke, wie Limonaden oder vielleicht Malzbier (Kinderbier). Meist ist ihm zu warm, und es zieht sich gerne aus. Kein Wunder, daß es sich dabei leicht erkältet, vor allem im Herbst und Frühling. Was als

ein wäßriger, wundmachender Fließschnupfen beginnt und die ganze Nacht fließt, ist schon am nächsten Morgen dickflüssig. Die Absonderung wird zäh, fadenziehend, blutgestreift, bis aus elastischen Popeln festsitzende Krusten werden. Morgens kommen grüne Massen aus der Nase. Die festsitzenden Krusten schmerzen und bluten beim Entfernen. Es ist eine Prozedur, die dick verstopfte Nase frei zu bekommen. Die Stimme des erkälteten Kindes klingt ganz nasal. Die Verstopfung der Nase ist morgens beim Aufwachen und abends schlimmer. Aber auch in der Schule, wenn es einen Text vorlesen muß, geht die Nase zu und macht ihm große Schwierigkeiten. Am Tag hat es immer wieder das Gefühl, es sei etwas Hartes in der Nase. Vergeblich versucht es, die trockene Nase durchzuputzen, es kommt aber nichts, und es kann dadurch auch heftige Stiche in der Nase, besonders rechts, geben.
Auch die Nasenwurzel und der hintere Teil der Nase können ganz verstopft sein. Dabei besteht heftiger Druck an der Nasenwurzel, der sehr schmerzhaft sein kann. KALIUM BICHROMICUM ist auch für Säuglinge ein nützliches Mittel, wenn die Nase ganz verstopft ist (abends und morgens schlimmer) und am Trinken hindert, aber in der Nase keine Absonderung vorhanden ist, nur am Morgen kann man grüne Popel herausholen.

### LYCOPODIUM (Lyc.)

Das Lycopodium-Kind ist völlig vertieft in seine Beschäftigung, wenn es plötzlich von der Erkältung überrascht und in die Realität zurückgeholt wird. Die ätzende Absonderung macht die Oberlippe wund. An der Nasenwurzel geht die Nase immer mehr zu. Abends kann es kaum mehr durch die Nase atmen, und nachts ist sie total zu. Das Kind schläft mit weit offenem Mund, und trotzdem scheint es nicht richtig atmen zu können. Morgens ist die Nase immer noch zu, bis es richtig in Bewegung ist. Das Leben ist gar nicht mehr schön. Meistens hört das Fließen irgendwann auf. Es entsteht eine Verwirrung im Kopf, die hinteren Nasengänge sind trokken, und ein brennender Schmerz in der Stirn trägt nicht gerade zur Erleichterung seines Leidens bei. Sein Gesicht wird immer verspannter, und es bemitleidet sich selbst. Nachts ist die Nase jetzt voller Eiter, und es bilden sich elastische Popel. Appetit hat es nicht. Da vor allem seine Kopfbeschwerden damit besser werden, ißt es mäßig und nicht zu schwer. Auch

Säuglingen kann mit Lycopodium gute Dienste geleistet werden, wenn sie sich leicht erkälten und nicht richtig saugen können, weil die Nase ganz zu ist. Beim Stillen schlafen sie immer ein und wachen dann erschreckt und atemlos auf. In der Nase finden wir eitrigen Schleim, der bis zur Oberlippe alles gelblich verschmiert.

## Natrium muriaticum (Nat-m.)

Das Natrium-muriaticum-Kind hat sich allerlei Ärger und Kummer eingehandelt. Es zieht sich zurück in die Ruhe der Natur und setzt sich auf eine Bank, um die heilsame Stille auf sich wirken zu lassen. Es nimmt seine Kappe ab und legt sie neben sich. Eine leichte Brise streicht sanft durch sein Haar, und schon kommen die ersten Niesanfälle, die sich in ihrer Heftigkeit und Stetigkeit steigern. Reichliches, eiweißartiges Sekret fließt aus der Nase. Nach einer Weile treten immer größere Pausen zwischen den Attacken auf, und dabei stockt die Nase. Jedesmal wenn es gedankenlos seine Kappe absetzt (es wird ihm immer zu heiß am Kopf), fängt der Schnupfen wieder an. Die ersten Fieberbläschen lassen nicht lange auf sich warten und befallen Lippen und Nasenflügel. Sie sind offen, empfindlich und brennen. Sein Geruchs- und Geschmackssinn geht verloren, und trotz Hunger schmeckt alles fade, besonders Brot, welches es sonst gerne mag. Wenn es ins Schwitzen kommt, auch durch körperliche Anstrengung (wofür es sich aber reichlich anstrengen muß), geht es ihm und dem Schnupfen wesentlich besser.

## Nux vomica (Nux-v.)

Das Nux-vomica-Kind hat sich durch seinen Eifer zum wiederholten Male selbst in Streß gebracht. Darüber hinaus sind die Erwachsenen so dumm, daß Ärger kaum zu vermeiden ist. Zu allem Überdruß setzt es sich auch noch auf einen kalten Stein, um auf einen Schulkameraden zu warten.

Das Nux-vomica-Kind ist sehr empfindlich, wenn ein Körperteil kalt wird, besonders der Kopf (durch Haarewaschen und -schneiden oder durch Wind), Gesäß, Rücken und Füße.

Unweigerlich kommt der Schnupfen mit den ersten Zeichen des Frierens. Die Nase fließt, wobei jedoch abwechselnd ein Nasenloch zu ist. Das Gesicht wird immer heißer, und dem Kind wird immer elender. Im

warmen Raum fließt die Nase fast unaufhörlich, auch die Niesanfälle kommen immer häufiger. Draußen fühlt es sich bedeutend wohler; es hört auf zu niesen, und die Nase läuft nicht mehr. Die kühle Luft tut dem heißen Gesicht gut. Es muß sich nur gut bekleiden und warm halten.
Nachts geht es wieder los. Ein Nasenloch ist komplett zu. Das andere ist gerade so weit geöffnet, daß es nicht durch den Mund atmen muß. Am Morgen wacht es früher als gewöhnlich auf, und es geht sofort mit dem Niesen los, oft bevor es richtig wach ist. Appetit hat es nicht, aber es friert so, daß es nach einer warmen Mahlzeit verlangt, die ihm allerdings gar nicht bekommen würde. Auch für den Neugeborenen-Schnupfen erweist sich Nux vomica oft als ein sehr heilsames Mittel sowie auch für die verstopfte Nase des Säuglings. Oft sind die Nux-vomica-Züge bei der Mutter ein Hinweis dafür.

### Pulsatilla (Puls.)

Das Pulsatilla-Kind hat sich wieder einmal nicht zurückhalten können und seinen Essensgelüsten auf cremige, sahnige Leckereien nachgegeben. Es war ihm danach nicht mehr so wohl, und im überheizten Raum wurde es ihm regelrecht übel. Es ging in die frische Luft hinaus – was für eine Wohltat! Zurück im Haus spürt das Pulsatilla-Kind ein leichtes Frieren. Es fühlt sich zunehmend lethargisch, und die Nase wird immer trockener. Die Atmung ist auch irgendwie erschwert, zumindest muß es bewußt tief einatmen, sonst hat es das Gefühl von Luftmangel. Macht es die Fenster und Türen auf oder geht es an die frische Luft, dann fühlt es sich merklich besser. Es kann wieder gut atmen, die Nase wird feucht und fließt. Alle Atemwege öffnen sich. Merkwürdigerweise friert es nicht.
Am Abend und in der Nacht verschlimmern sich die Symptome. Morgens kommt dicker, gelber und milder Schleim aus der Nase, der am Tag wieder weißlicher wird. Nach ein paar Tagen wird er gelbgrün bis grün und riecht bald nach altem Katarrh. Manchmal schneuzt es altes Blut mit Schleim aus der Nase oder zieht es aus dem Nasenrachen heraus, vor allem wenn seine Nase im geheizten Raum zu trocken wird. Von Anfang an ist es appetit- und durstlos. Nachdem es lange Zeit nichts getrunken hat, insbesondere nachmittags, bekommt es Lust auf Kaltes, irgend etwas Erfrischendes, Leichtes. Wasser mag es nur in ganz kleinen Schlucken, aber immer wie-

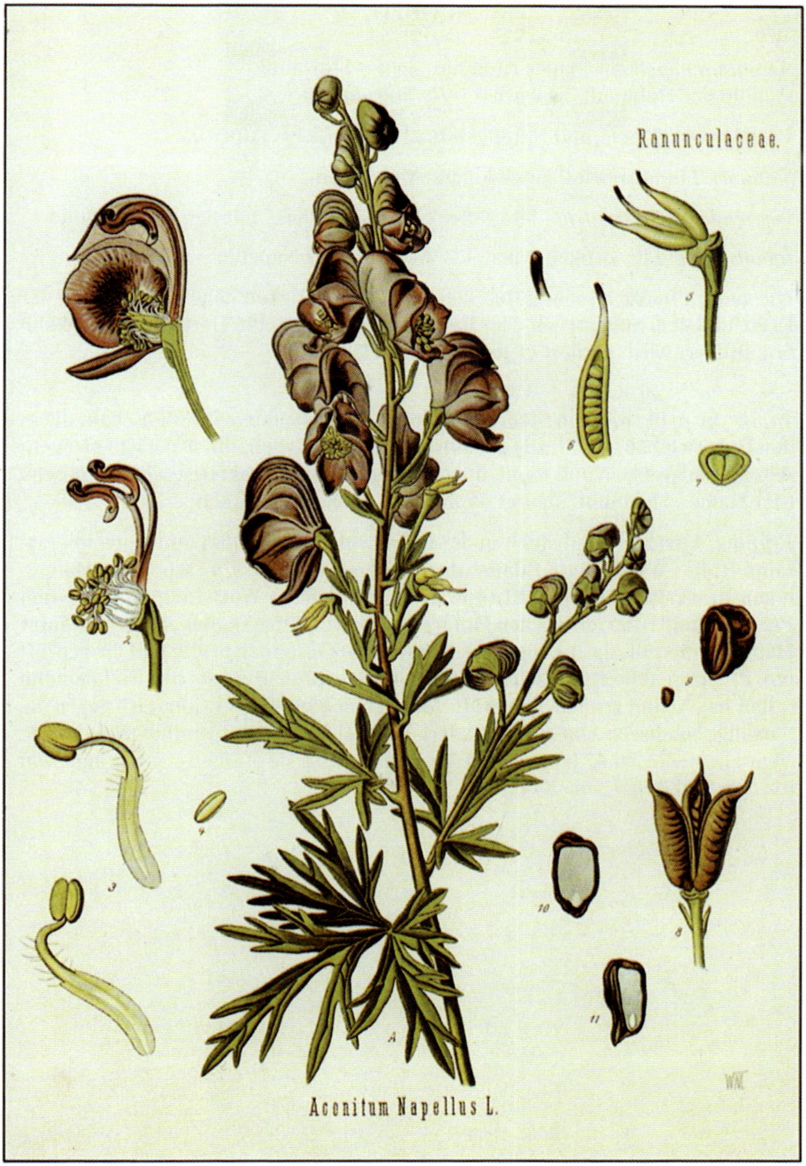
Ranunculaceae.
Aconitum Napellus L.

# ACONITUM

*Aconitum napellus* – blauer Eisenhut, echter Sturmhut.
Familie der Hahnenfußgewächse – *Ranunculaceae*.

*Vorkommen:* Hoch- und Mittelgebirge Europas, bes. Alpen.

*Standort:* Humusreiche, gutgedüngte Almwiesen.

*Verwendete Pflanzenteile:* Die ganze blühende Pflanze mit der Wurzelknolle.

*Inhaltsstoffe:* Die giftigen Alkaloide Aconitin und Napellin.

Die ganze Pflanze ist sehr giftig. Der Grad der Giftigkeit hängt von der Zeit der Ernte und dem Standort ab. Der Eisenhut ist eine beliebte Gartenpflanze. Wenn er kultiviert wird, verliert er jedoch seine Heilkräfte.

*Typus:* Er paßt, wie sein Standort erahnen läßt, besonders für Menschen, die in den Bergen leben, für kräftig gebaute, vollblütige Typen, die sich leicht erregen, selten krank werden und wenn, dann das für Aconit charakteristische stürmische (der Name „Sturmhut" deutet darauf hin) Fieber bekommen.

*Prüfung:* Der Sturmhut spielt in der Geschichte der Homöopathie eine interessante Rolle. Wurde diese Pflanze doch als erste im Jahr 1762 schon vor Hahnemann bruckstückhaft geprüft, und zwar von dem in Württemberg geborenen Professor und österreichischen Hofarzt Anton von Stoerck, der als ein Vorläufer Hahnemanns gilt, da er einige Arzneimittel am Gesunden prüfte und die geprüften Pflanzen teilweise nach dem Ähnlichkeitsprinzip einsetzte. Hahnemann selber hat Aconit gründlich geprüft. Mit Aconit kämpfte er erfolgreich gegen die damalige modische Unsitte des Aderlasses bei Fieber und Blutüberfülle. Viele Menschen wurden so lange zur Ader gelassen, bis sie starben – unter anderem der Sonnenkönig Louis XIV.

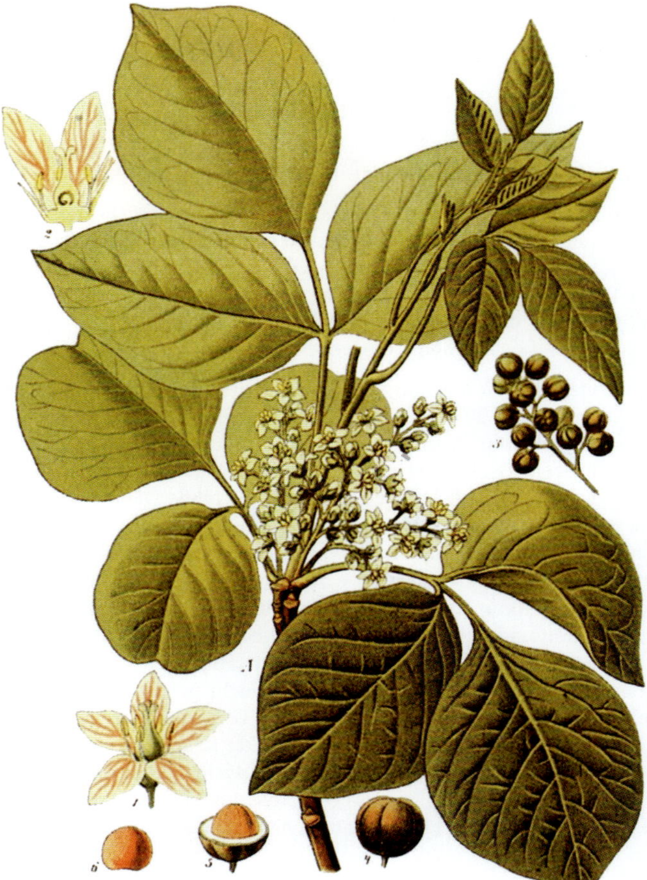
2
3
A
1
6
5
4

# RHUS TOXICODENDRON

*Rhus toxicodendron* – Giftsumach.

Familie der Anacardiengewächse – *Anacardiaceae.*

*Vorkommen:* Nordamerika.

*Standort:* Dickicht, Wälder, besonders an den Wegrändern im Wald, aber auch an Zäunen.

*Verwendete Teile:* Frische Blätter, bei Sonnenaufgang gesammelt, kurz vor der Blütezeit.

*Inhaltsstoffe:* Urushiol (Toxicodendrol), Flavone, Gallussäure.

Der Name „Rhus" kommt vom keltischen „rhudd" = rot, und bezieht sich auf die Farbe von Blumen und Blättern einiger Arten im Herbst. Rhus radicans (Poison Ivy = Giftefeu) und Rhus toxicodendron (Poison Oak = Gifteiche) sind ein und dieselbe Pflanze. Poison Sumach (Rhus venenata) ist eine andere derselben Familie, und zwar die giftigste. Aus unbekannten Gründen wurde aber Rhus toxicodendron auf deutsch Giftsumach genannt.

Rhus toxicodendron ist ein sehr verbreiteter Giftstrauch in Nordamerika. Der Kontakt führt bei ca. 90 % der Menschen zu einem brennenden, juckenden, bläschenförmigen Hautausschlag, der weitaus unangenehmer ist als Hautreaktionen durch Brennesseln. Der Hautausschlag tritt u. U. erst nach vielen Kontakten mit der Pflanze auf. Später kann sogar die bloße Nähe von Rhus toxicodendron ausreichen oder der Rauch von den brennenden Blättern. Als weitere Folge stellen sich bald Schwindel, Schwäche und eine Art Vergiftungsgefühl ein. Gesicht und Augen röten sich und schwellen an, große Unruhe, Schmerzen, Durst und Fieber können auftreten. Mund und Hals schwellen an, es kommt zu Husten, Übelkeit und Erbrechen, später zu rheumatischen Schmerzen und Steifigkeit in den Gelenken, die Glieder werden taub. Der Kranke wird immer verwirrter, sogar delirös, zumindest sehr schlecht gelaunt. Besonders nachts möchte er aus dem Bett springen. Dies ist nicht verwunderlich, denn der Giftgehalt ist nachts und durch Feuchtigkeit erhöht. Der Kranke, der Rhus toxicodendron braucht, hat seine Verschlimmerungszeit nachts. Viele Beschwerden entstehen als Folge von Feuchtigkeit und Durchnässung. Des weiteren behebt Rhus die Folgen von Verkühlungen, Überanstrengungen und Verrenkungen.

Rhus übt eine tiefgreifende Wirkung auf den Bewegungsapparat aus, wie es schon vom Vergiftungsbild her zu erkennen ist. Charakteristisch ist die Besserung durch fortgesetzte Bewegung, wobei allerdings zunächst verstärkte Schmerzen kurzfristig zu Beginn der Bewegung auftauchen.

*Typus:* Rhus paßt für die rheumatoide Konstitution, wenn die Beschwerden durch Nässe, besonders im Zusammenhang mit Überhitzung, auftreten oder verschlimmert werden.

Apocyneae
(Asclepiadeae)

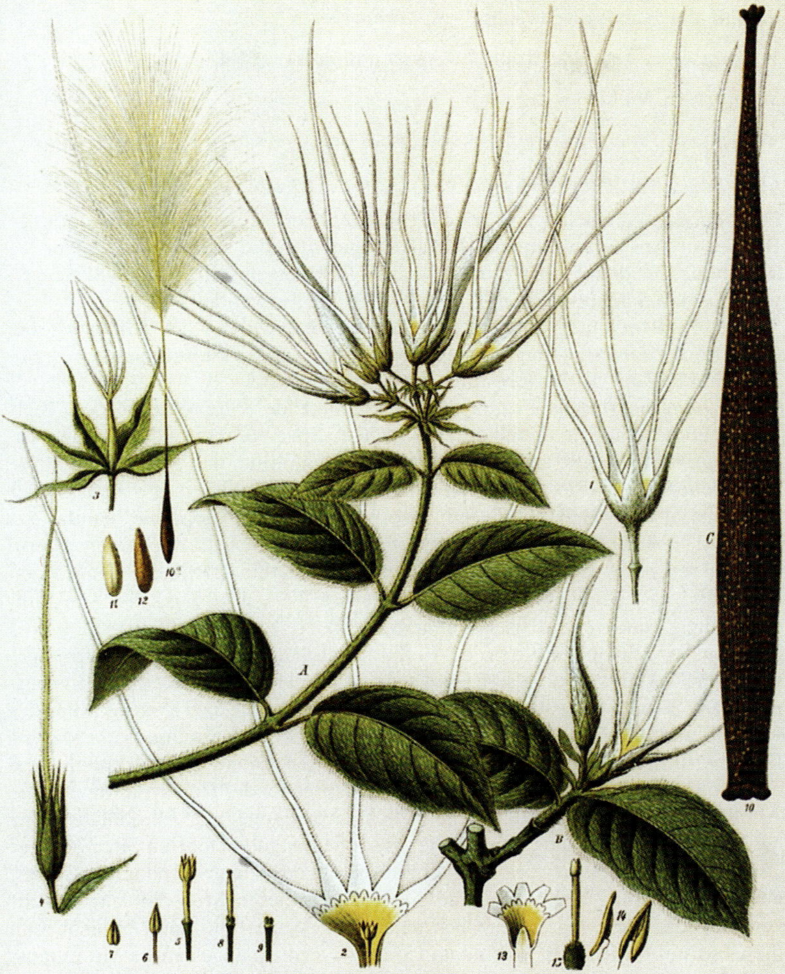


Strophanthus hispidus D.C.

# STROPHANTHUS

*Strophantus hispidus* – Strophanthus.

Familie der Hundsgiftgewächse – *Apocynaceae.*

*Vorkommen:* China, das tropische Asien und Afrika.

*Standort:* Im Wald.

*Verwendete Teile:* Reife, getrocknete, entfettete Samen.

*Inhaltsstoffe:* Strophanthin.

Der Name ist abgeleitet von griechisch „strephein" = drehen und „anthos" = Blume, in Anspielung auf die Korallensegmente, die sich drehen, bevor sie aufgehen. Aus dem Holz werden in Indien Bohlen gemacht, und eine Zubereitung aus den Samen wurde in Afrika als Pfeilgift verwendet.
Strophanthus erweitert die Herzkranzgefäße und wird in der Allopathie bei Herzkranzgefäßverkalkung, Angina pectoris, Herzkranzinsuffizienz, Herzinfarkt und Kollaps als Strophanthin intravenös gespritzt.
Durch homöopathische Prüfungen kamen folgende Symptome an den Tag.: Verdauungsstörungen, Übelkeit, Erbrechen, Speiseröhren- und Magenbrennen, Durchfall und die bereits erwähnte Herzsymptomatik.
Es bestehen zwei wesentliche Unterschiede zwischen der allopathischen und der homöopathischen Behandlung mit Strophanthus. Die Allopathie benutzt das Alkaloid (= Strophanthin), die Homöopathie nimmt den ganzen Samen. Hierin können wir auch das Grundprinzip der Homöopathie erkennen, den ganzen Menschen zu behandeln und nicht nur einen Teil, eine Funktion von ihm, unabhängig vom Gesamtzusammenhang.
Zweitens wird Strophanthin in der Allopathie nach dem Contraria-Prinzip eingesetzt, um Gefäße zu erweitern, wogegen in der Homöopathie der Ausgangspunkt für Strophanthus das schwache Herz ist, die schlechte Kontraktilität des Herzens und die schlaffen Gefäße. Eine entsprechende Beziehung zum Magen-Darm wird in der Regel zu finden sein, besonders dann, wenn Alkoholgenuß eine Rolle spielt. Strophanthus nimmt bei entsprechender Herzsymptomatik die Abhängigkeit vom Alkohol. Die plötzliche Abneigung, die Alkoholabstinenz zur Folge hat, provoziert keine Entzugserscheinungen (Delirium etc.). Daher können wir am Beispiel des homöopathisch eingesetzten Strophanthus sehen, was echte Heilung bedeutet. Alkohol wird von diesen Menschen nicht mehr verlangt, das Herz regeneriert sich nach einer Weile, und dann braucht man dieses Mittel nicht mehr. Nach dem Contraria-Prinzip angewandte Mittel müssen immerfort und in steigender Dosierung gegeben werden – bis sie nicht mehr wirken.

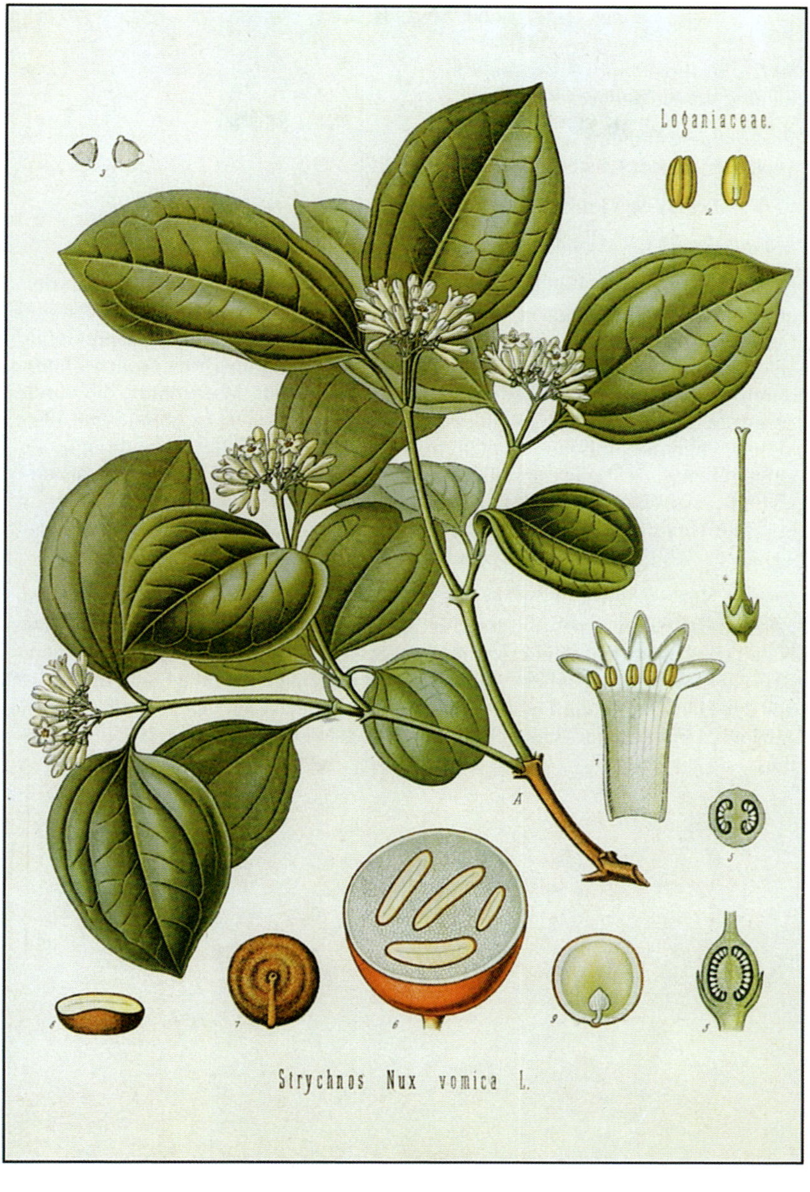
Loganiaceae.
Strychnos Nux vomica L.

## NUX VOMICA

*Strychnos nux vomica* – Brechnuß.
Familie der *Loganiaceae.*

*Vorkommen:* Indien.
*Standort:* An der Küste.

*Verwendete Teile:* Getrocknete Samen.

*Inhaltsstoffe:* Die Alkaloide Strychnin, Brucin, Vomicin u. a.

Nux vomica landete fälschlicherweise unter dem Namen Brucea antidysenterica auf dem Arzneimittelmarkt, und es kam zu vielen Vergiftungen (bevor der Fehler entdeckt wurde), die sich folgendermaßen äußern: heftige Krampfanfälle, Opisthotonus (der ganze Körper biegt sich wie eine Brücke nach hinten durch), Krämpfe der willkürlichen und unwillkürlichen Muskulatur, die durch geringste taktile, optische und akustische Reize provoziert werden. Seine Wirkung in homöopathischen Gaben wird durch Wein, Kaffee, Kampfer u. a. aufgehoben. Nux vomica ist selbst ein wichtiges Antidot bei Folgen von Narkotika und drastisch wirkenden pflanzlichen Mitteln (z. B. Abführmitteln). Ferner beseitigt Nux die Folgen von verdorbenem Magen aufgrund von übermäßigem Tabak-, Alkohol- oder Kaffeegenuß.

*Typus:* Nux ist ein vielseitiges Mittel und kann nicht mit ein paar Worten geschildert werden – was übrigens für alle gut geprüften Mittel gilt. Der gängige Nux-Typus entspricht dem reizbaren, ausgesprochen empfindlichen Menschen, der sehr gewissenhaft ist bzw. sein will. Er ist extrem ungeduldig und fährt sofort aus der Haut, wenn die Dinge nicht so laufen, wie er sich das vorstellt. Ärger, Jähzorn, Überempfindlichkeit und Nervosität sind weitere nuxtypische Synonyme.

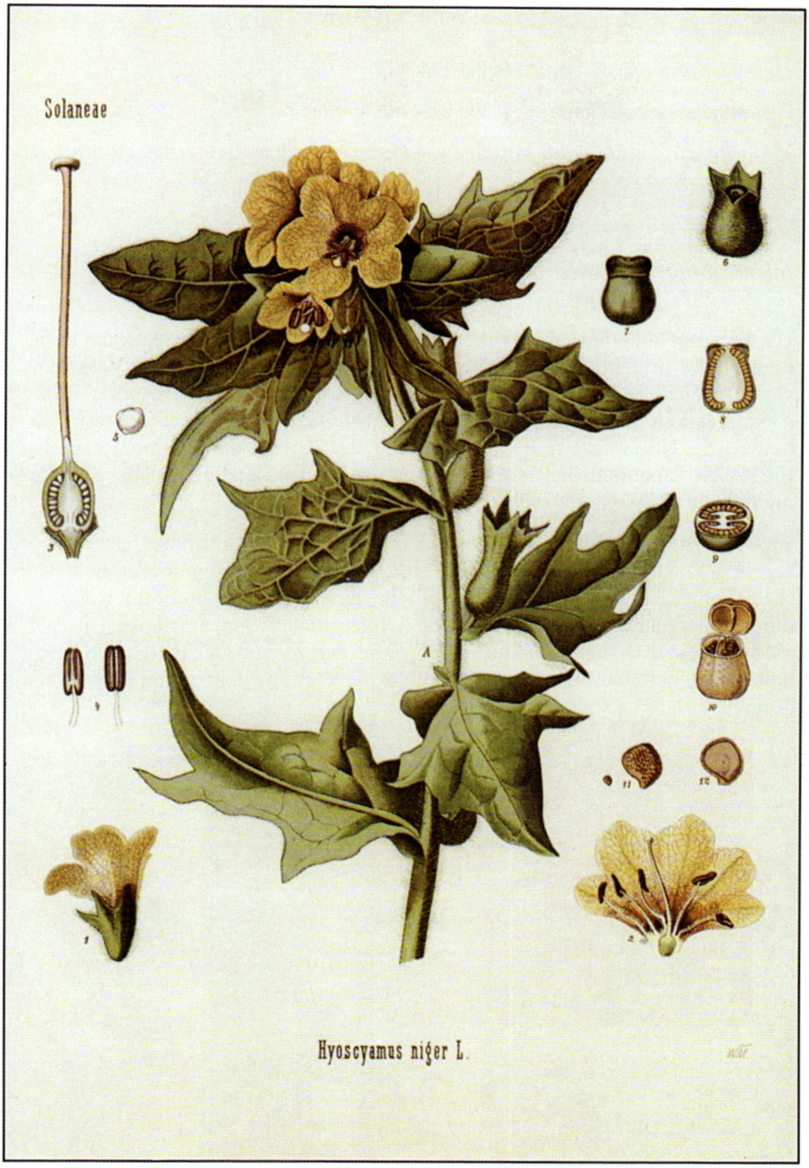


Hyoscyamus niger L.

# HYOSCYAMUS

*Hyoscyamus niger* – schwarzes Bilsenkraut.

Familie der Nachtschattengewächse – *Solanaceae.*

*Vorkommen:* Selten, vom Mittelmeergebiet aus nach Mitteleuropa verbreitet.

*Standort:* Weg- und Straßenränder, Brachland, Schutthalden.

*Verwendete Pflanzenteile:* Die ganz frische Pflanze.

*Inhaltsstoffe:* Alkaloide l-Hyoscyamin und d-Hyoscyamin, Atropin (=d+l-Hyoscyamin), l-Scopolamin, Atroscin (=d+l-Scopolamin).

Hyoscyamus ähnelt botanisch und auch in der pathogenetischen Wirkung Belladonna. Im Mittelalter wurde es als Narkotikum verwendet, da seine Vergiftung verhältnismäßig schmerzlos ist. Es wirkt auf das zentrale Nervensystem, insbesondere bei Gehirnreizung mit Delirien und Halluzinationen; bei Geisteskrankheiten; bei Krämpfen, z. B. der Epilepsie; bei Zittern und Tremor, z. B. bei Parkinson – aber natürlich immer nur unter der Voraussetzung, daß das Symptomenbild zu Hyoscyamus paßt.

*Typus:* Hyoscyamus eignet sich besonders für das nervöse, reizbare, leicht aufzuregende sanguinische Temperament und eher für hellhaarige Menschen. Ein Hyoscyamuszustand kann durch seelische Nöte ausgelöst werden, wie z. B. durch Eifersucht, unglückliche Liebe, Aufregungen und erlittenes Unrecht. Während einer Behandlung mit Hyoscyamus darf man weder Essig noch Zitronen zu sich nehmen, da sie als Antidot (= die Wirkung neutralisierend) wirken können.

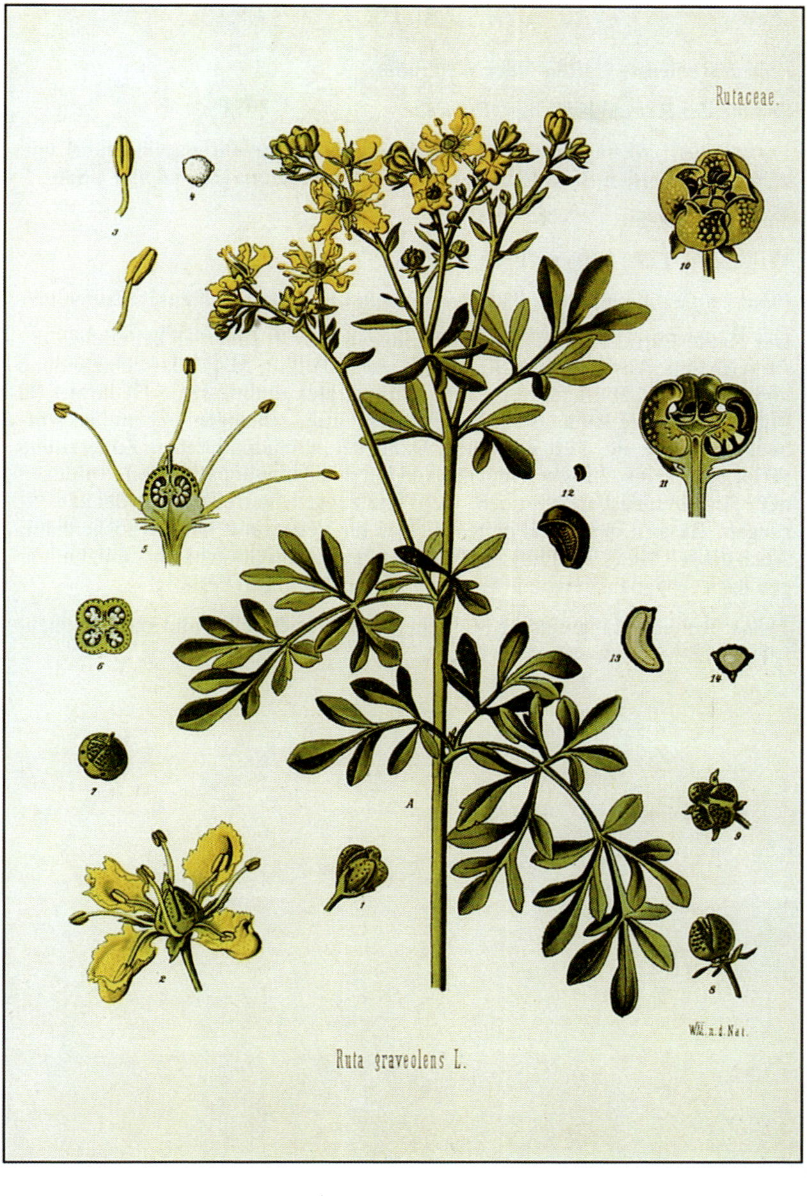
Rutaceae.
Ruta graveolens L.
W.M. n. d. Nat.

## RUTA

*Ruta graveolens* – Garten- oder Weinraute.

Familie der Rautengewächse –*Rutaceae*.

*Vorkommen:* Westasien und Kanarische Inseln, in Südeuropa eingeführt und heimisch geworden. In kultivierter Form in Mitteleuropa, Indien und USA.

*Standort:* Ödland

*Verwendete Teile:* Ganze frische Pflanze.

*Inhaltsstoffe:* Oleum rutae, Rutin (= Vitamin P), Cumarine, mehrere Alkaloide.

Der Raute-Extrakt ruft lokale Entzündungen hervor. Innerlich genommen bewirkt er eine Anschwellung der Zunge, Speichelfluß, Magendarmentzündung und kann zum Abort führen. Schon Hippokrates rühmte seine Heilkraft. Im Mittelalter wurde Ruta als ein Mittel gegen Gifte, Schlangenbisse und als Vorbeugung gegen die Pest geschätzt. Dank der homöopathischen Zubereitung verlor Ruta seine Giftigkeit und gewann durch die homöopathischen Prüfungen neue Anwendungsbereiche, z. B. bei Verletzungen, Verrenkungen, Sehnenzerrungen. Ruta ist das Mittel par excellence für Verletzungen der Knochenhaut. Auch die seit alters bekannte Heilwirkung bei Augenschwäche und -entzündungen nach Augenanstrengung wurde durch die Prüfungen bestätigt.

*Typus:* Robuste, sanguinische Menschen, die mit sich selbst und anderen unzufrieden sind.

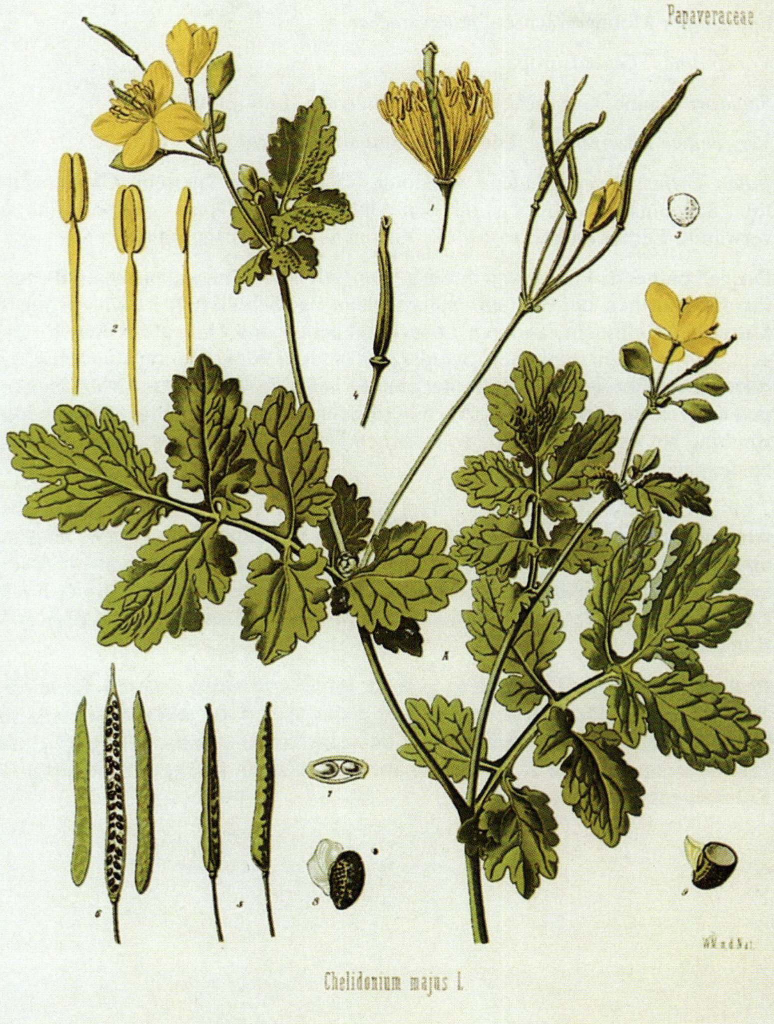


Chelidonium majus L.

## CHELIDONIUM

*Chelidonium majus* – Schöllkraut.

Familie der Mohngewächse – *Papaveraceae.*

*Vorkommen:* Ganz Europa.

*Standort:* Zäune, Gebüsche, Schutt, Mauerritze, Laubwälder.

*Verwendete Pflanzenteile:* Die frische blühende Pflanze.

*Inhaltsstoffe:* 10 verschiedene Alkaloide – Chelidonin, Spartein, Chelidoxanthin, Sanguinarin u. a. Es ist mit den Alkaloiden von Opium und Sanguinaria verwandt. Ferner enthält es Apfel-, Zitronen- und Bernsteinsäure.

Die gelbblühende Pflanze mit ihrem gelben Saft liefert einen glänzenden Beweis für die Wahrheit der Signaturenlehre; denn das Schöllkraut ist ein wichtiges Mittel bei Gelbsucht, anderen Leberkrankheiten und Gallenfunktionsstörungen, die von einem (typischen) Schmerz am unteren Winkel des rechten Schulterblattes begleitet werden. Es besitzt ebenso heilende Wirkung für Milz, Nieren und das venöse Gefäßsystem. Auch bei Rheuma und rechtsseitiger Lungenentzündung hat es sich bewährt. In manchen Grippeepidemien ist es der Genius epidemicus.

*Typus:* Chelidonium paßt besonders für blonde, hellhäutige Menschen, die dünn, mager und phasenweise sehr gereizt sind. Sie leiden unter Leber-, Magen- und Bauchbeschwerden. Die Beschwerden werden durch kaltes, rauhes Wetter und Berührung schlimmer, sie bessern sich im warmen Zimmer sowie durch Essen und heiße Getränke. Antidotiert wird es von Säuren, Wein, Kaffee und Kampfer.

*Prüfung:* Zuerst von Hahnemann geprüft, später von vielen anderen. Es wurde zwar schon von Paracelsus angewandt, geriet aber dann jahrhundertelang in Vergessenheit. Das Schöllkraut wurde bei manchen Krebsfällen erfolgreich von Homöopathen eingesetzt und daraufhin von Pfarrer Kneipp in die jüngere Kräuterheilkunde eingeführt.

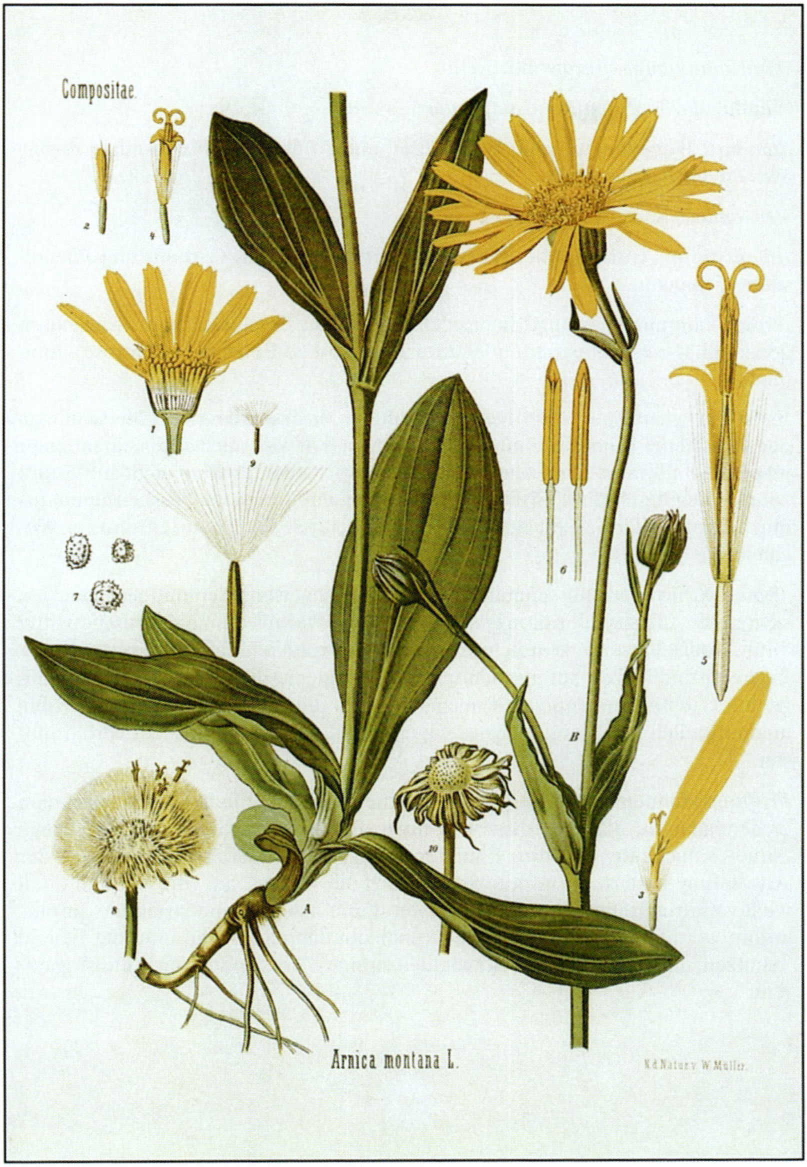
Compositae.
Arnica montana L.
2
4
1
9
7
6
5
B
A
8
10
3

# ARNICA

*Arnica montana* – Bergwohlverleih.

Familie der Korbblüter – *Compositae.*

*Standort:* Ungedüngte lichte Waldwiesen und Almen; humöse sandige, torfige Wiesen der Niederungen.

*Verwendete Teile:* Wurzelstock.

*Inhaltsstoffe:* Arnicin, ätherisches Öl, Gerbstoff, Inulin, Carbon- und Phenolsäure, Mangan.

Arnica kann nicht als ungiftig bezeichnet werden. Bei äußerlichen Anwendungen kann es zu schmerzhaften Hautreizungen bis zu Erysipel (Wundrose) kommen.

Es ist das wichtigste Mittel bei Verletzungen, insbesondere bei Quetschungen der Weichteile. Eine Beziehung zu Folgen von Fall wird auch durch einen seiner Namen, „Fallkraut", angezeigt. Eine Wirkung ist aber durchaus nicht auf Verletzungsfolgen beschränkt. Weitere Anwendungen findet es bei Muskelrheumatismus, Krampfadern, Schlaganfall, Angina pectoris, Fehlgeburten und im Wochenbett.

*Typus:* Arnica paßt für sanguinische, plethorische Menschen mit gesunder Gesichtsfarbe, die zu Gehirnkongestionen neigen. Wie viele homöopathische Mittel birgt Arnica Gegensätze in sich: Es wirkt ebenso gut bei Menschen mit extremer Überempfindlichkeit auf mechanische Verletzungen, die dementsprechend lange unter den Folgen leiden, als auch bei jenen, die hart im Nehmen sind, völlig unempfindlich auf Verletzungen reagieren und dazu neigen, sie zu verharmlosen.

*Prüfung:* Hahnemann prüfte Arnica als eine der ersten Pflanzen. Doch nachdem er beobachtete, daß die Blüte von einem Parasiten befallen wird, der Fliege Atherix maculatus, die ihre Eier dort ablegt und dadurch die Samen an der Ausreifung hindert, verwandte er nur noch die Wurzel. Es wird vermutet, daß viele vergiftungsähnliche Erscheinungen durch das Vorhandensein des Insekts erklärt werden können. Man sollte deshalb nur die reine Tinktur aus der Wurzel benutzen. Im Handel wird vielfach die (unreine) Tinktur aus der Blüte angeboten.

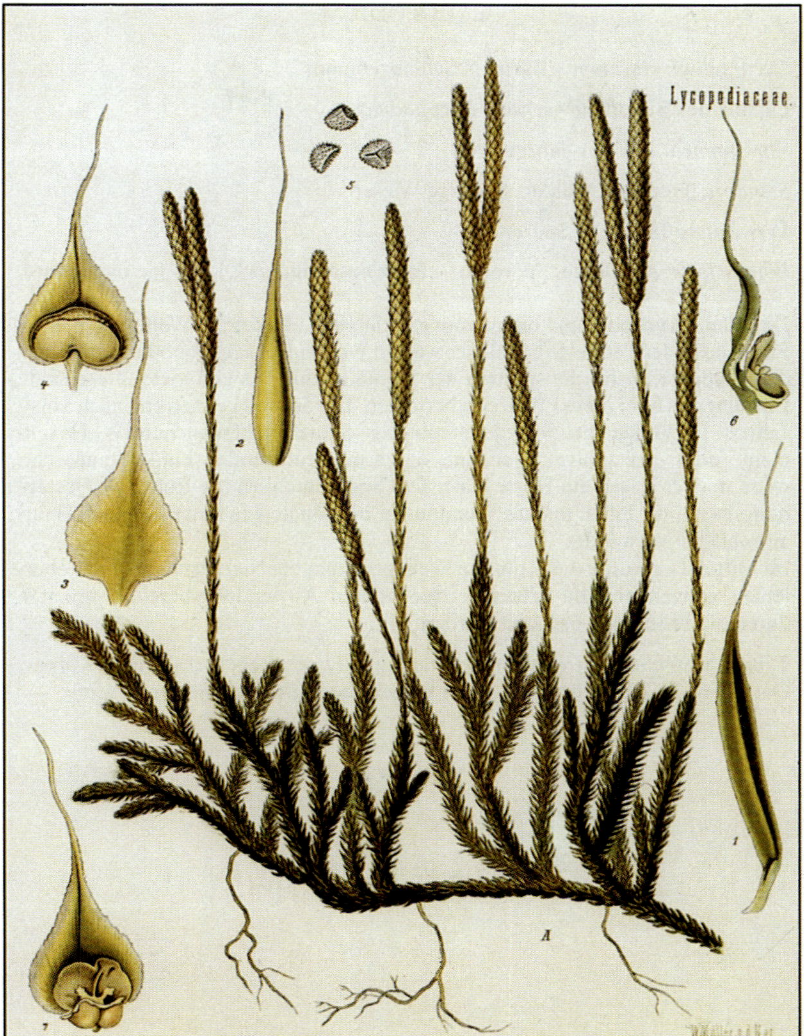
Lycopodiaceae.
1
2
3
4
5
6
7
A
Lycopodium clavatum L.

# LYCOPODIUM

*Lycopodium clavatum* – Bärlapp, Schlangenmoos.

Familie der Bärlappgewächse – *Lycopodiaceae*.

*Vorkommen:* Auf der ganzen Welt.

*Standort:* Trockene Wälder, hügelige Wiesen.

*Verwendete Teile:* Die Sporen.

*Inhaltsstoffe:* Alkaloide, Sporonin – ein rizinusähnliches Öl, das nie ranzig wird.

Der Name Lycopodium kommt vom griechischen „Lykos“ = Wolf und „pus“ = Fuß, und in der Tat sieht die Pflanze wie ein Wolfsfuß aus. Lycopodium gehört zu den großen Konstitutionsmitteln der Homöopathie. Es gibt viele interessante Einzelheiten über diese Pflanze zu berichten. Die Sporen keimen erst nach 5 bis 7 Jahren. Im Volksmund wird das staubartige Sporenmehl mancherorts „Hexenmehl“ oder „Blitzpulver“ genannt, da es mit leuchtenden Funken aufzischt, wenn man es gegen ein Feuer bläst. Das Sporenmehl wurde früher als Bestäubungsmittel für Pillen und als Wundpulver bei Säuglingen und nässenden Hautausschlägen verwendet.
Im Mittelalter wurde das Kraut, in Wein gesotten, bei Nierensteinen und Leberleiden verwendet. Die beiden letztgenannten Anwendungsbereiche konnten durch die Prüfungen bestätigt werden.

*Typus:* Menschen mit wachem Verstand und in der Regel schwachem Körper. Der obere Teil des Körpers ist eher mager, die Hüften können rund sein.

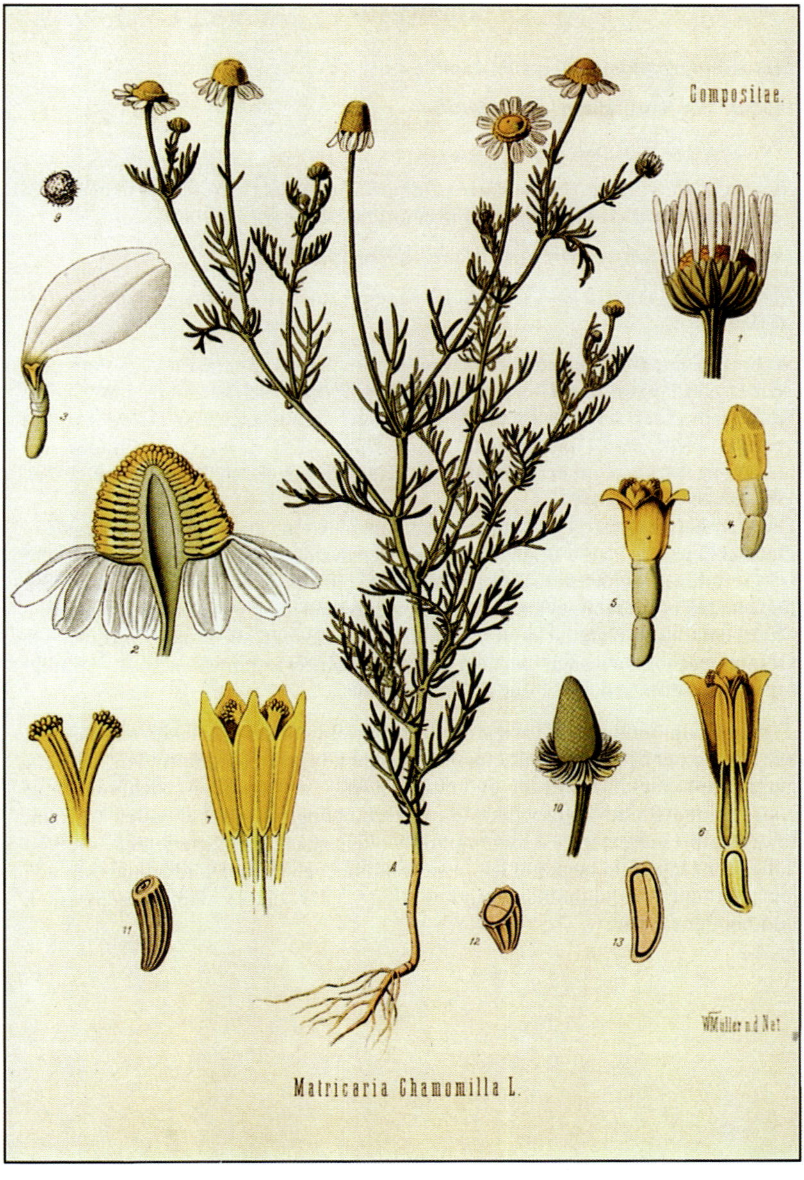
Compositae.
Matricaria Chamomilla L.
W.Müller n.d. Nat.

# CHAMOMILLA

*Matricaria chamomilla* – echte Kamille.

Familie der Korbblütler – *Compositae.*

*Vorkommen:* Europa und Asien.

*Standort:* Wegränder, Schuttplätze, Ödland, Getreidefelder, die nicht chemisch gedüngt und mit Unkrautvernichtungsmitteln behandelt wurden.

*Verwendete Pflanzenteile:* Die frische blühende Pflanze.

*Inhaltsstoffe:* Ätherisches Öl mit dem blauen Azulen, Cumarin, Flavone, Bitterstoffe u. v. a.

Während Kamillentee und Kamillenpräparate ihre Wirksamkeit vor allem dem Azulen verdanken, spielt dieses bei der homöopathischen Zubereitung keine Rolle, denn hier wird ein Preßsaft verwendet, der mit gleichen Teilen Alkohol versetzt wird, wobei die Pflanze nicht erhitzt wird. Das Azulen bildet sich hingegen aus dem ätherischen Öl der Kamille, nachdem diese dem heißen Wasser ausgesetzt wird.
Die Kamille ist wohl die bekannteste und am meisten verwendete Heilpflanze in Deutschland. Sie ist die Pflanze, die am intensivsten wissenschaftlich untersucht ist. Gerade wegen ihrer starken Arzneikraft sollte man die Kamille jedoch nicht täglich als Tee trinken, besonders nicht, wenn man gleichzeitig homöopathische Mittel einnimmt. Kamille kann sowohl die Folgen von Kaffee und Narkotika wie Opium aufheben als auch die Wirkung dieser Mittel in homöopathischer Zubereitung antidotieren, d. h. außer Kraft setzen.

*Typus:* Chamomilla ist ein wichtiges Heilmittel bei unerträglichen Schmerzen, wie wir sie bei Menschen mit einem schwachen Nervenkostüm finden, die sehr gereizt und unleidlich werden und nicht wissen, was sie wollen. Nicht nur unter Kaffeetrinkern und Menschen, die mit Betäubungsmitteln behandelt wurden, findet man eine extreme Überempfindlichkeit gegenüber Schmerzen, die von äußerster Ungeduld begleitet ist. Insbesondere auch Frauen und Kinder können leicht in einen Chamomillazustand geraten – z. B. bei Zahnungsbeschwerden und bei der Geburt.

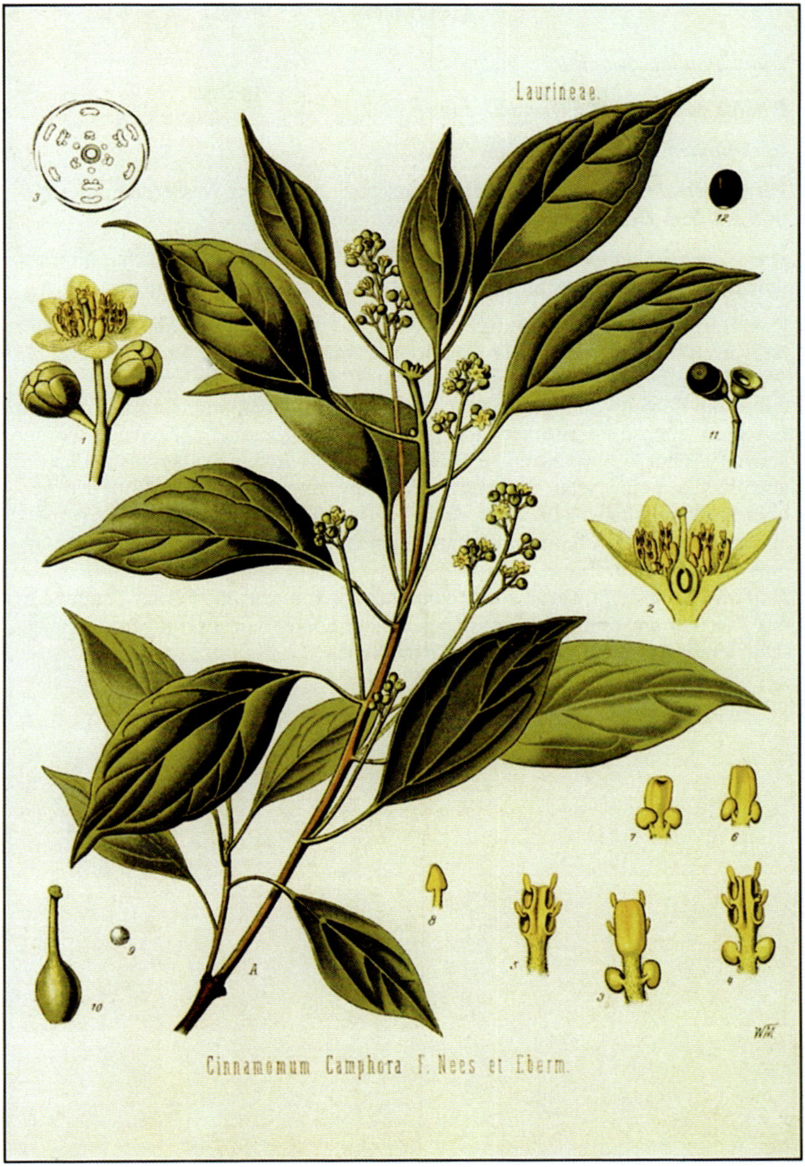
Laurineae.
Cinnamomum Camphora F. Nees et Eberm.

## CAMPHORA

*Cinnamomum camphore* – Kampfer.

Familie der Lorbeergewächse – *Lauraceae*.

*Vorkommen:* China und Japan.

*Verwendete Teile:* Kampfer ist ein Kautschuk, der durch Wasserdampfdestillation aus dem Holz des Kampferbaumes gewonnen wird.

*Aussehen des Kampfers:* Weiße, zähe, durchscheinende Stücke mit charakteristischem Geruch und scharfem Geschmack, dem ein Kältegefühl folgt.

Kampfer wird als Mottenmittel verwendet. Es wirkt direkt auf das zentrale Nervensystem und wird in der Homöopathie als das Antidot (d. h., es setzt die Wirkung anderer Mittel außer Kraft) schlechthin benutzt. Im besonderen beseitigt es die Folgen von sogenannten Wurmmitteln, Tabak und blausäurehaltigen Früchten, ebenso Vergiftungen mit Säuren, Salzen, Metallen, Pilzen usw. Ferner verfügt es über krampflösende Eigenschaften und wird bei Kollapszuständen wie auch Koliken eingesetzt, wobei dem Kranken innerlich heiß wird, die Körperoberfläche aber dabei kalt bleibt. Auffällig ist, daß sich der Betreffende trotzdem abdecken möchte. Camphora kommt manchmal bei Grippeepidemien als Genius epidemicus in Frage.
*Prüfung:* Camphora wurde zuerst von Hahnemann geprüft. Ferner benutzte er das Riechen am Kampfer, um unangenehme Folgen von Prüfungen und überschießende Arzneimittelreaktionen aufzuheben.

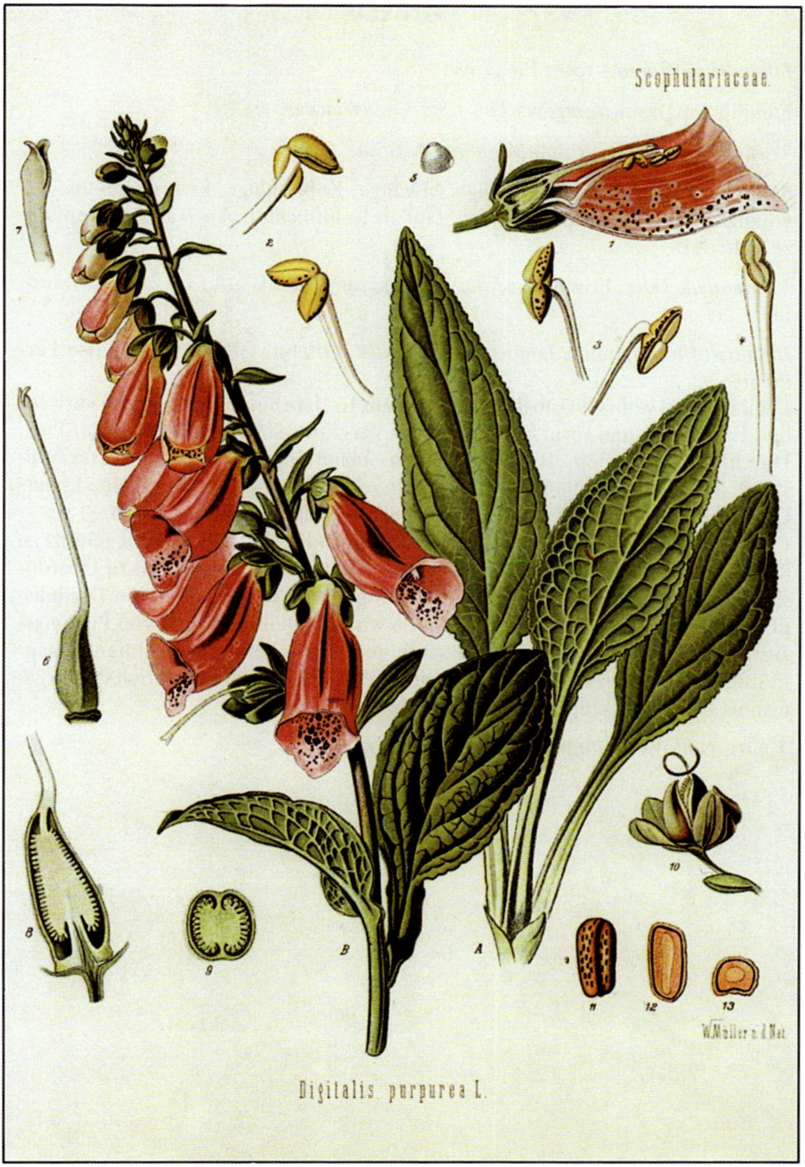
Scophulariaceae
Digitalis purpurea L.
W. Müller n. d. Nat.

# DIGITALIS

*Digitalis purpurea* – roter Fingerhut

Familie der Braunwurzgewächse – *Scrophulariaceae.*

*Vorkommen:* Westeuropa, Madeira, Azoren.

*Standort:* Lichte Wälder, buschige Abhänge, Kahlschläge, Lichtungen und bevorzugt kieselsäurehaltigen Boden. Gilt als Kalkflüchter. Auch als Gartenpflanze kultiviert.

*Verwendete Teile:* Frische, vor der Blüte gesammelte Blätter im 2. Wachstumsjahr.

*Inhaltsstoffe:* Digitalin, Digitoxin, Gitaloxin, Gitalin, Gitoxin sowie viele Fermente.
Digitalis wird wahrscheinlich schon seit dem 16. Jahrhundert als Arznei verwendet. Es ist giftig und verursacht folgendes Vergiftungsbild: unregelmäßiger Puls, Durchfall, Erbrechen, Bauchschmerzen, blaue Lippen, Atemnot, Herzstillstand. Potenziertes Digitalis wird durch vegetabilische Säuren, Wein, Leber-Galle-Tee, Äther und Kampfer antidotiert. Digitalis antidotiert Wein.
Die Schulmedizin setzt Digitalis als herzkräftigendes Mittel ein. Im Gegensatz zu Strophanthus wird es im Herzmuskel gespeichert, wodurch es leicht zu Überdosierungserscheinungen und einer lebenslänglichen Abhängigkeit von Digitalispräparaten kommt. In der Homöopathie wird Digitalis aufgrund von Prüfungszuständen eingesetzt, es gibt nämlich in dem Sinne keine sogenannten Organkräftigungsmittel, sondern man behandelt stets die Ursache, wodurch der Organismus sich selbst kräftigt bzw. regeneriert.

*Typus:* Nervöse, lymphatische Konstitution.

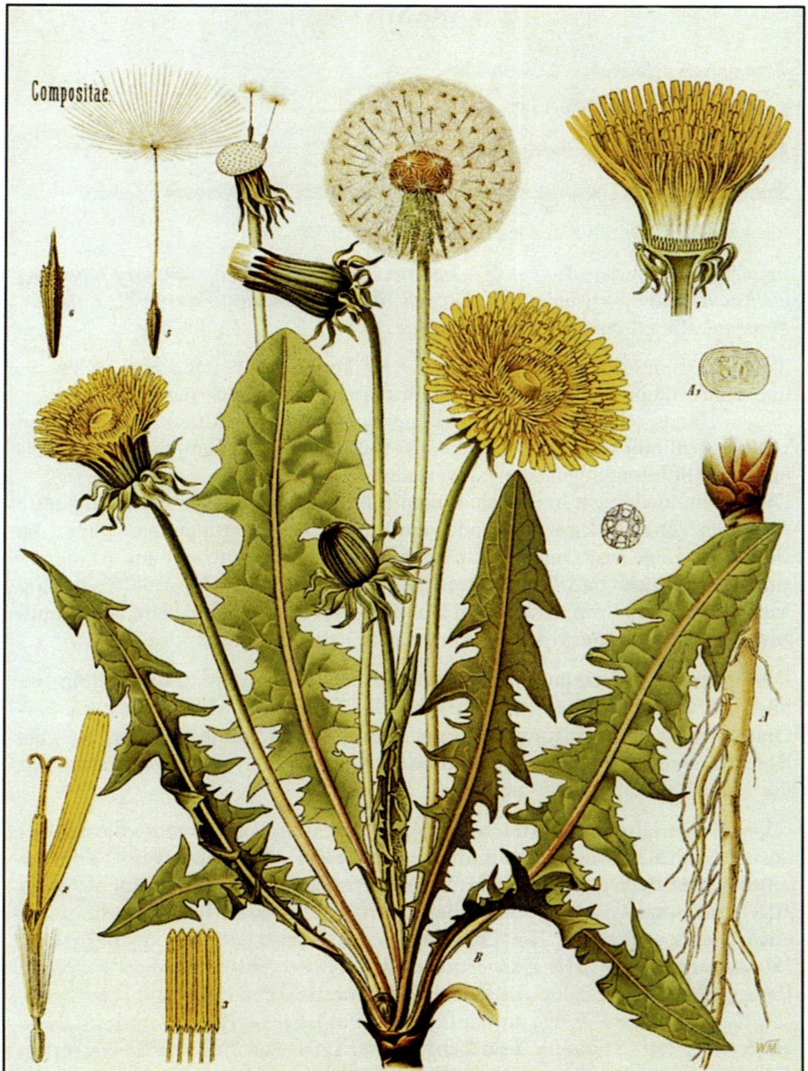
Compositae
Taraxacum officinale Web.

## TARAXACUM

*Taraxacum officinale* – Löwenzahn.

Familie der Korbblütler – *Compositae.*

*Vorkommen: Die nördliche Halbkugel.*

*Standort:* Wiesen, besonders reichlich auf stickstoffüberdüngten Wiesen.

*Verwendete Teile:* Die ganze Pflanze vor der Blüte.

*Inhaltsstoffe: Cholin; Bitterstoff – Taraxin; Stärke, die sich bei längerer Lagerung in Fruchtzucker verwandelt; Inulin; reichlich Kalium und Vitamin C; Calcium, Mangan, Kieselsäure, Vitamin B2 und E.*

Der Name leitet sich ab von tarasso – reizen, hervorrufen, und achos – Schmerz, und drückt damit treffend den Wirkungsbereich des Mittels aus.
Wegen seines reichen Gehalts an Mineralien und Vitalstoffen eignet sich im zeitigen Frühjahr kein Salat besser zur Verbesserung des gesamten Stoffwechsels und der Blutreinigung als der Löwenzahn.
Die ersten noch leicht bräunlich grünen Blätter mitsamt der in der Blattrosette sitzenden Knospe schmecken mild und vorzüglich. Je grüner und größer die Blätter werden, desto mehr Bitterstoffe enthalten sie, und sind um so weniger zum Verzehr geeignet. Wegen ihres hohen Inulingehaltes, bis zu 40% des Gewichtes, wird die Löwenzahnwurzel bei Diabetes empfohlen. Wenn der Grundzustand stimmt, dann wirkt Taraxacum bei Diabetes heilsam.

Der Frühjahrslöwenzahn ist nicht mit dem Herbstlöwenzahn zu verwechseln, der im Wald wächst und völlig anders schmeckt. Taraxacum wirkt über das Leber-Gallensystem auf den ganzen Körper. Bei gestörter Leberfunktion, die eine Beeinträchtigung des Gesamtbefindens nach sich zieht, ist der Löwenzahn eines der Mittel, die in Frage kommen.

Obwohl eine allgemeine Abneigung gegen Arbeit und eine Unentschlossenheit besteht, fühlt sich der Löwenzahnmensch in der Ruhe und beim Nichtstun unwohl. Bei Bewegung, besonders an der frischen Luft, geht es ihm nicht nur allgemein, sondern auch von den Beschwerden her besser. Folglich geht es ihm auch nachts schlechter. Ein Leitsympton von Taraxacum ist die sogenannte »Landkartenzunge«. Die Zunge ist weiß belegt und fühlt sich wund an. Dieser Belag pellt sich an manchen Stellen ab und hinterläßt dunkelrote, sehr empfindliche Flecken. Diese Zunge ist häufiger im Frühjahr zur Löwenzahnzeit, als zu anderen Zeiten zu finden. Zusätzlich kommt häufiges und reichliches Wasserlassen mit großem Durst vor. Diese Nierenstörungen sind leberbedingte Auswirkungen.

*Typus:* Biliöse Menschen, die immer wieder unter Gallenattacken leiden und häufig Gallensteine haben.

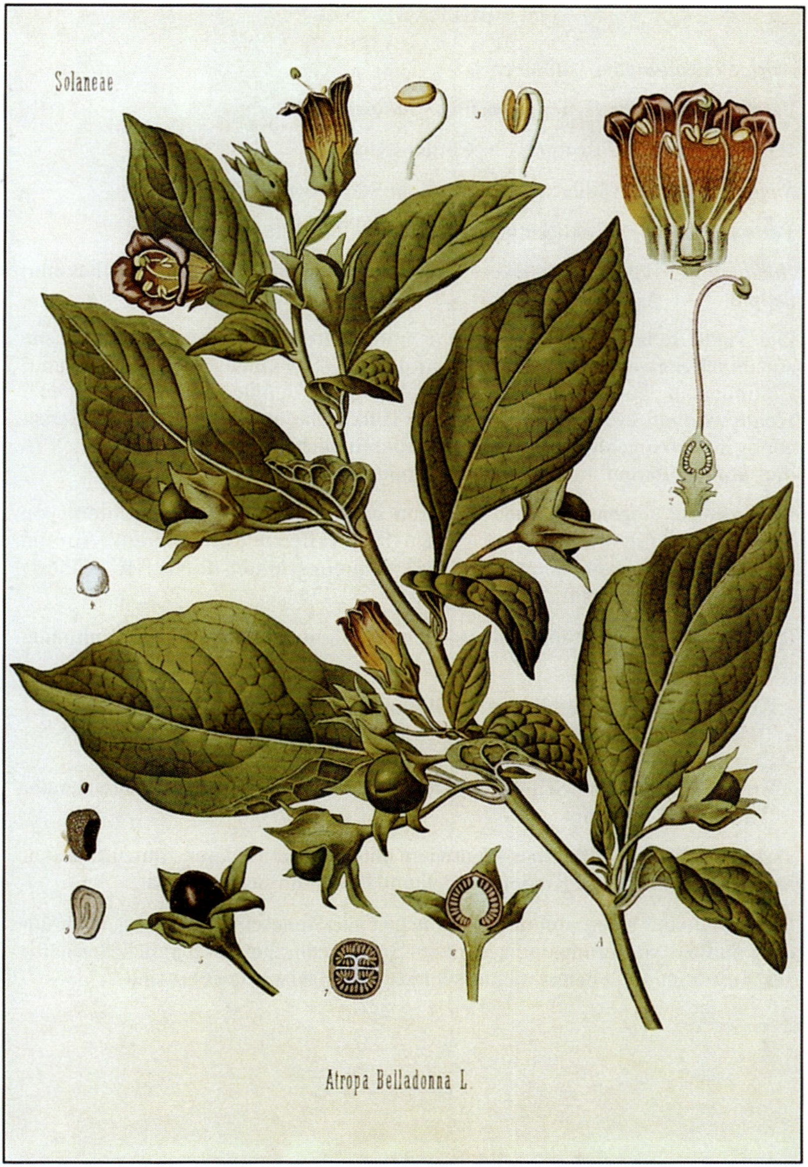
Solaneae
Atropa Belladonna L.

## BELLADONNA

*Atropa belladonna* – Tollkirsche.

Familie der Nachtschattengewächse – *Solanaceae.*

*Vorkommen:* Ganz Europa, im Norden selten.

*Standort:* Lichte Wälder, Kahlschläge, an Waldwegen.

*Verwendete Teile:* Frische Pflanze zu Beginn der Blüte ohne Wurzel.

*Inhaltsstoffe:* Alkaloide – Hyoscyamin, Scopolamin, Atropamin, Belladonin, Scopin.

Der Name Belladonna (ital. = schöne Frau) deutet an, daß der Saft der Kirsche zur Pupillenerweiterung und Wangenrötung als Schönheitsmittel Nutzen fand. Besonders in den Mittelmeerländern galten große Pupillen als Schönheitsideal. Heute wird ein wichtiger Wirkstoff der Tollkirsche, das Atropin, zur Untersuchung in der Augenheilkunde benutzt. Empfindliche Menschen, besonders Kinder, können daraufhin eine leichte Atropin-Prüfung durchmachen.

Es wirkt als Gegenmittel bei Vergiftungen von vegetabilischen Säuren, von Wurst, Terpentinöl, Lebertees, grünem Tee, Kaffee und Bilsenkraut. Atropin wird bei Vergiftung mit dem Schädlingsbekämpfungsmittel „E 605“ (R. Willfort) als Antidot verabreicht.

Die Vergiftungssymptome finden sich in den homöopathischen Leitsymptomen wieder:

- Gerötetes Gesicht durch starken Blutandrang zum Kopf,
- Trockene Schleimhäute, Schluckbeschwerden und ständiger Schluckreiz,
- Beschleunigter Puls,
- Erweiterte Pupillen, Schwindel, Delirien, Krämpfe, plötzlich ausbrechender Wahnsinn, Lähmung.

*Typus:* Kräftige, vollblütige Menschen mit leicht erregbarer Blutzirkulation, besonders Frauen und Kinder mit hellem Haar und wachem Geist.

Es besteht eine Überempfindlichkeit gegen alle Sinneseindrücke, gegen Berührung und Erschütterung und gegenüber Schmerzen, die durch plötzliches heftiges Auftreten und ebenso rasches Verschwinden charakterisiert sind.

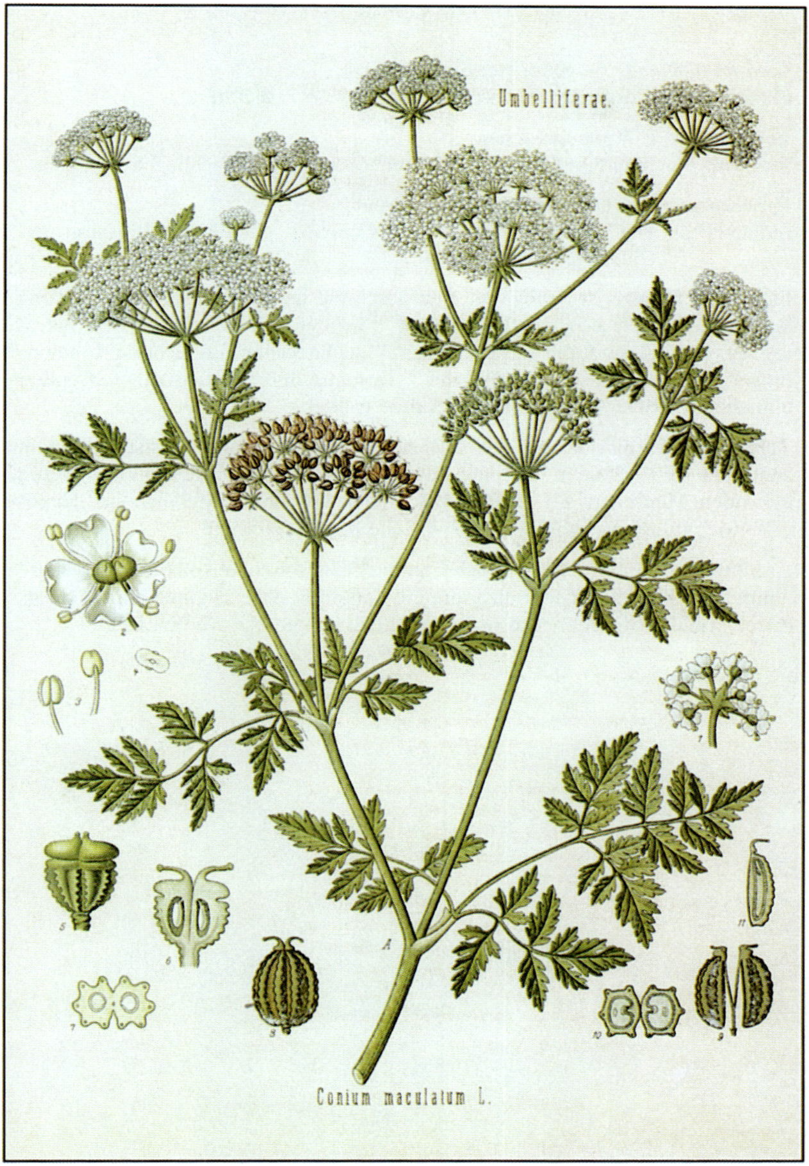
Umbelliferae.
Conium maculatum L.

## CONIUM MACULATUM

*Conium maculatum* – gefleckter Schierling.
Familie der Doldengewächse – *Umbelliferae.*

*Vorkommen:* Europa und Asien.
*Standort:* Flachland und Gebirge, Hecken, Wegränder, brachliegende Böden.

*Verwendete Teile:* Das frisch blühende Kraut.
*Inhaltsstoffe:* Die Alkaloide Coniin und Conicein, ein Flavon Diosmon und Chlerogensäure.

Die ganze Pflanze ist hochgiftig. Erst durch die homöopathische Zubereitung konnte die Pflanze als Heilmittel eingesetzt werden. Plato beschreibt, wie Sokrates 399 vor Christus durch den Trunk des tödlichen Schierlingsbechers (Koneion) hingerichtet wurde. Conium wird von Kaffee antidotiert. Patienten, die Conium einnehmen, dürfen deshalb keinen Kaffee trinken.

*Typus:* Das Mittel hat eine starke Beziehung zu den Hormondrüsen und zum zentralen Nervensystem. Es paßt besonders für den alternden oder vorzeitig alternden Menschen mit sexuellen Schwächezuständen. Melancholie, Hypochondrie und Menschenscheu sind typische Mittelsymptome.

*Prüfung:* Dr. von Stoerck benutzte Conium bei heroischen Roßkuren und heilte damit tatsächlich harte oder ulzerierende Tumoren. Aber Hahnemann zeigte als erster, wie das Mittel ebenso sanft wie effektiv eingesetzt werden kann.

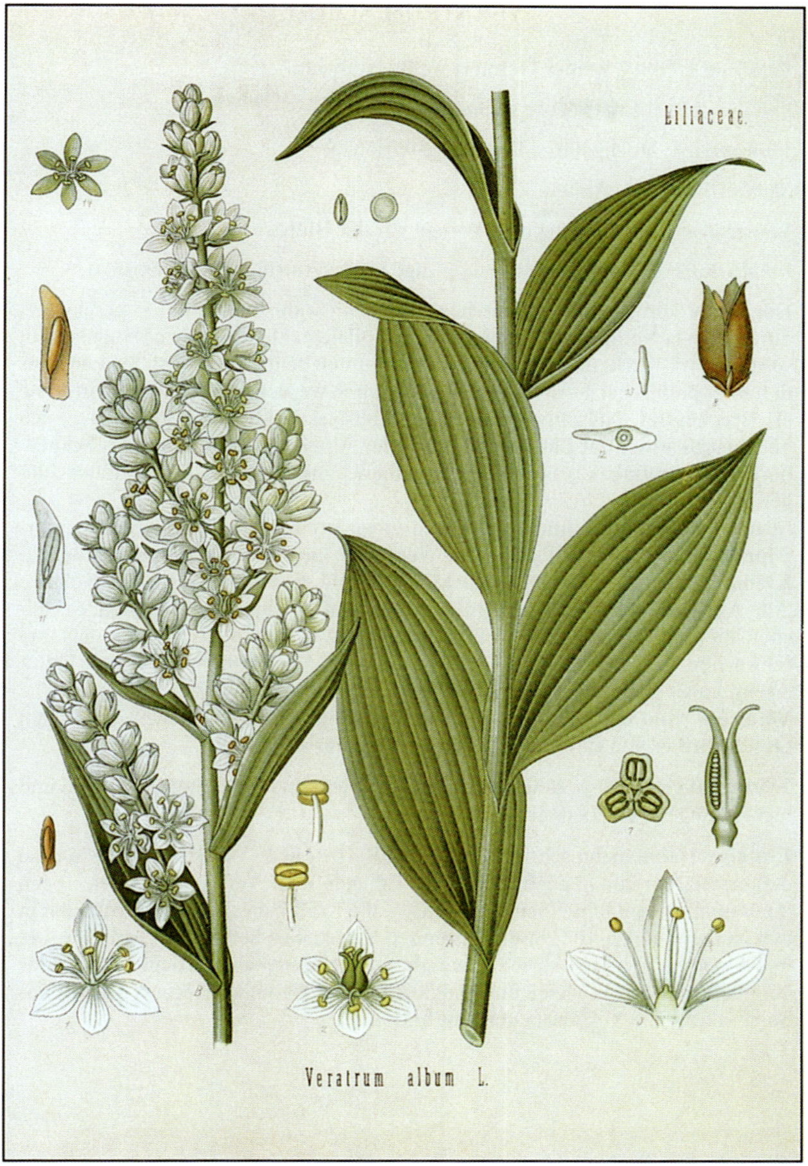

Liliaceae.
Veratrum album L.

## VERATRUM ALBUM

*Veratrum album* – weißer Germer, weiße Nieswurz.

Familie der Liliengewächse – *Liliaceae.*

*Vorkommen:* Hochgebirge Europas, Sibirien.

*Standort:* Wiesen, Almen.

*Verwendete Teile:* Getrocknete Wurzel vor der Blüte.

*Inhaltsstoffe:* 2 Alkaloide, das sehr giftige Protoveratrin, das Germerin; u. v. a.

Der Name kommt vom lateinischen „verus" = wahr und „ater" = geschwärzt durch Feuer. Veratrum album ist eine Giftpflanze. Sie duftet bei Sonnenschein so stark narkotisch, daß man durch das Einatmen benommen wird. Sie kann nur in homöopathischer Form innerlich genommen werden. Im Altertum wurde sie als Brechmittel, Niespulver und gegen Geisteskrankheiten verwendet. Noch heute ist sie unter der Landbevölkerung der Alpen als Schnupfmittel („Schneeberger Schnupftabak") und die Wurzelabkochung äußerlich bei Hautausschlägen sehr beliebt.
In der Homöopathie findet Veratrum einen breiten Wirkungsbereich: unterschiedliche Arten von Psychosen, Neurosen und Nervenzusammenbrüchen, Krampfhusten, Keuchhusten, Rückenmarksleiden, Poliomyelitis und Kollaps. Alle Absonderungen treten in großer Menge auf (reichliches Erbrechen, reichlicher Speichelfluß und reichlicher Schweiß), sie trocknen das Gewebe aus und schwächen den Menschen. Charakteristisch für Veratrum ist die Kälte: kalter Atem, kalter Schweiß, kalter Körper.
Veratrum wirkt den bösen Folgen von Opium und Tabak entgegen. In giftigen Dosen wird es von starkem Kaffee und Kampfer antidotiert.

*Typus:* Junge nervöse, sanguinische Leute; Menschen, die immer kalt sind und nicht genügend Körperwärme haben.

*Prüfung:* Hahnemann schrieb seine Doktorarbeit über Veratrum. Es gehört zu den ersten von ihm geprüften Mitteln. Er sagte über Veratrum, daß es – nach homöopathischen Prinzipien verabreicht – die Kraft habe, etwa ein Drittel der in den Nervenkliniken ihr Dasein fristenden Kranken zu heilen. Das Mittel wurde in der Antike in hohen Dosen eingesetzt, was Hahnemann zu dem Kommentar veranlaßte, daß man vielen eine Roßkur hätte ersparen können, wenn man das homöopathische Verfahren gekannt hätte.

der. Eine fruchtige Limonade aus sauren Früchten kann es zügig trinken. Im übrigen muß es von der Nahrungsaufnahme einige Zeit Abstand nehmen, sonst geht es ihm wieder ganz schlecht.

## Rhus toxicodendron (Rhus-t.)

Das Rhus-tox.-Kind ist gesundheitlich recht stabil, solange es seine tägliche Routine hat. Es ist erst mal abgeneigt gegenüber einer neuen Tätigkeit, aber wenn es einmal anfängt, dann macht es ihm Spaß. Es kann dann fast nicht mehr aufhören. Dieses Sichübernehmen ist sein Schwachpunkt, und wenn es dann von einer sitzenden Tätigkeit schnell in die Kälte kommt, kann es sich leicht erkälten. Es ist bei Rhus-tox. vor allem die Feuchtigkeit, die ihm zu schaffen macht. Daher erfolgt meistens eine Erkältung, wenn es im Regen draußen ist, im schwitzenden Zustand vom Gewitter erwischt wird oder im kalten Wasser schwimmt. Schnee und Nebel sind weitere auslösende Faktoren. Ein allgemeines Unwohlsein setzt gleich ein. Es ist besorgt, niedergeschlagen, weiß nichts mit sich anzufangen. Ein Gefühl der Hilflosigkeit besteht. Meist kommt eine Steifheit der Glieder dazu mit Gliederschmerzen. Es kann sich kaum noch aufrecht halten, wobei die Bewegung ihm guttut und den Schnupfen erleichtert. Wenn es ihm nicht zu schlecht geht, dann geht es gerne (gut bekleidet) spazieren.

Es hat immer wieder Durst auf kleine Mengen kalter Getränke. Das kalte Wasser aber läßt es noch mehr frieren. Es benötigt Wärme, obwohl diese auf den Schnupfen keine Wirkung hat. Die Nase ist heiß und geschwollen, die Nasenspitze rot. Die Niesanfälle sind ganz heftig, fast krampfhaft. Die Nase wird durch das viele Putzen bald wund. Der Atem ist so heiß, daß es das Gefühl hat, die Nasenlöcher würden verbrennen.

## Silicea (Sil.)

Das Silicea-Kind ist in sich selbst versunken. Es macht sich immer so viele Sorgen um die schulischen Leistungen, daß es kaum Zeit für irgendwelche Gespräche oder Spiele hat. Es ist einfach zu ernst und in diesem Zustand empfänglich für Krankheiten, zumal es auch sein Immunsystem durch zuviel Naschen schwächt. Besonders auf die Milchprodukte hätte es verzichten sollen.

Woher es dann den Schnupfen bekommt, weiß es nicht. War es der kalte Wind oder der Regen? Auch Haareschneiden sowie Überhitzung haben meist ungünstige Auswirkungen. Die Erkältung stellt sich mit Frieren ein sowie mit einer dick-eitrigen, gelbgrünen Absonderung. Die Nase füllt sich in der Nacht mit Eiter, und morgens ist sie ganz verstopft. Schmerzhafte Krusten bilden sich vor allem weit oben an der Nasenscheidewand. Sie lösen sich im Laufe des Morgens. Ein starker Druck über den Augen wird empfunden, wie von einem schweren Gewicht. Kälte verschlimmert den Schmerz, vor allem kalter Luftzug. Es tut gut, den Kopf warm zu halten. Das Kind muß immer wieder heftig niesen, aber die Anfälle werden meist unterbrochen und hinterlassen ein unangenehmes Gefühl. Oft entsteht in der Nacht eine schmerzhafte Trockenheit in der Nase. Der Schleim kann ätzend und wundmachend sein. Der Schnupfen scheint kein Ende zu nehmen. Der Geschmackssinn geht verloren, und das Kind schmeckt nichts mehr – eine günstige Gelegenheit, ihm Schonkost zu geben, wodurch die unangenehmen schmerzhaften Symptome bald verschwinden, auch wenn die Erkältung sehr lange dauert.

### SULFUR (Sulf.)

Das Sulfur-Kind möchte so gerne vieles erledigen, alles in Ordnung bringen, aber irgendwie schafft es das nicht. Jetzt ist eine innere Reinigung an der Reihe. Eine Sulfur-Erkältung kann bei jeder Wetterlage vorkommen, jedoch begünstigen warme Tage nach kalten (Frühjahrszeit) den Ausbruch. Häufiges, sogar krampfhaftes Niesen, starke Trokkenheit der Nase sowie reichliche, wäßrige Absonderungen folgen. Manchmal ist es ihm beim Niesen oder sogar schon vorher übel.

Das anfängliche Frieren geht bald in ein Hitzegefühl über. In einem warmen Raum ist die Nase sehr verstopft. Darüber hinaus stockt sie auch drinnen, und es ist ihm ganz heiß im Kopf. Die Füße können dabei jedoch kalt sein. Draußen an der frischen Luft fühlt es sich wohler. Die Nase wird wieder freier, und der Schnupfen fließt richtig. Die Absonderung kann stark brennen, besonders draußen, und macht die Nase rot. Wenn es sich zu lange an der kalten Luft aufhält, bilden sich Krusten in der Nase. Morgens ist die Absonderung dick, gelb und eitrig und dann am Tag wieder flüssig. Es kann zu blutigem, wäßrigem Fluß aus der

Nase kommen, verbunden mit starken Kopfschmerzen. Der Geruchssinn kann gesteigert oder gemindert werden. Irgendwann riecht es stark nach altem Katarrh, was ihm sehr unangenehm ist. Die ganze Zeit über hat es eine deutliche Abneigung gegen Waschen und Duschen.
Der Geschmackssinn ist meist stark vermindert. Der Appetit ist nicht besonders groß, nur ein geringes Hungergefühl besteht. Essen verschlimmert den Schnupfen. Durst ist meist vorhanden, in der Regel auf Warmes.
Beim Abflauen des Schnupfens kann es zu einer noch kräftigeren Reinigung mit Durchfall kommen. Der Durchfall tritt meistens nur einmal am Morgen auf und treibt das Kind um 5 Uhr aus dem Bett. Es fühlt sich wie neugeboren nach der Erkältung.

### TUBERCULINUM BOVINUM (Tub-bov.)

Das Tuberculinum-Kind hat Ärger zu Hause und in der Schule. Niemand versteht es richtig, jeder versucht es in seine Richtung zu biegen. Es rebelliert heftig, aber die Macht der Außenwelt ist manchmal zu groß, und es kann sich nicht durchsetzen. Seine Abwehr sinkt und kann sich auch nicht mehr gegen krankmachende Einflüsse durchsetzen. Es erkrankt heftig und leidet richtig darunter. Es ist ihm äußerst kalt, und es fehlt ihm die Kraft, etwas Vernünftiges zu tun. Es ist sehr schlapp, blaß und mißmutig. Wenn es sich aufraffen kann, an die frische Luft zu gehen und sich kräftig zu bewegen (Lieblingsspiele spielen, Reiten etc.), geht es ihm bedeutend besser. Zu Hause läßt die wohltuende Wirkung der Natur nach einer Weile völlig nach.
Jetzt braucht es etwas Kräftiges oder Erfrischendes zum Essen oder Trinken oder beides. Wehe, es kommt jemand mit gesunden Ratschlägen bzw. »vernünftigen« Essensvorschlägen. Es tut ihm sehr gut, sein Lieblingsgericht bzw. -getränk zu genießen. Läßt es sich durch den Druck der Eltern etwas anderes aufschwatzen, geht es ihm gleich wieder schlechter. Durchfall kann sich einstellen. Sein Wunsch nach kräftigen, erfrischenden Speisen bleibt bestehen und wechselt nur von einem leckeren Gericht zum anderen. All das hält es gut bei Kräften, aber beeinflußt den Krankheitsverlauf nicht.

## Symptomenverzeichnis

### Mittel

Aconit (Acon), Allium cepa (All-c.), Arsenicum album (Ars.), Belladonna (Bell.), Bryonia (Bry.), Carbo vegetabilis (Carb-v.), Dulcamara (Dulc.), Euphrasia (Euphr.), Ferrum phosphoricum (Ferr-p.), Gelsemium (Gels.), Hepar sulfuris (Hep.), Kalium bichromicum (Kali-bi.), Lycopodium (Lyc.), Natrium muriaticum (Nat-m.), Nux vomica (Nux-v.), Pulsatilla (Puls.), Rhus toxicodendron (Rhus-t.), Silicea (Sil.), Sulfur (Sulf.), Tuberculinum bovinum (Tub-bov.).

### Verschlimmerung

- *Essen, nach dem:* Nux-v.
- *Freien, im:* Phos., Puls., Sulf.
- *Kalte Luft:* Dulc.
- *Kaltwerden:* Nux-v.
- *Reden:* Acon.
- *Schneeluft:* Puls., Rhus-t.
- *Warmes Zimmer:* All-c., Carb-v., Nux-v., Phos.

### Besserung

- *Bewegung:* Dulc., Phos., Rhus-t.
- *Föhn:* Hep.
- *Freien, im:* Acon., All-c., Bry., Nux-v., Phos., Puls.
- *Gehen:* Dulc., Phos., Puls., Rhus-t.
- *Warmes Zimmer:* Ars., Dulc.

### Empfindungen und Art des Schnupfens

- ***Fließschnupfen:*** Acon., All-c., Ars., Bell., Bry., Carb-v., Dulc., Euphr., Gels., Hep., Kali-bi., Lyc., Nat-m., Nux-v., Puls., Rhus-t., Sil., Sulf.
- *Fließschnupfen, einseitig:* Bell., Hep., Nux-v., Phos.
- *Fließt nur oder schlimmer durch*
  - *Freien, im:* Ars., Dulc., Euphr., Puls., Sulf.

- *Warmes Zimmer:* All-c., Nux-v., Puls.
- *Windiges Wetter:* Euphr.
- *Zeiten*
  - *Tagsüber:* Carb-v., Euphr., Nux-v.
  - *Morgens:* Acon., Carb-v., Euphr., Nux-v., Puls., Sulf.
  - *Morgens, Aufstehen, nach:* Nux-v.
  - *Morgens, Bett, im:* Carb-v.
  - *Nachmittags:* Sulf.
  - *Abends:* All-c., Carb-v., Puls., Sulf.
- *Heftig:* Ars., Bry., Carb-v., Lyc., Sil.
- ***Stockschnupfen:*** Acon., All-c., Ars., Bell., Bry., Carb-v., Dulc., Hep., Lyc., Nat-m., Nux-v., Phos., Puls., Sil., Sulf.
- *Stockt, oder schlimmer durch*
  - *Freien, im:* Nux-v.
  - *Warmes Zimmer:* Ars., Puls., Sulf.
- *Zeiten*
  - *Morgens:* Carb-v., Nat-m., Nux-v., Sil.
  - *Abends:* Carb-v., Euphr., Nux-v., Puls., Sulf.
  - *Nachts:* Euphr., Nux-v.
- *Wechselt mit Fließschnupfen ab:* Ars., Bell., Nat-m., Nux-v., Phos., Puls., Sil., Sulf.
- *Verspannung im Gesicht:* Ars., Bell., Lyc., Nat-m.
- *Verstopfung der Nase*
  - *Morgens:* Bell., Hep., Kali-bi., Lyc., Sil.
  - *Abends:* Carb-v., Euphr., Kali-bi., Lyc., Puls.
  - *Nachts:* Ars., Lyc., Nux-v., Sil.
  - *Abwechseln der Seiten:* Nux-v.
  - *Schlaf, im:* Ars., Lyc.
  - *Warmen Zimmer, im:* Carb-v., Puls., Sulf.
  - *Nasenwurzel, an der:* Ars., Kali-bi., Lyc.

**Begleitsymptome bzw. -zustände**

- *Fieber, mit:* Acon., All-c., Ars., Bell., Bry., Gels., Hep.
- *Frösteln, mit:* Acon., Ars., Bry., Nux-v., Puls., Sil., Sulf.

- *Geschmacksverlust:* Hep., Nat-m., Nux-v., Puls., Sil., Sulf.
- *Hitze im Gesicht:* Nux-v.
- *Hunger, vermehrt:* All-c., Hep., Tub-bov.
- *Husten, mit:* Acon., All-c., Ars., Bell., Bry., Carb-v., Euphr., Ferr-p., Gels., Hep., Kali-bi., Lyc., Nat-m., Phos., Rhus-t., Sil., Sulf.
- *Kehlkopfentzündung, mit:* Acon., Ars., Bry., Carb-v., Dulc., Hep., Kali-bi., Nat.-m., Phos., Puls., Sulf.
- *Kopfschmerzen, mit:* Acon., All-c., Ars., Bell., Bry., Carb-v., Dulc., Ferr-p., Gels., Hep., Lyc., Nux-v., Phos., Puls., Rhus-t., Sil., Sulf.
- *Säuglinge:* Dulc., Kali-bi., Lyc., Nux-v.

**Auslösende Ursache (Schnupfen)**

- *Abkühlung durch*
  - *Überhitzung:* Ars., Carb-v., Puls., Sil.
  - *Entblößen des Kopfes:* Hep., Nat-m.
  - *Haareschneiden oder -waschen:* Bell., Nux-v., Puls., Sil.

# Husten und Bronchitis

## Erkrankung

Das im vorigen Kapitel über Schnupfen und Sinusitis Gesagte gilt natürlich entsprechend auch für den Husten und die anderen Erkältungskrankheiten.
Bitte informieren Sie sich dort, was die Entstehung, die Begleitumstände, die vorbeugenden Maßnahmen etc. betrifft.
Um die Mittelsuche zu erleichtern, haben wir die Mittel hier nach den unterschiedlichen Wetterlagen geordnet. Aber man sollte nicht zu schematisch nach dieser Anordnung vorgehen, da immer andere Faktoren mit hineinspielen können. Um genauer verordnen zu können, ist Flexibilität im Denken unerläßlich. Wenn z. B. der Husten als Folge eines Schnupfens auftritt oder von Fieber begleitet ist, schauen Sie bitte auch unter »Schnupfen« und »Fieber« nach.
Da Sie den Husten homöopathisch behandeln wollen, verabreichen Sie bitte weder andere Medikamente, noch legen Sie Brustwickel an. Beide Maßnahmen verschleiern die Symptome und verhindern das Erkennen des optimalen homöopathischen Mittels (Similimum).
Wenn Sie allerdings mit der homöopathischen Behandlung nicht vorankommen, können Sie den Husten auch durch äußere Anwendungen lindern. Heiße Brustwickel oder Wickel mit in Schweineschmalz gedünsteten Zwiebeln fördern und lösen den Auswurf.
Eine Kompresse mit warmem Öl auf den Fußsohlen kann die Krämpfe beim Husten nehmen.

### Diätetische Ratschläge bei Husten

- Folgende Nahrungsmittel können den Husten verschlimmern:
  - Sauermilchprodukte,
  - Zitrusfrüchte,
  - Milch (verschleimt).

- Verzögerung der Heilung durch:
  - Süßigkeiten,
  - fette Speisen,
  - starke Gewürze.
- In der Regel werden Teigwaren gut vertragen.
- Besonders günstig sind:
  - Gemüse, roh oder gekocht,
  - Salat,
  - manches Obst.

## Behandlung

### *Mittel bei trockener, kalter Wetterlage*

BRYONIA (Bry.)

Bei Bryonia tritt der Husten gerne im Herbst auf. Die Bronchitis fängt mit einem kleinen, trockenen Husten an, der sich langsam steigert. Wie wir es schon vom Schnupfenverlauf her kennen, wird das Bryonia-Kind immer unbeweglicher. Die Hustenstöße fangen bald an weh zu tun. Beim Husten entsteht ein stechender Schmerz. Manchmal ist er so stark, daß er das Kind richtig schüttelt und es sich die Brust halten muß. Es kann auch vor Schmerzen weinen.

Jegliche Bewegung kann Hustenstöße auslösen, die lange anhalten. Besonders schlimm ist es nach dem Essen, wo ein Hustenanfall dem nächsten folgt und das Kind durch die Schmerzen wie am Boden zerstört ist. Es darf auch nicht zu tief einatmen, weil diese geringe Bewegung des Brustkorbes ausreicht, Husten auszulösen. Beim Betreten eines warmen Zimmers muß es ebenfalls husten.

Es hat Verlangen nach kalten Getränken, die aber den Husten verschlimmern. Sein Durst ist groß. Warme Getränke lindern den Husten. Es kann aber auch vorkommen, daß das Kind keinen Durst hat, obwohl seine Schleimhäute sehr trocken sind.

Es hat oft Kopfschmerzen bei der Erkältung. Dann wird es richtig qualvoll, weil sich der Kopfschmerz beim Husten sehr verschlimmert, so daß es den Kopf ins Kissen drückt und sich die Brust mit den Händen festhält.

### CAUSTICUM (Caust.)

Das Causticum-Kind ist vorsichtig, aber die kalten Tage im Herbst und der kalte, trockene Wind erfordern besondere Schutzmaßnahmen, weil ihm dieses Wetter auf die Bronchien schlägt, sie trocken und rauh macht. Jedoch trotz aller Vorsicht erwischt es das Kind immer wieder. Ein harter Husten setzt schnell ein, und bis zum Abend ist es heiser. Am nächsten Morgen kann es kaum sprechen.

Der Husten foltert es, die Lungen fühlen sich an, als ob sie voller Schleim wären. Es hat nicht die nötige, explosive Kraft, den Schleim hochzuhusten, obwohl es kämpft und kämpft. Alle stehen ratlos und besorgt um es herum, bis einer auf die Idee kommt, die Luftwege mit Wasser frei zu spülen. Schon beim ersten Schluck muß es nicht mehr husten, und danach gibt es Ruhe. Je kälter das Wasser, um so besser hilft es ihm.

### HEPAR SULFURIS (Hep.)

Es herrscht kaltes, trockenes Wetter, und das Hepar-Kind hat lange draußen gespielt. Abends spürt es noch wenig Veränderung, aber am nächsten Morgen wacht es mit Husten auf, der mit den charakteristischen Hepar-Schmerzen einhergeht: einem Gefühl, als ob Splitter unterhalb des Kehlkopfes bis hin zu den oberen Bronchien stecken. Die Schmerzen nehmen langsam zu. In den ersten Tagen meldet sich der Husten nur in der kalten Luft, aber nach und nach muß sich das Hepar-Kind sogar vor der geringsten Kälteeinwirkung schützen, da die Schmerzen sonst kaum auszuhalten sind. Es ist nämlich sehr schmerzempfindlich. Also muß es sich im Bett gut zudecken, da der geringste Luftzug oder das Aufdecken eines Fingers genügt, um einen Hustenanfall auszulösen, z. B., wenn die Zimmertür kurz geöffnet wird.

Bald setzt reichlich dicker, zäher, gelber Auswurf ein, der meist leicht abzuhusten ist.

Kalte Getränke verschlimmern. Warme Getränke verträgt es zwar, aber sie bessern den Husten nicht.

Der Husten wird durch Feuchtigkeit, z. B. Regen, sofort besser, auch wenn es dabei kalt ist. Wenn die Luft feucht und warm ist, kann der Husten sogar ganz verschwinden.
Bei keinem anderen Mittel ist die Besserung des Hustens durch feuchte Luft ausgeprägter als bei Hepar. Zusätzliche unterstützende Maßnahmen:

- Feuchte Tücher oder eine Wasserschale auf der Heizung können helfen, den Husten zu lindern.
- Inhalieren von heißen Dämpfen auch mit Aromaölen.
- Türkisches Dampfbad.

### NUX VOMICA (Nux-v.)

Das Nux-Kind leidet an trockenem Husten, der abends und nachts schlimmer wird. Der Auswurf wird tagsüber abgehustet. Es spürt einen ständigen Kitzel im Hals, und die Brust fühlt sich wund an, als ob beim Husten etwas losgerissen würde. Der Husten ist morgens stärker, beim Aufwachen im Bett, und es dauert einige Zeit, bis der Auswurf kommt. Danach ist Ruhe. Tagsüber ist der Husten nicht so schlimm, und meist ist er draußen besser als drinnen. Oft hat das Kind dabei Kopfschmerzen, als ob der Kopf beim Husten berste (siehe auch Bryonia). Warme Getränke sind sehr wohltuend, besonders morgens, wenn sich der Schleim nicht löst.

### RUMEX (Rumx.)

Es ist auffallend, wie deutlich beim Rumex-Kind das Einatmen von kalter Luft einen Husten auslöst. Das Kind muß sich die Bettdecke über den Kopf ziehen, um sich vor dem Einatmen kalter Luft zu schützen. Der Husten wird erst besser, wenn sich die Luft unter der Decke erwärmt hat. Rutscht die Decke etwas zur Seite, so löst dies einen Hustenanfall aus, der manchmal lange andauern kann. Draußen möchte das Rumex-Kind einen dicken Schal vor den Mund gebunden haben. Durch die kalte Luft kann es zum Stimmverlust kommen.
Typisch für das Rumex-Kind ist, daß es den ganzen Tag über hustet, da die Zimmerluft meistens nicht warm genug ist.
Der Husten ist trocken, ein ständiger Kitzel reicht von der Halsgrube bis zur Abzweigung der Bronchien. Es ist wenig Auswurf vorhanden.

## *Mittel bei kalter, feuchter Wetterlage und nach Durchnässung*

### RHUS TOXICODENDRON (Rhus-t.)

Bei Rhus-t. denkt man gleich an Husten als Folge von feuchter Witterung und insbesondere als Folge der verschiedenen Arten des Naßwerdens (z. B. Unterkühlung durch Baden oder Regennässe).
Der Husten tritt besonders nachts auf. Das Kind schläft sehr unruhig, deckt sich immer wieder ab und bekommt dadurch einen längeren, heftigen Hustenanfall. Es wacht aber dabei nicht richtig auf, im Halbschlaf deckt es sich wieder zu und schläft weiter.

### DULCAMARA (Dulc.)

Durch den Wetterumschlag von warm auf kalt erkrankt das Dulcamara-Kind. Es bekommt Husten durch Naßwerden oder durch feuchtes Wetter, besonders im Winter. Seine Bronchien sind stark verschleimt, so daß die Atmung erschwert wird, hinzu kommt Heiserkeit. Meist ist reichlich lockerer Auswurf von geschmacklosem Schleim vorhanden, der oft blutgestreift ist.
Sein Nacken wird steif während oder nach der Erkältung. Es braucht Bewegung, die ihm gut tut, die aber nicht in Anstrengung ausarten darf; es muß allerdings vor Kälte geschützt werden. Gut tut ihm auch Bewegung im Haus.
Manchmal bekommt es einen keuchhustenartigen Krampfhusten. Dabei ist der Auswurf jedoch festsitzend.

## *Mittel bei mildem Wetter und im Frühling*

### IPECACUANHA (Ip.)

Das Ipecacuanha-Kind und der -Säugling reagieren besonders empfindlich auf feuchtwarmes Wetter. Sie neigen dazu, zuviel Leckereien zu naschen, und geraten in schwere Bronchitiszustände hinein, bei denen man zwei Arten unterscheiden kann:

*1. Zustand:* Der Husten ist erstickend, der Schleim ist laut rasselnd zu hören, so krampfartig, daß das Kind kaum mehr atmen kann. Es wird purpurrot bis blau im Gesicht und ganz steif. Dieser Zustand erinnert an Krupp- und Keuchhusten, wofür das Mittel sehr wertvoll ist.
Auch durch einen Spaziergang bei kaltem Wetter kann das Kind erkranken. Durch die Kälte ist das Kind halb erfroren. Es wird blau, steif, kann kaum atmen, hat einen erstickenden Husten.

*2. Zustand:* Durch Kitzeln im Kehlkopf wird ein Erstickungsgefühl ausgelöst. Der Husten ist trocken mit wenig Auswurf. Dieser Auswurf hat einen schlechten, ekelerregenden Geschmack, der Übelkeit und ein krampfartiges Erbrechen auslösen kann. Bei beiden Arten von Ipecacuanha-Husten ist Kurzatmigkeit zu finden. Bewegung an der frischen Luft löst einen Hustenanfall aus. Gegen Ende der Erkältung kann Heiserkeit bis zu kurzzeitigem Stimmverlust zurückbleiben.

### Gelsemium (Gels.)

Das Gelsemium-Kind hat gewöhnlich Husten und Schnupfen gleichzeitig (siehe auch unter »Schnupfen«). Der Husten ist trocken, die Brust fühlt sich wund an. Der Atemrhythmus ist beschleunigt, und die Kräfte schwinden. Das Kind ist lustlos und möchte in Ruhe gelassen werden.

### Cina (Cina)

Wenn das Cina-Kind im Frühling zahnt und dabei Husten bekommt, kann man mit großer Sicherheit sagen, daß es Cina braucht. Meist ist der Husten kruppartig trocken, manchmal kommt etwas Schleim hoch. Die Backen glühen und sind meist deutlich rot.
Dieses Kind neigt dazu, plötzlich zusammenzuschrecken. Es mag nicht berührt werden. Es reagiert widerspenstig, fast als ob es von Sinnen wäre. Es beruhigt sich, wenn es getragen wird. Am wohltuendsten sind heftige Schaukelbewegungen.

### Kalium carbonicum (Kali-c.)

Das Kalium-carbonicum-Kind hat phasenweise viel Selbstvertrauen, aber immer wieder, wenn es darauf ankommt, fehlt ihm die nötige gei-

stige bzw. körperliche Kraft. Dies deprimiert es sehr. Es reagiert sehr empfindlich auf feuchte Kälte und bekommt leicht eine Erkältung in Form von Bronchitis. Es spürt beim Husten einen stechenden Schmerz in der Brust, meist in der rechten unteren Brust. Dann wandert er mal hierhin, mal dorthin, wird schlechter in der Ruhe, besser in der Bewegung, außer wenn diese plötzlich und unbedacht ist. Einatmen und Husten verschlimmern auch.
Das Kind wacht nachts gewöhnlich gegen 2 Uhr durch den Husten auf. Manchmal gelingt das Einschlafen erst nach Stunden wieder. Gegen 3 Uhr nachts erreicht der Husten oft den Höhepunkt.
Eine weitere Indikation für Kali-c. sind die mit Wasser gefüllten oberen Augenlider (Lidödeme).

### EUPHRASIA (Euphr.)

Es gibt eine Reihe von Mitteln, bei denen meist der Wind die Krankheit auslöst. Aber wenn außer den Atemwegen die Augen stark betroffen sind, kommt in erster Linie Euphrasia in Betracht. Wenn auf den Euphrasia-Schnupfen ein Husten folgt, kann sich der Schnupfen durch den nun ausgelösten harten Husten noch mehr verschlimmern.
Die Augen sind gerötet und lichtempfindlich. Reichlicher Tränenfluß ist die Regel. Der Husten verschlechtert sich tagsüber und bessert sich nachts im Liegen. Finden wir Husten und Schnupfen gleichzeitig, so zeigt der Schnupfen ein gegensätzliches Symptomenbild: Der Schnupfen ist nachts schlimmer als tagsüber und verschlechtert sich im Liegen. Abhusten von Schleim tritt verstärkt morgens und tagsüber auf. Er ist übelriechend und löst beim Räuspern und Hochhusten einen Brechreiz aus, so daß oftmals das Essen wieder erbrochen wird.
Bei Bewegung an der frischen Luft muß sich das Kind ständig räuspern.

### PHOSPHOR (Phos.)

Das Phosphor-Kind hat sich in seiner Begeisterung und Lebensfreude verausgabt. Sein Energiepegel ist sehr herabgesetzt, wenn nicht gleich null. Die Erkältung fängt in der Nase, im Hals oder im Kehlkopf mit heiserer Stimme an. Langsam entwickelt sich ein harter, trockener, festsitzender Husten.

Der Husten ist sehr schmerzhaft, besonders morgens nach dem Aufstehen. Wenn das Kind kalte Luft einatmet oder ihm kalt wird, verschlechtert sich der Husten. Ebenso verschlimmert sich der Husten, wenn es vom Warmen ins Kalte kommt oder umgekehrt. Es kann kaum sprechen, besonders das Lachen ist sehr unangenehm, denn das dadurch erzeugte Kitzeln im Kehlkopf löst beim Phosphor-Kind unweigerlich den Husten aus. Der Kehlkopf ist sehr empfindlich, und es kommt zu starker Heiserkeit, die bis zum Verlust der Stimme führen kann.

Nachts muß es auf der rechten Seite schlafen, das dämpft den Husten sehr und ermöglicht ihm den Schlaf. Dreht es sich im Schlaf auf die linke Seite, folgt sofort ein starker Hustenanfall, der es aus dem Schlaf reißt und es nicht mehr liegenblieben läßt. Es muß sich aufsetzen, hält sich die Rippenbögen vor Schmerzen, stöhnt und zittert dabei. Nach dem Anfall ist es ganz erschöpft.

Trinken verschlimmert den Husten, kalte Getränke mehr als warme. Aber die eiskalten Getränke tun ihm so gut, daß es die darauffolgenden Hustenanfälle leichter bewältigt, besonders wenn das Getränk süß war.

## PULSATILLA (Puls.)

Der Pulsatilla-Husten ist am Tag kaum zu spüren, er scheint ausgeheilt zu sein, besonders beim Aufenthalt im Freien. Die Pulsatilla-Kinder, die den ganzen Tag draußen spielen, husten überhaupt nicht. Nur wenn sie sich sehr anstrengen, bekommen sie einen Hustenanfall, der bald wieder vergessen wird. Leichte, langsame Bewegung in gut gelüfteten Räumen oder besser noch im Freien wischt jede Spur von Husten weg. Aber auch im warmen Raum ist der Husten am Tag lockerer und hört sich nicht so schlimm an.

Gegen Abend wird er etwas stärker und trockener. Nachdem das Kind zu Bett gegangen ist, fängt ein krampfhafter, trockener Husten an – oft mit zwei Hustenstößen. Das Kind kann kaum aufhören zu husten, das geht bis zum Würgen. Setzt es sich im Bett auf, wird der Husten wesentlich besser. Nachdem es sich die »halbe Lunge ausgehustet« hat, kann es nach mehrmaligen Versuchen irgendwann einschlafen und findet endlich Ruhe.

Es gibt auch mildere Verläufe, wo das Einschlafen nicht so schwierig ist. Der Auswurf ist hauptsächlich morgens von zäher, gelber und dicker Konsistenz.

### SULFUR (Sulf.)

Auch der Sulfur-Husten ist am Tage locker. Der weißlich-dicke Auswurf kommt beim Husten nach dem Aufwachen oder erst später nach dem Aufstehen. Eine gewisse Besserung ist im Freien zu beobachten.
Der Husten von Sulfur kann schon abends im Bett schlimmer werden, so daß das Kind schlecht einschlafen kann, aber in der Nacht nimmt er noch weiter zu. Der Husten wird dann trocken und hart. Das Kind hustet eine Zeitlang im Schlaf, bis es davon aufwacht. Jetzt wird der Husten besonders heftig und erschüttert den ganzen Körper. Das Kind kann aber liegenbleiben. Oft folgen zwei Hustenstöße hintereinander, die so heftig und hart sind, daß es ein Gefühl hat, als ob der Kopf in Stücke gerissen und wegfliegen würde. Wenn der Anfall vorbei ist, gibt es meistens eine längere Ruhepause, in der das Kind schlafen kann, bis der nächste Anfall kommt.

### TUBERCULINUM BOVINUM (Tub-bov.)

Der Tuberculinum-Husten ist hart, trocken und meist mit langanhaltenden Anfällen verbunden. Auswurf entwickelt sich erst später, wenn die Intensität nachläßt. Er ist von dicker, gelber, auch grüner Konsistenz und kommt in großen Mengen.
Meistens beginnt es mit einem nächtlichen Husten, der sehr hart ist. Das Kind hustet die ganze Nacht. Nach und nach, wenn der Husten immer stärker wird, kann es abends kaum einschlafen. Erst nach langem Wachliegen gelingt ihm dies, aber schon bald wird es wieder vom Husten aufgeweckt. So werden die Nächte immer unruhiger, bis schließlich in großen Mengen Auswurf kommt. Erst dann kehrt wieder die nächtliche Ruhe ein.
Anstrengung an der frischen Luft oder allein schon kalte Luft kann heftigen Husten provozieren. Trotzdem entwickelt das Kind großen Lufthunger. Eine ähnliche Modalität finden wir bei den Getränken. Kalte Getränke verschlimmern den Husten; trotzdem möchte das Kind Kaltes,

am liebsten Eiskaltes trinken, wobei es den Hustenanfall in Kauf nimmt. Es kann aber auch nach heißen Getränken verlangen, wie Kakao oder Ovomaltine. Diese bringen wenig Besserung, können sogar den Husten verschlimmern. Es braucht viel Bewegung und frische, kalte Luft. Das kann so weit gehen, daß es wenig bekleidet, ja sogar nackt sein will, obwohl dies mit Sicherheit einen Hustenanfall auslöst.

## Symptomenverzeichnis

### Mittel

Bryonia (Bry.), Causticum (Caust.), Cina (Cina), Dulcamara (Dulc.), Euphrasia (Euphr.), Gelsemium (Gels.), Hepar sulfuris (Hep.), Ipecacuanha (Ip.), Kalium carbonicum (Kali-c.), Nux vomica (Nux-v.), Phosphor (Phos.), Pulsatilla (Puls.), Rhus toxicodendron (Rhus-t.), Rumes crispus (Rumx.), Sulfur (Sulf.), Tuberculinum bovinum (Tub-bov.)

### Verschlimmerung

- *Atmen, tief:* Bry., Cina, Dulc., Euphr., Hep., Ip., Kali-c., Phos., Puls., Rhus-t., Rumx., Sulf., Tub-bov.
- *Bewegung:* Bry., Cina, Ip., Kali-c, Nux-v., Phos.
- *Entblößen:* Hep., Nux-v., Rhus-t., Rumx.
- *Entblößen der Hände:* Hep., Rhus-t.
- *Essen:* Bry., Caust., Euphr., Hep., Ip., Kali-c., Nux-v., Phos., Puls., Rhus-t., Rumx., Sulf.
- *Freien, im:* Bry., Cina, Hep., Ip., Nux-v., Phos., Rhus-t., Rumx., Sulf.
- *Freien, gehen im:* Cina, Ip., Nux-v., Phos., Rhus-t., Sulf.
- *Gehen:* Cina, Hep., Ip., Rumx.
- *Getränke, kalte:* Hep., Kali-c., Phos., Rhus-t., Rumx., Tub-bov.
- *Getränke, warme:* Phos.
- *Kaltwerden:* Bry., Caust., Dulc., Hep., Kali-c., Nux-v., Phos., Rhus-t., Rumx., Sulf., Tub-bov.
- *Kaltwerden, Arm oder Hand:* Hep., Rhus-t., Sulf.

- *Liegen:* Bry., Caust., Dulc., Hep., Kali-c., Nux-v., Phos., Puls., Rhus-t., Rumx., Sulf.
- *Liegen, abends:* Bry., Kali-c., Nux-v., Puls., Rumx., Sulf.
- *Liegen, nachts:* Dulc., Kali-c., Puls., Rhus-t., Rumx., Sulf.
- *Liegen, Rückenlage:* Nux-v., Phos., Rhus-t.
- *Liegen, Seitenlage:* Bry., Kali-c., Phos., Puls., Sulf.
- *Liegen, Seitenlage links:* Bry., Ip., Phos., Puls., Rhus-t., Rumx., Sulf.
- *Liegen, Seitenlage rechts:* Cina, Ip., Kali-c., Phos., Tub-bov.
- *Luft, feuchte:* Dulc., Rhus-t., Sulf.
- *Luft, kalte:* Bry., Caust., Cina, Dulc., Hep., Ip., Kali-c., Nux-v., Phos., Rhus-t., Rumx., Sulf.
- *Luft, trockene:* Hep., Phos., Rumx.
- *Reden:* Bry., Caust., Cina, Dulc., Euphr., Hep., Ip., Phos., Rhus-t., Rumx., Sulf., Tub-bov.
- *Reden, laut:* Phos., Tub-bov.
- *Sitzen:* Euphr., Kali-c., Phos., Puls., Rhus-t.
- *Stehen:* Euphr., Sulf.
- *Trinken:* Bry., Hep., Kali-c., Nux-v., Phos.
- *Wind:* Euphr., Hep.

**Besserung**

- *Bewegung:* Dulc., Euphr., Nux-v., Phos., Puls., Rhus-t., Sulf., Tub-bov.
- *Essen:* Euphr.
- *Freien, im:* Bry., Dulc., Nux-v., Puls., Sulf.
- *Getränke, kalte:* Caust., Euphr., Ip., Kali-c., Sulf.
- *Getränke, warme:* Bry., Nux-v., Rhus-t.
- *Liegen:* Bry., Euphr., Sulf.
- *Liegen, Rückenlage:* Bry.
- *Trinken:* Bry., Caust., Euphr., Kali-c.

**Empfindungen und Art des Hustens**

- *Bellend:* Dulc., Hep., Phos., Sulf., Tub-bov.
- *Erschöpfend:* Caust., Ip., Kali-c., Nux-v., Phos., Puls., Rhus-t., Rumx., Sulf., Tub-bov.

- *Erschütternd:* Bry., Caust., Dulc., Ip., Kali-c., Nux-v., Phos., Puls., Rhus-t., Sulf.
- *Feder in der Halsgrube:* Cina, Sulf.
- *Fremdkörper im Kehlkopf:* Hep., Phos., Rumx.
- *Gerstengranne im Kehlkopf:* Rumx.
- *Hart:* Caust., Cina, Kali-c., Nux-v., Phos., Puls., Rhus-t.
- *Hüsteln:* Bry., Caust., Cina, Dulc., Gels., Hep., Ip., Kali-c., Phos., Rhus-t., Rumx., Sulf., Tub-bov.
- *Heiser:* Caust., Cina, Dulc., Gels., Hep., Nux-v., Rhus-t., Rumx.
- *Hohl:* Bry., Caust., Cina, Euphr., Hep., Ip., Nux-v., Phos., Tub-bov.
- *Hustenreiz, Luftwegen, in den:* Caust., Gels., Kali-c., Nux-v., Phos., Sulf.
- *Hustenreiz, Brust, in der:* Phos., Puls., Rhus-t.
- *Hustenreiz, Halsgrube:* Rumx.
- *Hustenreiz, Kehlkopf:* Bry., Caust., Cina, Euphr., Gels., Hep., Ip., Kali-c., Nux-v., Phos., Puls., Rhus-t., Rumx., Sulf.
- *Hustenreiz, Magengrube:* Bry., Hep., Nux-v., Puls.
- *Krampfhaft:* Bry., Caust., Dulc., Gels., Hep., Ip., Kali-c., Nux-v., Phos., Puls., Rhus-t., Rumx., Sulf.
- *Kurz:* Bry., Caust., Cina, Dulc., Hep., Ip., Kali-c., Nux-v., Phos., Puls., Rhus-t., Rumx., Sulf.
- *Locker:* Bry., Cina, Dulc., Hep., Kali-c., Phos., Puls., Sulf.
- *Pfeifend:* Hep.
- *Rasselnd:* Bry., Caust., Cina, Hep., Ip., Nux-v., Phos., Puls., Rumx., Sulf.
- *Rauch, als ob der Hals durch Rauch von ranzigem Fett gereizt würde:* Hep.
- *Schwefeldampf, Gefühl:* Bry., Ip., Puls.
- *Staub:* Hep., Ip., Puls., Sulf.
- *Trocken:* Bry., Caust., Cina, Dulc., Euphr., Gels., Hep., Ip., Kali-c., Nux-v., Phos., Puls., Rhus-t., Rumx., Sulf., Tub-bov.
- *Zusammenschnürung, Brust:* Ip., Sulf.
- *Zusammenschnürung, Kehlkopf:* Gels., Hep., Ip., Kali-c., Phos., Puls., Sulf.

**Begleitsymptome**

- *Brennen in der Brust:* Caust., Euphr.
- *Brennen im Kehlkopf:* Caust., Phos.
- *Niesen, Husten endet mit:* Bry., Hep., Sulf.
- *Niesen, mit:* Bry., Cina, Hep., Nux-v., Sulf.

**Auslösende Ursache**

- *Kalt-trockener Wind:* Hep.
- *Naßwerden:* Dulc., Rhus-t., Sulf.

# Der fieberhafte Infekt (Grippe)

## Erkrankung

*Grippe ist nicht gleich Grippe*

Der leichte grippale Infekt wird häufig mit der schweren, echten Grippe, der »Influenza epidemica«, verwechselt. Der Ausdruck »Grippe« im engeren Sinne bezeichnet alle schweren fieberhaften Erkrankungen, die von dem Influenza-Virus ausgelöst werden.

Die echte Grippe tritt selten sporadisch, häufiger epidemisch auf, im Abstand von einigen Jahrzehnten sogar pandemisch, d. h., die Epidemie breitet sich über ganze Kontinente aus. Die schrecklich wütende »spanische Grippe« von 1918–1920 breitete sich von Spanien über den ganzen Erdball seuchenartig aus und forderte 22 Millionen Menschenleben. In den Hungerjahren nach dem Ersten Weltkrieg fielen ihr besonders junge Menschen, schwangere oder stillende Frauen oft innerhalb weniger Tage zum Opfer.

Viele erwarteten nach dem Zweiten Weltkrieg eine ähnliche Katastrophe. Die nächste Pandemie überzog aber erst 1957/58, aus Asien kommend, die nördliche Hemisphäre. Die letzte große Grippewelle, die »Hongkong-Grippe«, überrollte uns in den Jahren 1968/69.*

Die Grippe hat die Schulmediziner durch ihre Chamäleonhaftigkeit herausgefordert und vor immer neue Rätsel gestellt. Es gibt weder eine Gesetzmäßigkeit im Aufflammen von Pandemien noch in der Wahl ihrer Opfer. Die Grippe befällt Gesunde und Kranke, alte und junge Menschen aller sozialen Schichten. Sie fügt sich in kein Schema ein. Der Grippeforschung hat die Schulmedizin die Erkenntnis zu verdanken, daß es für eine Krankheit verschiedene Erreger gibt; denn das Grippevirus verändert sich ständig und tritt Jahr für Jahr in immer wieder neuen

* Mehr zum Thema Grippebehandlung finden Sie im »Homöopathischen Ratgeber« Nr. 5 »Grippe«.

Formen auf. Alljährlich wird im Herbst zur *Grippeimpfung* aufgerufen. Diese ist aber nur für die schwere Grippe gedacht, die bei uns sehr selten auftritt. Auch kann die Grippeimpfung nur gegen ein ganz bestimmtes Virus wirken. Der Grippeimpfstoff wird weltweit nach den Empfehlungen der WHO hergestellt. Es läßt sich aber im Sommer schwer voraussagen, wo sich welcher Virusstamm im Winter durchsetzen wird. Viele Menschen sind der Ansicht, die Grippeimpfung mache sie widerstandsfähiger gegen Schnupfen, Husten und Heiserkeit, also gegen eine ganz gewöhnliche Erkrankung.

Aber die Impfung hilft nicht gegen den grippalen Infekt, im allgemeinen Sprachgebrauch auch »Grippe« genannt, sondern nur gegen die echte Virusgrippe, die sehr selten ist. Deshalb ist die Grippeschutzimpfung nach Ansicht des Impfschadensexperten Dr. G. Buchwald ein Betrug an unserer Bevölkerung.

Auch für die richtige Mittelfindung in der Homöopathie ist es nicht notwendig, die verschiedenen Krankheitserreger zu erkennen und zu benennen; denn die Homöopathie setzt mit ihrer Therapie nicht am Erreger, sondern beim Menschen als Ganzes an. Sie registriert das Erscheinungsbild des Erkrankten in seiner ganzen Komplexität. Ein und derselbe Erreger kann bei verschiedenen Menschen ganz unterschiedliche Symptomenkomplexe produzieren.

Eine Impfung gegen den grippalen Infekt wird immer an der Zahl von ca. 300 bis jetzt bekannten Grippeerregern scheitern. Wie bei kaum einem anderen Krankheitserreger zeichnet sich die Wandelbarkeit aller Lebensprozesse beim Grippevirus ab. Das Grippevirus verändert sich aufgrund der Immunisierung und ist in der Lage, sich jedem Impfstoff anzupassen und dadurch auszuweichen. Wenn die widersinnige »Grippeimpfung« schon nicht helfen kann, so sollte sie doch wenigstens harmlos sein! Aber laut Dr. Buchwald erkrankt nach dieser Impfung fast jeder zweite Deutsche an einem besonders schweren grippalen Infekt. Viele werden das Phänomen selber erlebt haben oder aus ihrem Bekanntenkreis kennen.

### *Was kann die Homöopathie bei der echten Grippe leisten?*

Die Schulmedizin steht der Grippe, dem grippalen Infekt und auch dem harmlosen Schnupfen machtlos gegenüber, weil ihre Behandlungsstra-

tegie am falschen Hebel ansetzt. Ihre bisherigen Erkenntnisse über die verschiedensten Krankheitserreger haben letztendlich zur Heilung eines gewöhnlichen Schnupfens nichts beigetragen.
In der Homöopathie steht nicht der »Beschuß« der Bakterien und Viren im Vordergrund der Behandlung, sondern der ganze Mensch wird behandelt. Schon lange vor der Entdeckung der Viren hat der geniale Hahnemann ein Konzept zum Schutz vor Epidemien und zur Behandlung derselben aufgestellt. Nur wer das entsprechende Milieu, das die Viren zu ihrer Verbreitung brauchen, in sich trägt, kann überhaupt erkranken. Auf Epidemien übertragen sieht das folgendermaßen aus: Es scheint, als ob alle Menschen gleichzeitig in einen bestimmten seelischen Zustand geraten, der sie für eine kollektive Ansteckung empfänglich macht. Wenn eine Epidemie ausbricht, kristallisiert sich nach und nach aufgrund der in Erscheinung tretenden Symptome ein Mittel heraus, welches auf den größten Teil der in einem ähnlichen (psychischen) Klima lebenden Erkrankten zutrifft. Die Geschichte der Homöopathie kennt Epidemien, wo an einem Ort fast alle Menschen ein und dasselbe homöopathische Mittel benutzten und geheilt wurden. In solch einem Fall wird dieses betreffende Mittel »Genius epidemicus« genannt.

*Unterdrückung ist mit Spätschäden verbunden*
Fieber ist eine Heilreaktion des Körpers auf etwas Krankhaftes. In der Naturheilkunde werden Methoden angewendet, die Fieber künstlich erzeugen, um chronische Krankheiten (z. B. Krebs) zu heilen. Bei der homöopathischen Behandlung erzeugt der Körper die notwendige Temperatur, um Erreger und schädliche Schlacken zu verbrennen.
Unterdrücken Sie möglichst nicht das Fieber! Beachten Sie, daß auch Wadenwickel zu den fiebersenkenden Maßnahmen gehören!
Wenn Sie gleich von Anfang an den Organismus des kranken Kindes durch Diät oder Fasten entlasten und das richtige homöopathische Mittel geben, besteht kein Grund zur Besorgnis.
Hierzulande scheint die Furcht vor dem Fieber sehr verbreitet zu sein, ganz im Gegensatz zu Indien. Dabei können die Menschen im Westen selten eine rationale Erklärung für ihre Angst vor dem Fieber geben. Die erste Reaktion der Inder bei Fieber ist: Bettruhe und Fasten. In Deutsch-

land werden fiebersenkende Medikamente verabreicht, und der Notarzt wird gerufen. Die übertriebene Angst vor Fieber kann sich nur auf der Basis von Unwissenheit und Panikmacherei ausbreiten.

Fieber ist eine heilsame Reaktion des Körpers auf innere oder äußere Reize. Die normale Körpertemperatur beträgt 37,0 °C. Bei Temperaturen bis 38,0 °C spricht man von leicht erhöhter Temperatur. Kinder neigen eher dazu, schnell sehr hohes Fieber zu bekommen. Temperaturen bis zu 41,0 °C müssen für Kinder noch nicht sehr besorgniserregend sein und gefährden den jugendlichen Kreislauf nicht.

In Indien haben Kinder manchmal bis zu sechs Tage mehr als 41,0 °C Fieber (wie es z. B. oft bei Typhusfällen vorkommt), bevor sie zum Homöopathen gebracht werden. Durch die richtige homöopathische Behandlung verschwindet das Fieber sehr schnell, und der Gesundheitszustand der Kinder verbessert sich merklich. Das Gehirn wurde in keiner Weise geschädigt.

Bei hohem Fieber und gleichzeitiger Lungenerkrankung sollte das Kind auf alle Fälle unter die Obhut eines erfahrenen Homöopathen gestellt werden. Bei Säuglingen und Kleinkindern kann es durch plötzlichen Temperaturanstieg zu Fieberkrämpfen kommen. Hier sind Wadenwickel sicherlich von Nutzen. Allerdings wirkt die Verabreichung von BELLADONNA ($^1/_2$stündlich eine Gabe C 200) wesentlich besser und wohltuender, da wir dann mit dem Similia- und nicht mit dem Contraria-Prinzip arbeiten.

*Allgemeine Maßnahmen*

Das kranke Kind braucht in der Regel Ruhe, am besten Bettruhe, richten Sie sich jeweils nach dem Krankheitsbild, wie es bei den Mitteln beschrieben wird.

Meist besteht bei der fieberhaften Erkältung Appetitlosigkeit. Wenn unter diesen Voraussetzungen gefastet wird, dann sind die besten Erfolge für die Behandlung zu verzeichnen.

Wenn die völlige Nahrungsenthaltung aus psychischen oder körperlichen Gründen unmöglich ist, aber auch keine deutlichen Bedürfnisse beim Essen zu erkennen sind, sollten Sie sich an die folgenden Ratschläge halten.

**Diätetische Ratschläge bei fieberhaftem Infekt (Grippe)**

- Geben Sie einmal täglich eine Mahlzeit, bestehend aus Getreideschleim- oder Gemüsesuppe.
- Das Kind soll nach Bedarf trinken. Bedenken Sie auch, daß manche Kräutertees stark arzneilich sind und unter Umständen die Wirkung des homöopathischen Mittels oder die Suche nach dem Similimum stören können.
- Beachten Sie die Bedürfnisse des Kindes und gehen Sie auf sie ein (z. B. das Verlangen nach bestimmten Getränken, aber auch allein zu sein oder in Gesellschaft, Frischluftzufuhr oder nicht, Schweiß abwischen oder auch nicht).

## Behandlung

### ECHINACEA (Echi.)

Das Echinacea-Kind hat so lange mit einer herabgesetzten Abwehrlage gelebt, daß eine Erkältung es richtig schwer treffen kann. ECHINACEA ist ein richtiges Grippemittel und kommt sowohl bei der gewöhnlichen leichteren Form als auch bei der schwereren ernsten Form in Frage.
Das Kind fühlt sich matt und erschöpft. Es hat das Gefühl, als ob es schon lange krank sei. Damit haben wir ein wichtiges Merkmal des Mittels, und wenn man es gleich am Anfang erkennt, erspart es einem viel Zeit. Bevor das Echinacea-Kind überhaupt richtig krank wird (im Frühstadium), fragt es schon: Wann werde ich endlich wieder gesund? Es ist aber keine Ungeduld, sondern es fühlt sich wirklich schon so krank. Es hat überall Schmerzen, alles tut ihm weh. Seine Organe brauchen Ruhe und Erholung, besonders die Verdauungsorgane. Jegliche Nahrungszufuhr ist wie eine Vergiftung und belastet es sehr. Es hat auch gar keinen Appetit, und es fühlt sich so elend, daß es nichts essen will.
Wenn Sie ihm wohlwollend doch etwas zu essen geben, fängt es an, im Magen zu gären. Der Bauch bläht sich. Das Kind muß öfters aufstoßen mit dem Geschmack der verzehrten Speisen. Bald kommt Säure hoch und brennt im Hals. Es hat Durst auf kaltes Wasser, und dies sollte das einzige sein, was es bis zur Gesundung zu sich nimmt.

Es friert und dabei ist es ihm sehr übel. Die Übelkeit bessert sich, wenn es ganz ruhig liegt.
Die Zunge ist weiß belegt mit roten Rändern.
Wenn das Fieber kommt, dann meist in Kombination mit Frösteln oder Schüttelfrost im Rücken. Von der Hitze des Fiebers färbt sich das Gesicht rot.
Es hat das Gefühl, als sei sein Kopf voll. Der Puls schlägt schnell und kräftig.
Es fühlt sich zunehmend dumpf im Kopf und müde, bleibt aber dabei gereizt. Es kann sehr ärgerlich reagieren, wenn etwas gegen seinen Wunsch gemacht oder es korrigiert wird. Z. B., wenn es sagt: »Ich bin jetzt schon so lange krank und möchte endlich wieder gesund werden«, und Sie erwidern darauf: »Du bist aber doch erst seit gestern krank«, so verstimmt es das. Solche Aussagen nicht zu werten, sondern schlicht und einfach als einen Teil des Krankheitsbildes zu betrachten, zeichnet das homöopathische Denken aus.

### Ferrum phosphoricum (Ferr-p.)

Ferrum phosphoricum ist ein wichtiges Mittel bei katarrhalischem Fieber bzw. Grippe. Der unter »Schnupfen« beschriebene Zustand kann schon bei Beginn von Fieber begleitet sein oder es kommt anschließend dazu. Es gibt bei Ferr-p. aber auch Fieber ohne Katarrh. Der Verlauf bleibt ähnlich. Das Kind fühlt sich erschöpft, mag sich aber nicht immer hinlegen und ausruhen. Auf kalte Luft reagiert es empfindlich.
Das Gesicht ist beim Fieber ganz rot.
Meist finden wir Fieber ohne Frösteln.
Nach dem Schlaf wacht das Kind sehr erhitzt mit rotem Gesicht auf, schwitzt dabei aber nicht und hat Durst auf kaltes Wasser. Es hat den Wunsch, immer wieder an einer Zitrone zu lecken.

### Aconit (Acon.)

Das Aconit-Fieber kommt gewöhnlich als Folge einer Abkühlung, wenn der Betreffende erhitzt war oder schwitzt oder wenn extreme Temperaturen herrschen, wie kalttrockene Wetterlage bzw. kalttrockener Wind. Natürlich gibt es auch andere Mittel, für die solches Wetter typisch ist;

die Besonderheit bei Aconit besteht aber im raschen Einsetzen der Symptome und deren Heftigkeit.
Oftmals treten die grippalen Symptome kurz nach Kälteeinwirkungen auf. Z. B. geht das Kind in den kalten Wind hinaus. Kurze Zeit nachdem es wieder im Hause ist, spürt es Schüttelfrost, dabei kann ihm alles weh tun, und bald hat es hohes Fieber, das von großem Durst auf Kaltes begleitet wird.
Das kranke Kind ist immer unruhig, wirft sich herum und kann sein Leiden kaum ertragen. Seine Haut ist heiß und trocken, trotzdem friert es meist schon durch das geringste Abdecken oder durch Bewegung.
Beim Aufsitzen wird es ganz blaß im Gesicht und fühlt sich so schwach und schwindlig, daß es sogar ohnmächtig aufs Bett zurückfallen kann.
In den meisten Fällen ist es sehr ängstlich; was sich im Extremfall bis zur Todesfurcht steigern kann.
*Dosierung:* Aconit C 200 $^1/_2$stündlich, bis der Schweiß ausbricht. Danach tritt in der Regel ein heilsamer Schlaf ein.

### Belladonna (Bell.)

Das Belladonna-Fieber setzt – ebenso wie das von Aconit – sehr schnell ein und wird in kürzester Zeit sehr heftig. Aber dann entwickelt sich das Symptombild in eine andere Richtung. Eine brennende Hitze prägt die Belladonna-Erkrankung. Die Haut strahlt eine solche Hitze aus, daß sie sich beim Berühren wie ein Heizkissen anfühlt. Die Haut ist zu Anfang trocken, kann aber später leicht feucht werden. Durst fehlt meist, allenfalls kleine Flüssigkeitsmengen werden getrunken. Zunge, Mund und Halsbereich pflegen sehr trocken zu sein. Kopf und Hals sind glühend rot und werden im Lauf der Zeit dunkelrot und gefleckt. Trotz eines sehr heißen Kopfes und Körpers können oft die Glieder, besonders Hände und Füße, kalt sein.
Eine Art unruhige Fahrigkeit beherrscht das Belladonna-Kind. Das geringste Geräusch oder helles Licht kann es hochfahren lassen – auch im Schlaf oder beim Einschlafen –, als ob es ein elektrischer Stromschlag träfe. Kleinkinder können nachts bei hohem Fieber Krämpfe bekommen.
Es besteht die Neigung zu Fieberphantasien.

## Pulsatilla (Puls.)

Ein Pulsatilla-Fieberzustand entwickelt sich gewöhnlich im Herbst und im Frühjahr, wenn die Temperaturen unbeständig oder die Tage im Verhältnis zu den Nächten warm sind.

Das Pulsatilla-Kind friert sehr, hat aber trotzdem eine Abneigung gegen warme Räume und warme Luft. Es braucht kalte, frische Luft. Es kann sogar im warmen Raum noch mehr frieren. Erst wenn man die Fenster aufmacht und richtig durchlüftet, fühlt es sich wohler und entspannt sich. Es friert hauptsächlich im Kreuz. Beim Fieber möchte das Kind trotz Hitzeempfindung gut zugedeckt sein. Die Haut des Kindes ist glühend heiß (wie bei Belladonna). Das Pulsatilla-Kind verliert jegliche Lust am Essen und Trinken.

Erst nach ein paar Tagen bekommt es etwas Durst auf kleine Mengen sehr kalter Getränke, aber nur wenn ihm richtig heiß ist und es nicht mehr friert. Sein Gesicht ist blaß und der Ausdruck sanft. Es bricht leicht in Tränen aus. Abends fühlt es sich körperlich und geistig besonders schlecht. Hohes Fieber und trockene Hitze bekommt es meist nachts.

## Bryonia (Bry.)

Das Bryonia-Kind braucht gewöhnlich Zeit, bis die Symptome ausgeprägt sind. In der Regel sind sie erst am zweiten oder dritten Tag richtig zu erkennen. Wenn das Kind erkrankt, dann bewirkt sein Krankheitsgefühl, daß es sich nur langsam bewegen kann. Entgegen seinem Körperbedürfnis nach Ruhe will es sich jetzt zur Beschäftigung zwingen. Dadurch hofft es, die Krankheit doch zu vertreiben. Mit diesem Bemühen verbraucht es jedoch seine letzten Energiereserven. Die Folge von solch einem unvernünftigen Verhalten spürt es am nächsten Morgen. Es wacht auf mit dem Gefühl, todkrank zu sein. Der Kopf tut weh, und es verspürt nur den Wunsch, ganz ruhig liegenbleiben zu dürfen. Nach einer Weile kann es sich mit Mühe und Not wieder dazu aufraffen, aufzustehen, in der irrigen Meinung, es doch irgendwie zu schaffen.

Den ganzen Tag begleitet es ein leicht fiebriges Gefühl. Abends ist es todmüde. Gegen 9 Uhr abends werden die Symptome sehr deutlich. In der Nacht steigt die Temperatur an, und großer Durst stellt sich ein. Es kann und will jetzt nur noch bewegungslos liegen.

Wie viele Tage ein Bryonia-Kind die Krankheit hinauszuzögern vermag, hängt von vielen Faktoren ab: von seinen Energiereserven, von dem Ausmaß an Ruhe, das es sich gönnt, und davon, was es ißt und trinkt.
Es hat keinen richtigen Appetit und Hunger.
Die Verdauungstätigkeit ist gestoppt. Wenn es aber dieses Körpersignal nicht beachtet und trotzdem ißt, wird sein Körper noch mehr strapaziert, besonders durch Schwerverdauliches. Stimulierende, süße Getränke sind meist ungünstig. Wenn es nur Suppen und Wasser (auch Brot ist nicht bekömmlich) zu sich nimmt, wird es möglicherweise nicht schwer krank. Handelt es sich nur um eine leichte Attacke, kann sie hierdurch sogar abgewendet werden.
Ganz allgemein tut ihm Suppe sehr gut.

### RHUS TOXICODENDRON (Rhus-t.)

Bei naßkaltem Wetter oder überhaupt bei feuchtem Wetter mag das Rhus-t.-Kind nicht draußen spielen. Dabei friert es drinnen, und die Bewegung draußen würde ihm guttun, wenn nur das Wetter nicht so schrecklich wäre. Es fühlt sich jedoch unruhig. Besonders wenn es sich hinsetzt, überkommt es eine große Unruhe, so daß es nicht lange in einer Position bleiben kann.
Sein Körper ist steif und tut weh. Jede Bewegung ist schmerzhaft, aber trotzdem kann es nicht ruhig bleiben. Würde es sich kräftige Bewegung verschaffen, dann ließen die Schmerzen nach.
Nach und nach nehmen Steifigkeit, Mattigkeit und Schmerzen zu. Schließlich legt es sich ins Bett und wälzt sich ruhelos permanent von einer Seite auf die andere.

### GELSEMIUM (Gels.)

Die Gruppe der Symptome, die den Zustand des Gelsemium-Kindes auszeichnen, umfaßt Schwere und Müdigkeit, Frösteln im Rücken, benommenen Kopfschmerz und Durstlosigkeit.
Die Gelsemium-Erkältung entwickelt sich langsam. Oft ist das Kältegefühl von Anfang an ausgeprägt. Kälteschauer laufen den Rücken hinauf und hinunter oder wechseln sich mit Hitzewellen ab. Die Glieder fühlen

sich schwer an. Das Kind hat kaum die Kraft, sie zu bewegen oder zu heben. Langsam kommt ein dumpfer Kopfschmerz, der vom Nacken hochsteigt, dazu. Die Augenlider sind so schwer und müde, daß es sie kaum aufhalten kann. Die Augen sehen glasig aus. Das Gesicht ist dunkelrot bis purpur. Das Kind sieht aus wie betrunken. Bei Schüttelfrost zittert der ganze Körper, als ob er jede Kontrolle über seine Bewegungen verloren hätte. Das Kind möchte festgehalten werden. Es liegt durch die Schwäche wie betäubt und gelähmt bewegungslos da. Bei dem hohen Fieber sind Kopf und Körper heiß, aber die Glieder kalt. In der Regel hat es wenig Durst.

## Hilfen zur Mittelwahl

Die erwähnten acht Mittel sind schnell durchzulesen und werden schnell zur Mittelwahl führen, so daß wir hier auf ein Symptomenverzeichnis verzichtet haben.
Bei allen Erkältungskrankheiten können Ihnen allgemeine Modalitäten helfen, das ähnlichste Mittel zu finden, besonders wenn Fieber ein Begleitsymptom von Schnupfen oder Husten ist.
Die allgemeinen Symptome sind die wichtigsten für die homöopathische Behandlung und führen in erster Linie zum Similimum. Zum Beispiel lesen Sie über Sulfur in dem Kapitel »Schnupfen«. Das Sulfur-Kind fühlt sich warm beim Schnupfen. Es hat ein Bedürfnis nach kühler, meist frischer Luft, aber trotzdem braucht es warme Getränke. Tritt dieser Symptomenkomplex bei Fieber auf, ist Sulfur höchstwahrscheinlich das Mittel, wenn kein anderes Mittel aufgrund anderer deutlicherer und wichtigerer Symptome besser paßt.

# Halsschmerzen, Mandelentzündung (Angina)

## Erkrankung

*Chronisch vereiterte Mandeln –*
*von der operativen Entfernung ist abzuraten*

Kein Körperteil oder Organ spielt eine so geringe Rolle im Organismus, daß darauf ohne weiteres verzichtet werden könnte. Das gilt auch dann, wenn die medizinische Forschung die Funktion mancher Gewebe, Drüsen und Organe noch nicht vollständig erklären kann und sie für überflüssig hält. Diesem Mangel an Wissen fallen häufig die Polypen, die Mandeln, der Blinddarm und bei Frauen nach den Wechseljahren die Unterleibsorgane zum Opfer. In Amerika werden jährlich noch rund 1 Million Mandeloperationen durchgeführt, und annähernd 600 Kinder sterben jedes Jahr an Blutungen und anderen Komplikationen.

Eine Operation kann bei akuten Erkrankungen niemals die zugrundeliegende Ursache heilen. Dem kranken Kind mag sie zwar kurzfristig eine Erleichterung verschaffen, aber auf lange Sicht gesehen bringt die Operation mehr Schaden als Nutzen.

Die chronische Vergrößerung der Mandeln ist ein weitverbreitetes Leiden, besonders bei zarten, zu Drüsenschwellungen neigenden Kindern. Im rauhen, feuchten Klima (z. B. an der Nord- und Ostsee) lebende Kinder neigen deutlich vermehrt zu Lymphdrüsenschwellungen im Nasen-Rachen-Raum. Am Übergang vom Mund-Nasen-Raum zur Speise- und Luftröhre befindet sich eine Anhäufung von lymphatischem Gewebe mit mehreren Verdickungen, der sogenannte »Waldeyersche Rachenring«. Er besteht aus der Rachendachmandel (im Volksmund »Polypen« genannt), der Zungengrundmandel und den Gaumenmandeln (Tonsillen). Die Mandeln muß man sich wie Wächter am Tor vorstellen. Sie sollen den Organismus vor dem Eintritt von Krankheitserregern schützen. Die Tonsillen bilden Antikörper oder nehmen Bakterien in sich auf und zerstören sie. Bei Überforderung schwellen sie an und erkranken.

### *Symptom und Verlauf*

Halsschmerzen, gerötete, mit »Stippchen« bedeckte Mandeln, geschwollene Lymphknoten und Fieber sind die bekanntesten Symptome. Sie sollten jedoch wissen, daß es auch völlig schmerzlose Mandelentzündungen gibt (für die in der Homöopathie wieder spezielle Mittel angezeigt sind). Z. B. ist bei Kindern, die dauernd quengelig sind oder über Bauchweh klagen, auch an eine Tonsillitis (Mandelentzündung) zu denken.
Neben der Inspektion der Mandeln sollten Sie auch die Lymphdrüsen unterhalb des Unterkiefers und am Hals nach einer Schwellung abtasten. Von einer Mandelentfernung raten wir ab, weil wir in der Praxis immer wieder beobachten können, daß die Anfälligkeit für schwerwiegende Infekte nach einer solchen Operation gewöhnlich zunimmt. Andere Lymphknoten im Körper müssen die Funktion der Mandeln mit übernehmen, und das bei diesen Kindern geschwächte Lymph- und Abwehrsystem wird nun doppelt belastet. Meist treten erst vermehrt Seitenstrang-Anginen auf, und dann wandert der Sitz der Krankheit weiter nach unten. Die Bronchien werden belastet, eine bis dahin nicht gekannte Anfälligkeit für Husten kann sich herauskristallisieren. Uns ist aufgefallen, daß nach einer Entfernung der Mandeln (Tonsillektomie) relativ oft eine Appendektomie (Blinddarmoperation) notwendig wurde. Wahrscheinlich deshalb, weil der Blinddarm, der auch als »Darm-Tonsille« bezeichnet wird, beim Wegfall der Mandeln überlastet wird.

### *Mandeloperation?*

Die Befürworter der Mandelentfernung werden nun folgenden Einwand erheben: Vereiterte Mandeln streuen Toxine (Gifte)! Das stimmt. Chronisch entzündete Mandeln müssen deshalb unbedingt behandelt werden, sonst besteht die Gefahr von Gelenk-, Herzklappen-, Nieren-, Nerven- und Muskelentzündungen sowie von Rheuma. Die eigentliche Ursache liegt in der besonderen Struktur des Organismus, der sogenannten lymphatischen Diathese. Hiermit ist eine besondere Neigung des Körpers gemeint, auf innere oder äußere Reize mit einer überschießenden Abwehrreaktion des Lymphsystems zu reagieren. Mandelentzündungen sind immer ein deutliches Signal der Psyche. Solche Kinder sind zwar bereit, viele Eindrücke aufzunehmen, sie können diese jedoch nicht »schlucken« und verarbeiten.

Bei Kindern können die Mandeln so stark anschwellen, daß auch im körperlichen Bereich der Schluckvorgang erschwert ist. Es sind die schlechten Esser, die sich am liebsten von Brei und Suppe ernähren würden. Wenn wir nun keine andere Alternative hätten, müßten wir wohl oder übel die Mandeloperation bejahen. Aber mit Hilfe der Homöopathie können wir das lymphatische Terrain sehr günstig beeinflussen. Selbst wenn Herz und Nieren, wie z. B. beim Rheuma, durch die vereiterten Mandeln belastet sind, sollte wenigstens erst ein Versuch unternommen werden, den Herd homöopathisch zu beeinflussen, bevor unwiderruflich zum Messer gegriffen wird. Denn auch diese Sekundärschäden können durchaus noch homöopathisch behoben werden. Es liegt am fundierten Wissen des Homöopathen, das richtige Mittel zu wählen.

### *Polypen*

Wucherungen der Rachendachmandel können die Entwicklung eines Kindes erheblich blockieren, und zwar auf geistigem wie auf körperlichem Gebiet. Ein solches Kind sollte unbedingt homöopathisch behandelt werden, aber von einer operativen Entfernung ist auch hier abzuraten.

Die Vergrößerung der »Polypen« zieht zwei direkte Folgen nach sich: Erstens verlegt sie die Ohrtrompete (Eustachische Röhre) und kann einen Mittelohrkatarrh mit Schwerhörigkeit verursachen; und zweitens verengt sie die Verbindungswege zwischen Nase und Rachen, die Choanen. Das Kind kann nicht mehr durch die Nase atmen. Bei der ausschließlichen Mundatmung wird die Hypophyse nicht stimuliert. Diese zentrale Hormondrüse hat ein sehr breites Wirkungsspektrum. Eine Verminderung ihrer Tätigkeit hat auf hormonellem Wege direkten Einfluß auf das körperliche und geistige Wachstum des Kindes. Auch Lispeln läßt auf »Polypen« rückschließen, ebenso wie ein ständig leicht geöffneter Mund und eine röchelnde, schnarchende Atmung, die diesen Kindern manchmal einen etwas »dümmlichen« Gesichtsausdruck verleiht.

*Allgemeine Maßnahmen*
Wenn Sie kein homöopathisches Mittel finden, können Sie sich mit einfachen Hausmitteln helfen. Wenn das kranke Kind das Bedürfnis hat, seinen Hals zu bedecken, oder wenn man das Similimum nicht findet, können Halswickel angelegt werden. Es gibt zwei Möglichkeiten, die je nach Wunsch und Konstitution des Kindes zum Einsatz kommen können:

- Ein Baumwolltuch wird mit eiskaltem Wasser befeuchtet, gut ausgewrungen und um den Hals gelegt. Darüber kommt ein trockenes Baumwoll- oder Leinentuch und zuletzt ein Wollwickel.
- Wickel mit Woll- oder Seidentüchern.

Kräutertees können je nach Vorliebe getrunken werden.

## Behandlung

### ACONIT (Acon.)
Durch kalten, trockenen Wind kommt es beim Aconit-Kind zu Halsschmerzen, wobei der Rachen sehr rot und trocken ist.
Schlucken und Sprechen verursachen brennende, prickelnde und stechende Schmerzen. (Siehe auch unter »Schnupfen«).

### BELLADONNA (Bell.)
Belladonna ist ein wertvolles Mittel bei Mandelentzündungen, aber auch bei Halsschmerzen.
Rachen und Mandeln sind sehr rot und geschwollen, dabei ist der Hals trocken und brennt, was das Kind dauernd zum Schlucken zwingt. Die Schmerzen setzen rasch und heftig ein. Es hat großen Durst, jedoch verstärken sich die Beschwerden durch das Schlucken. Die Schmerzen setzen rasch, plötzlich und heftig ein. Erst entzündet sich die rechte, dann die linke Mandel. Sie sind dann äußerst empfindlich.
Eine Hauptindikation für BELLADONNA ist das Sichverschlucken durch die Zufuhr von Nahrung in flüssiger oder fester Form. Sobald die Nahrung den Kehlkopf erreicht, kommt es zum Kehlkopfkrampf, wobei die meiste Flüssigkeit aus Mund und Nase spritzt. Die Mandeln vereitern sehr schnell unter scharfen schießenden Schmerzen.

## Mercurius solubilis (Merc.)

*Beachte:* Es ist wichtig, daß das nachfolgende Symptomenbild mit Sicherheit vorhanden ist, sonst kann der Einsatz von Mercurius den Fall verschleiern, und man findet dann das richtige Mittel nicht mehr. Warten Sie ab, bis sich das vollständige Bild von Mercurius entwickelt hat, es können manchmal ein paar Tage vergehen.

Bei Mercurius gibt uns die Zungendiagnose wertvolle Hinweise. Es gibt zwei verschiedene Möglichkeiten.

1. Die Zunge ist schlaff, blaß, feucht und aufgequollen, mit deutlich sichtbaren Zahneindrücken am Zungenrand.
2. Ein schmutziggelber Belag bedeckt die Zunge.

Auffällig bei beiden Grundrichtungen: der sehr üble Mundgeruch, der schon wahrnehmbar ist, wenn man das Zimmer betritt.

Das Mercurius-Kind entwickelt reichlich flüssigen oder zähen Speichel, den es ständig herunterschlucken muß.

Meist ist großer Durst vorhanden, aber wenn sich erst Eiter auf den Mandeln gebildet hat, wird das Trinken immer schmerzhafter. Im Hals brennt es, als ob heiße Dämpfe hochstiegen. Ein süßer, metallischer Geschmack gibt einen zusätzlichen Hinweis auf Mercurius. Durch Druck entstehen brennende Schmerzen. Wärme, besonders Bettwärme, verschlimmert.

Das Einatmen kalter Luft oder Kaltwerden verschlimmert aber auch. So wird dem Kind z. B. zu warm im Bett, es deckt sich auf. Aber bald fängt es an zu frieren, und die Schmerzen werden schlimmer. Es muß sich ständig auf- und wieder zudecken.

*Hinweis:* Wenn Mercurius oder seine Salze zum Einsatz kommen, bitte keine Halswickel machen, da Druck verschlimmert.

## Mercurius corrosivus (Merc-c.)

Im Unterschied zu Mercurius solubilis sind Hals und Zäpfchen betroffen. Entzündung und Schwellung sind sehr stark ausgeprägt. Der Halsschmerz ist besonders stark beim Leerschlucken. Aber auch das Trinken bereitet Pein. Merc-c.-Kinder sind durch eine gelb-weiß belegte Zunge gekennzeichnet, die auch schmutzig aussehen kann.

Kalte Getränke verursachen heftige Schmerzen, wogegen warme Getränke besser verträglich sind.
Besondere Schmerzen bereitet die Untersuchung des Rachenraums mit dem damit verbundenen Herunterdrücken der Zunge durch einen Spatel.
Unter den Mercurius-Salzen geht Merc-c. mit den unerträglichsten Schmerzen einher.

### Mercurius jodatus flavus (Merc-j-f.)

Die Zunge ist schmutziggelb belegt, aber noch wichtiger ist der sehr helle, dick-gelbe Belag auf der Zungenwurzel. Meist sind Zungenspitze und Ränder rot und weisen Zahneindrücke auf. Was in erster Linie an Merc-j-f. denken läßt, ist die Rechtsseitigkeit (wie bei Lycopodium). Entweder fangen die Schmerzen gleich rechts an und gehen dann nach links, oder die rechte Seite ist deutlich schlimmer.
Kalte Getränke bessern, warme verschlimmern.
Alle Mercurius-Salze sind gekennzeichnet durch Schmerzen beim Leerschlucken, aber bei Merc-j-f. brennt es dabei.

### Mercurius jodatus ruber (Merc-j-r.)

Die Zunge ist gelb belegt. Ausschlaggebend ist aber, daß Merc-j-r. im Gegensatz zu Merc-j-f. die linke Seite befällt. Der Rachen ist dunkelrot. Nach dem Schlaf sind die Schmerzen besonders stark.

### Hepar sulfuris (Hep.)

Die Halsschmerzen werden durch Kälte ausgelöst. Das Hepar-sulfuris-Kind ist verfroren und braucht viel Wärme.
Hier sind wieder die bekannten Hepar-Schmerzen zu finden: stechend, splitterartig, besonders beim Schlucken. Sie erstrecken sich beim Gähnen oder Kopfdrehen bis zum Ohr. Jegliche Art von Kälte verschlimmert, z. B. kalter Luftzug, kalte Halswickel, kalte Getränke. Ein warmer Schal um den Hals und warme Getränke lindern die Halsschmerzen.

### Arsenicum album (Ars.)

Das Arsenicum-album-Kind ist gekennzeichnet durch Halsschmerzen bis zur Mandelentzündung, die von Schwäche, Angst und Unruhe be-

gleitet werden. Wie bei Hepar verschlechtert sich auch bei Arsen der Zustand durch Kälte und bessert sich durch warme Getränke.
Das Arsen-Kind sorgt sich um seinen Zustand. Die Schmerzen nehmen abends stark zu und machen es sehr unruhig und ängstlich. Es fühlt sich absolut schwach und kraftlos.
Die Schmerzen besitzen einen brennenden Charakter. Bei diesen brennenden Schmerzen wirken warme, süße Getränke sehr wohltuend, vorzüglich warme Milch mit Honig.
*Zusätzlicher Tip:* Falls kein ARSENICUM ALBUM zur Hand ist, kann man das Kind zur Schmerzlinderung bei einem Arsenfall ein Stück Kandiszucker lutschen lassen oder ihm ein heißes Getränk – halb Milch und halb Wasser, mit Kandiszucker gesüßt – zu trinken geben. Die Milch sollte verdünnt werden, um die Verdauungsorgane nicht zu sehr zu belasten.

### LYCOPODIUM (Lyc.)

Die Halsschmerzen oder die Entzündung sind entweder nur auf der rechten Seite, oder sie erstrecken sich von der rechten auf die linke Seite. Relativ schnell kommt es zur Vereiterung der Mandeln.
Da das Lycopodium-Kind dazu neigt, große Mengen zu essen, ist der Magen oft mitbeteiligt. In solch einem Fall sind warme Getränke wohltuend. Wenn der Magen nicht beteiligt ist, bessern kalte Getränke.

### LACHESIS (Lach.)

Im Gegensatz zu Lycopodium treten hier die Schmerzen linksseitig auf (wie bei Merc-j-r.)
Dem Lachesis-Kind geht es schlechter durch Wärme. Kalte Getränke bessern merklich. Hals und Mandeln sind trocken, sehr geschwollen und äußerst empfindlich. Beim Schlucken verursachen selbst die kalten Getränke Schmerzen, aber hinterher sind die Schmerzen deutlich besser. Auch Leerschlucken bereitet Schmerzen, die sich dabei bis ins Ohr erstrecken. Nach dem Schlaf geht es dem Kind schlechter, die Schmerzen nehmen zu (wie Merc-j-r.).
Die geringste Berührung des Halses oder Druck durch Kleidung wird als ausgesprochen unangenehm empfunden. Nur Essen bessert den Schmerz.

Wegen der großen Empfindlichkeit des Halses gestaltet sich – ebenso wie bei Merc-c. – die Untersuchung sehr schwierig. Hat das Kind Schleim im Hals, so tut ihm das Hochräuspern ausgesprochen weh. Der Rachen ist purpurrot, manchmal betrifft die Röte aber auch nur die Mandeln.

## PHYTOLACCA (Phyt.)

Wenn wir in den Mund des Phytolacca-Kindes schauen, leuchten uns die Mandeln purpurrot (wie Lack) aus dem roten bis dunkelroten Rachen entgegen. Es gibt einen typischen Schmerz, der beschrieben wird als das Gefühl eines Stückchens von der harten Schale eines Apfelkerngehäuses, das im Rachen festsitzt. Eine graugelb belegte Zunge ist ein zusätzlicher Hinweis.

Phytolacca hat mit Lachesis einige *Gemeinsamkeiten:*
- Wärme verschlechtert, kalte Getränke bessern,
- Schmerz erstreckt sich bis ins Ohr, besonders beim Schlucken.

*Unterschiede* zu Lachesis:
- Kopf nach vorne herunterbeugen verschlechtert (bei Lachesis: nach hinten beugen verschlechtert),
- Phytolacca ist ein rechtsseitiges Mittel,
- keine Schlafverschlimmerung,
- Rachen dunkelrot,
- Apfelkerngehäuseschmerz,
- Kaltwerden verschlechtert.

## BRYONIA (Bry.)

Das Bryonia-Kind bekommt Halsschmerzen, wenn es sich nach Überhitzung abgekühlt hat, z. B. durch Eis oder eiskalte Getränke.
Es hat einen trockenen Mund und ist durstlos. Es hat das Gefühl, etwas Hartes stecke im Hals, welches das Schlucken erschwert und schmerzhaft macht. Typisch sind wunde, schießende Schmerzen, begleitet von Trockenheit und Rauhigkeit im Rachen, die das Sprechen erschweren. Jegliche Kopfbewegung verschlimmert den Schmerz, ebenso die Berührung des Halses oder eine Beugung des Kopfes nach unten.

Das Bryonia-Kind sollte man nicht ansprechen, es möchte in Ruhe gelassen werden; denn jegliche Störung empfindet es als extrem lästig. Es kann auf wiederholte Fragen ausgesprochen reizbar reagieren, was wiederum seinen Zustand verschlimmert.

### Bromium (Brom.)

Bromium kommt zwar seltener vor, aber man sollte es kennen, da es oft wegen seiner Linksseitigkeit mit Lachesis verwechselt wird. Auf den Mandeln ist ein Netz von blutgefüllten Kapillaren zu sehen – tiefrot und geschwollen. Die äußeren Drüsen sind geschwollen und hart. Das Bromium-Kind empfindet ein Rauheitsgefühl im Hals.

*Unterschiede* zu Lachesis:
- Mandeln tiefrot,
- kapillares Netzwerk,
- Mandeln eher hart, vereitern selten; Lachesis hat meist eitrige Mandeln,
- Kopf nach vorne beugen verstärkt den Schmerz.

### Barium carbonicum (Bar-c.)

Kennzeichen für Barium carbonicum sind vergrößerte Drüsen, besonders im Nacken, am Unterkiefer und hinter dem Ohr.
Hier finden wir eine rechtsseitige Lokalisation des Schmerzes, die Mandeln sind bald eitrig. Leerschlucken schmerzt am meisten, aber auch Essen tut weh. Die brennenden Schmerzen verschlechtern sich erheblich nachts oder durch Schlucken.
Wenn in einem solchen Zustand Verlangen nach trockenem Brot besteht, sollte man eher an Barium muriaticum denken.

### Ignatia (Ign.)

Das Ignatia-Kind klagt über ständiges Kloßgefühl im Hals, das beim Schlucken verschwindet, um aber gleich darauf wieder zurückzukehren.
Das Charakteristische bei Ignatia sind seine widersprüchlichen Symptome: Je festere und härtere Speisen das Kind zu sich nimmt, desto besser werden die Schmerzen.

NUX VOMICA (Nux-v.)

Der Hals fühlt sich rot und verätzt an, als ob er abgeschabt wäre. Die kalte Luft wird als sehr schmerzhaft empfunden. Warme Getränke bessern die Halsschmerzen. Schlucken tut zwar weh, aber erst hinterher schmerzt es richtig (siehe auch Nux-v.-Beschreibung unter »Schnupfen« und »Husten«).

## Symptomenverzeichnis

### Mittel

Aconit (Acon.), Arsenicum album (Ars.), Barium carbonicum (Bar-c.), Belladonna (Bell.), Bromium (Brom.), Bryonia (Bry.), Hepar sulfuris (Hep.), Ignatia (Ign.), Lachesis (Lach.), Lycopodium (Lyc.), Mercurius solubilis (Merc.), Mercurius corrosivus (Merc-c.), Mercurius jodatus flavus (Merc-j-f.), Mercurius jodatus ruber (Merc-j-r.), Nux vomica (Nux-v.), Phytolacca (Phyt.)

### Verschlimmerung

- *Berührung:* Bell., Brom., Bry., Ign., Lach., Phyt.
- *Bewegung:* Bell., Merc.
- *Einatmen:* Hep.
- *Getränke, kalte:* Ars., Lyc., Merc-c.
- *Getränke, warme:* Lach., Lyc., Merc-j-f., Phyt.
- *Luft, kalte:* Bell., Hep., Merc., Nux-v.
- *Kaltwerden:* Ars., Hep., Lyc., Merc., Phyt.
- *Kopfdrehen, beim:* Bell., Brom., Bry., Hep., Lach.
- *Kopf, Beugen nach vorne:* Brom., Phyt.
- *Kopf, Beugen nach hinten:* Lach.
- *Liegen:* Bell., Lach.
- *Luftzug:* Hep.
- *Räuspern:* Bell., Lach.
- *Schlaf, nach:* Lach., Merc-j-r.
- *Schlucken, beim:* Acon., Ars., Bar-c., Bell., Brom., Bry., Hep., Ign., Lach., Lyc., Merc., Merc-c., Merc-j-f., Merc-j-r., Nux-v., Phyt.

- *Schlucken, Flüssigkeiten:* Bell., Ign., Lach., Lyc., Merc-c.
- *Schlucken, Speisen:* Bar-c., Bry., Hep., Lach., Nux-v.
- *Leerschlucken:* Ars., Bar-c., Bell., Bry., Hep., Lach., Merc., Merc-c., Merc-j-f., Merc-j-r., Nux-v.
- *Schlucken, nach:* Bry., Nux-v.
- *Nicht schlucken:* Ign., Lach., Nux-v.
- *Wärme:* Lach., Merc., Phyt.
- *Bettwärme:* Merc.
- *Zimmerwärme:* Bry.

**Besserung**
- *Essen:* Acon., Lach.
- *Getränke, kalte:* Lach., Lyc., Merc-j-f., Phyt.
- *Getränke, warme:* Ars., Hep., Lyc., Nux-v.
- *Schlucken, nachher:* Bell., Ign., Lach., Merc.
- *Trinken:* Bry., Ign.
- *Wärme:* Ars., Hep.

**Schmerz erstreckt sich zu**
- *Drüsen des Unterkiefers:* Merc.
- *Kehlkopf:* Lach.
- *Magen:* Lach.
- *Ohr:* Bell., Bry., Hep., Ign., Lach., Lyc., Merc., Nux-v., Phyt.
- *Ohr, beim Schlucken:* Brom., Lach., Merc., Nux-v., Phyt.

**Empfindungen und Art der Halsschmerzen**
- *Apfelkern (Kerngehäuse), wie durch einen:* Merc., Phyt.
- *Brennender Schmerz:* Acon., Ars., Bar-c., Bell., Hep., Lach., Lyc., Merc., Merc-c., Merc-j-f., Merc-j-r., Nux-v., Phyt.
  - *Essen, schlechter:* Lyc.
  - *Kalte Getränke, schlimmer:* Ars., Hep., Merc-c.
  - *Warme Getränke, besser:* Ars., Hep.
  - *Schlucken, beim:* Ars., Bar-c., Hep., Lyc.
  - *Leerschlucken:* Bar-c., Merc-j-f., Merc-j-r.

- *Drückend:* Bar-c., Bell., Bry., Ign., Lach., Lyc., Merc., Merc-c., Merc-j-r., Nux-v.
  - *Schlucken, beim:* Bar-c., Nux-v.
- *Reißend:* Ars.
- *Roh:* Acon., Ars., Bell., Bry., Hep., Ign., Lach., Lyc., Merc., Merc-c., Nux-v., Phyt.
  - *Luft, kalte, einatmen:* Nux-v.
  - *Schlucken, beim:* Bar-c., Bry., Hep., Nux-v.
- *Schneidend:* Merc-c.
- *Splitter, wie von:* Hep., Ign., Lach., Merc.
  - *Schlucken, beim:* Hep.
- *Stechend:* Acon., Ars., Bar-c., Bell., Brom., Bry., Hep., Ign., Lach., Lyc., Merc., Merc-c., Merc-j-r., Nux-v.
  - *Atmen, tief:* Hep.
  - *Schlucken verschlimmert:* Bar-c., Bell., Bry., Hep., Lach., Lyc., Merc.
  - *Nichtschlucken verschlimmert:* Ign.
- *Stechend-brennend:* Acon., Bell., Merc.
  - *Schlucken verschlimmert:* Merc.
- *Wund:* Acon., Ars., Bell., Brom., Ign., Lach., Lyc., Merc., Merc-c., Merc-j-f., Merc-j-r., Nux-v., Phyt.
  - *Links:* Lach., Merc-j-r.
  - *Rechts:* Ars., Bell., Lyc., Merc., Merc-j-f., Phyt.
- *Ziehend:* Merc-c.

# Erkältungen allgemein

## Was heißt Ansteckung?

*Krankheit ist kein Zufall*

Ein Kind kann die Krankheit bekommen, die durch eine Veranlagung momentan möglich ist. Das entspricht dem Gesetz von Ursache und Wirkung. Die Homöopathie geht davon aus, daß jedes Kind nur die Erkrankung bekommt, die es braucht, um wirklich gesund, d. h. im Einklang mit sich und der Umwelt zu leben. Durch das Einbrechen einer Krankheit in Ihr Familienleben werden Sie aufgefordert, Ihre Lebensweise neu zu überdenken. Krankheit hat immer etwas damit zu tun, was sich das Kind selbst ausgesucht hat, um mehr über sich zu erfahren und sich weiterentwickeln zu können. Die »natürliche Intelligenz«, die Lebenskraft, weiß immer, wo es langgeht. Je weniger Widerstand Sie den Selbstheilungskräften Ihres Kindes entgegensetzen, desto schneller wird es gesund.

*Ein gesundes Kind steckt sich nicht an*

Jede Krankheit braucht ein bestimmtes Terrain, wo sie sich ausbreiten kann. Wo eine Reinigung in Form einer Erkrankung notwendig ist, wird es eher zu einer sogenannten Ansteckung kommen, oder das Kind wird anfällig gegenüber Kälte, Wind, Feuchtigkeit, Durchnässung etc. Auch das gesündeste Kind kann mal erkranken.

## Appetit bei Erkältungen – Symptomenverzeichnis

### Essen und Trinken (Appetit auf)

- *Äpfel:* Sulf.
- *Bittere Sachen, Getränke:* Nat-m.
- *Brot und Butter:* Ign., Merc.

- *Eis:* Merc-c.
- *Eiscreme:* Phos., Tub-bov.
- *Erfrischende Sachen:* Ars., Phos., Puls., Tub-bov.
- *Essig:* Ars., Hep.
- *Fisch:* Nat-m., Phos.
- *Fleisch:* Tub-bov.
- *Flüssige Nahrung:* Bell., Bry., Sulf.
- *Gewürzte Speisen, gut:* Hep., Phos., Sulf., Tub-bov.
- *Herzhaftes (Schmackhaftes und Deftiges, wie z. B. Steak oder Pizza):* Tub-bov.
- *Heiße Getränke:* Tub-bov.
- *Honig:* Tub-bov.
- *Kaffee:* Nat-m., Nux-v.
- *Kakao:* Nux-v., Tub-bov.
- *Kalte Getränke:* Acon., Ars., Bry., Caust., Cina, Dulc., Echi., Kali-bi., Lyc., Merc., Phos., Puls., Rhus-t., Tub-bov.
  – *Eiskalte Getränke:* Merc-c., Phos., Puls., Tub-bov.
- *Kalte Speisen:* Kali-s., Merc-c., Phos.
- *Kartoffeln:* Tub-bov.
- *Käse:* Ign., Tub-bov.
- *Limonade:* Bell., Puls.
- *Milch:* Ars., Rhus-t.
  – *Milch, kalte (aus dem Kühlschrank):* Phos., Tub-bov.
- *Obst:* Ars., Lach., Tub-bov.
  – *Zitrusfrüchte:* Tub-bov.
- *Rohkost:* Sulf.
- *Salziges:* Carb-v., Nat-m., Phos., Sulf., Tub-bov.
- *Saures:* Ars., Ferr-p., Hep., Phos., Puls.
- *Suppe:* Bry.
- *Tomaten:* Tub-bov.
- *Warme Getränke:* Ars., Bell., Bry., Lyc., Sulf.
  – *Auch wenn es ihm warm ist:* Sulf.
- *Warme Speisen:* Ars., Lyc.
  – *Suppen:* Bry.
- *Zwiebeln, rohe:* All-c.

**Zungenfarbe**

- *Blaß:* Ars., Ip., Merc., Nat-m., Phos.
- *Blau:* Ars.
- *Braun:* Ars., Bry., Carb-v., Hep., Lach., Lyc., Merc., Merc-j-f., Nux-v., Phyt., Rhus-t.
  - *Gelblich:* Carb-v., Merc-j-f.
  - *Rote Spitze und Ränder:* Lyc., Rhus-t.
- *Gelb:* Ars., Bry., Carb-v., Hep., Kali-bi., Kali-s., Lach., Lyc., Merc., Merc-c., Merc-j-f., Merc-j-r., Nux-v., Phos., Puls., Rhus-t., Sulf.
  - *Zungengrund:* Ars., Kali-bi., Merc., Merc-j-f., Nux-v.
  - *Grau:* Phyt.
  - *Kräftiges:* Merc-j-f.
  - *Schmutzig:* Ars., Lach., Merc., Merc-c., Merc-j-f.
  - *Weiß:* Ars., Bell., Gels., Kali-bi., Merc-c., Rhus-t.
  - *Weiß, dick:* Acon., Ars., Gels.
  - *Weiß, Zungengrund:* Rhus-t.
- *Rot:* Acon., Ars., Bell., Bry., Gels., Kali-bi., Lyc., Merc., Merc-c., Nux-v., Phos., Rhus-t., Sulf., Tub-bov.
  - *Feuerrot:* Bell., Phyt.
  - *Flecken:* Merc.
  - *Glänzend:* Kali-bi., Lach., Phos.
  - *Mitte:* Kali-bi., Phos., Rhus-t., Sulf.
  - *Streifen in der Mitte:* Ars., Bell., Caust., Kali-bi., Merc-c., Phos., Tub-bov.
  - *Spitze:* Ars., Lach., Lyc., Merc-j-f., Phyt., Rhus-t., Sulf.
  - *Spitze, wie ein Dreieck:* Rhus-t.
- *Weiß:* haben fast alle Mittel und deshalb zu unspezifisch
  - *Angestrichen, wie:* Ars.
  - *Blaß:* Acon., Ars., Phos.
  - *Flecken, rote, inselartige:* Nat-m.
  - *Käsig:* Merc-j-f.
  - *Milchig:* Bell.
  - *Schmutzig:* Rhus-t.

- *Silbrig:* Ars.
- *Mitte der Zunge:* Bell., Bry., Gels., Phos., Sulf.
- *Seiten:* Caust.
- *Einseitig:* Rhus-t.

## Begleitsymptom Kopfschmerzen

*(bei allen Erkältungszuständen)*

### Verschlimmerung

- *Aufstehen vom Liegen:* Ars., Bell., Bry., Dulc., Hep., Nux-v., Phos., Puls., Sil., Sulf.
- *Augenanstrengung:* Bell., Gels., Kali-s., Lyc., Nat-m., Phos., Rhus-t., Sil., Sulf., Tub-bov.
- *Essen, nach dem:* Ars., Bry., Carb-v., Ferr-p., Gels., Kali-s., Lyc., Nat-m., Nux-v., Phos., Puls., Rhus-t., Sil., Sulf.
- *Freien, im:* Bell., Bry., Euphr., Hep., Lyc., Nat-m., Nux-v., Phos., Sulf.
- *Gehen:* Acon., Ars., Bell., Bry., Carb-v., Ferr-p., Lyc., Nux-v., Phos., Puls., Sil., Sulf.
- *Gehen, im Freien:* Acon., Bell., Bry., Dulc., Hep., Lyc., Nat-m., Nux-v., Puls., Rhus-t., Sulf.
- *Lesen:* Bry., Carb-v., Lyc., Nat-m., Nux-v., Sil., Sulf., Tub-bov.
- *Luft, kalte:* Ars., Bell., Bry., Carb-v., Dulc., Hep., Kali-bi., Lyc., Nat-m., Nux-v., Phos., Puls., Rhus-t., Sil., Sulf.

### Besserung

- *Aufstehen, vom Liegen:* Ars., Bell., Carb-v., Gels., Hep., Nat-m., Nux-v., Phos., Puls., Rhus-t.
- *Augenschließen:* Acon., Bell., Bry., Nat-m., Nux-v., Rhus-t., Sil., Sulf.
- *Essen, nach dem:* Gels., Kali-bi., Lyc., Phos., Rhus-t.
- *Freien, im:* Acon., All-c., Ars., Bell., Carb-v., Dulc., Kali-s., Lyc., Nat-m., Phos., Puls., Sulf.

- *Gehen:* Gels., Lyc., Nat-m., Phos., Puls., Rhus-t., Sulf.
- *Gehen, im Freien:* Ars., Lyc., Nat-m., Phos., Puls., Rhus-t., Sulf.
- *Hitze:* Ars., Bell., Bry., Euphr., Ferr-p., Gels., Kali-s., Lyc., Nux-v., Phos., Puls., Rhus-t., Sil., Sulf.
- *Luft, kalte:* Ars.
- *Umschläge, heiße:* Ars., Bry., Gels., Sil.
- *Umschläge, kalte:* Acon., Ars., Bell., Bry., Ferr-p., Nat-m., Phos., Puls., Sulf.

## Nachbehandlung

ACONIT

Wenn nach Aconit die Kräfte am nächsten Tag noch nicht ganz wiederhergestellt sind: SULFUR. *Dosierung:* Sulfur C 200, 1 Gabe.
Bei Bewegungsunlust, nachdem das Fieber etc. vorbei ist: BRYONIA. *Dosierung:* Bryonia C 200, 3 Gaben im Abstand von 4–6 Stunden.

BRYONIA

Wenn nach Bryonia ein Stillstand eintritt, wenn zwar eine Besserung zu sehen ist, aber es nicht weiter vorangeht: SULFUR. *Dosierung:* Sulfur C 200, 2 x täglich eine Gabe.
Wenn Bryonia für das richtige Mittel gehalten wurde, sich aber keine oder wenig Wirkung zeigt: TUBERCULINUM BOVINUM. *Dosierung:* Tub-bov. C 200, 1 x täglich eine Gabe.
Wenn nach Bryonia körperliche Unruhe entsteht. Der Kranke fühlt sich noch nicht ganz gesund: RHUS TOXICODENDRON. *Dosierung:* Rhus-t. C 200, 3 x täglich eine Gabe.

PULSATILLA

Wenn nach Pulsatilla ein Stillstand eintritt: SULFUR. *Dosierung:* Sulfur C 200, 2 x täglich eine Gabe.
Wenn nach Pulsatilla Bronchien- und Lungensymptome bleiben: TUBERCULINUM BOVINUM. *Dosierung:* Tub-bov. C 200, 1 x täglich eine Gabe, maximal 3 Tage lang.

NUX VOMICA

Wenn es dem Kind nach Nux sehr warm wird, so daß es schwitzt und nach Abkühlung verlangt: SULFUR. *Dosierung:* Sulfur C 200, 2 x täglich eine Gabe.

Wenn nach Nux ein Stillstand eintritt: TUBERCULINUM BOVINUM. *Dosierung:* Tub-bov. C 200, 2 Gaben, an aufeinanderfolgenden Tagen.

# III.

# Allgemeine Kinder-krankheiten

# Durchfall

## Erkrankung

Durchfall kann bei Kindern sehr verschiedene Ursachen haben. In vielen Fällen versucht der Körper einfach, Gifte über den Darm auszuscheiden. Nach so einem reinigenden Durchfall fühlt sich das Kind dann wesentlich besser. Je früher allerdings der Durchfall bei einem Säugling auftritt, desto mehr muß darauf geachtet werden, diese Erkrankung so schnell wie möglich in den Griff zu bekommen. Ein gestillter Säugling neigt in der Regel weniger zu Durchfallerkrankungen, da die Muttermilch die beste Voraussetzung zum Aufbau einer gesunden Bakterienflora im Darm liefert. Künstliche Nahrung kann nicht so gut verdaut werden, wodurch es leichter zu Gärungs- oder Fäulnisprozessen kommt. Die dabei anfallenden schädlichen Produkte versucht der Körper über den Darm wieder auszuscheiden.

*Gestillte Kinder*

Gestillte Kinder sind zwar in der Regel weniger anfällig für Durchfall, dies gilt allerdings nur, wenn sich die Mutter einer guten Gesundheit erfreut. Die Milchqualität kann auch durch eine zu frühe oder reichliche Menstruation verändert werden; ebenso, wenn die Mutter suchtgefährdet ist, ihre eigene Ernährung unvernünftig oder mit Chemikalien belastet ist. Kurzum, wenn die Qualität der Muttermilch nicht ausreicht, um das Kind richtig zu nähren, so ist es besser, auf Ersatznahrung umzusteigen (z. B. Mandelmilch, siehe Homöopathischer Ratgeber Nr. 9 »Säugling – Wochenbett« von Ravi und Carola Roy), auch wenn die Mutter anscheinend genug Milch hat. Das Abstillen sollte langsam vor sich gehen, um das Kind an die neue Nahrung zu gewöhnen. Gemüse und Obst sind die Nahrungsmittel, welche am leichtesten verdaulich sind. Kartoffeln können bei manchen Kindern bereits Verdauungsprobleme hervorrufen. Fettes, süßes und salziges Essen sollte am Anfang unbedingt gemieden werden, genauso wie Fleisch und Eier.

Der *normale Stuhl* eines Stillkindes ist eine weich geformte homogene Masse von honiggelber Farbe und einem angenehmen, süß-säuerlichen Duft wie nach Honig und Quark. Er enthält weder Flocken von geronnener Milch noch Schleimpartikelchen, noch unverdaute Nahrung. Bei Säuglingen, die nicht gestillt werden, ist der Stuhl fester, dunkler und riecht unangenehm stark.

*Was zeigt die Beschaffenheit des Stuhls?*

Die frühesten Zeichen einer gestörten Darmflora zeigen sich schon bei ganz kleinen Säuglingen als eine starke Neigung zu Blähungen. Koliken sind oftmals die ersten Schmerzen, die ein Säugling empfindet.

Eine Übersäuerung des Magens können Sie an der losen Beschaffenheit des Stuhls und dem sauren Geruch erkennen, ferner an der grünen oder grünlichgelben Farbe und den unverdauten Speiseresten.

Eine grünliche Farbe kommt häufig während der Zahnung vor. Je länger der Stuhl in der Windel bleibt, um so grüner wird er, manchmal wird er sogar bläulich.

Liegt die Störung mehr im Dünndarm, so ist der Stuhl unverdaut, gelblicher und flockig, und das Kind hat schmerzhafte Koliken.

Bei einer Entzündung des Dickdarms ist der Stuhl dünner bis wäßrig und mit Schleim vermischt; die Farbe ist eher grau. Ein wäßriger Stuhl entsteht durch den Versuch des Darmes, Schadstoffe auszuscheiden.

*Ursachen für Durchfall*

Oft entsteht Durchfall einfach durch eine mangelhafte Verdauung und ist schnell wieder vorbei. Er kann auch durch eine unsaubere oder schadstoffbelastete Nahrung ausgelöst werden oder durch zu reichhaltige Nahrung. Es ist der Versuch des Körpers, sich auf eine einfache und schnelle Art zu reinigen. Durchfall kann natürlich auch manchmal eine Begleiterscheinung von Scharlach oder einem unterdrückten Masernausschlag sein.

Nur wenn der Durchfall länger anhält oder Neugeborene und Säuglinge befällt, wird die Sache ernster. Vor allem Durchfälle, die während der Sommerzeit auftreten, sind gefürchtet, oft sind es Salmonellosen. Bei Erwachsenen ist der Durchfall häufig eine Folge von emotionalem Streß. Aber auch Kinder können in ähnlicher Weise auf Furcht, Ärger,

Aufregung oder Erschöpfung reagieren. Besonders bei einer schmerzhaften Zahnung können diese Zustände bei einem Kleinkind auftreten. Dies kann auch zu anderen körperlichen Unpäßlichkeiten, die seiner Konstitution entsprechen, führen. Während der Zahnung sollten Sie daher besonders auf eine gute Ernährung des Kindes achten.

*Prophylaxe*

Wenn Sie feststellen, daß Ihr Kind einen sauren Mundgeruch hat, der Schweiß oder der ganze Körper sauer riecht, dann sollten Sie ihm nach homöopathischem Prinzip säuerliche Getränke zum Trinken geben, um der Übersäuerung entgegenzuwirken. Bevorzugen Sie in dieser Zeit alkalische Kost, wie Obst und Gemüse, und meiden Sie Nahrungsmittel, die tierisches Eiweiß enthalten. Auf diese Weise können Sie einer durchfallartigen Entgiftung über den Darm vorbeugen.

*Impfungen*

Auch Impfungen wirken sich nachteilig auf die Darmflora aus, hier vor allem die Polioimpfung, da sich der Erreger der Kinderlähmung im Darm aufhält. Die Impfung kann entweder zu Durchfall oder zu Verstopfung führen, die in der Regel sehr therapieresistent sind. Dies ist ein deutliches Zeichen für eine Impfschädigung. Auch einem Pilzbefall z. B. mit Candida albicans wird Vorschub geleistet. Wenn Sie Ihr Kind impfen lassen möchten, achten Sie darauf, daß der Stuhlgang tadellos ist und es nicht in der Zahnungsperiode steckt.

Der Durchfall kann natürlich auch durch spezielle Bakterien in Nahrungsmitteln ausgelöst werden. Folgendes Beispiel soll nur verdeutlichen, daß man an alle möglichen auslösenden Faktoren einer Krankheit denken sollte:

Ein nichtgestillter Säugling litt an einem leichten Durchfall und wurde infolgedessen auf eine Spezialnahrung gegen Durchfall umgestellt. Aber statt besser wurde der Durchfall immer schlimmer. Schließlich mußte das Baby stationär versorgt werden, und nach Wochen des Bangens und Hoffens stellte sich heraus, daß ebendiese Spezialnahrung, aufgrund eines Fehlers in der Herstellung, den Durchfall verursacht hatte. Tausende von Kindern waren damals in Deutschland davon betroffen.

*Wie kündigt sich eine durchfallartige Verdauungsstörung an?*

Das erste Symptom ist meist eine unnatürliche Gasentwicklung der Eingeweide. Häufig ist dies verbunden mit Unruhe, Schmerzen, Appetitlosigkeit und manchmal auch Erbrechen. Beim Abtasten der Bauchdecke werden Sie feststellen, daß diese hart und angespannt ist. Manchmal sind die Därme so gebläht, daß man sie förmlich durch die Bauchdecke sehen kann. Fieber ist in der Regel nicht vorhanden. Anfangs ist der Stuhlgang noch ganz normal in seinem Aussehen, aber häufiger als gewöhnlich. Schon ein häufigerer Stuhlgang wird als Diarrhoe bezeichnet, auch wenn er noch gut geformt und geruchlos ist. Nach und nach wird der Stuhl wäßriger oder schleimiger und enthält unverdaute Nahrung. Manchmal werden der After und die Geschlechtsteile durch den Stuhlgang wund, wodurch das Kind zusätzlich sehr geplagt wird. Kleine Kinder werden durch die Durchfälle schnell schwach, besonders nach wiederholtem wäßrigem Stuhlgang. Der Puls wird schneller und schwächer, und die Muskeln erschlaffen.

Während der Koliken schwitzt das Kind häufig stark. Es schreit vor schmerzhaften Darmkrämpfen. Wenn der Durchfall längere Zeit anhält, fallen die Oberschenkel und auch die Fontanelle ein, die Fettpölsterchen verschwinden, und die Lippen trocknen aus. Trockene Lippen sind immer ein Zeichen für fehlende Flüssigkeit im Körper.

*Die Ernährung bei Durchfall*

Als erstes muß die Ursache des Durchfalls, soweit möglich und bekannt, beseitigt werden. Auch eine Allergie auf ein bestimmtes Nahrungsmittel kann sich als Durchfall äußern.

Milch und Milchprodukte werden heute von vielen Kindern schlecht vertragen. Die Behandlung der Milchunverträglichkeit muß nach konstitutionellen Gesichtspunkten erfolgen. Eine Liste anderer Nahrungsmittel, die (bei Mutter und Kind) Durchfall auslösen können, finden Sie auf den nächsten Seiten.

Gestillte Kinder sollten weiter gestillt werden, aber die Mutter muß sehr achtsam in ihrer Ernährung sein. Nicht gestillte Kinder dürfen bei Durchfall weder Milch noch Zucker, noch Fett bekommen. Bei Säuglingen, die noch kein Vierteljahr alt sind und länger als zwei Tage

starken Durchfall haben, sollten Sie nicht zögern, einen Arzt zu konsultieren.
Zusätzlich können Sie eine Heilnahrung selbst zubereiten, indem Sie Reis sehr lange kochen und dem Kind das leicht gesalzene *Reiswasser* zu trinken geben. Oder Sie bereiten ihm eine *Karottensuppe*. Schneiden Sie fünf Karotten (ca. ein Pfund) in kleine Stückchen, und kochen Sie sie in einem Liter Wasser mit einer Messerspitze Salz etwa zwei Stunden lang. Die Gemüsebrühe wird durch eine Mullwindel oder ein feines Haarsieb gegossen und das verkochte Wasser wieder auf einen Liter aufgefüllt. Davon erhält der Säugling fünf Mahlzeiten über den Tag verteilt.
Säuglingen, die älter als drei Monate sind, kann man auch *geriebene Äpfel* geben. Ein Apfel von einer Sorte, die schnell braun wird, z. B. Boskop, nicht Golden Delicious, wird auf einer Glasreibe in kleinen Portionen, je nach dem Appetit des Kindes, gerieben. Es gibt auch fertige Heilnahrung auf der Basis von *Johannisbrotmehl.* Wichtig ist es, diese Diät über zwei Tage strikt durchzuhalten.
Danach ersetzen Sie bei jeder Mahlzeit $^1/_3$ des Essens durch die gleiche Menge geriebenen *Zwieback* oder *Haferflockenschleim.* Erst ab dem dritten Tag sollten Sie wieder mit ganz kleinen Portionen Milch anfangen. Als Getränk eignen sich Heidelbeertee, Blutwurztee oder dünner schwarzer Tee. Heilerde ist ebenfalls sehr förderlich.

## Behandlung

In der Homöopathie behandeln wir nicht die Krankheit, sondern den *Zustand des Patienten*. Die auftretenden Symptome dienen als Hinweis auf das Mittel. Bei der Wahl des richtigen Mittels müssen die charakteristischen Symptome eines Mittels, die im Text genannt sind, vorhanden sein. Fehlt z. B. die Unruhe, handelt es sich nicht um einen Arsen-Zustand.

Nun ist Ihr Kind krank, und Sie möchten ihm gern mit einem homöopathischen Mittel helfen. Sie wissen aber nicht so recht, was symptomatisch für diesen Zustand ist. Was ist ein Symptom, und was ist normal? Um Ihnen die Suche nach dem richtigen Arzneimittel zu erleichtern,

haben wir eine Liste von Fragen aufgestellt, die Sie beantworten sollten, bevor Sie die Arzneimittel durchlesen. Glücklicherweise gibt es in der Homöopathie einige Mittel, die eher einen Bezug zu Säuglingen oder Kleinkindern haben und damit häufiger angezeigt sind.
Wir haben die Mittel deshalb in drei Gruppen unterteilt:

1. Durchfallmittel für gestillte Kinder
2. Durchfallmittel nach künstlicher Säuglingsnahrung
3. Wichtige allgemeine Durchfallmittel

### *Fragekriterien zum Auffinden des richtigen Mittels*

**1. Auslösende Faktoren**

- *Wie war das Wetter?*
  Zuordnung der Mittel zu bestimmten Symptomen
  Wir haben hier auch Mittel miteinbezogen, die wir nicht unter dem Kapitel Durchfall beschrieben haben. Eine Charakteristik des Mittels finden Sie mit Hilfe des Stichwortverzeichnisses an anderer Stelle des Buches.
  - Wetterwechsel allgemein: Dulcamara, Phosphoricum acidum, Psorinum
  - Wetterwechsel auf kälter: Dulcamara
  - Wetter naß: Aloe, Natrium sulfuricum, Rhus toxicodendron, Sulfur
  - Wetter naßkalt: Dulcamara, Mercur, Rhus toxicodendron
  - Wetter heiß: Aconit, Belladonna, Bryonia, Champhora, China, Ferrum, Ipecacuanha, Mercur, Phosphoricum acidum, Phosphor, Podophyllum
  - Wetter heißfeucht: Colchicum, Natrium sulfuricum
  - Wetter trocken mit kalten Nächten: Aconit, Dulcamara
  - Wetter wärmer: Bryonia, Tuberculinum
- *Welche Nahrungsmittel oder Getränke hat das Kind zu sich genommen?*
  Hat es zuviel gegessen? Zuviel Fettes, Süßes oder Kaltes?
  Nahrungsmittelvergiftung nach Fleisch oder Eiergerichten, Allergie auf Milch, Weizen etc.?

- *Psychische Zustände, wie Ärger, Kummer, Streß usw.*
  - Nach Ärger: Aconit, Arsen, Barium carbonicum, Bryonia, Aloe, Calcium phosphoricum, Chamomilla, Ipecacuanha, Nux vomica
  - Nach Demütigung oder Peinigung: Aloe, Bryonia, Chamomilla, Colocynthis
- *Sind dem Durchfall andere Krankheiten vorausgegangen?*
  - Nach akuten Krankheiten: Carbo vegetabilis, China, Psorinum, Sulfur
  - Nach einer Erkältung im Sommer: Aloe
  - Ausschlag, nach Unterdrückung: Bryonia, Pulsatilla

**2. Fragen zum Durchfall**

- *Wie ist die Beschaffenheit des Stuhls?* Ätzend, Konsistenz, Farbe, Geruch, Häufigkeit, bestimmte Zeiten?
- *Was verschlimmert bzw. bessert den Durchfall?* (Modalitäten)
- *Welche Begleitsymptome, wie Bauchweh, Kopfweh, Erbrechen, Sonstiges, sind vorhanden?*
- *Welche Symptome treten vor, während und nach dem Durchfall auf?* (z. B. wann treten die Blähungen auf?)
- *Wie sind der Appetit und der Durst?*
- *Wie sieht die Zunge aus?* Trocken, feucht, belegt usw.?
- *Zahnt das Kind gerade?*
- *Wie sind der Mundgeruch und der Geschmack im Mund?*
- *Friert oder schwitzt das Kind?* Reagiert es empfindlich auf Wärme oder Kälte?
- *Wie ist sein Gemütszustand?* Weinerlich, reizbar, ängstlich, unruhig?

**3. Sonstige Maßnahmen bei Durchfall**

- *Fasten, außer bei echtem Verlangen nach Essen*

  Hat Ihr Kind echtes Verlangen nach irgendeinem Essen, so sollten Sie diesem nachgeben. Es gibt Kinder, die trotz Durchfall einen guten Appetit haben, den man nicht bremsen sollte, wie es z. B. bei Tuberculinum-Kindern vorkommen kann. Wenn Ihr Kind keine speziellen Gelüste auf irgend etwas hat, so sollten Sie ihm nicht gerade durchfallfördernde Speisen zum Essen anbieten. Hat Ihr

Kind weder Durst noch Appetit, dann sollte es gar nichts zu sich nehmen, bis der Körper etwas verlangt.

- *Diverse Hausmittel bei akutem, starkem Durchfall:* z. B. geriebener Apfel, Karotten- oder Reisheilnahrung, Präparate aus Johannisbrotmehl
- *Die Diät nach dem Abklingen des Durchfalls:* trockene leichte Kost, Zwieback, Knäckebrot

**4. Was ist bei der Behandlung von gestillten Säuglingen zu beachten?**

- *Wie ist der Gemütszustand der Mutter und des Kindes?*
  Oft reicht es nicht aus, den Säugling allein zu behandeln. Bei schweren und hartnäckigen Erkrankungen muß vielfach die Mutter mitbehandelt werden, oder sie sollte versuchen, ihre Eßgewohnheiten zu ändern. Trotzdem wird vorrangig der Säugling behandelt.
  Ein Beispiel: Die Mutter hat Rhabarber gegessen, worauf ihr Kind Durchfall bekommt. Eines der in Frage kommenden Mittel Chamomilla, Nux vomica und Colocynthis können Mutter und Kind gegeben werden.
- *Was hat die Mutter an Außergewöhnlichem gegessen, das zu Durchfall geführt haben könnte?*
  - Alkoholhaltige Getränke: Nux vomica, Arsen
  - Austern: Aloe, Lycopodium
  - Bier: Sulfur
  - Bitter-Tonic, chininhaltige Getränke: Pulsatilla, Ferrum
  - Cremetorten: Ipecacuanha, Pulsatilla
  - Eis: Argentum nitricum, Arsen, Pulsatilla
  - Essen, reichlich: Argentum nitricum, Ipecacuanha, Lycopodium, Pulsatilla
  - Federweißer: Arsen, Mercur, Pulsatilla
  - Fleisch: Sanicula aqua
  - Fleisch, fettes, besonders Schweinefleisch: Pulsatilla
  - Gewürze: Phosphor
  - Geräuchertes: Calcium carbonicum
  - Kaffee: Colocynthis, Thuja

- Kakao: Borax
- Kamillentee: Coffea, Valeriana
- Krebse, Krabben: Lycopodium
- Muscheln: Carbo vegetabilis
- Phytotherapie, Medikamente und Abführmittel: Nux vomica
- radioaktiv belastete Lebensmittel (Wild, Pilze – Wohnort in der Nähe eines Atomreaktors; Fallout): Strontium carbonicum, Arsen
- Rauchen: Arsen, Nux vomica, Syphillinum, Ipecacuanha
- Rhabarber: Chamomilla, Colocynthis, Nux vomica
- Rhabarber mit viel Sahne: Pulsatilla
- Sauerkraut: Bryonia
- Süßes, übermäßig viel: Mercur, Sulfur
- Süßigkeiten: Argentum nitricum
- Speck: Sanicula aqua
- Torten: Argentum nitricum, Pulsatilla, Phosphoricum acidum
- Wein, süßer: Pulsatilla
- Zwiebeln: Nux vomica, Pulsatilla, Thuja

## *Durchfallmittel, besonders für gestillte Kinder*

Aconit, Aethusa, Borax, Kreosotum, Nux vomica, Rheum

### Aconit

Aconit ist ein wichtiges Mittel für den Sommerdurchfall, besonders wenn die Tage heiß und die Nächte kalt sind. Der Durchfall tritt meistens nachts auf. Der Durchfall wird durch Naßwerden, Überhitzung, kalttrockene Winde oder Zugluft ausgelöst. Er kann auch nach Ärger oder Schreck entstehen oder nach einem unterdrückten Schweiß. Obst kann ebenfalls Durchfall auslösen. Auch wenn sich die Mutter ärgert oder erschreckt, kann das Kind dadurch Durchfall bekommen. Die Säuglinge haben fast immer starke Bauchschmerzen, sie schreien vor Schmerzen, und keine Position bringt ihnen Linderung. Ein größeres Kind wird schon beschreiben können, daß die Bauchschmerzen von schneidender Art sind. Während des Stuhlgangs halten die Schmerzen mit Krämpfen

an, wobei auch Schweißausbrüche vorkommen können. Viele Blähungen gehen beim Stuhlgang ab, besonders wenn dieser wäßrig ist. Das Kind ist sehr unruhig, es zappelt und hat starke Koliken.
Nach der Entleerung ist das Kind zwar von den Koliken befreit, aber meist noch nicht von dem Schweiß und den Qualen der Übelkeit. Es bestehen weiterhin Angst, Unruhe und ein unlöschbarer Durst. Das Kind ist sehr heiß, der Puls ist hart und trocken und sehr schnell. Kaltes Wasser beruhigt das Kind. Wenn man es aufsetzt, wird ihm schwindlig, und es wird blaß. Im Liegen ist sein Gesicht rot.
*Die Beschaffenheit des Stuhls:* Wäßrig, grün wie gehackter Spinat, gallig, ätzend, blutig, schleimig. Die Stühle sind klein, braun und schmerzhaft. Sie können auch unwillkürlich zusammen mit Blähungen abgehen.
*Allgemeines:* Aconit ist häufig das erste Mittel im akuten Fall. Es kann die Krankheit stoppen, ohne daß ein anderes Mittel zum Einsatz kommt. Wird Aconit in einem späteren Stadium gegeben, so vermag es die Krankheit nicht mehr auszuheilen bzw. wird überhaupt keine Wirkung zeigen.
Die *Folgemittel* von Aconit sind DULCAMARA und BELLADONNA. Wurde Aconit zu niedrig gegeben oder ist das Kind nicht mehr im akuten, sondern im chronischen Zustand, kommt als Folgemittel SULFUR in Frage.

### AETHUSA

Ein wichtiges Mittel für den Sommer und heiße Tage, vor allem, wenn der Säugling in dieser Zeit zahnt. Durchfälle treten meistens kurz nach dem Stillen (Essen) oder nachts auf. Vor dem Stuhlgang bestehen oft kneifende und schneidende Schmerzen im Bauch. Nach dem Stuhlgang fängt der Säugling aber an, aufs neue zu pressen, was mit erneuten Koliken verbunden ist. Das Kind hat schlechte Laune, besonders am Nachmittag und draußen. Sein Gesicht ist blaß oder rot und qualvoll verzerrt. Es verträgt keine Milch, was sich durch plötzliches und heftiges Erbrechen sofort nach dem Stillen äußert. Die erbrochene Milch kommt entweder in der gleichen Konsistenz heraus, wie sie getrunken wurde, oder in größeren Quarkstücken, so daß das Kind fast daran erstickt. Manchmal sieht das Erbrochene ölig und grünlich aus. Nach dem Erbrechen fällt das Kind durch die starke Erschöpfung in einen tiefen Schlaf, oder es möchte bald wieder trinken, da es unter ständigem Durst leidet. Das Erbrechen erschöpft das Kind mehr als der Stuhlgang. Durch den Durchfall kommt es zu Aphthen (Geschwüren) im Mund und After. Das Kind ist so erschöpft, daß ihm die Augen immer zufallen.

*Beschaffenheit des Stuhls:* Schleimig, auch grünlich-blutig, evtl. geruchlos.

*Allgemeines:* Bei größeren Kindern zeigt sich eine Gier nach schädigenden Speisen und Getränken, sogenanntem »Pappzeug« oder Fast-food-Essen. Die Kinder möchten immer mehr von diesen Nahrungsmitteln, sie werden richtig süchtig danach. Durch die einseitige Ernährung stumpfen sie langsam ab und interessieren sich nicht mehr für die Schule.

Aethusa ist daher auch ein ausgezeichnetes Prüfungsmittel, wenn die Kinder sich nicht konzentrieren können und sich leicht ablenken lassen.

Für die konstitutionelle Behandlung braucht Aethusa meist ein Folgemittel, besonders PSORINUM, aber auch SEPIA oder SULFUR.

### *Folgemittel*

### BORAX (NATRIUM BORACICUM)

Borax ist ein sehr wichtiges Mittel für den gestillten Säugling. Das Auffallende bei Borax ist der Wechsel des Zustandes vor und nach dem Stuhlgang. Vor dem Stuhlgang ist das Kind launisch, unzufrieden, lustlos und antriebslos. Der Stuhlgang ist fast immer sehr beschwerlich. Er brennt im Mastdarm, und es kommt dabei zu einer ohnmächtigen Schwäche. Sobald der Stuhl einmal entleert ist, fühlt sich das Kind total befreit. Eine selige Ausstrahlung geht von seinem Gesichtchen aus, alles ist nun wieder in Ordnung. Es ist zufrieden und hat wieder Spaß am Leben. Dieser extreme Wechsel des Gemütszustandes ist ein wichtiges Indiz für das Mittel, das eigentlich nur die Eltern in seiner ganzen Intensität beobachten können. Bei anderen Mitteln ist diese deutliche Besserung nicht so auffällig.

Die Aphthen im Mund sind ein zuverlässiger Begleiter von Borax. Sie bluten beim Essen (Stillen), so daß das Kind beim Stillen schreit. Es verweigert sogar die Brust. Der Gaumen des Säuglings sieht schrumpelig und runzelig aus. Die Aphthen treten bei Borax häufig bei der Zah-

nung auf. Manchmal kommt es auch zu einer Nierenbeteiligung mit häufigem Wasserlassen, dem Schmerzen vorausgehen, d. h., das Kind weint vor dem Wasserlassen. Der Urin riecht scharf und faulig.
Der Durchfall kann durch den Genuß von Obst (Äpfel, Birnen), Schokolade bzw. kakaohaltigen Getränkemischungen ausgelöst werden. Besonders nach dem Frühstück kommt es dann zu den Entleerungen.
*Die Beschaffenheit des Stuhls:* Dünn, braun, schaumig, riecht aashaft, hellgelb bis grüngelb, schleimig. Der braune Stuhl ist schmerzlos.
*Allgemeines:* Das Kind bzw. der Säugling hat Angst, wenn es hochgenommen oder in die Wiege gelegt wird. Manche Kinder mögen es sehr gerne, wenn man sie spielerisch in die Luft wirft oder mit ihnen schaukelt; für das Borax-Kind ist dies ein Trauma. Es ist überhaupt sehr leicht zu erschrecken, besonders bei Geräuschen, oder es schreckt aus dem Schlaf mit ängstlichen Schreien auf. Voller Angst und Panik greift es mit den Händen in die Luft oder klammert sich an der Mutter fest. Beim Einschlafen zucken seine Beine. Diese Kinder vertragen auch das Liftfahren nach unten nicht oder haben Angst, im Flugzeug zu fliegen, besonders bei schlechtem Wetter oder wenn viele Luftlöcher vorhanden sind. Sie haben ein Verlangen nach sauren Getränken.

### Kreosotum

Kreosotum ist ein sehr tiefgreifendes Mittel! Es kommt besonders bei der Zahnung in Frage. Die Reaktion bei akuten Erkrankungen ist ähnlich intensiv wie bei Chamomilla.
*Die Beschaffenheit des Stuhls:* Ätzend, sehr schmerzhaft (Chamomilla nicht) grünlich-wäßrig oder gehackt, gelb, übelriechend, aashaft und dunkelbraun, unverdaut. Der After ist rot durch den ätzenden Stuhl.
*Allgemeines:* Das Kreosotum-Kind möchte gern kuscheln und einen abendlichen Gutenachtkuß. Ihm muß gezeigt werden, daß es geliebt wird. Chamomilla dagegen braucht die Aufmerksamkeit, aber nicht diese Zärtlichkeit. Das Kreosotum-Kind ist groß, blond und zart. Es ist ebenfalls ein wichtiges Mittel bei zu schnellem Wachstum von Kindern und Jugendlichen oder genau für das Gegenteil, für Kinder, die nicht wachsen. Das Kind hat schreckliche Zahnschmerzen und furchtbar schlechte Zähne.

## Nux vomica

Für Säuglinge, die auf einen Nahrungswechsel mit Durchfall reagieren. Auch der Ärger der Mutter kann bei ihnen Durchfall auslösen. Gestillte Kinder können ebenfalls auf den Nahrungswechsel der Mutter mit Durchfall reagieren. Die stärksten Schmerzen und Krämpfe treten vor und während des Stuhlgangs auf. Nach dem Stuhlgang fühlt sich der Säugling sichtbar erleichtert, was sich durch tiefes Einatmen bemerkbar macht. Kurze Zeit nach dem Stuhlgang sind die Kinder erneut von einem heftigen Stuhldrang geplagt. Sie pressen krampfartig, aber es kommt nichts.

## Rheum palmatum

Wenn die Zahnung in die Rhabarberzeit fällt, sollte man an Rheum denken. Es ist gut für ein Kind, welches Beschwerden durch heißes Wasser bekommt. Charakteristisch ist die Übersäuerung des Kindes. Der Stuhl und das Kind riechen sauer. Das Kind kann durch nichts zufriedengestellt werden, wenn es krank ist. Es verlangt verschiedene Sachen mit fordernder Stimme und weint dabei. Es möchte allerlei zum Essen, aber nach dem ersten Bissen ekelt es sich. Der Stuhlgang ist mit kolikartigen Schmerzen verbunden, das Kind schreit, zieht die Beine hoch, strampelt oder macht sich ganz steif. Nach dem Stuhlgang hat es Krämpfe, und sobald es anfängt, sich zu bewegen, bekommt es erneut Stuhldrang mit Koliken. Bei den Koliken geht es ihm besser, wenn es sich zusammenkrümmt. Dabei steht ihm kühler Schweiß auf dem blassen Gesicht, besonders um die Nase und den Mund. Die Kinder haben einen erfolglosen Harndrang vor dem Stuhl. Nachts schlafen sie unruhig, werfen sich hin und her und schreien auf im Schlaf. Ferner kann es nachts auch zu Zukkungen der Gesichtsmuskeln und Hände kommen. Während des Stuhlganges strampeln sie. Sie haben Verlangen nach rohem Rhabarber.

*Beschaffenheit des Stuhls:* Schleimig, fäkal (mit verdauten Stuhlpartikeln), dünn-braun oder weißlich-flockig. Wenn der Stuhl längere Zeit steht, wird er grün, ätzend, sauer, schaumig und grün.

### *Durchfall nach künstlicher Säuglingsnahrung*

Alumina, Calcium carbonicum, Magnesium carbonicum

#### ALUMINA

Die schwierige Entleerung ist das Hauptsymptom. Der Stuhlgang ist mit viel Koliken verbunden, und nach der Entleerung fühlt sich das Kind wohl. Charakteristisch ist die Untätigkeit des Darms, d. h. die Unfähigkeit, den Stuhl herauszudrücken (Schlaffheit, Lähmung). Alumina-Kinder haben starkes Verlangen nach unverdaulichen Sachen, z. B. Kaffeesatz, Teeblättern, Getreidekörnern, Kohle, Kalk, Stärke, Schmutz, Nelken und Stofflappen, die sie entweder hinter sich herziehen oder an denen sie herumkauen. Tatsächlich wird ihre Schwäche oder das Leeregefühl im Magen besser durch das Essen von unverdaulichen Dingen. Kartoffeln können jedoch ihre Beschwerden verschlimmern. Die Verschlimmerung tritt jeden zweiten Tag ein. Durchfall und Verstopfung können sich bei ihnen auch abwechseln. Es sind Kinder mit trockener Haut und trockenen Schleimhäuten, die häufig Durchfall bei trockenem Wetter haben.
*Beschaffenheit des Stuhls:* Dünn, fäkal, schwarz-blutig oder grün-wäßrig.

#### CALCIUM CARBONICUM

Diesen Kindern ist vor dem Stuhlgang übel, und dadurch sind sie sehr gereizt. Vor und während des Stuhlgangs bemerkt man eine starke Blässe und Schwäche an ihnen. Nach dem Durchfall fühlen sie sich matt und nicht wohl. Sie haben eine Neigung zu Nahrungsmittelallergien und reagieren auf Milch, Süßigkeiten, Geräuchertes und Fast-food mit Durchfall. Wenn sie etwas Falsches gegessen haben, kann der Durchfall durch Gehen oder Bewegungen ausgelöst werden.

#### MAGNESIUM CARBONICUM

Ein Mittel für Zahnungsbeschwerden mit Durchfall bei heißem Wetter und für Kinder, die künstliche Nahrung bekommen. Der Durchfall tritt eher tagsüber auf, nachts ist er selten. Diese Kinder sind sehr übersäuert und haben zuviel Hitze im Körper. Vor dem Stuhlgang hört man viele Bauchgeräusche, wobei schmerzhafte Blähungen abgehen, die den Säugling zum Krümmen zwingen. Auch während des Stuhlgangs treten Krämpfe auf. Danach weint das Kind noch, weil ihm der After brennt. Es gibt ein Nahrungsmittel, welches diese Magnesium-carbonicum-Koliken bessert, und das sind warme Suppen; besonders Gerstensuppe tut dem Kind gut. Milch verschlechtert jedoch die Kolik. Das Kind mag zwar gern Obst, aber es bekommt daraufhin Durchfall. Es hat Verlangen nach säuerlichen, kalten Getränken oder einfach nur nach kaltem Wasser.

Auffällig ist, daß das Kind entweder nur Verlangen nach Fleisch hat und kein Gemüse essen möchte oder nur nach Gemüse verlangt und Fleisch ablehnt. Nie ißt es jedoch beides zusammen!

*Beschaffenheit des Stuhls:* Schaumig-grün, wäßrig wie Froschlaich. Auf dem Stuhl schwimmen weiße Klümpchen, die aussehen wie Rinderfett.

*Folgemittel:* MAGNESIUM CARBONICUM ist das Folgemittel von RHEUM.

---

## *Wichtige allgemeine Durchfallmittel für Kinder*

---

Belladonna, Colocynthis, Dulcamara, Tuberculinum

### BELLADONNA

Immer wenn das Belladonna-Kind krank ist, bekommt es einen heißen Kopf mit kalten Händen und Füßen. Bei dem Durchfall können auch Symptome einer Gehirnreizung vorkommen. Das Belladonna-Kind erkrankt häufig bei heißem Wetter. Sowohl nachmittags als auch nach dem Schlaf sind kritische Zeiten für Belladonna. Das Haarewaschen oder -schneiden kann bei ihm allerlei Beschwerden auslösen, z. B. Schnupfen, Kopfschmerzen, Ohrenentzündungen oder Durchfall. Es reagiert dann empfindlich auf den geringsten Luftzug.

Vor dem Stuhlgang schwitzt es, es hat sehr viel Hitze im Bauch. Der Stuhlgang selbst ist so krampfartig, daß es kalte Schauer überfallen und ihm übel wird. Die Magenschmerzen sind so stark, daß sie drückende Schmerzen auf die Blase auslösen. Der After brennt, und das Belladonna-Kind bekommt vor Schmerzen Schweißausbrüche. Der Stuhlgang

kann so qualvoll für das Kleinkind sein, daß es spontan in die haltenden und Trost spendenden Hände der Mutter beißt.
Nach dem großen Geschäft ist zwar das Schlimmste überstanden, aber es hat weiterhin Krämpfe, die manchmal nicht mit Kälteschauern verbunden sind. Beim Abgang von Blähungen kann unwillkürlich Kot abgehen.
*Beschaffenheit des Stuhls:* Dünn und grünschleimig; blutiger Schleim, körniger gelber Schleim; Schleim weiß wie Kalk, pappig, fäkal vermischt mit verdauten Stuhlpartikeln.

### Colocynthis

Ein ausschlaggebendes Symptom für Colocynthis sind die schneidenden, quetschenden Schmerzen, die das Kind dazu zwingen, sich zusammenzukrümmen. Es wird ihm übel vor Schmerzen. Diese Koliken treten vor und während des Stuhlgangs auf oder nur danach. Die Schmerzen erstrecken sich bis zum Magen und verursachen die Übelkeit. Sie strahlen auch bis in die Oberschenkel aus. Es sind Schmerzen wie von Steinen im Bauch, als ob die Därme gequetscht werden. Die Schmerzen verschlechtern sich durch Essen und Trinken; Obst, Saures und Kaltes können eine Kolik auslösen. Es gibt aber auch ein Mittel, welches die Kolik bessert, und zwar teelöffelweise dünner Kaffee. Nach dem Stuhlgang wird das Kind ganz schwach und blaß; es treten brennende oder schneidend schießende Schmerzen im Kreuzbein und After auf.
Eine auslösende Ursache für diese Koliken ist häufig Ärger. Das Kind kann auch auf einen subtilen Ärger oder Demütigung der Mutter mit Durchfall reagieren. Dann kommt es zu einer Stuhlentleerung noch während oder gleich nach dem Stillen. Es ist gut möglich, daß sich die Mutter gar nicht des schwelenden Ärgers bewußt ist, aber er schlägt ihr auf den Darm. Die Mutter kann über ihre Probleme nicht mit anderen reden. Sie erträgt den Ärger in der Familie still über lange Jahre hin.
Das Colocynthis-Kind reagiert während der Zahnung häufig mit Durchfall.
*Die Beschaffenheit des Stuhls:* Safrangelb, schaumig-flüssig, bis er nur noch Wasser ist; wäßrig-schleimig, dann gallig und zuletzt blutig, riecht wie verbranntes Packpapier; wäßrig und durchsichtig.

### DULCAMARA

Das Dulcamara-Kind verkühlt sich leicht. Es reagiert empfindlich auf kaltes Wetter, aber auch auf kalte Getränke und Speisen; warme Tage und kaltfeuchte Nächte machen ihm zu schaffen. Auch auf kaltnasses Wetter kann es mit Durchfall reagieren. Der Durchfall kann auch durch unterdrückte Hautausschläge, z. B. Masern oder einen unterdrückten Windelausschlag, ausgelöst werden. Der ganze Magen-Darm-Trakt ist angegriffen, was sich auch durch Aphthen im Mund äußert. Die Zunge des Kindes ist auffällig trocken, und sein Gesicht ist blaß. Es ist appetitlos.

Der Durchfall tritt meistens nachts auf, kann aber auch schon nachmittags und abends beginnen. Wenn die Zahnungsperiode in eine Kältezeit fällt, ist das Kind besonders empfindlich. Wenn es an Durchfall leidet, wird es sehr ungeduldig und unlustig. Vor dem Stuhlgang hat es Schweißausbrüche mit Übelkeit und Koliken. Während des Stuhlgangs halten diese Symptome an, hinzu kommen Hitze, Durst, Aufstoßen, Erbrechen und ein Kreislaufversagen mit ohnmächtiger Schwäche. Nach dem Stuhlgang brennt der After. Es besteht großer Durst, besonders auf kalte Getränke. Trotz allem fühlt sich das Kind erleichtert, aber der Kreislauf hat sich noch nicht normalisiert, und es kann jederzeit noch in Ohnmacht fallen.

*Beschaffenheit des Stuhls:* wundmachend.

### TUBERCULINUM BOVINUM

Dieses Kind leidet abwechselnd unter Durchfall und Verstopfung. Auffällig sind die Essensgelüste, welche im Gegensatz zu den herkömmlichen Diätanweisungen für Durchfallkranke stehen.

Das Tuberculinum-Kind ist ein Ausnahmefall und spricht allen Diätvorschriften hohn. Denn es wird durch einen Brei kränker und verlangt nach kräftigen, aber auch schwerverdaulichen Speisen wie z. B. Fleisch. Menschen, die Tuberculinum brauchen, leiden wochenlang, trotz bester Diät, unter hartnäckigem Durchfall und fühlen sich dabei manchmal sehr geschwächt. Erstaunlicherweise verschwindet der Durchfall plötzlich, nachdem sie alle Diätanweisungen über Bord werfen, ihren Gelüsten nachgehen und sich eine kräftige Mahlzeit gönnen, die für

Außenstehende sehr unvernünftig erscheint, wie z. B. Entenbraten oder Pommes frites.
Ein auffallendes Kennzeichen für das Tuberculinum-Kind ist seine Vorliebe für eine einfache Zubereitung der Speisen ohne viel Schnickschnack. Am liebsten ißt es nur ein Nahrungsmittel auf einmal und nicht in Kombination mit anderen.

# Verstopfung

## Erkrankung

Verstopfung kann viele Ursachen haben. Grundsätzlich soll man die Verstopfung nicht als eine sehr bedrohliche Angelegenheit betrachten und keine gesundheitsschädlichen Maßnahmen ergreifen. Das häufige Durchspülen des Darmes ist keine dauerhafte Lösung, und der Erfolg ist auch nicht wissenschaftlich zu belegen, da man die Ursache dabei nicht mit in Betracht zieht.
Viele Menschen haben gewohnheitsmäßig Verstopfung. Sie gehen alle vier, sieben oder zwölf Tage auf die Toilette und erfreuen sich trotzdem der besten Gesundheit. Die Calcium-carbonicum-Menschen sind z. B. sehr froh, wenn sie verstopft sind, es geht ihnen wirklich schlecht, wenn sie zu häufig Stuhlgang oder gar Durchfall haben. Vor vielen Jahren wurde auf einem Ärztekongreß eine Norm über die Häufigkeit des Stuhlgangs festgelegt: Die Spannweite reicht von siebenmal täglich bis zu einmal in sieben Tagen, das sei normal.
Generell wird die Verstopfung überbewertet und der Durchfall unterbewertet. Wenn jedoch keine organischen Ursachen vorliegen, sollte man nicht zuviel Gewicht auf diesen Symptomenkomplex legen. Mit Sicherheit ist ein chronischer langjähriger Durchfall bedenklicher als eine Verstopfung. Auf jeden Fall zeigt er seine Auswirkungen ab dem 50. oder 60. Lebensjahr, wohingegen eine chronische Verstopfung bis ins hohe Alter gar nichts ausmacht.
Bevor man zu gesundheitsschädlichen Abführmitteln und ständigen Einläufen greift, sollte man die Verstopfung einmal aus dieser neuen Perspektive betrachten. Sicher haben diese Maßnahmen in manchen extremen Fällen ihre therapeutische Notwendigkeit und Berechtigung, aber sie aus Ungeduld und Hilflosigkeit dauerhaft einzusetzen ist mit Gefahren verbunden.

*Ursachen*

- Eine angeborene oder erworbene funktionelle Störung der Leber, z. B. nach Gelbsucht im Säuglingsalter, es fehlt an Galle im Stuhlgang. Der Stuhl ist dann hart, trocken und lehmfarben, zu wenig oder zu zäher Schleim im Darm. Nervöse, übersäuerte Kinder sind eher so veranlagt.
- Bestimmte Nahrungsmittel, wie z. B. gekochte Milch, Mehl- und Getreidesuppen.
- Eine lähmungsartige Schwäche des Darmes, wie sie z. B. bei Wasserkopf oder Gehirnatrophie vorkommt.
- Mechanische Ursachen, z. B. Leistenbruch, Darmverschluß.
- Die Ernährung von Mutter und Kind ist die häufigste Ursache.

*Allgemeine Maßnahmen*

Es gibt in der Nahrung und in der Natur die sogenannten Laxative, das sind Mittel, die den Stuhlgang fördern. Kleie, eingeweichte Pflaumen und Feigen, Leinsamen und Senfkörner sind wohl die bekanntesten.

Weniger bekannte Mittel sind: Jeweils einen Eßlöffel *Olivenöl* morgens nüchtern und abends vor dem Schlafengehen einnehmen. Manchem hilft auch ein großes Glas *lauwarmes, leicht gesalzenes Wasser* mit etwas Honig auf nüchternen Magen nach einer Bauchmassage. *Honig, Melone* und *Obstkompott* sind auch beliebt. Manche *Heilquellen* haben sich als Abführmittel einen Namen gemacht, dabei sind diejenigen weniger schädlich, die neben dem Schwefel einen hohen Natriumgehalt aufweisen. Ein in unseren Breiten unbekanntes, aber sehr gesundes Laxativ ist die *Tamarindenfrucht.* Man kann sie in asiatischen (z. B. indischen) Läden getrocknet bekommen. Sie wird über Nacht in Wasser eingeweicht, ausgequetscht und mit reichlich Wasser verdünnt. Wenn dem Kind das Getränk zu sauer ist, können Sie mit etwas Honig oder Melasse süßen.

Leichter ist es inzwischen, *unreife Mangos* zu bekommen. Diese werden geschält, etwas kleingeschnitten und mitsamt dem Kern ca. eine halbe Stunde mit etwas braunem Zucker gekocht, so daß sie süßsauer schmekken. Die Verdauungshilfe mit den unreifen Mangos sollte nur gelegentlich, alle 3–7 Tage, durchgeführt werden. Es kann aber reichlich davon gegessen werden.

Letzten Endes ist eine ausgewogene vollwertige Ernährungen die beste Garantie, auf lange Sicht gesehen. Viel Gemüse und Obst, wenig tierische Produkte – dazu gehören auch Milch und Milchprodukte –, weniger stärkehaltige Getreide, wie Weizen und Reis. Haferflocken sind förderlich gegen Verstopfung.

### *Diät*

Geben Sie 5–6mal täglich flüssige Nahrung, 1–2mal davon sollte es ein flüssiger *Haferflockenbrei* sein, der mit Wasser und einer Prise Salz gekocht wird. Er kann geriebenes Gemüse enthalten oder etwas Honig oder Melasse. Danach können Sie je nach Geschmack mit Sahne, Butter oder Öl verfeinern, aber nicht mit Milch, da Milch in Kombination mit Kohlehydraten (Getreide) schwer verdaulich ist. Einige Mahlzeiten können auch nur aus Rohmilch bestehen, am besten ist *Ziegenmilch*.
Das Kind braucht viel Flüssigkeit, am besten Wasser oder Kräutertee. Bei einer Leberschwäche sind *Löwenzahn, Kalmus* und *Mariendistel* hilfreich. *Kakaoschalentee* kann bei manchen Kindern nützlich sein. Kakao mit Milch hingegen verursacht Verstopfung. Kakao mit Wasser kann auch stuhlgangfördernd wirken. Der Kakao sollte aus biologischem Anbau stammen, da der gewöhnliche Kakao sehr mit Schwermetallen belastet ist.

## Behandlung

*Mittel:* Alumina, Belladonna, Bryonia, Causticum, Graphites, Hydrastis, Lycopodium, Mercurius solubilis, Nitricum acidum, Nux vomica, Opium, Plumbum, Podophyllum, Silicea, Sulfur.

### Alumina

*Trockener Stuhl durch Ersatznahrung*

Trockenheit ist das charakteristische Merkmal von Alumina. Es ist hilfreich für gestillte Säuglinge, aber vor allem solche, die Ersatznahrung bekommen. Der Stuhl ist trocken, hart, hell gefärbt oder blaß, in Bällchen oder abgerissenen Stücken; wenig, hart und schwierig, mit Schleim bedeckt.

*Vor dem Stuhlgang:* häufiger, erfolgloser Drang. Fehlender Drang, solange sich nicht sehr viel Kot angesammelt hat.
*Während des Stuhlgangs:* Druck und schneidende Schmerzen im After. Große Anstrengung, sogar bei weichem Stuhl, Urinabgang beim Drükken.
*Nach dem Stuhlgang:* langanhaltende Schmerzen im Rektum, Magenschmerzen, trockener Mund und belegte Zunge, starke Blähungen, verstopft seit Geburt, der Stuhl muß manchmal herausgeholt werden.

### Belladonna

*Kinder mit rotem Kopf und erfolglosem Stuhldrang*

Es fördert die Verdauung bei nervösen Kindern mit großen Pupillen, die zu Krämpfen neigen oder zu Zuckungen im Schlaf mit unangenehmen Träumen. Ihnen schießt leicht das Blut in den Kopf, sie reagieren empfindlich auf Licht und Geräusche. Sie haben einen heißen Kopf und schwitzen am ganzen Körper. Es besteht häufiger erfolgloser Stuhlgang. Manchmal kommt neben der Verstopfung auch Urinverhalten vor.

### Nux vomica

*Der erfolglose Stuhlgang – fehlender Stimulus*

Nux ist wichtig für gestillte Säuglinge mit zuviel Stimulation, wenn die Mutter viel Kaffee, Tee, gewürzte Speisen und Fleisch zu sich nimmt, aber auch für Kinder, die zu früh an die Fleischtöpfe herangeführt werden. Späte Abendmahlzeiten, Alkohol, zu wenig Schlaf und Streß können einen Nux-vomica-Zustand auslösen. Die gewohnheitsmäßige Verwendung von Abführmitteln führt ebenso zu einer Atonie – Erschlaffung des Darmes. Die Kinder sind reizbar und können unter einem aufgeblähten Bauch, Reizbarkeit und Unruhe leiden. Der Stuhlgang ist so heftig, daß er das Kind schnell zur Toilette treibt; dort sitzt es, preßt und stöhnt vor Schmerzen, aber es kommt nicht zur Entleerung.

### Lycopodium

*Verstopfung durch Weißbrot und Milch*

Bei Verstopfung von Kleinkindern, deren Leberfunktion durch die übermäßige Fütterung von stärkehaltiger, schwerer und dadurch unverdaulicher Nahrung gestört ist. Besonders belastend sind Semmeln mit Marmelade oder Käse, Kakao, Weißbrot, getunkt in Milch mit Zucker, oder Müsli (Haferflocken mit Milch) zum Frühstück. Auch die Mehlspeisen, bestehend aus Eiern, Milch, Mehl und Zucker verstopfen das Lycopodium-Kind. Es ist aufgebläht und klagt häufiger über Bauchschmerzen. Wenn Lycopodium nicht hilft, kann eine Zeitlang Nux vomica gegeben werden. Um die tiefsitzende Verdauungsschwäche auszuheilen, ist aber Lycopodium notwendig. Wenn die Reaktion des Organismus durch jahrelange schwerverdauliche Kost herabgesetzt ist, sollte eine Gabe Carbo vegetabilis C 30–200 als Zwischenmittel einmal wöchentlich gegeben werden.

### Opium

*Darmlähmung – der Darm registriert den Stuhl nicht*

Opium hat ähnliche Symptome wie Nux vomica, aber ohne den schmerzhaften Stuhldrang von Nux vomica. Im Gegenteil, Opium zeichnet sich durch das Fehlen jeglichen Stuhldranges aus. Wenn der Stuhldrang nach längerer Zeit auftritt, fühlt sich der After wie verstopft an. Der Kopf fühlt sich schwerer und dumpf an, so daß das Kind gar nicht denken kann. Verstopfung wechselt mit sehr schmerzhaftem Durchfall.

Es besteht eine Lähmung oder Inaktivität des Darmes durch einen eingeklemmten Bruch, den Druck z. B. von einem Tumor oder infolge von schwächenden Krankheiten und Durchfällen. Diese Kinder sind gutgelaunt und korpulent. Die Verstopfung kann auch durch einen Schreck oder Tadel verursacht werden. Opium hilft bei Darmlähmungen infolge von Abführmitteln.

### Bryonia

*Das Kind leidet im Sommer an akuter Verstopfung*

Der Stuhl bleibt durch die Trockenheit des Darmes im Darm stecken. Bei akuter Verstopfung im Sommer ist Bryonia angezeigt, ebenso bei Kindern, die rheumatisch veranlagt sind. Meist geht eine Magenverstimmung der Verstopfung voraus. Bei Bryonia liegt eine Inaktivität des Darmes vor; es ist sehr hilfreich, wenn Nux vomica als Zwischenmittel oder Abschlußbehandlung keine befriedigende Wirkung erzielt. Der

Stuhl ist durch seine Größe und Härte schmerzhaft: Er sieht trocken und dunkel, wie verbrannt aus.
Die Schleimhäute sind ausgetrocknet. Durch den trockenen Mund und die Lippen hat das Kind großen Durst auf Wasser. Lassen Sie sich die Zunge zeigen. Eine braune Zunge, vor allem in der Mitte, ist ein guter Hinweis auf Bryonia.

### PODOPHYLLUM

*Für Kinder, die Fertignahrung erhalten*

Bei Kindern, die mit künstlicher Nahrung aufgezogen werden, und wenn die Verstopfung einem akuten Durchfall folgt. Eine gewisse Schwäche des Darmes entsteht durch den Durchfall. Der Stuhl ist hart, bröckelnd und hat eine lehmartige Farbe mit grünen Streifen. Die Kinder sind blaß, leiden an Schlafstörungen und haben übelriechende Winde.
Die Anstrengung beim Pressen kann einen Darmvorfall auslösen. Wir haben bei vielen Kindern und Erwachsenen beobachten können, daß sich der Darm mit Hilfe der homöopathischen Mittel ohne mechanischen Eingriff rasch wieder zurückzieht.

### MERCURIUS SOLUBILIS

*Appetitlose Kinder mit schlechtem Mundgeruch*

Hier liegt eine Schwäche des Pankreas und der Leber zugrunde, die sich vorher durch einen galligen Durchfall gezeigt hat. Weitere Hinweise für Mercur sind die markante gelbliche Blässe des Kindes und seine gelben Augen. Ein schlechter Mundgeschmack, Kopfschmerzen, Zahnfleischschmerzen, schlechter Mundgeruch, meist süßlich, mangelnder Appetit, mag gar nichts zu sich nehmen außer Malzbier oder eiskalte, anregende, bittere Getränke. (Bei solchen Vorlieben kommt eher MERCURIUS CORROSIVUS in Frage.) Es hat häufig schmerzhaften Stuhldrang, besonders nachts. Hinterher hält der Krampf noch eine Zeitlang an. Es werden nur kleine Mengen entleert, und bei dem starken Pressen können sich blutige Hämorrhoiden bilden. Wenn Mercur nicht ausheilt, sollte man STAPHISAGRIA geben. Bei einer Quecksilberbelastung der Mutter durch Amalgamfüllungen wird auch das Blut des Kindes während der Schwangerschaft belastet. Bei diesen Kindern ist Mercur zum Ausheilen sehr wichtig; auch für Kinder, deren Blut und Organe durch Quecksilber, welches sich in schokoladehaltigen Süßigkeiten verbirgt, belastet sind.

### PLUMBUM

*Abgemagerte Kinder mit Darmlähmung*

Es liegt eine hartnäckige Verstopfung vor, die meist mit einer Lähmung des Darmes verbunden ist. Plumbum ist besonders nützlich, wenn eine Muskelatonie zu Trockenheit des Stuhls führt. Starke Koliken begleiten die Entleerung. Der Bauch ist hart und fühlt sich nach hinten zum Rücken gezogen. Manchmal ist dies auch tatsächlich der Fall. Für abgemagerte Kinder, denen der Appetit fehlt, die über einen süßlichen Mundgeschmack berichten, die großen Durst haben und beim Stuhlgang erfolglos pressen.

Der Stuhl besteht aus kleinen, harten Bällchen, mit fettiger Substanz oder Schleim umhüllt, eventuell liegt auch eine Bleivergiftung vor.

### SILICEA

*Der Stuhl schlüpft zurück*

Bei Kindern mit einem sanguinischen, lymphatischen Temperament, die die Nahrung schlecht verwerten können, was sich durch eine blasse, erdige Gesichtsfarbe zeigt. Sie schwitzen viel am Kopf, haben einen großen harten Bauch, mögen kein warmes Essen. Es fehlt ihnen die Kraft zur Stuhlaustreibung, oder der Stuhl schlüpft wieder zurück. Der Stuhl ist groß, aber weich, manchmal auch anfänglich in harten Bällchen. Dazu treten Magenbeschwerden mit Übersäuerung und Brennen auf. Die Kinder können manchmal enorm viel auf einmal essen, wie ein hungriger Wolf. Näheres über das Mittel finden Sie bei den Arzneimittelbildern in Teil V.

### HYDRASTIS

*Folgen von Abführmitteln*

Bei Kindern, die viel Abführmittel erhalten haben und keine kräftige Konstitution besitzen. Sie sind tuberculinisch belastet, körperlich nicht so aktiv, schwach, und es fehlt ihnen an Durchsetzungsvermögen. Alle

Unternehmungen gehen nur zäh voran und kosten sie viel Energie. Bei Jugendlichen, die früher viel Sport getrieben haben und die durch das Studium ganz damit aufgehört haben. Der Stuhl ist hart, knotig, klumpig, mit Schleim überzogen. Keine Darmaktivität, ohne Abführmittel ist ein Stuhlgang fast nicht möglich. Magen und Leber arbeiten schlecht, mit saurem Aufstoßen und dumpfem Wehtun und Schwäche in der Magengrube, übelriechenden Winden, Kopfschmerzen und Hämorrhoiden. Die Zunge ist entweder stark belegt oder blaß, geschwollen und feucht. Hydrastis ist eines der besten Mittel bei einer idiopathischen Obstipation, also bei einer Verstopfung, für die man keine Ursachen finden kann.
*Dosierung:* Urtinktur und niedrige Potenzen bis D 3 2–3mal täglich 2 bis 5 Globuli oder Tropfen (je nach Alter und Zustand des Kindes) auf 1/2 Tasse Wasser 1/2 Std. vor den Mahlzeiten. Hydrastis beseitigt die Darmschwäche innerhalb kürzester Zeit.

### Sulfur

*Angst vor dem schmerzhaften Stuhlgang*
Wenn kein Mittel richtig zu passen scheint, ist Sulfur am Anfang das Mittel bei großen äußeren Hämorrhoiden. Es ist auch wichtig zur abschließenden Behandlung, vor allem nach Nux vomica, bei hypochondrischen Kindern oder bei Leberschwellung und überlastetem Pfortadersystem.
Der Stuhl ist groß, hart und trocken, und der Stuhlgang ist sehr schmerzhaft, so daß die Kinder Angst haben, auf die Toilette zu gehen. Beim Stuhlgang bluten die Hämorrhoiden, und es besteht die Gefahr eines Mastdarmvorfalls. Diese Kinder können schlecht denken und haben eine Abneigung gegen geistige Arbeit, oft ein Verlangen nach Süßem und Abneigung gegen Fleisch oder umgekehrt. Außerdem besteht ein Hitzegefühl an verschiedenen Körperteilen.
Weiteres siehe unter dem Arzneimittelbild von Sulfur in Teil V.

# Ohrenschmerzen und eitrige Mittelohrentzündung

## Erkrankung

Ohrenschmerzen sind eine gewöhnliche Erkrankung bei Säuglingen und Kleinkindern. Vielfach wird die Krankheit aber nicht als solche erkannt, und die Säuglinge werden wegen Koliken, Blähungen oder Magenschmerzen behandelt. Die einfache akute Entzündung entsteht in einer großen Zahl der Fälle in der Nase. Von dort kann sie sich in die Ohrtrompete (Eustachische Röhre) ausbreiten. Diese Röhre verbindet die Paukenhöhle im Ohr mit dem Rachen und sorgt damit für einen Luft- und Druckausgleich zwischen der Paukenhöhle und der Außenluft.

*Die Ursachen*

Die Entzündung kann auch durch Wasser, welches beim Baden ins Ohr gelangt, ausgelöst werden, besonders wenn Badezusätze enthalten sind. Durch Kälteeinwirkung während des Schlafes, beim Baden oder durch den Aufenthalt im Freien können Ohrenschmerzen neuralgischer Art ausgelöst werden. Oftmals treten die Ohrenschmerzen während einer Infektionskrankheit auf oder begleiten einen akuten Hautausschlag, eine Rachen- oder Mandelentzündung. Bei der Zahnung sind die Kinder sehr anfällig für Ohrenentzündungen. Kinder, die schon sehr früh zu Karies neigen, sind anfällig für Mittelohrentzündung. Auch ein chronischer Nasenkatarrh kann der Auslöser sein. Die Mittelohrentzündung ist eine häufige Impffolge.

*Symptome und Verlauf*

Bei Neugeborenen ist es oft schwierig, eine akute Mittelohrentzündung zu diagnostizieren. Das Kind hat starke Schmerzen, kann uns aber nicht sagen, an welchem Körperteil. Wenn die Symptome nur nachts auftreten, und dies meistens urplötzlich, kann das ein Hinweis für eine Mittelohrentzündung sein. Säuglinge mit starken Ohrenschmerzen wollen in der Regel nicht an der Brust trinken oder lassen nach einigen Versuchen die Brust los und schreien, da das Saugen die Ohrenschmerzen sehr verschlimmert. Denken Sie bei einem weinenden Kind immer an die Möglichkeit einer akuten Mittelohrentzündung, wenn es sonst keinerlei sichtbare Veränderungen aufweist, d. h., es hat weder Fieber noch Husten, Schnupfen, geschwollene Mandeln, einen Pilz im Mund oder Blähungen. Auch die Haltung des Kopfes kann ein Hinweis sein. Der erkrankte Säugling hält den Kopf zu einer Seite geneigt oder kuschelt ihn an die Brust der Mutter. Die Berührungsempfindlichkeit, die Abneigung, am Ohr untersucht zu werden, ist an sich oft ein klares Zeichen für die Diagnose. Wenn das Ohr dann auch noch heiß und rot ist, ist der Fall klar. Beobachten Sie auch, wie das Kind reagiert, wenn Sie etwas Warmes oder Kaltes an das Ohr halten. Für die Wahl des richtigen Mittels kann diese Reaktion von großer Bedeutung sein.

## Behandlung der Ohrenschmerzen

Die häufigsten Mittel werden entsprechend der Heftigkeit und des Verlaufs der Symptome in drei Gruppen eingeteilt:

1. Aconit, Belladonna und Pulsatilla
2. Chamomilla, Dulcamara und Gelsemium
3. Ferrum phosphoricum, Apis, Mercurius, Capsicum und Magnesium phosphoricum

---

*Erste Gruppe: Aconit, Belladonna, Pulsatilla*

---

### Aconit

Aconit kommt immer in Frage, wenn die akute Mittelohrentzündung infolge einer Erkältung auftritt. Diese Vorgeschichte muß vorhanden sein. Das kranke Kind hielt sich zu lange im Freien auf oder badete zu ausgiebig. Es hat sich erkältet, und abends beginnt die Mittelohrentzündung. Das Kind ist heiß, trocken und fiebrig. Bei Aconit muß die Unruhe zu spüren sein. Das Ohr und dessen Umgebung sind sichtbar entzündet und gerötet. Der Aconit-Zustand entwickelt sich sehr schnell (schneller als Belladonna).

### Belladonna

Auch hier kann eine Erkältung als Vorgeschichte vorhanden sein. Die Schmerzen sind anfallsweise, erstrecken sich nach unten in Richtung Nacken oder Gesicht. Ein charakteristisches Belladonna-Symptom ist »heißer Kopf und kalte Hände und Füße«. Besonders wenn der Schmerz sehr stark ist, zieht sich das Blut von den Extremitäten zurück. Dadurch kann Belladonna deutlich von Aconit differenziert werden. Das Belladonna-Gesicht kann farblich wechseln. Entweder ist es rot oder im Wechsel blaß, dann rot. Das Ohr ist jedoch immer gerötet. Die Pupillen sind geweitet. Im weiteren Verlauf kommt es zu zerebralen Symptomen, wie Unruhe, viel reden usw. Es wird auch eine Reizbarkeit durch die Schmerzen verursacht. Bei der Zahnung kann es leichter zu allgemeinen entzündlichen Prozessen kommen.

### Pulsatilla

Es ist eher angezeigt bei lymphatischen, blonden Kindern. Das Pulsatilla-Kind weint bitterlich vor Schmerzen und hängt herum. Die Schmerzen entkräften den kleinen Pulsatilla-Kranken. Man kann sagen, daß Pulsatilla-Schmerzen einem die Sinne rauben (auch Mercur, Belladonna und Aconit werden verrückt vor Schmerzen). Wichtig ist, daß die Schmerzen sich zum Auge erstrecken. (Weiteres siehe Arzneimittelbilder in Teil V.)

---

## *Zweite Gruppe: Chamomilla, Dulcamara, Gelsemium*

---

### Chamomilla

Beim Chamomilla-Kind werden die Ohrenschmerzen durch Wärme gebessert. Ein Säugling braucht mit dem kranken Ohr den Hautkontakt zur Mutter, um Wärme zu bekommen. Auch finden wir einen Farbwechsel im Gesicht wie bei Belladonna. Das Chamomilla-Kind hat heißen Schweiß am Kopf. Tritt eine Mittelohrentzündung während der Zahnung auf, ist sehr häufig an Chamomilla zu denken.

### DULCAMARA

Ist wichtig nach Erkältungen, wenn nachts die Schmerzen am schlimmsten sind. Das Kind erkältet sich nach jedem Wetterwechsel: Regen führt zu einer Erkältung, und wenn diese nicht ausgeheilt werden kann, entwickelt sich eine Mittelohrentzündung. Das Kind muß gut gegen kaltfeuchte Luft geschützt werden. Als wichtiges Begleitsymptom tritt Übelkeit auf. Das Dulcamara-Kind braucht den anderen sehr, wenn es krank ist. Es ist eine Art Forderung: Das Kind will den anderen vereinnahmen.

### GELSEMIUM

hat Ähnlichkeit mit BELLADONNA. Die Schmerzen kommen anfallsweise, und es bilden sich Symptome einer Gehirnreizung. Es drohen Krämpfe und sogar eine Meningitis. Die Krämpfe von Gelsemium sind eher zitternd. Erkältungen am Kopf führen oft zu einer Mittelohrentzündung (z. B. nach dem Haareschneiden oder Schwimmen). Gelsemium ist wichtig bei Ohrenschmerzen, bei der Zahnung, wenn Fieber hinzukommt. Es besteht kein Durst. Die Kinder sind stark erregt und außer sich. Dies äußert sich durch zu heftiges und plötzliches Schreien, Schlaflosigkeit und Muskelzuckungen. Das Gelsemium-Kind wird durch den Schmerz rot im Gesicht. Die Symptome ähneln sehr Belladonna.

---

## *Dritte Gruppe: Ferrum phosphoricum, Apis, Mercurius, Capsicum, Magnesium phosphoricum*

---

### FERRUM PHOSPHORICUM

wird gerne als Anfangsmittel bei allen Arten von akuten Entzündungen empfohlen. Es ist durch passiven Blutandrang mit der Schlaffheit des betroffenen Organs und der Gefäße gekennzeichnet. Dadurch kommt es zur Blutüberfülle. Die Entzündung ist unscharf abgegrenzt. Die Kongestion führt zu einer dunklen Rötung (wie Rindfleisch) des entzündeten Bereiches. Das Ferrum-phosphoricum-Kind hört bei einer Mittelohrentzündung Geräusche im Ohr, wie Brummen und Dröhnen. Es kommt zu Hitze, Pulsieren und Klopfen im Ohr, jeder Herzschlag ist im Ohr spürbar. Der Schmerz ist nicht so akut wie bei ACONIT, auch hat Ferrum phosphoricum weniger Hitze, und die aktive Unruhe fehlt. Die Mittelohrentzündung entwickelt sich als Folge von Kälte- und Nässeeinwirkung (auch ACONIT). Deutlich zu erkennen ist Ferrum phosphoricum am Puls: schnell, schwach und unterdrückbar (im Unterschied zu BELLADONNA und ACONIT, die einen kräftigen Puls haben!).

### APIS MELLIFICA

Das Ohr ist heiß. Es kommt zu einer starken Ödembildung am und um das Ohr. Auch der Gehörgang kann ödemartig zugeschwollen sein. Das Apis-Kind schreit kreischend und durchdringend. Die Ohrenschmerzen werden verschlimmert durch Schlucken, Kauen und Essen. Es besteht eine Unverträglichkeit von Hitze sowie Durstlosigkeit.

### MERCURIUS SOLUBILIS

Es ist ein wichtiges Mittel bei der Zahnung. Der Schmerz ist besonders mitten in der Nacht schlimm oder wenn das Kind im Bett warm geworden ist. Ab diesem Zeitpunkt kann das Mercur-Kind vor Schmerzen nicht mehr schlafen. Die Schmerzen können so stark werden, daß das Kind ohnmächtig wird. Sie haben einen reißenden, ziehenden, bohrenden bzw. schießenden Charakter. Die Schmerzen erstrecken sich ins Gesicht und in die Zähne. Die Speicheldrüsen sind oft geschwollen, und der Atem kann übelriechend sein. Dies ist ein wichtiges Mittel für Kinder, die gesund ins Bett gehen und nachts schreiend vor Ohrenschmerzen aufwachen. Auch bei einer Mittelohrentzündung als Folge einer Impfung ist Mercur angezeigt, besonders wenn der Impfstoff Quecksilber enthält.

### CAPSICUM

Es ist wichtig und wertvoll, wenn das Mastoid (der Knochen hinter dem Ohr) betroffen ist. Diese Region ist sehr heiß und berührungsempfindlich. Das gesamte Ohr ist sehr heiß und geschwollen. Capsicum kommt dann in Betracht, wenn der Prozeß auf das Knochengewebe übergreift. Selbst die Gesichtsknochen können schmerzen. Die Schmerzen sind scharf und plötzlich einschießend. Das Aussehen des Kindes ist stark mitgenommen; es wirkt hohläugig und verstört. Es kommt zu hohem

Fieber mit vollem Puls. Allgemein sind Capsicum-Kinder fröstelig und kälteempfindlich, dabei dick und pausbäckig. Sie neigen zu Heimweh und können dadurch nicht schlafen oder krank werden.

### Magnesium phosphoricum

Es heilt typisch neuralgische Beschwerden. Die krampfartigen Schmerzen kommen blitzartig. Besserung tritt ein durch Wärme und Druck, zu deutlicher Verschlimmerung kommt es durch Kälte. Allein der Gedanke an etwas Kaltes ist äußerst schmerzhaft. Der Schmerz ist besonders hinter dem rechten Ohr.

---

*Nicht so häufige Mittel: Rhus toxicodendron, Plantago major, Hepar sulfuris, Lachesis, Nux vomica, Arnica.*

---

### Rhus toxicodendron

Es kennzeichnet die Verschlimmerung durch Feuchtigkeit bzw. regnerisches Wetter (auch bei Dulcamara) sowie die nächtliche Verschlimmerung. Wenn das Rhus-tox.-Kind zur Ruhe kommt, dann geht es ihm schlechter. Es hat das Gefühl, als ob irgend etwas im Ohr wäre. Die Ohrläppchen sind geschwollen. Die Zunge kann morgens in der Mitte braun verfärbt sein mit roter Spitze und Rändern, oder der Zungengrund ist gelb-weiß. Das Rhus-tox.-Kind hat Durst auf kleine Mengen kalter Getränke, oft auch auf Milch. Umhüllen des Ohres bessert, wie auch bei Cham., Dulc., Hep. und Mag-p. Wenn Schlucken bessert, ist das ein deutlicher Hinweis auf Rhus tox.

### Plantago major

Das ist ein Mittel gegen neuralgische Schmerzen. Die Schmerzen strahlen in die Zähne und ins Gesicht aus. Auch können begleitend Zahnschmerzen auftreten. Oft ist es schwierig zu differenzieren, woher der Schmerz stammt. Die Schmerzen sind scharf, kneifend und schießend. Der Schmerz geht von einem Ohr zum anderen und durch das Ohr hindurch. Das Plantago-Kind kann keine Geräusche, besonders keinen Lärm, vertragen, da diese den Schmerz verschlimmern. Ein Begleitsymptom ist der starke Speichelfluß.

### Hepar sulfuris

Luftzug, Kälte in jeder Form und alleine schon ein Aufenthalt im Freien verursachen bzw. verschlimmern den Zustand. Das Kind ist sehr unruhig. Es muß es immer warm haben. Es hat Schmerzen von einem Ohr zum anderen. Das Hepar-sulfuris-Kind ist das schmerzempfindlichste von allen und kann vor Schmerzen ohnmächtig werden.

### Lachesis muta

Es ist wichtig, wenn die Ohrenschmerzen von Halsschmerzen begleitet sind (auch bei Apis, Chamomilla, Mercurius). Lachesis kennt eine allgemeine Verschlimmerung durch Wärme. Bei Ohrenschmerzen ist diese Modalität umgekehrt. Das Kind braucht Wärme und umhüllt das kranke Ohr. Es kommt zu einer lokalen Besserung. Typisch für Lachesis ist auch die Berührungsempfindlichkeit, die Schmerzen werden dadurch deutlich schlimmer. Selbst eine Berührung des Gesichts verstärkt die Ohrenschmerzen. Das Lachesis-Kind kann man an der erkrankten Stelle fast nicht untersuchen, weil die Schmerzen sonst sehr massiv auftreten. Liegen auf dem Ohr bessert die Ohrenschmerzen. Schlucken verschlimmert sehr, besonders Leerschlucken, sowie Kauen und Sprechen.

### Nux vomica

Das Kind verhält sich bei Ohrenschmerzen plötzlich anders, als man es von den allgemeinen Reaktionen her erwartet. Die Schmerzen sind im warmen Raum schlimmer. Schon bei Betreten des Raumes bekommt das Kind Ohrenschmerzen. Das Nux-vomica-Kind wird durch Regen und kalten Wind krank, aber der warme Raum verschlimmert. Es hat auch wie das Lachesis-Kind starke Schmerzen beim Schlucken, Reden und Kauen. Die Schmerzen sind reißend-stechend und erstrecken sich zur Stirn, zu den Schläfen und Gesichtsknochen. Sie werden schlimmer im Bett (auch bei Mercurius) und gegen Morgen.

### Arnica

Bei Arnica kann eine Verletzung die Ohrenschmerzen ausgelöst haben. Aber auch eine Überhitzung oder Erkältung kann als Ursache vorkommen. Es kommt zu tiefsitzenden Schmerzen und einer Hitze, die sich zum Mastoid (Schläfenbeinfortsatz) erstrecken. Sie können sich auch immer mehr nach innen zum Scheitel hinziehen. Es können Stiche in und um das Ohr auftreten sowie ein Wundheitsgefühl um das Ohr. Geräusche verschlimmern. Der Schmerz kommt und geht. Das Arnica-Kind kann sein Ohr nicht auf seine Hand stützen (wie auch bei LACHESIS), weil das ein Wundheitsgefühl erzeugt.

## Behandlung der eitrigen Mittelohrentzündung

### SILICEA

Es wirkt bei einer eitrig verlaufenden Mittelohrentzündung meist rascher als jedes andere Mittel. Die Vereiterung geht schnell zurück, das Trommelfell schwillt ab. Oft sollte die Konstitution beachtet werden: Das Silicea-Kind ist von zarter Konstitution, hat helles Haar und schwitzt an Händen und Füßen. Bei der Mittelohrentzündung findet man eine käsige, übelriechende, blutige Absonderung aus dem Ohr. Solange sie nur dünn, dick oder wäßrig ist, ist die Entzündung noch nicht so weit fortgeschritten; wesentlich ist das käsig aussehende, übelriechende und blutige Sekret. Das Trommelfell ist perforiert. Es kommt zu zischenden Geräuschen im Ohr. Wenn Silicea nicht zur Ausheilung führt, geben Sie FLUORICUM ACIDUM.

### CALCIUM CARBONICUM

Sollten wir alleine von der Konstitution her dann verordnen, wenn Indikationen für andere Mittel fehlen und es sich um eine Calcium-Konstitution handelt (siehe Arzneimittelbilder in Teil V).

### HEPAR SULFURIS

ist, wie oben beschrieben, sehr kälteempfindlich. Der Eiter ist meist gelbgrün und übelriechend. Er riecht nach altem Käse (auch bei TUBERCULINUM BOVINUM; vgl.: bei SILICEA sieht er käsig aus!).

### BARIUM MURIATICUM

entspricht einer Mittelohrentzündung mit käsiger Absonderung, die von Halsschmerzen begleitet wird. Wenn das Kind auch noch trockenes, hartes Brot essen will, dann ist es ein typischer Barium-muriaticum-Fall.

### Fluoricum acidum

folgt Silicea, wenn Silicea nicht ausheilt. Es ist besonders wichtig, wenn es zu einer verschleppten Eiterabsonderung kommt, wenn die Entzündung lange anhält und sich Eiter bildet. Es kommt zu einer nächtlichen Verschlimmerung. Ein erfahrener Homöopath beobachtet eine syphilitische Belastung. Die Absonderung ist übelriechend und ätzend.

### Mercurius solubilis

Bei diesem Mittel finden wir zusätzlich zu dem, was bereits in der dritten Gruppe besprochen wurde, eine dicke, cremige, übelriechende und ätzende Absonderung. Aber es gibt auch eine dünne, ätzende Absonderung. Die Ohren gehen zu. Wundheit und Dröhnen im Ohr. Wenn der Schmerz sehr stark ist, hat der Kranke das Gefühl von Kälte im Ohr. Auch als Folge von Scharlach und nach Impfungen angezeigt.

### Verbascum

hat bei der eitrigen Mittelohrentzündung das Gefühl, als ob die Ohren »zu« wären (auch bei Mercurius).

### Thuja

hat eine Absonderung, die nach verdorbenem Fleisch riecht. Dieses Symptom muß nicht unbedingt vorhanden sein. Das wichtigste Begleitsymptom von Thuja ist das viele Wasserlassen bei den Schmerzen.

### Calcium sulfuricum

ist besonders wichtig, wenn infolge von Scharlach eine Mittelohrentzündung auftritt. Der Eiter ist dick und blutig. Es kommt zu Wundheit und Vergrößerung der rechten Ohrspeicheldrüse. Calcium sulfuricum ist als rechtsseitiges Mittel bekannt.

### Arsenicum album

kann zum einen an der Konstitution (siehe Arzneimittelbilder) erkannt werden. Das Kind ist schwach, anämisch und meist chronisch krank. Zum anderen ist die Absonderung reichlich, ätzend, riecht aashaft und sieht wie Wundsekret aus. Die Absonderung von Arsen ist wundmachend.

### Arsenicum jodatum

Bei Arsenicum jodatum ist die Absonderung sehr ätzend und führt zu einer starken Wundheit. Das Ohr ist stark gerötet, geschwollen und schmerzhaft.

### Graphites

zeichnet eine reichliche, honigartige Absonderung aus, die ätzend ist. Durch die Absonderung kommt es zu einem ekzemartigen Ausschlag an Hals und Gesicht. Die Absonderung riecht nach Fischlake. Findet man diesen typischen Geruch nicht, dann ist an Kalium muriaticum zu denken.

### Kalium muriaticum

ähnelt Graphites sehr. Die Absonderung ist ebenfalls reichlich, ätzend und löst Ekzeme aus. Das Kind ist dick, faul und gefräßig. Die Zunge ist entweder weiß oder grau.

### Pulsatilla

Für Pulsatilla, das auch schon in der ersten Gruppe bei den Ohrenschmerzen aufgeführt wurde, ist eine reichliche, dicke, gelbgrüne, meist milde Absonderung kennzeichnend. Es kommt im Ohr zu einem synchronen Dröhnen mit dem Puls.

### Ferrum phosphoricum

Wenn trotz voll einsetzender Absonderung die Schmerzen nicht nachlassen, dann ist Ferrum phosphoricum ein wichtiges Mittel. Die Absonderung ist schleimig-eitrig. Es besteht eine allgemeine Neigung zu Blutungen, besonders in der Nase. Auch eine Anämie ist ein zusätzlicher Hinweis auf Ferr-phos.

Sulfur, Psorinum und Tuberculinum sollte man, besonders bei einer chronischen Mittelohrentzündung, nie vergessen! (Beschreibung siehe Arzneimittelbilder in Teil V.)

# IV.

# Infektions-
# krankheiten

# Diphtherie

## Erkrankung

*Vorbemerkung*

Wir haben der Diphtherie einen breiten Raum gewidmet, obwohl sie heutzutage bei uns extrem selten vorkommt. Andererseits ist sie im Verhältnis zu ihrem seltenen Auftreten paradoxerweise in aller Munde. Jeder Mutter wird im Rahmen der Kinderuntersuchungen empfohlen, ihr Kind gegen Diphtherie impfen zu lassen. Aber immer weniger Eltern möchten ihre Kinder impfen lassen, da das Risiko, einen Impfschaden davonzutragen, ungleich höher ist, als an Diphtherie zu erkranken. Die Möglichkeit, durch Diphtherie für ein ganzes Leben lang behindert zu sein, ist im Vergleich zu der Häufigkeit von lebenslangen Behinderungen durch Impfungen verschwindend gering. Die gefürchteten Komplikationen von Diphtherie, z. B. die Lähmungen, bilden sich innerhalb eines Jahres von allein zurück, und nach einer durchgestandenen Herzmuskelentzündung bleibt schlimmstenfalls eine Herzschwäche zurück, die aber homöopathisch behandelbar und im Vergleich zu einem Impfschaden relativ harmlos ist.

Andererseits stellt die Diphtherie im Verhältnis z. B. zu Polio und Tetanus eine gewisse Gefahr für kleine Kinder dar, da in den letzten Jahren jeweils ein Kind pro Jahr an Diphtherie gestorben ist. Polio existiert dagegen in Deutschland seit etwa 16 Jahren nicht mehr, und Tetanus befällt bei uns kaum Kinder, sondern eher alte Menschen. Aber mit der richtigen homöopathischen Prophylaxe lassen sich die Infektionskrankheiten auf leichte und sanfte Weise zuverlässig verhindern.

Obwohl die Diphtherie durch die Impfung in der allgemeinen Gesundheitsvorsorge einen so großen Platz einnimmt, mit dem Ziel einer allgemeinen »Durchimpfung«, findet man in den medizinischen Ratgebern für Eltern, die sich mit Kinderkrankheiten befassen, kaum eine ausführliche Beschreibung der Krankheit, ihrer Komplikationen und der Be-

handlungs- und Prophylaxemöglichkeiten. Diese Lücke wollen wir mit dem langen und ausführlichen Kapitel über Diphtherie schließen. Denn zu einem verantwortungsbewußten Umgang mit einem so sensiblen Thema wie den Impfungen gehört das notwendige Wissen um die Kinderkrankheiten. Nur wenn Sie alle Informationen über den Verlauf, die Komplikationen und die Behandlung haben, können Sie mit gutem Gewissen auf die Impfungen verzichten. Aus Angst, Unwissenheit oder Bequemlichkeit brauchen Sie nun nicht mehr einen Weg zu gehen, der mit vielen unkalkulierbaren Risiken gepflastert ist und in jedem Fall die Abwehrkräfte Ihres Kindes schwächt.
Da Diphtherie eine meldepflichtige Infektionskrankheit ist, gehört die Behandlung in die Hände des Arztes. Wenn Sie dieses Kapitel gründlich lesen, verfügen Sie über das notwendige Wissen, um gemeinsam mit Ihrem Arzt Ihrem Kind zu helfen.
Das Kapitel ist aber auch aus anderen Gründen für Sie als Eltern von großem Wert, denn die angeführten Mittel gelten nicht nur für die Behandlung der Diphtherie. In der Homöopathie wird ja der Zustand des Patienten behandelt und nicht die Krankheit. So können Sie mit den Mitteln auch Mandelentzündungen oder andere schwere Krankheitsverläufe behandeln, wenn dieselben Symptome vorhanden sind.
Aus schulmedizinischer Sicht gilt die Behandlung mit Penicillin als ein Muß bei Diphtherie. Es ist zwar richtig, daß Penicillin Bakterien abtötet, es richtet aber bei der Diphtherie nichts aus gegen deren giftige Stoffwechselprodukte und gegen die Toxine, die schon vorher im Blut des Kranken waren und die dazu geführt haben, daß ein Kind überhaupt erst an Diphtherie erkranken konnte. Ein gesundes Kind mit einer guten Abwehrlage kann gar nicht an Diphtherie erkranken. Nur ein Kind, das aufgrund seiner Stoffwechselsituation für Diphtherie besonders anfällig ist, wird sich anstecken und die Krankheit je nach seiner Immunkraft mehr oder weniger stark durchmachen.
In der Homöopathie gibt es sehr gute Möglichkeiten, Diphtherie zu behandeln. Sie ist eine der wenigen Krankheiten, bei der es vergleichende Statistiken über die homöopathische und die allopathische Therapie gibt. Dabei erwies sich die Homöopathie zu 80% als erfolgreicher.
Woher das Gerücht stammt, Homöopathie sei bei lebensgefährlichen

Krankheiten nicht wirksam, sei dahingestellt. Wichtig ist, daß sie gerade dort ihre segensreiche Wirkung entfaltet. Wenn dieses Wissen mehr bekannt wäre, so würde das vielen Kranken zugute kommen.
Wir haben leider miterlebt, wie ein Kind trotz Penicillinbehandlung an Diphtherie sterben mußte. Es genügt nicht, die Bakterien zu töten. Viel wichtiger ist es, den Körper zu entgiften und ihn gleichzeitig mit einer Nahrung zu versorgen, die ihn sowohl nährt als auch die Giftstoffe unwirksam macht. Was nützt es, wenn man zwar das Bakterienproblem in den Griff bekommt, das Kind aber innerlich so vergiftet ist, daß es letztendlich an den Folgen der schweren Vergiftungen stirbt? Durch eine ganzheitliche Behandlung nach individuellen Gesichtspunkten sind viel bessere Erfolgsaussichten gegeben. Das ist logisch und wird sich daher in der Zukunft durchsetzen.

*Kurzbeschreibung*

Die Diphtherie ist eine durch das Corynebacterium diphtheriae hervorgerufene Infektionskrankheit, die hauptsächlich im Rachen zu einer Entzündung mit pseudomembranösen (krankhaften, hautähnlichen) Belägen führt. Die Nasenschleimhaut, die Augenbindehaut, die Genitalregion oder Wunden können betroffen sein.
Die Krankheit kann Komplikationen im Herzen, den Nerven oder der Niere zur Folge haben.

*Geschichtliches*

Schon im 1. und 2. Jahrhundert n. Chr. wurde die Diphtherie von Galen beschrieben. Epidemien gab es ab dem Mittelalter. Die Krankheit war früher sehr gefährlich. In Not- und Kriegszeiten fielen ihr viele Menschen zum Opfer. Heutzutage tritt die Krankheit in den zivilisierten Ländern nicht mehr epidemisch auf, sondern nur noch in seltenen Einzelfällen. Die Krankheit hat sowohl in ihrer Ausbreitung als auch in ihrer Heftigkeit bedeutend abgenommen. Epidemien waren früher häufig auf schlechte Hygiene der Kuhställe zurückzuführen. Auch Tiere – Kälber, Kühe, Schweine, Schafe und vor allem Katzen – können eine diphtherieartige Halsentzündung mit Membranbildung entwickeln, wenn Unsauberkeit herrscht.

### *Betroffene Personen*

Da es bei uns aufgrund der besseren hygienischen und sozialen Verhältnisse kaum noch zu Diphtherieerkrankungen kommt, mußten wir auf älteres Zahlenmaterial zurückgreifen. Demnach sind kleine Kinder in den ersten fünf Lebensjahren dreimal anfälliger für Diphtherie als andere Personen, besonders zwischen dem 2. und 5. Lebensjahr. Vom 5. bis 10. Lebensjahr sinkt die Erkrankungsquote, aber auch ältere Menschen können ohne weiteres daran erkranken, wie wir Ende 1995 am Beispiel der impfbedingten Diphtherieepidemie in Rußland gesehen haben. Es gibt keine andere Krankheit, bei der die Pflegepersonen ansteckungsgefährdeter sind als bei Diphtherie.
Besonders anfällig sind: Kinder mit Kropf, geschwollenen Lymphdrüsen, chronisch entzündeten Mandeln, chronischer Sinusitis und Schnupfen, Vitamin-C-Mangel (Skorbut) und Tuberkulose in der Familiengeschichte. Umgekehrt sind gesunde Kinder sehr resistent gegen den Erreger.

### *Übertragung*

Die Übertragung erfolgt nicht nur von Kranken durch Anhusten oder Anniesen (Tröpfcheninfektion), sondern auch sehr häufig durch gesunde Zwischenträger, infizierte Gegenstände oder Milch. In epidemiefreien Zeiten fand man bei 1–2% der Rachenabstriche von gesunden Personen Diphtheriebakterien, in Epidemiezeiten bei bis zu 10%. Hierbei kann es sich sowohl um Personen handeln, die einmal eine Diphtherie durchgemacht haben (Dauerausscheider), als auch um solche, die noch nie an Diphtherie erkrankt waren (Bazillenträger). In bezug auf die Übertragungsfähigkeit der Krankheit durch gesunde Personen ähnelt die Diphtherie der Polio.
Ob allerdings die Diphtheriegeimpften die Krankheit auf Gesunde übertragen können, ohne selber zu erkranken, wie es nach der Polioimpfung vorkommt, ist hierzulande nicht bekannt. Theoretisch wäre es genauso möglich. So könnte es z. B. sein, daß die angebliche Diphtherieepidemie in Rußland eine Impffolge war. Manche der sogenannten Polioepidemien in jüngerer Zeit haben sich ebenfalls als eine Folge der Polioimpfungen entpuppt.

Man konnte früher keine Erklärung dafür finden, warum ein Mensch erkrankt, während der andere ein gesunder Bazillenträger ist. Die Homöopathie lehrt uns aber, daß allein der Zustand der Lebenskraft eines Menschen darüber entscheidet, ob und wie stark eine Krankheit ausbricht. Unter günstigen Umständen entwickelt ein Kind gegen Diphtherie eine Immunität, ohne selber zu erkranken. Diese Immunität kann durch weitere unterschwellige Infektionen immer stärker werden und wird »stille Feiung« genannt. Dank dieser stillen Feiung wird der Mensch weniger empfänglich für Diphtherie, je älter er wird. Der unterschiedliche Schweregrad von Diphtherieerkrankungen hängt aber auch mit den unterschiedlichen Typen von Diphtheriebakterien zusammen. So ruft der Typus Gravis mehr schwere und der Typus Metis mehr leichte oder keine Erkrankungen hervor. Daneben gibt es noch andere Typen und Untertypen von Diphtheriebakterien.

*Inkubationszeit*

Bei direkter Übertragung in wunde Stellen durch Kontakt mit Diphtheriekranken bricht die Krankheit in 2–3 Tagen aus. Durch Tröpfcheninfektion dauert es 7–12 Tage.

*Erscheinungsbild*

Wir unterscheiden zwischen der leichten Rachendiphtherie und der schweren (malignen) Diphtherie. Dazwischen liegen viele mittelschwere Fälle.

Die *leichte Form* der einfachen Rachendiphtherie beginnt mit mäßigem Fieber, allgemeiner Abgeschlagenheit, Kopf-, Rücken- und Gliederschmerzen und leichten Hals- und Schluckbeschwerden. Wenn Sie in den Hals des Kindes schauen, so finden Sie eine allgemeine Rötung des Rachens, eine leichte Schwellung der Gaumenmandeln, die manchmal mit weißen Stippchen versehen sind. Doch schon nach wenigen Stunden fließen die Stippchen zu einem einheitlichen Belag zusammen: Er ist rahmartig weiß oder grauweiß, kann sich auf einer oder beiden Mandeln befinden und auch auf das Zäpfchen und die Nasenschleimhäute übergreifen. Handelt es sich wirklich um Diphtherie, so kann Ihr Arzt diese elastische »Pseudomembran« in einem größeren Stückchen mit der Pinzette abreißen. In schweren Fällen führt dieser Diagnoseversuch zu Schmerzen und Blutungen. Nur selten verläuft die Mandelentzündung ganz ohne Belag. Meist entströmt dem Diphtheriekranken ein auffällig starker Mundgeruch, so daß ein im Umgang mit Diphtheriekranken erfahrener Arzt diesen Mundgeruch diagnostisch gut verwerten kann. Das Fieber steigt auf 38–39 °C und fällt nach 4–5 Tagen ab. Gleichzeitig verschwindet der Belag langsam, wobei sich eine Rötung um ihn herum zeigt. Die Lymphknoten schwellen ab, und die Abgeschlagenheit verliert sich. Der gesamte Krankheitsverlauf bei einer leichten Diphtherie, wie sie heute am häufigsten vorkommt, dauert 3–10 Tage.

Ganz anders verhält es sich mit der *malignen (bösartigen) Form.* Diese war früher gefürchteter als die Pocken. Auch hier sind die Anfangssymptome mild, steigern sich aber stetig, und ab dem 4.–5. Tag zeigt sich eindeutig die Bösartigkeit. Nur wenn es sich um eine Direktübertragung über Wunden in das Blut handelt, sind auch die Anfangssymptome von vornherein bedrohlich. Schon die Membran auf den Mandeln sieht anders aus. Die Beläge sind nicht mehr weiß, sondern bräunlich oder schmutziggrau und dehnen sich oft bis zum harten Gaumen, den Mundschleimhäuten oder sogar in die Nasenschleimhäute aus. Dadurch kann die Nasenatmung sehr behindert werden. Das kranke Kind muß durch den Mund atmen, wobei es zu Austrocknung mit blutigen Lippen und ledriger Zunge kommt. Die Augen sind blutunterlaufen und geschwollen. Die Lymphknoten am Hals sind nicht scharf abgegrenzt und geschwollen wie bei der leichten Form, vielmehr ist der ganze Hals ödemartig geschwollen. Das kranke Kind liegt teilnahmslos im Bett oder wirft sich unruhig hin und her. Die Temperatur ist oft kaum erhöht, manchmal sogar erniedrigt. Der Puls ist stark beschleunigt, klein und weich, manchmal unregelmäßig oder verlangsamt.
Die Prognose ist sehr ungünstig, wenn sich um die Einstichstellen der Spritzen große Blutergüsse bilden, es zu Nasenbluten oder Blutungen des Magens oder Darms kommt. Sobald die Entzündungen eitrig zerfallen, tritt die Krankheit in ein bedrohliches Stadium ein. Herpesartige Ausschläge entwickeln sich an Kinn und Mund und zerfallen geschwürig. An den Drüsen können sich Abszesse bilden, besonders an den Ohr-

speicheldrüsen, Hornhautgeschwüre, Mittelohrentzündung mit fauliger Absonderung aus den Ohren sind weitere Komplikationen. Die Bronchien können angegriffen werden, so daß eine Lungenentzündung den Fall sehr kompliziert. Durch geschwürige oder brandige Entzündungen können gefährliche Lungenblutungen entstehen. Zu hohe bzw. zu niedrige Temperatur ist ein alarmierendes Zeichen und weist auf einen sehr vergifteten Zustand hin.

*Kehlkopfdiphtherie:* Zwischen der leichten Rachendiphtherie und der malignen Diphtherie gibt es viele mögliche Variationen. Komplikationen können bei allen Formen auftreten. Ist der Kehlkopf mit dem Belag überzogen, so führt dies bei Kindern mit ihrem engeren Kehlkopf zu einer Behinderung der Einatmung. Man hört ein Pfeifen oder Rasseln bei der Einatmung, den sogenannten Krupp, und sieht, wie bei jedem Atemzug die Zwischenrippenräume eingezogen werden. Die Kinder benutzen alle Hilfsmuskeln zur Atmung, wobei sie sich aufsetzen und den Kopf zurücklegen. Sie werden von einem heiseren, bellenden Husten geplagt. Dieser Zustand ist lebensbedrohlich und erfordert sofortige ärztliche Hilfe. Bei Erwachsenen ist die Erstickungsgefahr wegen des größeren Volumens der Luftwege geringer.

*Nasendiphtherie:* Bei Säuglingen kommt es in seltenen Fällen zur Nasendiphtherie. Hierbei ist das Nasensekret blutig und so stark ätzend, daß es den Nasenausgang und die Lippen wund macht. Diese Form der Diphtherie ist gefährlicher als die Rachendiphtherie. Beide können sich chronisch über Wochen erstrecken.

*Hautdiphtherie:* Die Hautdiphtherie entsteht auf wunden Stellen, z. B. an den vom Sekret angeätzten Stellen bei Nasendiphtherie oder an der Nabelwunde. Auf der Haut bilden sich grauweiße Beläge, die später zu Borken werden. Es besteht die Tendenz zu einem chronischen Verlauf, und sie kommt hauptsächlich im Säuglingsalter vor. In den Anfangsstadien kann ein scharlachähnlicher Ausschlag vorhanden sein, der aber bald verschwindet. In schweren Fällen kommt es zu Mikroblutungen in der Haut.

*Komplikationen*

*Herzmuskelentzündung:* Die Giftstoffe des Bakteriums gefährden Herz, Kreislauf, Muskeln, Nerven und Nieren. Die ernsthafteste Komplikation ist die Herzmuskelentzündung, die sich am 5. oder 6. Tag zeigt, häufig jedoch erst in der Rekonvaleszenz etwa 4–8 Wochen später. Auch bei milden Fällen mit schnellem Herzschlag kann es zu plötzlichem Herzversagen durch Anstrengung, z. B. beim Stuhlgang oder beim Spielen im Bett, kommen. Das Kind verliert das Bewußtsein und kann sterben. Daher muß nicht nur während, sondern auch 14 Tage nach der Entfieberung und nach dem Verschwinden der Symptome auf absolute Bettruhe geachtet werden. Auch der Puls sollte öfter kontrolliert werden. Er kann ganz plötzlich von etwa 120 Schlägen pro Minute auf 40–50 Schläge absacken.

Um jegliche Anstrengung zu vermeiden, sollte auch die Entleerung von Stuhl und Harn im Bett in ein Nachttöpfchen geschehen. Sogar das Essen kann für das kranke Kind eine zu große Anstrengung darstellen. Es sollte gefüttert werden, bis Herz und Nervensystem wieder kräftig sind. Eine durchgestandene Herzmuskelentzündung bleibt aber in der Regel ohne dauerhafte Folgen.

*Toxische Schädigung der Nerven – Lähmungen:* Wir beschreiben die Folgen hier deswegen so genau, weil eine leichte Diphtherie manchmal nicht als solche erkannt wird. Häufig sind es die Lähmungen, die im nachhinein zu der Diagnose »Diphtherie« Anlaß geben. Wenn sich bei der Befragung herausstellt, daß vor den Lähmungen eine Mandelentzündung stattgefunden hat, so wird es sich wohl kaum um eine Angina, sondern um eine Diphtherie gehandelt haben.

Die Lähmungen beginnen meist am Gaumensegel und sind erkennbar an der näselnden Sprache und dem Zurücklaufen von Flüssigkeit durch die Nase beim Trinken. Dies geschieht häufig um den 10. Tag herum. Meist bildet sich diese Gaumensegellähmung innerhalb weniger Tage wieder vollständig zurück. Falls dies nicht geschieht, so kommt es als nächstes zu einer Lähmung der Augenmuskulatur, wodurch das Nahsehen unmöglich gemacht wird. Die Spätlähmungen beginnen erst in der 4. bis 8. Woche, und zwar mit »Ameisenlaufen« (Kribbeln und Stechen wie

von Ameisen) an Händen und Füßen, wobei die Beine häufiger betroffen sind als die Arme.
Die Lähmung der Beine beginnt mit Taubheit, Prickeln, Kälte der Haut und Zehen, der Gang wird langsam schwankend, das Kind kann sich nicht aufrecht halten und fällt immer wieder hin. Es kann auch zu degenerativen Veränderungen im Gehirn und der Wirbelsäule kommen, so daß die geistigen Fähigkeiten herabgesetzt werden und eine Muskeldystrophie entsteht. Bei Mädchen kann es zu einer Entzündung der Schleimhäute der Geschlechtsorgane kommen, worauf sich eine Membran bildet. Schließlich kann es zu teilweiser oder völliger Taubheit durch Lähmung der Gehörnerven kommen sowie Schielen und einseitiger Gesichtslähmung durch Lähmung der Gesichts- und Augenmuskeln.

*Prognose*

Die Prognose hängt stark von der Bösartigkeit des Erregers und der Konstitution des einzelnen ab. Die Sterblichkeit betrug früher 85%. Dank besserer hygienischer und sozialer Verhältnisse liegt sie heute nur noch bei einem Prozent. Alle Lähmungen bilden sich vollständig zurück, und zwar meist schon nach wenigen Wochen, manchmal dauert es allerdings bis zu einem Jahr und länger. Gefährlich werden können nur die Lähmungen der Atemwege und der Schluckmuskulatur.

*Immunität*

Eine durchgemachte Diphtherie hinterläßt eine gewisse Immunität, die jedoch längst nicht so sicher ist wie z. B. bei Masern und auch nicht so lange anhält. Als die Krankheit noch häufiger auftrat als heutzutage, waren mehrmalige Erkrankungen keine Seltenheit. Meist verliefen die späteren Erkrankungen immer leichter.

*Allgemeine Maßnahmen*

Die Diphtherie ist eine meldepflichtige Infektionskrankheit, und das kranke Kind muß in einem Krankenhaus behandelt werden. Das Krankenzimmer sollte nicht abgedunkelt, sondern hell und gut gelüftet sein, ohne das Kind der Zugluft auszusetzen. Es sollte jedoch möglichst nicht

mit dem Gesicht zum Fenster liegen, um die Augen nicht unnötig durch das helle Tageslicht zu reizen.
Plötzliche Temperaturveränderungen sollten vermieden werden. Das Zimmer muß peinlich sauber gehalten werden. Alle Körperabsonderungen, Nasensekrete, Auswurf etc. sollten so schnell wie möglich entfernt werden.

*Waschen:* Sanfte Waschungen können täglich vorgenommen werden, wenn das Kind es möchte. Es sollte niemals gegen seinen Willen gewaschen werden, da die Gefahr von Lähmungen doch sehr groß ist.

*Ernährung:* Diphtheriekranke brauchen Nahrung, da es sich um eine auszehrende, schwächende Krankheit handelt. In der ersten Zeit bis zum Höhepunkt (4.–5. Tag) soll das Kind fasten und nur nach Bedarf trinken. Das Kind verlangt dann nach bestimmten Nahrungsmitteln und Getränken, um die Toxine zu neutralisieren und seinem Körper Kraft zu spenden. Das Fehlen des ausgeprägten Geschmackssinns ist möglicherweise ein Zeichen, daß das richtige Mittel noch nicht gefunden wurde. In solch einem Fall soll man nicht zu lange warten und mit der Nosode DIPHTHERINUM behandeln sowie eine nahrhafte, jedoch leichte Kost zu essen geben.
Das diphtheriekranke Kind braucht viel Flüssigkeit, insbesondere frische, verdünnte Fruchtsäfte, leicht mit Honig gesüßt, wenn der Zustand des Mundes dies zuläßt. Dafür eignen sich besonders alle Arten von Zitrusfrüchten, vor allem Zitronen.

> Der frischgepreßte *Saft einer Zitrone* wird mit so viel Wasser verdünnt, daß ein leicht herzhaft abgerundeter Geschmack entsteht. Bei Verlangen nach gesalzenem Zitronensaft gibt man kein pures Salz dazu, sondern lieber eine leicht verdünnte und potenzierte Form, z. B. NATRIUM MURIATICUM D 2. Dies wird vom Körper besser aufgenommen als Kochsalz. Es belastet die Nieren nicht und wirkt allgemein kräftigend.

Für Diphtheriekranke ist ein leicht moussierender *Traubensaft*, im Verhältnis 1 : 3 mit Wasser verdünnt, sehr heilsam, weil der geringe Alko-

holgehalt die Glykogenfunktion der Leber anregt. Dieses Getränk eignet sich natürlich weniger für ganz kleine Kinder (für diese höchstens teelöffelweise). Es ist besonders gut, wenn das Herz sehr schwach geworden ist und die drohende Gefahr eines Herzversagens besteht. Dies äußert sich durch einen langsamen, schwachen, unregelmäßigen Puls.
Auch eine klare *Gemüsesuppe*, aus frischem Gemüse zubereitet, ist aufbauend. Sie soll leicht gesalzen sowie mit frischen Kräutern und einigen Tropfen Olivenöl versehen werden. Verwenden Sie aber keine scharfen Kräuter und Gewürze, wie Zwiebeln, Knoblauch, Schnittlauch, Lauch, Senf, Paprika, Peperoni usw.
Verdünnte *Buttermilch*, die schon gut sauer geworden ist, hat sich in manchen Fällen als sehr wohltuend und heilsam erwiesen, vor allem bei unangenehm starker Körperhitze.
*Milch* ist nicht unbedingt zu empfehlen, außer wenn das Kind ein sehr starkes Verlangen danach hat. Dann soll sie sehr stark mit Wasser verdünnt und je nach Geschmack heiß, aber nicht gekocht, oder frisch und kühl getrunken werden. Diphtherie kann auch durch Nahrungsmittel, vor allem Milch, übertragen werden. Achten Sie daher darauf, daß offene Milch nicht lange im Krankenzimmer steht, und servieren Sie die Milch stets frisch.
Gut sind auch *Getränke aus Gerste, Hafer, Sago, Reis oder Brot.*

*Heiße Dämpfe:* Inhalationen mit heißen Dämpfen halten den membranartigen Belag feucht und bewirken ein schnelleres Ablösen desselben. Es kann reiner Wasserdampf verwendet werden, er kann aber auch mit Zusätzen von Calendula-, Hydrastis- oder Eukalyptus-Urtinktur versehen werden.

*Äußerliche Maßnahmen bei vergrößerten Drüsen:* Bei stark vergrößerten Drüsen ist es manchmal hilfreich, sie mit Olivenöl zu betupfen. Sie können auch Halswickel mit fettem Schinken machen, den Sie in ein Tuch einnähen.

## Behandlung

Die Behandlung der Diphtherie gehört natürlich, wie bereits gesagt, in die Hände eines Arztes. Trotzdem möchten wir hier näher auf die homöopathischen Möglichkeiten eingehen, da es auf Deutsch keine ausführliche Literatur darüber gibt. Die Beschreibung der verschiedenen Zustände kann den Eltern wertvolle Hinweise geben, auf welche Symptome sie besonders achten müssen. Auf diese Weise können Sie den Arzt bei der Behandlung optimal unterstützen, denn niemand kann besser ein Kind beobachten als die eigenen Eltern, besonders wenn sie über das notwendige homöopathische Wissen verfügen. Letztendlich ist es beruhigend zu wissen, daß es eine homöopathische Behandlung auch bei Diphtherie gibt. Dies ist wichtig für Eltern, die ihren Kindern Schutzmaßnahmen ersparen möchten, welche nicht völlig unbedenklich sind.

### ARSENICUM ALBUM

An Arsen ist in zwei Phasen der Diphtherie zu denken, und zwar zu Beginn und gegen Ende der Erkrankung.

Am Anfang können gleich Entkräftung, Lustlosigkeit und Müdigkeit vorkommen. In dieser Phase ist die für Arsen typische Angst noch nicht so ausgeprägt. Der Körper des Kindes ist kühl, die Handflächen sind heiß, das Kind ist unruhig. Es besteht Durst, eher auf größere Mengen. Arsen wird gekennzeichnet durch Frösteln, vermischt mit Hitze, kriechender Kälte und extremer Müdigkeit. Ferner ist es wichtig bei großer Eiterbildung, extremer Erschöpfung, kurzum bei sehr ernsthaften Erkrankungen. Im späteren Verlauf der Krankheit treten große Angst und Unruhe auf, und das Gesicht sieht zunehmend eingefallen aus. Die vergrößerten Halsdrüsen, der stark faulige Mundgeruch, das trockene und verschrumpelte Aussehen der membranartigen Beläge, der geschwürige Mund und Rachen und ein wäßriger, übelriechender Durchfall sprechen eine deutliche Sprache für Arsen. Alle Symptome verschlimmern sich nach Mitternacht. Das kranke Kind fühlt sich am frühen Nachmittag sowie am Vormittag und Abend wohler. Es geht ihm besser durch Wärme und heiße Getränke und schlechter durch kalte Getränke und kalte

Luft. Der Urin ist spärlich, er brennt so stark, als ob er die Haut verbrühen würde. Wenn man den Urin in einem Glas stehenläßt, setzt sich nach einiger Zeit ein roter Sand ab.

### Kalium permanganatum

wurde lokal und konstitutionell in schwachen Lösungen bei der Behandlung von Diphtherie eingesetzt und hoch gepriesen. Jedoch wirkt es erst richtig heilsam, wenn es konstitutionell angezeigt ist. Der ganze Mund- und Rachenraum ist mit einer schwarzen, fauligen Absonderung bedeckt, welche unerträglich stinkt. Der Hals ist innen und außen geschwollen. Schlucken ist sehr schmerzhaft. Das Gesicht ist purpurrot, die Augen sind blutunterlaufen und geschwollen. Aus der Nase fließt ein dünnes, ätzendes Sekret. Das kranke Kind ist sehr entkräftet.

### Lachesis

Vorherrschend bei Lachesis ist die starke Vergiftung des Körpers durch die Toxine des Diphtheriebakteriums. Es besteht große Schwäche, langsamer, schwacher Puls, kalte, klamme Haut und eine starke Berührungsempfindlichkeit. Im Verhältnis zu den starken Schmerzen ist die Entzündung jedoch nur gering. Die Atmung des kranken Kindes ist erschwert mit großer Herzschwäche und reichlichem Schweiß. Von Beginn der Krankheit an ist das Kind sehr hinfällig. Sein Mund und Rachen sind bläulich verfärbt, die Zunge zittert und kann nur unter Schwierigkeiten herausgestreckt werden. Aufgrund einer Lähmung der Schlundmuskulatur fließen Getränke durch die Nase wieder heraus. Die linke Seite ist gewöhnlich mehr betroffen. Lachesis ist auch ein Mittel bei der sogenannten schwarzen Diphtherie. Hier sind die Absonderungen dunkel, mit blutig geschwürigen Zuständen in Mund, Nase, Rachen und auf den Drüsen. Grundsätzlich dominieren bei Lachesis die konstitutionellen Symptome über den Lokalbefund.

### Mercurius cyanatus

Bei diesem Arzneimittel finden wir das klassische Bild der Diphtherie, die schnell fortschreitet und zum Tode führen kann. Von Anfang an ist adynamisches Fieber vorhanden, d. h., es ist gleich die große Entkräftung mit der Vergiftungssymptomatik vorhanden: reichliches Nasenbluten und ständiger Speichelfluß. Die Entzündungen neigen dazu, faulig und geschwürig zu werden, ohne daß eine starke Drüsenbeteiligung vorhanden ist, d. h., die Drüsen sind nicht stark geschwollen, jedoch entzündet und schmerzempfindlich. Der membranartige Belag bildet sich früh, ist lederartig und hat eine schmutziggraue Farbe. Er bedeckt Nase, Mund und Rachen. Das Kind wird immer wieder ohnmächtig vor Herzschwäche, es schwitzt bei der geringsten Anstrengung und mag nichts essen. Meist besteht ein fadenartiger, schwacher Puls.

### CARBO VEGETABILIS

Carbo vegetabilis kommt bei den Kindern in Frage, deren Vitalkraft durch anhaltende dunkle Blutungen sehr geschwächt wurde. Das Kind ist anämisch, und sein ganzer Körper, sogar der Atem, ist kalt. Es besteht ein Zustand von Blutvergiftung (Sepsis) und drohendem Kollaps. Der Puls ist schwach, fadenförmig und setzt zwischendurch aus. Carbo vegetabilis kann das Kind manchmal aus diesem Zustand herausholen, jedoch nur, wenn es in sehr hohen Potenzen verabreicht wird. Zusammen mit einer Infusion von Vitaminen und Nährstoffen kann man bessere Erfolge erzielen.

### RHUS TOXICODENDRON

entspricht dem typhusartigen Stadium der Diphtherie. Die typische Rhus-tox.-Zunge mit der roten, trockenen, dreieckigen Zungenspitze ist vorhanden, wobei die Basis dick gelb-weiß belegt ist. Die Papillen auf der Zunge sind wund und entzündet, die Lippen und Zähne mit einem schleimigen Belag bedeckt. Ein marmorierter Ausschlag ist an den Gelenken, der Brust und dem Bauch zu finden. Blutiger Speichel sickert aus dem Mund, dessen Winkel eingerissen und blutig sind. Das Kind kann ins Delirium fallen, wobei es vor sich hin murmelt. Ebenso kann gallertartiger Durchfall auftreten.

### LYCOPODIUM

ist gelegentlich bei der Behandlung von Diphtherie angezeigt, vor allem ist es wichtig, wenn die Diphtherie rechts anfängt und nach links geht.

Das Kind hat ein gieriges Verlangen nach warmen Getränken, da sie bei den Schleimhautproblemen eine große Erleichterung bringen. Die Nase ist voll dicken, gelben Schleims, der die Atmung sehr erschwert. Das Gesicht sieht dumpf und geschwollen aus, und der Unterkiefer, besonders rechts, fällt nach unten.

### Kalium bichromicum

paßt für sehr schwere Diphtherieerkrankungen. Man findet die diphtheritischen Membranen nicht nur an den Mandeln, sondern sogar an den Schleimhäuten der Genitalien. Der membranartige Belag ist grünlichgrau oder bräunlich-gelb. Der ganze Mundraum ist geschwollen, die Mandeln, das Zäpfchen, die Zunge, die Wangeninnenseiten, Zahnfleisch und Lippen, und alles riecht nach verwestem Fleisch. Es kann dabei ein kruppartiger Husten auftreten mit Lungenbeklemmung und Atemnot.

Sämtliche Absonderungen sind sehr zäh und klebrig. In den Mandeln sind tiefe Geschwüre. Das Schlucken ist schmerzhaft, wobei die Schmerzen ins Ohr schießen.

### Lac caninum

Dies ist ein wichtiges Mittel, wenn die Diphtherie auf der linken Seite anfängt und dann die Seite wechselt. Auch die Schmerzen wechseln ständig die Seite. An den Mandeln und angrenzenden Schleimhäuten bilden sich Geschwüre. Der membranartige Belag ist schmutziggrau und leuchtend. Es besteht ein prickelndes Gefühl in Mund und Hals, als ob sie voller Splitter wären.

*Behandlung der Lähmungen*

Wie bereits erwähnt, bilden sich die Lähmungen bei Diphtherie spätestens innerhalb eines Jahres wieder total zurück, meistens schon nach wenigen Tagen oder Wochen. Mit der homöopathischen Behandlung können wir diesen Heilungsprozeß beschleunigen.

Während die Lähmungen bei einem schweren Verlauf eine häufige Komplikation darstellen, treten sie bei einer homöopathischen Behandlung nur selten auf.

### Gelsemium

Gelsemium deckt die allgemeinen Lähmungserscheinungen ab, wie z. B. örtliche Taubheit, Prickeln, oberflächliche Gefühllosigkeit, besonders der Hände und Füße. Die Nacken- und Lendenmuskeln sind schwach und leicht gelähmt, die Beine wackelig wie Pudding, die Augenlider hängen. Es besteht eine Doppelsichtigkeit.

### Argentum metallicum

Das kranke Kind klagt über eine Gefühllosigkeit am Gaumen und oberen Rachen und kann deswegen schlecht schlucken. Das Mittel kommt bei linksseitiger Lähmung in Frage, die an den Augenlidern anfängt und sich über die ganze linke Gesichtshälfte bis in den linken hinteren Gaumen erstreckt. Ferner besteht eine Schwerhörigkeit durch eine Lähmung der Gehörnerven sowie eine Lähmung des linken Armes und linken Beines. Diese Lähmungen können sich auch nach rechts erstrecken, also beidseitig auftreten, sie sind aber immer stärker auf der linken Seite vorhanden.

### Zincum phosphoricum

Dieses Mittel heilt Lähmungen des Kehlkopfes mit Unkoordination der Muskeln. Das Kind hat das Gefühl, als ob es auf Sand ginge. Es kann mit geschlossenen Augen nicht geradeaus gehen und muß sich sehr konzentrieren, um seine Bewegungen aufeinander abzustimmen.

### Plumbum metallicum

Das Kind hat kalte Hände und Füße. Es wird kaum warm. Eine Lähmung des Darmes mit starker Verstopfung und sehr heftigen Darmschmerzen besteht. Das Kind zittert und hat schwache Beine.

### Cocculus

Cocculus ist hilfreich bei Lähmungen der Bewegungsmuskulatur und Beeinträchtigung der Sinnesfunktion. Entweder das Kind schwankt, oder es hat das Gefühl, als ob es torkelt, obwohl es geradesteht. Der Schwindel tritt besonders im Liegen auf; wenn es aufstehen möchte, fällt das Kind leicht wieder hin.

ALUMINA

Bei diesem Mittel stehen die entzündlichen Symptome im Hals mit teilweiser Lähmung der Stimmbänder im Vordergrund. Das Kind kann nicht mit geschlossenen Augen oder im Dunkeln gehen, sonst torkelt es gewaltig. Seine Beine fühlen sich so schwer an, daß es sie kaum hochheben kann. Die Fußsohlen erscheinen ihm wund beim Gehen oder so, als ob sie weich und geschwollen seien. Ein aufmerksamer Beobachter nimmt unwillkürliche Bewegungen einzelner Körperteile wahr. Das Kind ist schwach und müde und möchte sich immer hinlegen. Es besteht eine starke Verstopfung, wobei das Kind sehr pressen muß, bis der Stuhlgang kommt.

CAUSTICUM

Es heilt eine leichte Lähmung der Unterlider, besonders wenn das rechte Lid und die rechte Gesichtsmuskulatur gelähmt sind. Das Kind beschreibt ein Brennen und Prickeln im Mund- und Rachenraum.

## Die Diphtherieimpfung

**Zusammensetzung des Impfstoffes**

Der Diphtherieimpfstoff wird meistens mit dem Tetanus- und Keuchhustenimpfstoff kombiniert. Die Dosis besteht aus mindestens 30 IE Diphtherietoxoid, das durch Formalin entgiftet, isoliert und gereinigt wurde, und an Aluminiumverbindungen absorbiert ist. Ab dem achten Lebensjahr wird ein schwächerer Impfstoff, der für Erwachsene hergestellt ist, verwendet. Er enthält nur 5 IE Diphtherietoxoid.

*Zusatzstoffe:* Aluminiumhydroxid als Adjuvans, Formaldehyd, Glyzin, Natriumchlorid, Kaliummonohydrogenphosphat, Natriumdihydrogenphosphat, Tiomersal, Natriumperfonat und Aluminiumphosphat.

Wie bei allen anderen Infektionskrankheiten, so ging auch die Anzahl der an Diphtherie Erkrankten mit der sozialen Verbesserung in Deutschland deutlich zurück. Erkrankten im Jahre 1918 noch etwa 100 000 Menschen an Diphtherie, so waren es 1925, als mit den Impfungen begonnen wurde,

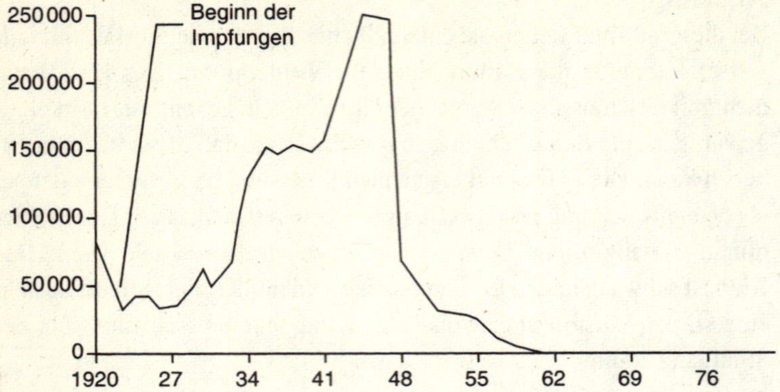


Diphtherieerkrankungen in Deutschland 1920–1984

nur noch etwa 25 000. Mit Beginn der Impfungen stiegen die Erkrankungszahlen wieder an und erreichten 1945 250 000 Fälle pro Jahr. Von 1970 bis 1980 wurden allein vom öffentlichen Gesundheitsdienst fast 8 Millionen Impfungen in der BRD durchgeführt. Die Massenimpfungen führten allerdings zu einem Anstieg der Diphtherieerkrankungen, denn 1976 war die Anzahl der Erkrankungen höher als zu Beginn der Impfaktion. Am Beispiel der Diphtherie wird deutlich, daß die Impfungen die Ausbreitung der Krankheit nicht verhindern konnten, sondern sie offensichtlich förderten.

Trotz der intensiven Impfaktionen auf der ganzen Welt gehen die Infektionskrankheiten nicht zurück, sondern haben drastisch zugenommen. Das World Watch Institute in Washington sieht die Ursache dafür, daß weltweit immer mehr Menschen unter Infektionskrankheiten leiden, in einer tödlichen Mischung aus Umweltschäden, anhaltender Armut und explosivem Bevölkerungswachstum und nicht in verstärkten Impfkampagnen.

Jedoch die Statistiken der letzten hundert Jahre zeigen, daß alle Impfungen die Anfälligkeit für die Krankheit, gegen die geimpft wird, erhöhen. Dies gilt besonders für die armen Länder, wo die Kinder sowieso durch Unter- und Mangelernährung eine herabgesetzte Abwehrlage haben. Mehr als 16 Millionen Menschen starben 1993 an Infektionen. Durch

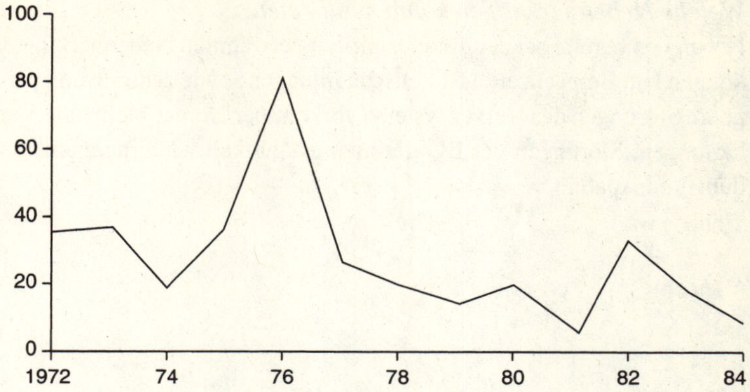


Diphtherieerkrankungen in Deutschland 1972–1984

Krebs oder Herz-Kreislauf-Erkrankungen starben weniger Menschen (Münchner Merkur, 22. 4. 1996). Diese Zahlen gelten nicht für deutsche Verhältnisse, da es bei uns diese Notlagen nicht mehr gibt. Infolgedessen haben sich bei uns auch die Infektionskrankheiten zurückentwickelt. So gab es in den Jahren 1990 und 1991 jeweils nur einen Diphtherietodesfall in Deutschland.

In vielen Ländern, in denen gegen Diphtherie geimpft wurde, stieg die Anzahl der Erkrankungen nach Einführung der Impfungen, z. B. in Frankreich, Ungarn, Schweiz und den USA. In den Vereinigten Staaten sind die Todesrate und die Zahl der Erkrankungen bei vollständig geimpften Soldaten viermal so hoch wie bei ungeimpften Zivilisten. In Ländern, in denen nicht geimpft wurde, z. B. Norwegen, ging die Zahl der Erkrankungen dagegen zurück.

*Gegenanzeigen*

Bei schweren allergischen Reaktionen auf die Bestandteile des Impfstoffes darf nicht geimpft werden. Wie bei allen anderen Impfstoffen sind Personen mit einer akuten schweren und mit Fieber einhergehenden Erkrankung von einer Impfung zurückzustellen. Vor jeder Impfung hat eine genaue Befragung zur Krankengeschichte und eine gründliche Untersuchung auf Impffähigkeit zu erfolgen.

*Welche Nebenwirkungen können auftreten?*

Neben den bereits bei der Tetanusimpfung erwähnten Nebenwirkungen können laut Beipackzettel Nierenschädigungen sowie zentrale und periphere Störungen des Nervensystems vorkommen, ferner bleibende Verhärtungen, Störungen der Blutgerinnungsfähigkeit, Gehirnhautentzündung und Apathie.

# Hepatitis B

*Serumhepatitis, Inokulationshepatitis, hämatogene Hepatitis*

## Erkrankung

### *Kurzbeschreibung*

Die Hepatitis B (Serumhepatitis) ist eine Leberentzündung, die durch das Hepatitisvirus B, durch Transfusionen, Spritzeninfektionen usw. ausgelöst wird.
Die Hepatitis B gehört nicht zu den Kinderkrankheiten; sie wird trotzdem hier besprochen, da seit kurzem ein Impfstoff auf dem Markt ist. Wie keine andere Impfung hat diese eine große Verunsicherung bei Eltern ausgelöst, da der Impfstoff genmanipuliert ist und die Folgen der Impfung überhaupt nicht abzusehen sind. Bevor Sie sich näher mit dem Pro und Kontra der Impfung auseinandersetzen, sollten Sie mehr über die Krankheit wissen, wie oft sie bei Kindern vorkommt und wie gefährlich sie ist. Wir werden die Krankheit genau beschreiben, damit Sie sie im Zweifelsfall erkennen können, und auch auf die allopathischen und homöopathischen Behandlungsmöglichkeiten hinweisen.

### *Betroffene Personen*

Die Hepatitis B betrifft vor allem Erwachsene, weil diese häufiger durch eine Verletzung der Blutbahn infiziert werden können. Am häufigsten kommt sie bei Drogenabhängigen und Prostituierten vor.
Die Hepatitis A oder auch die epidemische Hepatitis betrifft dagegen eher Kinder und Jugendliche als die Hepatitis B, während ältere Erwachsene gewöhnlich immunisiert sind und nicht daran erkranken.

### *Übertragung*

Der Erreger wird hauptsächlich über den Blutweg übertragen, also durch das Einspritzen von Blutserum oder Plasma von hepatitiskranken Personen. Kinder, Jugendliche und Erwachsene erkranken in gleichem Umfang. Es gibt klinisch keine Unterscheidung zwischen Hepatitis A und B. Die

Hepatitis B kann durch Wasser, Milch und Nahrungsmittel, besonders Austern und Muscheln, sowie durch Schmierinfektionen (fäkal, oral) übertragen werden. Sie kann auch durch Blut- oder Plasmaübertragungen, zahnärztliche Behandlungen, Injektionen, z. B. von Rauschgift oder bei Blutentnahmen, übertragen werden. Wenn diese Eingriffe bei Ihrem Kind nicht vorgenommen werden, verhindern Sie damit auch die Gefahr einer Hepatitis-B-Ansteckung.

*Inkubationszeit*

Die Inkubationszeit beträgt 40–60 Tage und mehr. Das Virus ist in der Inkubationszeit, während der akuten Krankheit und bis zu fünf Jahren nach ihrer Abheilung im Blut des Kranken nachzuweisen.

*Krankheitsverlauf*

Die Serumhepatitis verläuft durchschnittlich etwas schwerer als die Hepatitis A. Das kann daran liegen, daß Kinder mit Serumhepatitis meistens schon eine andere Krankheit hatten, deretwegen sie die infizierende Injektion erhielten. Die Krankheit beginnt mit einem Früh- oder Vorverlaufsstadium mit folgenden Symptomen:

- in 80–90% der Fälle schneller Fieberanstieg auf etwa 40 °C mit Frösteln, wobei das Fieber in 1–2 Tagen wieder verschwindet,
- Kopfschmerzen, Übelkeit, manchmal Erbrechen,
- immer Darmbeschwerden wie Blähungen, Durchfälle oder Verstopfung,
- häufig auch Gelenk- und Muskelschmerzen.

Dieses Stadium dauert etwa 6 Tage, kann aber auch nur einen Tag oder bis zu 3 Wochen bestehen. Höchstwahrscheinlich machen viele Kranke nur dieses Vorverlaufsstadium durch, ohne daß es zum Ikterus (Gelbfärbung der Haut) kommt. Kinder mit guten Abwehrkräften bilden in diesem Stadium Antikörper gegen die Viren und sind danach völlig gesund. Bei Kindern mit weniger guten Abwehrkräften bildet sich nach Überstehen der vermeintlichen Grippe oder des Darmkatarrhs der Ikterus. Dies können Sie an der Gelbfärbung des Gesichts und an dem dunklen Urin erkennen.

Als erstes verfärbt sich der weiße Augapfel (Sklera) gelb, dann die ganze Haut. Hinzu kann ein quälender Juckreiz kommen, der sich besonders nachts steigert. Mit dem Beginn der Gelbverfärbung verschwinden viele der Vorverlaufssymptome, besonders die Gelenksbeschwerden. Der Appetit verbessert sich jedoch nicht. Der Urin ist dunkelbraun und bildet Schaum, wenn man ihn schüttelt. Der Stuhl ist hell, lehmfarben. Das psychische Verhalten des Kindes ist ungestört. Es erweckt in den meisten Fällen nicht den Eindruck, als ob es eine schwere Krankheit durchmacht. In manchen Fällen blaßt der Ikterus nach wenigen Tagen ab, meistens dauert er aber 4–8 Wochen. In den letzten Wochen der Krankheit fühlen sich die Patienten körperlich schon wieder so wohl, daß es Mühe macht, die Diät (siehe nächste Seite) einzuhalten. Es ist aber sehr notwendig, da es bei 10% der Erkrankten zu Rückfällen kommt, welche dann sehr lange anhalten können.

*Komplikationen der Hepatitis*

Folgende Komplikationen können auftreten:

1. Die akute gelbe Leberatrophie
2. Übergang in ein chronisches Stadium mit vergrößerter und verhärteter Leber
3. Übergang in die Leberzirrhose

Glücklicherweise sind diese Folgen sehr selten. In den allermeisten Fällen heilt die Krankheit ohne Folgen aus. Beim Erwachsenen liegt die Sterbeziffer zwischen 0,4 und 1%.

*Prophylaktische Maßnahmen*

Man schätzt, daß etwa 2–3% der gesunden Menschen das Hepatitisvirus im Blut haben. Daher müssen bei Blutentnahmen, Injektionen usw. alle Vorsichtsmaßnahmen sorgfältig beachtet werden. Wann immer möglich, sollte man unnötige Eingriffe unterlassen, das ist sicher die beste Prophylaxe vor Hepatitis B. Ansonsten müssen an Spritzen, Nadeln und Instrumenten alle Blutreste sorgfältig entfernt werden, da sich die Erreger in ihnen trotz Erhitzung halten. Auch das Desinfizieren mit Alkohol genügt nicht, da der Virus gut im Alkohol leben kann. Zur Not kann man

die Instrumente 30 Minuten auskochen, besser ist natürlich eine Sterilisation mit Dampf oder Heißluft.
Personen, die eine Hepatitis durchgemacht haben, dürfen über viele Jahre nicht als Blutspender herangezogen werden.

## Behandlung

*Allgemeine Maßnahmen*
Strenge Bettruhe ist einzuhalten. Kochsalz und Flüssigkeitszufuhr sind einzuschränken. Tierisches Eiweiß sollte gemieden und Fett gestrichen werden. Das Kind sollte gekochtes Gemüse und gedünstetes Obst essen, aber anfangs keine Rohkost erhalten. Feuchtheiße Kompressen oder Fangopackungen auf der Lebergegend sind zu empfehlen.

*Homöopathische Behandlung*
Die Hepatitis ist keine Kinderkrankheit und kommt auch selten bei Kindern vor. Aus diesem Grund und weil die homöopathische Behandlung der Hepatitis sehr umfangreich ist, gehen wir hier nicht auf die einzelnen Mittel ein. Wenn Sie Näheres über die Behandlung wissen möchten, empfehlen wir Ihnen die entsprechende Fachliteratur.*

## Die Hepatitis-B-Impfung

*Kontraindikationen*
Bei einer Allergie gegen die im Impfstoff enthaltenen Substanzen sowie bei schweren Infektionskrankheiten darf nicht geimpft werden.

*Nebenwirkungen*
Auf dem Beipackzettel werden aufgelistet: vorübergehender Druckschmerz an der Injektionsstelle, Hautreaktionen sowie Temperaturerhöhung, Übelkeit, Erbrechen, Kreislaufreaktionen und allergoide Reak-

* Z. B. unseren Homöopathischen Ratgeber Nr. 1 »Reisen«. Die Neugeborenen-Gelbsucht (Neugeborenen-Ikterus) ist keine Hepatitis. Ratschläge zur Behandlung finden Sie im Homöopathischen Ratgeber Nr. 9 »Säugling – Wochenbett«.

| **Zusammensetzung des Impfstoffes** |
|---|
| Eine 0,5-ml-Ampulle enthält 0,005 mg Hepatitis-B-Oberflächen-Antigen (HBsAg), welches gentechnologisch in Hefezellen hergestellt wird.<br>*Zusatzstoffe:*<br>0,025 mg 2-(Ethylmercuritio)Benzoesäure<br>Natriumsalz (Tiomersal)<br>0,72 mg Aluminiumhydroxid (entspricht 0,25 mg Aluminium)<br>max. 0,005 mg Formaldehyd<br>max. 0,0005 mg Thiocyanat |

tionen (z. B. Hautrötung, Quaddelbildung, Atembeschwerden), bis hin zum Schock, insbesondere bei unbeabsichtigter Injektion in ein Blutgefäß.

Wie kaum ein anderer Impfstoff ist dieser gentechnisch hergestellte Impfstoff mit Risiken belastet, die heute überhaupt noch nicht zu überblicken sind. Schon jetzt ist die Liste der Nebenwirkungen groß. Auf dem Beipackzettel wird auch der Hinweis gegeben, daß es wegen der langen Inkubationszeit von Hepatitis B möglich ist, daß zum Zeitpunkt der Impfung eine nicht erkannte Infektion vorliegt, die durch die Impfung nicht verhindert werden kann. Diese Konstellation betrifft vor allem Neugeborene, deren Mütter Hepatitis-B-positiv sind. Gerade diese sollten also nicht geimpft werden, da die Krankheit durch die Impfung noch schwerer verlaufen kann, wenn in die Inkubationszeit hinein geimpft wird.

Der Hepatitis-B-Impfstoff wurde 1978 von dem Hersteller Merck Scharp and Dohme an 6500 gesunden homosexuellen Männern getestet, die später alle an Aids starben.

### *Weitere Nebenwirkungen*

*Aluminiumbelastung:* Der eigentliche Impfstoff wird auf Aluminiumhydroxidgel gezüchtet, weil dies ein hohes Absorbtionsvermögen und eine große Oberfläche besitzt, so daß sich der Impfstoff gleichmäßig im menschlichen Körper verteilen kann. Dieser Stoff hat auch einen großen Anteil beim Waldsterben. Bei intramuskulärer Verabreichung setzt er sich im Lymphsystem fest, verstopft die Lymphbahnen und bildet Granulome. Er kann nur sehr langsam wieder aus dem Körper ausgeschieden werden. Die in den Impfstoffen enthaltene Menge genügt, um krankhafte Störungen auszulösen. Eine Aluminiumanreicherung im Gehirn ist z. B. bei der Alzheimer-Krankheit vorhanden.

*Quecksilberbelastung:* Um den Impfstoff zu konservieren, wird ihm Tiomersal (Quecksilber-Diosalizylat) zugefügt. Es tötet Bakterien und Pilze ab und wirkt entzündungshemmend. Quecksilber wird nicht leicht aus dem Körper ausgeschieden. Wenn das Quecksilber direkt in die Blutbahn, also intramuskulär verabreicht wird, wirkt es wesentlich toxischer, als wenn es über den Verdauungstrakt aufgenommen wird. Die WHO hat für einen 70 kg schweren gesunden Erwachsenen den Grenzwert für die tägliche orale Aufnahmedosis für Quecksilber auf 0,05 mg festgelegt. Doch bei 3% der Bevölkerung treten bei dieser Menge bereits Vergiftungserscheinungen auf. Durch eine einzige Impfung wird ein Drittel des oralen Quecksilbergrenzwertes für Erwachsene in den Körper eines Säuglings injiziert, der 20mal weniger als ein Erwachsener wiegt und auch noch kein ausgebildetes Immunsystem besitzt. Wenn gleichzeitig die Diphtherie-Tetanus-Impfung und die Hepatitis-B-Impfung verabreicht werden, erhält ein Kleinkind intramuskulär mehr als die maximale orale Tagesdosis an Quecksilber für einen Erwachsenen. Durch die Impfungen reichert sich das Quecksilber im Körper an und kann zu Vergiftungserscheinungen führen. Besonders gefährdet sind Kinder von Müttern, die Amalgamfüllungen im Mund haben. Diese enthalten viermal mehr Quecksilber in den inneren Organen als Kinder, deren Mütter keine Füllungen haben.

*Gentoxische Wirkung:* Tiomersal hat auch eine gentoxische Wirkung. Bei Versuchen im Reagenzglas wurde außerdem festgestellt, daß die genverändernde Wirkung unabhängig von der Dosis ist. Sie wirkt sich in einer Chromosomenanomalie aus, deren Folgen für den Geimpften und die späteren Generationen sich erst zeigen müssen. Auf dem österreichischen Dermatologenkongreß von 1993 forderten deshalb die Ärzte die Impfstoffhersteller auf, Tiomersal als Begleitstoff aus dem Handel zu nehmen.

*Dauer des Impfschutzes*

Diese wird vom Hersteller als nicht bekannt angegeben. Der Mindestabstand zwischen den einzelnen Impfungen beträgt vier Wochen. Nach Informationen der AOK hält der Impfschutz 3–5 Jahre an. Er erreicht also über die Impfung in der Säuglingszeit nicht die gefährdete Drogenkonsumentengruppe. Das Ziel von Gesundheitsexperten, die sich weltweit geeinigt haben, die Hepatitis B über eine generelle Hepatitis-B-Impfung für Säuglinge auszurotten, kann also gar nicht erreicht werden. Prinzipiell lassen sich Krankheiten nicht durch Impfungen ausrotten. Sie sind eine Reaktion auf Fehlverhalten und nur durch eine Beseitigung der Ursachen zu verhindern.

Wie statistisch erwiesen ist, sind weder die Hepatitis-A- noch -B-Erkrankungen zurückgegangen, obwohl gegen beide geimpft wird. Nur die Hepatitis C, gegen die nicht soviel geimpft wird, ist deutlich zurückgegangen. Um die Hepatitis B tatsächlich auszurotten, müßte man alle Menschen, nicht nur Säuglinge, alle 3–5 Jahre gegen Hepatitis B impfen. Sinnvoller wäre es, Hepatitiskranke und ihre Angehörigen besser aufzuklären, um die Übertragungsmöglichkeiten im Keim zu ersticken!

*Nutzen der Impfung?*

Bereits seit 1980 gibt es bei allen drei Hepatitis-Formen einen starken Rückgang der Erkrankungszahlen. Im Jahre 1983 wurde der Impfstoff gegen Hepatitis B bei uns zugelassen, der für die Hochrisikogruppe (Heroinsüchtige, Prostituierte) bestimmt war, aber die Zielgruppe zeigte kein Interesse. Aus diesem Grund wird nun die Impfwerbung für kaum gefährdete Personen, wie z. B. Säuglinge, vorangetrieben.

In Deutschland wird ab Januar 1997 eine neue Vierfachimpfung auf dem Markt sein, die aus dem DPT-Impfstoff und der Hepatitis-B-Impfung besteht. Nach den Angaben des Bundesgesundheitsamtes gibt es jährlich 4500 Neuerkrankungen von Hepatitis B, wobei 160 Fälle tödlich enden. Die Angaben enthalten aber keinen Hinweis darauf, wieviel Kinder bzw. Säuglinge erkranken. Deswegen müssen wir uns hier auf Zahlen aus Südtirol stützen. Im Jahre 1992 wurden dort nur zwei Fälle von Hepatitis B gemeldet, die bei Kindern bis zum 14. Lebensjahr auftraten. In der Gruppe der 15- bis 24jährigen waren es 6, der 25- bis 64jährigen 10 und über

65 Jahre 4 Fälle. Insgesamt erkrankten 22 Personen an Hepatitis B. Rechtfertigen diese Zahlen die zwangsweise Durchimpfung aller italienischen Kinder? (Quelle: Epidemiologische Beobachtungsstelle der Provinz Bozen.)

Die Hepatitis-B-Impfung wurde durch den Minister De Lorenzo in Italien eingeführt. Dieser steht in einer engen verwandtschaftlichen Beziehung zu dem Impfstoffhersteller, welcher in Konkurs zu gehen drohte. De Lorenzo selber saß inzwischen im Gefängnis wegen Korruption. Diese Zusammenhänge kennt in Südtirol jeder. Eltern, die diese Impfung verweigern, dürfen ihre Kinder nicht in den Kindergarten schicken; auch Kinder, die z. B. die Auffrischung gegen Diphtherie und Keuchhusten nicht haben, sind in Italien vom Schulbesuch ausgeschlossen worden.

Der italienische Staat verpflichtete sich seit Einführung der Hepatitis-B-Impfung im Jahre 1991, Schadenersatzansprüchen Genüge zu leisten. Im Oktober 1996 wurden einem heute 27jährigen 2 Millionen DM für schwerste körperliche und geistige Behinderungen nach einer Impfung gegen Kinderlähmung im Jahre 1969 zugesprochen. Bei Gericht sind noch 30 000 Anfragen auf Schadenersatz anhängig. In einer Familie beispielsweise sind durch die Kinderlähmungsimpfung zwei Kinder gestorben, und eines trug eine schwere geistige Behinderung davon. Die Eltern haben sechs Klagen wegen vorsätzlichen Mordes eingereicht.

In Anbetracht des relativ seltenen Vorkommens von Hepatitis B bei Säuglingen und den guten Behandlungsmöglichkeiten im Erkrankungsfall sind die Bedenken von vielen Eltern gegen diese Impfung verständlich. Zudem erkranken fast nur Kinder, die mit Spritzen in Kontakt kommen, die also in irgendeiner Weise krank sind oder deren Immunsystem geschwächt ist. Die Hersteller empfehlen die Impfung nur für Neugeborene von HBsAg-positiv-Müttern sowie für Neugeborene und Kinder bis zu zehn Jahren, die einem erhöhten Infektionsrisiko ausgesetzt sind. Hier handelt es sich also um einen sehr kleinen gefährdeten Personenkreis. Trotzdem wurde in Italien eine Pflichtimpfung für alle Kinder eingeführt, die bei dreimaliger Durchführung ca. 230 Euro kostet. Die Verweigerung der Impfung kostet übrigens bis zu 500 Euro. Die Behandlung der wenigen tatsächlich an Hepatitis erkrankten Kinder ist längst nicht so kostenaufwendig wie die Impfung aller italienischen Kinder.

# HIB-Meningitis

*Akute Hirnhautentzündung vom Typ HIB (Hämophilus-Influenza B)*

## Erkrankung

Es gibt sehr viele Erreger, die eine Hirnhautentzündung auslösen können. Sie kommt recht selten im Kindesalter vor, da aber viele Eltern wegen der Impfung verunsichert sind, möchten wir an dieser Stelle über die Krankheit und ihre Folgen sowie über die Impfung und ihre Folgen aufklären.

*Kurzbeschreibung*

Diese Art der Meningitis gehört zu den bakteriellen Formen der Meningitis, den akuten eitrigen Hirnhautentzündungen, die für Kinder immer sehr schwere Krankheiten sind.
Sie tritt nicht epidemisch auf und gehört nicht zu den klassischen Kinderkrankheiten.
Eine Meningitis wird in der Regel durch verschiedene Krankheitserreger ausgelöst, die die flüssigkeitsgefüllten Räume (Liquorräume) im Gehirn erreichen, und durch deren Gifte.

*Verbreitung*

Erst seit der Entdeckung des Impfstoffes wird der HIB-Meningitis so viel Raum in der Öffentlichkeit gewidmet.
Neugeborene bis zur 6. Lebenswoche sind durch den HIB-Erreger nicht gefährdet; bei ihnen wird die Meningitis durch andere Erreger ausgelöst.
Ab der 6. Lebenswoche bis zum 5. Lebensjahr sind die Verursacher der eitrigen Meningitis zu 30–50% die HIB-Erreger, zu 30–40% Meningokokken und zu 10–20% Pneumokokken.
Ab dem 5. Lebensjahr zählt der HIB-Erreger nicht mehr zu den Haupterregern.
50–70% der geimpften Kinder können also trotzdem an anderen Formen von Meningitis erkranken.

*Krankheitsverlauf*

Die Krankheit beginnt meist mit hohem Fieber, Unruhe, Aufschreien, Erbrechen, Kopf- und Bauchschmerzen. Das Kind hat Schweißausbrüche, es wirkt teilnahmslos und knirscht mit den Zähnen. Es schläft sehr viel, und es kommt zu unwillkürlichen Entleerungen von Stuhl und Urin. Bei Säuglingen können schon folgende Erscheinungen verdächtig sein: eine Berührungsempfindlichkeit, besonders im Nacken, Nahrungsverweigerung, Erbrechen und ein gerötetes Gesicht.

Das hervorstechendste Symptom der Meningitis ist die Drucksteigerung im Gehirn, wodurch die charakteristische Haltung der Kranken entsteht. Die kranken Kinder beugen den Kopf stark nach hinten, ihr Rücken ist wie ein Bogen durchgestreckt und ihre Beine sind angezogen. Wenn man versucht, diese Haltung zu ändern, so löst das Abwehrreaktionen und Schmerzen aus. Häufig stellt sich auch Erbrechen ein. Es sind starke Kopfschmerzen vorhanden. Es gibt einige typische Zeichen, an denen man eine Meningitis erkennen kann:

- Bei passiver Bewegung von Hüfte und Knie macht das andere Bein spontan dieselbe Bewegung mit.
- Läßt man das Bein nach der passiven Bewegung wieder los, so erfolgt eine erneute Beugung des anderen Beins.
- Bei passiver Beugung des Nackens beugt das kranke Kind Hüfte und Knie.
- Das sitzende Kind kann die Knie nicht mit dem Mund berühren.
- Das Kind kann nur sitzen, wenn es sich nach hinten mit den ausgestreckten Armen abstützt.

*Komplikationen und Folgen*

Zu den Folgen gehören: schnell einsetzende Bewußtlosigkeit, Krampfanfälle, zerebrale Durchblutungsstörungen, Schock, Infarkt, Wasserkopf, Hirnabszeß.

Als bleibende Folgen können auftreten: Behinderung der Sinnesfunktion, Bewegungsstörung, Krampfanfälle, Beeinträchtigung der geistigen Entwicklung. Die Sterblichkeitsrate soll zwischen 5 und 10% liegen. Die Krankheit wird schulmedizinisch mit Antibiotika behandelt.

## Behandlung

ARNICA
Wenn eine Kopfverletzung die Ursache gewesen ist.

ACONIT
Plötzliches, heftiges Fieber, trockene Hitze ohne Schweiß, großer Durst, große Unruhe, wälzt sich hin und her.

BELLADONNA
Die Wangen und Ohren sind hochrot, die Pupillen vergrößert. Das Kind ist sehr schreckhaft und mag keine heftigen Bewegungen oder geschaukelt werden.

BRYONIA
Das Kind schreit, sobald es hochgenommen wird. Es liegt ganz still und regungslos, wimmert vor Schmerzen und wendet sich vom Licht ab.

*Dosierung:* Das passende Mittel wird in der C 200-Potenz 1–2stündlich gegeben, im hochakuten Zustand alle halbe Stunde. Wenn das Mittel nach spätestens drei Gaben keine sichtbare allgemeine Besserung bringt, ziehen Sie einen Fachmann zu Rate.

## Die HIB-Impfung

Wie bereits ausführlich unter der Hepatitis-B-Impfung besprochen, genügt eine einmalige Spritze mit Tiomersal, um den Körper eines Säuglings extrem stark mit Quecksilber zu belasten.

*Kontraindikationen*
Nicht geimpft werden dürfen akut Erkrankte und Genesende, angesteckte Personen, Personen mit chronisch eitrigen Erkrankungen und solche mit einer bekannten Überempfindlichkeit gegen die Bestandteile des Impfstoffes.

| **Zusammensetzung des Impfstoffes** |
| --- |
| Der Impfstoff besteht aus gereinigtem Kapselpolysaccharid von Hämophilus-Influenza Typ B (25 Mikrogramm), der an gereinigtes Diphtherietoxoid (18 Mikrogramm) oder Tetanustoxoid gebunden ist.<br>Als Konservierungsmittel enthält er das quecksilberhaltige Tiomersal.<br>Eine Impfampulle kostet ca. 43 Euro. |

### *Zeitpunkt der Impfung und Dauer des Impfschutzes*

Die erste Impfung wird mit 3 bzw. 6 Monaten gegeben und nach 6–8 Wochen wiederholt. Die dritte Impfung erfolgt zu Beginn des zweiten Lebensjahres. Noch nicht gegen HIB geimpfte Kinder, die älter als 18 Monate sind, benötigen für den vollständigen Impfschutz nur eine einzige Dosis. Da die Kinder nach dem 5. Lebensjahr nicht mehr gefährdet sind, ist eine Auffrischimpfung nicht notwendig.

### *Nebenwirkungen des HIB-Impfstoffes*

Der Beipackzettel einer Firma erwähnt: gelegentliche milde örtliche Reaktionen in Form von Rötungen, Schmerzen und Schwellungen sowie in Einzelfällen Hautausschläge und grippeähnliche Allgemeinerscheinungen, wie Abgeschlagenheit und Temperaturerhöhung.
In der Literatur sind noch weitere Folgen der HIB-Impfung bekannt. Im Jahre 1989 erkrankten acht Kinder in Island an der HIB-Meningitis. Von diesen war ein Kind geimpft und erkrankte zwölf Tage nach der ersten Impfung im Alter von drei Monaten.
Eine finnische Studie (Aeskula) über 60 000 geimpfte Kinder im Zeitraum von 1985 bis 1986 berichtet über 20 Nebenreaktionen, bei denen ein Arzt konsultiert werden mußte. Zwei Kinder, die gleichzeitig auch die Keuchhustenimpfung erhalten hatten, reagierten innerhalb von zwölf Stunden nach der Impfung mit Krampfanfällen. Diese Nebenreaktionen schob man allerdings der Keuchhustenimpfung zu. Die restlichen 18 Kinder reagierten mit Temperaturerhöhung, schlechtem Allgemeinbefinden, dreimal mit Urtikaria, einmal mit einem Abszeß mit anderen Erregern (Schmutzinfektion), und dreimal kam es zu Lokalreaktionen. Nesselartige Hautausschläge traten dreimal auf, und einmal kam es zu einer Mittelohrentzündung.

Aus Kanada und den USA gibt es einen Bericht (Scheifele) von der Impfung an 57 000 Kindern. 0,8% der Geimpften reagierten mit leichten Nebenwirkungen, die keine ärztliche Versorgung benötigten, z. B. mit Temperaturerhöhung, lokaler Schwellung und Schmerzhaftigkeit, vorübergehendem Appetitverlust und nesselartigem Hautausschlag. Weitere zwölf Kinder reagierten mit schwereren Nebenwirkungen und mußten in ärztliche Behandlung wegen allergischer Hautausschläge, lokaler Reaktionen, hohen Fiebers, hirnorganischer Krampfanfälle und Asthmaanfällen. Ein weiteres Kind im Alter von 19 Monaten erkrankte 48 Stunden nach der ersten HIB-Impfung an einer HIB-Meningitis.

Eine andere Studie (Vadheim u. a.) berichtet über die Nebenwirkungen bei über 29 000 geimpften Kindern im Alter zwischen 18 und 60 Monaten in Südkalifornien. In 8% der Fälle berichteten die Eltern, daß die Kinder innerhalb der ersten 48 Stunden nach der Impfung auffallend unruhig waren. Doch hier wurde gleichzeitig der DPT-Kombinationsimpfstoff verabreicht, und die Reaktion wurde dem Keuchhustenimpfstoff zugesprochen. Ferner traten eine Anzahl von Infekten der oberen Luftwege und Mittelohrentzündungen auf, die jedoch als Folge der kalten Jahreszeit und nicht als Folge der Impfungen eingestuft wurden. Innerhalb von 30 Tagen nach der Impfung bekamen sieben Kinder einen Nesselausschlag oder andere allergische Hautreaktionen. Hirnorganische Krampfanfälle infolge fieberhafter Erkrankungen traten bei 13 Kindern auf. Vier Kinder erlitten Krampfanfälle ohne Temperaturanstieg. Ein 29 Monate altes Kind erkrankte einen Tag nach der Impfung an einer HIB-Meningitis.

Eine weitere Studie (D'Croz) aus den USA berichtet über schwerwiegende Komplikationen mit Lähmungen. Im Jahre 1988 bis Anfang 1989 erkrankten drei Kinder an einem Guillain-Barré-Syndrom nach einer HIB-Impfung.

Zusammenfassend läßt sich sagen, daß fieberhafte Reaktionen und Unruhe sowie lokale Reaktionen unmittelbar nach der HIB-Impfung nicht selten vorkommen. Sie bleiben meist nicht ohne Nachwirkungen. Auch mit allergischen Hautausschlägen, vor allem Nesselsucht (Urtikaria) ist zu rechnen. In seltenen Fällen kann es auch zum Guillain-Barré-Syndrom kommen.

Diese Studien scheinen in Deutschland und anderswo nicht sehr bekannt zu sein, denn die WHO vermerkt z. B. in ihrer Aufklärungsbroschüre »Frühzeitig vorbeugen«: »Der relativ neue Impfstoff ist gut verträglich – Nebenwirkungen sind derzeit nicht bekannt.« In dem von der AOK herausgegebenen Heftchen mit dem Titel »Schutzimpfungen« steht allerdings schon: »In seltenen Fällen können örtliche Reaktionen und Temperaturerhöhungen auftreten.«
In unserer Praxis konnten wir als Folge der HIB-Impfung Entwicklungsstörungen auf geistigem und seelischem Gebiet und akute fieberhafte Erkrankungen beobachten.

# Keuchhusten

## Erkrankung

*Kurzbeschreibung*
Der Keuchhusten ist eine ansteckende Kinderkrankheit, die von einem krampfartigen Husten gekennzeichnet ist, dem das charakteristische Keuchen folgt. Dieses wird durch das lange, forcierte Einatmen durch die verkrampfte Kehle hervorgerufen.

*Betroffener Personenkreis*
Die Krankheit betrifft vor allem Kinder vor dem 6. Lebensjahr. Nach dem 10.–12. Lebensjahr wird sie sehr selten. Heutzutage tritt sie nur noch örtlich begrenzt auf. Es kommt aber häufiger vor, daß der Keuchhusten alle Kinder in einer Familie befällt; sehr selten erkranken auch die Eltern. Bei den anderen Infektionskrankheiten, außer bei Windpokken, ist es nicht üblich, daß alle Kinder in einer Familie an dieser Krankheit erkranken. In der Regel bekommt man den Keuchhusten nur einmal im Leben.

*Übertragung*
Die Übertragung erfolgt durch Tröpfcheninfektion. Bei dieser Krankheit spielen die hygienischen Verhältnisse für die Ansteckungsgefahr keine so große Rolle wie bei anderen ansteckenden Kinderkrankheiten, jedoch tragen die Konstitution des Kindes und das soziale Umfeld, in dem es lebt, wesentlich dazu bei, wie schwer es erkrankt und ob Komplikationen wie Bronchitis und Pneumonie entstehen können. Keuchhusten tritt eher in den Wintermonaten und im Frühjahr auf.
Früher erkrankten Erwachsene eigentlich nicht an dieser Krankheit. Seit der Einführung der Keuchhustenimpfung kommt dies jedoch häufiger vor. Besonders die in der Kindheit geimpften Erwachsenen sind gefährdet, da die Impfung laut Beipackzettel sowieso nur eine kurze Immunität

verleiht, die Bronchien aber in einer besonderen Weise schwächt. Die während der Schwangerschaft übertragenen Antikörper schützen Neugeborene und junge Säuglinge vor Keuchhusten nicht.
Der Keuchhusten ist ansteckend, solange die Anfälle auftreten.

*Inkubationszeit*
Die Zeit von der Ansteckung bis zum Ausbruch der Krankheit beträgt etwa zehn Tage.

*Krankheitsverlauf*
Als erstes zeigen sich katarrhalische Symptome, die nicht besonders charakteristisch sind. Man könnte auch auf eine gewöhnliche Erkältung tippen. Auch der beschwerliche Husten gibt uns noch keinen Hinweis auf die Erkrankung. Nach einigen Tagen nimmt der Husten einen spastischen Charakter an, jedoch ist im ersten Stadium, welches 10–12 Tage dauert, das Keuchen meistens noch nicht vorhanden.
Die Keuchhustenanfälle haben einen ganz besonderen Charakter. Das Kind hat vorher Angstgefühle und eine Verspannung oder auch Schmerzen in der Brustmitte. Es hat einen Krampf in der Kehle, einen unwiderstehlichen Drang zum Husten, wogegen es sich wehrt, so gut es kann. Es richtet sich z. B. schnell aus der Rückenlage auf und klammert sich an die Mutter oder einen festen Gegenstand, um den Anfällen besser zu widerstehen. Dann folgt der Anfall mit rasch aufeinanderfolgenden Hustenstößen, die von Zeit zu Zeit durch die keuchende Einatmung unterbrochen werden.
Manchmal überfallen diese Anfälle das Kind auch ganz ohne Vorwarnung. Während der Dauer des Anfalls beugt sich das Kind zur Entlastung der Atemmuskulatur nach vorne.
Je rascher die Hustenstöße aufeinanderfolgen, desto seltener atmet es ein, und um so mehr tritt das Bild der Erstickung hervor. Gesicht und Hals färben sich dunkelblaurot, die Halsschlagadern pulsieren, Lippen und Zunge werden dunkelblau, die Augen tränen, und aus der Nase fließen Schleim und Blut. Ein Anfall dauert 2–3 Minuten und endet häufig mit dem Auswürgen von nicht selten blutigem Schleim oder Speiseresten.

Fast immer folgt nach einer kurzen Pause ein zweiter schwächerer Anfall, manchmal noch ein dritter, so daß der ganze Anfall eigentlich aus 2–3 schnell aufeinanderfolgenden Anfällen besteht. Nun tritt vollständige Ruhe ein, kleinere Kinder liegen in höchster Erschöpfung da, ältere dagegen setzen fast unmittelbar ihre Beschäftigung fort, als wenn nichts vorgefallen wäre.

In der Nacht fahren die Kinder in die Höhe, machen ihren Anfall durch und schlafen sofort wieder ein, ohne durch die häufige Unterbrechung des Schlafes wesentlich beeinträchtigt zu werden. Allerdings kann der Keuchhusten für die Eltern von Kleinkindern sehr anstrengend werden, da sie ja das Kind immer wieder hochnehmen müssen, damit es besser husten kann. Bei schweren Fällen kann es zu unwillkürlichen Darm- und Blasenentleerungen kommen, auch Blutungen aus dem Mund und der Nase können auftreten.

Keuchhustenanfälle können durch plötzliche Anstrengungen ausgelöst werden sowie durch Weinen, Niesen, Essen und Trinken, durch Luftzug oder plötzliche Kälteeinwirkung, durch Hinausgehen in die Kälte oder durch Barfußlaufen auf kalten Steinen etc. In den späteren Stadien von Keuchhusten ist es charakteristisch, daß Emotionen, besonders Ärger, einen Anfall provozieren können. Diese emotionsbedingten Anfälle können manchmal noch monatelang nach der eigentlichen Erkrankung anhalten, wenn diese nicht richtig ausgeheilt wurde.

*Krankheitsdauer*

Die Krankheit dauert etwa 6–12 Wochen. Nicht selten zieht sie sich über 3–4 Monate hin. Die Krankheit dauert erfahrungsgemäß sehr lange, wenn in der Familiengeschichte Fälle von Tuberkulose aufgetreten sind oder wenn das Kind sehr abgemagert ist. Einen erheblichen Einfluß auf die Dauer der einzelnen Anfälle, der einzelnen Stadien und der ganzen Krankheit haben das Allgemeinbefinden, das Alter des Kindes, die Jahreszeit und die hygienischen Verhältnisse, unter denen das Kind die Krankheit durchmacht.

Der Keuchhusten war früher eine gefürchtete Krankheit. Heutzutage verläuft er meist eher mild. Säuglinge können allerdings an dem hochgewürgten Schleim ersticken.

*Komplikationen*

Die häufigste Komplikation ist die Bronchitis. Wenn die Bronchien sehr stark betroffen sind, kann es zum langsamen Ersticken kommen oder zu einer Lungenentzündung. Jedoch gehört die Lungenentzündung zu den selteneren Komplikationen.

Eine ernsthafte Komplikation kann auch das Erbrechen darstellen, wenn nämlich das Kind sehr häufig erbricht und dadurch stark erschöpft wird, keine Nahrung mehr aufnehmen kann und sehr abmagert. Meist hat das Kind keine Lust mehr zur Essensaufnahme und erbricht sogar Flüssigkeit. Oft setzt auch Durchfall ein.

Bei jungen Säuglingen kann es zu einer Erweiterung der Lungenbläschen (Emphysem) oder zu einer Erweiterung der Bronchialzellen kommen. Ferner kann durch den Keuchhusten eine Tuberkulose reaktiviert werden oder als Folge in den nächsten Jahren auftreten.

Außer dem Nasenbluten gibt es manchmal Blutungen aus den Ohren, am gefährlichsten wird es jedoch, wenn ein Blutgefäß im Gehirn platzt. Dadurch kommt es zu heftigen Gehirnsymptomen, wie Krampfanfällen, halbseitiger Lähmung, Blindheit, Taubheit oder totalem Stimmverlust. All diese Symptome treten glücklicherweise heute kaum noch auf, da der Keuchhusten wesentlich leichter verläuft als früher. Aber was die Keuchhustenimpfung betrifft, so ist sie unter anderem gerade deswegen so umstritten, weil genau diese Krankheitsbilder durch die Impfung ausgelöst werden können.

Bei Keuchhusten kommt es häufiger vor, daß sich eine andere Infektionskrankheit dazugesellt oder folgt, wie z. B. Masern, Scharlach oder Windpocken. Natürlich ist dann das gesamte Krankheitsbild des Keuchhustens mit seinen Komplikationen wesentlich heftiger. Besonders bedenklich wird es, wenn sich Masern dazugesellen, da sich der Masernausschlag auf die Schleimhäute verlagern kann.

*Allgemeine Maßnahmen*

In erster Linie ist es wichtig, auf Sauberkeit und Hygiene zu achten. Erziehen Sie Ihr Kind dazu, daß es möglichst immer Taschentücher benutzt, wenn es hustet oder sich die Hand vor den Mund hält. Jegliche Absonderungen aus der Nase oder aus den Lungen sollten mit Taschen-

tüchern aufgefangen werden und nicht irgendwo verschmiert werden. Diese Taschentücher sollten in einem Plastikmüllbeutel gesammelt und möglichst schnell in die Mülltonne geworfen werden.
In der ersten Zeit des katarrhalischen Stadiums wird der trockene, häufige Husten am besten durch Bettruhe, warme oder kalte Getränke sowie durch Einatmung von Wasserdämpfen erleichtert.
Sorgen Sie dafür, daß sich Ihr Kind genügend im Freien aufhält und daß die Atmosphäre zu Hause ruhig und harmonisch ist. Manchmal können auch bei einem Hustenanfall Ablenkungen kleine Wunder vollbringen.
Hochgebirgsluft wirkt sich sehr heilsam bei Keuchhusten aus. Durch Druckkammern, die in manchen Kliniken vorhanden sind, kann ein ebensolches Resultat erzielt werden.
Im Ganzen gesehen erfordert das Begleiten eines Kindes durch den Keuchhusten Ihrerseits viel Besonnenheit und Geduld.

*Die Ernährung*

Bei der Ernährung ist darauf zu achten, daß alles, was einen Hustenanfall auslösen kann, vermieden wird, vor allem Brot, Zwieback, Kuchen, Müsli, also alle grobkörnigen oder krümeligen Nahrungsmittel. Selbst Grieß und Zwiebackbrei können einen Hustenanfall auslösen. Besser verträglich sind Breie aus ganz fein gemahlenem Mehl, wie z. B. Kartoffelmehl.
Grundsätzlich sind bei allen Infektionskrankheiten die frischen Obst- oder Gemüsesäfte den Fabriksäften vorzuziehen, da sie wichtige Vitamine und Vitalstoffe enthalten. Die fertigen Säfte machen das Blut sauer, die frisch gepreßten machen es basisch.
Natürlich ist es bei allen Infektionskrankheiten wichtig, das Kind niemals zum Essen zu zwingen. Aber beim Keuchhusten ist besonderer Wert darauf zu legen, da durch den Widerstand und Ärger des Kindes schlimme Hustenanfälle ausgelöst werden können.

## Behandlung

Durch die homöopathische Behandlung wird der Verlauf sehr verkürzt und dadurch die Ansteckungsgefahr wesentlich gemildert. Solange Ihr Kind unter den typischen Keuchhustenanfällen leidet, sollte es nicht in den Kindergarten. Die Ansteckungsgefahr ist im ersten Stadium am größten und wird im Verlauf der Erkrankung immer geringer. Vorsorglich sollten Sie Ihre Freunde und Bekannten darüber informieren, daß Ihr Kind Keuchhusten hat. Die Reaktionen werden unterschiedlich ausfallen, manche haben mehr Angst, manche weniger. Jedoch haben wir erlebt, daß der homöopathische Schutz allen anderen prophylaktischen Maßnahmen weitaus überlegen ist.
Die meisten Patienten, die wir wegen Keuchhusten behandeln, kommen erfahrungsgemäß nicht am Anfang, sondern erst dann, wenn sich der Keuchhusten richtig manifestiert hat, was durch das Erbrechen und die Krampfanfälle deutlich wird. Sie haben vorher entweder nichts gegen den Husten unternommen, sofern es sich um einen leichten Husten gehandelt hat, oder sie haben schon alle möglichen Mittel ohne Erfolg ausprobiert. Aus diesem Grund haben wir die Mittel für das erste, zweite und dritte Stadium sowie für kleine Kinder und alte Menschen getrennt aufgeführt.

- Die wichtigsten Mittel für das *erste Stadium* sind in der Reihenfolge ihrer Häufigkeit: Belladonna, Drosera, Arnica, Nux vomica, Pulsatilla, Coccus cacti, Hepar sulfuris, Corallium rubrum, Kalium bichromicum, Naphthalin, Rumex, Zincum und Sambucus.
- Die Mittel für das *zweite Stadium* sind in der Reihenfolge ihrer Häufigkeit: Ipecacuanha, Carbo vegetabilis, Cuprum metallicum und Ferrum phosphoricum.
- Wenn es im zweiten Stadium zu blutigem Auswurf kommt, sind folgende Mittel, nach ihrer Häufigkeit geordnet, angezeigt: Arnica, Ipecacuanha, Drosera, Ferrum phosphoricum, Mercurius solubulis und Muriaticum acidum.
- Die Mittel für das *dritte Stadium*, nach ihrer Häufigkeit geordnet, sind: Arsenicum, Arnica, Staphisagria, Nux vomica, Ignatia, Colocynthus, Sepia und Bryonia.

– Für *kleine Kinder*, die schwächlich und abgemagert sind und Lymphdrüsenschwellungen haben, sowie für *alte Menschen*, die an Keuchhusten erkranken, sind die nachfolgenden Mittel sehr hilfreich: Barium carbonicum, Barium jodatum, Lycopodium, Sulfur, Hippozaenium (Malleinum) und Senega.

## *Mittel für das erste Stadium*

### BELLADONNA

ist in den ersten drei Wochen sehr wichtig, wenn sich die charakteristische Zusammenziehung der Kehle früh zeigt. Es ist eines der besten Mittel gegen Keuchhusten. Kennzeichnend sind die Plötzlichkeit der Anfälle, die Verengung des Halses, die Enge der Brust sowie der Blutandrang zum Gesicht und zum Nacken. Das Kind greift sich beim Anfall an den Hals und hält die Mutter vor Angst fest. In den späteren Stadien ist Belladonna wertlos, wenn es aber am Anfang gegeben wird, wird es den Husten sehr erleichtern und die Anfälle deutlich verkürzen.

### DROSERA

Der Husten klingt heiser mit langer, keuchender Einatmung, der starke Hustenanfälle mit ausgeprägter Erstickungsnot folgen. Der Husten ist schlimmer nach Mitternacht, er ist bellend, und bei festsitzendem Auswurf kommt es zu Würgen und Erbrechen. Der Husten verschlimmert sich bei Fortschreiten der Krankheit, sobald das Kind sich hinlegt und sein Kopf das Kissen berührt. Die Anfälle folgen sehr schnell aufeinander. Sie können auch durch Lachen, Spielen oder körperliche Anstrengung ausgelöst werden. Der Husten tut dem Kind im Bauch so weh, daß es sich das Zwerchfell hält. Der Auswurf ist fadenziehend, eiweißartig und gelblich.

### ARNICA

Bei Arnica gibt es solche heftigen Anfälle, daß scharf begrenzte, ausgedehnte Blutergüsse im Gewebe entstehen können oder in den Bindehäuten kleine Gefäße platzen können. Durch den kräftigen Husten entsteht eine Art Muskelkater der Atemmuskulatur mit Wundheitsgefühl. Der ganze Körper fühlt sich wie zerschlagen und kraftlos an durch die Anstrengung. Bei den Anfällen muß sich das Kind irgendwo festhalten, sonst verliert es das Gleichgewicht und fällt auf den Boden. Es preßt seinen Kopf gegen den Boden, um das Gleichgewicht wieder zu erlangen. Die Anfälle schütteln das Kind furchtbar und schmerzen sehr, und danach weint es bitterlich.

### Nux vomica

Dies ist ein sehr nützliches Mittel bei spastischen Krämpfen des Rachens und der Brust. Der Husten ist häufig, hart und trocken. Er beginnt sehr früh am Morgen und ist dann trocken und hart, während er später am Tag, besonders am Abend, von blutigem Auswurf begleitet wird. Kinder, die Nux vomica brauchen, haben Verstopfung, Kopfschmerzen, sind leicht gereizt und heftig. Manchmal ist ihre Leber geschwollen.

### Pulsatilla

Es erweist sich manchmal als ein sehr wichtiges Mittel im ersten Stadium, wenn der Husten locker ist und die Magen-Darm-Symptome in den Vordergrund treten. Das Kind erbricht bei jedem Hustenanfall Schleim. Im großen und ganzen sucht das Kind kühle, frische Luft, fühlt sich draußen wohler und hustet nicht im Freien, außer wenn es sich sehr stark körperlich anstrengt. Wenn es dagegen wieder in einen warmen Raum kommt, können die Hustenanfälle ausgelöst werden, und es kann auch anfangen zu frieren. In warmen Zimmern genügen schon geringste körperliche Anstrengungen, um einen Hustenanfall auszulösen. Abends im Bett können die Hustenanfälle den Schlaf längere Zeit verhindern. Danach wird das Pulsatilla-Kind meistens durchschlafen.

### Coccus cacti

Das Coccus-cacti-Kind wacht mit dem Hustenanfall auf. Er beginnt, sobald es die Augen öffnet und endet mit Erbrechen, wobei ihm lange Fäden von klarem Schleim aus dem Mund bis zum Boden hinunterhängen. Dieses Kind verträgt Wärme in jeder Form schlecht, z. B. wenn es nachts im Bett warm wird oder warme Getränke zu sich nimmt. Schlecht geht es ihm aber auch nachts, bevor es ins Bett kommt und gegen

23.30 Uhr. Das Trinken von kaltem Wasser sowie alleine schon das Ausspülen des Mundes mit kaltem Wasser bessern die Beschwerden. Bei diesem Kind beginnt und endet der Tag mit Hustenanfällen.

### Hepar sulfuris

Es kommt in Frage bei heiserem, kruppartigem Husten, der schlimmer wird, je näher die Nacht rückt. Das Kind spricht heiser, und der Husten klingt heiser. Der Husten wird durch das Einatmen kalter Luft und das Essen oder Trinken von etwas Kaltem ausgelöst.

### Corallium rubrum

Es zählt zu den sogenannten routinemäßig verabreichten Keuchhustenmitteln. Ein Leitsymptom dieses Mittels ist die Erstickungsnot vor dem Anfall, die auf eine starke neurotische Komponente hindeutet. Das Kind schnappt buchstäblich nach Luft und wird purpurblau im Gesicht, bevor das Bellen anfängt. Die kurzen Anfälle folgen schnell aufeinander. Es ist ein kurzer hackender Husten, der sich anhört wie eine Maschinenpistole.

### Kalium bichromicum

Typisch sind Absonderungen von fadenziehendem Schleim. Die Absonderungen aus der Nase sind dick und gelb. Sie werden schlimmer nach dem Essen und durch tiefes Einatmen. Das Kind atmet schnell und oberflächlich, um Anfälle von Husten zu verhindern. Die Drüsen sind vergrößert, und es besteht ein allgemeiner Katarrh der Nase, des Rachens und der Stirnhöhlen. Es hat einen rauheren Husten als das Hepar-Kind, und es ist eher ein sägendes Geräusch.

### Naphthalin

Es kommt in Frage, wenn die Anfälle außergewöhnlich lang und häufig sind. Das Kind kann ganz schlecht atmen. Naphthalin ist gekennzeichnet durch einen krampfartigen Husten, er ist kruppös, trocken, explosiv und zusammenschnürend. Die keuchende Einatmung am Ende ist besonders ausgeprägt. Katarrhalische Symptome sind kaum vorhanden. Die Anfälle sind so heftig, daß alle Anwesenden um das Leben des kleinen Patienten fürchten. Das Kind muß aufgesetzt werden, es wird sonst blau. Es kann nicht ausatmen. Deshalb ist dieses Mittel wichtig bei Keuchhustenanfällen, die in die asthmatische Richtung gehen. Das Kind verschluckt sich grundsätzlich am Essen, und es kommt nach dem Essen zum Erbrechen durch die Anfälle. Die Anfälle sind nachts häufig, am Tag weniger; sie werden durch Sprechen ausgelöst.

### Rumex

Typisch ist ein trockener, hackender, andauernder, erschöpfender Husten. Der Hustenreiz sitzt unterhalb des Brustbeins, und es kitzelt ständig. Kälte in jeder Form, selbst das Aufdecken des kleinen Fingers, löst einen Hustenanfall aus. Auch wenn das Kind sehr warm angezogen ist, kann es nicht lange draußen spielen, da es unaufhörlich hustet. Sobald es wieder im warmen Zimmer ist, hören die Anfälle auf. Die Stimmbänder werden angegriffen, und die Stimme klingt heiser und belegt.

### Zincum metallicum

Auch für Zink sind Krämpfe kennzeichnend. Während der Anfälle hält das kranke Kind irgend etwas mit all seiner Kraft fest, um sich zu kontrollieren. Es besteht sehr große Unruhe, besonders der Füße. Es kommt zu unwillkürlichem Wasserlassen und Stuhlgang.

### Sambucus nigra

Es handelt sich um einen feuchten Husten mit starker Schleimbildung. Es wird auch sehr viel Schleim abgehustet, der zäh ist und süßlich oder salzig schmeckt; manchmal hat er auch einen fauligen Geruch. Die Verschlimmerungszeit ist um Mitternacht. Wenn das Kind anfängt, im Schlaf zu husten, hört sich der Husten trocken an. Sobald das Kind aufwacht, fängt es auch an, sehr stark zu schwitzen.

## *Mittel für das zweite Stadium*

### Ipecacuanha

Es ist ein wichtiges Mittel, wenn Erbrechen im Vordergrund steht. Typisch ist ein würgender, erstickender Husten. Die Anfälle folgen schnell hintereinander, begleitet von reichlichem, zähem, eiweißartigem Schleim, der

Erbrechen auslöst. Das Kind erschlafft während des Anfalls oder auch erst danach, es wird tödlich blaß, und kühler Schweiß bedeckt es.

### Carbo vegetabilis

Es ist ein wichtiges Mittel, wenn die bisherige Behandlung wenig erfolgreich war oder die bisherigen Mittel nur kurz halfen. Der Husten wird stetig schlimmer. Hier treten die Beschwerden des Verdauungstraktes in den Vordergrund, so daß das Kind fast keine Nahrung mehr bei sich behalten kann. Auch auf die gesunde Kost, die von der Mutter angeboten wird, hat es überhaupt keine Lust. Es möchte nur schwerverdauliche Speisen, wie z. B. Pfannkuchen, süße Puddings, Pommes frites, Pizza, Bratkartoffeln usw. essen. Die Anfälle werden durch Wärme und Anstrengung ausgelöst. Dieses Mittel kommt besonders da zum Einsatz, wo die gute Wirkung von Pulsatilla nachläßt.

### Cuprum metallicum

Es ist angezeigt, wenn der Husten sehr krampfhaft ist und die Hustenanfälle sehr lange anhalten. Das Kind wird zyanotisch (Blauverfärbung des Gesichts), es kann kaum mehr atmen, und durch die große Anstrengung beim Einatmen erbricht es jede Speise krampfartig. Es ist sehr nervös, wodurch plötzliche Anfälle entstehen, die fast immer in Krämpfen enden, welche in den Fingern und Zehen beginnen oder sich nur auf diese Körperteile beschränken. Die Anfälle erschöpfen das Kind sehr, es schläft unruhig, wacht mitunter auf und verlangt etwas zu essen, am liebsten Schokolade, welche es wieder erbricht. Dieses Symptom muß allerdings nicht immer vorhanden sein. Bei Kindern, die unter noch größerer Erschöpfung leiden und denen Cuprum metallicum nicht so eindeutig hilft, kann sich Cuprum arsenicosum als sehr wichtiges Mittel erweisen.

### Ferrum phosphoricum

Das Ferrum-phosphoricum-Kind ist schwächlich, blaß und eher anämisch (blutarm). Allerdings bekommt es durch die geringste Anstrengung, so auch durch den Husten, leicht ein blühendes Aussehen mit richtig roten Apfelbäckchen. Es hat einen wechselhaften Appetit, jedoch neigt es durch die Hustenanfälle sehr leicht zum Erbrechen. Ein weiteres wichtiges Symptom ist das Nasenbluten. Wenn sich das Kind überfordert fühlt oder wenn es sich sehr stark körperlich angestrengt hat, kann es schreckliche Hustenanfälle bekommen.

## *Mittel für das dritte Stadium*

### ARSENICUM ALBUM

Dies Mittel kommt in Frage, wenn das Kind durch den Keuchhusten sehr geschwächt und mitgenommen ist. Durch die geringste körperliche Anstrengung bricht der Husten wieder aus, selbst wenn die starken Anfälle schon abgeklungen sind, wodurch das Kind noch weiter entkräftet wird. Das Kind ist leicht gereizt, besonders wenn es seine Aufgaben und Pflichten nicht so gut erfüllen kann, wie es gerne möchte. Dann kann es auch manchmal sehr zornig werden, was wiederum starken Husten auslöst.

### ARNICA

wurde bereits bei den Mitteln für das erste Stadium beschrieben. Es ist aber auch sehr häufig im dritten Stadium angezeigt.

### STAPHISAGRIA

Dieses Mittel kommt in Frage, wenn sich das Kind von den Eltern nicht richtig aufgenommen fühlt und unter Druck steht. Die Schonzeit und die besondere Anteilnahme der Eltern sind vorbei. Die normalen Bedingungen des Alltags werden wieder durchgesetzt, und das gefällt dem Kind nicht. Es bekommt starke Hustenanfälle vor Ärger, hinter dem sich ein stiller Kummer verbirgt.

### NUX VOMICA

Auch bei dem Nux-vomica-Kind ist die Schonzeit jetzt abgelaufen. Es möchte viele Sachen, die es während der Krankheit nicht machen konnte, in Angriff nehmen. Dies macht es sehr ungeduldig, und der geringste Widerstand von anderen bringt es auf die Palme, wodurch natürlich Hustenanfälle ausgelöst werden.

### Ignatia

Das Ignatia-Kind hat die durch die Krankheit bedingte Schonzeit nicht richtig ausnutzen können. In einem gewissen Sinne möchte es die Krankheit gerne noch etwas behalten. Besonders, wenn ihm von den Eltern ein Riegel vorgeschoben wird, reagiert es mit einem Hustenanfall, um den Widerstand der Eltern zu brechen.

### Colocynthus

In gewissem Sinne ist das Colocynthus-Kind ähnlich wie das Ignatia-Kind, aber es möchte nicht leiden. Besonders empfindlich reagiert es auf das Schimpfen der Eltern, und zwar mit schweren Hustenanfällen, so daß die Eltern sich richtig schuldig fühlen.

### Sepia

Das Sepia-Kind hat keine Lust, irgendwelche Pflichten des Alltags zu erfüllen, und möchte daher am liebsten alleine gelassen werden. Sobald es gefordert wird, reagiert es mit heftigen Hustenanfällen.

### Bryonia

Das Bryonia-Kind versucht wieder in den normalen Alltag zurückzufinden, aber in seinem normalen, sehr langsamen Rhythmus. Wenn es gehetzt wird, kann es daher leicht in einen Wutanfall ausbrechen, der mit einem Hustenanfall verbunden ist.

### Pertussinum

*Die Keuchhustennosode – ein Mittel für alle Stadien*

Man könnte durch das Lesen von manchen Büchern und Broschüren den Eindruck bekommen, daß es ausreicht, jeden Keuchhusten mit Pertussinum zu behandeln. Zum Teil wird dies auch praktiziert. Jedoch unterliegen die *Nosoden* (homöopathisch potenzierte Krankheitserreger) dem gleichen homöopathischen Heilgesetz »Similia similibus curantur« wie alle anderen Mittel auch.

Wenn dieses Mittel das richtige ist, dann können wir eine stetige Besserung erwarten. Aber eine abgeschwächte Form des Keuchhustens weist nicht auf Pertussinum als das Similimum (das ähnlichste Mittel) hin, sondern höchstens auf ein Simile, ein ähnliches Mittel. Wenn es sich um ein sehr abwegiges Simile handelt, führt dies meistens zu einer Unterdrückung und nicht zu einer Heilung des Keuchhustens.

Eine Unterdrückung können Sie daran erkennen, daß sich das Allgemeinbefinden des Kindes nicht im gleichen Maße bessert wie der Keuchhusten oder sogar schlechter wird. Wenn es sich um eine Unterdrückung handelt, bricht der Keuchhusten nach dem Absetzen des Pertussimums in aller Heftigkeit wieder aus.

Für Säuglinge ist Pertussinum allerdings aus verschiedenen Gründen immer ein sehr wichtiges Mittel. Säuglinge neigen dazu, den Keuchhusten in seiner heftigsten Form zu bekommen, und Nosoden sind generell sehr wichtige Mittel bei schweren Verläufen von Infektionskrankheiten. Je kleiner das Kind ist, um so unspezifischer ist der Keuchhustenverlauf, und das ist auch ein Argument, um die Nosoden einzusetzen. Und letztendlich können wir bei der Behandlung von Säuglingen nicht zuviel kostbare Zeit verstreichen lassen, um ggf. ein noch besser passendes Mittel zu finden. Wenn Pertussinum auch nicht immer das passendste Mittel für Säuglinge sein mag, so ist es doch in jedem Falle sehr nahe daran.

Pertussinum kann man auch dann einsetzen, wenn unsere sorgfältig gewählten Mittel weder die Anfälle richtig in den Griff bekommen noch das Allgemeinbefinden des Kindes wesentlich verbessern. Ferner ist Pertussinum angezeigt, wenn sich zwar das Allgemeinbefinden wesentlich bessert und auch die Anfälle viel weniger werden, aber die Krankheit letztendlich doch nicht zu einem Schlußpunkt kommt und sich in die Länge zieht.

---

### *Die Behandlung schwacher, abgemagerter kleiner Kinder und älterer Menschen (Großeltern)*

---

#### Barium carbonicum

ist wichtig bei alten Menschen, die als Kinder chronisch entzündete und vergrößerte Mandeln und Drüsen hatten mit häufigen akuten Mandelentzündungen.

Auch abgemagerte Kinder sprechen auf Barium carbonicum gut an. Der

Husten wird ausgelöst durch Kitzeln in Hals und Magengrube. Es ist ein krampfhafter Husten, morgens erschwerter, gelber, zäher, stärkeähnlicher Auswurf, der oft salzig schmeckt. Diese Kinder haben Angst vor Fremden. Alte Menschen, die dieses Mittel brauchen, verhalten sich wieder wie Kinder.

### Barium jodatum

Dieser Typ reagiert zwar auch auf Kälte mit einer Mandelentzündung, friert jedoch nicht so leicht wie der Barium-carbonicum-Mensch. Es paßt besonders gut für Menschen, die eine Neigung zur Tuberkulose haben und deren Bauchdrüsen verhärtet sind.

### Senega

paßt besonders für alte Menschen, die schon eine Erweiterung der Lungenbläschen (Emphysem) haben oder bei denen die Gefahr besteht, daß sich durch den Keuchhusten ein Emphysem entwickelt. Der Kranke spürt eine Schwere auf der Brust. Ein Brennen und Kitzeln im Kehlkopf löst einen erschütternden Hustenanfall aus. Die Brust steckt voller Schleim oder fühlt sich zumindest so an. Es kommt viel zäher, eiweißartiger Schleim, der teilweise sehr übel riecht, vor allem morgens. Die Keuchhustenanfälle sind jedoch abends schlimmer.

### Lycopodium

wird rein aufgrund der konstitutionellen Symptomatik gegeben. Die gesamte Bauch- und Magengegend ist erschlafft. Die meisten Speisen sind unverträglich und verursachen große Beschwerden mit Blähungen. Der Kranke ist eher verstopft. Der Husten ist trocken, hohl und stoßartig, schlimmer am frühen Abend bis Mitternacht. Der Patient schwitzt bei der geringsten Anstrengung, friert aber sofort, wenn er ein Kleidungsstück ablegt.

### Sulfur

ist ein hilfreiches Mittel, wenn wenig oder keine besonderen Symptome vorhanden sind oder bisher kein Mittel durchschlagend geholfen hat. Dem Patienten ist eher warm, er hat keinen richtigen Appetit, aber Durst.

HIPPOZAENIUM (MALLEINUM)
hilft alten Menschen mit tuberkulinischer Vorgeschichte, deren gute Gesundheit durch die Bronchialproblematik über die Jahre gelitten hat. Es ist so viel Schleim vorhanden, daß sie fast daran ersticken. Sie können den Schleim wegen der starken Entkräftung, und weil er so fest sitzt und zäh ist, schlecht abhusten. Der Auswurf ist meist von grünlicher Farbe.

## Die Keuchhustenimpfung

Meldepflicht besteht seit 1961 nur noch für Keuchhustentodesfälle. Seitdem haben wir keine zuverlässigen Daten mehr über das Auftreten von Erkrankungen. Seit 1983 liegt die Sterberate bei Keuchhusten zwischen 2 und 8 Fällen pro Jahr. Im Jahre 1992 gab es unter 80 Millionen Deutschen 3 Todesfälle durch Keuchhusten laut den Angaben des Statistischen Bundesamtes in Wiesbaden.

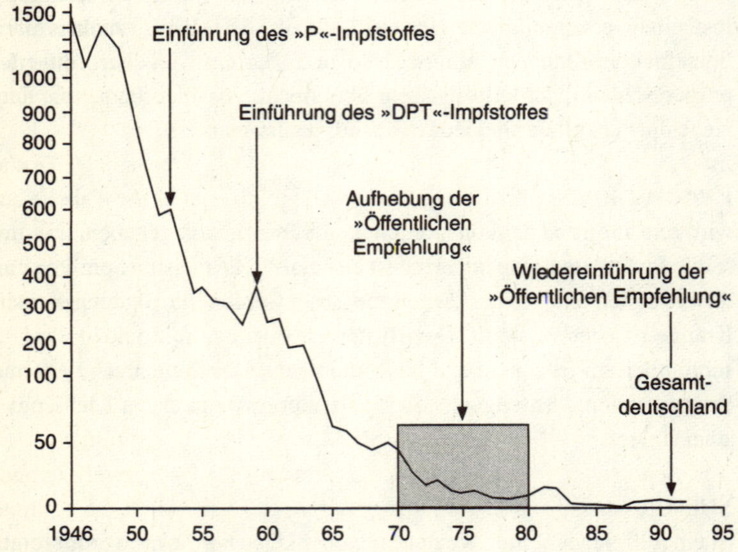


Sterbefälle an Keuchhusten in Deutschland 1946–1992
(Quelle: Statistisches Bundesamt Wiesbaden)

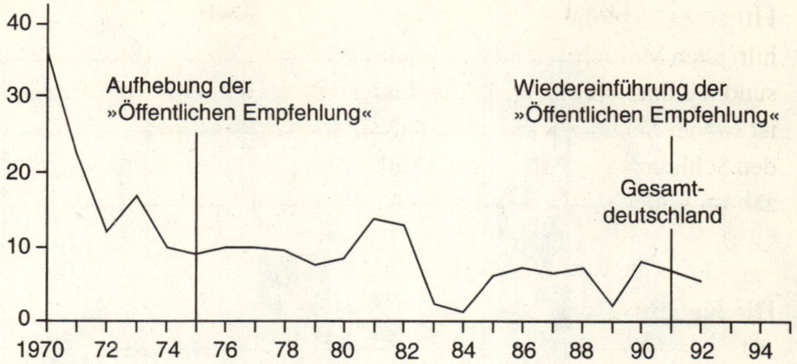


Todesfälle an Keuchhusten in Deutschland 1970–1992
(Quelle: Statistisches Bundesamt Wiesbaden)

Eine Untersuchung (Stickel und Pachler) aus dem Jahre 1980 an 5485 stationär aufgenommenen, an Keuchhusten erkrankten Kindern ergab, daß 438 Kinder gegen Keuchhusten geimpft waren. Die Autoren stellen fest: »Darüber hinaus führt der Keuchhustenimpfstoff bei fast jedem Säugling zu Nebenwirkungen und in seltenen Fällen zu schweren Komplikationen mit Dauerschäden ... Auffallend ist die niedrige Letalität (Sterberate) des Keuchhustens ...« Die Wahrscheinlichkeit, an der Keuchhustenimpfung zu sterben, ist wesentlich größer als an Keuchhusten.

In der ehemaligen DDR wurden 132 Impfschäden durch die DPT- und Pertussisimpfung anerkannt. Davon starben 23 Kinder. Die Tabelle auf Seite 194 zeigt, daß das Risiko, an Keuchhusten zu erkranken, mit der Keuchhustenimpfung zunimmt. Von 142 Wiener Kindern, die 1965 an Keuchhusten erkrankten, waren 60,6%, also 86 Kinder, gegen Keuchhusten geimpft.

Ein Allgemeinarzt auf den Shetlands zeichnete im Jahre 1979 die Krankheitsgeschichten von 134 Kindern auf, die im Zuge einer Epidemie an Keuchhusten erkrankten. Von diesen waren 93 geimpft.

Ein weiteres Beispiel für die hohe Erkrankungsrate der gegen Keuchhusten geimpften Kinder kommt aus Maryland. Obwohl fast die gesamte Bevölkerung (98%) dreifach gegen Keuchhusten geimpft wurde, zeigte sich 1982 in Maryland eine starke Vermehrung der Keuchhustenfälle. Mehr als 50% der Erkrankten mußte eine Woche oder noch länger sta-

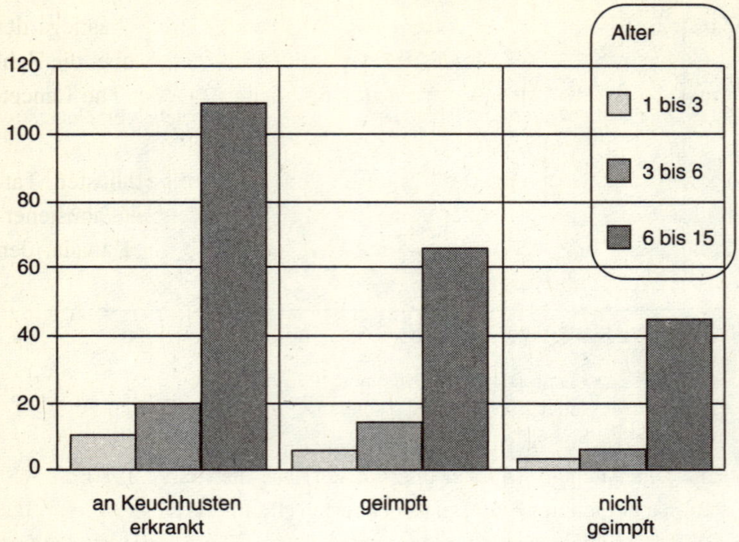


Impfzustand an Keuchhusten erkrankter Wiener Kinder (1965)
(Quelle: H. W. Hayek)

tionär behandelt werden. 18% der Patienten unter einem Jahr bekamen Lungenentzündung (Quelle: Jama, 8. 7. 1983).

Eine Untersuchung von Prof. Steward in Schweden kommt zu der beunruhigenden Feststellung, daß 70% der Erwachsenen, die an Keuchhusten erkranken, von geimpften Kindern angesteckt wurden. Es war vor Einführung der Keuchhustenimpfung nur bekannt, daß der Schutz vor Keuchhusten im höheren Alter nachläßt und sich dann die Großeltern eines keuchhustenkranken Kindes anstecken können.

Es wird manchmal behauptet, der Rückgang von Keuchhustenerkrankungen sei den Impfungen zu verdanken. Folgende Fakten widerlegen dies:

- Die Keuchhustentodesrate verringerte sich um mehr als 75%, *bevor* die Impfungen eingeführt wurden.
- In Ländern, in denen kaum oder weniger geimpft wurde, wie z. B. in Ägypten, ging die Anzahl der Keuchhustenerkrankungen ebenfalls deutlich zurück.
- In Großbritannien sank die Durchimpfungsrate innerhalb von drei

Jahren um die Hälfte. Anschließend erkrankten, trotz Anstiegs der Geburtenrate, 25% weniger Kinder an Keuchhusten, wobei die Zahl der Todesfälle um fast die Hälfte zurückging (Quelle: The Lancet, 18. 1. 1978).

Es wird ferner behauptet, die Impfung schütze vor Keuchhusten. Tatsächlich trat aber ein hoher Anteil von 30–50% aller Keuchhustenerkrankungen bei vollständig geimpften Kindern auf (in Kanada, den USA, Großbritannien im Jahre 1974).

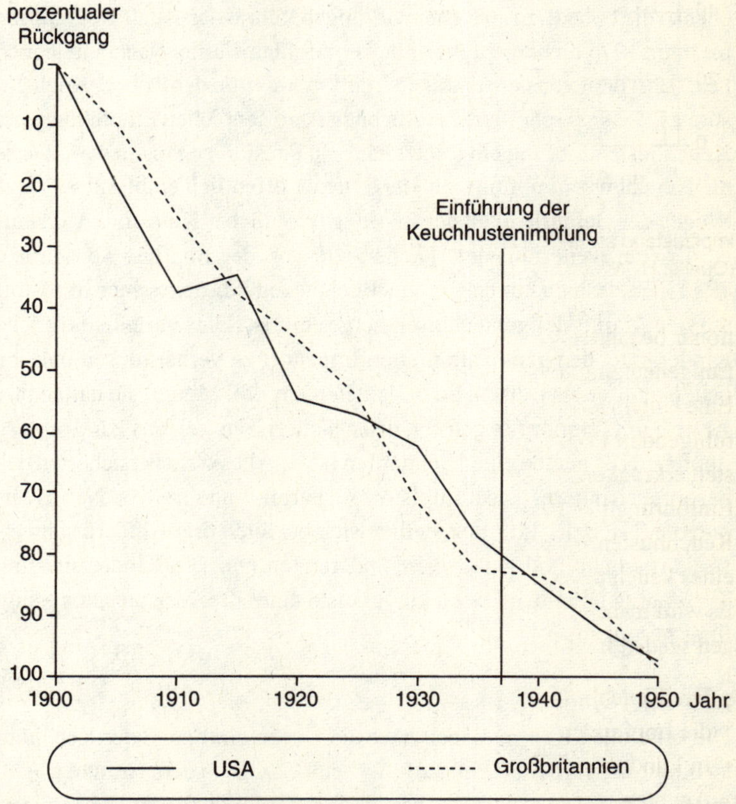


Prozentualer Rückgang der Keuchhustentodesrate in Großbritannien und den USA von 1900 bis 1950 (Quelle: Miller)

Als ein Argument für die Durchführung der Impfung wird häufig angegeben, sie solle besonders die Säuglinge schützen, da diese ja keinen mütterlichen Abwehrkörper gegen Keuchhusten hätten. Tatsächlich ist der Keuchhusten aus diesem Grund am gefährlichsten für Neugeborene und junge Säuglinge. 70% der Todesfälle durch Keuchhusten treten vor dem dritten Lebensmonat auf. Es wird aber erst im dritten Monat mit dem Schutz vor Keuchhusten angefangen, der erst nach dreimaligem Impfen im achten Monat abgeschlossen ist. Die Impfung erreicht die gefährdete Säuglingsgruppe also überhaupt nicht. Dieser Tatbestand, ebenso die hohe Rate an Nebenwirkungen, führte dazu, daß die Impfung im Jahre 1975 nicht mehr öffentlich empfohlen wurde. Nachdem jedoch Prof. Ehrengut von der ständigen Impfkommission des Robert-Koch-Institutes, der sich sehr für die Aufhebung der öffentlichen Empfehlung der Keuchhustenimpfung eingesetzt hatte, in Pension gegangen war, wurde die Keuchhustenimpfung seit 1991 wieder öffentlich empfohlen.
Wegen der Gefährlichkeit der Impfung (plötzlicher Kindstod, Autismus etc.) rieten weiterhin viele Kinderärzte von der Impfung ab. Anfang 1996 kam deshalb ein neuer, angeblich nebenwirkungsarmer Impfstoff auf den Markt, der gentechnisch hergestellt ist. Dies verleitete manche Kinderärzte, den genmanipulierten Impfstoff zu verharmlosen und ihn bedenkenlos einzusetzen. So berichteten uns drei Mütter, sie hätten ihre Ärzte beim Impftermin gefragt, ob es nicht riskant sei, das Kind jetzt zu impfen, da es gerade einen Schnupfen hätte. Alle Ärzte versicherten den besorgten Müttern, dieser Impfstoff sei harmlos und frei von Nebenwirkungen. Nach der Impfung stellten sich bei allen drei Kindern schwerste körperliche und geistige Behinderungen ein. Die Kinder sind mit 1 $^1/_2$ Jahren unter den Entwicklungsstand eines drei Monate alten Säuglings gesunken.

*Nebenwirkungen*

Die offiziellen Informationen über die Nebenwirkungen der Keuchhustenimpfung variieren sehr stark. So heißt es z. B. in dem Heftchen »Geimpft – Geschützt«, das vom bayerischen Gesundheitsministerium herausgegeben wird: »Lokale Rötung und Schwellung sowie flüchtige Hauterscheinungen, gelegentlich auch kurz anhaltendes Fieber und

Kreislaufreaktionen kommen meist wenige Stunden nach der Impfung vor. Extrem selten wurden Komplikationen von seiten des Zentralnervensystems beobachtet.«

Auf dem Beipackzettel der Pharmafirma Smithkline Beecham wurden dagegen im zeitlichen Zusammenhang mit der Impfung gelegentlich folgende Ereignisse beobachtet: Unruhe, ungewöhnliches Schreien von über einer Stunde, Durchfall, Verstopfung, Erbrechen. Während der klinischen Studien wurden beobachtet: selten entzündliche Hauterkrankungen, Ekzeme, virale Infektionen, Mittelohrentzündung; gelegentlich Husten, Schnupfen, Bronchitis und andere Infektionen der oberen Luftwege. Ferner wird darauf hingewiesen, daß bei versehentlicher Injektion in ein Blutgefäß Reaktionen bis zum Schock auftreten können.

Nach dem Beipackzettel nimmt die Häufigkeit der Reaktionen mit der Anzahl der Impfungen zu. 8,9% der erstgeimpften Kinder reagierten mit Fieber von 38–39 °C. Bei der 4. und 5. Auffrischimpfung waren schon 17,7% der Kinder betroffen. Die Pharmafirma rät dazu, die Kinder nicht zu impfen, falls diese mit Krampfanfällen in den ersten drei Tagen auf die erste Impfung reagiert haben. Ferner wird darauf hingewiesen, daß der Impferfolg bei einer immunsuppressiven Therapie oder bei angeborener oder erworbener Immunschwäche wie bei allen anderen Impfungen eingeschränkt oder in Frage gestellt sein kann. Obwohl die Impfung aller Wahrscheinlichkeit nach nicht in der gewünschten Weise anschlagen wird und zusätzlich das Immunsystem des Kindes erheblich schwächt, wird allerdings nicht davon abgeraten, HIV-infizierte Kinder zu impfen. Kinder mit einer fortschreitenden neurologischen Erkrankung sollten dagegen nicht gegen Keuchhusten geimpft werden. Der Hersteller gibt ferner an, daß vor jeder Impfung eine genaue Befragung zur Krankengeschichte und eine gründliche Untersuchung auf Impffähigkeit zu erfolgen haben. Auf bestehende Erkrankungen oder Nebenwirkungen nach vorausgegangenen Impfungen ist dabei besonders zu achten, u. U. ist die Impfung bis zur Klärung der Ursachen auszusetzen.

Auch vom Gesetz her ist der Arzt verpflichtet, vor einer Impfung aufzuklären. Wenn dies unterlassen wurde, kann der Arzt im Falle eines Impfschadens schadensersatzpflichtig gemacht werden. In der kleinen

Schrift des bayerischen Gesundheitsministeriums fehlt dieser wichtige Hinweis. Statt dessen wird hier der Eindruck vermittelt, die Eltern hätten selbst die Verantwortung für die Impfung zu tragen. Dies müssen sie jedoch nur, wenn sie vorher ausführlich über die Impfkomplikationen aufgeklärt wurden. Dort heißt es: Über Hinderungsgründe bei einer geplanten Impfung sowie über die erforderlichen zeitlichen Abstände zu vorausgegangenen oder nachfolgenden Impfungen ist im Einzelfall der Arzt zu befragen. Der Arzt sollte jedoch die Eltern unaufgefordert über mögliche Nebenwirkungen der Impfung aufklären. Ferner fehlt in dieser Broschüre der wichtige Hinweis, daß das Kind zum Zeitpunkt der Impfung ganz gesund sein muß.

Im Beipackzettel heißt es dazu: Bei bekannten schweren allergischen Reaktionen auf die Bestandteile des Impfstoffes darf nicht geimpft werden. Wie bei allen anderen Impfstoffen sind Personen mit einer akuten schweren und mit Fieber einhergehenden Erkrankung von einer Impfung zurückzustellen. Die Beobachtungen über die Nebenwirkungen des Impfstoffes beziehen sich nur auf die ersten 48 Stunden. Es ist aber bekannt, daß es auch noch Tage bis Wochen nach der Impfung zu starken Störungen kommen kann.

Nach einer amerikanischen Studie unterliegen Kinder, die gegen Keuchhusten geimpft wurden, einem fast 4000mal höheren Risiko, Langzeitschäden durch die Impfung davonzutragen, als Ungeimpfte durch die Krankheit selber. In dem Buch von Coulter und Fisher »DPT – ein Schuß ins Dunkle« werden folgende Zahlenverhältnisse angegeben:

Es treten durchschnittlich pro Jahr in den USA 34 048 Keuchhustenfälle auf, die in 10 Fällen tödlich verlaufen und in 3 Fällen zu Langzeitschäden führen. Im Vergleich dazu kommt es bei 35 000 geimpften Kindern zu krankhaften Reaktionen auf die Impfungen. Die Dunkelziffer dieser Zahl liegt wesentlich höher, denn nicht alle Ärzte bringen Krankheiten in Anschluß an eine Impfung mit dieser in Zusammenhang. Von diesen 35 000 Kindern sterben 943, langzeitgeschädigt sind 11 666. Hier sehen wir, daß die Impfung erstens nicht schützt, weil trotzdem 34 048 Kinder jedes Jahr an Keuchhusten erkranken, und zweitens kommen Todesfälle nach Impfungen fast 100mal häufiger vor als nach Keuchhusten.

*Lernstörungen als Folge der Keuchhustenimpfung:* Die Keuchhustenimpfung wird bei Tierversuchen benutzt, um einen anaphylaktischen Schock herbeizurufen und dadurch eine akute autoimmune Encephalomyelitis (allergische Encephalitis) auszulösen. Aufgrund dieser Tatsache vermuten Experten, daß die postvaccinale Encephalitis die größte Ursache für Behinderungen und Lernschwierigkeiten in den USA sein könnte (Quellen: Cerry u. a.; Coulter).

*Plötzlicher Kindstod als Folge der DPT-Impfung:* Von 103 Kindern, die am plötzlichen Kindstod (Krippentod) starben, erhielten 70% bis zu drei Wochen vorher die DPT-Impfung, eine Kombinationsimpfung gegen Diphtherie, Pertussis (Keuchhusten) und Tetanus (Quelle: Miller).
Es wird immer behauptet, daß der Krippentod durch die Bauchlage der Säuglinge zustande kommt. Das alleine scheint aber nicht die Ursache zu sein. Auffällig ist der Zusammenhang mit der Impfung, der in der Öffentlichkeit leider nicht erwähnt wird. So fiel z. B. in Schottland nach Einstellung der Impfung die Krippentod-Rate, ohne daß die Mütter die Schlafposition der Babys geändert hatten (Quelle: Ponsonby 93).
Auch in Japan ist der Krippentod sehr stark zurückgegangen, seit die Babys nicht mehr im ersten Lebensjahr geimpft werden, sondern erst mit zwei Jahren (Quelle: J. D. Cherry, Jama 1990).

### *Warnung bei Risikogruppen*

Nach Meinung des Bundesgesundheitsamtes sind folgende Risikogruppen nicht gegen Keuchhusten zu impfen:

- Wenn das Kind eine akute Infektionskrankheit (Schnupfen, Husten, Ohrenentzündung) oder Durchfall hat oder wenn es innerhalb eines Monats vor einer geplanten DPT-Impfung von einer solchen Krankheit genesen ist.
- Wenn bei einem Mitglied der Familie des Kindes nach einer DPT-Impfung schwere Komplikationen aufgetreten sind. Dies ist ein starkes Indiz für eine erbliche Veranlagung. Es gibt Berichte über zwei, drei und vier impfgeschädigte Kinder in einer Familie.
- Ein Familienmitglied hat an Krämpfen oder neurologischen Störungen gelitten.

- Das Kind war eine Frühgeburt oder es hatte ein niedriges Geburtsgewicht.
- Das Kind hat nach der Geburt an einer Gehirnreizung gelitten, z. B. durch eine Zangengeburt, durch eine Meningitis oder eine verkrümmte Wirbelsäule.
- Allergien, die entweder bei dem Kind oder in der Familie auftreten können.

Die WHO empfahl 1975, Kinder nicht zu impfen, in deren Familien neurologische Störungen aufgetreten sind.
Die Kontraindikationen für eine Impfung sind nicht einheitlich. Der Vergleich zeigt, daß die Impfstoffhersteller aus Haftungsgründen im allgemeinen mehr Nebenwirkungen von Impfungen auflisten als die Gesundheitsämter.
Sehr viele gesundheitliche Störungen, die durch die Impfung bedingt sind, werden jedoch wegen mangelnder Organisation und schlechter Aufklärung weder von den Eltern noch den Ärzten als eine Impffolge erkannt. Wenn die Impfungen nicht in dem Untersuchungsheft für Kinder, sondern in einem separaten Impfpaß eingetragen werden, lassen sich Störungen nach der Impfung nicht so einfach mit der Impfung in einem Zusammenhang sehen. Dazu ein Beispiel aus der Praxis.

## Fallbeschreibungen

*Autismus nach Keuchhustenimpfung*
Der 16jährige Simon wurde von seinem Vater wegen Autismus zu uns in Behandlung gebracht. Es ist das dritte und letzte Kind der Eltern. Simon hat sich anfangs sehr gut entwickelt und war ganz gesund, mit elf Monaten konnte er schon gehen. Drei Tage nach der dritten Diphtherie-Tetanus-Keuchhusten-Impfung bekam er eine heftige Sinusitis und mußte für einige Tage ins Krankenhaus. Dies wäre natürlich ein Grund gewesen, die vierte Auffrischimpfung nicht mehr durchzuführen. Offensichtlich wußte aber niemand über diese Zusammenhänge Bescheid, und die vierte Dreifachimpfung wurde ein Jahr später durchgeführt. Unmittelbar nach der Impfung wurde er apathisch, er reagierte erschreckt,

wenn jemand ihn ansprach, und zog sich immer mehr zurück. Schließlich hörte er ganz auf zu sprechen. Niemand kam auf die Idee, daß es sich um einen Impfschaden handeln könnte. Der Vater erzählte, daß es vor jeder Impfung zu einem Streit mit seiner Frau kam, die als Kinderkrankenschwester eine Befürworterin aller Impfungen war. Der Vater hingegen hatte von seinem Gefühl her eine tiefe Abneigung gegen das Impfen. Erst nachdem er unseren »Homöopathischen Ratgeber: Impffolgen und ihre Behandlung« gelesen hatte, wurde ihm plötzlich ganz klar, daß es sich bei dem Autismus seines Sohnes um einen Impfschaden handelt.

Während der 14jährigen Krankheit hat der Junge verschiedene Phasen von Autismus durchgemacht. Nachdem er nach der Impfung aufgehört hatte zu sprechen, fing er 3–4 Jahre später langsam wieder mit dem Sprechen an. Momentan sei er mehr in einer ruhigen Phase, sagte der Vater. Dies stellte sich so dar, daß er im Praxiszimmer ständig hin und her ging und ab und zu so laut aufschrie, daß es durch alle Räume drang. Er probiere bei Menschen, die er nicht kennt, gern seine Tricks aus, um zu sehen, wie sie auf ihn reagieren, erklärte der Vater. Eigentlich sei er sehr ängstlich in neuen Situationen, und er versuche, seine Unsicherheit durch bestimmte Manöver zu überdecken. So gehe er z. B. auch an Fremde ganz nah heran und schaue ihnen in die Augen oder rieche an ihnen. In einer Menschenmenge schreie er plötzlich, um die Aufmerksamkeit zu erregen. Er brauche dauernd Zuwendung, sage und verlange es auch. Diese ruhige Phase bestehe erst seit einem halben Jahr, davor war er sehr aggressiv. Er tobte, lief von zu Hause weg und schrie. Die Familie schaffte sich einen Hund an, der auf ihn aufpaßte und ihn daran hinderte, fortzulaufen, ihm dabei aber niemals etwas zuleide tat. Vor dem Ausbruch seiner Krankheit konnte er sehr gut zeichnen, aber nach der Impfung hat er nur noch Kreise mit Löchern gemalt, die er mit Schwarz ausfüllte. Jeder Versuch zu malen, endete mit einem Tobsuchtsanfall, wobei er den Stift verkrampft in der Hand hielt.

Es sei unmöglich, ihn ohne Vollnarkose zahnärztlich zu versorgen, weil er sich einfach nicht ruhig halten könne. Auf die Schmerzen reagiere er sehr unempfindlich, er registriere den Schmerz zwar, aber teile es nicht mit. Wenn er nicht unruhig hin und her laufe, mache er stereotype Bewegungen. Er zwicke zum Beispiel Grashalme ab und zerbreche Stöckchen und versinke richtig in seinem Autismus. Er habe die Angewohnheit, alles Neue zu beriechen. Einmal in der Woche wache er nach Mitternacht auf und sei dann die ganze Zeit wach. In seiner Entwicklung befinde er sich in der Phase eines Kindes, das noch nicht das Wort »ich« verwenden kann. Er könne die Wörter »du« und »ich« noch nicht unterscheiden und spreche von sich in der dritten Person. Er spreche wenig, und man könne ihn sehr schwer verstehen. Er kenne nur den Wochentag Samstag.

Die Unterhaltung mit ihm in der Praxis erweist sich als schwierig. Das einzige, was er sagt, ist, daß er gerne Karamelbonbons von mir möchte. Dies wiederholt er in einer monotonen Art ständig. Er könne richtige Tobsuchtsanfälle bekommen, wenn man zu lange auf ihn einredet, sagt sein Vater. Man muß kurz und prägnant mit ihm reden. Jede Veränderung im Hause macht ihn wütend. Nachdem z. B. neue Türen eingebaut wurden, schlug er die Türen wieder kaputt. Er hat auch die Angewohnheit, mutwillig die Sachen seiner Geschwister zu zerstören, und das gemeinsame Leben in der Familie ist nur möglich, wenn alle Familienmitglieder ihre Zimmertüren vor Simon verschließen, besonders die Speisekammertür muß geschlossen werden, denn Simon hat dauernd Hunger. Er könnte ein Kilo Brot essen, wenn er es bekommt. Es beruhigt ihn sehr, wenn man seinen Daumen in die Hände nimmt.

Da die Keuchhustenkombinationsimpfung der Hauptverursacher dieser Störung zu sein schien, bekam Simon als erstes Mittel die Keuchhustennosode (PERTUSSINUM LM 30). Der Vater meldete sich drei Monate später und berichtete, daß Simon in den ersten sechs Wochen sehr heftig auf diese Nosode reagiert hätte. Dann fing er plötzlich an, sich an Sachen zu erinnern, die er vor zehn Jahren erlebt hatte. Von da an ging eine erstaunliche Veränderung in ihm vor. Er ist nun hilfsbereit und rege, ergreift von sich aus die Initiative und nimmt aktiv am Leben der Familie teil. Er sieht jetzt, wo Hilfe notwendig ist, und packt an, ohne daß man ihn darum bitten muß. Das wäre früher unmöglich gewesen. Die Eltern sind sehr überrascht über diese erstaunliche Verbesserung seines Gemütszustandes. Die Behandlung geht weiter.

### *Fieberkrampf, Atemstillstand und Neurodermitis nach Keuchhustenimpfung*

Ein fünfjähriges Mädchen litt an folgenden Symptomen: starke Neurodermitis, in Kniekehlen und Ellenbeugen starker Juckreiz, kratzt sich jede Nacht blutig, häufig heißer Kopf und sehr oft erkältet.

Das Mädchen war voll geimpft worden, einschließlich gegen Tbc. Sie war sehr ruhig; wenn sie Kummer hatte, wollte sie getröstet werden, war sehr anhänglich, und aus diesem Grunde war der Vertrauensaufbau nur schwer möglich. Das Kind hing abends noch an der Flasche und näßte nachts das Bett. Es hing sehr an seinem Bruder und sollte nun in den Kindergarten. Es war bereits mit homöopathischen Komplexmitteln, Bachblüten und einer Ausleitungstherapie behandelt worden, die Neurodermitis hatte sich jedoch kaum verändert.

Diese hartnäckige Therapieresistenz, sogar naturheilkundlichen Methoden gegenüber, ist ein deutlicher Hinweis für einen Impfschaden, zumal das Kind auch nicht vorbelastet war. Es war ein gewolltes Kind, eine glückliche Schwangerschaft und eine harmonische Geburt im Geburtshaus.

Im zweiten Lebensjahr war das Kind geimpft worden, einen Monat später hatte es einen Fieberkrampf mit Atemstillstand und mußte vom Rettungsdienst wiederbelebt werden. Es blieben keine Schäden zurück. Ein Jahr später impfte der Kinderarzt abermals, worauf nach einem Monat wiederum ein Fieberkrampf auftrat und der Rettungsdienst eine Reanimation vornehmen mußte. Seitdem häuften sich in der Familie die Probleme, das Mädchen war sehr ängstlich und zurückgezogen, der etwas größere Bruder war ständig ängstlich besorgt um die kleine Schwester. Ein Vierteljahr später hatte das Mädchen Neurodermitis bekommen.

Zur gezielten Behandlung wurde PERTUSSINUM LM 60 gewählt. Schon zwei Monate später war ein starker Rückgang der Neurodermitis, bis auf kleine Reste an den Händen, zu beobachten. Der Juckreiz war verschwunden. Da das Bettnässen noch bestand, wurde das Mittel weitergegeben. Einen Monat später sah die Haut bereits sehr schön aus, das Kind war recht aufgeweckt, konnte den Kindergarten besuchen, war aber noch etwas ängstlich. Es hörte auf, aus der Flasche zu trinken sowie das Bett zu nässen. Die Impfschädigung war durch die Pertussisnosode ausgeheilt. Die typbedingte Ängstlichkeit wurde mit Phosphor weiterbehandelt.

*Autismus nach Mehrfachimpfung*

Die Geschichte des 15 Jahre alten Frank zeigt, daß es auch bei der vierten und letzten DPT-Impfung mit 20 Monaten noch zu einem schweren Impfschaden kommen kann. Wenn man also seine Meinung gegenüber dem Impfen aufgrund besserer Informationen geändert hat, trägt jede nicht durchgeführte Impfung zur Risikoverminderung bei. Frank reagierte auf die erste Schutzimpfung gleich nach der Geburt (BCG-Impfung) mit einer Eiterung an der Einstichstelle. Drei Mehrfachimpfungen gegen Diphtherie, Tetanus, Polio und Keuchhusten vertrug er scheinbar gut. Er war ein hochintelligentes Kind, schon mit elf Monaten fing er an zu sprechen und zu laufen. Mit $1^1/_2$ Jahren konnte er 10–12 Lieder auswendig und auch schwere Wörter sicher aussprechen. Er war sehr geschickt und schaffte mit $1^1/_2$ Jahren ein Geduldsspiel für Dreijährige in zwei Minuten.

Nach der vierten Vierfachimpfung wurde seine Entwicklung rückläufig. Er konnte sich die Lieder nur mehr in abgekürzter Form merken, bis er sie gar nicht mehr sang. Es ging kontinuierlich bergab, bis er mit fünf Jahren ganz unten war und nur noch lallen konnte. Er ging in einen Behindertenkindergarten, wo es ihm sehr schlecht ging. Teilweise wurden Zwangsmaßnahmen durchgeführt, er wurde zum Essen gezwungen und erbrach.

Anfangs konnte man ihn nicht eine Minute allein lassen. Er lief gleich weg, einmal stand er um 5 Uhr morgens bei – 10 °C draußen in der Kälte. Er näßte das Bett, hatte häufig Ohrenschmerzen, hielt sich auffällig oft die Ohren zu, war abends nicht ins Bett zu bekommen, hatte starke Schlafstörungen und nur alle drei Tage Stuhlgang.

Er bekam als erstes Pertussinum, da es die Keuchhustenimpfung war, die zu Autismus und Sprachverlust geführt hatte. Daraufhin fing er an, vermehrt zu sprechen, und wurde aufgeschlossener. Die Behandlung ist noch nicht beendet.

*Epilepsie nach DPT-Impfung*

Jörg ($2^1/_4$ Jahre) hätte aus verschiedenen Gründen nicht geimpft werden dürfen:

1. Väterlicher- und mütterlicherseits war eine Neigung zu Krampfanfällen und multipler Sklerose vorhanden.
2. Während der Schwangerschaft traten Blutungen auf.
3. Nach der Geburt wurde er für kürzere Zeit immer wieder blau.
4. Zum Zeitpunkt der Impfung hatte er Schnupfen.
5. Zum Zeitpunkt der Impfung fing das Kind bereits an zu zahnen.

Gleich nach der DPT-Impfung mit vier Monaten veränderte er sich. Er schlief viel mehr und wurde ganz unruhig. Am 17. Tag wachte er aus dem Schlaf auf und schrie. Am 18. Tag nach der Impfung kam der erste Krampfanfall, welcher sich dann sehr häufig wiederholte. Es wurde eine Epilepsie diagnostiziert. Er bekam nun so starke Antiepileptika, daß er dadurch apathisch wurde. Etwa nach einem Jahr setzte die Mutter alle Medikamente ab. Das Kind hat seitdem ca. 200 Krämpfe am Tag, aber es fing an, sich zu entwickeln. Trotz pathologischem EEG entwickelte es sich stark innerhalb der nächsten vier Wochen.
Seitdem das Kind geimpft worden ist, hat es keinen erholsamen Schlaf mehr. Es schläft nur ganz kurz, etwa drei Viertel des Tages ist es wach. Als Reaktion auf alle Schlafmittel und Antiepileptika bekommt es noch mehr und heftigere Anfälle. Wie bei Frank, so ist bei ihm auch ein autistisches Verhalten nach der Impfung festzustellen.
Jörg kam mit fast zwei Jahren in homöopathische Behandlung. Das autistische Verhalten besserte sich deutlich mit der DTP-Nosode, er kam mehr aus sich heraus. In der grob- und feinmotorischen Entwicklung machte er gute Fortschritte. Mit $1^1/_2$ Jahren konnte er noch nicht richtig krabbeln, und mit $2^1/_4$ Jahren lief er. Er kann sich jetzt mit Lauten verständlich machen. Seine Verhaltensweisen, wie sie nach der Impfung auftraten, kehren in einer positiven, nicht mehr krankhaften Art zurück. Die Krampfanfälle treten zwar noch auf, aber sie haben ihren bedrohlichen Charakter verloren. Sie beeinträchtigen ihn nicht mehr so wie früher, sind seltener und kürzer geworden.

# Masern

## Erkrankung

*Kurzbeschreibung*
Die Masern zählen zu den klassischen Kinderkrankheiten und zeichnen sich durch einen fleckenartigen Hautausschlag mit Fieber und Erkältungssymptomen aus.

*Geschichtliches*
Masern verlaufen heute gewöhnlich sehr milde. Aber früher grassierten sie manchmal mit solcher Heftigkeit, daß sie auch tödlich endeten. Aus diesem Grund nannten sie die Alten »Morbilli«, was soviel heißt wie »kleine Pest«. Schon im Jahre 1920 schrieb der französische Homöopath Dr. Alfonse Teste, daß durch die Entdeckung der Homöopathie die Gefährlichkeit der schlimmsten Masernepidemien auf ein Zehntel reduziert wurde. Wenn die Masern im Jahre 1920 schon nicht mehr als gefährlich eingestuft wurden, so kann man sie heute als vergleichsweise harmlos bezeichnen. Die Masern zählen aber immer noch zu den am meisten verbreiteten Kinderkrankheiten. Aufgrund ihrer großen Ansteckungsfähigkeit scheinen sie für die Entwicklung der Kinder von besonderer Bedeutung zu sein. Durch das Durchmachen der Krankheit wird ihnen die Möglichkeit gegeben, sich von einer tiefsitzenden miasmatischen Belastung zu befreien.

*Der positive Aspekt von Masern*
Für die Masern gilt in besonderem Maße, was für alle Kinderkrankheiten gilt: Sie geben dem Kind die Möglichkeit, sich von erblichen Belastungen, die sich noch über Generationen in den Genen der Nachfahren auswirken können, zu befreien. Der für die Masern typische Hautausschlag läßt den Vergleich mit einer Häutung aufkommen. Alles Krankhafte, Belastende wird über die Haut ausgeschieden. Für eine kurze

Zeitspanne öffnen sich die Schleusen in Form der Hautkapillaren, und eine große Entgiftungsaktion kann über die Haut stattfinden.
Viele Eltern von masernkranken Kindern sind nach der überstandenen Krankheit überrascht, wie positiv sich ihre Kinder verändert haben. Eine Mutter erzählte, ihr Kind sei vor Ausbruch der Masern sehr unleidlich und aggressiv gewesen. Es war mit nichts zufrieden und suchte ständig Streit mit seinen Geschwistern. Als es an Masern erkrankte, dachte die Mutter, sie müsse ihm ständig am Bett Gesellschaft leisten, ihm vorlesen, es unterhalten und beschäftigen. So war es ihr jedenfalls in Büchern über Kinderheilkunde empfohlen worden. Um so überraschter war sie, als ihr Sohn sie bat, ihn nicht ständig zu stören. Schweren Herzens und voller Sorge, ihre Mutterpflichten nicht zu vernachlässigen, ließ sie ihn in Ruhe. Drei Tage und Nächte verbrachte er allein, hoch fiebernd und fast immer schlafend, in seinem abgedunkelten Zimmer, wie in einem Kokon. Danach war aus einem widerborstigen, streitlustigen Jungen ein liebenswürdiges, gesundes, mit sich selbst zufriedenes Kind geworden.

*Ansteckungsfähigkeit und Immunität*

Zu Masernerkrankungen kommt es eher in den kälteren Monaten. Sie können in seltenen Fällen auch Erwachsene befallen. Eine einmal durchgemachte Erkrankung bietet einen lebenslangen Schutz. Frauen, die als Kind die Masern durchgemacht haben, können wiederum ihren Kindern über die Plazenta und die Muttermilch Abwehrkörper mitgeben. Bei Frauen, die in der Kindheit geimpft wurden, ist dies nicht möglich, da der Immunschutz, wenn überhaupt, nur wenige Jahre anhält.
Die Masern sind gleich zu Beginn der Inkubationszeit ansteckend. Mit der Heftigkeit der Symptome nimmt auch die Ansteckungsgefahr zu. Am stärksten ist sie, bevor der Ausschlag ausbricht und wenn das Fieber noch hoch ist. Die Masern können bis zu drei Wochen dauern, und so lange sind sie auch ansteckend.

*Die Inkubationszeit*

Vom ersten Kontakt mit einem Masernkranken bis zum Ausbruch der Krankheit dauert es 8–14 Tage. Anders als bei Polio kann die Ansteckung nur über Erkrankte erfolgen.

*Der Krankheitsverlauf*

Die Krankheit zeigt sich uns in drei Perioden: katarrhalisches Stadium, Ausschlag und Abheilung. Jede Phase ist durch besondere Symptome gekennzeichnet.

*1. Das katarrhalische Stadium:* Die Anfangssymptome sind die einer gewöhnlichen Erkältung mit Schnupfen, Husten, Frösteln, Niesen, Heiserkeit und Bindehautentzündung. Die Lider sind geschwollen, es besteht Tränenfluß und große Lichtempfindlichkeit. Manchmal kommt es auch zum Erbrechen. Die Zunge ist meist belegt und feucht, es besteht Durst, aber eine Abneigung gegen Essen. Es können auch Koliken auftreten. Am zweiten Tag erhöht sich die Temperatur.

*2. Das Stadium des Ausschlags:* 3–4 Tage nach dem katarrhalischen Stadium bricht der Hautausschlag aus, und zwar zuerst auf den Schleimhäuten, am Gaumen, den Innenseiten der Wangen und der Schleimhaut der Unterlippe. Diese sogenannten Koplikschen Flecken sind ein sicherer Hinweis für eine Masernerkrankung. Etwa 12–24 Stunden später zeigt sich der Masernausschlag zuerst hinter den Ohren und breitet sich dann über das Gesicht, die Innenseiten der Arme, den Rumpf und den ganzen Körper nach unten aus, wobei er zunehmend milder verläuft. An den Beinen bilden sich keine Bläschen.
Erhabene, hell- oder tiefrote, hirsekorngroße Flecken zeigen sich zuerst auf der Stirn und dann auf den Backen des Kindes. Sogar schon vor ihrem Ausbrechen, zur Zeit der Koplikschen Flecken, können sie als kleine harte Punkte unter der Haut gefühlt werden.
Die Masernflecken behalten ihre Abgegrenztheit, sind aber gleichzeitig durch eine generalisierte Rötung miteinander verbunden. Dies führt zu einer starken Schwellung des Gesichts. Etwa am sechsten Tag der Krankheit, zwei Tage nach dem ersten Auftreten der Flecken, beginnen sie in der gleichen Reihenfolge, in der sie gekommen sind, wieder zu verschwinden. Dabei bleibt eine Rauheit der Haut zurück. Am achten oder neunten Tag ist alles verschwunden. Die Haut schält sich, und der ganze Körper ist wie mit einem grobkörnigen Puder bedeckt.
Sobald sich der Ausschlag voll entfaltet hat, beginnt das Fieber zu sin-

ken und verschwindet in 2–3 Tagen. Dies ist ein charakteristischer diagnostischer Hinweis für Masern. Das plötzliche Verschwinden des Fiebers ist nicht typisch für andere infektiöse Hautausschläge.
Die Krankheit verläuft nicht immer so, wie sie hier beschrieben ist. Der Hautausschlag ist zwar ein charakteristisches Symptom für die Krankheit, aber er ist keine notwendige Bedingung für ihre Existenz. Bei Masernepidemien erkranken manche Menschen, die für dieses Miasma anfällig sind, ohne einen Hautausschlag zu produzieren.

*3. Die Abheilung:* Die Stärke des Ausschlags sagt nichts über den weiteren Verlauf der Masern aus. Komplikationen treten erst nach dem Verschwinden des Ausschlags auf. Die schlimmsten Begleiterscheinungen wie z. B. Mittelohrentzündung, chronische Entzündung der Augenlider usw., treten nur dann auf, wenn der Ausschlag total verschwunden ist.
Wenn das erkrankte Kind im Anfangsstadium nicht genügend geschützt wird und rauhem, feuchtem Wetter ausgesetzt ist, kann der Ausschlag nicht richtig herauskommen. Dann leidet es unter sehr starken Kopfschmerzen und allgemeinem Unwohlsein. Die Haut ist marmoriert, und in der Unterhaut schimmert der Ausschlag durch. Dies ist ein gefährlicher Zustand, der früher zu den Todesfällen führte.

*Die häufigsten Komplikationen* bei einem unterdrückten Ausschlag sind: Bronchitis, Lungen- und Darmentzündung, ferner Bindehautentzündung, Mittelohrentzündung, Kehlkopfentzündung, Magen-Darm-Beschwerden, Durchfall. In sehr seltenen Fällen kommt es zu Lähmungen und Nierenbeschwerden.
Heutzutage treten im Westen diese Formen praktisch nicht mehr auf. Statt dessen findet man gelegentlich, besonders bei geimpften Kindern mit einem geschwächten Immunsystem, eine atypische Form der Masern. Auch hier kommt es zu keinem richtigen Ausschlag, der kleine Patient quält sich lange mit der Krankheit herum, ohne daß es in irgendeiner Form bedrohlich wird.
Sehr heftige Masernverläufe wurden früher auch als »schwarze Masern« bezeichnet, da der Ausschlag durch die vielen kleinen Hautblutungen eine dunkelpurpurrote Farbe hatte. Diese Form war damals sehr ge-

fürchtet, da die Schulmedizin kein Heilmittel kannte. Mit Hilfe der homöopathischen Mittel ist es aber durchaus möglich, auch diese schweren Formen zu heilen, wodurch die Gefährlichkeit, wie anfangs erwähnt, auf ein Zehntel verringert wurde.

**Differentialdiagnose des Hautausschlags**

- Bei *Masern* zeigt sich der Ausschlag zuerst an den Schleimhäuten des Mundes (Kopliksche Flecken), dann im Gesicht und an der Innenseite der Unterarme.
- Bei *Scharlach* beginnt der Ausschlag im Nacken und oberen Brustbereich.
- Bei *Grippe* gibt es keinen Ausschlag.
- *Röteln* haben einen ähnlichen Ausschlag, aber dieser ist leichter, und die Flecken verlaufen nicht ineinander. Bei Röteln kommt der Ausschlag schon am ersten oder zweiten Krankheitstag.

## Behandlung

Das masernkranke Kind braucht Ruhe und keine Unterhaltung wie z. B. Fernsehen oder Kassettenhören, ferner ein abgedunkeltes, kühles, gut gelüftetes Zimmer ohne Zugluft. Das Zimmer sollte öfter kurz gelüftet werden, wobei das Kind gut zugedeckt sein muß, sonst können Komplikationen der Atmungsorgane auftreten, oder der Ausschlag kann verschwinden.

Bei einer akuten Krankheit sind die Bedürfnisse des kranken Kindes nach bestimmten Nahrungsmitteln in der Regel stark ausgeprägt. Normalerweise verschwindet der Appetit bei hohem Fieber, und Fasten fördert den Entgiftungsprozeß. Es gibt allerdings auch Kranke, die trotz Fieber einen gesunden Appetit entwickeln. Dieses Verhalten sollte nicht als normal, sondern als ein Symptom bewertet werden und spricht z. B. für das Arzneimittel PHOSPHOR.

Milch ist in der Regel bei entzündlichen, fieberhaften Krankheiten nicht so förderlich, aber auch hier bestätigen Ausnahmen die Regel. Kinder, die Verlangen nach Milch haben, brauchen RHUS TOXICODENDRON. Gestillte Säuglinge sollten unbedingt weiter gestillt werden. Es ist nicht ratsam, während einer akuten Krankheit mit dem Abstillen zu beginnen. Kühles Wasser wird bei Fieber meistens besser vertragen als warme Getränke, die bei einem geschwächten Magen guttun. Vitamin A soll helfen, die Komplikationen von Masern zu verringern.

Was können Sie tun, um den Ausschlag nach außen zu treiben?

- Gelegentlich wird empfohlen, heißen Zitronensaft mit Zucker zu trinken. Davon möchten wir jedoch abraten, da er Durchfall erzeugen kann.
- Ein heißes Bad oder heiße Brustwickel eignen sich dagegen besser, um den Ausschlag nach außen zu befördern.

### Aconit

An dieses Mittel denkt man natürlich ganz am Anfang, wegen der Ähnlichkeit des plötzlichen Krankheitsbeginns mit Schüttelfrost und schnellem Fieberanstieg. Der Puls ist schnell und fest, die Haut trocken und heiß, das kranke Kind ist unruhig, stöhnt und hat großen Durst. Weitere Hinweise für Aconit sind der Fließschnupfen, die Bindehautentzündung, die Lichtempfindlichkeit und das häufige Niesen. Aconit mildert den gesamten Verlauf und bringt den Ausschlag schneller zum Vorschein.

### Euphrasia

Die Erkältungssymptome sind noch heftiger als die von Aconit. Die Augen sind sehr rot und geschwollen, die Tränen strömen, und die Nase läuft stark. Ein trockener Reizhusten, besonders am Tag, kennzeichnet das Mittel. Ferner besteht ein klopfender, berstender Kopfschmerz in der Phase vor dem Ausbrechen des Ausschlags.

### Belladonna

Das Gesicht des masernkranken Kindes ist rot, und seine Augen sind blutunterlaufen. Sein Puls ist schnell, kann aber im Gegensatz zu Aconit abgedrückt werden. Es ist zwar eine starke Hitze vorhanden, aber die Haut ist nicht trocken wie bei Aconit. Belladonna ist von Aconit leicht durch die qualvollen Halsschmerzen zu unterscheiden, die das Trinken sehr erschweren. Die Trockenheit der Schleimhaut zwingt das Kind zum Trinken, was aber so schmerzhaft ist, daß es dann doch lieber darauf verzichtet. Der scharfe Kopfschmerz ist ein besonderes Symptom von Belladonna. Bei Masern kann es unter Umständen zum Fieberdelirium kommen. In dieser Phase wird das Gesicht dunkel- bis purpurrot, und ein Fieberkrampf kann bevorstehen. Belladonna wird ihn schnell abwenden.

### Gelsemium

Wichtig für das zweite Stadium. Jetzt beginnt der Ausschlag, und ein Frösteln vermischt sich mit der Hitze, das den Rücken hoch- und runterläuft. Das Kind kann auch unter betäubendem Kopfschmerz leiden, wenn der Ausschlag nicht richtig herauskommt. Viel Niesen und ein wunder Hals sind immer vorhanden. Der Schnupfen macht die Nase wund, es besteht wenig Durst.

### Bryonia

Bryonia ist das erste Mittel, wenn der Ausschlag verzögert oder unterdrückt wird. Die Krankheit nimmt einen langsamen Verlauf, so daß der Ausschlag später und zögerlicher herauskommt als gewöhnlich. Ein trockener, schmerzhafter Husten mit Stichen in der Brust, starke Kopf- und Gliederschmerzen sind vorhanden. Das Kind ist durch den Husten sehr heiser und kann nicht mehr tief einatmen. Seine Atmung ist behindert, und tiefes Einatmen ist sehr schmerzhaft, wenn nicht sogar unmöglich. Der kleine Patient liegt ganz ruhig, und jede Bewegung verschlimmert alle Beschwerden. Durst besteht meist auf große Mengen, die Schleimhäute sind trocken, und das Kind leidet unter Verstopfung. Bryonia wirkt regulierend und bringt den Ausschlag heraus.

### Dulcamara

Bei dem Masernkind, welches Dulcamara braucht, fehlen die katarrhalischen Symptome. Je weniger Schnupfen vorhanden ist, desto schlimmer kann das körperliche Leiden sein. Das Kind hat überall starke Schmerzen mit Zerschlagenheitsgefühl, besonders im Nacken, außerdem ist es sehr unruhig.

PULSATILLA

Bei einem Stockschnupfen denken wir in erster Linie an Pulsatilla. Der Husten wird zum Abend hin immer trockener. Er ist morgens am lockersten, und meist bringt das Kind dann viel gelblichen Auswurf hoch. Ferner besteht eine ausgeprägte Bindehautentzündung mit reichlichem Tränenfluß, der später eitrig wird. Die Augen sind morgens mit gelben Krusten verklebt. Meist kommt es auch zu Ohrenschmerzen, und in der Regel ist auch der Magen betroffen. Das Pulsatilla-Kind ist niedergedrückt, weinerlich, mit fahler, fast grauer Gesichtsfarbe. Es leidet sehr. Seine Zunge ist meist belegt. Es ist im Anfangsstadium durstlos, dann bekommt es viel Durst auf kleine Mengen kalten Wassers.

## Die Masernimpfung

| **Zusammensetzung des Impfstoffs** |
|---|
| Der Impfstoff (MMMR-Vax) enthält neben dem abgeschwächten Masernvirus folgende Zusatzstoffe: 14,6 mg hydrol. Gelatine, 0,3 mg menschliches Eiweiß und 0,03 mg Neomycinsulfat.<br>Der Impfstoff MMR-Treplovax enthält zusätzlich noch die Hilfsstoffe Phenolrot, Glutamat, Sukrose, Sorbitol, Igelmedium und Medium 199. |

Gegen Masern wird meistens in Kombination mit dem Mumps- und Rötelnimpfstoff geimpft. Hier muß als erstes gesagt werden, daß von einer Mehrfachimpfung in jedem Falle abzuraten ist, da es in der Natur nicht vorkommt, daß ein Kind sich gleichzeitig mit zwei oder fünf Krankheiten ansteckt. Die Mehrfachimpfung stellt also eine ungeheure Belastung für den kindlichen Organismus dar. Sie schwächt das Immunsystem, und die Kinder sind anschließend wesentlich anfälliger für banale Infekte wie Husten, Schnupfen, Mittelohrentzündung etc.

Die Impfung wird erst ab dem 15. Lebensmonat vorgenommen, weil bis zum 12. Lebensmonat mütterliche Antikörper vorhanden sind.

Bei jeder Krankheit ist grundsätzlich abzuwägen, ob die durch die Krankheit entstehenden Schäden größer sind als die der Impfung. Wie bereits erwähnt, verlaufen die Masern heutzutage harmlos und sind für die Entwicklung eines Kindes sehr wichtig. Die Masernimpfung schützt aber nicht lebenslang vor einer erneuten Ansteckung im Gegensatz zu den natürlich durchgemachten Masern. Eine hohe Durchimpfungsrate führt dazu, daß Mütter ihren Kindern keine Abwehrstoffe gegen Masern mehr mitgeben können. Diese Situation hat dazu geführt, daß in Amerika die Masernerkrankungsrate bei Säuglingen in den letzten Jahren sprunghaft angestiegen ist. Die Masernsterblichkeit ist sogar auf das Zehnfache gewachsen. Man hat versucht, die Masern in den USA bis zum Jahre 1982 auszurotten. Dies hat zu verhängnisvollen Rückschlägen geführt.

Krankheiten sind wichtige Entwicklungshilfen für unsere Kinder und uns selber. Das Durchmachen einer Infektionskrankheit ist eine der wirksamsten Methoden, um unser Immunsystem zu stärken. Impfungen dagegen irritieren das Immunsystem und schwächen es. Durch Impfungen kann es zu genetischen Veränderungen kommen, die unkontrollierbar sind. Die Folgen können schwere Krankheiten sein, die es in dem Ausmaße, wie sie heutzutage auftreten, früher nicht gegeben hat (siehe Polio- und Hepatitisimpfung). Manchmal hat es diese Krankheiten vor Beginn der Impfungen überhaupt nicht gegeben. Es können z. B. Allergien, multiple Sklerose, Krebs oder Diabetes entstehen. Zudem bringt die Masernimpfung in den meisten Fällen überhaupt nicht den gewünschten Schutz. So waren z. B. 98% der Masernkranken bei einer Epidemie in New Mexico geimpft.

Auch in den Vereinigten Staaten sind 61–90% der Masernerkrankten ausreichend geimpft worden. Da die Masern nach einer Impfung meistens atypisch verlaufen und es manchmal gar nicht zu einem Hautausschlag kommt, denken viele Ärzte nicht an Masern bei einem maserngeimpften Kind. Die Zahlen könnten in Wirklichkeit also noch ganz anders aussehen. In der Schweiz war genauso wie in den USA ein Impfprogramm zur Ausrottung von Masern, Mumps und Röteln geplant. Doch die Schweizer Ärzte wehrten sich dagegen.

Auch bei den Masern läßt sich deutlich zeigen, daß die Anzahl der tödlichen Erkrankungen fast den Nullpunkt erreicht hatte, bevor mit dem Impfen begonnen wurde. Die Graphik zeigt die Maserntodesrate in den USA und Großbritannien, die um mehr als 95% gesunken war, bevor der Impfstoff eingeführt wurde.

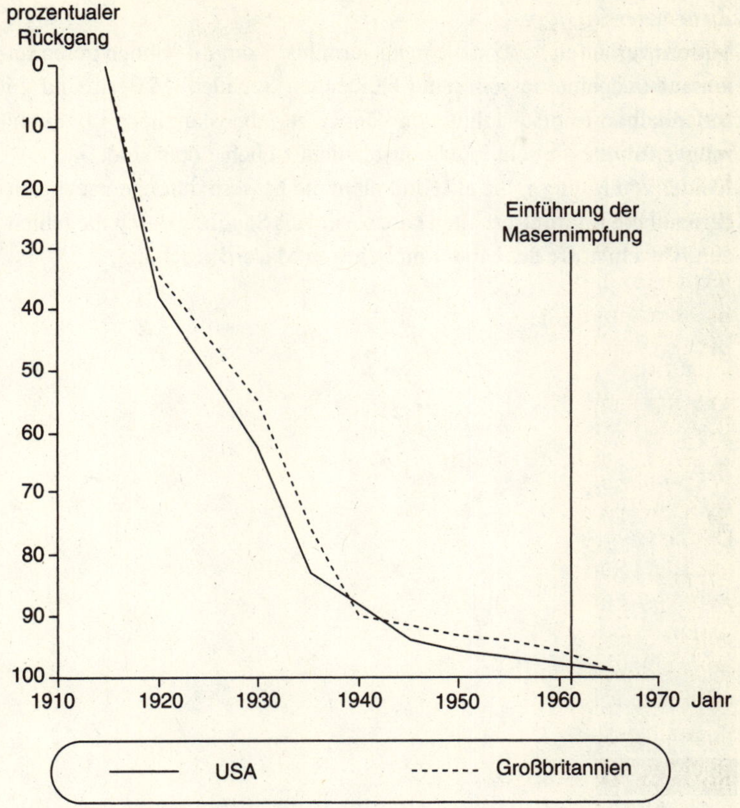


Prozentualer Rückgang der Maserntodesrate in Großbritannien und den USA von 1910 bis 1970 (Quelle: Miller)

Vor jeder Impfung steht der persönliche Entschluß der Eltern oder des Kindes, ob sie die Impfung möchten oder nicht. Schließlich ist jede Impfung mit großen gesundheitlichen Risiken verbunden, die man erst nach eingehender Aufklärung überblicken kann. Eine systematische Durchimpfung der Bevölkerung bedeutet eine ungeheure Schwächung der Immunitätslage der Menschen. Kein Mensch kann heute voraussagen, welche neuen Krankheiten durch die Anwendung von Impfstoffen, besonders genmanipulierten und Lebendimpfstoffen, auf uns zukommen.

*Zusammenfassung*

Masern verlaufen heutzutage meist harmlos. Komplikationen treten selten auf und hinterlassen keine bleibenden Schäden. Masern sind gut behandelbar. Impfschädigungen können zu lebenslänglichen Behinderungen führen, die schulmedizinisch nicht zu behandeln sind.

Kinder von Müttern, die als Kind nicht die Masern durchgemacht, sondern nur die Impfung erhalten haben, sind als Säugling durch die fehlenden Abwehrstoffe der Mutter nicht gegen Masern geschützt.

# Mumps

*Ziegenpeter, Wochentölpel, Parotitis epidemica*

## Erkrankung

*Kurzbeschreibung*

Mumps ist eine durch ein Virus hervorgerufene Infektionskrankheit, die durch eine Schwellung der Ohrspeicheldrüsen (Parotis) charakterisiert ist.

*Geschichtliches*

Mumps ist eine uralte Kinderkrankheit, die schon von Hippokrates beschrieben wurde. Heutzutage gibt es Mumpsepidemien, wie sie früher sehr häufig auftraten, nicht mehr.

*Übertragung*

Die Krankheit kommt nur noch sporadisch vor, und zwar bevorzugt im Frühling. Das Virus wird im wesentlichen durch Tröpfcheninfektion von Kranken auf Gesunde übertragen. Die Ansteckungsfähigkeit ist nicht sehr groß, denn es erkrankt nur ein kleiner Teil der Personen, die der Krankheit ausgesetzt sind. Es handelt sich zwar um eine klassische Kinderkrankheit, aber Erwachsene, vor allem Pflegepersonen, können auch erkranken. Menschen, die auf beengtem Raum, z. B. in Lagern, zusammenleben, sind anfälliger, besonders Männer. Säuglinge sind durch mütterliche Abwehrkräfte geschützt (doch auch alte Menschen sind gegen Mumps immun). Eine Besonderheit der Krankheit ist, daß sie in einer Familie das jüngste Kind zuerst befällt, dann das nächstältere usw. Das Überstehen von Mumps hinterläßt eine lebenslange Immunität. Bei fast 50% der Erkrankten verläuft der Mumps latent. Es werden also Abwehrkörper gegen Mumps gebildet, ohne daß der Mensch die Krankheit durchmacht.

*Krankheitsverlauf*

Die Inkubationszeit beträgt 2–3 Wochen und ist damit länger als bei den meisten anderen ansteckenden Kinderkrankheiten. Zuerst zeigen sich

allgemeine Krankheitsanzeichen, wie Schwäche, gestörte Magen-Darm-Funktion, Appetitlosigkeit, belegte Zunge, schlechter Mundgeruch, manchmal vermehrter Speichelfluß und Kopfschmerzen. Die Symptome können sehr stark werden. Unter Frösteln, Kopf- und Gliederschmerzen steigt die Temperatur, etwa eine Woche später auf 38–39 °C.
1–2 Tage nach Einsetzen des Fiebers schwillt eine Ohrspeicheldrüse an, und zwar häufiger die linke. Durch die starke Schwellung vor und unter dem Ohr wird das Ohrläppchen nach oben gedrängt. Ein Ödem kann die Schwellung noch über den Bereich der Drüse vergrößern. Die Haut ist teigig, aber kaum gerötet. Kauen, Schlucken und Sprechen sind schmerzhaft, da dadurch die Speichelabsonderung angeregt wird. Manchmal tut schon das Mundöffnen weh. Einschießende Schmerzen im Nacken- und Kieferbereich stellen sich ein, manchmal mit unangenehmer Nackensteifigkeit.
Das Kind legt den Kopf auf die kranke Seite, um eine Schmerzlinderung durch Entspannung zu erzielen. So machen die Kinder einen komisch veränderten Eindruck, welche der Krankheit die verschiedenen Namen gegeben hat. Der Höhepunkt der Schwellung und Spannung wird gewöhnlich am 4. Tag überschritten. Danach fällt die Temperatur bis zum 6. oder 8. Tag schnell ab, außer, wenn die andere Seite befallen wird und der ganze Prozeß sich wiederholt. Jetzt beginnt in Dreiviertel der Fälle auch die Drüse der anderen Seite anzuschwellen. Ihre Schwellung dauert nicht so lange, ist aber ebenso stark. In 3–10 Tagen ist alles vorbei. Bevor die andere Seite befallen wird, kommt es zu einem kurzzeitigen Fieberabfall. Bei leichteren Fällen gibt es auch fieberfreie Verläufe. Kinder, deren beide Drüsen gleichzeitig betroffen sind, haben höheres Fieber sowie stärker ausgeprägte Schmerzen und Schwellungen. Manchmal schwellen auch die Drüsen im Nacken an. Im allgemeinen ist das Krankheitsgefühl jedoch nicht so schwer. Durch die belustigende Gesichtsveränderung bekommt der Mumps eine eher erheiternde als gefährliche Note. Und doch hat der Mumps auch seine tückischen Seiten.

*Komplikationen*

Das Virus kann auch andere Drüsen befallen und Entzündungen hervorrufen, z. B. die Hoden, die Eierstöcke oder die Bauchspeicheldrüse. Die

Entzündung des Hodens (Orchitis) tritt plötzlich ein, etwa um den 7. Tag auf dem Höhepunkt der Krankheit, und zwar besonders bei Erwachsenen, bei Kindern eher nach der Pubertät. Die Entzündung ist mit einem erneuten Fieberanstieg verbunden, häufig sogar unter Schüttelfrost, der Hoden schwillt an und wird rot. Daraus kann sich eine Hydrozele (Wasserbruch, Flüssigkeitsansammlung in der Scheidenhaut des Hodens) oder eitrige Hodenentzündung entwickeln.

Nach ein paar Tagen bildet sich die recht schmerzhafte Entzündung zurück. Glücklicherweise tritt die Entzündung meist nur einseitig (häufiger rechts) auf, denn sie bewirkt in mehr als der Hälfte der Fälle eine Zurückbildung des Hodens, die bei doppelseitiger Erkrankung zu Sterilität führen kann. Die Wahrscheinlichkeit, daß der Mumps bei einem Jungen zu Unfruchtbarkeit führt, ist allerdings äußerst gering und auch noch nicht wissenschaftlich nachgewiesen. Diese sehr seltene Komplikation wird aber häufig als Argument benutzt, um die Mumpsimpfung bei Kindern durchzuführen.

Die Schutzdauer der Impfung hält nur 15–30 Jahre an, d. h., wenn die Jungen in das zeugungsfähige Alter kommen, läßt der Schutz gegen Mumps nach. Die Impfung ist daher im Kindesalter völlig überflüssig, denn bei Männern tritt eine Hodenentzündung viel häufiger als bei Jungen auf.

Sehr viel seltener ist die entsprechende Entzündung und Druckempfindlichkeit des Eierstocks bei der Frau. Kleine Mädchen sind davon so gut wie nicht betroffen. Je näher die Pubertät rückt, desto eher können Komplikationen auftreten.

Gelegentlich erkrankt auch die Bauchspeicheldrüse, da sie dasselbe Verdauungsenzym (Amylase) absondert wie die Ohrspeicheldrüse. Dies ist mit Schmerzen im linken Oberbauch und Durchfällen verbunden. In manchen Fällen sind die Schmerzen so stark, daß der Kranke reflexartig erbricht. Sehr selten ist eine Entzündung der Schilddrüse, der Tränendrüsen, der Brustdrüsen oder der Schamlippen.

Eine weitere Komplikation kann die Entzündung der Gehirnhäute (Meningoenzephalitis) sein. Sie tritt meist um den 9. Tag auf, gelegentlich aber auch eine Woche vor bis vier Wochen nach dem Mumps und äußert sich durch Kopfschmerzen und Nackensteifigkeit. Diese Meningoenze-

phalitis hinterläßt in der Regel keine Folgen. In seltenen Fällen kann sie zu einer ein- oder doppelseitigen Störung des Gleichgewichtssinns oder zur Taubheit führen.
In schweren Fällen kann es zum Abszeß der Halswirbelsäule kommen und manchmal zur Lähmung der unteren Glieder. All diese Komplikationen sind homöopathisch heilbar. Zu Todesfällen kam es sogar früher extrem selten.

*Differentialdiagnose*
Ein sicheres Zeichen für Mumps ist die deutliche Schwellung der Ohrspeicheldrüse. Es gibt jedoch auch die bakterielle Parotitis, die bei Infektionskrankheiten aller Art oder bei Abmagerung vorkommt. Im Gegensatz zur viralen Parotitis (Mumps) ist die Haut hier stark gerötet. Die Ohrspeicheldrüsen neigen dann zur Vereiterung, welche aber nur einseitig auftritt. In besonderen Fällen kann man die Diagnose durch Virusnachweis in Speichel, Blut oder Liquor sichern.

## Behandlung

Kühle Umschläge mit Borwasser oder heiße Kartoffelumschläge, Einfetten der geschwollenen Ohrspeicheldrüse mit Öl oder Borsalbe lindern eventuelle Spannungen. Chemotherapeutika und Antibiotika sind bei Virusinfekten wirkungslos. Bei Fieber ist strenge Bettruhe angesagt, vor allem ab der Pubertät. Wegen der Gefahr der Mittelohrentzündung sollten Kinder mindestens acht Tage lang das Bett hüten. Bei einer Hodenentzündung wird der Hoden hochgelagert und ggf. durch Borwasserumschläge gekühlt.
Bei der homöopathischen Behandlung von Mumps steht die Linderung der Schmerzen und Spannungen im Vordergrund. Ferner kann man mit der Homöopathie den Komplikationen vorbeugen oder diese heilen. Bei sehr starken Schmerzen ist es oft nicht möglich, ein Mittel für beide Zwecke zu finden. Dieses Problem finden wir jedoch mehr oder weniger bei allen Kinderkrankheiten, die mit Komplikationen verbunden sind.

ACONIT
ist ein wichtiges Mittel für das Anfangsstadium und kann den Verlauf sehr verkürzen. Es heilt in der Regel nicht aus, und ein Folgemittel wird häufig notwendig sein. Bei Aconit steigt die Temperatur immer sehr schnell an, ohne daß es zu einem Schweißausbruch kommt. Der Puls ist schnell und kräftig. Es besteht großer Durst auf Kaltes. Der Kranke ist unruhig und leidet sehr.

BELLADONNA
geht meist einher mit einer rechtsseitigen, ziemlich umfangreichen Schwellung. Die stechenden, schießenden Schmerzen kommen anfallsweise. Hier finden wir auch einen Wundheitsschmerz im Hals, zusammen mit Schluckbeschwerden. Das Gesicht ist rot, die Augen sind blutunterlaufen, und es sind klopfende Kopfschmerzen vorhanden.

PULSATILLA
ist ein sehr wichtiges Mittel bei Mumps, besonders für die Hodenkomplikationen. Die Schwellung ist meist beidseitig. Wichtig sind die geistigen Symptome des Patienten. Entweder ist er von vornherein mild und weinerlich oder wird es erst durch die Krankheit. Magenbeteiligung ist die Regel bei Pulsatilla. Entweder besteht totale Durstlosigkeit oder Durst auf Kaltes in sehr kleinen Mengen.

## Fallbeschreibung

*Gehirnhautentzündung nach Mumps*
Die vierjährige Rhea bekam während eines Urlaubs in Spanien Mumps, zuerst links, dann rechts. Plötzlich setzten schwere Krankheitssymptome ein. Sie konnte nicht mehr reden, nur noch lallen, die Augen verdrehten sich, sie konnte die Arme nicht mehr koordiniert bewegen, nicht mehr allein essen, nicht stehen, nicht gehen. Ein spanischer Arzt diagnostizierte »allgemeine Erschöpfung nach Mumps«. Wenige Tage später wurde in Deutschland vom Kinderarzt »Gehirnhautentzündung« diagnostiziert. Es gäbe keine Behandlungsmöglichkeit.

Die homöopathische Behandlung mit einer Gabe TUBERCULINUM C 200 brachte eine so baldige Besserung aller Symptome, daß der Kinderarzt bei der nächsten Untersuchung nur von einem Wunder sprechen konnte. Das Mädchen ist heute zehn Jahre alt und hat keinerlei Schäden zurückbehalten, sondern im Gegenteil eine sehr positive geistige und körperliche Entwicklung durchgemacht.

## Die Mumpsimpfung

| **Zusammensetzung des Impfstoffs** |
|---|
| Der Impfstoff besteht aus abgeschwächten lebenden Mumpsviren. Diese wurden zuerst auf Nierenzellen von Kaninchen und dann auf Hühnerfibroblasten gezüchtet.<br>Die Zusatzstoffe sind: ca. 14,6 mg hydrolysierte Gelatine aus Tierknochen als Füll- und Bindemittel, ca. 0,3 mg Human-Albumin als Stabilisator (kann Allergien auslösen), max. 0,03 mg Neomycinsulfat zur Verhinderung eines Komas (kann Allergien, Magen- und Darmstörungen auslösen). |

*Kontraindikationen*

Auf dem Beipackzettel des Masern-Mumps-Röteln-Lebend-Impfstoffs (MMR-Vax) stehen folgende Kontraindikationen:

Akut kranke sowie als inkubiert geltende und rekonvaleszente Personen (nach vermuteter oder gesicherter Ansteckung und im Genesungsstadium befindliche Personen) sind von der Impfung zurückzustellen. Bei bekannten, schweren allergischen Reaktionen auf die Bestandteile des Impfstoffes darf dieser nicht angewendet werden. Bei Personen, die lediglich aufgrund einer Befragung als allergisch auf Hühnereiweiß oder aufgrund einer positiven Hauttestung als Hühnereiweißallergiker eingestuft werden, besteht in der Regel kein erhöhtes Risiko für diese Impfung. In den äußerst seltenen Fällen, in denen Personen nach dem Verzehr von Hühnereiweiß mit klinischen Symptomen wie Urtikaria (Nesselsucht), Lippen- und Epiglottisödem (entzündliche Schwellungen von Lippen- und Kehlkopfbereich), Laryngo- oder Bronchospasmus (Krampf von Stimmritze oder Bronchialmuskulatur), Blutdruckabfall oder Schock reagieren, kann eine

gezielte Testung und bei negativem Testergebnis eine Impfung erwogen werden.
Bei angeborener, erworbener oder therapiebedingter Immundefizienz (Beeinträchtigung der körpereigenen Abwehr) darf der Impfstoff nicht eingesetzt werden. Dies gilt nicht bei einer Ersatztherapie mit Kortikosteroiden.
HIV-Infizierte (Aids) ohne klinische Symptome und Abwehrschwäche können geimpft werden.
Eine Schwangerschaft muß zum Zeitpunkt der Impfung ausgeschlossen und für acht Monate danach verhindert werden.
Bei Kindern mit zerebralen Störungen (Störungen der Gehirnfunktion) oder Neigung zu Fieberkrämpfen bzw. solchen Fällen in der Familiengeschichte sollte einer Temperaturerhöhung vorgebeugt werden.

*Nebenwirkungen*
Die möglicherweise nach der Anwendung dieses Kombinationsimpfstoffs auftretenden Nebenwirkungen entsprechen denen nach alleiniger oder gemeinsamer Gabe der Einzelkomponenten.
Reaktionen an der Impfstelle wie Rötung und Schwellung treten nach Herstellerangaben nur selten auf. Gelegentlich können, meist in der 2. Woche nach der Impfung, kurz andauerndes Fieber, Schweißausbrüche, Schüttelfrost, Abgeschlagenheit, Kreislaufreaktionen, Kopfschmerzen, Katarrh (Husten, Schnupfen) und Störungen des Magen-Darm-Traktes vorkommen.
Im gleichen Zeitraum kann sich ein schwacher, masernähnlicher Hautausschlag ausbilden, der jedoch gewöhnlich nicht den gesamten Körper betrifft. Reizungen des Mittelohrs sind in Einzelfällen beobachtet worden.
Eine mumpsähnliche Erkrankung mit verkürzter Inkubationszeit (Zeit zwischen Ansteckung und Auftreten erster Symptome) ist in seltenen Fällen nicht auszuschließen. Nach einer von 500 000 Impfungen wurde das erstmalige Auftreten einer insulinpflichtigen Zuckerkrankheit im zeitlichen Zusammenhang zur Mumpsimpfung beobachtet. In Einzelfällen trat eine vorübergehende schmerzhafte Hodenschwellung auf. Auch eine Verminderung der Blutplättchen, Purpura (kleine stecknadelkopfgroße Haut-

blutungen), Hautrötung mit Blasenbildung und allergische Reaktionen wurden in Einzelfällen beobachtet, die jedoch nur ausnahmsweise eine Therapie erfordern.

In äußerst seltenen Fällen ist über anaphylaktische (durch Überempfindlichkeit bedingte) Reaktionen berichtet worden. Bei versehentlicher intravasaler Gabe (Injektion in ein Blutgefäß) können Reaktionen bis zum Schock auftreten.

Störungen des Nervensystems, wie Fieberkrämpfe und flüchtige Gangunsicherheit, sind selten. Weiterhin ist in Einzelfällen über entzündliche Erkrankungen des Gehirns und der Hirnhäute sowie der Nerven und Lähmungen bis hin zur Atemlähmung (Guillain-Barré-Syndrom) berichtet worden.

Zwei Mumpsimpfstoffe wurden bereits vom Markt genommen, da sie 20mal häufiger Hirnhautreizungen verursachten, als man bereits in Kauf genommen hatte. Mit dem Impfstoff, der momentan verwendet wird, kommen bei einem von 100 000 bis 200 000 geimpften Kindern Hirnhautreizungen oder -entzündungen vor. Dabei handelt es sich um Impfschäden, die oft erst nach jahrelangen Kämpfen vor Gericht anerkannt werden. Man muß also davon ausgehen, daß die Dunkelziffer um ein Vielfaches höher liegt.

Jede Impfung kann genau die Komplikationen auslösen, die auch bei der Krankheit, gegen die geimpft wird, entstehen können. Beim Mumps können sich die Bauchspeicheldrüse und die Geschlechtsdrüsen entzünden. Einige Fälle von jugendlichem Diabetes sind daher auf die Impfungen zurückzuführen. Insgesamt werden in der Fachliteratur 19 Fälle von Diabetes nach einer Mumpsimpfung beschrieben, nach einer Mumpserkrankung jedoch nur drei Fälle.

Wenn es nach der Mumpsimpfung zu Entzündungen der Bauchspeicheldrüse kommen kann, so sind auch Hodenentzündungen möglich. Daher ist es wichtig zu wissen, daß noch 30 Tage nach der Impfung Nebenwirkungen auftreten, die sich häufig in akuten Entzündungen äußern. Welche Eltern aber bringen 30 Tage nach der Impfung eine akute Hodenentzündung noch mit der Impfung in Zusammenhang und noch weniger eine Sterilität, die sich erst nach Jahren zeigt?

*Zusammenfassung*

- Mumps verläuft heutzutage in der Regel harmlos.
- Die gefürchtete Komplikation von Mumps, die Hodenentzündung, ist sehr selten und tritt eher bei Erwachsenen auf. Dabei wird in der Regel nur ein Hoden befallen. Eine Sterilität entsteht daher, wenn überhaupt, sehr selten. Wissenschaftlich nachgewiesen wurde jedenfalls bis jetzt noch keine.
- Die Wahrscheinlichkeit, eine Gehirnhautentzündung oder Diabetes nach einer Impfung zu bekommen, ist größer als durch die Krankheit.
- Die Mumpsimpfung bietet keinen lebenslangen Schutz wie eine durchstandene Erkrankung. Erwachsene, die als Kinder eine Mumpsimpfung erhielten, erkranken daher leichter an Mumps, als wenn sie in der Kindheit die Krankheit durchgemacht hätten. Mumps verläuft bei Erwachsenen schwerer als bei Kindern.
- Kinder können trotz Impfung an Mumps erkranken.

# Poliomyelitis

*Kinderlähmung*

## Erkrankung

*Kurzbeschreibung*

Poliomyelitis (Polio) ist eine entzündliche Erkrankung der grauen Rückenmarksubstanz und bei Verdacht meldepflichtig.

*Die Anfänge von Poliomyelitis*

Die Polio nimmt neben den sieben infektiösen Kinderkrankheiten eine Sonderstellung ein. Im Verhältnis zu den Kinderkrankheiten handelt es sich um eine sehr junge Krankheit, die nicht zu der normalen Entwicklung eines Kindes gehört. Ein Blick auf die Geschichte zeigt, daß die typischen Kinderkrankheiten schon sehr lange existieren. Mumps wurde als erste beschrieben, und zwar 300 Jahre vor Christus von Hippokrates. Schon im 1. Jh. n. Chr. wurde die Diphtherie beschrieben. Polio wurde erstmalig im Jahre 1840 beschrieben, d. h., die Krankheit ist wahrscheinlich erst kurz vorher aufgetreten.

Sie gehört damit nicht zu dem Kern der typischen Kinderkrankheiten. Es könnte sogar sein, daß sie erst ausbrechen konnte, nachdem die Menschen durch die Pockenimpfung geschwächt worden waren. Sie wird zu den zivilisationsbedingten Krankheiten gezählt, weil sie in den hochtechnisierten Ländern zuerst auftrat. Noch in den 60er Jahren wurden diese Länder stärker von der Polio heimgesucht, weil dort der Immunschutz der Kinder durch Impfungen und Flaschennahrung der Säuglinge gestört war. In den Ländern der dritten Welt wurde damals weniger geimpft, außerdem wurden die Kinder dort gestillt, d. h., sie wurden mit mütterlichen Abwehrstoffen versorgt. In diesen Ländern waren die Menschen anfangs nicht anfällig gegenüber Polio.

*Die Empfänglichkeit*

Die Empfänglichkeit des Menschen gegenüber dem Polioerreger ist sehr groß, aber nur ein ganz geringer Teil der Infektionen führt zu Lähmun-

gen. Die meisten Menschen bilden Antikörper, ohne Krankheitssymptome zu entwickeln, oder machen einen leichten Schnupfen nach Kontakt mit dem Polioerreger durch. Der Polioerreger kann lange Zeit im Darm von gesunden Menschen leben, ohne irgendwelche Symptome zu erzeugen. Es hängt daher nicht von der Gegenwart des Erregers ab, ob wir erkranken, sondern von unserer Gesundheitslage, die darüber entscheidet, wie gut er gedeihen und sich vermehren kann.
So läßt es sich auch erklären, warum vorhergehende Krankheiten das Milieu im Körper so stark schwächen können, daß sich der Polioerreger leichter ausbreiten kann.

### *Der Erreger*

Es gibt drei Typen von Polioviren, wobei eine Immunität gegen eines dieser Viren keine gegen ein anderes bewirkt. Deswegen werden im Impfstoff alle drei Erreger kombiniert. In der Natur ist es praktisch unmöglich, sich mit allen drei Viren gleichzeitig anzustecken. Die Impfung bedeutet daher einen unnatürlich heftigen Streß für unser Immunsystem.

### *Die Übertragung*

Der Erreger wird durch Tröpfchen und Staub übertragen, und zwar einige Tage nach der Erkrankung, über den Stuhl jedoch noch Wochen nach der Ansteckung.
Das besondere an der Polio ist, daß als Infektionsquelle weniger die mit Lähmungen erkrankten Menschen eine Rolle spielen als vielmehr die völlig Gesunden, die Virusträger sein können. So läßt sich erklären, warum poliogeimpfte Menschen ihre Umgebung anstecken können, ohne selber zu erkranken. Diesen Mechanismus findet man in dem Ausmaß nur bei der Polio; das macht die Impfung so gefährlich. In manchen Gegenden Deutschlands impfen daher die Kinderärzte die ganze Familie eines Kindes bis hin zu den Großeltern gleich mit.

### *Krankheitsverlauf*

Nach dem Kontakt mit dem Erreger dauert es etwa 3–35 Tage, bis die Krankheit ausbricht. Sie beginnt mit unspezifischen Erkältungssymptomen, die den Gedanken an Polio nicht aufkommen lassen: 1–2tägiges Fieber, Schnupfen, Halsschmerzen, evtl. auch Erbrechen und Durchfall. Nach einer fieberfreien Phase von 1–9 Tagen entwickeln sich in den folgenden 2–5 Tagen stärkere grippeähnliche Beschwerden mit Symptomen einer Hirnhautreizung: leichte Nackensteifigkeit, Schweißausbrüche und eine Überempfindlichkeit auf äußere Reize. Das kranke Kind fürchtet sich vor jeder Berührung. Langsam werden seine Muskeln und die Reflexe schwächer, und in den später gelähmten Muskeln treten ziehende Schmerzen auf. Für 1–2 Tage kann eine Harnverhaltung auftreten.

Erst nach diesem Vorstadium (präparalytisches Stadium) kommt es in einem, später noch in weiteren Muskeln zu Lähmungen. Bei schweren Krankheitsverläufen können auch das Atemzentrum sowie die Hirn- und Augennerven befallen werden.

Sobald die Lähmungen nicht weiter fortschreiten, bessert sich auch das Allgemeinbefinden wieder. Doch richtig gefährlich wird die Polio erst dann, wenn sich die Lähmungen auf die Atemmuskulatur (Zwerchfell- und Zwischenrippenmuskulatur) und das Atemzentrum im Gehirn erstrecken. Dem dramatischen Verlauf geht meist eine Lähmung der Beine voraus, die in 1–2 Tagen aufsteigt. Unregelmäßige Atmung, Schluckbeschwerden und eine Schwäche der Stimme kündigen diesen bedrohlichen Verlauf an, wobei der Kranke unter ungünstigen Bedingungen ersticken kann.

Glücklicherweise können sich jedoch alle Lähmungen schon nach wenigen Tagen wieder zurückentwickeln. Fast nie bleiben alle Lähmungen zurück, die zu Beginn ausgebildet waren. Die Schwere der Lähmung auf dem Höhepunkt der Krankheit sagt wenig über den weiteren Verlauf aus. 40–60% der Lähmungen bilden sich innerhalb von 1–1½ Jahren vollständig wieder zurück. Etwa 2% der Erkrankten bleiben stark behindert. Sie haben z. B. Spitzfüße, Klumpfüße, Schlottergelenke, Wirbelsäulenverkrümmungen, verkürzte Arme und Beine durch das behinderte Wachstum. Dieses Schreckgespenst von Krankheitsform tritt aber im Vergleich zu den anderen Verlaufsformen der Polio sehr selten auf.

Wesentlich häufiger infiziert sich ein Mensch mit dem Erreger, ohne irgendwelche Krankheitssymptome zu produzieren, oder er macht einen leichten Sommerkatarrh durch und wird auf diese Weise gegen Polio immun. Bei Epidemien hat man beobachtet, daß 2–11% der Gesamtbevölkerung das Virus im Stuhl haben, bei den Familienmitgliedern von Erkrankten sogar bis zu 80%. Die Polio kann also sehr leicht mit einem grippalen Infekt oder noch leichter mit einer Virusmeningitis verwechselt werden, nur die Lähmungen sind ein sicheres Zeichen für Polio.

### *Welche Umstände können den Ausbruch der Krankheit begünstigen?*

Obwohl sich bei einer Epidemie viele Menschen an Polio anstecken können, bricht die Krankheit selber nur bei sehr wenigen aus. Dafür gibt es verschiedene Erklärungsversuche.

Die Forschungen haben uns eine tiefere Einsicht in die Entstehungsweise von Polio gezeigt. Äußere Schäden und Beanspruchungen wie z. B. Impfungen führen zu einer erhöhten Erkrankungsbereitschaft gegenüber Polio. Dazu gehören auch vorausgehende Krankheiten wie Grippe, Lungenentzündung, Masern, Durchfall, Entfernung der Mandeln, Sonnenbrand, Verletzungen und Überanstrengung. Nach Impfungen kann es zu Lähmungen im Gebiet der Impfstellen kommen.

- Der Homöopath Dr. D. M. Foubister vermutete einen Zusammenhang zwischen der Diphtherieimpfung und schweren Poliofällen, weil Polio früher mehr in hochzivilisierten Ländern auftrat, in denen häufiger gegen akute Krankheiten geimpft wurde, z. B. gegen Diphtherie.
- Der Wiener Arzt Prof. Dr. Alexander Rottmann stellte eine andere Theorie auf. Er beobachtete, daß Kinder mit wenig funktionsfähigen Mandeln öfter an der gefährlicheren Form der Kinderlähmung erkrankten als Kinder mit gesunden Mandeln.
- Möglicherweise gibt es auch eine Verbindung zu Syphilis, weil in manchen Fällen die als Nachweis dienende Wassermannreaktion positiv verlief.
- Ein weiterer Grund für die Empfänglichkeit gegenüber der Krankheit kann Angst sein. Ein Mensch, der sich vor Krankheiten fürchtet, ist generell gefährdeter. Dies gilt jedoch für alle Krankheiten.
- Schließlich gibt es die Unterzuckerungstheorie von Dr. Sandler, auf die im folgenden ausführlich eingegangen wird.

*Allgemeine Prophylaxemaßnahmen*

Folgendes soll während einer Polioepidemie beachtet werden:

- Wegen der erhöhten Ansteckungsgefahr während einer Epidemie sollten Menschenansammlungen gemieden werden.
- Es sollten keine Schwimmbäder besucht werden, da sich der Virus lange Zeit im Wasser hält.
- Es ist sehr wichtig, sich die Hände sorgfältig nach dem Stuhlgang zu waschen, da der Virus im Stuhl vorhanden sein kann.
- Anstrengende körperliche Übungen sollten unterlassen werden.
- Menschen mit einer geschwächten Konstitution sollten sich davor hüten, in einen Erschöpfungszustand zu geraten.

*Naturheilkundliche Prophylaxemaßnahmen*

Der amerikanische Arzt Dr. Benjamin Sandler entwickelte eine verblüffend einfache Diät als Schutz vor Polio. Diese Methode geht nicht wie die Impfungen davon aus, Bakterien und Viren von unseren Kindern fernzuhalten, sondern die natürlichen Abwehrkräfte gegen Ansteckungen wiederherzustellen. Der menschliche Organismus verfügt über genügend Schutzstoffe, um auch gefährlichen Krankheiten zu trotzen. Wenn dies nicht der Fall wäre, hätten die Menschen überhaupt keine Überlebenschancen. Das Absinken des Blutzuckerspiegels auf ein abnorm niedriges Niveau ist einer der wichtigsten Faktoren für die Infektionsempfänglichkeit. In zwölfjähriger Forschungsarbeit hat Dr. Sandler herausgefunden, daß durch eine zucker- und kohlehydratreiche Ernährung die Infektanfälligkeit für Polio stark vermindert wird. Eine richtige Ernährung schützt aber nicht nur vor Kinderlähmung, sondern auch gegen einfache Ansteckungskrankheiten der Atmungsorgane und gegen Tuberkulose.

Dr. Sandler suchte nach handfesten Fakten, um seine Theorie zu beweisen. Die Kinderlähmung ist eine Krankheit, die sich bis auf den Affen nicht auf Tiere übertragen läßt, weil Affen sehr niedrige Blutzuckerwerte haben (unter 100 mg). Bei Kaninchen wurden dagegen Werte unter 100 mg niemals festgestellt, und sie können daher auch nicht an Polio erkranken. Dr. Sandler senkte den Blutzuckerspiegel der Kaninchen

durch Insulinspritzen künstlich und konnte tatsächlich über eine Impfung mit dem Polioerreger bei ihnen Kinderlähmung auslösen.
Homöopathen haben schon immer großen Wert auf eine gesunde Ernährung gelegt. Nicht immer ist es allein mit der Verabreichung eines homöopathischen Mittels getan. Es müssen auch die Grundregeln einer vernünftigen Ernährung beachtet werden. Ein Absinken des Blutzuckerspiegels erfolgt paradoxerweise am stärksten durch zuckerhaltige Nahrungsmittel, aber auch durch stärkehaltige Nahrungsmittel (Weißmehl, Grieß etc.). Durch eine zuckerfreie und stärkearme Nahrung kann der Organismus sofort in die Lage versetzt werden, mit dem Polio- und auch anderen Krankheitserregern fertig zu werden. Diese Ernährungsweise verhilft dem Körper insgesamt zu einer besseren Gesundheit.
Ferner wurde beobachtet, daß viele Kinder, die im Sommer an Polio erkrankten, vorher viel Sport getrieben und viele Süßigkeiten, süße Getränke und Speiseeis verzehrt hatten. Die Kinder hatten ein doppelt erhöhtes Ansteckungsrisiko, da ihr Blutzuckerspiegel durch starke körperliche Anstrengung und den reichlichen Genuß von Süßem drastisch gesunken war. Dadurch konnte sich der Virus ungehindert im Körper verbreiten.

*Die Anti-Polio-Diät*

Ernährungsvorschläge während einer Polioepidemie:

- Folgende Nahrungsmittel sollten weggelassen werden: Zucker, süße Getränke, Limonaden, Süßigkeiten, Speiseeis, Kuchen, Bonbons, Gebäck, Torten, Marmeladen, Gelees, Puddings.
- Getränke können in dieser Zeit mit Fruchtzucker gesüßt werden, der auch von Diabetikern verwendet wird.
- Nüsse können in unbeschränkten Mengen gegessen werden, mit Ausnahme von Erdnüssen, Cashewnüssen und Kokosnüssen, da diese stärkehaltig sind.
- Folgende Nahrungsmittel sind stärkereich und sollten maßvoll gegessen werden: getrocknete Bohnen, große weiße Bohnen, Mais, getrocknete Erbsen, Linsen, Tapioka, Nudeln, Vollkornbrot, Getreidegerichte. Kartoffeln sollten mit der Schale gekocht werden, da sie dann eiweißhaltiger sind.

- Folgende Kohlehydratnahrungsmittel sind sehr eiweißreich und können in Maßen verzehrt werden: Hirse, Buchweizen, Quinoa, Amarant, Soja, Kamut (Urweizen).
- Wegen ihres hohen Zuckergehaltes sollten frische Früchte nicht im Übermaß gegessen werden. Fruchtzucker kann, im Übermaß genossen, einen niedrigen Blutzuckerspiegel verursachen. Deswegen sollten Fruchtsäfte stark mit Wasser verdünnt werden.
- Gemüse, Pilze und Salate können unbedenklich gegessen werden.
- Eiweißreiche Nahrungsmittel sind erlaubt, sollten aber auch nicht im Übermaß gegessen werden, da dadurch andere gesundheitliche Schäden entstehen können, wie z. B. eine Übersäuerung des Körpers.

## Behandlung

Es wird behauptet, gegen Polio gebe es kein Medikament, daher müsse geimpft werden. In der Homöopathie gibt es aber sowohl sehr gute Behandlungs- als auch Prophylaxemöglichkeiten, die sich während der schweren Polioepidemien bewährten. Der berühmte homöopathische Arzt Dr. Grimmer sagte: »In meiner 40jährigen Praxiserfahrung habe ich die 100%ige Wirkung von LATHYRUS SATIVA als Polioprophylaxe erlebt.«

### GELSEMIUM

Die Lähmung bei Gelsemium wirkt sich auch auf die Augenmuskulatur aus. Das Kind empfindet eine Schwere in den Augenlidern, die so stark ist, daß die Lider herabfallen. Es kann kaum die Augen offenhalten. Durch die Lähmung der Augenmuskulatur kommt es zu einer Doppelsichtigkeit. Diese tritt häufig vor und während der Kopfschmerzen auf. Es können auch Krämpfe auftreten, aber das Bewußtsein ist nicht getrübt. Das Kind hat das Gefühl, sein Kopf sei vergrößert. Bei einem leichteren Krankheitsverlauf hat es das Bedürfnis, allein gelassen zu werden. Gleichzeitig fühlt es sich hilflos, weil es spürt, daß sein Gehirn schwach wird. Jede geistige Anstrengung verschlimmert seinen Zustand. Häufig ist Schwindel vorhanden mit starken Schmerzen im Hinterkopf, die sich oft über den ganzen Kopf erstrecken. Das kranke Kind hat das Gefühl, es könne jederzeit hinfallen. Seine Sprache ist schwerfällig, und der ganze

Gesichtsausdruck ist dumpf und verwirrt. Die Gesichtsmuskulatur ist häufig verkrampft. Der Atem ist übelriechend, und das Kind hat Schwierigkeiten, die Zunge herauszustrecken, sie zittert beim Rausstrecken. Der Kehlkopfdeckel und die Zunge können gelähmt sein, und in der Speiseröhre ist ein Kloßgefühl, welches durch Schlucken nicht besser wird. Die Herztätigkeit ist schwach und unregelmäßig. Beim Liegen auf der linken Seite verschlimmert sich alles. Das Kind hat das Gefühl, sein Herz würde aufhören zu schlagen, wenn es sich ganz ruhig verhält.

Das Gefühl des Zusammenziehens ist besonders am rechten Nacken zu spüren sowie im Rücken mit einem dumpfen Schmerz in beiden Armen. Die Beine fühlen sich schwer und taub an oder sind gelähmt. Sie zittern bei der geringsten Anstrengung.

Gelsemium hat die Fähigkeit, auch vollständige motorische Lähmungen wieder zu heilen. Diese betreffen weniger die Organe als vielmehr die motorische Muskulatur und die Wirbelsäule. Die Lähmungen sind auf der rechten Seite stärker. Es besteht ein Zittern und Zucken sowie eine Inkoordination der Muskeln, welche durch Anstrengung, Schreck oder Erwartungsspannung schlimmer wird. Wenn das kranke Kind noch gehen kann, so ist sein Gang tatterig, weil es seine Beine schlecht kontrollieren kann. Es spürt eine große Schwäche in den Knien, besonders beim Abwärtsgehen; es hat dann auch Angst zu fallen. Es ist verwirrt und stumpf und antwortet langsam auf Fragen. Sein Allgemeinzustand wird durch Wasserlassen gebessert.

Gelsemium kommt in Frage, wenn Beschwerden nach einem grippalen Infekt, der in Wirklichkeit eine leichte Polioerkrankung sein könnte, nicht mehr verschwinden. Das Gelsemium-Kind leidet unter großer Erwartungsspannung. Sein Immunsystem kann durch einen Schreck, schlechte Nachrichten oder schlechte Träume derartig geschwächt werden, daß es empfänglich für Krankheiten wird.

### Clematis

Bei einer Polioerkrankung, die nach Clematis verlangt, besteht ein Ziehen und Drücken in den Arm- und Handmuskeln. Entlang des Schienbeins erstrecken sich bohrende pressende Schmerzen. Der Patient hat das Gefühl, sein ganzer Körper sei schwer und wie geschlagen. Die

Muskeln sind kraftlos und zucken gelegentlich. Es besteht eine ausgeprägte Schwäche. Ein Vibrationsgefühl läuft durch den Körper, besonders nach dem Hinlegen. Der Schlaf ist sehr gestört. Entweder besteht eine ausgeprägte Schlaflosigkeit oder ein unerquicklicher ruheloser Schlaf. Das Kind friert, und es geht ihm schlechter durch das geringste Abdecken. Manchmal stellt sich auch ein Hitzegefühl ein, dann ist es jedoch nur einseitig und ohne Schweißbildung.

### Bryonia

Bryonia kommt in Frage bei einem frühen Stadium von Kinderlähmung. Ein Leitsymptom von Bryonia ist die auffällige Verschlimmerung durch Bewegung. Das Kind ist sehr reizbar, es möchte allein sein und reagiert ärgerlich, wenn es angesprochen wird. Oft besteht ein Schwindel, als ob sich das Gehirn im Kreis dreht. Es hat starke Kopfschmerzen, besonders auf der linken Seite, die schlimmer werden durch Bewegung, sogar durch die Bewegung der Augen. Es sind stechende Kopfschmerzen, tief im Gehirn, auf der linken Seite, die durch Husten verstärkt werden.

Der Kopfschmerz ist morgens so stark, als ob der Kopf zerbersten wollte. Die rechten Gesichtsmuskeln zucken, und das Gesicht ist berührungsempfindlich. Das kranke Kind hat einen trockenen Mund mit trockenen Lippen und Durst auf große Mengen Flüssigkeit in mehr oder weniger häufigen Abständen.

Ferner besteht eine schmerzhafte Nackensteifigkeit, besonders auf der rechten Seite, die schlimmer durch Bewegung wird. Die Schmerzen strahlen in die rechte Schulter, den Ellenbogen und den rechten Unterarm aus. Es ist ein ziehender Schmerz. Tiefes Einatmen verstärkt die Schmerzen. In den Beinen besteht ein wunder Schmerz beim Gehen. Das kranke Kind ist bis Mitternacht schlaflos. Dabei zucken häufig seine Arme und Beine im Bett. Das Bryonia-Kind ist sehr anfällig, wenn das Wetter von warm auf kalt wechselt oder wenn es sich nach dem Überhitzen plötzlich abkühlt und ins Frieren gerät. Auch Zugluft, kalter Wind und zu starke körperliche Bewegung schwächen sein Immunsystem. Es geht ihm besser, wenn es sich geistig und körperlich ruhig verhält. Bei einem kleinen Kind äußert sich die Abneigung gegen Bewegung, indem es nicht getragen oder hochgenommen werden möchte.

LATHYRUS SATIVA
Diese giftige Kichererbsenart war zur Zeit der Polioepidemien das wichtigste Mittel zur Prophylaxe und Behandlung von Kinderlähmung. Der Zustand der Vergiftung mit den Lähmungen entspricht in hohem Maße dem Symptomenbild von Polio. Die Beinmuskeln sind hart und verkrampft, später gelähmt und gefühllos. Das kranke Kind kann die Füße kaum heben und läßt sie plötzlich fallen, als würde ein schweres Gewicht auf ihnen lasten. Der Gang ist schwankend. Alle Bewegungen können schlechter mit geschlossenen Augen ausgeführt werden. Tagsüber sind die Füße sehr kalt, nachts brennen sie und müssen abgedeckt werden. Es bestehen Übelkeit, Erbrechen, Schwindel und Dumpfheit.
*Fallbeschreibung:* Ein vierjähriges Mädchen hatte sich nach einem Schwimmbadbesuch erkältet. Es hatte leichte Inkoordinationsstörungen beim Gehen. Da im Dorf gerade eine Polioschluckimpfung durchgeführt wurde, vermuteten die Eltern eine Ansteckung durch ein geimpftes Kind. Der Polioerreger hält sich besonders gut im Wasser. Das Mädchen selber war nicht geimpft. Es erhielt eine Gabe LATHYRUS SATIVA C 200, worauf die leichten Lähmungserscheinungen an den Beinen sofort verschwanden und auch die Erkältung schnell vorüber war.

## Die Polioimpfung

### *Nebenwirkungen*
Folgende Nebenreaktionen werden im Beipackzettel von Oralvirelon T1 der Behring-Werke erwähnt: kurzdauernde Allgemeinreaktionen wie Schüttelfrost, Schweißausbrüche, Fieber, Kopfschmerzen, Abgeschlagenheit, Muskel- und Gelenkschmerzen, Kreislaufreaktionen, Beschwerden des Magen-Darm-Traktes und allergische Reaktionen. Ferner Fieberkrämpfe, entzündliche Erkrankungen des Gehirns und Schädigungen, die das Nervensystem betreffen, in Form von Lähmungen.
Es kommt hier weniger darauf an, wie häufig diese Zustände auftreten, sondern vielmehr, daß sie überhaupt auftreten können.
Maßnahmen, die unsere Gesundheit erhalten, sollten absolut frei von irgendwelchen schädlichen Einflüssen sein. Niemand möchte doch das

**Zusammensetzung des Impfstoffs**

Der Impfstoff, der bei der Schluckimpfung verwendet wird, besteht aus lebenden, abgeschwächten Poliomyelitisviren, die in Affennierenzellkulturen vermehrt wurden. Er enthält zehnmal mehr Erreger vom Typ 1 als von Typ 2 und dreimal mehr Erreger vom Typ 3 als vom Typ 2.
Die Zusatzstoffe sind: Aminosäuren, Neomycin, Peptide, Nullrot, Polygile, Polysorbat 80, Salze und Zucker.

Risiko auf sich nehmen, sein Kind durch eine Impfung möglicherweise lebenslang zu schädigen, auch wenn die Schädigung vielleicht nur bei einem von einer Million Kindern vorkommt. Wer kann Ihnen garantieren, daß Ihr Kind nicht das millionste Kind ist?
Ferner sollte man sich als Eltern die Frage stellen, ob es zu verantworten ist, eventuell durch die Impfung andere Menschen mit der Impfpolio anzustecken. Um diesen Nebenwirkungen vorzubeugen, ist der Arzt verpflichtet, vor einer Impfung ausführlich auf alle Komplikationen aufmerksam zu machen, sonst kann er im Falle eines Impfschadens haftbar gemacht werden. Im Frühjahr 1996 ging eine Meldung durch die Presse: »Arzt hätte vor Impfinfektion warnen müssen. Schmerzensgeld in Höhe von 300 000 DM hat das Berliner Kammergericht einem an Kinderlähmung erkrankten Mann zugesprochen, weil er ungenügend über die mögliche Infektionsgefahr bei Schutzimpfungen aufgeklärt wurde. Der selbst nicht geimpfte Mann war infiziert worden, nachdem sein vier Monate altes Patenkind gegen Kinderlähmung geimpft worden war. (AZ 9.U5492/94).« In Albanien kam es Ende August 1996 durch eine Impfkampagne bei Kindern zu 23 Impfpoliofällen bei Erwachsenen, von denen zwei starben.
Folgende *Gegenanzeigen* werden im Beipackzettel von Oralvirelon T1 erwähnt: »Personen mit einer vermuteten oder gesicherten Ansteckung (Ausnahme: Kinderlähmung) sowie im Genesungsstadium befindliche Personen sind von der Impfung zurückzustellen. Nicht geimpft werden darf bei bekannten schweren allergischen Reaktionen auf Bestandteile des Impfstoffes, bei Fieber, Durchfällen und akuten Infektionskrankheiten innerhalb einer Wohngemeinschaft mit Ausnahme von Kinderläh-

mung.« Diese Regelung steht im Gegensatz zur sonstigen Impfpraxis: Es darf generell nicht geimpft werden, wenn eine Infektion mit dem Erreger nicht ausgeschlossen werden kann.
Um die Möglichkeit einer Impfkontaktpoliomyelitis bei nicht geschützten Kontaktpersonen herabzusetzen, empfiehlt der Impfstoffhersteller, möglichst alle ungeimpften Personen mitzuimpfen, die mit dem Geimpften zusammenwohnen bzw. in engen körperlichen Kontakt mit ihm kommen. Im staatlichen Impfaufruf heißt es, daß sogar Kinder nicht geimpft werden dürfen, die mit einer HIV-infizierten oder sonst akut abwehrgeschwächten Person in einer Wohngemeinschaft leben. Auch abwehrschwache Kinder sollen nicht geimpft werden. Um eine Ansteckung zu verhindern, sollten sie mehrere Wochen lang den Kontakt zu poliogeimpften Kindern meiden.

*Impfbedingte Polioerkrankungen*

*Deutschland:* Seit 1978 gibt es keine Polioerkrankungen der Wildform mehr; es sind seitdem nur noch Fälle aufgetreten, die künstlich durch die Polioimpfung provoziert wurden. Die Polioimpfung stellt eigentlich ein Paradoxum in unserer heutigen Zeit dar, denn hier wird gegen eine Krankheit geimpft, die seit 18 Jahren nicht mehr aufgetreten ist. Wir haben also eine ähnliche Situation vor uns wie Anfang der 70er Jahre, als es zu keinen erneuten Pockenerkrankungen mehr kam und trotzdem noch knapp zehn Jahre Massenimpfungen durchgeführt wurden. Man kann heute nicht mehr behaupten, daß die Polio die hochtechnisierten Länder in stärkerem Maße befällt. Im Gegenteil, es gibt fast nur noch Polioerkrankungen in den armen Ländern, in denen mehr als bei uns geimpft wird. Allerdings wissen wir hier nicht immer genau, ob es sich um echte oder impfbedingte Formen von Polio handelt. Im Jahre 1992 wurden in den USA trotz Impfpflicht nur 50% der Kinder bis zum vollendeten 2. Lebensjahr völlig durchgeimpft. Im Gegensatz dazu beträgt die Durchimpfungsrate in unterentwickelten Ländern über 80% der Kinder bis zum 1. Lebensjahr.

*Namibia:* Wenn man bedenkt, daß die Bevölkerung noch nicht einmal im eigenen Land über das Verhältnis von echten und künstlichen Krankheitsfällen genügend informiert ist, so nimmt es nicht wunder, wie we-

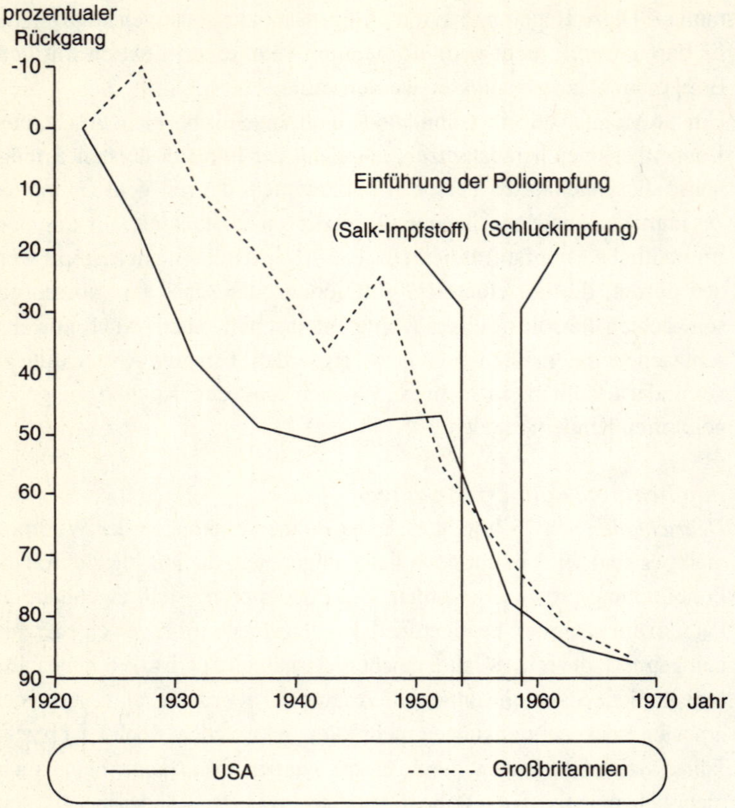


Prozentualer Rückgang der Poliotodesrate in Großbritannien und den USA von 1920 bis 1970 (Quelle: Miller)

nig Informationen über die Polioverbreitung in anderen Ländern zu uns gelangen. Wie wir selber erlebt haben, kann es sich bei vermeintlichen Polioepidemien in Wirklichkeit um impfbedingte Polioausbrüche handeln. Als wir Ostern 1994 mit der Familie nach Namibia reisen wollten, hörten wir von einer dort grassierenden Polioepidemie. Vor Ort entpuppte sich die vermeintliche Polioepidemie als Impfpoliomyelitis, d. h., nur die Geimpften erkrankten an Polio, angeblich wegen eines Fehlers bei der Kühlung des Impfstoffes.

*Peru:* Von einer Entwicklungshelferin in Peru hörten wir, daß dort massiv gegen Polio geimpft wird. Die Menschen sind arm, die Kinder unterernährt und abwehrschwach. Sie werden vor der Impfung nicht untersucht. Impfschäden mit Lähmungen sind keine Seltenheit. Auch hier gibt es keine Untersuchungen, ob die zahlreichen Kinderlähmungsfälle impfbedingt sind.

*Holland:* Bei den Polioepidemien in den Jahren 1978 und 1992 in den Niederlanden erkrankten 557 Menschen durch den Polioimpfstoff, nur 8% der Erkrankungen waren dem Wildvirus zuzuschreiben (Rumke 1995).

*Brasilien:* In den Jahren 1990 bis 1993 kam es zu mehreren Poliofällen in Brasilien. Es wurden 1662 Patienten untersucht, die plötzliche polioähnliche Lähmungen aufwiesen. Unter diesen waren 196 mit dem Impfpoliovirus infiziert, und es wurde kein Fall gefunden, der mit dem Wildpoliovirus infiziert war.

*USA:* Dr. Jonas Salk, der Entwickler des abgetöteten Virusimpfstoffes, bestätigte als Zeuge vor Gericht, daß der Lebendvirusimpfstoff »der Ursprung, wenn nicht der einzige Grund aller in den USA seit 1961 protokollierten Poliofälle sei«. Auch die amerikanischen Gesundheitsämter erklärten 1992, daß der Lebendvirusimpfstoff heute die vorrangige Polioursache in den USA darstellt. Zwischen 1980 und 1989 war jeder Fall von Polio durch den Impfstoff verursacht worden. Außerdem steckten sich während dieser Zeit drei von fünf Menschen trotz der Impfung auf Auslandsreisen mit Polio an. Ein Fall von Virusübertragung eines geimpften Kindes auf seinen Vater machte den öffentlichen Gesundheitsämtern bewußt, wie fragwürdig die Polioimpfung heutzutage ist: Eine schreckliche Krankheit ist verschwunden, und eine neue ist entstanden durch einen Impfstoff, der alles andere als perfekt ist.

*Rumänien:* In Rumänien ist die Rate der Impfkontaktpoliofälle 5–17mal höher als in anderen Ländern. Dies ist bedingt durch die Verabreichung von Antibiotika nach Impfkomplikationen. In den Jahren 1988–1992 erkrankten 18 Kinder durch die Impfung an Polio und 13 durch den Kontakt mit geimpften Kindern (Strebel u. a. 1995).

*Andere Impfschäden*

Impfstoffe können zu Chromosomenveränderungen führen. Das ist seit langem bekannt. Das im letzten Impfstoff gegen die Kinderlähmung enthaltene abgeschwächte Virus Typ II hat in Zellkulturen Chromosomenveränderungen hervorgerufen (Prof. De Lory, Toledo). Diese Untersuchungsergebnisse wurden jetzt von Doktor Massimo Montinari aus Bari bestätigt. Er führte eine Studie an 30 Epileptikern durch, die als Impfschäden erkannt worden waren. Blutuntersuchungen wurden angestellt, aus denen hervorging, daß eine Wirkung der Impfstoffe auf das zentrale Nervensystem und auf die genetische Struktur (DNA) vorhanden ist.

Schon im Jahre 1978 wurden die Hirnströme von Kindern nach der Polioimpfung gemessen. Die Hälfte der Kinder reagierte nach der Impfung mit Anomalien im Elektroencephalogramm.

Ein weiteres Gebiet der Impfschadensforschung ist die Klärung der Langzeitfolgen und Erbschäden. Der Forscher Heinion konnte 1973 in einer Studie, die er an 50 000 Frauen durchführte, nachweisen, daß die Polioimpfung einer Schwangeren das Krebsrisiko ihres Kindes dramatisch erhöht. Die Zahl der Gehirntumore war bei den Kindern der geimpften Mütter dreimal so hoch wie bei den ungeimpften.

Zu Beginn des 20. Jahrhunderts präsentierte die Kinderlähmung vom wissenschaftlichen und medizinischen Standpunkt ein Krankheitsbild von einer ähnlichen Komplexität wie Aids heutzutage. Die Grundlagenforschungen über Polio, besonders in den Vereinigten Staaten, wurden durch fehlende finanzielle Möglichkeiten behindert. Obwohl das Problem von Polio durch die Impfungen gelöst schien, so blieben doch viele Fragen über den Entstehungsmechanismus dieser Krankheit ungelöst, und dies hat zu vielen schrecklichen Unfällen und Impfschäden geführt. Die Geschichte von Polio birgt auch für die Aidsforscher noch viele interessante Lektionen.

## Die Impfpolioprophylaxe

Am wichtigsten ist es erst einmal, sich von der Angst vor Polio zu befreien, weil die Angst ein wesentlicher Krankheitsfaktor ist. Wir ziehen unbewußt das an, wovor wir Angst haben. Wenn Sie sich die vielen

bewährten Möglichkeiten vor Augen halten, mit denen Sie sich schützen können, wird sich die Angst verflüchtigen. Wie wir bereits geschrieben haben, werden die meisten Polioerkrankungen weltweit heutzutage fast nur noch durch die Impfung ausgelöst. Die Wildform gibt es so gut wie nicht mehr, jedenfalls nicht in Deutschland. Die schrecklichen Polioepidemien, wie sie in Notzeiten und nach dem Krieg geherrscht haben, existieren heute einfach nicht mehr. Die größte Gefahr geht heute von der Impfung aus.
Wenn Sie Ihr Kind impfen lassen möchten, so sollten Sie danach acht Wochen lang alle Vorsichtsmaßnahmen ergreifen, um sich sowie alle Menschen, die mit dem Kind in Kontakt kommen, vor einer Ansteckung mit der Impfpoliomyelitis zu schützen. Sie sollten in dieser Hinsicht auch mit der Schule zusammenarbeiten, vor allem die Sportlehrer sollten informiert sein (siehe unten). Günstig wäre es natürlich, wenn geimpfte und ungeimpfte Kinder getrennte Toiletten aufsuchen könnten. Da die Massenimpfungen während des Unterrichts durchgeführt werden, hat die Schule auch ihren Teil an Verantwortung zu tragen.

Die wichtigsten Maßnahmen:

- Informieren Sie die Umgebung Ihres Kindes über die Impfung und die Ansteckungsmöglichkeit.
- Das geimpfte Kind soll sich nach jedem Stuhlgang und vor dem Essen die Hände waschen.
- Es soll ein eigenes Handtuch verwenden.
- Waschen Sie sich nach jedem Hautkontakt mit dem geimpften Kind die Hände.
- Sorgen Sie dafür, daß es möglichst zu keinem engen Hautkontakt zwischen Ihrem Kind und anderen Personen kommt.
- Lassen Sie es nicht von fremden Personen wickeln.
- Besuchen Sie mit dem Kind bis zu acht Wochen nach der Impfung keine öffentlichen Schwimmbäder, da sich der Virus im Wasser besonders lange hält.
- Sorgen Sie für eine zuckerfreie und kohlenhydratarme Nahrung (siehe Anti-Polio-Diät).
- Das Kind soll körperliche Höchstleistungen vermeiden.

Ausführliche Informationen über homöopathische Prophylaxemöglichkeiten gegen Polio und die Kinderkrankheiten erhalten Sie im Homöopathischen Ratgeber Nr. 4 »Die homöopathische Impfung«.

Die Polioimpfung betrifft nicht nur unsere Kinder, sondern uns alle, obwohl es niemals eine Impfpflicht für Polio gab. Jeder von uns ist in irgendeiner Weise durch diese Impfung geprägt. Sie ist häufig ein Grund der Blockade, wenn gutpassende Mittel nicht wirken. Hier sollte mit der POLIONOSODE D 200 oder LM 30 ausgeleitet werden.

Geben Sie die LM 30 jeden 3. Tag über 2–3 Wochen, 2 Tropfen auf etwas Wasser. Falls Reaktionen auftreten, setzen Sie das Mittel sofort ab. Sie können das Mittel auch in der Potenz D 200 einmal wöchentlich über einen Zeitraum von 4–6 Wochen geben.

Die Polionosode ist auch für poliogeimpfte Erwachsene sehr wichtig, um sich gesundheitlich auf die Ankunft eines Kindes vorzubereiten, da diese Impfung zu genetischen Veränderungen führen kann. Doch auch nachdem die Kinder schon da sind, kann die Polionosode den Geimpften dabei behilflich sein, viele Ängste zu überwinden und den Kontakt zur inneren Stimme wiederherzustellen.

## Fallbeschreibungen

Zufällig lernten wir ein Kind kennen, welches polioimpfgeschädigt ist. Noch niemals hatten wir ein Kind mit einer derartig schweren Behinderung gesehen. Es konnte praktisch gar nichts, nicht einmal auf Fragen mit ja oder nein antworten oder mit dem Kopf nicken oder den Kopf schütteln. Das 16jährige Mädchen konnte nicht allein essen und nicht allein auf die Toilette gehen. Das Sitzen fiel ihr sehr schwer, da ihr Oberkörper durch eine Verkrümmung der Wirbelsäule sehr stark verdreht war. Am liebsten lag sie herum. Das war kein Leben mehr, sondern ein Dahinvegetieren. Die Eltern hatten über zehn Jahre lang um die Anerkennung als Impfschaden gekämpft. Man hatte ihnen gesagt, daß diese Behinderung irreversibel sei; leider hinderte sie dieses Vorurteil daran, nach Möglichkeiten der Heilung zu suchen.

In der Heilpraktikerschule hatten wir zwar gelernt, daß Impfungen das

Immunsystem schwächen und daher wenig förderlich für die Gesundheit seien. Aber keiner sprach davon, daß die Impfungen einen Menschen lebenslänglich zum Krüppel machen können. Es ist unglaublich, daß die Öffentlichkeit über solche Fälle nicht informiert ist, selbst wenn es sich in ganz Deutschland nur um einen einzigen Fall handeln sollte. Tatsächlich wurden aber bei uns seit 1972 knapp 15 000 Impfschadensanträge eingereicht (in Italien waren es 1996 sogar 30 000). Über die Dunkelziffer können wir uns keine Vorstellungen machen. Durch mangelnde Aufklärung und Betreuung nach der Impfung sowie das Verharmlosen von Impfungen wissen die meisten Menschen nichts über diese Gefahr. Daher können sie Behinderungen, Allergien und plötzlichen Kindstod nicht damit in Zusammenhang bringen.

*Epileptische Anfälle mit hochgradigem Intelligenzdefekt nach einer Schluckimpfung*

Kirstin B. wurde am 15. 1. 1977 geboren und war bei der Geburt völlig gesund. Im dritten Monat empfahl der Kinderarzt, die Impfungen gegen Polio, Diphtherie und Tetanus vorzunehmen. Die Mutter wußte, daß es zu Impfschädigungen kommen kann, wenn das Kind nicht ganz gesund ist, und begann deshalb drei Tage vor der ersten Impfung, täglich die Temperatur zu messen, um ganz sicher zu sein, daß kein Infekt bestand. Die zweite Impfung wurde mit vier Monaten am 24. 5. 1977 bei dem völlig gesunden Kind vorgenommen. Am 27. 5. ließ der Säugling nach der Mittagsmahlzeit alle Extremitäten schlaff hängen, verdrehte die Augen und lief rot an. Dieser Zustand dauerte nur Sekunden, danach verfiel er in Tiefschlaf. Am nächsten Tag wiederholten sich die Ereignisse des Vortages wieder nach der Mittagsmahlzeit, jetzt aber viermal hintereinander. Die Mutter vermutete sofort einen Zusammenhang mit der Impfung. Von den Ärzten wurde der Zusammenhang mit einer Impfung bestritten, und in den Berichten wurde auch nicht erwähnt, daß die ersten Krampfanfälle zwei Tage nach der Schluckimpfung auftraten.

Das Anfallsleiden besserte sich nicht. Nach $6^1/_2$ Jahren eines zähen Kampfes mit den Versorgungsämtern und 540 Tagen im Krankenhaus wurde Kirstins Behinderung als Impfschaden anerkannt. Die Eltern von Kirstin erhalten eine Grundrente, und die Heimkosten von ca. 100 Euro am Tag werden ihnen erstattet. Bei einer Lebenserwartung von 60 Jahren kostet nur das Dasein von Kirstin den Staat bzw. die Steuerzahler 2,8 Mio Euro. Diese Summe beinhaltet noch keinerlei Heilmittel, keine Windeln und keinerlei ärztliche Untersuchungen. Angesichts dieser Kostenexplosion durch Tausende von Impfschadensfällen ist es dringend an der Zeit, die Frage zu stellen, ob Impfungen noch zu verantworten sind, zumal es für die Gesundheit der Kinder in jedem Fall besser ist, die Kinderkrankheiten durchzumachen. Auch die Staatsfinanzen und die Krankenkassen könnten durch weniger Impfungen gesunden.

Die fast 20jährige Kirstin hat den Entwicklungsstand eines $1^1/_2$jährigen Kindes. Sie ist rund um die Uhr von der Pflege anderer Menschen abhängig. Sie muß gefüttert werden, kann nicht sprechen, sie kann auch nicht mit einem Kopfnicken andeuten, ob sie etwas bejaht oder verneint. Die Mutter fühlt an den Händen von Kirstin, ob sie Hunger oder Durst hat oder ob eine Erkältung im Anmarsch ist.

Das schlimmste aber sind die Anfälle, die Kirstin trotz der vielen Medikamente täglich überfallen. Um sie vor den Folgen der Anfälle zu schützen, wird sie nachts in den Schlafsack gelegt und im Bett angeschnallt. Kirstin sieht nicht dumpf oder depressiv aus. Sie ist ausgesprochen fröhlich und lacht sehr viel. Diese gute seelische Verfassung hat Kirstin ihrer Mutter zu verdanken, die ihre Tochter immer auf eigene Verantwortung aus Kliniken herausgeholt hat, wenn es kritisch wurde.

Kirstins Geschichte zeigt deutlich, daß es auch bei völlig gesunden Kindern zu einer Impfschädigung kommen kann. Kirstin war weder eine Frühgeburt, noch hatte sie Störungen nach der Geburt. Kirstin erhielt nach der zweiten Diphtherie-Tetanus-Polio-Impfung keine weiteren Impfungen mehr, obwohl die Ärzte sagten, sie müsse jede Impfung erhalten: Aufgrund ihres schweren Anfallsleidens und ihrer geistigen Behinderung würde sie die Kinderkrankheiten kaum überstehen. Kirstin machte alle Kinderkrankheiten bis auf Diphtherie durch und überstand sie glänzend und leicht. Als sie Keuchhusten hatte, fuhr die Mutter mit ihr an die Nordsee, und nach zwei Wochen war der Keuchhusten überstanden. Auffällig ist, daß Kirstin während der Kinderkrankheiten keinen einzigen Anfall erlitt. Das Durchmachen der Kinderkrankheiten ist also gleichermaßen für gesunde wie auch für behinderte Kinder sehr heilsam.

*Wachstumsstillstand nach Polioimpfung*

Ein achtjähriger Junge war vor zwei Jahren mit dem Fahrrad gestürzt. Er trug einen großen Schrecken davon, hatte sich jedoch nur leicht verletzt. Wenige Tage vor dem Sturz war er gegen Polio geimpft worden. Diese Impfung muß ihn so geschwächt haben, daß sein Körper mit einem Wachstumsstopp auf den Unfallschock reagierte. Außerdem wachte er jede Nacht gegen Mitternacht durch Alpträume von Fahrradstürzen auf, konnte nicht mehr einschlafen und geisterte 1–2 Stunden in der Wohnung umher. Er traute sich nicht, den Eltern etwas davon zu erzählen. Seine Leistungen in der Schule wurden immer schwächer.

Der Junge erhielt eine Gabe Aconit C 200 wegen des Schocks, worauf die Alpträume und die Schlafstörungen sofort verschwanden. Da Aconit in der Arzneimittelprüfung keine Wachstumsbeeinträchtigung produziert, konnte es das Längenwachstum nicht anregen. Das Kind bekam nun einige Gaben der Polionosode, worauf ein meßbares Wachstum begann und seine schulischen Leistungen deutlich besser wurden. Leider brach der Kontakt durch den Umzug der Familie ab.

# Röteln

*Rubeola*

## Erkrankung

### *Kurzbeschreibung*

Die Röteln sind im Kindesalter eine harmlose Infektionskrankheit, die mit einem pünktchenförmigen Hautausschlag und Schwellung der Lymphdrüsen einhergeht. Bei Embryos können sie zu gefährlichen Folgen führen.

### *Geschichtliches*

Die Röteln sind eine der klassischen Kinderkrankheiten, wurden aber erst 1786, als letzte dieser Krankheiten, beschrieben. Sie existierten zwar schon lange vorher, man hielt sie aber für eine besondere Form der Masern. Die Röteln betreffen vor allem Kinder unter fünf Jahren.

### *Die Inkubationszeit*

Die Ansteckungsfähigkeit beginnt bereits 2–4 Tage vor Ausbruch des Ausschlags und dauert wahrscheinlich bis zu seinem Ende. Die Inkubationszeit beträgt 1–3 Wochen, meistens 10 Tage.

### *Krankheitsverlauf*

Die Röteln beginnen plötzlich mit Kopfschmerzen, Schüttelfrost im Wechsel mit Hitze, etwas Hals- und Gliederschmerzen. Innerhalb von 24–36 Stunden sieht man die ersten Hautsymptome. Manchmal ist der Hautausschlag das erste, was man bemerkt, da die Vorverlaufssymptome so gering sind. Gesicht und Stirn werden als erstes befallen, von dort breitet sich der Ausschlag nach unten oder explosionsartig innerhalb weniger Stunden über den ganzen Körper aus. Die einzelnen Papeln sind kleiner als bei Masern und laufen nicht so zusammen. Sie haben eine dunklere rote Farbe als bei Masern, sind jedoch heller als bei Scharlach. Gewöhnlich dauert der Ausschlag 5–6 Tage, der Gipfel hält etwa 24 bis 36 Stunden an. Bei leichten Verläufen tritt er kaum in Erscheinung. Bei

| **Differentialdiagnose Röteln – Masern – Scharlach** | | | |
|---|---|---|---|
| | *Masern* | *Scharlach* | *Röteln* |
| *Mundraum* | kleine weiße Stippchen an der Wangenschleimhaut | Angina; scharlachroter Rachen; Zunge zuerst weiß belegt, Himbeerzunge ab 3. Tag | unauffällig |
| *Gesicht* | gerötete, verquollene Augen | Gesicht fieberhaft gerötet, aber um den Mund blaß | Schwellung der Kieferwinkel- und Nackendrüsen |
| *Lokalisation des Ausschlags* | beginnt im Gesicht und hinter den Ohren, dann ganzer Körper | beginnt an Hals und Brust | beginnt hinter den Ohren, dann Gesicht, Arme, Rumpf, Beine |
| *Aussehen des Ausschlags* | hellrote, kleine Pünktchen, später braunrot und zusammenfließend | feinstfleckige Rötung, Ausschlag läßt sich wegdrükken, später kleieartige Abschuppung | kleine, rosarote Flecken mit hellem Hof, verschmelzen nicht |
| *Sonstiges* | nach dem zweiten Fieberanstieg Hautausschlag | hohes Fieber | mäßiges Fieber und leichter Schnupfen, Lymphdrüsenschwellungen |

ausgeprägteren Fällen ist der Ausschlag fast so schlimm wie bei Masern. Die Haut schuppt sich später kleieartig ab.
Die Halssymptomatik kann verwirrend sein, da der Rachen fast so rot ist wie bei Scharlach. Die Mandeln sind sehr rot und geschwollen und schmerzen beim Schlucken. Sobald der Ausschlag anfängt zu verschwinden, hören auch die Halsschmerzen auf, treten aber manchmal kurzfristig vor der völligen Genesung noch einmal auf. Dies ist ein cha-

rakteristisches Symptom von Röteln, genauso wie die Lymphdrüsenschwellung am Nacken und hinter den Ohren. Fieber tritt immer seltener bei Röteln auf. Wenn es dazu kommt, dann ist es nur leicht und dauert höchstens 2 Tage.

*Prophylaxe für Schwangere*
Nur für den Fötus in den ersten drei Schwangerschaftsmonaten stellen die Röteln eine Gefahr dar. Aus diesem Grund empfehlen wir schwangeren Frauen, die keine Röteln gehabt haben, die Prophylaxe mit RUBEOLINUM zu machen.

## Behandlung

Bei einem sehr leichten Rötelnverlauf geben wir auf dem Höhepunkt der Krankheit, um den miasmatischen Hintergrund zu bereinigen, eine Gabe RUBEOLINUM C 200 (Rötelnnosode) und wiederholen diese Gabe alle drei Tage über 1–3 Wochen. Ansonsten werden die angezeigten Mittel gegeben, und die Nosode wird erst hinterher in der gleichen Weise eingesetzt. Die am häufigsten verwendeten Mittel sind ACONIT und BELLADONNA.

ACONIT
wird gegeben, wenn das Fieber sehr schnell hochsteigt, Kopfschmerzen, großer Durst und Unruhe vorhanden sind. Die anfänglichen Halsschmerzen können manchmal auch von Aconit beseitigt werden.

BELLADONNA
ist bei starken Hals- und Kopfschmerzen mit Blutandrang zum Kopf angezeigt. Der Rachen ist dunkelrot, das Blut klopft in den Schläfen und Halsschlagadern, das Gesicht ist gerötet. Hier kommt der Ausschlag langsamer zum Vorschein.

FERRUM PHOSPHORICUM
ist angezeigt, wenn das Fieber nicht so schnell und hoch steigt. Die restlichen Symptome ähneln aber sehr ACONIT.

DULCAMARA
kommt seltener zum Einsatz. Es ist wichtig bei Rücken- und Gliederschmerzen, besonders wenn ein akuter Stockschnupfen vorhanden ist. Sobald er anfängt zu fließen, tritt eine große Linderung der Schmerzen ein.

CANTHARIS
hilft bei dem starken Juckreiz, der in der Abschuppungsphase häufig auftritt, sowie bei der dadurch gleichzeitig entstehenden nervösen Reizbarkeit.

APIS
kommt selten in Frage. Hier finden wir den Hals dunkelrot, aufgedunsen und glasig geschwollen, häufig mit stechenden Schmerzen, die zum Ohr und den Speicheldrüsen ausstrahlen. Eine allgemeine Hitzeunverträglichkeit und Durstlosigkeit vervollständigen das Bild.

## Die Rötelnimpfung

| **Zusammensetzung des Impfstoffs** |
| --- |
| Der Rötelnimpfstoff ist ein Lebendimpfstoff, der auf menschlichen Krebszellen (Diploidzellen – HDC) gezüchtet wird.<br>Er enthält folgende Hilfsstoffe: Humanalbumin (menschliches Eiweiß), Dextran 70, Harnstoff, Phenolrot, Neomycin (Antibiotika), hydrolisierte Gelatine. |

Es ist erstaunlich, daß Impfstoffe auf menschlichen Krebszellen gezüchtet werden. Bei anderen Medikamenten wird diese Praxis nicht akzeptiert. Im Frühjahr 1996 z. B. rief der Pharmakonzern Braun-Melsungen das aus menschlichen Hirnhäuten gewonnene Präparat »Lyodura« zurück, weil eventuell Hirnhäute von an Krebs gestorbenen Menschen verarbeitet worden waren. Hier genügte schon der Verdacht auf Krebs, um das Medikament zurückzuziehen, dabei mußte der Krebs nicht einmal im Gehirn aufgetreten sein. Der Impfstoff für Kinder dagegen wird direkt auf Krebszellen gezüchtet.

*Nebenwirkungen*

Der Beipackzettel der Behringwerke führt folgende Nebenwirkungen auf: vorübergehende Gelenkschmerzen, Gelenksentzündungen mit Erguß, Ekzeme, wobei die Häufigkeit der Gelenksbeschwerden mit dem Alter der Impflinge zunimmt, neurologische Komplikationen, wie Fieberkrämpfe, Gangunsicherheiten, Meningo-Encephalitis, Myelitis, Neuritis, Guillain-Barré-Syndrom (Lähmungen).

*Wirksamkeit*

Der amerikanische Kinderarzt Dr. Mendelson erwähnt in seinen Schriften einige Studien über die Rötelnimpfung und stellt fest, daß bei einer Rötelnepidemie 73% der erkrankten Kinder gegen Röteln geimpft waren. Nach einer australischen Studie waren 80% aller an Röteln erkrankten Soldaten vier Monate vorher gegen Röteln geimpft. Andere Forschungen haben gezeigt, daß 25% der Geimpften innerhalb von fünf Jahren nach der Impfung keinen Schutz gegen Röteln mehr aufwiesen (Mendelson 1988).

In anderen Untersuchungen wird der Rötelnimpfstoff als Ursache für das chronische Müdigkeitssyndrom genannt. Der Impfstoff ist im Körper eines Kindes wie eine Zeitbombe, die jahrelang dort lauert. Zusätzlich können die Kinder zu Krankheitsüberträgern werden, ohne selber zu erkranken, und Erwachsene mit dem Syndrom anstecken, welches auch unter dem Namen »Epstein-Barr-Virus« bekannt ist.

In manchen amerikanischen Krankenhäusern müssen sich alle Angestellten, bis auf die Ärzte, gegen Röteln impfen lassen. Die Ärzte sind von dieser Maßnahme ausgeschlossen, da sie sich sowieso nicht impfen lassen. Wegen nicht voraussehbarer Impfrisiken verweigern 90% der Gynäkologen und mehr als zwei Drittel der Kinderärzte die Impfung (Jama 1981).

# Scharlach

## Erkrankung

*Kurzbeschreibung*
Scharlach ist eine durch A-Streptokokken hervorgerufene Infektionskrankheit mit Mandelentzündung und Hautausschlag mit nachfolgender Schuppung.

*Verbreitung*
Heutzutage ist Scharlach durch die großzügige Verwendung von Penicillin zu einer sehr atypischen Krankheit geworden. Dafür sind mehrmalige Rückfälle fast die Regel.
Das Frühjahr ist die Zeit, wo die Gefahr eines weniger leichten Verlaufes besteht, besonders wenn der Winter hart gewesen ist, was ja bei uns immer seltener vorkommt. Feuchtigkeit und Wind scheinen bei Epidemien Träger des Erregers zu sein, in ein und demselben Land kommt es in feuchten Gebieten häufiger zu Scharlachausbrüchen als in trockenen Gegenden.
In den letzten 50 Jahren ist der Scharlach seltener geworden und verläuft viel leichter als früher. Scharlach ist die einzige infektiöse Kinderkrankheit, gegen die das Impfen wegen der starken Nebenwirkungen eingestellt wurde. Damit ist der Scharlach ein klassisches Beispiel dafür, daß eine Infektionskrankheit ganz von allein an Häufigkeit und Gefährlichkeit abnimmt, ohne daß man sie durch Impfungen bekämpft. Bei den anderen Kinderkrankheiten sieht es auf den ersten Blick so aus, als wären sie durch das Impfen reduziert worden. Aber wie wir gesehen haben, wurde immer erst dann mit dem Impfen begonnen, wenn die Krankheiten schon begannen, seltener zu werden und leichter zu verlaufen.
Die Verringerung der Infektionskrankheiten ist also nicht durch Impfen erreicht worden, sondern liegt in der stabileren gesundheitlichen Verfas-

sung der Kinder. Vor allem den Arbeiten von Dr. Buchwald ist es zu verdanken, daß diese Zusammenhänge auch in der Öffentlichkeit bekannt wurden.

*Betroffener Personenkreis*

Am häufigsten erkranken Kinder zwischen dem 5. und 15. Lebensjahr. Kinder mit chronisch entzündeten Mandeln sind besonders anfällig für diese Krankheit, denn bekanntlich bilden solche Mandeln eine Brutstätte für Streptokokken. Man hat beobachtet, daß in der Pubertät, wenn die Mandeln sich verkleinern, auch die Anfälligkeit für Scharlach zurückgeht. Der Scharlach verläuft um so aggressiver, je krankhafter der Zustand der Mandeln ist. Dies sollte jedoch kein Freibrief für die Entfernung von Mandeln darstellen, denn diese Drüsen üben eine sehr wichtige Schutzfunktion im Körper aus. In den meisten Fällen ist es gut möglich, die Mandeln durch eine homöopathische Behandlung und eine gute Ernährung zu regenerieren.

*Übertragung*

Scharlach ist eine sehr ansteckende Krankheit, und der Raum, in dem ein Scharlachkranker gelegen hat, kann unter Umständen noch monate- bis jahrelang eine Ansteckungsgefahr darstellen, besonders wenn Spielzeuge und persönliche Gegenstände des Kindes nicht gründlich gereinigt und desinfiziert wurden. Die feine Abschuppung, die sich im letzten Stadium der Erkrankung bildet, kann sich überallhin verteilen. Das Zimmer sollte also möglichst gründlich gereinigt werden, wie bei einer Frühjahrssäuberung.

Allerdings wird Scharlach nur in seltenen Fällen durch infizierte Gegenstände übertragen, weit häufiger durch infizierte Nahrungsmittel wie Milch und Speiseeis. Am größten ist natürlich die Ansteckungsgefahr durch den Scharlachkranken selber. Aber auch an Angina erkrankte und gesunde Streptokokkenträger (Tröpfcheninfektion) können den Erreger verbreiten.

In seltenen Fällen kann es auch zu einem Wundscharlach kommen, bei dem die Anfangsangina fehlt. Bei Verbrennungen, auf chirurgischen Abteilungen nach Operationen oder auf gynäkologischen Abteilungen nach Geburten sind diese Infektionen gefürchtet. Der Wundscharlach unterscheidet sich im Verlauf und in den Komplikationen bis auf folgende Unterschiede nicht von einem gewöhnlichen Scharlach. Es fehlen die Angina- und die Rachensymptomatik. Der Hautausschlag zeigt sich am stärksten um die Wunde herum.

*Schutz*

Gestillte Kinder sind geschützt vor Scharlach, aber die meisten Erkrankungen geschehen vor dem 5. Lebensjahr. Nur etwa 5% der Kinder über 10 Jahren erkranken an Scharlach. Ein richtig durchgemachter Scharlach ohne Penicillinbehandlung hinterläßt eine lebenslange Immunität. Man ist damit zwar nicht gegen Streptokokken immun, aber man bekommt keinen Scharlachausschlag mehr. Scharlach befällt nicht, wie z. B. Keuchhusten, die ganze Familie. Eltern, die ihr krankes Kind pflegen, können zwar einen Scharlachhals bekommen, jedoch keine richtige Scharlacherkrankung. Durch direkte Übertragung in offene Wunden kann es jedoch zu einer Blutvergiftung kommen.

*Inkubationszeit*

Die Zeit zwischen der Ansteckung und dem Ausbruch der Krankheit dauert 1–9 Tage, am häufigsten 3–5 Tage.

*Krankheitsverlauf*

Bevor es zum richtigen Ausbruch der Krankheit kommt, ist das Kind launisch, weinerlich oder apathisch. Es mag nicht spielen, hat wenig Appetit und fühlt sich allgemein nicht wohl. Leichte Halssymptome können vorhanden sein. Der Ausbruch der Krankheit geschieht plötzlich mit Kopfschmerzen, Abgeschlagenheit, starkem Krankheitsgefühl, schnellem Fieberanstieg, meist mit Schüttelfrost und oft mit Erbrechen. Der Puls ist am Anfang sehr schnell, schneller als bei jeder anderen Infektionskrankheit. Man kann also mit ziemlicher Sicherheit auf Scharlach tippen, wenn plötzliche Übelkeit mit Erbrechen auftritt und der charakteristische schnelle Puls vorhanden ist.
Danach steigt die Temperatur sehr schnell hoch bis über 40 °C. Scharlachverläufe mit so hohem Fieber sind allerdings heutzutage sehr selten

geworden. Nun treten auch Halsschmerzen auf, und das Schlucken tut weh. Die Mandeln sind stark geschwollen, gerötet und oft stippchenförmig oder schmierig-gelblich belegt. Der Rachen und der weiche Gaumen sind fleckig oder flächenhaft gerötet (Enanthem). Die Lymphknoten am Hals schwellen an. Im Unterschied zu Masern kommt es jedoch nicht zu einer Augenentzündung.

Am 2. Tag beginnt der Hautausschlag mit einer Rötung am Hals und unter den Schlüsselbeinen. Er breitet sich über den Oberkörper und die Arme aus und erstreckt sich in den nächsten 24 Stunden auf den Unterkörper und die Beine, während er oben schon wieder verblaßt. Am stärksten zeigt sich der Ausschlag in den Hautfalten. Insgesamt dauert er nur etwa 2–3 Tage.

Schon im Gesicht kann man die Scharlacherkrankung erkennen. Das ganze Gesicht ist fieberhaft gerötet, dabei ist die Gegend um den Mund ausgespart und bleibt blaß. Ganz am Anfang der Erkrankung ist die Zunge belegt, um den 3. Tag herum löst sich der Belag ab, und sie wird hochrot. Aufgrund der entzündlich geschwollenen Papillen wird die Zunge nun Himbeerzunge genannt. Die *Himbeerzunge*, ein typisches Symptom von Scharlach, tritt am deutlichsten am 3.–5. Tag auf, wenn der Ausschlag (Exanthem) am Körper wieder abblaßt.

Je kälter und rauher die Gegend, um so heftiger und plötzlicher ist das Einsetzen der Krankheit. Die Stärke der Krankheit ist jedoch in erster Linie immer von der Konstitution des Kindes abhängig. Je mehr ein Kind konstitutionell belastet ist, um so heftiger wird der Verlauf sein.

Der *Scharlachausschlag* besteht aus dicht beieinanderstehenden Einzelfleckchen von höchstens Stecknadelkopfgröße, die später zu einer Gesamtfläche verlaufen. Etwa am 8. Krankheitstag, manchmal auch schon früher, setzt die Schuppung ein, die einige Wochen anhält. Sie beginnt, wie der Ausschlag, am Hals und erstreckt sich über den ganzen Körper. Nach 2–3 Wochen wird sie besonders deutlich an den Händen und Füßen, wo die kranken Kinder sich gerne ganze Fetzen abziehen.

In *schweren Krankheitsfällen* tritt am Beginn der 3. Woche manchmal ein neuer Schub auf, den man als Zweiterkrankung bezeichnet. Die Temperatur steigt wieder, die Hals- und Unterkieferwinkeldrüsen schwellen wieder an, und eine leichte Angina kann sich entwickeln.

Der *leichte Scharlach* ist wesentlich häufiger als der zuletzt beschriebene. Die Angina und das Fieber sind nur geringfügig, auch der Ausschlag ist viel weniger ausgeprägt und tritt vielleicht nur in der Leistengegend oder in den Ellenbeugen auf. Sicher gibt es auch viele Fälle von Scharlach ohne Ausschlag. Aber die typische Schuppung und auch die Zweiterkrankung können auftreten.

### *Komplikationen*

Häufig tritt eine Mittelohrentzündung auf, und besonders gefürchtet sind Komplikationen an den Nieren und am Herzen in Form von Entzündungen, die allerdings heute selten geworden sind.
Durch die Mittelohrentzündung kann es zu einer Perforation des Trommelfells, manchmal mit Zerstörung der Gehörknöchelchen mit nachfolgender Taubheit kommen. Relativ harmlos ist dagegen eine weitere Komplikation: der Scharlachrheumatismus. Die Gelenke werden etwas dick, gerötet und sind schmerzhaft. Er beginnt meistens zwischen dem 5. und 10. Krankheitstag, dauert 1–3 Wochen und verschwindet ohne Folgen.

### *Differentialdiagnose*

In den ersten 8 Tagen läßt sich der Ausschlag unter dem Glasspatel deutlich wegdrücken. Dies ist bei Masern nicht möglich. Im Unterschied zu Masern ist der Scharlachausschlag geschmeidig und glatt und nicht so rauh. Ferner sind typische Zeichen für Scharlach die Blässe um den Mund herum, die Angina und die Himbeerzunge.

| **Differentialdiagnose Scharlach – Masern** | | |
|---|---|---|
| | *Scharlach* | *Masern* |
| *Beginn* | Mandelentzündung | Husten, Schnupfen |
| *Ausschlag* | 2. Tag, Munddreieck frei, kleinere Flecken | 4. Tag, vor allem im Gesicht größere Flecken |
| *Schuppen* | groß, lamellenartig, vor allem Hände und Füße | kleieförmig |

*Miasmatische Bedeutung*

Scharlach hat eine Beziehung zur Syphilis, da die Wassermannreaktionen und andere Tests auf Lues (Syphilis) positiv ausfallen, ohne daß eine Syphilis vorhanden ist.

## Behandlung

*Allgemeine Maßnahmen*

Beim Scharlach ist es sehr wichtig, die Haut zu schützen. Dies geschieht am besten durch Einölen der Haut. Verwenden Sie ein gutes, pflanzliches, biologisches Öl. Ein scharlachkrankes Kind sollte möglichst nicht gebadet werden. Wenn es aus hygienischen Gründen absolut notwendig ist, dann nur in sehr warmem Wasser. Danach muß das Kind sofort warm eingehüllt werden. Kalte Bäder oder Packungen sind bei Scharlach und auch anderen Krankheiten absolut gefährlich. Sie drücken zwar kurzfristig die Temperatur herunter, aber wir haben auch erlebt, daß sich danach Rheuma, eine Herzmuskelentzündung oder Nierenbeckenentzündung einstellten.

*Krankenzimmer*

Das Krankenzimmer sollte gut gelüftet werden, ohne daß es zieht. Kerzen und Duftlampen sorgen zwar für eine schöne Atmosphäre, sollten jedoch nicht zu lange im Zimmer brennen, da sie zuviel Sauerstoff verbrauchen. Außerdem merkt man nicht gleich, wenn die Zimmerluft verbraucht ist, weil der Fäulnisgeruch des kranken Kindes durch das Aromaöl überdeckt wird. Zugluft läßt sich vermeiden, indem Sie Vorhänge oder ein Tuch vor das offene Fenster hängen.

In Spanien gibt es den alten Brauch, das Zimmer eines scharlachkranken Menschen mit scharlachroten Tüchern auszuhängen. Dies soll dazu dienen, die Krankheit in ihrem Verlauf zu mildern und die Heilung zu beschleunigen. Wie wir sehen, kommt hier das homöopathische Ähnlichkeitsprinzip der scharlachähnlichen Farbe zum Tragen.

*Ernährung*

In leichten Fällen, ohne hohes Fieber und ohne Hautausschläge, wird das Kind ganz normal weiteressen wollen. Bei höherem Fieber jedoch und allgemeinem Krankheitsgefühl sollte die normale Ernährung ein- bzw. umgestellt werden, da sie den Stoffwechsel unnötig belastet und zu Komplikationen führen kann. In der Naturheilkunde wird bei Scharlach *Milch*, besonders für kleine Kinder, empfohlen. Je nach Bedürfnis kann man kalte oder warme Milch anbieten, die gegebenenfalls mit etwas Wasser verdünnt wird. Sie können auch stark verdünnte Sahne zum Trinken geben. Je nach Wunsch warm oder kühl. Das Süßen der Milch oder Sahne mit Malz (Gersten- oder Reismalz) ist sehr förderlich für die Verdauung des kranken Kindes.

Es werden auch *Fruchtsäfte* für Scharlachkranke empfohlen, insbesondere die roten aufgrund des Ähnlichkeitsprinzips, wobei die *Himbeere* an oberster Stelle steht. Wahrscheinlich hat sie eine besondere Affinität zu der Scharlachhimbeerzunge. Es können auch frische (oder eingefrorene und aufgetaute) Himbeeren gegeben werden, wenn das Kind sie ohne große Schmerzen schlucken kann. Ansonsten müssen die Himbeeren zu einem Brei zerquetscht oder ausgepreßt werden. In der russischen Volksheilkunde gibt es den alten Brauch, bei allen fieberhaften Erkrankungen eingezuckerte Himbeeren zu essen zu geben. Die Himbeeren werden immer in kleinen Mengen, 4–6 Stück, alle paar Stunden zum Essen gegeben. Genauso können Sie auch den Brei oder den frisch gepreßten Saft mit etwas Zucker süßen. Dies ist eine der wenigen Situationen, wo der weiße Zucker seinen Nutzen bei der Ernährung des Kindes hat. Brauner Zucker ist bei den Infektionskrankheiten nicht günstig für den Stoffwechsel.

In der Kräuterheilkunde wird das reichliche Trinken von verdünntem *Himbeeressig* als ein sehr heilsames Mittel gegen Scharlach betrachtet. Gegebenenfalls kann dieses Getränk leicht mit Honig oder weißem Zucker gesüßt werden.

Wenn Ihr krankes Kind weder Milch noch Fruchtsäfte mag, so können Sie ihm auch einen Tee aus 10 Teilen Zinnkraut, 10 Teilen Pfefferminzblättern und 2 Teilen Süßholzwurzel zubereiten. Ein gehäufter Teelöffel dieser Mischung wird mit $^1/_4$–$^1/_2$ Liter Wasser überbrüht, das man einmal aufwallen und 10 Minuten ziehen läßt; 3mal täglich kann das Kind davon eine Tasse warm trinken.

*Die Genesung*

Bei der Genesung des scharlachkranken Kindes ist auf größte Sorgfalt zu achten. Wenn nicht genügend aufgepaßt wird, kann es nämlich in der 3. Woche zu der erwähnten Zweiterkrankung von Scharlach kommen, die vor allem bei schwereren Krankheitsverläufen sehr gefürchtet ist. Die größten Feinde in dieser Zeit sind Kälte und Feuchtigkeit. Es sollte längere Zeit von Baden und Duschen Abstand genommen werden. Besonders gefährlich ist das Haarewaschen. Dagegen ist es sinnvoll und sehr wohltuend, den Körper mit heißen, feuchten Tüchern oder Schwämmen vorsichtig abzureiben. Eine andere sehr wertvolle und angenehme Methode der Körperreinigung besteht darin, das Kind mit angewärmtem Pflanzenöl vorsichtig einzureiben und anschließend mit einem möglichst warmen, feuchten Schwamm abzureiben. Durch die Ölanwendungen kommt das Kind schneller wieder zu Kräften, da der Organismus über die Haut mit lebensnotwendigen Vitaminen und Nährstoffen versorgt wird.
Auf eine gesunde Ernährung ist für viele Wochen noch sorgfältig zu achten. Süßigkeiten, Bonbons und reichliches Essen sollten gemieden werden. Leicht verdauliche Süßspeisen, die Sie zu Hause selber zubereiten, können Sie mit etwas braunem Zucker oder Malz süßen.

*Homöopathische Behandlung*

IPECACUANHA

ist das erste Mittel, welches dem kranken Kind gegeben werden kann, auch wenn noch keine klaren Scharlachsymptome vorhanden sind. Dieses Mittel kommt in Frage bei unklaren Bauchbeschwerden, wie Übelkeit und Erbrechen, welche gewöhnlich ganz plötzlich kommen und nur sehr kurz anhalten. Wie bereits anfangs erwähnt, gehören diese Symptome zu den ersten Beschwerden von Scharlach.

BELLADONNA

Bei dem kranken Kind zeigen sich nun ganz deutlich die typischen Scharlachsymptome. Das Kind klagt über einen wunden Hals, Kopfschmerzen, und es hat Fieber. Typisch für Belladonna ist die Röte des Rachens und der Mandeln, zusammen mit dem aufgequollenen Gesicht, den klopfenden Halsschlagadern und den entzündeten Bindehäuten. Bei vielen mild verlaufenden Krankheitsfällen reicht dieses Mittel oft aus, um den Patienten zu heilen. Bei Belladonna geht die Verfärbung ins Tiefrote. Die Mandeln sind geschwollen, und der Hals ist trocken und verengt.

### Aconit

Dieses Mittel paßt am besten für jene Kinder, bei denen das Fieber ganz plötzlich und hoch ansteigt. Der Puls ist hart, und das Kind hat großen Durst. Es leidet sehr unter der extremen Hitze, die Haut ist glühend heiß und trocken, es ist unruhig und wirft sich im Bett hin und her. Die Mandeln sind hellrot. Sowohl Aconit als auch Belladonna kommen nur in den ersten zwei Tagen nach Ausbruch einer Krankheit zum Einsatz, später sind sie nicht mehr angezeigt.

### Gelsemium

kommt häufig in Frage, wenn die Aconit-Phase vorbei ist. Der kleine Patient liegt nun ganz ruhig da. Er ist jetzt eher benommen, sein Gesicht ist geschwollen und aufgedunsen, und er ist sehr entkräftet. Der Puls klopft zwar kräftig, läßt sich aber wegdrücken. Die Haut ist zwar heiß, aber nicht so stark und trocken wie bei Aconit, und es gibt auch nicht die Zusammenziehung und Trockenheit des Halses wie bei Belladonna. Gelsemium kommt oft für das Initialstadium in Frage, wenn weder Aconit noch Belladonna angezeigt sind. Es ist ein wichtiges Mittel bei warmem Wetter, also bei Krankheiten, die im Sommer auftreten.

### Bryonia

kommt zwar nicht so oft für das Anfangsstadium in Frage, aber es kann sehr hilfreich sein, wenn der Ausschlag sich nur sehr langsam entwikkelt. Das Kind hat klopfende Kopfschmerzen, die durch Husten verschlechtert werden, und Übelkeit bei jeder Art von Bewegung. Es ist sehr wichtig, daß der Ausschlag voll zum Ausbruch kommt, da sonst andere innere Organe geschädigt werden können.

### Apis

Hier finden wir eher einen scharfen, stechenden Schmerz in den Mandeln und nicht sosehr das Gefühl von Wundheit. Das Gesicht ist blaß und aufgedunsen, zeigt schon die Reizbarkeit der Nieren und Gefäße an. Das Kind ist völlig durstlos und fühlt sich sehr schlecht durch Hitze und nach dem Schlaf. Der Rachen ist extrem schmerzempfindlich, und Sie werden große Schwierigkeiten haben, das Kind dort zu untersuchen. Zwischen 3 und 4 Uhr nachmittags geht es dem Kind am schlechtesten. Bei diesen Kindern geht der Urin unwillkürlich ab, oder er fließt sehr langsam.

RHUS TOXICODENDRON

Rhus-tox. ist immer eines der Mittel, wenn Feuchtigkeit im Spiele war, wenn also das Kind vor dem Scharlachausbruch naß geworden ist oder es einen Rückfall erlitten hat durch ein zu frühes Bad oder einfach, wenn das Wetter feucht ist. Ferner paßt es bei verspäteten Ausschlägen mit hohem Fieber, Benommenheit, geschwürigem Rachen, geschwollenen Drüsen, bei der Zunge mit rotem Dreieck, bei Unruhe und großen Gliederschmerzen.

ARSENICUM ALBUM

Arsenicum ist ein wichtiges Mittel bei Kindern, die sehr schwach und kraftlos wirken. Die Kinder sind voller Angst und Unruhe, und es geht ihnen von Tag zu Tag schlechter. Die Verschlechterungszeit ist am Nachmittag und kurz nach Mitternacht. Dann sind sie sehr unruhig, wachen auf und weinen. Der Puls ist schwach und fadenförmig, die Hände sind kalt und klamm, der Atem riecht eitrig, die Zunge, Lippen und Zähne sind mit Schleim bedeckt. Es paßt für sehr schwere Scharlachfälle und kommt heute kaum noch in Frage. Es deckt auch die Nierenkomplikationen beim Scharlach ab: Nierenentzündung, wenig oder unterdrückter Urin, Brennen beim Wasserlassen, Wassereinlagerungen im Gesicht, in den Füßen und im Bauch, Eiweiß im Urin.

## Die Scharlachprophylaxe

Der Impfstoff gegen Scharlach wurde vor vielen Jahren vom Markt genommen, weil seine Nebenwirkungen zu groß waren. Damit ist Scharlach die einzige Kinderkrankheit, gegen die nicht geimpft wird. Diese Krankheit wurde also nie, wie die anderen Kinderkrankheiten, von vorn-

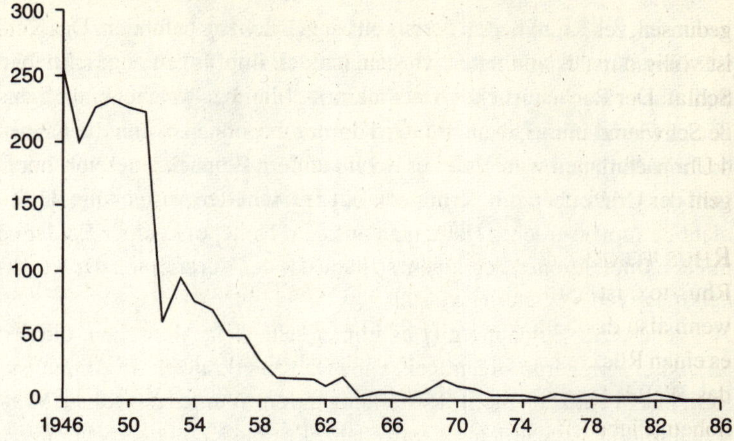


Scharlachtodesfälle in Deutschland 1946–1986
(Quelle: Buchwald)

herein bekämpft. Trotzdem haben sich die Scharlacherkrankungen reduziert, und der Verlauf ist heute viel milder als früher. Der Scharlach ist ein Paradebeispiel dafür, daß es nicht die Impfungen sind, die eine Krankheit zum Verschwinden bringen. Krankheiten existieren so lange, wie die Menschen sie für ihre Entwicklung benötigen. Sie sind die Folge eines Fehlverhaltens oder Mangels. In den Zeiten der Not, während und nach einem Krieg, finden die Krankheitserreger einen fruchtbaren Boden vor. Die Abwehrkräfte der Menschen sind schwach, und es gibt nichts, was sie den Erregern in den Weg stellen können. Mit der Verbesserung der Lebenssituation, einer bewußteren Ernährung und weniger Sorgen und Nöten wird den Krankheitserregern das Terrain entzogen. Der englische Professor Thomas McKeown hat nachgewiesen, daß die höhere Lebenserwartung vorwiegend dem Rückgang der Infektionskrankheiten zuzuschreiben ist, der etwa vor 200 Jahren begann, lange Zeit vor Einführung der Impfungen gegen Kinderkrankheiten. Die Hauptursache für den Rückgang der Infektionskrankheiten ist demnach die Beseitigung des Hungers.

Bei den anderen infektiösen Kinderkrankheiten hat Dr. Buchwald genauestens nachgewiesen, daß erst mit dem Impfen begonnen wurde,

wenn sich die Krankheiten bereits auf dem Rückzug befanden. Das Verschwinden der Krankheiten wurde dann den Impfungen zugeschrieben und nicht einer natürlichen Entwicklung. Man hat wahrscheinlich aus gutem Grund immer dann mit dem Impfen begonnen, wenn die Krankheit am Abflauen war. Heißt es doch auf dem Beipackzettel von Impfstoffen: »Menschen mit vermuteter oder gesicherter Ansteckung dürfen nicht geimpft werden.« Hätte man auf dem Höhepunkt einer Epidemie mit den Impfaktionen begonnen, so hätte das der Verbreitung der Krankheit massiven Vorschub geleistet.
Während einer Epidemie gibt es immer sehr viele Menschen, die den Krankheitserreger in sich tragen, ohne akut zu erkranken. Ihr Immunsystem macht einfach eine stille Stärkung durch. Würde man solche Menschen impfen, so würden sie entweder selbst die Krankheit bekommen, gegen die geimpft wird, oder sie könnten andere anstecken. Das ist auch der Grund, warum z. B. bei Pockenepidemien die Impfungen mit dazu beitrugen, daß sich die Seuche explosionsartig verbreitete. Auch aus der Geschichte der Polioimpfung und der Impfung gegen die Schweinepest sind solche Fälle bekannt. Als 1993 die Schweinepest durch Massenimpfungen ausbrach, gehörte zu den Maßnahmen zur Eindämmung der Seuche ein absolutes Impfverbot gegen Schweinepest.
Die einzige schulmedizinische Prophylaxe, die es gegen Scharlach gibt, sind Antibiotika. In manchen Gebieten bekommt nicht nur das scharlachkranke Kind Antibiotika, sondern auch gleich die ganze Familie mit, um sie vor einer eventuellen Ansteckung zu schützen. Nach unserer Erfahrung ist Scharlach eine Krankheit, die wenig ansteckend ist. Viele Kinder z. B. haben des öfteren Kontakt mit Scharlachkranken, ohne sich jemals anzustecken. Ein Kind ist nur dann empfänglich für den Erreger, wenn es geschwächt ist und einen bestimmten Lernprozeß durchmachen muß. Nach der Verabreichung der Antibiotika ist das Kind oft empfänglicher für diese Krankheit. Manche bekommen auf diese Weise siebenmal hintereinander Scharlach, bis die Eltern eine Alternative zu den Antibiotika suchen.

# Tetanus

*Wundstarrkrampf*

## Erkrankung

### *Krankheitsbeschreibung*

Der Tetanus gehört zwar nicht zu den Kinderkrankheiten, da sich viele Eltern aber angesichts der Impfpropaganda verunsichert fühlen, werden wir in diesem Rahmen auf das Thema näher eingehen.
Tetanus ist eine Infektionskrankheit, die als Folge einer ganz bestimmten Art und Verletzung auftreten kann. Der Erreger setzt in Wunden, die unter Luftabschluß stehen, größere Mengen eines Toxins frei, das zu Muskelstarrkrämpfen führt. Die Inkubationszeit beträgt 4–21 Tage. Als Vorboten können Müdigkeit und Appetitlosigkeit auftreten.
Die Erreger des Wundstarrkrampfes sind praktisch überall zu finden, besonders aber im Tiermist, vor allem bei Pferden, an rostigen Metallgegenständen, an Holzsplittern, im Straßenstaub und in getragener Bekleidung. Als Vorläufer melden sich Frösteln, Angstgefühl, Ziehen im Nacken, schießende Schmerzen und Muskelsteifigkeit: zuerst in den Muskeln des Kiefers, der Zunge, des Schlundes und des Kehlkopfes. Sie dehnt sich auf die Muskeln des Nackens, des Rumpfes, des Unterleibs und der Glieder aus. Die Muskeln fühlen sich bretthart an, die Glieder sind gestreckt.
Der Streckkrampf wird durch Schmerzen im Rücken oder im Bauch unter heftigen Schreien eingeleitet. Der Rücken wird entweder im Bogen nach hinten oder nach vorne gezogen. Typisch ist das »starre, teuflische Grinsen«, als Folge einer Verkrampfung der mimischen Muskulatur. Dabei werden die Mundwinkel nach außen gezogen. Die Muskelstarre kann durch einzelne ruckartig auftretende Anfälle unterbrochen werden. Je schwerer die Krankheit verläuft, um so häufiger treten solche Anfälle auf. Die geringste Veranlassung genügt, um sie auszulösen: das Zuklappen einer Türe, Berühren, Anblasen oder Ansprechen, jede Erschütterung, der Versuch des Kranken, zu schlucken. Der Kranke ist dabei bei völligem Bewußtsein. Er hat keinen Hunger, aber einen furcht-

baren Durst, den er wegen des Krampfes der Schlingmuskulatur nicht stillen kann.
Im Schlaf hören die Krämpfe auf. Der Kranke leidet aber an großer Schlaflosigkeit; der Mund ist trocken, die Zunge belegt. Der Speichel fließt zäh. Stuhlverstopfung mit Stuhldrang und Blähungen sind vorherrschend. Die Atmung ist erschwert und Erstickungsanfälle treten auf. Ohne Behandlung verläuft die Krankheit häufig tödlich. Eine einmal durchgemachte Tetanuserkrankung schützt nicht vor einer weiteren Ansteckung. Es handelt sich also um keine übertragbare Krankheit, gegen die normalerweise durch das Durchstehen der Krankheit ein Schutz aufgebaut wird.

*Häufigkeit*
In unseren Breitengraden zählt der Wundstarrkrampf zu den seltenen Krankheiten. Durch unhygienische Verhältnisse wurden früher häufig Säuglinge befallen. Nach dem Abstoßen der Nabelschnur konnte es zu einer Entzündung des Nabels kommen. Diese Form der Erkrankung kommt heute nur noch in Ländern mit schlechten hygienischen Verhältnissen vor.
Wie wir bereits sagten, ist Tetanus keinesfalls eine typische Erkrankung für das Kindesalter, im Gegenteil, gefährdet sind vor allem Personen zwischen dem 55. und 75. Lebensjahr. Besonders häufig treten die Erkrankungen nach Fußverletzungen, nach dem Einreißen von Splittern unter den Nagel und früher auch nach dem Beschneiden von Hühneraugen auf. In den ärmeren Ländern der Welt kommt dagegen Tetanus häufiger vor, z. B. durch mangelnde Sauberkeit bei Ohrdurchstechungen. Bei Platzwunden und blutenden Wunden kann es nicht zu Tetanusinfektionen kommen.

## Behandlung

Die Tetanuserreger lassen sich aus dem Wundsekret durch geeignete Testmethoden nachweisen. Etwa die Hälfte der Erkrankten lassen sich auch mit allopathischen Medikamenten gut behandeln.
In der Homöopathie hat sich HYPERICUM bei den Fällen bewährt, wo ein

sehr heftiger Schmerz eintritt, der sich, dem Lauf der Nerven folgend, nach aufwärts erstreckt. Auch LACHESIS hat sich bewährt, wenn es mehr in Richtung Blutvergiftung geht und die Haut um die Verletzung bläulich verfärbt und angeschwollen ist. Ebenso werden warme Bäder, die durch Zugießen von heißem Wasser so warm wie möglich gehalten werden, empfohlen, obgleich sich beim ersten Zugießen die Anfälle verstärken. In der Naturheilkunde werden auch aufsteigende Vollbäder empfohlen, in die man den Patienten sowohl während eines Anfalls als auch in den anfallsfreien Pausen bringt und in denen man sie möglichst lange verweilen läßt. Es ist wichtig, daß der Kranke ins Schwitzen kommt. Dafür eignen sich auch Dampfbäder oder anregende Teilpackungen von 25–27 °C auf dem Hals, dem Rücken oder dem Bauch. Der Kranke sollte in einem ruhigen, abgedunkelten Zimmer liegen und nicht durch Reden oder Erschütterungen gestört werden.

*Homöopathische Schutzmöglichkeiten vor Tetanus*

Es gibt in der Homöopathie sehr gute und seit langem bewährte Möglichkeiten, um sich vor Tetanus zu schützen. Bei jeder Verletzung sollten Sie prophylaktisch innerlich eine Gabe ARNICA C 200 geben und äußerlich die Wunde mit verdünnter Arnica C 200 betupfen. Uns ist kein Fall bekannt, daß es trotz Arnica zu einer Tetanuserkrankung gekommen ist.

Sollte es sich bei der Verletzung um eine nicht blutende Stichwunde handeln, die besonders gefährdet für Tetanus ist, so geben Sie LEDUM C 200, innerlich und äußerlich.

## Fallbeschreibungen

*1. Fall:* Ein Handwerker hatte sich einen Nagel in den Daumenballen geschlagen. Nach etwa einer Stunde bekam er so starke Schmerzen in der Hand, die in den Arm ausstrahlten, daß er zum Arzt gehen wollte, um sich eine Spritze geben zu lassen. Wir wollten ihn nicht davon abhalten, fragten jedoch, ob er vorher ein homöopathisches Mittel gegen die Schmerzen nehmen wolle. Da er kein Freund von Spritzen war, willigte er gern ein. Etwa zehn Minuten nach Einnahme von Hypericum C 200 fragten wir ihn, ob er jetzt zum Arzt gehen wolle. Er entgegnete: »Nein, das ist jetzt nicht mehr notwendig, die Schmerzen sind weg, und ich kann weiterarbeiten.«

*2. Fall:* Ein achtjähriger Junge hatte sich beim Barfußlaufen auf einer Baustelle zwei rostige Nägel tief in den Fuß getreten. Beim Herausziehen aus dem Fuß sagte er nur: »Komisch, als ich reingetreten bin, waren die Nägel rostig, und jetzt beim Rausziehen sind sie ganz sauber.« Die Wunde wurde nicht homöopathisch versorgt, war aber sehr schmerzhaft. Am Abend, etwa sechs Stunden später, klagte der Junge über starke Schmerzen in dem verletzten Fuß, er konnte nicht mehr auftreten, da der Fuß so stark angeschwollen war. Er bekam nun eine Gabe Ledum C 200 innerlich, und die Wunde wurde mit Ledum C 200 betupft. Daraufhin konnte der Junge einschlafen, wachte aber mitten in der Nacht wieder auf vor Schmerzen. Es wurde nun Hypericum gegeben, und zusätzlich bekam er eine Gabe der Tetanusnosode C 200. Am nächsten Morgen war der Fuß noch entzündet und geschwollen, aber weniger schmerzhaft. Der Junge konnte nicht in die Schule gehen. Die Behandlung wurde mit Hypericum fortgeführt, und schon am Mittag war die Entzündung abgeklungen, und er konnte wieder draußen spielen.

## Die Tetanusimpfung

Die Tetanusimpfung gehört zu den empfohlenen Impfungen. Die Kinder erhalten bis zum zweiten Lebensjahr drei Impfungen in Verbindung mit Diphtherie und Polio. Die erste Impfung wird im dritten Monat, die zweite im sechsten Monat und die dritte im 18. Monat verabreicht. Nach zehn Jahren wird eine Auffrischimpfung empfohlen. Die Tetanusimpfung ist eine der am häufigsten verwendeten Impfungen, da sie routinemäßig und bedenkenlos bei fast allen Verletzungen, die im Krankenhaus behandelt werden, eingesetzt wird. Selbst bei Bißverletzungen wird gegen Tetanus geimpft, obwohl der Tetanuserreger im Speichel nur höchst selten vorkommt. Eine Impfung nach Verletzungen ist schulmedizinisch

nur dann angebracht, wenn die letzte Tetanusimpfung länger als fünf Jahre zurückliegt. Häufig wird aber routinemäßig geimpft, ohne nach vorherigen Impfungen zu fragen.
Die Praxis der Tetanusimpfung zeigt einige Widersprüche, und damit wird deutlich, daß die Schulmedizin selber nicht vom Schutz der Impfung überzeugt ist. So wird empfohlen, die Impfung nach zehn Jahren »aufzufrischen«. Liegt im Fall einer Verletzung die Impfung aber nur mehr fünf Jahre zurück, so wird bereits wieder geimpft. Wie lange besteht der Schutz nun, fünf oder zehn Jahre?
Die Impfung ist nicht ungefährlich. Es gibt sogar mehrere Todesfälle in Deutschland nach der Impfung, von denen einer als Impfschaden anerkannt wurde. Es handelte sich um einen Soldaten, der nach einer Impfung bei der Bundeswehr das Bewußtsein verlor und Wochen später verstarb. Zwei andere Menschen, einer von ihnen war ein 14jähriger Junge, mußten sterben, weil sie nach einem Hundebiß unnötigerweise eine Tetanusspritze erhielten. Der Tetanuserreger lebt in der Erde, im Staub, aber nicht im Speichel und schon gar nicht im gechlorten Wasser eines Schwimmbades.

**Zusammensetzung des Impfstoffs**

Der Impfstoff besteht aus der 50fach tödlichen, durch Formol entgifteten Toxinmenge.
Die Zusatzstoffe sind 1 mg Aluminiumhydroxyd sowie 0,05 mg Natriumtrimerfonat p-(äthyl-mercuri-thio)-benzol-sulfonsäure (Natriumäthylquecksilberthiosalizylat) und Natriumsalz.

*Nebenwirkungen*

Zu den möglichen Nebenwirkungen des Tetanusimpfstoffes gehören laut Hersteller: Unterhautgewebsschwund an der Einstichstelle, Ausschläge, Schläfrigkeit, Unruhe, Erbrechen, Magersucht, hartnäckiges Weinen, Blässe, Kältegefühl, mangelnde Ansprechbarkeit, Schädigung der Armnerven mit anschließender Lähmung, Schock, Krämpfe, Enzephalopathie, Guillain-Barré-Syndrom, Gehirnerkrankung, Nesselausschlag, Hautrötung, Gelenkschmerzen und allergische Reaktionen.

*Erkrankungsrisiko*

Zwischen 1987 und 1988 erkrankten sechs Amerikaner unter 20 Jahren an Tetanus, das sind 5% aller an Tetanus Erkrankten. Einer von ihnen war vor Ausbruch der Krankheit einmal, drei waren dreimal gegen Tetanus geimpft worden. An diesen Zahlen läßt sich erkennen, daß das Risiko von Kindern, an Tetanus zu erkranken, äußerst gering ist. Andererseits gibt die Tetanusimpfung nicht den erwarteten Schutz und kann sogar das Erkrankungsrisiko erhöhen. Es stellt sich hier die Frage, warum unsere Kinder, also Kinder in den Industrienationen, flächendeckend gegen Tetanus geimpft werden.

Die äußerst geringe Gefahr von Kindern, an Wundstarrkrampf zu erkranken, läßt darauf schließen, daß diese einen angeborenen Schutz gegen den Erreger haben. Dies bestätigen verschiedene Studien. Im Jahre 1979 wurden 109 Kinder im Alter von 1½ bis 15½ Jahren auf einen ausreichend hohen Antikörpergehalt hin untersucht. Von diesen waren 41% dreimal gegen Tetanus geimpft. Aber bei 98,2% der Kinder konnte eine Grundimmunität festgestellt werden. Kinder, die nur eine Impfung erhalten hatten, zeigten einen ebenso ausreichenden Antikörpergehalt wie diejenigen, die drei und mehr Impfungen erhalten hatten (Breisach 1979).

Die Ergebnisse dieser Studien stimmen mit den Statistiken über die Häufigkeit der Tetanuserkrankungen im jeweiligen Lebensalter überein. Kinder besitzen einen natürlichen Schutz gegen Tetanus. Wie anders ist es zu erklären, daß bei uns extrem wenig Kinder an Wundstarrkrampf erkranken? Nur wenn ihr Immunsystem durch schlechte hygienische Verhältnisse, Unterernährung, Medikamente oder Impfungen geschwächt wird, können ihre Abwehrkräfte dem Tetanuserreger nicht mehr trotzen.

Bei Völkern, die noch im Einklang mit der Natur leben und einen engen Kontakt zur Erde haben, gibt es keine Tetanuserkrankungen. Die wissenschaftliche Lehrmeinung geht davon aus, daß die größte Ansteckungsgefahr im Krankheitserreger selber liegt. Demnach müßten alle Völker, die in engem Kontakt mit der Erde leben, durch diesen Erreger dahingerafft werden. Aber das Gegenteil ist der Fall. In Mali gibt es keinen Wundstarrkrampf, auch nicht bei alten Menschen. Die Einwohner haben eine natürliche Immunität gegen den Erreger entwickelt (Ehrengut, 1983).

Naturvölker, die allerdings die negativen Begleiterscheinungen der Zivilisation, wie denaturierte oder ungenügende Nahrung und Medikamente, die die körpereigene Abwehr schwächen, übernommen haben, zeigen eine hohe Neigung, an Tetanus zu erkranken. Das ist der Grund dafür, daß heute der größte Teil der Erkrankungen auf die Entwicklungsländer entfällt.

Die stärkste Kraft gegen alle Arten von Erregern sitzt im Menschen selber. Um Kinder vor Krankheiten zu schützen, ist es wichtig, ihre Selbstheilungskräfte durch eine gesunde Lebensweise, naturgemäße Ernährung und homöopathische oder naturheilkundliche Medikamente zu unterstützen.

Impfstoffe mit ihren hochgiftigen Krankheitserregern und den nicht minder gefährlichen Zusatzstoffen stellen für das Immunsystem eines Kindes eher eine Belastung als eine Unterstützung dar. Wenn man davon ausgeht, daß die meisten Kinder eine natürliche Immunität gegen Tetanus besitzen, so kann schon eine einzige Tetanusimpfung als eine Hyperimmunisierung wirken. Diese können Sie an der Rötung und Schwellung der Haut an der Einstichstelle erkennen. Auch allergische Reaktionen können entstehen.

Je häufiger ein Kind gegen Tetanus geimpft wird, um so größer sind die unerfreulichen Wirkungen bis hin zur Reduzierung des Antikörpers. Es tritt also genau der gegenteilige Effekt ein.

Viele Untersuchungen belegen einen Schutz, sei er nun angeboren oder eingeimpft, auch dann, wenn weniger als drei Impfungen durchgeführt werden oder wenn die empfohlenen Impfabstände nicht richtig eingehalten werden: Bei verspäteter oder fehlender dritter Tetanusimpfung kann trotzdem ein guter antitoxischer Schutz bestehen. Eine Verlängerung des Impfintervalles zwischen erster und zweiter Tetanusimpfung wirkt sich sogar positiv auf den Antikörper aus.

Befindet sich ein Mensch in einer geschwächten Lage, so darf auf keinen Fall geimpft werden. Bei den Impfungen der Kinder wird aber oftmals der Impftermin schon Monate vorher ausgemacht. Häufig werden die Kinder auch dann geimpft, wenn sie nicht völlig gesund sind, wenn sie gerade einen Schnupfen überstanden haben oder wenn im Kindergarten viele erkältete Kinder sind, an denen sie sich angesteckt haben könnten, ohne daß die Erkältung bereits zum Ausbruch gekommen ist.

*Bericht einer Patientin*

Wir geben hier den Bericht einer Patientin wieder, der zeigt, wie schwer man es bei uns manchmal hat, wenn man sein Kind vor einer unnötigen, nichtindizierten Tetanusimpfung bewahren will:

»Unsere neunjährige Tochter verletzte sich im Urlaub in Bayern bei einem Sprung auf einen Schwimmbeckenrand am Kinn. Die Wunde blutete stark und klaffte auseinander. Ich gab Arnica C 200 und betupfte die Wunde mit Calendula-Wasser-Lösung. Zwecks besserer Heilung benötigte ich aber Pflasterstrips, um die Wunde zusammenzuklammern. Diese hatten wir nicht, so daß wir notgedrungen das nächstgelegene Krankenhaus aufsuchen mußten, um die Wunde klammern oder, falls erforderlich, nähen zu lassen.

Dort stellte uns ein Arzt bei der Untersuchung der Wunde unserer Tochter gleich die Frage nach der letzten Tetanusimpfung. Ich wollte keine Diskussion über Impfungen und antwortete daher ausweichend. Die Wunde war sauber, hatte stark geblutet und war gut versorgt worden; es bestand also keinerlei Tetanusgefahr. Auf beharrliches Nachfragen des Arztes sagten wir dann, daß unsere Tochter nicht geimpft sei und homöopathisch behandelt wurde. Daraufhin geriet der Arzt völlig außer sich und beschimpfte uns auf aggressivste Art und Weise. Homöopathie wäre wie eine Sekte, wir wären schlimmer als die Zeugen Jehovas. Er würde die Polizei anrufen und uns das Sorgerecht entziehen lassen, wenn wir einer Impfung nicht zustimmten.

Unter diesen Umständen zog ich es vor, das Krankenhaus mit meiner vor Angst zitternden Tochter unverzüglich zu verlassen, während mein Mann noch versuchte, dem Arzt klarzumachen, daß er auf diese unsachliche und emotionale Weise wohl niemanden von der Notwendigkeit seiner schulmedizinischen Maßnahmen überzeugen könne. Mein Mann mußte dann noch einige Papiere, mit denen der Arzt sich absichern wollte, unterzeichnen, bevor er auch gehen konnte. Unsere Tochter litt daraufhin an Alpträumen, die erst mit Aconit verschwanden.«

*Weitere mögliche Folgen der Tetanusimpfung*

Die Tetanuserkrankung tritt mehr im hohen Lebensalter auf, vorwiegend bei Männern, und ist eigentlich kaum bei Kleinkindern zu finden. Außer der erwähnten Nabelinfektion mit Tetanusgefahr ist die Wahrscheinlichkeit, daß sich wohlbehütete Kleinkinder eine verschmutzte, nicht blutende Stichwunde zuziehen, so gut wie ausgeschlossen. Wir haben in der Praxis beobachtet, daß aggressives Verhalten durch die Tetanusimpfung gefördert wird.

Es wäre sicher interessant, einmal zu untersuchen, ob das heute sehr verbreitete aggressive Verhalten der Jugendlichen, das sich schon im Kindergarten zeigen kann, unter anderem auch eine Folge der Impfungen ist. Über die Auswirkungen der Impfungen auf Psyche und Körper muß noch viel geforscht werden. Die homöopathischen Arzneimittelprüfungen mit den Impfnosoden tragen ihren Teil zu dieser Forschung bei.

Gerade mit der Tetanusimpfung werden gewisse Bevölkerungskreise übergründlich versorgt, z. B. die Bundeswehr. Welchen Einfluß die künstliche Imprägnierung mit dieser Krankheit auf eine Truppe hat, dürfte sehr interessant sein: Allein durch das kollektive Durchimpfen könnte eine Verstärkung der Impffolgen vermutet werden. Wie wirkt sich diese Aggressionen auslösende Krankheit auf das Verhalten der Soldaten aus?

# Tuberkulose

## Erkrankung

*Kurzbeschreibung*
Die Tuberkulose ist eine chronische, durch Bakterien hervorgerufene Infektionskrankheit, die in Schüben verläuft. Sie ist vor allem in den Atmungsorganen lokalisiert. Grundsätzlich kann sie aber alle Organe befallen. Sie ist meldepflichtig bei Erkrankung und Tod. Sie wird durch das Mycobakterium tuberculosis, Typus humanus oder bovinus, verursacht.

*Übertragung*
Die Infektion kann durch Einatmen von Tröpfchen, Staubpartikeln und eingetrockneten Sekreten geschehen oder über den Mund (oral, Fütterungs-Tbc) durch Nahrungsmittel, besonders Kuhmilch, oder über die Haut.

*Häufigkeit und Verbreitung*
Die Sterblichkeit bei dieser Krankheit hat zwar in unseren Breitengraden sehr abgenommen, aber die Häufigkeit ist trotzdem relativ groß geblieben, und die Tbc scheint sich heute wieder etwas mehr auszubreiten. Trotz der schlechten hygienischen Verhältnisse, wodurch die Infektionsgefahr sehr stark vergrößert wird, ist die Häufigkeit in den Entwicklungsländern nicht mehr als siebenmal größer als bei uns. Sie zählt in Europa in den letzten hundert Jahren immer noch zu den häufigsten bakteriellen Infektionskrankheiten.

*Krankheitsverlauf*
Bei der Tuberkulose unterscheidet man die Primär-Tbc (Primärherd) von der Postprimär-Tbc (Sekundärherd). Ungefähr 90% aller Primärherde befinden sich in der Lunge, die restlichen verteilen sich auf den Darm,

die Halslymphknoten und die Haut. Sehr selten gibt es Abweichungen. In diesem Stadium ist das gesamte Geschehen relativ symptomenarm: etwas erhöhte Temperatur, Appetitlosigkeit, Gewichtsabnahme, starkes Schwitzen, vor allem nachts, manchmal Hautrötungen, besonders im Gesicht (Erythem). Der Primärherd heilt meistens von allein durch Abkapselung ab. Das Fortschreiten der Tbc kann jederzeit gestoppt werden durch die Veränderung der Lebensweise und Lebensbedingungen.
Die Postprimär-Tbc hat meistens eine nachvollziehbare seelische Ursache, beispielsweise einen starken Kummer, einen schweren Schicksalsschlag, Betrug oder Unterdrückung. Sie wird durch eine Wiederaufnahme schlechter Lebensgewohnheiten begünstigt. Eine Herdstreuung ist zu allen Organen möglich. Beide Formen der Tuberkulose können sich unter ungünstigen Umständen tödlich auswirken.
Eine homöopathische Herdbehandlung ist wegen der obengenannten Verlaufsmöglichkeiten äußerst wichtig, und zwar nicht nur um die allgemeine Abwehrlage zu stärken, sondern auch um den Kranken seelisch so gut zu stabilisieren, daß er fortan alle Schicksalsschläge in einer gesunden Art und Weise bewältigen kann.

## Die Tuberkuloseimpfung

| **Zusammensetzung des Impfstoffs** |
|---|
| Der Impfstoff (BCG Bacillus Calmette-Guerin) besteht aus Rindertuberkulosebakterien, die auf Eikulturen gezüchtet werden, um sie in ihrer Virulenz abzuschwächen. Die Impfstoffdosis beträgt 0,1 ml und enthält 100 000 bis 180 000 Keime. Die Impfung wurde im Jahre 1921 eingeführt. |

Vielen älteren Menschen ist noch das Lübecker Impfunglück in Erinnerung, bei dem 75 Säuglinge nach der Impfung starben. Zusätzlich stellte sich heraus, daß die Impfung nicht vor Tuberkulose schützte. Man verwendete von da an einen anderen Impfstamm.
Lange Zeit war es üblich, daß Säuglinge ohne Einwilligung der Eltern in den ersten Lebenstagen gegen Tuberkulose geimpft wurden, obwohl das rechtlich eigentlich nicht möglich ist. Ohne eine vorherige gründli-

che Aufklärung durch den Arzt darf nicht geimpft werden. Andernfalls muß der Arzt bei einem Impfschaden die Kosten übernehmen. Je kleiner ein Kind ist und je weniger seine Nerven ausgebildet sind, um so leichter kann sich ein Impfschaden entwickeln. Das mag dazu beitragen, daß die Tuberkuloseimpfung besonders gefährlich ist und sehr häufig zu Komplikationen führt, z. B. irreversiblen Lähmungen.
Die WHO bemühte sich, bei einem großangelegten Feldversuch in Indien die tatsächliche Wirkung der BCG-Impfung zu untersuchen. Es stellte sich heraus, daß unter den geimpften Kindern wesentlich mehr an Tuberkulose erkrankten als unter den ungeimpften. Daraufhin wurde die öffentliche Empfehlung dieser Impfung in Deutschland zurückgezogen (1989). Geimpft wird aber trotzdem noch, nur mit dem Unterschied, daß bei eventuellen Impfschäden der Staat nicht mehr für Schäden aufkommt. In anderen Ländern, z. B. Schweden, trug die Untersuchung der WHO in Indien dazu bei, daß die BCG-Impfung nicht mehr zugelassen wird.
In Italien wird wegen der Gefährlichkeit der Tuberkuloseimpfung in Tuberkulosezentren von dieser Impfung abgeraten, die im Gegensatz zu den anderen Impfungen nicht Pflicht in Italien ist.
»Bei 10 000 Impfungen vermeidet man vielleicht einen einzigen Tuberkuloseausbruch. Das steht in keiner Relation zu dem sehr teuren Impfverfahren.« So der Pneumologe Georgio Busato vom Tbc-Zentrum (Bozener Tageblatt, 19. 11. 1993). Auch wird darauf hingewiesen, daß die Impfung Lymphknoten- und Knochenentzündungen auslösen kann.
Im Jahre 1994 wurde eine Untersuchung über die Tuberkuloseimpfung in Bombay veröffentlicht. Dort heißt es: »Es wurde immer betont, daß die BCG-Impfung die natürliche Tuberkulose der Lungen mit ihren lokalen Komplikationen zwar nicht verhindern kann, aber doch die hämatogenen Komplikationen bei Primärinfekten reduziert. Dies gilt jedoch nicht für unterernährte oder schlecht ernährte Kinder, die trotz der BCG-Impfung an schweren und oft tödlichen Fällen von Tuberkulose erkranken. BCG-geimpfte, gut ernährte Kinder entwickeln andere Arten von Tuberkulose ... Es ist wichtig zu erkennen, daß die neuen Arten der Tuberkulose bei den geimpften, gut ernährten Kindern auftreten und in einem geringeren Ausmaße bei Kindern, die schlechter ernährt sind.« (Udani 1994)

## Fallbeschreibung

*Tetraspastik nach BCG- und Fünffachimpfung*
Die heute 18 Monate alte Jessica erhielt drei Tage nach der Geburt die BCG-Impfung, wobei sich die Einstichstelle rot verfärbte und noch 6 bis 7 Monate später sichtbar war. Sie schlief viel, strampelte wenig, und wenn sie wach war, weinte sie nur. Nach der ersten Fünffachimpfung (Diphtherie, Keuchhusten, Tetanus, Polio und HIB) schlief sie noch mehr, verweigerte das Essen und war sehr schlecht gelaunt. 3–4 Tage später bekam sie plötzlich Schüttelfrost. Die zweite Fünffachimpfung erhielt Jessica im fünften Lebensmonat. Danach veränderte sich das Kind noch deutlicher und schwoll am ganzen Körper dick ödematös an. Es verlor die Kontrolle über seinen Kopf und konnte ihn bis zum siebten Monat nicht mehr halten. Auch wuchs der Kopf nicht weiter. Es bekam einen leeren Blick und fing an zu schielen.
Der Status quo im elften Monat zu Beginn der homöopathischen Behandlung war folgender: Die Beine sind spastisch gestreckt. Ein Spitzfuß soll operiert werden. Sie kann sich nicht drehen, strampelt nicht richtig und kann nur mit der linken Hand greifen. Von 24 Stunden ist sie nur etwa drei Stunden wach. Sie hat starke Verstopfung, läßt sehr wenig Urin und hat einen dunkelgelben Ausfluß. Die Zungenmuskulatur ist gelähmt und sie wird nur über die Flasche ernährt.
Der behandelnde Arzt sagte zu den Eltern: »Dieses Kind ist körperlich und geistig schwerstbehindert, sie brauchen sich überhaupt keine Hoffnung zu machen, daß aus ihm jemals etwas wird.«
Hier handelt es sich eindeutig um eine mehrfache Impfschädigung. Jessica bekam also als erstes TUBERCULINUM BOVINUM LM 30, jeden dritten Tag, sowie tägliche Öleinreibungen. Die Fertigmilch wurde abgesetzt, und sie erhielt jeweils frisch zubereitete Mandelmilch. Nach der ersten Gabe Tuberculinum bekam Jessica zum ersten Mal einen Tag lang Fieber. Nach der zweiten Gabe konnte sie sich zum ersten Male von allein umdrehen. Sie schien sich wohler zu fühlen und guckte nicht mehr stumpfsinnig in die Gegend, sie lachte mehr und griff zum ersten Mal nach Gegenständen. Nach der dritten Gabe fing sie an, Papa zu sagen.
Nun drohte die Operation der Spitzfüße. Also bekam sie SYPHILINUM

verordnet und zusätzlich Silicea in einer niedrigen Potenz. Nach einem halben Jahr hatten sich die Spitzfüße so weit normalisiert, daß von einer Operation keine Rede mehr war. Langsam fing Jessica sogar an zu krabbeln, obwohl keiner erwartet hatte, daß sie jemals dazu in der Lage sein würde. Wenn allerdings die homöopathischen Mittel abgesetzt wurden, fiel sie in ihrer Entwicklung wieder zurück. Sie hörte dann auf zu krabbeln und wurde ganz schlafsüchtig. Jedesmal, wenn sie die Polionosode bekam, wurde ihre Spastik deutlich besser. Auch durch die Pertussisnosode wurden die Beine lockerer, und sie konnte sie besser bewegen. Inzwischen kann sie allein gehen, wenn sie sich festhält.

# Windpocken

*Varizellen, Spitzblattern, Schafblattern, Feuchtblattern*

## Erkrankung

*Kurzbeschreibung*
Windpocken sind eine sehr ansteckende, jedoch harmlose Viruserkrankung, die mit Bildung von Knötchen und Bläschen auf der Haut einhergeht. Bereits im 16. Jahrhundert unterschied man zwischen Windpocken und Pocken.

*Übertragung*
Die Krankheit ist extrem leicht übertragbar. Es sind Ansteckungen beobachtet worden, die sich durch ein offenes Fenster von einem Stockwerk auf Personen in eine daruntergelegene Etage übertragen haben. Auch durch Gegenstände und gesunde Personen kann das Virus übertragen werden. Die Krankheit hinterläßt eine lebenslange Immunität.

*Betroffener Personenkreis*
Sie kommt am häufigsten bei Kindern im Alter von 2–7 Jahren vor. Säuglinge, auch nichtgestillte, erkranken seltener. Die Muttermilch enthält keine Antikörper gegen Windpocken. Über die Plazenta gelangen aber mütterliche Antikörper in das Blut des Neugeborenen, die die Ansteckung in den ersten 4–6 Lebensmonaten verhüten. In den ersten 21 Schwangerschaftswochen können sie das konnatale (angeborene) Varizellen-Syndrom verursachen, wenn die Mutter in der Kindheit die Windpocken nicht durchgemacht hat. Kinder von solchen Müttern können auch 2–4 Tage nach der Geburt die sehr schwer verlaufenden neonatalen Windpocken bekommen. Bei einer zukünftigen Windpockenimpfung besteht die große Gefahr eines gehäuften Auftretens der gefürchteten neonatalen oder angeborenen Windpocken, da der Impfschutz keine lebenslange Immunität aufbaut.

*Inkubationszeit*
Die Inkubationszeit beträgt meist 12–17 Tage, maximal 28 Tage. Bei Kindern ist ein Vorverlaufsstadium selten, bei Erwachsenen eher möglich.

*Krankheitsverlauf*
Die Krankheit verläuft in drei Stadien:

1. Vorverlaufsstadium.
2. Ausschlag am Kopf und Rumpf, Fieber.
3. Schubweiser Verlauf von Ausschlag und Fieber.

1–2 Tage vor dem Hautausschlag beginnt die Krankheit mit Kopfschmerzen, Magenbeschwerden, allgemeiner Unruhe und Abgeschlagenheit sowie leichtem Fieber. In sehr seltenen Fällen steigt dieses auf 40 °C an. Oft treten die Bläschen ohne vorhergehende Symptome auf, und zwar an den Haarwurzeln und am Rumpf. Sie entwickeln sich innerhalb von wenigen Stunden zu voller Blüte. Ein charakteristisches Merkmal bei Windpocken ist der schubweise Verlauf des Ausschlags. Die stecknadelkopf- bis erbsengroßen Pöckchen verteilen sich über den ganzen Körper, aber treten gehäuft an der Stirn und am Rumpf auf. An verschiedenen Stellen schießen gleichzeitig mehrere blaßrote, runde, leicht erhabene Flecken hervor, die sich in wenigen Stunden in Knötchen und Bläschen umwandeln. Die Bläschen haben oft eine zentrale Vertiefung mit wasserklarem oder getrübtem Inhalt und sind von einem roten Hof umgeben. Nach etwa zwei Tagen trocknen die Bläschen ein und verschwinden, oder es bildet sich eine gelbbraune Kruste, die nach 1–3 Wochen abfällt. Der Juckreiz beim Abheilen ist erheblich, und durch Kratzen können dauerhafte Narben entstehen.
Bei den Windpocken finden sich alle Entwicklungsstadien des Hautausschlags nebeneinander. Das Fieber beginnt gleichzeitig mit dem Ausschlag und verläuft schubweise wie dieser. Immer häufiger treten die Windpocken heute ohne Fieber auf, manchmal auch ohne eine Störung des Allgemeinbefindens.

*Komplikationen*
Komplikationen sind selten. Erwachsene neigen zu einem heftigeren Verlauf als Kinder, vor allem kann es bei ihnen zu einer schweren Lun-

genentzündung mit Atemnot kommen. Bei schlechtem Allgemeinzustand können sich die Bläschen durch Kratzen infizieren und zu Abszessen und Eiterbildung führen, die Narben hinterlassen können.

*Prophylaxe für Schwangere*

Die Windpocken sind mindestens 24 Stunden vor Ausbruch des Ausschlags schon ansteckend. Schwangere Frauen, die noch nicht die Windpocken hatten, sollten sich mit der Nosode VARZELLINUM vor Windpocken schützen. An Windpocken erkrankte Personen sollten sich nicht in der Nähe schwangerer Frauen aufhalten, die kurz vor der Niederkunft stehen.

## Behandlung

ACONIT

Dieses sonst so bewährte Fiebermittel kommt bei Windpocken wegen des vergleichsweise milden Verlaufs selten in Frage, nur bei plötzlichem, hohem Fieber mit Angst und Unruhe.

BELLADONNA

Es hilft bei starken Kopfschmerzen, rotem Gesicht und roter heißer Haut. Eine Müdigkeit, gepaart mit Schlaflosigkeit, ist vorhanden. Auch der Ausschlag entwickelt sich langsam. Die Haut kann eine blaurote Verfärbung annehmen und sehr gereizt sein.

ANTIMONIUM TARTARICUM

Besonders wichtig, wenn der Ausschlag verspätet ist oder nicht richtig zum Ausbruch kommt. In solchen Fällen kann die Lunge betroffen werden und sich eine Bronchitis mit Atemnot entwickeln. Das Kind ist sehr schläfrig, schlaff und schwitzt leicht. Eine leichte Übelkeit kann dazu kommen. Die Bläschen sehen bläulich aus, sie können auch eitrig werden.

ANTIMONIUM CRUDUM

Ein wichtiges Mittel für Husten, der in einem späteren Stadium entsteht. Das Kind ist schlecht gelaunt und mag nicht angesehen oder berührt werden.

PULSATILLA
Es ist hilfreich, wenn das Kind sehr weinerlich ist. Ihm ist übel, und es mag nichts essen und trinken. Es möchte getragen werden, am liebsten an der frischen Luft. Der Juckreiz kann sehr quälend sein.

CALCIUM CARBONICUM und SILICEA
Sollten die Halsdrüsen betroffen sein, kommt eines der beiden Mittel in Frage (siehe Arzneimittelbilder in Teil V). Calcium folgt in der Regel gut nach BELLADONNA, und Silicea wirkt gut nach PULSATILLA.

MERCUR
ist wichtig, wenn eine Sekundärinfektion mit Vereiterung eintritt.

SULFUR
beschleunigt den Heilungsprozeß. Offene Wunden heilen leichter zu. Dem Kind ist heiß, es mag keinen Kontakt mit Wasser.

DOLICHOS
Bei quälendem Juckreiz, der durch die anderen Mittel nicht beeinflußt wurde oder als einziges Symptom auftrat, ist Dolichos ein hochgeschätztes Mittel.

VARICELLINUM
Wenn Vernarbungsgefahr besteht, vor allem am Rücken und im Gesicht, insbesondere wenn schlechte Laune überwiegt und das Kind alles ablehnt, sollte die Nosode über einen Zeitraum von 2–3 Wochen gegeben werden.

*Zur äußeren Unterstützung*
Zusätzlich kann Calendulasalbe eingesetzt werden. Sind die Wunden sehr groß, dann sollte man zu der Calendulasalbe CARBOLICUM ACIDUM D 4 mischen.

## Die Windpockenimpfung

| **Zusammensetzung des Impfstoffs** |
|---|
| Abgeschwächtes, vermehrungsfähiges Varizella-Zoster-Virus, Stamm OKA, mindestens 2000 plaquebildende Einheiten.<br>Hilfsstoffe: Framycetinsulfat, Polividon K 15, Editinsäure, Dinatriumsalz. |

Gegen Windpocken wird seit längerer Zeit in den USA geimpft, und seit Anfang 1996 ist der Impfstoff auch bei uns zu haben. Er gehört zur Gruppe der Herpesviren und löst u. a. Gürtelrose (Herpes zoster) aus. Der Impfstoff wird auf weitergezüchteten menschlichen Krebszellen vermehrt.

*Gegenanzeigen*
Nicht geeignet für Patienten, die eine immunsuppressive Therapie erhalten, z. B. Chemotherapie.

*Nebenwirkungen*
Bei gesunden Personen selten Papelbildung, bei Risikopatienten milde und kurzdauernde bläschenartige Ausschläge. Bei negativem serologischem Befund empfiehlt der Hersteller, nach drei Monaten erneut zu impfen. Es darf nicht intravenös oder intradermal injiziert werden. Bei dem Impfstoff müssen die Lagerungshinweise und das Verfalldatum genau beachtet werden, und die Kühlkette muß eingehalten werden.
Der Impfstoff, der 1973 entwickelt wurde, ist das letzte Angebot auf dem Pharmamarkt zur »Ausmerzung« sämtlicher Kinderkrankheiten. Dieser Impfstoff ist in Deutschland nicht für Massenimpfungen bei normalen Kindern zugelassen. Er wird nur bei Kindern, die an Krebs oder Leukämie erkrankt sind, verwendet, die chemotherapeutisch behandelt werden. Kinder, deren Immunsystem geschwächt ist oder die immunschwächende Medikamente einnehmen, dürfen ansonsten nicht geimpft werden. Allerdings kann gerade das Varizellavirus Krebs verursachen. Daß dies durch die Impfung auch geschehen kann, läßt sich wegen der kurzen Erfahrung mit dem neuen Impfstoff nicht ausschließen. In Labor-

versuchen lösten Windpockenviren bei Mäusen Krebsbildung aus (Randall-Neustädter).
Derselbe Autor gibt an, daß bei 2–10% der Geschwister von geimpften, leukämiekranken Kindern Windpockensymptome auftraten. Damit kann das geimpfte Kind zu einem Krankheitsüberträger werden, wie wir das bereits von anderen Impfstoffen wissen. Die Impfung kann auch Gürtelrose auslösen. Bei einem gesunden fünfjährigen Kind entwickelte sich 40 Monate nach der Windpockenimpfung Herpes zoster in der Hautzone über den Augennerven. Es wurde wegen hohem Fieber und schmerzhaftem, bläschenartigem Hautausschlag in der linken Gesichtshälfte ins Krankenhaus eingewiesen. Dies ist nicht der einzige Fall von Gürtelrose nach einer Windpockenimpfung, der stationär versorgt werden mußte. Bei einer normalen Gürtelrose erfolgt ganz selten eine Krankenhauseinweisung (Matsubara u. a. 1995).
Um Impfstoffe gegen die Kinderkrankheiten durchsetzen zu können, wurde immer behauptet, diese seien entweder nicht behandelbar (Polio) oder die Komplikationen wären nicht tragbar (Tuberkulose nach Keuchhusten). Jeder medizinische Laie sieht aber nun, daß diese Argumente bei der Windpockenimpfung nicht ziehen. Diese Erkrankung verläuft so harmlos, daß sie nicht einmal behandelt werden muß. Komplikationen sind selten und auch nicht schwerwiegend. Was könnte es nun sonst noch für Gründe geben, um gegen diese Krankheit zu impfen?
Es ist sehr wichtig, daß ein möglichst großer Prozentsatz der Bevölkerung die Windpocken durchgemacht hat, um eine natürliche Immunität zu bilden. Die angebliche Schutzdauer des Impfstoffes beträgt maximal 2 Jahre. Im Gegensatz dazu verleiht das Durchmachen der Erkrankung eine lebenslang anhaltende Immunität. Geimpfte Menschen könnten sich in falscher Sicherheit wiegen, gegen die Krankheit geschützt zu sein. Das kann besonders für Schwangere sehr gefährlich sein. Schwangere, die keine natürliche Immunität gegen Windpocken haben und sich in den ersten drei Monaten oder am Ende der Schwangerschaft mit dem Varizella-Zoster-Virus infizieren, können die Krankheit auf das ungeborene oder gerade geborene Kind übertragen. Das kann dann allerdings sehr gefährlich werden. Die Impfung könnte auch dazu beitragen, daß sich Erwachsene häufiger mit Windpocken infizieren. Bei Erwachsenen

verläuft die Krankheit schwerer, und es treten eher Komplikationen auf als bei Kindern. Es kann sich z. B. eine Gürtelrose entwickeln, die oft sehr schmerzhaft ist. Schulmedizinisch ist diese Komplikation kaum zu behandeln, wohingegen die Homöopathie und auch die Naturheilkunde entsprechende Mittel kennen.

*Zusammenfassung*

Eine Impfung der Gesamtbevölkerung würde eine allgemeine Verschlechterung der Immunitätslage zur Folge haben. Durch die Impfung würden vermehrt Säuglinge und Erwachsene an den Windpocken erkranken, wobei eher gefährliche Komplikationen zu erwarten sind. Ein geimpfter Mensch ist ein potentieller Krankheitsüberträger. Die Windpockenimpfung kann langwierige und schwierige Fälle von Herpes zoster auslösen.

# Zeckenkrankheiten

Die durch Zecken übertragenen Krankheiten werden zwar nicht zu den infektiösen Kinderkrankheiten gezählt, aber an dieser Stelle besprochen, weil viele Eltern sich durch die Impfaufrufe verunsichert fühlen. Zuerst einmal sollten Sie sich darüber im klaren sein, daß ein Zeckenbiß noch lange nicht zu einer Erkrankung führt. Selbst nach dem Biß einer infizierten Zecke erkrankt nur etwa jeder Zehnte. Das Risiko einer Infektion mit Borrelien ist dagegen 500–1000mal größer als die Gefahr, an Enzephalitis zu erkranken.
Zecken sind am blutgierigsten bei feuchtwarmer Witterung, vor allem im Frühjahr und Herbst. Die Zecke wird in der Regel nicht sofort am Körper bemerkt, da sie ein örtliches Betäubungsmittel absondert. Je länger die Zecke saugt, desto größer kann die Gefahr einer Krankheitsübertragung werden. Sie kann Erreger von anderen Lebewesen übertragen, ohne selbst zu erkranken. Eine Zecke kann bis zu neun Tagen saugen. Sie läßt sich vom Körper abfallen, sobald sie satt ist.

## Lyme-Borreliose

*Kurzbeschreibung*
Die Lyme-Krankheit wird meist durch Zecken übertragen und betrifft vor allem die Gelenke, das Herz und Nervensystem. Diese Art der Borreliose kann neben Zecken auch von anderen Schmarotzern übertragen werden. Die Krankheit verdankt ihren Namen dem erstmaligen Auftreten 1976 in der kleinen Ortschaft Lyme (USA). In Europa verläuft die Krankheit meist nicht so schwer wie in den USA.

*Der Erreger*
Das Bakterium Borrelia burgdorferi ähnelt dem Erreger der Syphilis. Es läßt sich über einen Bluttest nachweisen.

*Empfänglichkeit*

Etwa 5–35% der Zecken sind infiziert, aber in den meisten Fällen werden die Abwehrkräfte eines gesunden Kindes mit dem Erreger fertig. Anders verhält es sich, wenn das Abwehrsystem eines Kindes durch Antibiotika oder fiebersenkende Medikamente geschwächt ist (siehe Fallbeschreibung).

*Der Krankheitsverlauf*

Die Anfangssymptome sind leicht und unspezifisch. Sie können sich über einige Wochen hinziehen. Es besteht ein allgemeines Unwohlsein mit leichten Kopfschmerzen und manchmal grippeähnlichen Symptomen. An der Bißstelle zeigt sich eine umschriebene, bis 2-Euro-Stück große Rötung, die sich von der Bißstelle fortbewegen kann (Wanderröte). Da diese Frühsymptome nicht immer erscheinen, ist es manchmal sehr schwer, die oftmals erst nach Monaten auftretenden Spätsymptome mit dem Zeckenbiß in Verbindung zu bringen. Sie ist dann nicht mehr so leicht zu behandeln, da man den Zusammenhang nicht erkennt. Das ist einer der Gründe, warum sie mehr zu fürchten ist als die Enzephalitis. Die Borreliose ähnelt in ihrem Spätstadium, zu dem es aber nicht oft kommt, der Syphilis mit Gelenksentzündungen, Zersetzung der Gelenke, Rheuma, Herzmuskelentzündung mit Reizleitungsstörungen, besonders schmerzhaften neurologischen Störungen, Lähmungserscheinungen wie Gesichtslähmung usw.

*Behandlung*

Die Schulmedizin setzt im Frühstadium der Borreliose hochdosiert Antibiotika ein. Dadurch verschwinden zwar die Symptome der Krankheit, aber die Menschen fühlen sich häufig danach nicht mehr richtig gesund. In einem fortgeschrittenen Stadium bilden sich trotz Antibiotikabehandlung die Symptome nur selten vollständig zurück.
Mit homöopathischer Behandlung ist jedoch eine vollständige Heilung möglich. Ein wichtiges Mittel ist die BORRELIA-NOSODE. Sie wird in einer D- oder LM-Potenz je nach Schwere des Krankheitsbildes jeden 2. bis 3. Tag wiederholt. Daneben kommen noch sehr viele andere Mittel in Frage, die helfen können, die Krankheit auszuheilen.

## Frühsommer-Meningoenzephalitis (FSME)

*Kurzbeschreibung*

Diese durch Zecken übertragene Viruserkrankung führt zu einer Entzündung des Gehirns. Im Verhältnis zur Lyme-Borreliose ist sie sehr viel seltener und hinterläßt auch kaum Restschäden. In den Medien nimmt sie jedoch wegen der FSME-Impfung einen größeren Stellenwert ein. Diese Impfung richtet sich allerdings nur gegen die Gehirnhautentzündung und nicht gegen die Lyme-Borreliose.

*Der Erreger*

Anders als das Borrelia-Bakterium, welches weltweit verbreitet ist, kommt das Zeckenenzephalitisvirus nur in ganz bestimmten Gegenden vor, und auch dort sind nur etwa 0,2 bis 0,5% der Zecken infiziert.

*Verlauf*

Die Krankheit kommt 1–2 Wochen nach dem Zeckenbiß durch grippeähnliche Beschwerden zum Ausbruch, wie Fieber, Kopfschmerzen, Gliederschmerzen und Schnupfen, die etwa eine Woche lang anhalten. Sie befällt das Gehirn, vor allem die Gehirnhäute und das Rückenmark. Die Gehirnhautentzündung zeigt sich durch plötzlich einsetzendes hohes Fieber, Kopfschmerzen, Nackenschmerzen, Bewußtseinsstörungen und teilweise überstreckten Rücken.

Bei etwa 95% der Betroffenen ist damit die Krankheit ausgestanden. Die restlichen 5% bekommen nach 1–2 Wochen Kopfschmerzen, hohes Fieber mit Abgeschlagenheit und Unwohlsein. Erst jetzt zeigt sich die richtige Entzündung des Gehirns und der Hirnhäute. Später entwickeln sich bei einem kleinen Teil der Erkrankten vorübergehende Lähmungen der Arme und Beine, Schluck- und Atembeschwerden und starke Nervenschmerzen.

*Allgemeine Maßnahmen vor und bei einem Zeckenbiß*

Sie können folgendes tun:

1. Stärken Sie das Immunsystem durch gesunde, vollwertige Ernährung, Keimlinge und aufbauende Heilmethoden. Nicht durch Impfstoffe, Antibiotika, Fieberzäpfchen u. a. schwächen!

2. Entfernen Sie die Zecke am besten mit einer Zeckenpinzette, indem Sie sie so nah wie möglich am Kopf fassen und langsam gegen den Uhrzeigersinn herausziehen.
3. Abdeckende Stoffe wie Nagellack, Klebstoff, Öl oder Petroleum sollten nicht verwendet werden, da diese die Zecke zum Erbrechen reizen und eine Infektion dadurch begünstigt wird.

Sollte der Kopf abreißen, so kann eine örtliche Entzündung entstehen, die nicht gefährlich ist. Es ist nicht nötig, den Kopf herauszustanzen. Geben Sie SILICEA C 200, anfangs 2mal täglich eine Gabe. Dadurch wird der Kopf aus dem Gewebe befördert.

*Behandlung*

Schulmedizinisch gibt es keine Möglichkeit, Viren zu bekämpfen. In der Homöopathie wird die Zeckenbißfiebernosode eingesetzt in einer LM-Potenz oder D-Potenz (C-Potenzen sind nur im Ausland erhältlich). Die weitere Behandlung entspricht der einer Meningitis.

- Versorgen Sie die Wunde mit zwei Tropfen ECHINACEA Urtinktur oder LEDUM C 200, die Sie in etwas Wasser auflösen, damit der Alkohol nicht auf der offenen Wunde brennt.
- Geben Sie innerlich die ZECKENBISSFIEBERNOSODE D 200, eine Gabe, bis zu 12 Stunden nach dem Biß. Sollten Sie die Zecke später entdecken, so können Sie die Zeckenbißfiebernosode wegen der Gefahr einer Überreaktion nicht mehr verwenden. Nehmen Sie jetzt in 4stündigem Abstand eine Gabe Ledum, je nach Zustand wiederholen.
- Sollte es zu einer Rötung kommen, so können Sie mit ARSENICUM ALBUM oder LACHESIS (bei bläulichroter Verfärbung und Berührungsempfindlichkeit) weiter behandeln.

*Fallbeschreibung*

Ein zweijähriger Junge wurde von einer Zecke gebissen. Einige Tage später traten eine Steifigkeit der Schulter- und Nackenmuskulatur sowie starke Kopfschmerzen auf, und die Bißstelle verfärbte sich rot. Es bestand der Verdacht auf Borreliose, zumal das Immunsystem des Kindes durch Fieberzäpfchen und Antibiotika geschwächt war. Es erhielt erst

SULFUR, um die allopathischen Medikamente auszuleiten, später Ledum, worauf die Schulter-Nacken-Steifigkeit verschwand, und zuletzt Lachesis, womit sich die Rötung legte.

## Die Zeckenbißimpfung

| **Zusammensetzung des Impfstoffs** |
| --- |
| Es handelt sich hier um einen Passivimpfstoff, der mit Antikörpern gegen das FSME-Virus angereichert ist. Das Virus wird auf Mäusehirnen und Hühnerembryonalzellen gezüchtet.<br>Die Hilfsstoffe sind: Aluminiumhydroxid, Humanalbumin als Stabilisator, Tiomersal, Formaldehyd, Protaminsulfat, Gentamyzin und Neomyzin. |

Im Beipackzettel des FSME-Immun-Impfstoffes werden folgende mögliche Nebenwirkungen aufgeführt: lokale Rötung, Schwellung und Schmerzhaftigkeit an der Einstichstelle, Schwellung der benachbarten Lymphdrüsen, juckender Hautausschlag, Abgeschlagenheit, Übelkeit, Erbrechen, Muskel- und Gelenksbeschwerden im Nackenbereich, Fieber, Nervenentzündungen unterschiedlichen Schweregrades. Bei Patienten mit multipler Sklerose oder Iridozyklitis (einer Augenentzündung) kann durch die Impfung ein Schub ausgelöst werden.
Eine multiple Sklerose wurde bei einem 34jährigen Mann als FSME-Impfschaden anerkannt (arznei-telegramm 3/95). Auch schwerste Formen von Pseudopoliomyelitis mit Symptomen der Kinderlähmung wurden beobachtet. Das arznei-telegramm schließt daraus: »Gegen die Verwendung des FSME-Immunglobulins spricht zum einen dessen ungenügender Schutz, der bei etwa 60% liegen soll. Zum anderen kann das Immunglobulin einen schweren Krankheitsverlauf provozieren.« (at 12/93)
Die Wahrscheinlichkeit, einen Impfschaden unterschiedlichen Schweregrades durch die FSME-Impfung zu bekommen, liegt bei 1 : 32 000. Das Risiko, sich durch einen Zeckenbiß zu infizieren, liegt dagegen nur bei 1 : 78 000. Das Risiko, einen bleibenden Schaden durch die Impfung davonzutragen, ist also knapp zweieinhalbmal größer als die Möglichkeit einer Infektion (at 6/91).

Innerhalb von sechs Jahren gab es 115 Berichte über Zwischenfälle in Verbindung mit FSME-Impfstoffen. Überwiegend handelt es sich um Zentralnervensystem-Störwirkungen, darunter Kopfschmerzen (30%), zerebrale Krampfanfälle (12%), schnelle Ermüdbarkeit (10%), Sensibilitätsstörungen (8%), Lähmungen (7%), Enzephalitis (6%), Meningismus (4%), Meningitis (3%) sowie Depressionen, Rückenmarkentzündung, Nervenentzündung, Reflexabschwächung, Verwirrtheitszustand u. a. Im Bereich der Sinnesorgane werden Doppelsehen und Schwindel (je 4%), Sehstörungen und Augenmuskellähmung (je 3%) sowie Taubheit, Störung des Geruchssinns und Lichtscheu beschrieben. 34% der gemeldeten Zwischenfälle gehen mit Fieber einher, 11% mit Übelkeit und Erbrechen, 7% mit Glieder- und 5% mit Nackenschmerzen (at 7/93).

Bei der Erwägung, ob man sich impfen lassen sollte oder nicht, muß auch berücksichtigt werden, daß eine Zeckenbißfieberenzephalitis bei fachkundiger Betreuung ausgeheilt werden kann, ein Impfschaden ist jedoch schulmedizinisch nicht zu behandeln.

Wegen ihrer hohen Rate an Nebenwirkungen wurde in Österreich erwogen, die FSME-Impfung ganz zu verbieten. Dazu ist es zwar bislang noch nicht gekommen, aber seit Ende August 1996 darf weltweit kein Kind unter 14 Jahren mehr nach einem Zeckenbiß mit FSME-Immunglobulin versorgt werden.

# V.

# Arzneimittel-lehre

# Einleitung

Wir haben aus dem Grundschatz der homöopathischen Mittel 13 Mittel ausgesucht, die nach Auffassung großer Homöopathen die Basis für das therapeutische Wissen bilden. Drei davon, nämlich Sulfur, Calcium und Lycopodium, wurden von dem englischen Homöopathen Clarke als die zentrale Dreiheit betrachtet, um die alle anderen Mittel angeordnet werden können.

Zu Lycopodium äußerte sich Dr. Adolph Lippe im wesentlichen folgendermaßen: »Derjenige, der Lycopodium und seine Beziehungen gemeistert hat, ist ein gutes Stück auf dem Weg zum praktischen Wissen unserer Materia Medica vorangekommen.«

Hahnemann gab uns nicht nur eine höchst praktische und umfangreiche Schilderung von Sulfur, sondern legte es uns auch besonders ans Herz als den Grundstein aller Mittelkenntnisse. Ein tiefes Verständnis von Calcium carbonicum schließt den zentralen Kreis, um den sich alle Mittel in ihren verschiedenen Beziehungen drehen.

Bei dem Versuch, das Wesentliche herauszuarbeiten, haben wir es für sinnvoll gehalten, zuerst das Mittel kurz in seinem positiven Zustand zu beschreiben. Dann folgt die chronologische Schilderung des Mittels vom Zeitpunkt der Geburt bis zur Pubertät. Der Ausgangspunkt der Betrachtung sowohl von Arzneien als auch von Kindern ist also zunächst der positive Aspekt, wobei die Abweichungen vom Gesunden immer eingeflochten werden. Durch diese Art der Beschreibung eines Mittels kommen nicht nur die kranken Kinder, wie sonst üblich, in den Genuß der Homöopathie, sondern auch die gesunden.

Die Miasmenlehre Hahnemanns zeigt uns, daß kein Mensch von krankmachenden Strukturen frei ist, und diese können jederzeit durch ungünstige Lebensverhältnisse aktiviert werden und ihn krank machen. Es war in allen Zeiten und ist auch heute noch die höchste Aufgabe eines Heilkundigen, den Menschen bei guter Gesundheit zu erhalten. Diese Tradition wurde besonders im alten China gepflegt. Die chinesischen Ärzte erhielten nur dann ihr Honorar, wenn sie ihre Aufgabe zur Zufriedenheit ihrer Patienten erfüllen konnten. Dieses Ziel der Gesundheitsvorsorge und Prophylaxe von Krankheiten hat Hahnemann sein ganzes Leben sehr gewissenhaft verfolgt.

Sie können durch die Anwendung der richtigen homöopathischen Mittel bei Ihren Kindern die Veranlagung, krank zu werden, bzw. die miasmatischen Strukturen heilsam angehen, sie positiv umwandeln und die Gesundheit Ihres Kindes wesentlich verbessern und festigen. Dies ist eine Seite der Homöopathie, die bisher zu wenig Beachtung gefunden hat. Sie bildet aber einen wesentlichen Teil der homöopathischen Behandlungsmethode.

# Arsenicum album

## Die konstitutionellen Merkmale – der positive Aspekt

Arsenicum album* ist groß, kräftig und gut gebaut. Sein Knochengerüst ist von außerordentlicher Breite und Stärke, welches von gut ausgebildeten kräftigen Muskeln umgeben ist, mit einem Minimum an notwendigen Fettpolstern. Sein wohlgeformtes großes Gesicht hat die milde Stärke eines barmherzigen Königs, umrahmt von leuchtenden, langen, geschmeidigen Haaren. Sein Körper ist, trotz der Größe, sehr feingliedrig, die Haut von außergewöhnlicher Zartheit und Schönheit. Die großen Hände mit ihren langen, schlanken Fingern vermitteln den Eindruck von bedachter Sorgfalt.

Der Arsen-Mensch ist voller Mitleid und Mitgefühl für seine Mitmenschen. In seinem Herzen brennt der Wunsch, das Allerbeste für seine Lieben zu tun. Er malt sich das schönste und erfolgreichste Leben für seine Kinder und Lebensgefährten aus. Alles wird in den kleinsten Einzelheiten ausgedacht und vorgestellt. Er nimmt sich viel Zeit, um die Kinder zu fördern und zu unterstützen und um der ganzen Familie zu helfen, daß sie für ihre täglichen Aufgaben gut vorbereitet ist. Die Gefahren und Fallgruben des Lebens sind ihm bewußt, und er schützt seine Lieben davor, indem er die Probleme aus dem Weg räumt oder sie ihnen liebevoll bewußtmacht.

Er bemüht sich, alle Hilfen, die die anderen benötigen könnten, zu beschaffen, meistens indem er sich selber vorbereitet und sich das notwendige Wissen aneignet. Ein schönes, harmonisches und liebevolles Zuhause ist für ihn selbstverständlich, und er tut alles dafür, um es zu erhalten.

Er ist ein religiöser Mensch und hat volles Vertrauen in das Wirken

* In der Sprache der Homöopathie wird der Name eines Mittels oft als Synonym für den dadurch gekennzeichneten Menschen verwendet. Im folgenden wird mit Bezug auf den Menschen das männliche Pronomen benutzt, obwohl es eigentlich »sie oder er« heißen müßte. Wir bitten unsere Leserinnen um Entschuldigung!

Gottes. Eine gottbezogene Erziehung ist ein fester Bestandteil seines Lebens. Er lebt nach dem Motto »Harmonie ist durch eine geordnete und geregelte Umgebung zu erlangen«.

**Das Neugeborene**

Das Arsen-Neugeborene macht keinen beruhigenden Eindruck. Es scheint in Sorgen zu sein, sein Gesicht sieht etwas hohläugig, alt und eingefallen aus. Man hat das Gefühl, es leidet. Es hat keinen frischen Blick, eher müde und erschöpft. Es kommt auch nicht richtig zur Ruhe und kann schlecht einschlafen. Auch der Schlaf ist nicht ruhig und erholsam, so daß es beim Aufwachen noch leidender aussieht.

**Der Säugling**

Der Arsen-Säugling nimmt zwar langsam zu, bleibt aber lange hager. Er hat öfters einen ängstlichen Gesichtsausdruck, und seine Schlafprobleme bleiben bestehen. Er ist müde, aber die Unruhe läßt keinen Schlaf zu. Die Mutter kann ihn manchmal bis zur Erschöpfung tragen und wiegen, doch der kleine Arsen schläft immer noch nicht. Auch durch Stillen kehrt keine Ruhe ein. Am Tag hat sie keine andere Wahl, als den Arsen im Arm zu halten und dabei ihre Arbeit stehend zu verrichten. Das Kind wird immer unruhiger. Ein Tragetuch ist nur dann ein Segen für die Mutter, wenn sie in Bewegung bleibt. Je flotter die Bewegung, desto ruhiger ist unser Arsen-Säugling. Eine flinke Frau, die nie lange an einem Ort ist und von einer Arbeit zur nächsten rast, kommt gut zurecht mit dem Arsen-Baby. Es kann immer wieder für kurze oder längere Zeit ein Schläfchen machen und ist mehr oder weniger zufrieden. Nachts gibt es natürlich weiterhin Probleme, u. a. nach Mitternacht. Das Kind wird unruhig im Schlaf, wacht auf, weint, sieht ängstlich aus, klammert sich an die Mutter. Diese kann es zwar beruhigen, aber eine gewisse Unruhe bleibt. Das Baby strampelt immer wieder und kann nicht wieder einschlafen. Die Mutter muß mit ihm aufstehen und herumgehen. Das kann manchmal ein paar Stunden dauern. Es ist alles periodisch bei Arsen. Auf ruhige Tage und Nächte folgen immer ganz unruhige. Die Abstände sind unterschiedlich, auch beim selben Kind. Irgendwann erreicht der Arsen-Säugling ein normales gesundes Aussehen, das aber durch die geringste Störung, schlaflose Nächte oder Krankheiten, wieder schlechter wird.

Ein kleiner Infekt, und das Baby sieht gleich sehr kränklich aus. Es hat einen ängstlichen, leidenden und müden Ausdruck, ist unruhig und läßt keinen zur Ruhe kommen.

Bei heftigeren Erkrankungen, insbesondere Durchfall oder Magen-Darm-Beschwerden, wird das Arsen-Kind ganz schwach und blaß, und alle sind sehr besorgt. Die Zahnung alleine, ohne Krankheit, kann das Kind völlig entkräften. Es wird ganz fahl, hohläugig, quengelt sehr, will nur noch getragen werden, wird zusehends schwächer und magert ab. Kommt ein Durchfall dazu, schreitet die Abmagerung rasch voran. Kein Wunder, daß die Arsen-Kinder so oft im Krankenhaus landen! Dabei würden ein paar Gaben Arsen sie genauso schnell aus dem Zustand herausholen. Bei unnötiger oder falscher Behandlung jedoch dauert es lange, bis sie ihr normales Aussehen und Gewicht wieder erhalten.

### Das Kleinkind

Das Arsen-Kind bleibt mit den schon beschriebenen Eigenschaften behaftet. Es ist ein unruhiger Geist, bleibt nie lange an einem Ort und läuft viel herum. Es ist nervlich höchst angespannt und empfindlich, kaut an den Fingernägeln und zupft an seinen Lippen. Das Kind ist sehr ängstlich, besonders wenn es etwas »Verbotenes« macht. Dann hat es große Angst, bestraft zu werden. Es zittert und fängt an zu weinen. Phasenweise hat es nächtliche Angstanfälle. Es wacht auf, ist voller Angst, weiß nicht, was los ist, und klammert sich an Mutter oder Vater. Es möchte festgehalten werden und sucht die Hand des anderen. Es gibt auch Anfälle, wo das Kind aufwacht, nicht weiß, wo es ist, unruhig durchs Haus geistert, um dann endlich zu den Eltern zu finden. In deren Bett ist es dann beruhigt.

Es sind schwache Kinder, die Angst haben, angegriffen zu werden. Oft greifen sie lieber selbst an, wenn sie Gefahr wittern. Dabei ist ihr Gesicht von Angst gezeichnet. Sie geben ihre Spielsachen nicht gerne anderen Kindern, da sie kein Vertrauen in andere haben. Sie wissen nicht, ob die

anderen richtig damit umgehen. Oft gibt es deswegen größere Streitereien zwischen Geschwistern oder auch Freunden.
Das Arsen-Kind ist ein sehr ordentlicher Mensch. Es hat eine ganz genaue Vorstellung von Ordnung, z. B., was ein ordentliches Spiel bzw. ein ordentlicher Umgang mit den Spielsachen ist. Es wird sehr ärgerlich, wenn jemand seine wohlgeordneten Spielsachen nur im geringsten verstellt. Er muß genauso wieder aussehen, wie es aufgebaut war. Das Aufräumen dauert so lange und kostet soviel Kraft und Mühe, wo es sowieso nicht viel Kraftreserven hat.

**Das Schulkind**

Schon im Kleinkindalter kann seine Neigung zu Asthma zum Vorschein kommen. Häufiger tritt sie mit der Schulzeit in Erscheinung, wo die Anforderungen des Lebens mehr werden und damit die Ängste wachsen. Der Anfang ist immer ein harmloser Schnupfen. Es fällt dem Kind aber zunehmend schwer zu atmen. Abends kann es schlecht liegen, da die Atmung dadurch noch erschwert wird. Entweder schläft es im Halbsitzen ein und rutscht ins Bett hinunter, oder es kann mit Müh und Not noch im Liegen einschlafen. Auf jeden Fall wacht das Kind um Mitternacht mit einem richtigen Asthmaanfall auf und versetzt alle in Panik.
Da das Arsen-Kind sehr infektanfällig ist, und das zu jeder Jahreszeit, hat es immer wieder mit solchen Anfällen zu tun. Es kann sich dabei aber auch um das jahreszeitbedingte allergische Asthma (Heuasthma) handeln. Dann sind die anderen Erkältungen in der Regel ohne Atembeschwerden. Das Asthma ist mit heftigen Niesanfällen verbunden, wodurch es sich schwach fühlt. Die Absonderung ist oft ätzend. Die üblichen Erscheinungen treten auf, kränkliches Aussehen, fehlender Appetit usw. Durst ist vorhanden, und zwar auf Kaltes, obwohl das dem Magen nicht so behagt. Darüber hinaus friert Arsen leicht, und kalte Getränke tragen nicht gerade zu seiner Erwärmung bei.
Deutlich sehen wir die Unverträglichkeit von kalten Getränken bei Magen-Darm-Beschwerden. Die kleinsten Mengen Kaltes lösen sofortiges Erbrechen aus und können drückende Schmerzen verursachen. Warme Getränke sind dagegen wohltuend und werden nicht gleich erbrochen.

Magen-Darm-Erkrankungen holt sich Arsen oft durch kaltes Essen bzw. kalte Getränke, besonders im Sommer, oder durch den Genuß von Eis. Aber auch Verdorbenes, wie Kartoffelsalat, schlechtes Fleisch, verdorbenes Gemüse oder zu viele Gurken, Melonen o. ä. sind häufige Auslöser. Der Arsen-Mensch weiß nicht, was für ihn gut ist oder wieviel gut ist. Er ißt und trinkt zuviel. Hinterher denkt er dann: »O Gott, ich glaube, ich habe zuviel gegessen bzw. getrunken, hoffentlich passiert nichts!« Es kommt gleich die Angst, und sie läßt ihn nicht los. Wenn sie auch oft nur unterschwellig vorhanden ist, hat sie doch ihre Auswirkungen. Der verdorbene Magen ist nicht mehr abzuwenden. Aber solange er sich nicht satt gegessen hat, fühlt er sich nicht wohl und ißt weiter. Arsen mag allzugern Fettes, und fettreiche Süßigkeiten sind für ihn ein Geschenk des Himmels. Irgendwann schlägt diese Neigung in die andere Richtung um, so daß er gar nichts mehr mag, vor allem nichts Süßes und keine Mehlspeisen mehr. Dann lebt er eine Zeitlang asketisch, bis die Gelüste nicht mehr auszuhalten sind. Und so geht es hin und her.
Seine Ängste betreffen nicht nur seine Gesundheit, sondern auch viele andere Bereiche. Er möchte alles gut machen, möglichst perfekt, und ist sehr traurig und aufgebracht, wenn er es nicht schafft. Für das Schulkind ist die Note Zwei schon ein Schlag, und es ist gar nicht zu trösten. Wenn ihm etwas nicht gelingt, dann schmeißt es gleich alles hin, ist wütend und außer sich. Diesen Leistungsdruck und Streß bemerkt man sehr deutlich vor Schulaufgaben. Es ist nervös und unruhig und hat Angst, eine schlechte Note zu bekommen, obwohl es alles gelernt hat. Die Angst kann so groß werden, daß es krank wird und gar nicht in die Schule geht, geschweige denn die Schulaufgaben erledigt. Wenn es in seinen Augen etwas »Falsches« oder »Schlechtes« macht, dann hat es Angst, darüber zu sprechen. Es verschwindet einfach von der Bildfläche, versteckt sich und läßt sich lange nicht blicken.

**Die Pubertät**

Das schon empfindliche Arsen-Kind kann in der Pubertät ganz überempfindlich werden. Der geringste Streß, die kleinste Störung kann es dermaßen belasten und ärgern, daß ein normales Leben nicht mehr mög-

lich ist. Außerdem wird es neidisch auf die Leistungen anderer, da seine eigenen abfallen. Es bekommt Kopfschmerzen, die es sogar in regelmäßigen Abständen von 1–2 Wochen über kürzere oder längere Zeit außer Gefecht setzen. Neben den allgemeinen Erscheinungen (die Ihnen jetzt bekannt sind), finden wir die Besserung des Kopfschmerzes durch kalte Anwendungen am Kopf, auch wenn es für den Körper drei Decken braucht und eine Wärmflasche für die eiskalten Füße.
Durch unterdrückte Hautprobleme kommt es oft in der Kindheit zu Asthma. Diese Hautprobleme können dann in der Pubertät wieder auftreten, wobei das Asthma verschwindet. Jedoch fangen nach einer Weile die Hautprobleme und das Asthma an, sich abzuwechseln. Trotz alledem kommt die Kreativität des Kindes immer mehr zum Tragen. Er schreibt gute Aufsätze und malt gerne. Es kann auch anfangen, ein Musikinstrument zu spielen, welches es durch sehr viel Fleiß so gut beherrscht, daß es im Chor oder Schulorchester sehr beliebt und unentbehrlich wird. Wenn es bloß dabei etwas lockerer sein könnte und nicht so ernst!
Sein religiöser Hang, der schon seit der Kindheit zu bemerken war, vertieft sich nun richtig. Es sucht und findet Trost in seinem Inneren. In seinem Zimmer, das sowieso sehr ästhetisch gestaltet ist, hängen schöne Malereien und stehen geschmackvolle Figuren. Es kann sein, daß es selber einige von den religiösen Bildern gemalt oder eine exquisite Holzfigur geschnitzt hat. Solche Tätigkeiten beruhigen seine Nerven und geben ihm viel Kraft.

### Wie Sie das Arsen-Kind fördern können und was Sie beachten sollten

*Sehr ordentliche, ängstliche Kinder mit geringen Kraftreserven, die zur Habsucht neigen.*

*Säugling und Kleinkind*

- Schützen Sie das Kind vor Kälte in jeder Form, da es leicht friert und sich erkältet.
- Das unruhige und ängstliche Arsen-Kind liebt es, getragen zu werden. Es braucht den Körperkontakt und die Bewegung. Ein Tragetuch oder -sack ist hier ideal und hilft Ihnen, mit Ihren Kräften hauszuhalten.

- Bei nächtlichen Alpträumen und Angstanfällen können Sie das Kind am besten beruhigen, wenn Sie es ganz fest an sich drücken oder mit in Ihr Bett nehmen.
- Hautausschläge nicht mit zinkhaltigen oder anderen medikamentösen Kindercremes unterdrücken. Dadurch kann später Asthma entstehen. Verwenden Sie ein gutes kaltgepreßtes Pflanzenöl, behandeln Sie den Ausschlag innerlich, und stellen Sie gegebenenfalls die Ernährung um.

*Schulkind*

- Es kann irrationale Ängste entwickeln, etwas Verbotenes gemacht zu haben, und hat panikartige Angst, bestraft zu werden. Dadurch kann sogar Nasenbluten ausgelöst werden.
- Klären Sie es über die Folgen seiner Handlungen auf, aber strafen Sie es nicht dafür.
- Es neigt dazu, sich selbst sehr hart zu strafen, indem es sich Schmerzen oder Verletzungen zufügt.
- Versuchen Sie seine Ordnungsliebe in die richtigen Bahnen zu lenken, so daß sie nicht in Perfektionismus oder Kleinkariertheit ausartet.
- Wirken Sie seiner Angst, Fehler zu machen, entgegen. Jeder Mensch macht Fehler, Fehler sind dazu da, daß man aus ihnen lernt.
- Das Arsen-Kind muß lernen, welche Lebensmittel ihm guttun und welche ihm schaden. Es kann sehr gierig sein, gönnt auch anderen nichts, lieber verdirbt es sich den Magen, als auf etwas zu verzichten.
- Es verträgt schlecht sehr wasserhaltiges Gemüse und Obst, wie Gurken, Zucchini, Melonen, Tomaten (gebratene Zucchini verträgt es besser, da das Wasser verdunstet ist).
- Durch Eisessen, Sitzen auf kalten Steinen, kalten Wind kann es Durchfall, Magenschmerzen, Erbrechen oder Bronchitis bekommen.
- Wenn es nach der Schule wortkarg ist oder sich versteckt sollten Sie es fragen, was geschehen ist. Es kann so große Angst vor der Schule entwickeln, daß es dadurch krank wird.
- Sprechen Sie mit ihm über seine Probleme, häufig sind es nur Produkte seiner übergroßen Vorstellungskraft.
- Bei Kopfschmerzen helfen ihm kühle Auflagen für den Kopf und viel Wärme für den Körper.

- Es ist musikalisch und kann leicht ein Instrument lernen.
- Handwerkliche Tätigkeiten, wie Basteln, Schnitzen, Modellieren, Nähen beruhigen seine angespannten Nerven.
- Unpünktlichkeit der Eltern kann das Arsen-Kind nervlich sehr belasten.

**Zusammenfassung der wesentlichen Symptome**

Geistige und allgemeine Symptome
- im negativen Zustand sehr selbstsüchtig, geizig, neidisch und boshaft.
- verlangt nach Gesellschaft, mag die Menschen aber nicht
- Dunkelheit verschlechtert alles. Der Arsen-Säugling wird weinerlich und unruhig in der Abenddämmerung. Dann kommt etwas Ruhe, aber *um Mitternacht bis 2 oder 3 Uhr verschlimmert sich wieder alles*
- Arsen nicht abends einnehmen lassen, sondern in der Frühe, außer bei akuten Erkrankungen
- wenn die geistigen Symptome weit fortgeschritten sind, gehen sie über in Delirium und Verrücktheit
- große Unruhe und Ängstlichkeit
- Entkräftung durch geringste *Anstrengung*, braucht Stunden, um sich davon zu erholen
- Abmagerung
- alles brennt wie Feuer, obwohl sich das Kind kalt anfühlt. Wärme bessert
- Ausnahme: bei Hitze und Brennen im Gehirn bessert Kälte, waschen mit kaltem Wasser oder auch kalte Luft
- alle Sekrete und Absonderungen sind ätzend und stinkend, von aashaftem Geruch – die betroffenen Teile sind gerötet
- Arsen friert leicht und muß immer warm zugedeckt sein. Hitze tut ihm gut; er sitzt neben dem Ofen

Kopf
- Anämie des Gehirns, Meningitis mit Schwindel, Delirium und Konvulsionen
- chronischer Kopfschmerz: meist halbseitig, oft über dem linken Auge, sehr stark und erschöpfend, Besserung durch Wärme

- Empfindlichkeit für frische Luft
- Gefühl, als ob warme Luft die Wirbelsäule herauf in den Kopf strömt, das Kind friert dabei
- akuter Kopfschmerz mit starkem Blutandrang zum Kopf, wird *durch Kälteanwendungen gebessert*
- periodisch wiederkehrende Kopfschmerzen
- Haarausfall, empfindliche Kopfhaut beim Haarekämmen
- *runde bloße Stellen, die rauh und schmutzig sind*

Mund
- trockener Mund mit kräftigem Durst nach kleinen Schlucken Wasser
- Zähneknirschen
- Zahnfleisch blutet leicht
- Zunge: bläulich, weiß belegt, rot und trocken, bei schweren Krankheiten bräunlich oder schwärzlich, oft rissig, wie verbrannt
- Geschmacksverlust
- Aphthen

Augen
- Bindehautentzündung, brennende Schmerzen; Licht und Bewegung verschlechtern
- Lider sind spastisch geschlossen
- Absonderung dünn und sehr ätzend
- Augenentzündung bei Neugeborenen nach *Anwendung von Silbernitrat* oder wenn Gonorrhoe zugrunde liegt

Gesicht
- Kind sieht alt aus, blaß und wächsern
- Haut grau, trocken und schmutzig

Ohren
- akute oder chronische Ohrenentzündung mit großer Empfindlichkeit gegen Geräusche, mit reichlicher eitriger, ätzender, aashaft riechender Absonderung
- große Schwäche; Verlangen nach warmen Anwendungen, sehr unruhig vor Schmerzen

Nase
- ein Katarrh bezieht immer Hals und Nase ein
- große Erkältungsanfälligkeit mit Frieren bei jedem Wetterwechsel und feuchtkaltem Wetter; Augen mitbeteiligt – Abneigung gegen helles Licht
- *Niesen bringt keine Erleichterung*
- Gefühl, als ob es mit einer Feder gekitzelt wird
- Schnupfen ist ätzend, besonders morgens beim Aufwachen
- wenn der Schnupfen aufhört, kommt ein trockener, harter Husten, manchmal mit katarrhalischem Asthma
- Nase blutet leicht, es bilden sich Geschwüre mit großen Krusten

Husten
- wichtiges Mittel gegen Heuschnupfen, -fieber und -asthma, höhere Potenzen helfen hier besser als tiefe!
- Atemnot, schlimmer im Liegen, hauptsächlich nach Mitternacht. Viele Kissen unter dem Kopf, *schläft fast im Sitzen und braucht frische Luft*
- Auswurf ist erschwert, aber bringt große Erleichterung

Magen
- schwere Erkrankungen des gesamten Magen-Darm-Traktes
- auslösende Faktoren: kalte Getränke, Speiseeis, Essig, Gifte, wie z. B. verdorbene Speisen, besonders *Wurst, Fleisch*, zersetztes Fett, verdorbene Butter, Krabbensalat
- *wichtiges Mittel bei Nahrungsmittelvergiftungen bis hin zu Botulismus*
- *Magenschmerzen brennen wie Feuer* in der Magengrube
- äußere Ruhelosigkeit, Herumwerfen, Entkräftung
- Erbrechen mit großem Durst, trinkt sehr viel kaltes Wasser, aber erbricht alles. Dann trinkt es weniger, es kommen brennende Schmerzen und es verlangt nach warmem Wasser
- *warmes oder heißes Wasser wird nicht sofort erbrochen.* Im weiteren Verlauf wird Galle, später Blut erbrochen, und es kommt Durchfall dazu
- Kind fühlt sich sterbenselend, große Angst, berührungsempfindlicher Bauch

- *Schluckauf nach dem Genuß von kalten Früchten*
- Verlangen nach Senf, Saurem, Gemüse, Obst
- Abneigung oder nicht interessiert an Süßigkeiten
- Mehlspeisen mag es nicht, und sie bekommen ihm auch nicht

Darm

- Stuhl: reichlich, dunkelgrün, wäßrig, brennend, sehr übelriechend
- Durchfall gleich nach dem Essen oder Trinken mit Angst, Unruhe, Durst, schlechter nach Mitternacht
- After und Mastdarm brennen wie Feuer
- jeder Stuhlgang entkräftet das Kind völlig

Urogenitaltrakt

- Bettnässen, tagsüber unwillkürliches Wasserlassen
- bei kleinen Jungen wird das Skrotum wund und bläulich
- Menses: sehr wundmachend, während der Menses Stiche im Mastdarm

Haut

- Juckreiz – auch ohne Ausschlag – macht das Kind verrückt und reizbar
- Verschlechterung nach Mitternacht – brennt und juckt so unerträglich, daß es sich kratzt, bis es blutet
- zuerst trocken und rauh – dann Nesselausschlag
- Ausschläge mit viel Jucken und Frieren; dunkle Ausschläge
- Geschwüre sondern ein dünnes, ätzendes Sekret ab, brennende Schmerzen
- *besser durch Wärme*
- *Achtung!* Wenn das Kind eine Hautkrankheit hat und sich in der Wohnung arsenhaltige Sachen befinden, wie z. B. Inhaltsstoffe von manchen WC-Luftreinigern, dann kann es nicht gesund werden; außerdem kann es zu periodischen Erkrankungen kommen, wie z. B. alle sechs Wochen hohes Fieber
- das Arsen-Kind hat *periodische Beschwerden*, z. B. jeden 3. Tag, alle 2 oder 6 Wochen, einmal jährlich

Fieber

- im Delirium, auch im Fieber, sieht es alle Arten von Ungeziefer
- Zupfen an der Bettdecke, Zähneknirschen, Ächzen, Heulen, Schreien vor Schmerzen
- Angst und Furcht können so stark werden, daß es sich stundenlang versteckt
- danach ruhigeres Stadium, schweigsam und passiv

**Die Ängste bei Arsen**

Das Arsen-Kind ist sehr ängstlich. Es ist eine passive Ängstlichkeit, die sich durch Unruhe äußert, z. B. Nicht-stillsitzen-Können und Herumzappeln. Das Kind geht auf und ab, wechselt von einem Stuhl oder Bett zum anderen. Es fühlt sich dort, wo es ist, nicht wohl und will wieder weg. Eine innere Unruhe treibt es – damit ist immer Angst verbunden, z. B.

- vor Krankheit, vor dem Tod
- Angst, nicht mehr gesund zu werden
- Angst zu bestimmten Zeiten

Das Schlimmste für Arsen ist das Alleinsein. Es ist dann voller Befürchtungen. Morgens kann das Kind manchmal schon voller Angst aufwachen. Schlechte Nachrichten treffen es zutiefst. Es macht sich ständig Sorgen um andere, besonders um seine Freunde und Verwandten. Es hat auch starke Schuldgefühle. Es will z. B. seine Freunde nicht mehr sehen, weil es sich einbildet, sie beleidigt zu haben. Es hat immer das Gefühl, als ob es ein Verbrechen begangen hätte, und hat Angst, daß die Polizei es einsperren könnte. Liest es etwas Schlechtes, denkt es gleich: So etwas habe ich auch getan.
Seine Angst ist so groß, daß es sagt, sein Inneres sei abgestorben, es hätte alles keinen Sinn mehr. Es gibt sich auf. Es hat oft Gedanken von Unheil, Krankheit, Tod, Sorgen und kann die eingedrungenen Gedanken nicht abhalten; dafür ist es zu schwach und kraftlos.

# Barium carbonicum

## Die konstitutionellen Merkmale – der positive Aspekt

Barium carbonicum ist zwar klein, aber sehr kräftig gebaut, mit gut entwickelten Muskeln. Dies ist äußerlich nicht ersichtlich, man merkt es aber an den außerordentlichen Leistungen zu denen dieser Körper fähig ist. Sein Gesicht besteht aus einem etwas breiten Viereck. Die Nase und der Mund wirken etwas fleischig, drücken jedoch zusammen mit den Augen, die einen unerschütterlichen Charakter verraten, großes Mitgefühl aus. Die Bauchmuskulatur ist fest und etwas abgerundet, und die damit einhergehende gerade Statur strahlt Unerschrockenheit aus. Die buschigen Haare mildern den Gesamteindruck etwas. Der Barium-carbonicum-Mensch hat großes Verständnis für die Nöte seiner Mitgeschöpfe auf der Erde. Ihr Leiden erweckt in ihm den Wunsch, die unmittelbare Ursache zu beseitigen. Einen einmal gefaßten Entschluß führt er durch, bis er sein Vorhaben verwirklicht hat. Er ist kompromißlos und läßt nicht mit sich reden. Himmel und Erde setzt er in Bewegung, um sein Ziel zu erreichen. So sind seine Methoden unorthodox, aber immer fair, und oft genug riskiert er sein Leben dadurch. Jedoch kann die Gefahr noch so groß sein, so vermag sie doch nicht die geringste Angst in ihm hochkommen zu lassen. Es geht ihm nicht um sich selbst, sondern um die Menschen, die er mag, und das können sehr viele sein. Er ruht nie. Sein Geist ist immer auf die Befreiung seiner Brüder und Schwestern von allem Leid ausgerichtet. Er plant schon den nächsten Schachzug, bevor er den ersten zu Ende gebracht hat.

## Das Neugeborene

Die Mutter schaut erstaunt ihr gerade auf die Welt gekommenes Kind an. Sie hat einen alten knorrigen Zwerg geboren. Nur ist dieser auch unterernährt, und es fehlen ihm die kräftigen Muskeln eines echten Zwerges. Das Gewicht liegt unter der Norm. Vielleicht drängen die Geburtshelfer darauf, es in den Brutkasten zu legen.

Das kleine Erdenkind sieht sehr hilfsbedürftig aus, und das unterernährte Gehirn verleiht den Augen einen etwas dummen Ausdruck. Es erweckt in der Mutter ein besorgtes Mitleid. Sie will sich für dieses kleine Wesen einsetzen. Dieses von Herzen abgelegte Gelübde wird die tragende Kraft für die kommenden Jahre sein.

**Der Säugling**

Für die Eltern bringen kommende Wochen und Monate viel selbstlosen Dienst mit sich. Der kleine Zwerg braucht viel liebevolle Hingabe, so daß er wachsen und gedeihen kann. Wachsen tut er schon, aber gedeihen – ach! so herzzerreißend langsam. Er nimmt Gramm für Gramm zu, so daß das Gewicht den im Verhältnis zum Wachstum normalen Wert einfach nicht erreicht. Glücklicherweise gibt es wenigstens keine Milchunverträglichkeit, ob aber genügend Muttermilch da ist? Sollte man vielleicht zufüttern? Das fragen immer die anderen, und auch die Mutter überlegt es sich. Nach einigen Wochen bzw. Monaten des Ringens entscheidet sie sich, weiter zu stillen. Einerseits scheint es dem kleinen Nuckler gut zu tun, aber andererseits hat die Mutter das Gefühl, die Muttermilch belastet ihn. Irgendwie kommt sein Magen nicht ganz damit zurecht. Sie meint, er habe danach Bauchweh, aber das tritt so unterschiedlich auf, daß es schwer zu beurteilen ist. Und da es für das Wohl des Kindes wichtig ist, entschließt sie sich, es weiter zu stillen, und das lohnt sich. Vor allem scheint es an Händen und Füßen, Nase, Ohren und Brust zuzunehmen. Die Zahnungszeit bringt keine großen Veränderungen mit sich; ungestört geht die langsame Entwicklung weiter. Krabbeln und Sitzen kommen vorerst gar nicht in Betracht. Das Kind muß ja erst mal zu Kräften kommen und sich »normalisieren«.

**Das Kleinkind**

Wann sich das Krabbeln, Sitzen und Stehen vollzieht, hängt davon ab, inwieweit der Stoffwechsel am Anfang gestört war, wie untergewichtig und klein das Kind auf die Welt kam und wie schnell bzw. langsam es zunimmt. Es besteht auch eine Schwäche im Brustwinkelbereich, die insgesamt alles noch erschwert. Wenn das Kind jedoch mit irgend etwas anfängt, so scheint es sich auch ganz sicher zu sein. Wenn es zum ersten Mal mit seinen kleinen Füßen durch die Wohnung stapft, fragt sich die Mutter, ob das wohl gutgeht. Seine Füßchen und Beinchen sind aber jetzt kräftig geworden. Man sieht schon die Muskelstränge übereinanderlaufen. Die Beine sind nicht sehr wohlgeformt, aber standfest wie ein alter Baum. Die kleinen zwergenhaften Bewegungen sind erstaunlich gut koordiniert. Hände und Arme sind ähnlich gebaut wie die Beine. Im Grunde genommen ist die gesamte Muskulatur etwas knorrig. Das Kind hat eine große Kraft und Festigkeit in den Händen. Andere staunen, wenn das Kind seinen Teller voll Suppe zum Tisch trägt und ihn dort abstellt. Die Suppe bleibt ganz unbeweglich im Teller.

Ganz langsam wachsen seine Muskelfasern, werden immer kräftiger und ausdauernder. Auch die Schwäche in seinem Rücken wächst sich aus, aber die anfängliche plumpe Haltung war notwendig. Um das Gleichgewicht zu halten, schob es den Brustkorb nach vorne. Die Muskeln sind jedoch in dieser Haltung fest geworden, und es kommt zu einer Rückgratverkrümmung (Lordose). Dabei wächst der Bauch entsprechend mit.

Seine Haut ist nicht besonders schön, weil sie nicht so glatt ist. Sie neigt zu krustigen Hautausschlägen und kann von ganz kleinen Warzen bedeckt sein. Manchmal stechen die Warzen. Vor allem finden wir den Grind am Kopf und an den Augenlidern. Die Ausschläge sind in einem stark gereizten Zustand und jucken heftig. Das Kratzen tut sehr weh, wobei der Juckreiz so unerträglich sein kann, daß das Kind sich wund und blutig kratzt. Das alles wird durch Waschen und Baden schlechter, das Barium-carbonicum-Kind hat eine ausgesprochene Abneigung gegen Waschen und Baden, insbesondere kaltes Wasser tut nicht gut.

Das Kind neigt schon früh zu Fettwülsten, besonders am Nacken, Hinterkopf und Kopf. Auch die Drüsen in diesen Bereichen sind geschwollen, oft auch die Hals- und die Bauchdrüsen.

Der Geist des Kindes entwickelt sich genauso langsam. Die Verfestigung im Geistigen vollzieht sich ganz allmählich. Die Mutter kann gar nicht genau sagen, wann das Kind zu sprechen angefangen hat. Es ist ein ganz langsames Vorankommen, wobei eine Gehirnzelle nach der ande-

ren aktiviert wird. Auf jeden Fall ist seine geistige Entwicklung verspätet. Das eine Kind kann vielleicht mit 5–6 Jahren kaum sprechen, ein anderes schon mit 3 Jahren einigermaßen, das hängt im Einzelfall von der geistigen Hemmung ab. Die Entwicklungshemmung zieht sich durch sein ganzes Leben.
Diese Eigenschaft zeigt sich in der Begegnung mit seiner Umgebung durch große Angst und einen totalen Mangel an Selbstvertrauen. Das Barium-carbonicum-Kind traut sich außerhalb seiner nächsten Umgebung an nichts heran, also nicht an Fremde, auch nicht an Verwandte, die es nicht so gut kennt. Es hat große Angst vor ihnen und möchte weglaufen. Es versteckt sich hinter Möbeln oder hinter der Mutter und linst vorsichtig mit einem Auge hinter dem Rockzipfel hervor. Wenn es rausgehen will, macht es die Tür ganz vorsichtig auf, um zu schauen, daß niemand da ist, zumindest kein Fremder. Nachbarn, mit denen es vertraut ist, akzeptiert es. Es geht aber grundsätzlich nicht an die Tür, wenn es klingelt, auch wenn Bekannte erwartet werden. Erst schaut es durch einen Spalt hinaus. Ohne den Schutz der Mutter traut es sich nicht aus seiner vertrauten Umgebung. Es folgt der Mutter buchstäblich auf dem Fuße. Wenn es neben ihr geht und ein Fremder auf seiner Seite entgegenkommt, wechselt es auf die andere Seite.

### Das Schulkind

Es ist sicher nicht das schnellste, aber es gibt sich Mühe und kommt langsam voran. Übt die Lehrerin viel in der Klasse und wird es zu Hause gefördert, dann erlernt es das Grundwissen einigermaßen gut. Sonst bleibt es im Kindlichen stecken, und seine Schrift wird z. B. immer wie die anfänglichen Versuche eines Kindes ausschauen. So ist es bei allen Fächern. Barium carbonicum ist kein brillanter Schüler. Jedoch kann er es mit sehr viel Fleiß und Unterstützung zu einem guten Schüler bringen. Sein Problem ist die Konzentration; wenn sie nicht von Kind auf geschult worden ist, fällt es ihm sehr schwer, sich zu konzentrieren. Es kann einfach nicht bei einer Sache bleiben. Kommt dazu die körperliche Schwäche, dann ist auch jegliche geistige Anstrengung zuviel für den Körper. Vor allem merkt man das zu Hause, da es sich in der Schule

nicht traut, etwas zu sagen. Aber der Schulbesuch kostet es viel Kraft. Wenn man zu Hause versucht, mit ihm die Hausaufgaben zu machen oder etwas zu üben, ist es in kürzester Zeit ermüdet. Es fängt an zu schreien, wird aggressiv und kann auch Bauchweh bekommen. Seine körperliche und geistige Schwäche könnte man auf die Ernährung zurückführen; es ist im Grunde genommen aber eine Assimilationsstörung. Es ist kein guter Esser; es mag oft überhaupt kein Obst und auch vieles andere nicht. Es ist in gewisser Weise sehr stur und ißt einfach die Dinge nicht, die es nicht mag. »Möchtest du etwas Gemüse, Suppe usw.?« »Nein, hab' keinen Hunger!«
Wenn es etwas gegen seinen Willen essen muß, bekommt es Bauchweh. Jedoch kann man nie genau festlegen, wodurch es entsteht. Es lehnt nicht grundsätzlich alles Gesunde ab, jedoch ißt es nur winzige Mengen davon. Es darf sich keinesfalls satt essen, sonst hat es garantiert Probleme.

## Die Pubertät

Es gibt aber auch Barium-carbonicum-Kinder, die viel essen und trotzdem abnehmen oder nicht richtig zu Kräften kommen. Dies sieht man oft in der Pubertät. Sie wollen wie »normale« Menschen sein und geben sich viel Mühe, jedoch erreichen sie ihren Wunschtraum nicht.
Barium carbonicum ist weiterhin sehr zurückhaltend. In der Schule ist es still, sagt nichts und hat kaum Freunde. Mit den anderen Kindern, besonders den »starken«, hat es keinen Kontakt. Sie sind ihm fremd wie eine andere Welt, vor der man sich fernhält. Aber irgendwann kommt der Zeitpunkt, wo es doch an manchem teilnehmen möchte, und es tritt eine Wandlung ein. Sein Intellekt ist inzwischen recht gut geschult. Nun drängt es sich zwar nicht gleich in den Vordergrund, aber läßt sich durch nichts von seinem Vorhaben abhalten. Es hat ein gutes Grundempfinden für die Bedeutung des Lebens. Es mag die schwachsinnigen Dinge, mit denen andere Kinder sich beschäftigen, nicht mitmachen. Es setzt sich oft sehr früh für irgend etwas Wertvolles ein, wovon die anderen, vor allem die Erwachsenen, Lehrer usw. viel reden, ohne viel dafür zu tun. Es schult seinen Intellekt weiter, um die Dinge praktisch umsetzen zu können, nicht aber um gelehrte Vorträge zu halten. Seine Reden sind einfach, die Wortwahl ist

manchmal simpel, aber treffend. Es kann in seiner beharrlichen Art und Weise ein Segen für seine Umgebung werden. Seine Vorbilder sind die Großen der Vergangenheit. Seine Handlungen spiegeln deren Nächstenliebe und Weisheit wider.

### Wie Sie das Barium-carbonicum-Kind fördern können und was Sie beachten sollten

*Sehr kontaktscheue Kinder, die die Belastungen der Außenwelt nicht ertragen.*

*Säugling und Kleinkind*

- Tragen Sie bei einem Hautausschlag keine Salben auf, da dies den Ausschlag unterdrücken kann und zu einer geistigen Behinderung des Kindes führen kann oder zumindest die geistige Entwicklung des Kindes negativ beeinflußt.
- Durch Barium carbonicum können solche unterdrückten Ausschläge wieder aktiviert werden. Dies ist als eine sehr positive Reaktion zu bewerten.
- Stillen Sie den Säugling nicht ab, auch wenn Sie meinen, daß er die Milch nicht so gut verträgt. Andere Nahrungsmittel würde er auch nicht besser vertragen.
- Lassen Sie die chronisch vergrößerten Mandeln nicht entfernen, sondern versuchen Sie lieber Barium carbonicum.
- Schützen Sie das Kind vor Kälte; nicht zu kalt waschen und baden, es ist sehr anfällig für Erkältungen mit Schwellung der Mandeln.
- Schützen Sie es vor feuchtem Wetter und direkter Sonneneinwirkung, vor allem an seinem empfindlichen Kopf.
- Warmes Essen tut ihm nicht gut, ebensowenig wie die Nähe eines warmen Ofens, dadurch kann es Kopfschmerzen bekommen.
- Seine Verschlechterungszeit ist am Abend bis Mitternacht, besonders was den Husten betrifft.
- Es geht ihm besser, wenn es alleine ist, durch kaltes Essen, durch frische Luft (besonders die Kopfschmerzen) und durch Liegen auf dem Bauch (besonders die Koliken und der Husten).

*Schulkind*

- Es hat ein Talent für bildhauerische Arbeiten. Auch Schnitzen und Arbeiten mit Holz liegen ihm. Es interessiert sich weniger für Puzzles und Spiele, die Denkkraft erfordern, dafür spielt es gerne mit großen Baukästen.
- Ein gutes Mittel, um seine ungelenke, sehr schwer leserliche Schrift zu verfeinern, ist das Malen der Buchstaben mit Tusche, mit einem dicken Haarpinsel. Dadurch verliert es seine Steifigkeit im Handgelenk, und seine Finger werden locker und beweglich.
- Um seine Konzentrationsfähigkeit zu fördern, sollten Sie schon früh mit entsprechenden Übungen beginnen, z. B. Mandalas ausmalen, fünf Minuten einfach still sitzen und auf eine brennende Kerze schauen, oder kinesiologische Übungen machen, wie z. B. das Malen einer liegenden Acht.
- Barium carbonicum braucht Vorbilder, denen es nacheifern kann. Schenken Sie ihm Bücher über starke und positive Persönlichkeiten, und versuchen Sie auch selber ein gutes Vorbild zu sein.
- Fördern Sie es mit Turnunterricht oder Turnübungen zu Hause, um seine Selbständigkeit und Selbstachtung zu stärken. Auch akrobatische Übungen, Jonglieren und andere Zirkuskunststücke liegen ihm sehr.

## Zusammenfassung der wesentlichen Symptome

Geistige und allgemeine Symptome

- geistige Behinderung als Folge von unterdrückten Ausschlägen, Schwachsinnigkeit
- desinteressiert an allem
- kontaktscheu, Angst vor Fremden und Personen, die ihm mächtig erscheinen
- schwächliche Kinder, antriebsarm, unselbständig, Spätentwickler
- Entwicklungshemmung nach schweren Krankheiten oder angeborene verlangsamte Entwicklung
- vergrößerte Drüsen
- Zwergwüchsigkeit
- Abmagerung mit dickem Bauch

- Rachitis
- Verschlimmerung durch starke Kälte, Hitze (Sonne) und waschen der erkrankten Teile
- Besserung durch Gehen an der frischen Luft

Kopf
- heftig juckender, nässender oder trockener Ausschlag
- *geschwollene Drüsen, besonders am Hinterkopf*
- Milchschorf
- Haarausfall
- drückende Kopfschmerzen, werden besser durch frische kalte Luft und schlechter durch Hitze

Augen
- starrer Blick, Hornhauttrübung, sieht wie durch einen Nebel
- morgens verklebte Lider
- Gerstenkörner

Ohren
- Ausschlag um die Ohren, vor allem hinter den Ohren mit Drüsenschwellungen
- Ohrenleiden als Folge von Scharlach
- *Ohrenschmerzen schlimmer durch Liegen auf dem Ohr*

Gesicht
- Ausschlag
- kleine Kinder sehen wie alte Leute aus
- Schwellung der Oberlippe, besonders bei Schnupfen

Hals
- häufige Halsentzündungen, die sich sehr langsam entwickeln, vor allem durch Kälte oder nach unterdrücktem Fußschweiß
- *chronische Vergrößerung der Mandeln und der Drüsen*
- Halsschmerzen schlimmer durch Leerschlucken *mit einer blassen Mundschleimhaut*

Verdauung
- Magenschmerzen nach dem Essen
- das Kind ist hungrig, aber es verweigert das Essen
- Abneigung gegen Gemüse, Obst und Suppe
- *Verlangen nach Weißbrot und Nudeln*, ißt fast nichts anderes

Darm
- hartnäckige Verstopfung, knolliger Stuhl
- Inaktivität des Darms

Brust
- Husten besser in Bauchlage
- nächtlicher, erstickender Husten

Extremitäten
- Muskelschwund
- Einschlafen der Füße
- stinkender Fußschweiß
- Warzen

Haut
- krustige Ausschläge
- Warzen
- juckende Ausschläge, die durch Kratzen und Waschen verschlimmert werden
- *Fettgeschwulste (Lipome), besonders am Hinterkopf*

Genitalien
- Neigung zum Masturbieren
- unterentwickelte kleine Geschlechtsteile

**Die Ängste bei Barium carbonicum**

Das Kind ist sehr schüchtern und hat große Angst vor Fremden. Es hat auch große Angst, in den Kindergarten oder in die Schule zu gehen, und scheut sich davor, sich mit Freunden zu verabreden.
Es hat ständig Angst, daß etwas Schlimmes passieren könnte. Es klagt und jammert, ist mit nichts zufrieden, oder es sitzt still in einer Ecke und interessiert sich für nichts.

*Fallbeispiel*
Ein typischer dreijähriger Barium-carbonicum-Junge hatte bei einem Preisausschreiben für Kinder den ersten Preis gewonnen und sollte vom Rundfunk über das Telefon interviewt werden. Er sagte sofort, das mache er nicht mit, die Eltern sollten für ihn sprechen. Der Zeitpunkt rückte immer näher, aber das Kind war nicht dazu zu bewegen. Es verkroch sich in den hintersten Winkel des Zimmers weit weg vom Telefon. Um die Redakteure nicht zu enttäuschen, wurde etwa eine Minute vor dem Countdown eine Gabe Barium carbonicum in einer Hochpotenz verabreicht. Als das Telefon klingelte, ging das Kind fast wie selbstverständlich an den Apparat und nahm den Hörer ab. Es unterhielt sich ungezwungen mit dem Reporter, als ob es eine alltägliche Angelegenheit für es sei. Die übrige Familie stand um das Kind herum und konnte das Wunder kaum begreifen. Danach entwickelte sich der kleine Junge in jeder Hinsicht positiv, er besuchte nun alleine andere Kinder, lernte bald darauf das Fahrradfahren und das Bobfahren.

# Calcium carbonicum

## Die konstitutionellen Merkmale – der positive Aspekt

Der Calcium-carbonicum-Mensch hat ein schönes Antlitz. Ohren, Nase, Augen, Stirn sind groß, aber wohlproportioniert. Diese guten Proportionen findet man im gesamten Körper, wobei jeder Teil mit den anderen sehr gut harmoniert. Sein Teint ist hell und kräftig, die Durchblutung funktioniert bestens und sorgt für eine leichte Rötung der Haut. Seine Haare sind kräftig, hell und sandfarben. Der Calcium-carbonicum-Mensch neigt in den meisten Fällen dazu, auf seinem wohlproportionierten Körper Fettpolster anzulegen.

Er ist bedächtig, strebsam und gezielt in seinen Handlungen. Seine Bewegungen sind geschmeidig, kraftvoll und sicher. Er hat ein gutes Empfinden für den Körper, den er liebevoll pflegt und dem er die notwendige Nahrung auf allen Ebenen gibt. Er ist sehr maßvoll und wägt innerlich immer ab, wieviel und was sein Körper braucht. Sein Bestreben ist es, den Leib in optimaler Funktionsfähigkeit zu halten. Um dieses Ziel auf allen Ebenen zu erreichen und den Zustand auch zu erhalten, gestaltet er seine Umgebung mit großer Sorgfalt. Er kennt die tiefsten Prinzipien für eine harmonische Umgebung und Gestaltung und praktiziert dieses Wissen bis in die feinsten Details. Schöne, harmonische, aufbauende Musik, Tänze und Körperübungen sind auf eine ganz natürliche Art und Weise in sein Leben integriert.

Sein Hauptinteresse ist das Suchen und Herausfinden von tiefergehenden Lösungen für alle Probleme. Die Lösungen sollten den Menschen wirklich Glück bringen, indem sie ihre Grundbedürfnisse erfüllen. Jegliche oberflächliche Arbeit scheut er, und es ist ihm keine Zeit zuviel, um eine solide Basis für Projekte aufzubauen. Trotz dieses hohen Anspruches sind seine Lösungen nicht kompliziert, sondern verblüffend einfach und natürlich. Er ist unbeirrbar in seinen Handlungen und Überzeugungen, und nichts kann ihn auch nur einen Deut davon abbringen.

Seine Konzentrationsfähigkeit scheint für andere fast übermenschlich zu sein. Eine ruhige, kraftvolle Energie erfüllt ihn, und unermüdlich treibt ihn sein großes Mitleid für die Natur und die Menschen voran.

### Das Neugeborene

Das Calcium-Neugeborene ist schon bei der Geburt groß, rund und pummelig. Die Haut ist sehr hell mit einem rosa Teint. Sein Kopf ist von beachtlicher Größe. Ein Sumo-Kämpfer könnte als Baby so aussehen, mit seinen dicken Ärmchen, Beinchen und dem großen Kugelbauch. Und genau an dieser Stelle ergeben sich auch die ersten Probleme. Der Nabel heilt schlecht ab und fängt an, blutig-wäßriges Sekret abzusondern.

### Der Säugling

Der Calcium-Säugling zeigt sehr früh die ersten Assimilationsprobleme. Nach jedem Stillen, besonders nachdem er ein Bäuerchen gemacht hat, spuckt er etwas geronnene Milch. Diese Problematik kann sich so steigern, daß die Muttermilch gar nicht mehr vertragen wird. Es bildet sich ein Milchschorf auf dem Kopf, das Kind verliert seinen rosa Teint, statt dessen wird die Haut nun langsam kreideweiß, die Verminderung der oberflächlichen Durchblutung führt schnell zu einer Abkühlung des sonst so warmblütigen Kindes, besonders die Füße werden kalt. Der Kopf bleibt dabei heiß und neigt dazu, leicht und reichlich zu schwitzen, besonders im Schlaf. Dieses leichte Schwitzen ist ein charakteristischer Zug von Calcium carbonicum. Die Füße können also nicht nur kalt, sondern auch kalt und feucht sein. Die allgemeine Milchunverträglichkeit kann zu verschiedenen anderen Symptomen führen, besonders die Haut ist empfindlich und neigt zu Ausschlägen. Eine Ernährungsumstellung auf verträgliche Milchfertigprodukte und Milchersatzprodukte kann diese Symptome eine Zeitlang unterbinden.
Alle bereits erwähnten Probleme können beim Calcium-Kind in irgendeiner Phase der Säuglingszeit auftreten. Jedoch spätestens bei der Zahnung treten sie mit aller Heftigkeit zutage. Der Prozeß der Zahnung, der stark mit der Calcium-Assimilation zusammenhängt, ist eine sehr problemati-

sche Angelegenheit für das Calcium-carbonicum-Kind. Nur in Ausnahmefällen erscheint der erste Zahn pünktlich, ansonsten geschieht dies sehr verzögert und verspätet. Das Kind kann dabei unter hohem Fieber, Durchfall, Erbrechen, Augenentzündungen, Erkältung, Bronchitis usw. leiden. Beachten Sie hier bitte, daß bei akuten Zahnungsbeschwerden erst andere akute Mittel im Vordergrund stehen, wie Belladonna, Chamomilla, China, Kreosot usw., bevor Calcium deutlich angezeigt ist.
In seiner weiteren Entwicklung merken wir deutlich seine schlechte Calcium-Verwertung. So bleiben die Fontanellen des Kindes noch längere Zeit offen. Normalerweise beginnen sie, sich ab dem sechsten Monat zu schließen. Bis sie ganz geschlossen sind, kann es ein Jahr dauern. Bei Calcium bleiben sie zu lange offen. Der Kalk wird unregelmäßig im Körper verteilt, so daß manche Teile zuviel und andere zu wenig Kalk erhalten. Häufig sind die Schädelknochen dick und hart, und gleichzeitig leiden die Zähne unter Kalkmangel. Diese Anomalie tritt auch manchmal in der Wirbelsäule zutage, wo sie sich durch eine Schwäche oder Verkrümmung äußert. Das Kind wird dadurch auch in seiner motorischen Entwicklung gehemmt. Es lernt später krabbeln und sitzen, vor allem äußert sich der Kalkmangel in den langen Röhrenknochen, so daß die Beine besonders schwach sind. Aus diesem Grund ist das Calcium-Kind lange Zeit sehr wackelig auf den Beinen und lernt spät laufen.
Das Calcium-Kind hat große Freude an der Nahrungsaufnahme, es liebt die Muttermilch und möchte sehr lange gestillt werden. Auch wenn es schon zugefüttert bekommt, möchte es auf die Brust nicht verzichten, gleichzeitig genießt es die Nahrung, die ihm angeboten wird, und ißt in größeren Mengen Reis, Quarkspeisen und Gemüse; die ganze gesunde Kost wird freudig angenommen.
Das Calcium-Kind liebt Milch, Milchprodukte und -speisen in jeder Form. Das sieht man deutlich in den späteren Jahren, es kann in größeren Mengen Milch und Milchprodukte verspeisen. Sehr früh entdeckt es auch seine Liebe für Eier in jeder Form. Das Calcium-Kind mag aber kein Fleisch und lehnt es in seinen ersten Lebensjahren meistens ab. Im Vorschulalter und in der Schulzeit kann es jedoch zu einem richtigen Fleischesser werden und ist ohne seinen täglichen Fleischkonsum nicht zufriedenzustellen. Es mag kein zu festes Fleisch, genauso wie bei allen

anderen Nahrungsmitteln, die zu fest und trocken sind. Bei manchen Calcium-Kindern werden Sie beobachten können, daß sie Zucker und Salz aus dem Vorratsgefäß essen und gar nicht zu bremsen sind. Sie mögen alle Süßspeisen, die teig- oder puddingartig sind, insbesondere wenn ein Zuckerguß oder Zuckerbelag darauf ist.

**Das Kleinkind**

Als Eltern werden Sie sehr früh wahrnehmen können, daß das Calcium-Kind gar nicht allein sein kann. Eine Grundangst sitzt in ihm. Sie haben das Gefühl, daß Ihr Kind einfach vor dem Leben Angst hat, es will immer in Ihrer Nähe sein. Wenn es mit Ihnen irgendwohin geht, hält es Ihre Hand fest und läßt sie nicht los. Es mag nur dann mit anderen Kindern spielen, wenn diese friedlich sind. Andererseits kann es sich, wenn es die nötige Sicherheit und Geborgenheit empfindet, stundenlang allein beschäftigen. Fehlt ihm jedoch in seinem Gefühlsleben diese Geborgenheit, dann läßt es Sie überhaupt nicht los, und Sie müssen immer dabeisein. Es ist ein sehr empfindsames und empfindliches Kind, welches überhaupt nicht in seinem Rhythmus und Tempo gestört werden mag. Auf Hetze reagiert es mit Bockigsein und Nichtstun. Wenn Sie dann mit ihm schimpfen, kann es anfangen, bitterlich zu weinen. Dieses Verhalten entstammt einmal seiner Langsamkeit und zum zweiten seiner Grundangst vor dem Leben. Wenn es nicht sicher ist, was auf es zukommt, ob es Ihrer Unterstützung sicher ist, ob Sie ihm Beistand leisten werden, dann können Sie es zu keiner Handlung veranlassen. Niemals wird es zu einem anderen Kind allein hingehen. Sie müssen es immer hinbringen und auch wieder abholen.
Im Kindergarten werden Ihnen Ihre ernsthaften Schwierigkeiten mit dem Calcium-Kind bewußt. Es würde zwar gerne in den Kindergarten gehen, aber nachdem Sie es hingebracht haben, läßt es Sie nicht mehr los. Sie müssen dabeisein, es traut sich nicht, allein zu bleiben. Die Kindergärtnerin muß Ihrem Kind sehr viel Vertrauen einflößen und großes Einfühlungsvermögen besitzen, so daß es nach und nach bereit ist, allein mit ihr zu bleiben. Diese Angst kann im Vorschulalter ein großes Problem werden, so daß Ihr Kind gar nicht in die Schule will.

Die Empfindlichkeit Ihres Kindes gegenüber Kälte werden Sie auch beobachten können. Obwohl es immer gut angezogen ist, erkältet es sich bei der geringsten Abkühlung. Diese Erkältungen sind dann keine leichten, sie dauern oftmals lange und nehmen das Kind sehr mit. Auch hinterher erholt sich das Kind schwer und muß vor Kälte besonders geschützt werden. Es friert sehr, hat kalte Hände und Füße und schwitzt bei der geringsten Anstrengung. Seine Belastbarkeit bei Anstrengungen wird dann besonders zutage treten, wenn Sie mit ihm Bergwanderungen machen wollen. Es kann einfach keinen Schritt bergan gehen, Sie müssen es hochtragen. Liebevoll schmiegt es sich an Sie, und Sie bringen es nicht übers Herz, es nur ein Stück allein gehen zu lassen. Es kann sogar so weit kommen, daß Sie es auch bergrunter tragen.

**Das Schulkind**

Das Calcium-Kind freut sich sehr auf die Schule, aber seine Angst vor der Schule hemmt es wiederum. Diese Angst kann schon beim ersten Schultag vorhanden sein, aber auch erst später auftreten, wenn irgend etwas Unbekanntes auf es zukommt und es sich allein gelassen fühlt. Sie können dem Calcium-Kind immer mit Vertrauen und gutem Zureden viel Mut verleihen, so daß es sich traut, eine Sache zu unternehmen. Fehlt ihm aber diese Geborgenheit und Anteilnahme, dann kann es sein, daß es plötzlich nicht mehr in die Schule will. Vielleicht hat es eine neue Lehrerin bekommen, oder ein neuer unbekannter Stoff wurde durchgenommen. Vor allem braucht das Calcium-Kind das liebevolle Dabeisein der Mutter, die mütterliche Fürsorge, Geborgenheit und Liebe. Es mag sehr gern in ihrem Schoß sitzen oder liegen und einfach gehalten oder gestreichelt werden. Oft brauchen überhaupt keine Worte gesprochen zu werden, auf einmal steht es auf und ist bereit, die Dinge durchzuführen. In der Schule kann sich das Kind sehr gut konzentrieren und nimmt alles genau auf. Es kann jedes Fach gut verstehen, hat aber eine besondere Begabung für Mathematik, Kunst, Religion, Sprachen und Musik. Es liebt schöne Formen und kann sich kreativ im gestalterischen Bereich, wie z. B. beim Basteln, Kneten, der Poesie oder beim Komponieren, ausdrücken. Die heutige Zeit mit ihrer Hetze und ihrem Streß ist schon für den erwachsenen Calcium-Menschen sehr schwierig, aber das Calcium-Kind kommt damit überhaupt nicht zurecht. Es möchte alles sehr gut, schön, künstlerisch und in seinem Tempo machen, alles sehr schön ausdrücken, und das kann es nicht, wenn es dabei schnell gehen soll. So gerät es in den Zwiespalt, schnell genug mitkommen zu müssen und trotzdem alles sehr gut darstellen zu wollen. Es braucht eine gute Basis, die langsam und fest gebaut wird. Sitzen irgendwelche Grundsteine nicht richtig oder sind nicht genügend ausgefeilt, dann hat es Angst, weiterzugehen. Es kommt mit dem Unterrichtsstoff nicht mehr mit und entwickelt größere Ängste. Seine Konzentration läßt nach, und man hat das Gefühl, es sei zu dumm, die Dinge richtig zu verstehen. Wenn es jedoch zu Hause in Ruhe seine Hausaufgaben machen kann, dann kann es die Lücken wieder auffüllen und die anderen wieder einholen. Fehlt ihm diese Muße zu Hause, wird es schon vor dem zweiten Schuljahr größere Ängste ausstehen. Geht es dann so weiter, muß er wahrscheinlich bald auf eine Sonderschule wechseln. Besonders schädlich ist es für das Calcium-Kind, wenn es in einem Fach oder bei einem Spiel unsicher ist und verspottet oder gehänselt wird.

Das Calcium-Kind ist nicht sehr geschickt mit seinen Beinen, und es kann daher leicht passieren, daß es im Sport Schwierigkeiten bekommt. Es ist plump und fällt immer wieder hin, so daß die anderen Kinder wahrscheinlich über es lachen werden. Dann zieht es sich zurück und will gar nicht mehr mitmachen. Es setzt sich in eine Ecke, die Hände in die Taschen gesteckt, und guckt einfach in die Ferne. Hat es keine liebevollen und guten Freunde bzw. Lehrer, will es von Sport in dieser Form nichts mehr wissen. In der Klasse sieht man auch die große Unsicherheit und Angst, die diese Kinder in einem bestimmten Fach haben können. Sobald sie merken, daß es Schwierigkeiten geben kann oder sie hart getestet werden, weichen sie lieber aus und gehen kein Risiko ein. Sie mögen es, wenn alles in geregelten Bahnen läuft und keine Schwierigkeiten gemacht werden. Besonders wenn in der Familie alles geregelt, harmonisch und liebevoll zugeht, fühlen sie sich wohl und können auch die Strapazen der Schule sehr viel besser bewältigen. Die Calcium-Kinder lieben es, den Abend auszudehnen, insbesondere ist ihnen wichtig, daß ein guter Abschluß gemacht wird. Sie sollten sich als Eltern viel Zeit nehmen zum Vorlesen, Geschichtenerzählen und Beten und hinterher noch eine Zeitlang bei ihm bleiben. Muß das Kind alles selber machen, dann kommt es gar nicht in Gang, es sitzt da oder trödelt rum und tut nichts. Oft hat es Angst vor der Dunkelheit, so daß Sie dabeibleiben oder das Licht anlassen müssen, bis es eingeschlafen ist. Der Morgen kann ihm ebenfalls Schwierigkeiten bereiten. Es braucht mindestens zweimal so lange wie die anderen Geschwister, um sich fertigzumachen.

## Die Pubertät

Wenn das Calcium-Kind bis zur Pubertät noch nicht groß und schlank geworden ist, wird es spätestens jetzt in die Höhe schießen und sehr schnell wachsen. Bei Calcium carbonicum kann es allerdings zu einem noch späteren Zeitpunkt auch dazu kommen, daß es anfängt zuzunehmen, bis es schließlich sehr groß und sehr dick ist.
Dies kommt vor, wenn es sich nicht angenommen und geliebt fühlt und wenn es im Elternhaus zu oft gehänselt und verspottet wurde. Es legt sich ein Schutzpolster aus Fett zu. Seine Nahrungsaufnahme, besonders bei süßen Speisen und Milchprodukten, ist beträchtlich. Trotz alledem kann das Calcium-Kind an Verstopfung leiden, was ihm gar nichts ausmacht, es fühlt sich sogar wohl bei seiner trägen Darmtätigkeit. Abnehmen fällt dem Calcium-Kind sehr schwer. Es kann gar nicht fasten, fühlt sich gleich unwohl, schwindelig, träge, kraftlos, deprimiert; selbst wenn es ihm gelingt zu fasten, nimmt es kein Gramm ab. Schlecht geht es ihm auch, wenn es Fahrten im Auto, Bus oder mit der Eisenbahn unternehmen muß. In der Pubertät stellt sich heraus, wie gut seine Lebensgrundlagen aufgebaut wurden.
Mit Zahlen kann das Calcium-Kind meistens gut umgehen. Verständnis für die höhere Mathematik entwickelt es aber nur dann, wenn es sich mit den grundlegenden mathematischen Prinzipien völlig vertraut fühlt. Mit den anderen Fächern ist es ebenso. Nur in den Fächern Religion, Kunst und Musik ist es in der Regel durchgehend gut. Die Familie, besonders die Mutter, ist dem Calcium-Kind immer wichtig. Auch in der Pubertät finden wir eine untrennbare Beziehung zu der Mutter, und es läßt sich gerne bemuttern.

Ein typisches Calcium-Kind fragt z. B. mitten auf der Straße beim Fahrradfahren seine Mutter: »Wie wäre es, wenn ich jetzt sterbe. Was passiert dann mit mir?« Es hat ein großes Interesse an religiösen und spirituellen Dingen. Es fragt viel über Gott, den Himmel, die Engel und den Tod. Schützen Sie es vor dem Fernsehen! Es neigt zu passiver Konsumierhaltung und verträgt keine schlechten Nachrichten.

### Wie Sie das Calcium-carbonicum-Kind fördern können und was Sie beachten sollten

*Langsame, ängstliche Kinder, denen die innere Festigkeit fehlt.*

*Säugling und Kleinkind*

- Es braucht ein Zuhause, das Sicherheit und Geborgenheit ausstrahlt.
- Wickeln Sie es nicht zu fest. Es mag gerne lockere Kleidung.
- Unterdrücken Sie keine Hautausschläge und keinen Schweiß.
- Beim Wickeln mag es gern etwas massiert und fest gerieben werden.
- Einem Säugling tut ein Himmelbettchen und ein Nachtlicht gut.
- Es mag einen festen Tagesrhythmus, der sich täglich wiederholt, besonders einen schönen Tagesausklang mit einem Ritual, Singen, Beten, Vorlesen usw.
- Es reagiert empfindlich auf Kälte, kaltes Wasser, kalt-feuchten Wind.

*Schulkind*

- Es spielt gerne mit Kuscheltieren, weichen Tüchern, baut sich gerne kuschelige Höhlen.
- Sorgen Sie für ein zeitiges Zubettgehen. Wenn das Kind erst einmal übermüdet ist, wird es schlecht gelaunt und kann nicht mehr einschlafen.
- Es hat ein starkes Verlangen nach Milch, trinkt aber zuviel, damit der Körper viel Calcium aufnehmen kann. Dadurch kommt es zu Verschleimung, Übersäuerung, Erkältungsanfälligkeit, chronisch verstopfter Nase und Durchfall. Ziegenmilch kann es besser verdauen als Kuhmilch.
- Akzeptieren Sie seine langsame und gründliche Arbeitsweise.

- Es verfügt über eine ausdauernde Konzentration.
- Akzeptieren Sie seine Abneigung gegen Fleisch.
- Schimpfen Sie nicht, wenn es langsam ist, es fängt leicht an zu weinen bei Ermahnungen.
- Stellen Sie einen ruhigen, geordneten Arbeitsplatz für die Hausaufgaben zur Verfügung.
- Vertiefen Sie die Basis eines neuen Lernstoffes mit ihm zu Hause.
- Es hat eine Begabung für Mathematik, Kunst, Religion, Sprachen und Musik.
- Es ist keine Sportskanone.
- Es wird durch Tests und Prüfungen nervlich stark belastet.
- Es verträgt überhaupt keinen Zeitdruck.
- Die Mutter sollte sich viel Zeit für das Kind nehmen.
- Fördern Sie seine künstlerischen Begabungen.
- Es neigt dazu, pummelig zu werden, aber Vorsicht bei gewaltsamen Fastenkuren.
- Es braucht häufig bei akuten Erkrankungen Belladonna.
- Das Kind fühlt sich wohl trotz Verstopfung.
- Das Kind möchte alle seine angefangenen Arbeiten beenden. Räumen Sie ihm hierfür Zeit ein, sonst kann es sehr eigensinnig werden.
- Wutanfällen und Eigensinn begegnen Sie nicht durch harten Widerstand, sondern lenken Sie sanft ab, geben Sie aber auch nicht nach.

## Zusammenfassung der wesentlichen Symptome

Geistige und allgemeine Symptome

- verzweifelt schnell, ob alles wieder in Ordnung kommt, daß es ihm besser gehen wird
- bedrückte Stimmung mit Weinen
- Weinen bei Ermahnungen
- sehr schreckhaft bei Geräuschen
- morgens ärgerliche und unruhige Stimmung, besonders vor Stuhlgang und Frühstück
- Abneigung bis hin zum Ekel vor bestimmten Menschen
- Denken und Arbeiten schwerfällig und langsam

- leidet sehr unter Schreck und schlechten Nachrichten
- Folgen von geistiger und körperlicher Überanstrengung
- Probleme durch unterdrückten Schweiß, vor allem wenn es in kaltem Wasser und Schlamm spielt
- Verschlimmerung bei Vollmond, Neumond, Sonnenwende, nach dem Essen, besonders von Geräuchertem und Milch, beim Fasten, Heben, Sonne (obwohl es auch kälteempfindlich ist), große Schwäche beim Steigen, Gehen, Heben, Sprechen oder durch Aufregung
- Besserung: einige Beschwerden werden besser durch Einatmen frischer Luft, besonders das dumpfe Gefühl im Kopf und der Blutandrang zum Kopf; wenn es ihm heiß ist, durch Abdecken
- gestörter Kalziumstoffwechsel
- *Neigung zu Fettsucht und Trägheit*
- verlangsamte körperliche und geistige Entwicklung
- große Schwäche und Müdigkeit, auch starke Abmagerung mit aufgetriebenem Bauch
- Verschlimmerung während der Zahnung, durch Anstrengung, Kuhmilch und Milchprodukte (Ziegenmilch wird besser vertragen), Wetterwechsel, vor allem zu kaltes Wetter
- Erkältungen entstehen durch kalt-feuchtes Wetter und nasse Füße
- Besserung durch warme trockene Luft und Sommer, nach dem Frühstück, beim Aufstehen, durch Heranziehen der Arme und Beine, Lösen der Kleidung, Liegen besonders auf dem Rücken, beim Reiben, Massieren, Kratzen, Streicheln und bei trockenem Wetter

Kopf

- viele Beschwerden am Kopf; heißer Kopf, kalte Füße
- großer, runder Kopf, *Fontanellen schließen sich spät*, Haare erscheinen spät bei Säuglingen
- Kopfschweiß: vor allem am Hinterkopf, säuerlicher Geruch, *besonders nachts, macht das Kopfkissen feucht: bei geringster Anstrengung*; durch Überhitzung oder Stillen, bei der Zahnung
- Kinder tragen gerne Mützen
- Hautausschläge, Milchschorf, Ekzem, Neurodermitis
- Kopfschmerzen

- Ursachen: häufig verbunden mit Schnupfen und Nasennebenhöhlenentzündung durch Kälte, durch kalten Wind bei schwitzendem Kopf, Sonnenbestrahlung, verdorbenen Magen, Verdauungsstörungen, während der Periode, Überanstrengung der Augen beim Lernen
- Modalitäten: Kopfschmerzen kongestiver Art, nehmen tagsüber zu, abends ist der Höhepunkt, schlechter durch Lärm, Bewegen und Sprechen; besser im Dunkeln, durch kalte Umschläge und kaltes Waschen, nur ausnahmsweise besser durch warme Umschläge, und nur wenn der Kopf sehr kalt geworden ist
- es besteht ein Blutandrang zum Kopf, roter Kopf, aber kalte Oberfläche, Schmerzen um die Augen, betäubend, benommen, verwirrend

Augen
- *bei jeder Erkältung sind die Augen betroffen*
- Augenentzündung durch *kalte Füße*, nasse Füße, kalten Wind, Sonne
- Schwäche der Augenmuskeln, Kurz- und Weitsichtigkeit
- angeborener Katarakt
- Glaukom (grüner Star)
- überanstrengte Augen

Ohren
- Mittelohrentzündungen, die im akuten Fall erst mit *Belladonna* behandelt werden und abschließend mit *Calcium carbonicum*
- Sekret: dick, gelb, eitrig, übelriechend
- chronische Schwerhörigkeit

Nase
- große Erkältungsanfälligkeit, chronischer Schnupfen mit großen, gelben Krusten
- kann nicht einschlafen, weil die Nase verstopft ist
- Fließschnupfen, langfristig schlimmer durch Milch

Gesicht
- teigig, blaß, dick, verschwitzt
- Storchenbisse bei Säuglingen, Ausschlag nässend, manchmal jukkend, schlimmer durch Milch

Mund
- Soor, Aphthen, Entzündungen der Schleimhäute
- *verspätete und erschwerte Zahnung mit Begleitkrankheiten*
- weicher Zahnschmelz, frühzeitige Karies am Zahnfleischrand

Hals
- anfällig für Halsentzündungen, die gut auf Belladonna ansprechen
- Drüsenschwellung, Schilddrüsenunterfunktion

Magen
- langsame Verdauung, das Essen liegt stundenlang im Magen
- Unverträglichkeit von Milch und Muttermilch, Erbrechen kurz nach dem Stillen, danach wieder Hunger
- Übelkeit und Erbrechen beim Autofahren
- großer Appetit morgens
- *Verlangen nach Eiern, besonders weichgekochten* (es verträgt sie sehr gut, auch bei sonstiger Appetitlosigkeit), Süßigkeiten, Eis, Gebäck, Mehlspeisen, Brot, Kartoffeln, Salz, Pizza, Nudeln mit Käse überbacken, Sahnesoße, Gummibärchen; nach Unverdaulichem, welches Kalk enthält: Kreide, Kalk, Sand, Blumenerde
- nach kaltem Wasser und kalten Speisen, kalter Milch, aber öfters nach heißer oder warmer Milch
- Abneigung gegen Fleisch, die sich in späteren Jahren (ab fünftem Lebensjahr) zu einem Verlangen wandeln kann
- *nach Anstrengung kann das Kind längere Zeit nichts essen*

Bauch
- Nabelbruch
- *nässender Nabel, Nabel heilt nicht ab*

Mastdarm
- chronischer Durchfall, *Durchfall bei der Zahnung und nach Milchgenuß*
- Durchfall und Verstopfung wechseln sich ab
- große Schwäche und Abmagerung

– *Windelausschlag*
– *Verstopfung: fühlt sich wohl dabei*, Stuhl hart, voluminös, weiß, Afterjucken

Genitalien
– Wasserbruch (Hydrozele) bei Jungen
– Ausfluß bei Säuglingen, dick, milchig, scharf, juckend, ätzend
– erste Menses zu früh oder zu spät
– *Zwischenblutungen können durch Heben, Anstrengung, Schock, Schreck oder Angst ausgelöst werden*
– Menses dauert zu lange und schwächt

Brust
– trockener, hackender Husten, nachts, tagsüber locker
– Asthmaanfall morgens, als ob Staub in der Lunge ist
– Reden schwächt noch mehr als Husten, Treppensteigen verschlimmert

Bewegungsapparat
– schlechte Kalziumaufnahme, schwache Knochen und Fußgelenke, spätes Laufenlernen, Trichterbrust, Skoliose, rachitische Brust, *X- oder O-Beine*
– Wachstumsschmerzen im Schienbein, *Kinder können keine langen Spaziergänge machen*, oft kleine Füße, schwache Gelenke, wollen getragen werden, knicken leicht um, keine schlanken Fesseln
– Rheuma bei Kindern
– *kalter Fuß- und Handschweiß, streckt jedoch nachts die Füße aus dem Bett*
– brüchige Nägel, Haare wachsen schlecht

**Die Ängste bei Calcium carbonicum**

Das Kind ist grundsätzlich sehr ängstlich. Es braucht, wie kaum ein anderes Kind, eine feste Struktur, etwas, was ihm Halt gibt, so wie die Austernschale die Auster schützt. Wenn diese schützende Hülle fehlt, ist es anfällig für alle Arten von Ängsten und Einbildungen. Es braucht

Gewißheit, ein klares Vorgehen und einen geregelten, überschaubaren Tagesplan. Alles, was vage und undeutlich ist, verunsichert und ängstigt es. Fährt die Familie in die Ferien, so kann es Panikanfälle bekommen, wenn die Tage nicht ins Detail vorgeplant sind. Eine Fahrt so einfach ins Blaue erweckt in ihm keine Begeisterung, sondern existentielle Ängste. Alle Änderungen, die den gewohnten Tagesablauf unterbrechen, stören es auch empfindlich in seinem eigenen Rhythmus und seinem Bedürfnis nach Sicherheit und Kontrolle.

In der Dunkelheit tauchen viele Ängste auf, vor allem, wenn es allein ist. Es gibt jetzt nichts mehr, woran es sich orientieren kann. Die Umrisse der gewohnten Einrichtungsgegenstände, eine über den Stuhl geworfene Decke – alles regt seine angstbesetzte Vorstellungskraft an, so daß es in den Schatten die Umrisse von Monstern und bedrohlichen Tieren zu erkennen glaubt. Es hat Angst vor dem Schlafengehen und möchte, daß die Eltern mit ihm im Bett liegen, bis es eingeschlafen ist, oder es braucht ein Licht zum Einschlafen und während der Nacht, andernfalls können sich seine gespenstischen Phantasien bis in seine Träume auswirken. Aufgrund seiner Weichheit und des Fehlens an innerer Struktur ist es leicht zu beeindrucken, vor allem durch schlechte Nachrichten, Gespenstergeschichten, dämonische Masken und Gruselfilme. Das Fernsehen, vor allem vor dem Schlafengehen, stellt für solche Kinder eine echte Gefährdung dar. Furchterregende Bilder, die der ungeschützten Seele eines Calcium-Kindes ihren Stempel aufgedrückt haben, kehren immer wieder in die Erinnerung zurück, sobald das Kind die Augen schließt.

Das Kind hat große Angst vor manchen Tieren, wie Hunden und Insekten. Ferner hat es wie das Phosphor-Kind Angst vor Gewitter. Es leidet sowohl unter Platzangst als auch unter Höhenangst.

# Lycopodium

## Die konstitutionellen Merkmale – der positive Aspekt

Lycopodium ist ein gradliniger Mensch. Seine Muskeln besitzen eine ungewöhnliche Kraft, sind aber nicht übermäßig entwickelt. Das Knochengerüst ist überdurchschnittlich groß und von gleichmäßigen kompakten Muskeln und starken Sehnen umgeben. Seine Stirn ist sehr breit und hoch. Das gibt einem das Gefühl, sein Kopf sei sehr groß. Der Kopf ist zwar gut geformt und harmonisiert mit der hohen Stirn, aber verhältnismäßig klein. Sein feines, schmales Gesicht ist von einer ungewöhnlichen Stärke, Schönheit und Intelligenz geprägt. Seine Augen sind klein, aber anmutig und kraftvoll. Sein langes Haar schimmert golden oder silbern.

Lycopodium ist ein Mensch der Prinzipien. Er besitzt nicht nur ein Allgemeinwissen über die Lebensprinzipien und ihre praktische Anwendung, sondern er hat all dies in den verschiedensten Aspekten bis in alle Einzelheiten studiert und in sein Leben integriert.

Mit einer fast pedantischen Disziplin richtet er sein Leben nach Prinzipien und Regeln aus. Alles, was seine Arbeits- und Lebensqualität verbessern kann, versucht er gewissenhaft sich anzueignen und anzuwenden. »In der Ruhe liegt die Kraft« ist für ihn eine wohlbekannte Weisheit. Diese Ruhe muß aber kultiviert werden. Also legt er bestimmte Zeiten am Tag fest für eine ruhige Stunde. Der Tag fängt mit Ruhe, Meditation und Kontemplation an. Um die Mittagszeit gibt es eine Pause, um wieder in die Ruhe und Erholung einkehren zu können. Abends gibt es nicht nur Zeit für Muße, sondern auch Zeit, um den Tag zu verarbeiten, alles wieder auszuglätten und Ruhe und Frieden zu finden.

Der Lycopodium-Mensch wirkt immer sehr ruhig und gelassen. Er vermag es, die Menschen mit seinem einfachen und kraftvollen Auftreten zu fesseln; wenn er redet, dann hören die Menschen zu. Bei seinen Mitarbeitern ist er sehr beliebt, da er ein offenes Ohr für ihre Bedürfnisse hat und sich um ihr Wohlergehen sorgt. Wenn irgendwelche Probleme auftauchen, dann ist Lycopodium mit seinem friedlichen Wesen einfach da und findet immer eine gute und zufriedenstellende Lösung für alles. Er ist sehr aufmerksam anderen gegenüber und nimmt sich viel Zeit, um den Menschen gute Ratschläge und Tips aus seinem reichen Erfahrungsschatz zu vermitteln. Besonders beeindruckend für die Menschen ist, daß er jedes Gespräch oder Ereignis oft bis ins kleinste Detail stets abrufbar im Gedächtnis behält. Seine Arbeitsweise ist wohlgeordnet, und am Ende des Tages liegt nichts herum, was den nächsten Tag belasten könnte. Bevor er mit einer Arbeit beginnt, recherchiert er liebevoll und gründlich das Thema. Dann bereitet er ein Konzept vor, welches zum Zeitgeist und zum Lebensstil der Menschen paßt. Es ist ein Genuß, seine Vorträge anzuhören, wobei er auf alle Fragen und Eventualitäten vorbereitet ist. Alles in allem ein sehr ruhiger, friedvoller, disziplinierter und liebevoller Mensch, der eine große Überzeugungskraft besitzt und geeignet ist, andere Menschen zu führen.

**Das Neugeborene**

Das Lycopodium-Neugeborene sieht nicht sehr glücklich aus. Es ist mit einer größeren Aufgabe auf die Welt gekommen und weiß, daß diese nicht so leicht zu bewältigen ist. So preßt es sein Gesicht an die Brust seiner Mutter, als ob es die Welt nicht anschauen will. Das Gesicht mit dem dunklen Teint ist verrunzelt und sieht alt aus. Sein Körper ist klein und schmal, insbesondere die Brust.

**Der Säugling**

Der Lycopodium-Säugling macht der Mutter von Anfang an Schwierigkeiten. Sehr bald entwickelt sich eine Verstopfung der Nase, so daß er beim Stillen kaum atmen kann. Auch sonst ist die Atmung behindert, und er schläft mehr oder weniger mit offenem Mund, wenn die Verstopfung sehr stark ist. Es bildet sich ein Katarrh mit einer gelben, dicken Absonderung aus der Nase. Zwischen der ersten und dritten Woche wird die Mutter merken, daß ihr Kind von Blähungen geplagt ist. Sie sind mal schlimmer, mal erträglicher, aber sie halten den ganzen Tag über an. Das Kind ist einfach unruhig, zappelt, will getragen werden, nur bei der Mutter sein und hat immer wieder starke Blähungskoliken, besonders nach dem Stillen. Es wird zum Nachmittag hin immer schlimmer, und die frühen Abendstunden sind eine Plage. Glücklicherweise beruhigt sich das Kind oft ab 20 Uhr und kann dann meistens die Nacht gut durchschlafen.

Der Morgen ist auch eine schwierige Zeit. Durch die lange Nachtphase ist der Blutzuckerspiegel gesunken, und das Kind braucht schnell wieder Nahrung. Es trinkt gierig und schluckt dabei viel Luft, wodurch die Neigung zu Blähungen gefördert wird. Es sollte nach dem Stillen ein Bäuerchen machen, sonst bekommt es einen Schluckauf.

Bald werden Sie als Mutter wahrnehmen, daß manche Tage besser sind, sogar sehr gut sein können und manche sehr schlimm und daß alles irgendwie mit Ihrer Ernährung zusammenhängt. Sie sollten als Mutter eines Lycopodium-Kindes Ihre gesamte Ernährung drastisch umstellen und vor allem um Nahrungsmittel mit blähenden Eigenschaften einen weiten Bogen machen, da Ihr Kind mit heftigen Koliken auf die geringsten Ernährungsfehler reagiert. Haben Sie freudig z. B. eine warme Semmel gegessen, dann bekommt Ihr Kind mit Sicherheit gleich danach schlimme Blähungen. Halten Sie sich streng an eine Diät, die für Ihr Lycopodium-Kind gut ist: viel Obst, welches nicht bläht, kein blähendes Gemüse, Milchprodukte (außer Hartkäse). Getreide sollte gut gemahlen oder geröstet sein, zu grobes Vollkorn kann auch blähen.

Damit wird Ihr Lycopodium-Säugling gut gedeihen und wachsen, mit gelegentlichen Durchfällen oder auch manchmal Verstopfungen mit viel Blähungen. Die Nächte werden Sie genießen können, außer Sie machen einen ganz groben Fehler. Sollten Sie Ihr Kind allerdings nicht stillen und ihm Fertignahrung geben, dann werden Sie wiederum größere Probleme bekommen.

So wächst Ihr Liebling gut. Die Zahnung ist kein Problem. Wenn Sie anfangen zuzufüttern, müssen Sie sehr vorsichtig sein. Haben Sie z. B. Getreide mit Milch vermischt, wodurch der Brei schwer verdaulich wird, so werden Sie beide viele Stunden lang mit den Problemen gequält. Ihr Kind wird in den meisten Fällen mit Verstopfung und starken Blähungen reagieren. Etwas glimpflicher verläuft die Geschichte, wenn es zu Durchfall kommt, was dem Kind natürlich auch nicht guttut, wodurch jedoch die Blähungen abgehen können und somit eine Erleichterung stattfindet. Sobald Ihr Kind krank ist, sind Sie rund um die Uhr mit ihm beschäftigt. Es mag nur noch in Ihrem Arm sein; das erleichtert seine Beschwerden zwar nicht, aber Sie haben keine andere Wahl, sonst schläft Ihr Liebling überhaupt nicht. Sie werden bald merken, daß Ihr Lycopodium-Säugling sich sehr wohl fühlt, wenn Sie mit ihm nach draußen an die frische Luft gehen, mit ihm spazierenfahren.

**Das Kleinkind**

Schon im Säuglingsalter hat Ihr Lycopodium-Kind ein paarmal mit schweren Erkältungen zu tun gehabe, mit laufender Nase, starken Schwierigkeiten, durch die Nase zu atmen, besonders im Schlaf und im Liegen. Auch jetzt kommt oft viel gelb-dicker Rotz aus der Nase. Manchmal geht der Rotz wochenlang nicht weg, auch nachdem die akute Erkältung vorbei ist. Die Erkältung neigt auch dazu, sehr schnell auf die Bronchien und Lungen zu schlagen, und wenn Sie nicht gut aufpassen, könnte sich daraus eine Lungenentzündung entwickeln. Diese Anfälligkeit zieht sich durch das Kleinkindalter hindurch. Es ist in erster Linie natürlich davon abhängig, wie Sie Ihr Kind ernähren. Das Lycopodium-Kind hat einen guten Appetit und mag sehr gern essen. Besonders gern mag es alle süßen Nachspeisen und am liebsten süße Hauptmahlzeiten. Wenn Sie ihm aber zu viele süße Mahlzeiten bereiten, dann wird sich die Infektanfälligkeit mit Sicherheit sehr verstärken. Sie werden merken, daß Ihr Lycopodium-Kind abends nicht einschlafen will. Spätabends, nachdem die letzte Mahlzeit schon vorbei ist, bekommt es wieder Hunger, und dann möchte es richtig essen. Wenn Sie diesem Wunsch nicht nachgeben, weil Sie Ihr Kind bald ins Bett bringen wollen, um Ihre Ruhe zu bekommen, dann wird der Hunger oft so groß, daß Lycopodium gar nicht einschlafen kann. Also wäre es ratsam, ihm doch etwas vorzusetzen. Es reicht, wenn Sie ihm vielleicht ein Brot oder einen Zwieback mit Butter und Honig, Marmelade, Nußmus oder etwas anderes machen. Natürlich wird Ihr Kind sich sehr freuen, wenn Sie ihm etwas Schönes zubereiten. Trinken wird es auch gerne. Diese Eigenschaft, abends nicht ins Bett gehen zu wollen, weil der Hunger so plagt,

ist in der Regel auch im höheren Alter zu finden. Der Lycopodium-Mensch ist einfach abends zwischen 20 und 23 Uhr sehr hungrig.
Dieser Hunger kann natürlich auch nachts auftreten. Wenn Sie aus dem Grundsatz heraus, abends solle man nicht so schwer essen, Ihrem Kind ein leichtes Abendessen gemacht haben, dann wird die/der Kleine irgendwann in der Nacht aufwachen und vor Hunger schreien. Jetzt haben Sie die Wahl: Entweder stehen Sie auf und machen ihm eine richtige Mahlzeit, oder Sie quälen sich stundenlang damit, das Kind zu beruhigen und es wieder zum Schlafen zu bringen, oder Sie geben ihm ganz einfach sein Konstitutionsmittel Lycopodium. Morgens hat das Lycopodium-Kind zwar Hunger, aber eine Abneigung gegen das normale Essen. Würden Sie ihm etwas leckeres Süßes anbieten, dann würde es mit großem Appetit größere Mengen davon verschlingen.
Das Lycopodium-Kind ist sehr gern in Gesellschaft und mag Kinder, mit denen es spielen kann. Es wird allerdings nicht gern mit Gleichaltrigen spielen wollen, außer wenn es die führende Position haben kann; also spielt es gern mit kleineren Kindern, die es führen kann, oder mit größeren Kindern, von denen es sich führen läßt. Wenn es eine Zeitlang keine Kinder zum Spielen hat, dann langweilt es sich. »Es ist so langweilig!« sagt es oft. Es kann schlecht etwas allein unternehmen. In den Kindergarten geht es nicht unbedingt gerne, weil die Anzahl von Kindern dort sehr groß ist und sie meistens gleichaltrig sind. Dort fühlt es sich dann unterlegen, oder es versucht, durch sein prahlerisches Verhalten die Rolle des Anführers zu übernehmen. Ein fünfjähriges Lycopodium-Kind gab gern damit an, wieviel sein Vater verdient und wie einflußreich er ist. Ansehen und Macht werden auch später im Leben des Lycopodium-Menschen die treibenden Kräfte sein.
Die weitere Entwicklung, Laufenlernen, Sprechen, verläuft mehr oder weniger problemlos. Das Lycopodium-Kind hat aber Schwierigkeiten im Ausdruck und vertauscht grundsätzlich Buchstaben oder ganze Silben bei manchen Wörtern. Z. B. kann es das Wort »Schleife« nicht aussprechen oder es sagt »Schiff« statt »Fisch«. Es spricht auch nicht die letzte Silbe eines langen Wortes aus und bringt die Sätze nicht zu Ende. Es sagt statt »Krokodil« »Krokodi«, oder es sagt: »Ich möchte nach draußen.« »Gehen« wird weggelassen. Wie wir sehen, ist unsere Umgangssprache auch

etwas von Lycopodium angehaucht. Wir sagen fast alle nicht: »Ich möchte nach Hause gehen«, sondern: »Ich möchte nach Hause«.
Irgendwann, wenn das Lycopodium-Kind immer mehr mit der Außenwelt konfrontiert wird – das kann im Vorschulalter sein oder erst während der Schulzeit –, beginnen die Probleme mit den Mandeln. Es neigt jetzt zu immer wiederkehrenden Mandelentzündungen, die oft eitrig verlaufen. Sie kommen besonders dann vor, wenn das Kind sein Ego schlucken muß. Das Lycopodium-Kind muß man immer zu irgend etwas auffordern, von allein wird es nichts tun. Das können wir besonders beim Schulkind beobachten.

**Das Schulkind**

Einerseits freut sich das Lycopodium-Kind auf die Schule, andererseits hat es Angst vor ihr. Es weiß nicht, was die Schule alles mit sich bringt. Es kann erst einmal großes Selbstvertrauen zeigen, aber wenn es wirklich darauf ankommt, dann verliert es den Mut. Jetzt muß man es wirklich dazu auffordern, etwas zu tun. Wenn man hinter ihm steht und sagt: »O. k., jetzt machst du es!«, dann rafft es sich auf und ist bereit, es zu tun.
Meistens passiert dies dann ohne große Schwierigkeiten. Und so geht es mit der Schule: Wenn man sich auf das Kind einläßt, wird es nicht in die Schule gehen wollen. Dies werden wir in den folgenden Jahren immer wieder beobachten: Wenn irgendwelche größeren Aufgaben bevorstehen, mag das Kind nicht mehr in die Schule gehen. Besonders, wenn es morgens aufwacht, fühlt es sich oft nicht so wohl, ist vielleicht auch verzagt und erklärt, es ginge ihm nicht gut, es möchte heute nicht in die Schule gehen. Dann müssen Sie fest bleiben und ihm beharrlich zureden. Es ist auch eine Eigenschaft des Lycopodium-Kindes, daß es versucht, größeren Prüfungen auszuweichen, indem es gar nichts dafür tut und ins Vergnügen flieht. Es fängt z. B. an, sehr viel Süßes zu essen, wodurch es seinen Magen verdirbt und dann tatsächlich nicht zur Schule gehen kann.
Manchmal wird es auch vor lauter Angst krank; das kann sogar vor angenehmen Ereignissen geschehen. Ein Lycopodium-Kind kann vor Weihnachten Magenschmerzen, Übelkeit, Erbrechen und Durchfall bekommen oder Kopfschmerzen.

In der Schule hat es große Schwierigkeiten mit Grammatik und Rechtschreibung, aber auch mit den mathematischen Fächern, vor allem mit der Geometrie. Manchmal kann auch eine große Vorliebe für Geometrie bestehen, und es bereitet ihm sehr viel Spaß, gerade diese kniffligen Probleme zu lösen. Physik, Chemie, Biologie usw. fallen ihm leicht, aber die Literatur, vor allem die alten Klassiker, findet es langweilig, ebenso Kunst, Musik und Religion. Was soll man überhaupt damit im Leben anfangen? Worin liegt ihr Sinn? Sein Gedächtnis und Auffassungsvermögen ist meistens so gut, daß es die wesentlichen Sachen und meistens auch die Einzelheiten in seinem Gedächtnis speichern kann, ohne viel zu lernen. Damit kommt es in den ersten Jahren gut zurecht.

## Die Pubertät

Die Pubertät wird zu einem Kampf zwischen seinem Ehrgeiz und seiner Faulheit. Hat es sich bis dahin einige Disziplin angeeignet, dann kann es die Zeit mehr oder weniger gut für die schulischen Aufgaben, für sein persönliches Weiterkommen und für seine Interessen einteilen. Das Lycopodium-Kind kommt manchmal nur mit Schwierigkeiten aufs Gymnasium und fühlt sich dort bald von den Aufgaben überfordert. Einerseits ist da sein Ehrgeiz, es gut machen zu wollen, und andererseits will es auch genügend Zeit für seine Interessen finden. Also werden die Abende immer länger. Es fühlt sich vor allem am späten Abend bis Mitternacht so wohl, daß es unvernünftig werden könnte. Das erhebende Gefühl, unerschöpflich zu sein, macht es leichtsinnig in bezug auf die Uhrzeit und spätes Essen. Das macht sich dann am nächsten Morgen bemerkbar, wo es schwer in Gang kommt.
Sind sein Ehrgeiz und seine Disziplin stärker, dann schaltet Lycopodium seine Vernunft ein, um Methoden zu finden, die seinen Geist und Körper nicht so strapazieren, bei denen es aber trotzdem genügend Spaß haben und auch sein schulisches Pensum erfüllen kann. Haben die Eltern ihn nicht genug gefördert, weil ihnen vielleicht die Zeit fehlte, wird das Potential oft verlorengehen. Das Kind beachtet dann die Eltern nicht mehr und kann sehr barsch und ungehalten werden, wenn sie versuchen, Druck auszuüben.

Seine gesamte Lebensweise wird dadurch sehr unregelmäßig, und es tut nur noch, wenn überhaupt, das Minimum für die Schule. Wenn es sitzenbleibt, ist ihm das auch egal. Wichtiger sind ihm seine Interessen und Hobbys. Es macht sich vor, gut mit der Welt zurechtzukommen und sehr gute Leistungen bringen zu können, ohne viel tun zu müssen. Es lernt nur in letzter Minute, was oft nicht ausreicht. Schade! Jetzt reagiert es auf jegliche Fürsorge und Annäherung der Eltern mit Mißtrauen, als sei es ein Schachzug, um es zu fangen und vom wirklichen Leben fernzuhalten. Es wird resistent, läßt sein Zimmer verschlampen, kleidet sich aber mit Sorgfalt, um auf irgendeine Art zu imponieren. Ein Lycopodium-Kind wird keine Hose anziehen, die nicht makellos sauber ist.

### Wie Sie das Lycopodium-Kind fördern können und was Sie beachten sollten

*Wehren Sie den Anfängen seiner Faulheit und des Sichbedienenlassens!*

*Säugling und Kleinkind*

- Meiden Sie in der Stillzeit alle blähenden Nahrungsmittel (siehe unter Magen)!
- Das Lycopodium-Kind verträgt besser Reis und Produkte mit einem höheren Weißmehlanteil. Getoastetes Vollkornbrot ist verträglicher als frisches Brot, aber alles in Maßen.
- Bleiben Sie in seiner kritischen Zeit zwischen 16 und 20 Uhr bei ihm zu Hause.
- Der Säugling oder das kranke Lycopodium-Kind braucht die Nähe einer Bezugsperson, ohne daß ein inniger Kontakt gefordert wird.
- Bei Blähungen mag es gerne über der Schulter getragen werden.
- Es schläft gerne bei den Eltern, geben Sie ihm dazu gelegentlich die Möglichkeit.
- Achtung! Es wird abends wieder hungrig, es sollte nach dem Abendessen nicht zu lange aufbleiben.
- Besuchen Sie mit ihm eine Spielgruppe. Es spielt gerne mit älteren oder jüngeren Kindern.

*Schulkind*

- Stellen Sie mit ihm zusammen eine Hausordnung und einen Dienstplan für die täglichen Pflichten auf! Es mag gerne organisieren und sich den Tag einteilen. Es braucht einen geregelten Tagesablauf mit regelmäßigen Erholungsphasen, ein aufgeräumtes Zimmer.
- Lassen Sie es rechtzeitig vor Prüfungen lernen, bevor die Spannung steigt. Versuchen Sie ihm einen Mittelweg aufzuzeigen zwischen seiner Neigung, sich maßlos zu überschätzen oder an Minderwertigkeitsgefühlen zu leiden.
- Lassen Sie es nochmals durchlesen, was es geschrieben hat; Neigung zu Flüchtigkeitsfehlern.
- Es hat morgens großen Hunger und braucht ein gutes, leichtes Frühstück mit warmem Tee und Obst.
- Sprechen Sie mit ihm über seine Probleme und eine gesunde Ernährung, wenn es anfängt Ängste durch zuviel Essen zu verdrängen.
- Fördern Sie es in Deutsch, korrigieren Sie seine Aussprache, aber verstärken Sie nicht das falsch Gesagte durch Wiederholen, lachen oder ermahnen.
- Lassen Sie sich nicht herumkommandieren.
- Fördern Sie sein Talent in Physik, Chemie, Biologie, Technik.
- Die beste Zeit für Hausaufgaben ist gleich nach der Schule bis 16 Uhr. Danach fängt seine ungünstige Zeit an, in der es draußen spielen sollte. Sonst besteht die Gefahr, daß es vor dem Fernseher sitzt, zu naschen anfängt und seine Zeit verplempert.
- Beugen Sie seiner schlechten Laune und Kopfschmerzen mit regelmäßigen Mahlzeiten vor.
- Achten Sie darauf, daß es nichts für die Schule vergißt (Bücher, Turnbeutel, Atlas usw.).
- Es hat grundsätzlich Angst vor etwas Neuem, sprechen Sie mit ihm über alles, um die Angst abzubauen. Erklären Sie ihm genau, was auf es zukommt.
- Hinter seiner Prahlsucht versteckt sich oft die Angst, sich bloßzustellen, sich zu blamieren, ein tiefer Minderwertigkeitskomplex.

## Zusammenfassung der wesentlichen Symptome

Geistige und allgemeine Symptome
- Kinder mit schwachen Muskeln, aber stark entwickeltem Intellekt
- Neigung zur Faulheit und zu widersprechen
- Angst vor Dunkelheit, Geistern, Tod und Menschenmengen
- spürt Angst oder Ärger in der Magengrube
- Angst vorm Alleinsein; große Angst, etwas anzufangen; heftig und ärgerlich; schwaches Gedächtnis
- *rechtsseitige Beschwerden oder Beschwerden wandern von rechts nach links*
- Der Appetit ist fast unstillbar, wird größer, je mehr es ißt; Abmagerung vor allem am Oberkörper
- verlangt süße Nachspeisen
- kälteempfindlich, warm zudecken, will eine Mütze tragen
- Verschlechterung morgens, 16–20 Uhr, durch kalte Mahlzeiten, Berührung, enge Kleidung, morgens beim Aufwachen, warmes Zimmer, Bettwärme (Kopfweh und Haut)
- besser durch Wärme und zwischen 20 und 4 Uhr

Kopf
- Kopfschmerzen durch Hunger mit großer Reizbarkeit und Geräuschempfindlichkeit, *besser durch Essen*
- Kopfschmerzen durch zu langen Schlaf, schlechter durch Hitze und nachts, besser durch frische Luft und Bewegung

Ohren
- *rechtsseitige* Mittelohrentzündung mit dickem, gelbem, übelriechendem, eitrigem Sekret, Trommelfelldurchbruch, Taubheit
- Ekzeme oder Risse hinter den Ohren mit gelblichem, wäßrigem Sekret

Nase
- Erkältungsanfälligkeit
- Schnupfen, *verstopfte Nase hindert Säuglinge am Trinken*, Absonderung dick gelb

– schlechter nachts beim Hinlegen, morgens, durch Milchprodukte, Hitze
– chronisch verstopfte Nase ohne Sekretabsonderung

Gesicht
– runzliges, altes Aussehen bei Neugeborenen, gelbliche Haut
– offenstehender Mund wegen der verstopften Nase, leicht vorstehende gelbe Zähne
– häufig Sommersprossen
– ältere Kinder oder Neugeborene haben eine Längsfalte an der Nasenwurzel

Hals
– chronische Mandelentzündung, *rechtsseitig oder fängt rechts an und geht nach links*
– besser durch warme oder kalte Getränke
– schlechter morgens nach dem Aufwachen und spätnachmittags
– Halslymphknoten geschwollen und berührungsempfindlich bei Pfeifferschem Drüsenfieber (Mononukleose)

Lunge
– Bronchitis, Asthma, Lungenentzündung
– Husten schlechter nachts beim Insbettgehen, beim Spazierengehen, bei Anstrengung
– rasselnde Atmung
– *starke Bewegung der Nasenflügel beim Einatmen* (Leitsymptom von Lycopodium bei Lungenentzündung)

Magen
– Verlangen nach Süßem, besonders nach dem Essen und zum Frühstück, auch nach warmen Mahlzeiten mit kalten Getränken
– Unverträglichkeit für alles, was bläht: Lauch- und Zwiebelgewächse, Paprika, Kohl, Austern, Rohkost, frisches Hefegebäck, Hartkäse, Kefir, Kombucha, Zwetschgen, Kirschen, Bohnen, Fett, Käse und größere Mengen von Vollkornprodukten

- es verträgt gut Zucchini, Kürbis, Tomaten, Auberginen, Äpfel, Trauben, Melonen, Beeren, Kartoffeln, Milchprodukte, vor allem Dickmilch, Schweden- und Buttermilch
- Heißhunger nach den Mahlzeiten zwischen 20 und 23 Uhr
- Angst schlägt auf den Magen, auch Prüfungsangst
- besser durch Aufstoßen, Abgang von Blähungen
- leidet an Folgen von Überessen
- *Übelkeit, Erbrechen, Magenschmerzen durch Erwartungsangst* oder als Begleitsymptom von akuten Krankheiten

Darm
- *Blähungen, Koliken* durch die unverträglichen Nahrungsmittel
- besser durch Herumtragen über der Schulter, warmes Bad, warme Kompressen, Blähungsabgang
- Verstopfung, *kann nicht auf fremde Toiletten gehen*
- Stuhl anfangs hart, dann weich
- rechtsseitiger Leistenbruch
- *Hinweis für die Mutter:* Auch die Mutter sollte eine Gabe Lycopodium nehmen, damit die Milch nicht mehr bläht, oder die indische Wochenbettmassage* machen lassen

Harnwege
- Bettnässen durch Erwartungsangst, *träumt vom Wasserlassen*

Genitalien
- vor der Menses gereizt und Hunger auf Süßes
- Schmerzen im rechten Eierstock

Extremitäten
- Rheuma bei Kindern, rechtsseitig
- besser durch Bewegung, Wärme, schlechter durch Ruhe
- unruhige Beine, *ein Fuß warm (meist rechts), der andere kalt*
- Warzen auf den Händen

* Siehe »Homöopathischer Ratgeber« Nr. 9

Haut
- viele Leberflecken und Sommersprossen
- Nesselausschlag, trockene Haut

Schlaf
- unruhig, gereizt nach dem Aufwachen und hungrig

*Hinweis:* Nach Lycopodium folgt gut Sulfur

## Die Ängste bei Lycopodium

Bei Lycopodium steht die Angst vor allem Neuen, die Erwartungsangst, im Vordergrund. Es ist auch ein wichtiges Mittel bei Prüfungsangst. Das Kind bereitet sich erst in letzter Minute, wenn überhaupt, auf die Prüfung vor. Es ist vor der Prüfung furchtbar aufgeregt und hat Angst, zu versagen und Fehler zu machen, zittert, hat Magenschmerzen, und der Schweiß bricht ihm aus. Sobald es aber mit der Aufgabe beginnt, vollzieht sich die Wandlung. Es wird ruhig und beantwortet gelassen die Fragen.
Das Lycopodium-Kind ist sehr selbstbewußt, und man vermutet nicht, daß es unter so vielen Ängsten leidet. Schon morgens beim Aufwachen weint der Säugling, wenn nicht gleich die Mutter da ist. Er hat große Angst vorm Alleinsein. Kinder, die nachts aufwachen, halten es nicht mehr allein aus und schlüpfen zu den Eltern ins Bett. Im Dunkeln verstärken sich die Ängste, besonders vor Geistern, eingebildeten Sachen oder während eines Gewitters. Sie stellen sich vor, irgend etwas Schreckliches könnte passieren. Das Kind hat generell Angst vor Menschen. Es mag aber auch nicht allein sein. Am liebsten möchte es jemanden im Haus oder in der Nähe wissen. Eine Menschenmenge oder ein enger Raum sind ihm unerträglich. Es fühlt sich auch sehr beklemmt, wenn es als letzter einen Raum betritt, wo schon alle versammelt sind. Umgekehrt hat es auch Angst, wenn es allein in einem Zimmer ist und die Tür aufgeht oder jemand an der Haustüre klingelt. Es stellt sich taub oder schickt jemand anderen zur Tür. Wenn das Telefon läutet, traut es sich nicht, den Hörer abzunehmen. Es hat Angst vor Kleinigkeiten und den nächsten Schritt zu machen, um etwas zu unternehmen. Das Kind spürt die Angst manchmal direkt in Magen und Herz.

# Medorrhinum

## Die konstitutionellen Merkmale – der positive Aspekt

Medorrhinum ist in seinem Wesen wie der berühmte Gottestrunk (Sanskrit »Soma«); wer einmal von diesem Kelch gekostet hat, vergißt alles andere. Der Rausch durchdringt Leib und Seele, so daß man nur noch von dem Wunsch geprägt ist, ihn nochmals und nochmals zu kosten und zu genießen, immer mehr und in alle Ewigkeit. Die Anziehungskraft von Medorrhinum ist gewaltig. Wie die Motte zum Licht hingezogen wird, so wird man vom Medorrhinum-Menschen berührt und wird süchtig nach ihm. Medorrhinum strahlt ein Charisma aus. Es sind weniger die Worte, als vielmehr die wunderbare Kraft, mit der sie erfüllt sind. Sie versprechen einem die Welt, alles, was man sich nur wünschen könnte. Die Liebe und die Kraft, die einen durch die Begegnung mit Medorrhinum erfüllt, stecken auch andere an, so daß auch sie sie erleben wollen.

Obwohl Medorrhinum mit einem schönen Körper gesegnet ist, spielt das Äußere nicht die Hauptrolle, sondern es ist die charismatische Wirkung seines Wesens, die die anderen fasziniert und in ihren Bann schlägt. Medorrhinum ist wohlproportioniert und sehr kräftig gebaut. Der Körper hat eine sehr große Ausstrahlungskraft, er schimmert und leuchtet fast. Auch die leicht goldbraunen Locken sind voller Kraft.

## Das Neugeborene

Das arme Medorrhinum-Neugeborene ist mit so vielen Fähigkeiten auf die Welt gekommen, aber gleichzeitig ist es auch sehr stark belastet. Eine fast unüberwindbare Schwäche im Wesen des kleinen Kindes hindert sein wahres Selbst daran, sich zu entfalten. Seine fröhliche, spontane Natur fällt einem gleich auf. Wie hinreißend es einen anlächelt! Trotzdem ist es kein zartes Wesen, eine gewisse Härte sieht man schon von Anfang an in seinen Augen: Dies ist kein Kind, das man leicht lenken kann. Eine gewisse Unnachgiebigkeit zeigt sich, die zum Verhängnis werden kann, wenn seine Fähigkeiten nicht gleich von Anfang an gefördert werden. Es kann einen so um den Finger wickeln, daß man immer nachgibt. Dies alles kann man schon in seinen Augen erahnen. Von Geburt an kann es eine Schwäche mitbringen oder von Anfang an leidend sein: keine gesunde Farbe, Unruhe, schlechter Schlaf, Muttermale besonderer Art (am Po oder auf der Brust). Im Gesicht sind rote Gefäßspinnen oder runde rot leuchtende Muttermale.

## Der Säugling

Irgendwann neigt auch der gut entwickelte Medorrhinum-Säugling dazu, in seiner Entwicklung steckenzubleiben. Er wird immer blasser, bekommt eine gelbliche oder gelbgrünliche, kränklich wechselnde Gesichtsfarbe, nimmt im Gewicht gar nicht mehr zu oder nur zögernd Gramm für Gramm. Sein Körper scheint die Nahrung nicht richtig verwerten zu können, obwohl meist keine anderen Krankheitssymptome, wie Durchfall oder Erbrechen, vorhanden sind. Die Muskeln sind einfach mangelhaft ausgebildet, dabei aber sehr zäh. Trotz seiner kleinen, fast zwergenhaften Statur ist viel Kraft vorhanden. Diese zähe, harte Natur läßt es nicht zu, daß er einfach aufgibt und zugrunde geht. Er hält mit großer Hartnäckigkeit am Leben fest. Diese Hartnäckigkeit werden wir später vielfach erleben, sowohl bei seinen Vorhaben, Wünschen und Bedürfnissen als auch bei den Erkrankungen. Die Beschwerden von Medorrhinum sind nicht einfach zu beeinflussen. Nicht nur äußere Hilfsmaßnahmen haben wenig Wirkung auf sie, sondern auch die angezeigten homöopathischen Mittel oder Bachblüten und andere Therapien. Zwar ist vereinzelt ein kleiner Erfolg zu verzeichnen, aber dann geht es gleich weiter mit der Krankheit. Verzweifelt sucht man das Hilfsmittel, das einmal geholfen hat, in verschiedener Weise wieder anzuwenden, aber ohne jeden Erfolg. Zu allem Überfluß gestaltet sich auch die Ernährung als sehr schwierig, auch hier ist kein Lichtschimmer zu sehen. Die Mutter kann sich bestens ernähren, trotzdem ist die Wirkung der Muttermilch auf den Medorrhinum-Säugling niederschmetternd. Es besteht einfach ein generelles Assimilationsproblem. Vielleicht könnte man mit einem bestimmten Therapiekonzept und sehr viel Ausdauer eines Tages eine Besserung erreichen, aber wer gibt einem die Gewißheit, daß es nach sechs, acht, zehn Wochen oder Monaten tatsächlich die Schlafstörungen, die Blähungen, den Durchfall, die Verstopfung oder den Entwicklungszustand positiv beeinflußt? Altbewährte Heilmittel muß man bei Medorrhinum mit größter Überzeugung einsetzen, um sie monatelang wirken zu lassen, wodurch sie sich jedesmal wieder neu bewähren müssen. Auch bei der Verabreichung von Medorrhinum selbst muß man hartnäckig und mit unerschütterlichem Vertrauen ausgerüstet sein, wenn man tiefe Heilwirkungen dieses Mittels erleben will.

**Das Kleinkind**

Medorrhinum ist von Anfang an ein unruhiger Geist, der sehr viel Beschäftigung braucht. Nur durch die Schlafphasen können die Eltern entlastet werden, allerdings nur dann, wenn die Eltern einiges beachtet haben. Das erste ist die Schlafposition. Die Mehrzahl der Medorrhinum-Säuglinge schläft nur auf dem Bauch ruhig, selten bevorzugen sie die Rückenlage. Die Seitenlage ist meist die ungünstigste. Später drehen sich die Kinder immer auf den Bauch, vor allem, wenn sie sich unwohl fühlen, und das ist bei ihnen die Regel. Das zweite sind die Gelüste der Mutter, die auch für einen unruhigen Schlaf des Kindes sorgen können. Bei den Gelüsten handelt es sich nicht nur um Essensgelüste, sondern auch um einen ausschweifenden Lebenswandel der Mutter, der für das Kind nicht gerade förderlich ist. Manchmal hilft nur noch ein Mittel: das Kind auf dem Bauch der Mutter mit angezogenen Beinen schlafen lassen.

Je unausgeglichener das Kind ist, desto mehr geht es in die Knie-Ellenbogen-Lage oder legt sich auf die Seite in die Embryohaltung. Nachts kann es stark ins Schwitzen geraten oder große Mengen Urin lassen, der einen Geruch ausströmt wie in einem Männerpissoir. Dies passiert auch älteren Kindern, die sich übernehmen, ihre Grenzen nicht achten, z. B. bis spät in die Nacht spielen, die Sonne bzw. Kälte nicht beachten oder sich überessen.

Die Grenze nicht beachten können ist die grundlegende Schwäche des Medorrhinum-Kindes. Es hat sehr viel Energie und sehr viele Wünsche, es möchte das Leben genießen, es voll ausnutzen und alles haben. Mit wenig ist es nicht zufrieden. Zwar ist es schon überhäuft von Spielsachen, aber es möchte immer neue haben. Jede Woche hat es einen neuen Wunsch; wenn es ginge, würde es gerne jeden Tag etwas geschenkt bekommen. Es ziert sich nicht lange, jedes Geschenk anzunehmen, da es die Geschenke sowieso als sein Recht empfindet. Es freut sich riesig darüber und erwartet noch mehr.

Medorrhinum ist ein sehr aufgewecktes Kind, sensibel, beeindruckbar und hat keine Hemmungen, seine Forderungen oder seine Meinungen zu äußern. Es ist direkt, offen und frei von sozialen Zwängen. Ob es nun die erste Begegnung mit jemandem ist oder die zwanzigste, der Unterschied liegt nur in der Tiefe der Empfindung, nicht in der Offenheit. Es ist, als ob man sich immer gekannt hätte. Auch wenn der andere verschlossen ist, wird sein Herz einfach erobert. Alte knorrige Menschen fangen an, mit dem schmunzelnden, lachenden Medorrhinum-Kind selber wie ein Kind zu spielen. Sie lassen dann alles mit sich selbst machen und vergessen eine Zeitlang alle Lasten und Sorgen der Welt. Sie können sogar so beeindruckt nach Hause gehen, daß ihr ganzes Leben eine Wende nimmt. Hat das Kind aber irgendwelche unangenehmen Eigenschaften, dann kann es sehr penetrant werden, und vor allem den Eltern und Lehrern ein Dorn im Auge werden, sie so nerven und belästigen, daß sie fast für eine Nervenanstalt reif werden. Gehen Sie also mit großem Einfühlungsvermögen und Hingabe an das Kind heran. Die überaktiven Medorrhinum-Kinder können mit ihrem Übermaß an Energie nicht umgehen. Um sie in die richtige Bahn zu lenken, braucht es eine eiserne, aber liebevoll führende Hand, zumal Medorrhinum es immer eilig hat und sehr schnell bereit ist, das Angefangene aufzugeben. Es geht ihm nicht schnell genug, und so läßt es es ganz fallen. Es ist zwar begabt und lernt schnell, aber etwas von Grund auf zu üben und zu beherrschen, dafür fehlt ihm die Geduld.

Darüber hinaus hat es absolut klare Vorstellungen, was es mag oder was es nicht mag. Es zu irgend etwas zu überreden oder zu überzeugen ist ein harter Kampf. Es läßt nicht mit sich reden, und nur mit größtem Geschick kann man es zu einer Sache bewegen, die es nicht will. Wenn es doch mitmachen soll, dann muß man ihm entgegenkommen und auch attraktive Belohnungen einsetzen.

Das Schlimmste für Medorrhinum-Kinder sind Strafen bzw. Beherrschung durch andere. Dies hat so eine tiefe Wirkung auf ihre Spontaneität und Lebensfreude, daß ernsthafte Probleme entstehen können. Sie heulen, als ob das Unmöglichste auf der Welt passiert, und nehmen keinen Trost an, ohne daß sie alles vom Herzen loswerden.
Ihre körperliche Entwicklung kann leicht gehemmt werden, aber auch ihre Selbstachtung kann einen Knacks bekommen. Sie nehmen ab, werden vor allem in der Nacht im Schlaf sehr unruhig, oder Durchfälle setzen ein, vor allem in den Sommermonaten, wonach es zu einer körperlichen Entwicklungsverzögerung kommt. Sie werden schmalbrüstig und untergewichtig. Eine familiäre Veranlagung zu schwerem Asthma kann ausbrechen. Das Kind sitzt auf den Knien, bohrt das Gesicht ins Kopfkissen und japst nach Luft. In jeder anderen Lage hat es das Gefühl zu ersticken. Medorrhinum-Kinder haben häufig Bronchitisanfälle, auch ohne Asthma, die Atmung kann dabei erschwert sein. Es ist ein harter, hartnäckiger Husten, sehr schmerzhaft, als ob etwas im Kehlkopf losgerissen wird; er klingt sehr hohl, als ob man in ein Faß hustet. Leiden sie unter Verschleimung, entsteht ein tiefer, rasselnder Husten, welcher mit der Zeit chronisch wird. Sie können nicht tief genug husten, um den Schleim zu lösen. Es rasselt und rasselt, und sie strengen sich an und japsen ohne Erfolg, bis sie sich aufs Gesicht legen, mit den Ellbogen abstützen, den Hintern in die Luft strecken und etwas gelblichen Schleim hochbringen. Jedoch kommt die Erleichterung eher durch die Bauchlage als durch den gelösten Schleim. Wenn die akuten Mittel wie ARSENICUM ALBUM, SPONGIA oder IPECACUANHA nicht mehr bzw. wenig helfen, geben Sie im akuten Zustand MEDORRHINUM. Die Verbesserung ist rasch und deutlich. Zur Verschlimmerung kommt es nachts beim Hinlegen, außer auf den Bauch, und durch Süßigkeitsschlemmereien. Schon sehr früh merkt man bei vielen Medorrhinum-Kindern, daß sie echte Feinschmecker sind. Essen ist für den Medorrhinum-Menschen eine sehr wichtige Angelegenheit. Das Kind mag zwar alle »guten« Speisen, aber es kann – bedingt durch eine chronische Magenschleimhautentzündung, eine chronische Assimilationsstörung oder familiäre Veranlagung – ganz ausgesprochene Verlangen und Abneigungen haben. Medorrhinum-Kinder sind morgens meistens so übersäuert, daß sie gar nichts essen wollen, nur trinken. Im Laufe des Vormittags, spätestens gegen Mit-

tag, kommt der Hunger. Aber schon bald nach dem Essen haben sie wieder Hunger, als ob sie gar nichts gegessen hätten, und verspeisen eine beträchtliche Menge; so geht es bis spät in den Abend. Dies führt zu Magenschleimhautproblemen mit Übersäuerung, Erbrechen, Aphthenbildung, Verstopfung oder Durchfall und Aufstoßen von schwefelig riechender Luft. Süßigkeiten verspeisen sie in großen Mengen, überhaupt essen sie alles im Übermaß. Besonders gerne essen sie Süßigkeiten, die nach Früchten schmecken: Gummibären, gelierte Früchte, Gelees, Früchteeis, sogar eingefrorene Früchte. Sie mögen kein Obst, das richtig reif geworden ist, geschweige denn überreif. Es muß fest, knackig und sauer bzw. etwas unreif schmecken. Sie wollen nicht nur zum Trinken, sondern oft auch zum Essen Kaltes, am besten Eiskaltes. Wenn nichts da ist, dann holen sie sich einfach Eiswürfel aus dem Eisfach, besonders wenn sie gleichzeitig Durst verspüren. Sie haben viel Durst und trinken oft literweise Wasser, Obstsäfte oder Limonade. Sogar nachts müssen sie aufstehen und trinken. Sie haben im Traum Durst und trinken vergeblich riesige Mengen im Traum, um den Durst zu stillen.
Medorrhinum-Kinder verabscheuen schleimige Nahrung. Die meisten Pilzgerichte werden sie nicht essen. Wenn das Eiweiß beim Spiegelei auch die winzigsten Fäden zieht, ist es ihnen zuwider. Okras sind kaum die Lieblingsspeise von Medorrhinum-Kindern. Sie haben ein ausgesprochenes Bedürfnis nach Salz und Fett. Sie mögen fettige, salzige Gerichte oder Salzgebäck, aber auch Rührkuchen mit viel Zucker und Fett. Fisch und Fleisch brauchen sie auch, aber nicht immer.

### Das Schulkind

Spätestens mit Beginn des Schulalters zeigen sich die Zwänge des Medorrhinum-Kindes. Die Schule fängt an, der Ernst des Lebens beginnt. Der Kampf zwischen dem Sinnlichen und dem Geistigen geht jetzt richtig los. Die Schule ist für das Medorrhinum-Kind eine Unverschämtheit, eine unnötige, von Menschen ausgedachte Tortur. Wozu braucht man all diesen Quatsch, diese Zeitvergeudung, wenn es soviel schöne Sachen im Leben gibt: eine ungeheure Menge kennenzulernen, zu erleben, zu genießen. Es mag keine Verantwortung übernehmen; eigentlich will es

sowieso von jeglicher Verantwortung frei sein und sein Leben nach seinen spontanen Gelüsten führen. Die Schule ist wie eine Zwangsjacke, die einen ungeheuren Druck auf das Kind ausübt.
Also entwickeln sich selbstgewählte zwanghafte Verhaltensweisen bei ihm. Sie können auch einen gefährlichen Grad erreichen und sich so tief in sein Wesen eingraben, daß keine Maßnahmen und Hilfsmittel mehr eine Wirkung haben. Alles beginnt vielleicht mit einem harmlosen Spiel, bei dem das Kind über Linien auf dem Gehsteig hüpft, und wenn es versehentlich auf eine Linie springt, so muß es zurück. Auch wird es immer mehr zu Zwangshandlung, beim Spaziergang bestimmte Gegenstände zu berühren oder immer ein paar Blätter abzupflücken. Es kann solche Handlungen einfach nicht mehr unterlassen, sonst fühlt es sich unwohl. Die Eltern können mit gutem Zureden oder Druck nichts erreichen, höchstens nur einen Ausbruch provozieren, bei dem das Kind alles in Windeseile nachholt, was es unterlassen mußte.
Diese Zwangshandlungen müssen häufig vor den täglichen Aufgaben, wie vor dem Essen und vor Schulaufgaben, zelebriert werden. Es sitzt da und macht zwanghaft bestimmte Bewegungen oder schneidet Grimassen. Bevor es mit den Hausaufgaben anfängt, kaut es z. B. alle seine Stifte in einer ganz bestimmten Reihenfolge ganz akribisch ab oder seine Nägel, auch die Fußnägel oder sogar die Haare. MEDORRHINUM heilt dieses zwanghafte Verhalten aus, aber es braucht sehr lange dafür, manchmal Monate. Die ersten Anzeichen einer Besserung können drei, vier oder nicht selten noch mehr Wochen auf sich warten lassen.
Lernen mag das Medorrhinum-Schulkind überhaupt nicht. Es ist weniger eine Konzentrationsschwäche als die Unlust bzw. Unfähigkeit, den Geist zu einer Tätigkeit zu bewegen. Um es richtig zu verstehen, muß man mit ihm mitdenken und sich in seinen Geist hineinversetzen. Es versteht nicht, daß die Hausaufgaben fertig sein müssen, sondern denkt ständig an sein Vergnügen. Nachdem es stundenlang am Schreibtisch gesessen hat, ohne etwas zu Papier zu bringen, werden die Aufgaben auf den Abend verschoben, dann geht es etwas besser. So richtig konzentriert fängt es erst sehr spät an, aber letztendlich kann es nie ohne den geistigen und seelischen Beistand eines Elternteils die Arbeit zu Ende bringen. Ins Bett will es natürlich nach so einer Tortur nicht gehen. Das

Vergnügen und Spielen geht weiter, nachts ist sowieso die schönste Zeit zum Spielen und Herumtrödeln.
Trotz seiner großen Selbstachtung und seines mutigen Gehabes ist ihm irgendwo die Oberflächlichkeit seines Könnens bewußt. Wenn es hart auf hart geht, kollabiert seine großartige Fassade, es traut sich gar nichts mehr zu und verschiebt die Aufgaben am liebsten auf den Abend oder den nächsten Morgen, um sie dann meist endgültig zu vergessen.
Es hat eine ängstliche Natur; nachts allein zu sein ist unvorstellbar für das Medorrhinum-Kind. Es sieht alles mögliche aus den Ecken herauskriechen, was ihm große Angst bereitet, und will dann nicht allein schlafen. Eine lähmende Angst befällt es auch, wenn irgend etwas endgültig bevorsteht, beispielsweise eine Schulaufgabe oder ein Unternehmen. Wenn etwas gemacht werden muß, was nicht mehr verschoben werden kann, ist es vor Unruhe und Erwartungsangst zu nichts mehr fähig. Dann kann es abends nicht einschlafen oder wacht immer wieder voller Panik auf. Morgens ist dann alles Eile und Hetze, aber trotzdem wird nichts geschafft.

### Die Pubertät

Bis zu diesem Zeitpunkt hat das Medorrhinum-Kind feste Gewohnheiten angenommen und fängt an, sich damit zu entfalten. Es will das Leben in einer ganz bestimmten, geplanten Weise führen, dabei duldet es keine Veränderung. Meistens ist das Vorbild der Vater oder die Familie; im positiven Fall richtet es sein Leben nach den Familientraditionen und -gewohnheiten aus. Es steht immer zur selben Zeit auf, frühstückt immer das gleiche, freitags wird immer Fisch gegessen, sonntags je nach Familientradition. Der Sohn tritt in die Fußstapfen des Vaters, die Tochter in die der Mutter. Manchmal können sie auch die Rollen vertauschen, vor allem wenn die Tochter die erstgeborene und der Junge sehr verweichlicht ist.
Das ältere Medorrhinum-Kind fängt an, die kleinen Verantwortungen des Familienbetriebes zu übernehmen, wenn ihm dazu die Gelegenheit gegeben wird; es nimmt teil an den Besprechungen und hilft mit bei gemeinsamen Arbeiten. Schon früh werden die Angewohnheiten der Erwachsenen für das Kind selbstverständlich: Bei einem Erfolg mit Sekt

anstoßen, Kaffee und Gebäck zu Besprechungen servieren. Bei den Festen lernt es seine Vorliebe für Liköre, Longdrinks und Cocktails kennen, die es schon als Kleinkind magisch angezogen haben und die es immer probieren wollte.

Auch in sexueller Hinsicht ist Medorrhinum frühreif, und die sexuelle Betätigung wird schnell zu etwas Alltäglichem. Der Medorrhinum-Jugendliche ist suchtgefährdet, wenn die Tendenz zur hemmungslosen Genußsucht nicht rechtzeitig erkannt und bekämpft wird. Es ist weniger die Experimentierfreude, die ihn treibt, als vielmehr der Hunger nach schönen Erlebnissen und Genüssen, wobei das Altbewährte, Traditionsverbundene die größte Anziehungskraft auf ihn ausübt. Die Werbung hat eine ungeheure Wirkung auf diesen leicht beeindruckbaren Jugendlichen. Kurzum, er macht alle modernen Laster der Menschheit ganz natürlich mit, ohne Schamgefühle oder schlechtes Gewissen. Natürlich folgen die Konsequenzen auf dem Fuße, aber sie tangieren ihn nicht, werden einfach still und heimlich aus dem Weg geräumt, damit er so weiterleben kann wie bisher. Fällt er in die Gewohnheit der Selbstbefriedigung, so zeigen sich bald die nachteiligen Wirkungen auf den Geist, nicht nur bei Jungen, sondern auch bei Mädchen. Die intellektuellen Kräfte lassen nach, bis zu völliger Unfähigkeit, Schule, Lehre oder Studium weiterzuführen.

Es kommt zu negativen Äußerungen, gepaart mit Mißtrauen und Eifersucht. Er fängt an, Dinge schwarzzusehen, z. B. sagt er: »Ich werde sicherlich morgen bei der Prüfung durchfallen.« Und so geschieht es tatsächlich. Er ahnt das Unheil voraus und versucht gar nicht, es abzuwenden. Dieser neue Charakterzug ist seiner positiven Selbstachtung genau entgegengesetzt, mit der er ganz selbstverständlich und guten Mutes seine Aufgaben anging.

Das Medorrhinum-Kind ist immer schon auf sich selbst bezogen gewesen. Es kümmert sich um niemanden, interessiert sich für kein Lebewesen, außer für sein eigenes Vergnügen, seine Gelüste und seine Genußsucht. Diese Charaktereigenschaft wird in der Pubertät immer ausgeprägter. Es hört nicht mehr auf die Eltern und läßt sich nichts mehr sagen. Medorrhinum rechtfertigt sich, indem es den Eltern vorwirft, sie würden kein gutes Vorbild abgeben und hätten nichts im Leben erreicht. Der Vater sei arbeitslos trotz Studium, was hätte es da für einen Sinn,

soviel in der Schule zu lernen. Das Kind kann richtig brutal werden und große Kräfte dabei entwickeln, wenn es die Gelegenheit dazu hat und man nicht versucht, es zu stoppen. Es kann ganz gemütlich spazierengehen, und auf einmal bekommt jemand einen Fußtritt, oder ein Tier, das im Wege liegt, fliegt durch die Luft. Es hat das Gefühl, dieser blöde Mensch bzw. dieses blöde Tier schleicht hier rum und will es von seinem Weg abbringen. Es kann sogar Tiere bewußt quälen, um damit seine unterdrückten Aggressionen auszuleben. Spätestens in der Pubertät leiden sowohl die Jungen als auch die Mädchen an Genitalproblemen: Ekzemen, Warzen, Ausfluß und dem für Medorrhinum typischen Fischgeruch der Absonderungen (Schweiß, Ausschlag um den After).
Trotz allem kann das Medorrhinum-Kind, solange es seine Lust am Vergnügen, seinen Hang zum Genießen, seinen Geschlechtstrieb ausleben kann, auch eine richtige Aufgabe übernehmen und seine Arbeit genau nach einem Zeitplan regeln. Es ist sehr ideenreich und kreativ; mit einiger Unterstützung und Förderung kann es viel Nützliches vollbringen. Im Grunde genommen ist es tief religiös veranlagt, und wenn es von Kindheit an darin gut gefestigt wird, hat es später trotz aller Genußsucht sehr gute Chancen, heil durchs Leben zu kommen. Ansonsten ist es gefährdet und schließt sich vielleicht Leuten an, die ihm ekstatische Gotteserlebnisse versprechen.

## Wie Sie das Medorrhinum-Kind fördern können und was Sie beachten sollten

*Wehren Sie den Anfängen der Maßlosigkeit!*

*Säugling und Kleinkind*

- Unterdrücken Sie den Windelausschlag nicht mit arzneilichen Salben. Asthma, Arthritis und Rheuma können unter anderem die Folgen sein.
- Säuglingen, die klein und unterentwickelt sind, helfen Ölmassagen bzw. Ölpackungen, die aufgenommene Nahrung besser zu assimilieren. Reiben Sie den Säugling abends nach dem Waschen mit reichlich gutem Oliven-, Sonnenblumen- oder Sesamöl ein. Wickeln Sie ihn in weiche Tücher oder einen Strampelsack, und lassen Sie die ganze Nacht das Öl

einwirken. Die öldurchtränkte Kleidung kann nachts ruhig öfter verwendet werden und sollte nicht zu oft gewaschen werden.

- Fördern Sie von Anfang an seine exzellenten Begabungen, nehmen Sie sich Zeit dafür.
- Seien Sie ein gutes Vorbild, und üben Sie sich in einem gemäßigten Leben.
- Vermeiden Sie, daß sich der Tag zu sehr in die späten Abendstunden hineinzieht. Das Kind wird immer aufgedrehter, je später der Abend wird, und würde am liebsten die ganze Nacht durchspielen.
- Lesen Sie ihm zum Ausklang des Abends Bücher von Heiligen wie Franz von Assisi vor. Stärken Sie seine religiösen Interessen. Wenn das nicht früh gefördert wird, sucht das Kind woanders. Für Drogen, Sex und religiöse Verführer wird es zum willkommenen Opfer.
- Sorgen Sie für eine gute, gesunde und schmackhafte Kost. Üppige Mahlzeiten und Nachtische sollten nicht auf der Tagesordnung stehen, sondern auf besondere Gelegenheiten beschränkt sein. Dann sollten Sie ihm allerdings auch mal volle Freiheiten geben.
- Das Medorrhinum-Kind ist kompromißbereit. Hören Sie auf seine Wünsche, und schließen Sie einen fairen Kompromiß mit ihm.

*Schulkind*

- Das Kind sollte gleich nach der Schule seine Hausaufgaben machen, sonst neigt es dazu, erst um 10 Uhr abends damit anzufangen, und entwickelt sich zum Nachtarbeiter.
- Helfen Sie ihm bei seiner schulischen Arbeit durch einfache, aber wirkungsvolle Konzentrationsübungen, die Sie mit ihm gemeinsam machen, indem Sie z. B. eine schöne Landschaft oder Blume liebevoll betrachten. Stellen Sie sich vor, daß sich Ihr Herz so weit ausdehnt, bis es den Gegenstand umfaßt.
- Ersticken Sie den Beginn von jeder Zwangshandlung im Keim. Lenken Sie seine Aufmerksamkeit auf etwas, was ihm Freude bereitet und es aufbaut.
- Medorrhinum ist ein wichtiges Mittel, um Veränderungen im täglichen Leben zu unterstützen. Alle neuen Ansätze sollten sehr langsam Schritt für Schritt, mit sehr viel Liebe und Verständnis eingeführt werden.

- Bei Kindern, die meditieren möchten, wird sich sehr oft die Zenmeditation als günstig herausstellen.
- Für Jugendliche, die in Süchte verstrickt sind, ist die Zuwendung zu einer Religion hilfreich, z. B. zum Zenbuddhismus, da dieser der Struktur von Medorrhinum ähnlich ist.

*Fallbeschreibung*

Ein siebenjähriges Kind entwickelte das Zwangsverhalten, bestimmte Blätter, Gräser und Bäume in einer bestimmten Reihenfolge zu berühren. Wenn die Mutter es ermahnte: »Beherrsche dich und tu das nicht!«, riß es sich kurzzeitig zusammen, aber nach wenigen Minuten lief es wieder zurück, um nochmals ganz von vorne mit dem Ritual anzufangen. Ein kurzer Spaziergang dauerte dadurch gewöhnlich Stunden. Die Probleme setzten immer erst auf dem Rückweg ein. Die Dosierung und Wiederholung des Mittels MEDORRHINUM mußten völlig dem Kind überlassen werden, sonst hätte es sich geweigert, es einzunehmen. Eines Tages sagte das Kind zur Mutter: »Du mußt mir unendlich viel Zeit geben, damit ich gesund werden kann, und ganz lieb sein!« Dieser Satz drückt deutlich aus, wie man das Medorrhinum-Kind am besten fördern kann.

## Zusammenfassung der wesentlichen Symptome

Geistige und allgemeine Symptome

- Das Medorrhinum-Kind ist sehr nach außen gerichtet, *extrovertiert*, allerdings stecken größere Ängste in ihm
- *Angst, seine Identität, seine Persönlichkeitsstruktur zu verlieren*
- handelt so, daß die Außenwelt es nicht beeinflussen kann; sagt dem anderen klar und deutlich, wer es ist
- sieht es eine Gefahr in der Persönlichkeit des anderen, dann reagiert es sofort darauf, um allen Auswirkungen vorzubeugen. Dies kann sehr penetrant und unangenehm sein, bis hin zu brutalen Handlungen
- große Angst, festgelegt zu werden oder sich festzulegen, versucht alle Veränderungen auf die lange Bank zu schieben
- schlaflos, wenn ein wichtiger Termin bevorsteht
- *Angst vor Veränderungen,* etwas Neues zu unternehmen

- fühlt sich wohl und sicher in den altbewährten Schienen
- reagiert sehr empfindlich auf geringste Kritik, wird tief bedrückt und sieht keinen Ausweg
- Entwicklungsstörungen durch *mangelnde Assimilation* auf der körperlichen, emotionalen oder geistigen Ebene – Abmagerung, Kleinwüchsigkeit, Belastung durch bestimmte Krankheiten in der Familie, z. B. Gonorrhoe, Asthma, Arthritis, Herzinfarkt
- Unfähigkeit, akute Krankheiten gut und schnell zu überwinden
- dem Kind ist immer warm
- Besserung durch kalte, frische Luft, Abdecken, *am Meer, Bauchlage,* abends, in der Ruhe, *Schmerzen werden besser durch feuchtes Wetter*
- Verschlechterung durch Hitze, Zugluft, frühmorgens oder tagsüber, sich ausstrecken

Kopf
- trockene Kopfhaut, Schuppenbildung, *beim Entfernen blutet die Kopfhaut*

Augen
- Bindehautentzündung
- Lidrandentzündung, Sekret eitrig, dick, grün, wundmachend

Ohren
- häufig auftretende Ohrenschmerzen, Flüssigkeitsansammlung im Mittelohr führt zur Taubheit
- starkes Ohrenjucken

Nase
- Schnupfen mit dickem, gelbgrünem Sekret, Krustenbildung
- hartnäckiger chronischer Schnupfen
- Heuschnupfen mit Juckreiz in der Nase

Mund
- allergische Reaktionen auf Nahrungsmittel, besonders *Zitrusfrüchte*
- Fieberbläschen, Herpes

- *schmale, lange, weiche Zähne, die an der Kaufläche abbröckeln*
- schnell fortschreitende Karies
- Fieberbläschen auf den Lippen
- Mundatmung und *Schnarchen im Schlaf*

Gesicht
- wächserner, grünlicher Teint; glänzende, fettige Haut
- ein Netz von *erweiterten haarfeinen Blutgefäßen* (»Gefäßspinne«)
- leichte Akne vor der Menses
- *starke Behaarung*

Brust
- chronischer, tiefsitzender, rasselnder Husten
- besser durch Knie-Ellenbogen-Lage und Auswurf von gelbgrünen Schleimklumpen
- *Asthma besser durch Eintauchen der Hände in kaltes Wasser,* Bauchlage, *Kopf ins Kissen pressen;* Verschlechterungszeit: tagsüber, 1 bis 5 Uhr nachts, frühmorgens
- Erbrechen von Milch bei Säuglingen gleich nach dem Trinken

Magen
- Verlangen nach: *saurem, unreifem Obst* (grünen Bananen, unreifen Pflaumen und Äpfeln etc.) Zitrusfrüchten, Fett, fettem Fleisch, Eiscreme, *Eiswürfeln,* kalten Getränken
- Abneigung gegen *Schleimiges,* z. B. halbrohe Eier; Zwiebeln, Bohnen, Erbsen
- Unverträglichkeit: Zitrusfrüchte, Erdbeeren (Hautausschlag)
- Hunger in der Nacht, schlechtes Gedeihen trotz großem Appetit; geblähter Oberbauch nach dem Essen mit Spannungsgefühl
- Neigung zu Bulimie (Eßsucht)

Verdauung
- gelbgrüner, wundmachender und stinkender Durchfall seit der Geburt
- *chronische Verstopfung seit Geburt*
- Einkoten

Blase
- *Bettnässen durch Übermaß an Sonne, Kälte, Spielen etc.*
- *Urin riecht durchdringend scharf und verätzt die Haut*
- häufige Blasenentzündungen mit sehr schmerzhaftem Wasserlassen

Genitalien
- Jungen: *Warzen und Ausschläge am Penis;* Erektion morgens beim Aufwachen; Neigung zum Masturbieren
- Mädchen: *Ausfluß schon bei Säuglingen,* übelriechend, dünn, grünlich; verätzt Scheide und Perineum und juckt
- Eierstockentzündungen, Zysten und Vernarbungen an den Eierstökken
- vor der Periode Kältegefühl, besonders in der Brust, gedrückte Stimmung, traurig, weinerlich, selten Selbstmordgedanken
- starke Schmerzen während der Menses, dunkles, klumpiges, stinkendes Blut
- *sexuelle Frühreife bei Jungen und Mädchen*

Extremitäten
- schmerzhaftes Steifheitsgefühl an den Gelenken, Arthritis und Rheuma, schlimmer nachts und durch kalt-feuchte Witterung, besser durch Bewegung
- *schmerzhafte Schwellung der Fußknöchel und Fußsohlen*
- leichtes Umknicken der Fußgelenke

Schlaf
- Einschlafprobleme aufgrund großer Unruhe; *bevorzugt Bauchlage oder Knie-Ellenbogen-Lage,* deckt sich ab vor Hitze, *Embryostellung*

Haut
- *Leberflecken, Warzen,* allergische Reaktionen auf Insektenstiche
- Windelausschlag, juckend, nässend, blutend
- Ausschläge an Fingerspitzen und Fußsohlen
- Ekzeme und Asthma wechseln sich ab

- Neurodermitis, Nesselausschlag, manchmal in Verbindung mit Husten, verschlimmert oder ausgelöst durch Zitrusfrüchte, Erdbeeren
- gutartige Fettgeschwülste (Lipome), Balggeschwülste (Atherome)
- Depigmentierung der Haut (Weißfleckenkrankheit)

**Die Ängste von Medorrhinum**

Die Ängste des Medorrhinum-Kindes sind deswegen so auffällig, weil sie im krassen Gegensatz zur Extrovertiertheit des Kindes stehen. Es gibt zwar auch introvertierte Medorrhinum-Kinder, aber beide Typen können von phantastischen Ängsten verfolgt werden, die man den von sich völlig überzeugten Kindern nicht zutraut.
Ein sehr selbstbewußter neunjähriger Junge z. B., der um keine freche Antwort verlegen war, wollte auf keinen Fall mit einem Flugzeug über den Ozean fliegen, aus Angst, das Flugzeug könnte ins Meer stürzen und er von einem weißen Hai gefressen werden. Auch weigerte sich der ansonsten so unerschrockene kleine Krieger standhaft, im Wasser zu schwimmen, aus Angst vor dem weißen Hai. Das Meer, der See, das Wasser an sich ist diesen Kindern unheimlich. Sie spielen zwar im Wasser, haben aber Angst, auf einen Krebs zu treten oder einer Qualle zu begegnen, und sind jederzeit bereit, die Flucht aus dem Wasser zu ergreifen.
Das Medorrhinum-Kind ist tagsüber der Schrecken der Klasse und der Tiere. Ein beliebtes Spiel ist es, Kaninchen mit dem Lasso einzufangen. Aber sobald es dunkel wird, erkennt man den kleinen Drangsalierer nicht mehr wieder. Er traut sich nicht, allein auf die Toilette oder in den Keller zu gehen, weil dort der »Hexenmann« lebt. Das Einschlafen geht nur im Schein der Deckenlampe, und wenn er nachts aufwacht, schlüpft er unter die Decke eines Elternteils. Manchmal sieht das Kind auch Dinge, die sonst niemand wahrnimmt.
Es hat auch Angst, in einem Theaterstück auf der Bühne zu stehen. Lampenfieber findet man häufig, seltener Platzangst. Sehr schlimme Ängste brechen aus, wenn sich das Kind zeitlich unter Druck gesetzt fühlt. Die Angst kann so stark werden, daß es glaubt, zu gar nichts mehr fähig zu sein. Darüber hinaus hat es das Medorrhinum-Kind sowieso immer sehr eilig.

# Natrium muriaticum

## Die konstitutionellen Merkmale – der positive Aspekt

Natrium muriaticum ist von kleiner zierlicher Statur. Alle Teile des Körpers sind gut geformt, aber in Miniaturausgabe. Der kleine, aber sehr harmonische Kopf sitzt auf einem dünnen, schönen Hals. Die kräftigen Nackenmuskeln gehen in wohlgeformte runde Schultern über. Von dort aus laufen kräftige Muskelstränge auf beiden Seiten der Wirbelsäule entlang und halten den Kopf, Rumpf und Nacken sehr schön gerade. Das Gesicht hat einen herrlichen Glanz. Die Augen strahlen und drücken eine Offenheit aus, die stets willkommen heißt, so daß man sich augenblicklich in sie verliebt.

## Das Neugeborene

Das Natrium-muriaticum-Neugeborene ist etwas klein und hat vielleicht nicht das erwünschte Gewicht. Sein Nacken ist sehr zart, und man könnte sich dort etwas mehr Muskeln wünschen. Seine Haare sind dunkel, und seine Augen sehen nicht sehr glücklich aus. Wenn die Mutter es anschaut, wird ihr Herz mit Mitleid für dieses kleine Wesen erfüllt. Sie nimmt es an ihre Brust, umarmt es und drückt es. Das Neugeborene atmet tief und ist voller Dankbarkeit für die Liebe, die es von seiner Mutter bekommt.

## Der Säugling

Er hat einen guten Tagesrhythmus und schläft gut und viel, nur die Vormittagszeit kann manchmal etwas problematisch werden. Die ersten Monate verlaufen mehr oder weniger reibungslos, außer daß er unter trockener Haut leidet, wenn die Mutter zuviel Brot ißt und zuwenig Frischkost zu sich nimmt. Er bleibt zierlich und klein und nimmt meistens schlecht zu. Auch in den späteren Säuglingsmonaten gibt es keine größeren Probleme. Die Zahnung verläuft wie nach Plan, aber sie geht etwas langsam vor sich wie auch allen anderen Entwicklungsstadien, Krabbeln, Sitzen usw. Körperlich findet man keine Gründe dafür, warum das Kind nicht anfängt zu krabbeln oder warum es sich nicht aufsetzt. Man sagt sich, gut, lassen wir ihm Zeit, es braucht einfach mehr Zeit.

**Das Kleinkind**

Das Natrium-muriaticum-Kleinkind hat noch nicht angefangen zu laufen. Es krabbelt noch und schnüffelt einfach in seiner gewohnten Umgebung herum. Es ist glücklich bei der Mutter, und Gestilltwerden ist ihm ein Vergnügen. Ansonsten kann es sich gut mit sich selbst beschäftigen. Wenn man mit der Ernährung nicht aufpaßt, neigt das Kind dazu, hin und wieder verstopft zu sein. Sonst gibt es auch hier keine größeren Probleme. In den Sommermonaten ist die Haut empfindlich, neigt zu Hitzepickeln, und in dieser Zeit kann das Kind auch das Dreitagefieber bekommen. Das Laufen lernt es erst zwischen dem 14. und 18. Monat. Es ist ein stilles Kind und äußert sich sehr wenig. Da es nur wenige Laute von sich gibt, ist es eine große Freude für die Eltern, wenn es endlich einmal Mama sagt. Es dauert immer lange, bis es sich das nächste Wort aneignet. Und so geht es Wort für Wort langsam weiter. Es ist kein Schreikind, und auch auf Fragen antwortet es meistens mit einem Augenausdruck oder mit Kopfschütteln. Bis es anfängt, mit Ja oder Nein zu antworten, kann es ewig dauern. Es ißt gerne und hat einen großen Appetit, aber trotzdem bleibt das Gewicht etwas unter dem Normalen.
Die schöne Haut neigt immer wieder dazu, trocken und rissig zu werden. Man merkt es besonders, wenn die Ernährung nicht richtig stimmt: zuviel Trockenes, zuviel Brot, zuwenig Frischkost.
Aber für die Hautprobleme gibt es oft auch seelische Hintergründe, die man vielleicht nicht gleich wahrnimmt. Wenn die Mutter nicht genügend Zeit hat und sich um das Kind nicht voll und ganz kümmern kann oder es keine harmonische Beziehung zwischen den Eltern gibt, zuviel Streit, dann wird das Kind zuerst mit der Haut reagieren. Zugleich geht es ihm auch seelisch nicht gut, und es zieht sich zurück. Es äußert sich nicht, wird immer stiller und trauriger. Die wunderschönen lieblichen Lippen werden ganz trocken, schälen sich, bekommen Risse, besonders

die Unterlippe in der Mitte. Auch nachdem das Kind gelernt hat, richtig zu reden, ist es nicht ausgesprochen redefreudig. Man kann schon Gespräche mit ihm führen, aber sie müssen von irgendeinem Elternteil eingeleitet und gesteuert werden. Es sind tiefere und ruhigere Gespräche, Natrium muriaticum mag keine oberflächlichen Gespräche führen. Auch auf bohrende, in einer unangenehmen Art und Weise gestellte Fragen gibt es keine Antworten, es wird höchstens, wenn es sich zu sehr bedrängt fühlt, vor Wut oder vor Verletzlichkeit in Tränen ausbrechen. Seine Bezugsperson zu Hause ist meistens seine Mutter; ihr erzählt es alles, die anderen erfahren wenig von ihm. Es mag gerne von ihr liebkost werden und auch gerne kuscheln, aber nicht vor anderen Personen, nur in der Stille und auch nicht zu lange.
In den Kindergarten geht es bereitwillig, aber es hält sich erst einmal zurück. Bei den Begegnungen mit anderen Kindern dauert es lange, bis Natrium muriaticum warm wird. Es steht anfangs etwas abseits und beobachtet nur. Meistens wird es von irgendeinem Kind zum Spielen und Mitmachen aufgefordert. Es nickt dann zögernd, aber bald ist es voll dabei und macht mit, lacht und kann nach einer Weile sogar sehr überschwenglich werden. Wenn die anderen Kinder es aber nicht wahrnehmen, dann kann es sehr unbeholfen sein, weiß gar nicht, was es tun soll, und setzt sich meistens ganz still in eine Ecke und beobachtet das Geschehen. In der Regel hat es im Kindergarten auch nur eine Bezugsperson, mit der es aber eine sehr innige Freundschaft entwickelt. Mit den anderen ist es wortkarg, nicht unhöflich oder aggressiv, aber sehr kurz angebunden. Es gibt einfach nur Antworten auf Fragen, aber trägt selber nichts zur Unterhaltung bei.

**Das Schulkind**

In der Schule behält es seine Eigenschaften, ist still, jedoch aufgeweckt und interessiert und nimmt aufmerksam am Unterricht teil. Alles, was ihm von den Lehrern liebevoll beigebracht wird, nimmt es gut auf und hat keine Schwierigkeiten, es zu verstehen. Es kann sich sehr einfühlsam in eine Sache hineindenken. Seine Aufsätze schreibt es sehr liebevoll mit sauberer Schrift. Seine Zeichnungen sind ausgezeichnet, und später entwickelt es eine Vorliebe für die Geometrie. Auch die Literatur ist manchmal eine seiner Vorlieben. Es mag keine Hast und Eile, und wenn es mal schnell gehen muß oder stressig wird, leidet seine gesamte schulische Leistung darunter, so daß aus einem guten Schüler ein durchschnittlicher wird. Hat es aus irgendwelchen Gründen Schwierigkeiten mit einem Lehrer, dann wird seine schulische Leistung sehr beeinträchtigt. Der Leistungsabfall kann nur auf dieses Fach beschränkt sein oder sich auf alle Fächer ausdehnen. Es ist dann wie eine Denkblockade bei ihm: Eine Empfindung ist vorhanden, aber es kann sie nicht zum Ausdruck bringen. Dieser Zustand kann ihm zum Verhängnis werden, die schulische Leistung wird dadurch noch mehr beeinträchtigt, der Lehrer wird noch böser auf es, die Mutter hat vielleicht auch kein Verständnis. Es kann nicht mehr richtig lernen und verstehen, und dies allein macht es sehr traurig. Jetzt entwickelt es eine Angst vor allem, was bevorsteht. Es kommt in Hast und Eile, vergißt Sachen, die wichtig sind, wird ganz plump und unbeholfen. Wenn es ganz schnell gehen muß, fallen ihm ständig Dinge aus der Hand. Wenn zudem auch noch mit ihm geschimpft wird, verschlimmert sich die Sache noch mehr. Eine Art Haßliebe kann sich entwickeln zwischen dem Kind und der Mutter bzw. zwischen dem Kind und einem Lehrer. Jetzt wäre ein tiefgehendes Gespräch notwendig, indem sehr einfühlsam auf all diese Probleme eingegangen wird. Man muß ganz liebevoll zuhören, Verständnis haben und versuchen, die Dinge wieder in Ordnung zu bringen. Wird das nicht gemacht, fängt es an abzumagern, wobei sein Appetit immer größer wird. Zuerst magert es am Nacken und dann von dort immer mehr nach unten ab. Es kann wie ein Scheunendrescher essen, mehr Portionen als alle anderen, und hat ganz ausgesprochene Abneigungen und Vorlieben. Was das eine Natrium-muriaticum-Kind heiß liebt, kann ein anderes hassen, und so finden wir bei einem eine Vorliebe für Fisch, beim nächsten eine totale Abneigung gegen Fisch. Die meisten dieser Kinder bevorzugen Salz. Das Essen finden sie meistens nicht genügend gesalzen, so daß sie es gar nicht erst probieren, sondern gleich zum Salzstreuer greifen. Es gibt aber auch Natrium-muriaticum-Menschen, denen alles immer zu salzig ist. Brot ist das Allerhöchste für sie, und sie können einen ganzen Laib an einem Tag verzehren. Es ist selten, daß Reis oder andere Getreidesorten bevorzugt werden.

**Die Pubertät**

Diese fängt schon früh an beim Natrium-muriaticum-Kind, d. h., die psychische Entwicklung, das Zurückziehen, das Abstandnehmen zu den Eltern sind ein relativ früher Vorgang. Es mag jetzt nicht mehr so liebkost, in den Arm genommen und gedrückt werden. Gespräche würde es weiterhin gerne führen, aber es ist sehr vorsichtig geworden. Dies ist auch für die Eltern eine schwierige Zeit; wenn sie vorher nicht genügend Nachsicht aufgebracht haben, in der Ehe Probleme entstehen oder sich eine Haßliebe entwickelt hat, dann wird das heranwachsende Kind immer unnahbarer. Es vertieft sich immer mehr in Romane, vor allem Liebesromane. Es möchte sich schön machen, vor allem die Mädchen möchten schön aussehen. Enttäuschte Kinder finden sich jedoch gräßlich und geben sich auch keine Mühe mehr, weil sie meinen, sie sähen sowieso furchtbar aus. Sie ziehen sich einfach irgendwie an, um nicht aufzufallen. Nur bei ganz außergewöhnlichen Gelegenheiten geben sie sich doch einmal sehr viel Mühe, aber dann reicht es nur noch für ein Mittelmaß. Die Mädchen neigen dazu, wie eine wilde Range zu sein, und die Jungen tendieren dazu, mädchenhaft zu werden. Und so vergeht ihre einsame Jugend, bis sie sich eines Tages Knall auf Fall verlieben. Auf einmal wird das Leben hell, strahlend, voller Freude und Glück. Sie vergessen jeglichen Kummer und leben auf einer rosa Wolke. Ach, wenn doch dieser Zustand ewig anhalten könnte!

**Wie Sie das Natrium-muriaticum-Kind fördern können und was Sie beachten sollten**

*Sehr eigenständige Kinder, die dazu neigen, zuviel Fremdverantwortung auf sich zu laden.*

*Säugling und Kleinkind*

- Versuchen Sie das Kind davor zu schützen, daß es sich zu sehr abkapselt und vereinsamt.
- Seien Sie vorsichtig mit Kritik.
- Das Kind ist emotional sehr verletzbar, läßt sich das aber nicht so leicht anmerken.
- Sein Selbstwertgefühl ist nicht sehr stark.

- Sparen Sie nicht mit Lob und Anerkennung.
- Das Kind ist sehr selbstkritisch und ignoriert gerne Komplimente.
- Achten Sie seinen Wunsch nach einem sauber aufgeräumten Zimmer; es würde am liebsten sein Zimmer und seine Spielsachen verschließen, damit andere keine Unordnung hineinbringen.
- Beugen Sie übermäßigem Fernsehkonsum durch die Förderung seiner künstlerischen Talente vor.
- Wenn das Kind sehr verschlossen ist und wenig Kontakte zu anderen Kindern hat, sollten Sie ihm ein Tier schenken – diese Kinder können sehr gut mit Tieren umgehen.

*Schulkind*

- Zeigen Sie Ihrem Kind echte Anteilnahme an seinem Tagesablauf in der Schule.
- Nehmen Sie sich Zeit, und warten Sie, bis es Ihnen antwortet.
- Routinemäßige Fragen, z. B. »Wie war es heute in der Schule?«, können das Natrium-muriaticum-Kind entweder auf die Palme bringen oder lassen es eiskalt.
- Es reagiert allergisch auf Ihre Beileidsbeteuerungen oder halbherzigen Tröstungsversuche. Dadurch wird es entweder wütend, oder es verschließt sich noch mehr.
- Ein Natrium-muriaticum-Kind wird Sie nicht so leicht um Hilfe bei den Hausaufgaben bitten. Bieten Sie ihm daher rechtzeitig die Unterstützung an.
- Es kann bei schlechten Noten in Tränen ausbrechen.
- Versichern Sie ihm, daß dies nicht schlimm ist und Sie es mit all seinen Fehlern von Herzen liebhaben.
- Ermutigen Sie es, Tagebuch zu schreiben. Dadurch lernt es, seinen Gefühlen Ausdruck zu verleihen, und außerdem wird sein Talent zum Schreiben gefördert.
- Das Kind kann sehr nachtragend sein. Besprechen Sie alle Situationen, in denen sich das Kind ungerecht behandelt fühlte, und entschuldigen Sie sich bei ihm, wenn Sie sich einmal nicht richtig verhalten haben.
- Wenn es am Abend Streit gegeben hat, so sollten Sie vor dem Schlafengehen alles bereinigen. Sprechen Sie nochmals alles gemeinsam

durch, und lassen Sie den Tag friedlich ausklingen. So beugen Sie Schlafstörungen vor und verhindern, daß es sich permanent unverstanden fühlt und auf Sie wütend wird.

- Die Schlafstörungen können sehr mannigfaltig sein. Es kann schlafwandeln, Alpträume haben oder ins Bett machen.
- Lasten Sie dem Kind nicht zuviel Verantwortung auf, da es sich sowieso für alles verantwortlich fühlt und sich häufig selbst anklagt, weil es seine eigenen hohen Erwartungen nicht erfüllen kann.
- Erfüllen Sie ihm seine Herzenswünsche! Geben Sie ihm keinen Anlaß, seine Ängste zu kultivieren.

**Zusammenfassung der wesentlichen Symptome**

Geistige und allgemeine Symptome

- ein wichtiges Mittel für Kinder mit *Lernschwierigkeiten*, für Schulkinder zwischen 12 und 16 Jahren, und Studenten
- ein intelligentes Kind, aber es wirkt dumm, kann nicht zuhören
- Abneigung und Unverträglichkeit gegen Hitze, Sonne und überheizte Räume
- läuft gerne barfuß, friert nach dem Schlafen, schlechter 15–18 Uhr
- Spätentwickler, lernt spät laufen und sprechen
- Säugling wird früh sauber, mag nicht geliebkost werden
- kann nie die richtige Liebe finden, oder sie hält nicht lange
- möchte alles selber machen; je stärker es sich fühlt, desto weniger Trost braucht es von anderen Menschen
- will keinen Trost und keine Hilfe; am besten kann man es trösten, wenn man ihm die Gelegenheit gibt, sich auszusprechen
- wenn es ihm schlechtgeht, *möchte es alleine sein*
- *läßt sich nicht von dem trösten, der es beleidigt hat*
- Haßgefühle sind sehr stark und kommen immer wieder hoch
- aus einer Familie, in der zuwenig Liebe gegeben wurde, kann sich ein Natrium-muriaticum-Kind entwickeln
- gerät immer wieder in Situationen, wo es etwas erwartet, aber es nicht bekommt
- lacht viel, sogar wenn es unangebracht ist

Kopf
- Kopfschmerzen besser durch Nackenmassage und sanfte Bewegung an der frischen Luft
- möchte, *daß man sich nicht um es kümmert*
- verlangt nach kalten Umschlägen
- Kopfschmerzen beginnen morgens beim Aufwachen
  Varianten:
  beginnen morgens, *kommen und gehen mit der Sonne*
  *nehmen zu und ab mit der Sonne*
  gehen abends weg
  kommen um 10 Uhr morgens, halten bis 15 Uhr an
- Kopfschmerzen in Stirn und Schläfen berstend, stechend, starkes Hitzegefühl in Kopf und Gesicht, oft mit Übelkeit und Erbrechen
- Kopfschmerzen sind mit den Menses verbunden – vor, während, nach der Menses
- Schulmädchenkopfschmerz; bei viel geistiger Anstrengung mit Blaßwerden
- schlimme Kopfschmerzen, wie von einer Klammer zugedrückt oder wie von tausend kleinen Hämmern
- Kopfschmerz durch:
  zuviel arbeiten, sowohl *geistig* als auch körperlich
  Lernen, Lesen, *Augenanstrengung*
  Aufregung, Streß
  nach einer Kopfverletzung
  Warmwerden, *Sonne,* Hitze
  je stärker die Kopfschmerzen, um so mehr schwitzt das Kind
  nach Meningitis
- *Hautausschlag am Haaransatz,* besonders im Nacken; Absonderung ätzend und wundmachend

Augen
- sieht wie durch Flocken, sieht feurige Zickzacklinien, Kurzsichtigkeit
- trauriger Ausdruck
- große Empfindlichkeit gegen Licht und Sonne
- Tränensack füllt sich mit Luft beim Schneuzen

- *beim Lesen tanzen die Buchstaben zusammen*
- Katarakt, der langsam eintritt, besonders wenn zuviel Salz oder zuviel Süßigkeiten gegessen wurden

Nase
- erst Fließschnupfen, bald danach Nase verstopft mit Heiserkeit, Husten und dickem Schleim aus der Nase
- typische Absonderung: dick oder dünn, klar, eiweißartig
- die linke Seite oft mehr entzündet als die rechte
- *hauchdünne Krusten in der Nase*
- bei Erkältungen ist der *Geruchs- und Geschmackssinn verloren*
- hintere Nasengänge oft sehr trocken
- bei chronischem Schnupfen Verlangen nach Salz und Abneigung gegen Brot
- Kopf ist sehr empfindlich gegen Kälte, verstopfte Nase durch Kälte
- *Heuschnupfen*

Gesicht
- *Sonnenallergie*
- Akne in der Pubertät und Hautausschläge entlang der äußeren Gesichtskonturen

Mund
- Zahnfleisch und Zähne empfindlich gegen Wärme, Kälte und Essen
- *Aphthen,* besonders auf der Zunge
- *»Landkartenzunge«,* auch weiße Zunge
- Geschmacksverlust: dem Kind schmeckt nichts, und es kann auch nichts schmecken
- *Gefühl eines Haares auf der Zunge,* besonders bei Kindern
- trockene, rissige Lippen: *Riß in der Mitte der Unterlippe*
- viele Ausschläge im Mundbereich, Lippen, Herpes, sogar in der Nase

Hals
- immer trocken, muß sich ständig räuspern
- räuspert durchsichtigen Schleim hoch

- Kloßgefühl im Hals, verbunden mit Durst und trockenem Hals – *Fischgrätengefühl*
- kein Speichelfluß – *kann nichts Trockenes essen und muß dazu trinken*

Magen
- sinkende Schwäche, *Leeregefühl von 10–11 Uhr mit Angstgefühl* und Pulsieren
- manchmal Schwäche ohne Hunger
- *Reiseübelkeit, besonders wenn es heiß wird*
- Abneigung gegen Speisen – aber Hunger; kann sehr viel essen, nimmt dabei ab, besonders am Nacken
- durstig, aber will nichts trinken außer sprudelnden Getränken
- Verlangen nach *Stärkehaltigem, Salz* und Saurem, *Bitterem,* Ingwer, *Schokolade, Brot,* Joghurt, *Fisch,* Milch, *kalten Getränken*
- Abneigung gegen Austern, Brot, Fleisch, Tabak, Kaffee, *lieblos zubereitete Speisen*
- verträgt schlecht: Fett, Wein, Frühstück
- ißt ohne Appetit – *am wohlsten fühlt es sich ohne regelmäßige Mahlzeiten*
- Nahrungsmittelallergien
- viel saures Aufstoßen nach dem Essen mit Sodbrennen, Blähungen, Herzklopfen
- muß beim Essen trinken
- bei Säuglingen heftiger Schluckauf noch Stunden, nachdem das Kind sich satt gegessen hat oder wenn die Milch zu konzentriert war; wenn es genug getrunken hat, bekommt es keinen Schluckauf
- Kind schwitzt beim Essen
- hat großen Durst auf Mineralwasser

Verdauung
- Durchfall meist am Tag, morgens nach dem Aufstehen und beim Umhergehen
- Verstopfung, sehr hartnäckig, krampfhaftes Zusammenziehen des Afters, so daß er rissig wird und blutet

Husten
- berstender Kopfschmerz beim Husten, es sticht und schlägt im Nacken beim Husten
- Hitze im Kopf
- Auswurf sauer und salzig
- am Tag müde und schläfrig, nachts schlaflos vor Husten
- Heuasthma, allergischer Husten

Menses
- vor den Menses traurig mit Herzklopfen, reizbar und *Akne*
- Schock oder Kummer beeinflussen die Menses
- schmerzhafte Menses, vorher Übelkeit oder Durchfall
- Krämpfe mit Brennen und Schneiden in der Lende vor und während der Menses

Harnwege
- Bettnässen
- Jungen *können nicht in einer öffentlichen Toilette urinieren*

Fieber
- Schüttelfrost gegen 10–11 Uhr früh, beginnt in den Extremitäten, werden blau, Kopfweh dabei
- verbunden mit großem Durst auf etwas Kaltes
- Hitze verschlimmert
- Gesicht rot, viel Hitze, stumpfsinnig, Schweiß erleichtert
- *bitterer Geschmack im Mund*

Haut
- Akne, fettige oder trockene Haut
- Herpes, Schuppenflechte, Ekzeme: *Beugeseiten*, Knie- und Ellbogen, hinterm Ohr, Hinterkopf, Nacken, *Haaransatz*
- feuchte, klebrige Absonderung, die die Haare verfilzt
- helle Krusten wie Baumharz besonders am Hinterkopf und Nacken
- *Nesselsucht durch die Sonne*
- Furunkel, besonders an Stirn, Gesicht und Nacken

Nägel
- *Niednägel,* eingewachsene Nägel
- *trockene und rissige Haut um die Nägel*
- Nägelbeißen

**Die Ängste von Natrium muriaticum**

Das Kind leidet sehr unter Ängsten, z. B. vor Dunkelheit, Gewitter, Einbrechern, Schlangen, Spinnen und Insekten. Es hat auch Angst, um eine Ecke zu gehen, weil sich dort etwas Schreckliches verbergen könnte. Platzangst und Höhenangst sind ebenfalls verbreitet. In der Schule hat es große Angst, etwas falsch zu machen oder vor der Klasse zu sprechen. Das älteste Kind in einer Familie macht sich oft große Sorgen um die kleineren Geschwister.

*Fallbeschreibung*
Der sechsjährige Sebastian ist ein sehr angespanntes Kind. Er kommt nicht aus sich heraus und mag es nicht, wenn über ihn oder seine Symptome gesprochen wird. Er leidet an Durchfall, der vor allem abends, nach starken körperlichen Anstrengungen, bei denen er sich völlig verausgabt, auftaucht. Wenn es abends spät wurde, kann der Durchfall auch morgens nach dem Aufstehen auftreten. Dabei hat er keine Bauchschmerzen. Nach solchen körperlichen Anstrengungen wie Schwimmen, Radfahren, Rennen, Tischtennisspielen ist er wie ausgehungert und braucht viel Nahrung. Er sieht mager und muskulös aus. Nachts schwitzt er stark, wobei der Schweiß beim Abtrocknen weiße Ränder auf seinem Schlafanzug im Brustbereich hinterläßt.
Sebastian lebt in ständiger Anspannung. Seine Bewegungen sind abgehackt, und nur ganz selten wirkt er gelöst. Er spricht oder singt ständig dieselben Liedabschnitte oder Werbesprüche, wie eine hängengebliebene Schallplatte. Er sagt selbst: »Mir schwirrt es dauernd im Kopf herum.« Dabei wirkt er sehr angespannt. Er ist sehr gewissenhaft; wenn er weggeht, sagt er selbst, wohin er geht und für wie lange er weggeht. Im Zeugnis schreibt seine Lehrerin, er macht sich oft Sorgen um seine Leistungen, obwohl er es gar nicht nötig hat. Mit der älteren Schwester hat

er ein starkes Konkurrenzverhalten, er will genauso gut oder besser als sie sein. Auch in einer Gruppe von Kindern strengt er sich ständig an, einen guten Platz zu erringen und anerkannt zu sein. Er leidet, wenn er bei führenden Rollen nicht berücksichtigt wird. Er nimmt Stimmungen von anderen sehr feinfühlig wahr und ist einfühlsam, wenn es anderen schlechtgeht.

Sebastian bekam NATRIUM MURIATICUM in der LM 120, und die Mutter berichtete, daß das Mittel bei ihm sehr viel Positives bewirkt hat. Er ist wieder aufgeschlossener und lebendiger geworden, zeigt seine Gefühle, genießt es, in den Arm genommen und gestreichelt zu werden. Er ist sehr hilfsbereit und kooperativ innerhalb der Familie geworden, und natürlich ist auch der Durchfall verschwunden.

# Phosphor

## Die konstitutionellen Merkmale – der positive Aspekt

In der vollen Entfaltung all seiner leicht entflammbaren Kräfte, Talente und vor allem seiner Begeisterungsfähigkeit gleicht Phosphor einem wirbelnden Feuergott, einer tanzenden Flamme.
Der Phosphor-Mensch ist hochgewachsen, zumindest erscheint er durch seine aufrechte Haltung groß. Seine Haut ist hell und gut durchblutet. Die blonden bis rötlichen Haare sind weich und geschmeidig wie Seide, dabei aber kräftig und sehr lang. Der große, schlanke, geschmeidige und wohlgeformte Körper ist kraftvoll, das Gesicht schmal und abgerundet, mit großen mandelförmigen Augen. Die langen Wimpern sind leicht geschwungen, die Augenbrauen erstrecken sich oft bis zu den Schläfen. Der lange Schwanenhals geht über weiche, runde Schultern in die wohlgeformte Brust und in den Rücken über.
Der Phosphor-Mensch ist voller Lebensfreude und Kraft, immer aktiv, mit flinken, schnellen, tänzerischen Bewegungen. Nichts daran ist überflüssig; eine Bewegung geht in die andere über. Er scheut sich vor keiner Arbeit, ist freundlich und herzlich zu jedermann, sein Gegenüber fühlt sich gleich willkommen und zu Hause. Es herrscht eine große Lebendigkeit, und der Gast verliert das Gefühl von Zeit und Raum. Mit Musik, Erzählungen, Besichtigungen, Spaziergängen, gemütlichem Zusammensitzen auf der sonnigen Terrasse, Kaffee, Kuchen und vielen Kleinigkeiten wird der Gast bedient und unterhalten. Schade! Es ist schon Zeit, nach Hause zu gehen.
Der Phosphor-Mensch ist gerne mit anderen zusammen und wird auch selbst gern aufgesucht. Man liebt es, in seiner Nähe zu sein, seine heilsame Ausstrahlung zu genießen und an seinem sonnigen Wesen teilzuhaben.

### Das Neugeborene

Mit langen, schlanken Armen und Beinen kommt das Phosphor-Kind auf die Welt. Seine Augen strahlen, und sein Körper leuchtet fast. Es lächelt die Mutter an und schmiegt sich an sie. Freudig nimmt es die Nahrung seiner Mutter an und genießt sie. Das darauffolgende Bad ist ein Tanz der Natur.

### Der Säugling

Er ist die Freude der Familie. Jeder kümmert sich um ihn. Er lacht einen immer an und ist nicht anspruchsvoll. Man hat ihn einfach gerne, massiert und badet ihn, dabei schwimmen die goldenen Locken aufgrund ihres ausgewogenen Fettgehaltes auf dem Wasser. Man trägt ihn, schmust und herzt mit ihm, wickelt ihn und spielt mit ihm, nimmt ihn mit in die Sonne und an die frische Luft. Gerne schläft er draußen in der Natur, im Kinderwagen im Garten. Er wächst und gedeiht gut, bekommt lange Beine und einen schlanken Hals. Er krabbelt und sitzt bald, aber nicht verfrüht. Der erste Zahn ist einfach ein freudiges Ereignis. Stehen, Laufen, Sprechen, alles entwickelt sich natürlich im Laufe der Zeit.

### Das Kleinkind

Wenn das Kind nicht in dieser natürlichen Weise großgezogen wird, wie es sein Wesen verlangt, wenn zuviel Vernunft hineingebracht wird, dann erkrankt unser »Sonnenschein« Phosphor doch. Dabei spielt z. B. die Angst der Mutter vor zu kalter Luft oder die Verabreichung schädlicher Medikamente entgegen der eigenen, inneren Überzeugung oder zu frühes Zufüttern und vieles mehr eine Rolle. Vor allem sind seine Atemwege und Lungen anfällig, aber auch der Magen-Darm-Bereich reagiert mit Durchfällen, und die Blase wird schwach. Die Haut kann auch »mit Wut«, d. h. mit rauhen, entzündlichen Rötungen reagieren.
Trotz allem erholt sich das Kind erstaunlich schnell, wenn man es der Natur überläßt und auf eigene hilflose Versuche verzichtet. Meistens reagiert das Phosphor-Kleinkind bei akuten Infektionen mit hohem Fieber, Schwäche, Schwindel und Frieren. Die Augen leuchten krankhaft.

Meist hat es keinen Hunger, aber großen Durst auf Kaltes. Bei subakuten Infekten (d. h. bei weniger heftigen Erkrankungen) behält das Phosphor-Kind einigermaßen seine Lebendigkeit und hat sogar einen gesteigerten Appetit. Es mag am liebsten eher leichte und flüssige Speisen, aber mit Pfiff. Es trinkt gern eiskalte Getränke – Cola belebt das Phosphor-Kind sehr – oder fruchthaltige Getränke, z. B. Ananasshake, und liebt Salate mit Mayonnaise sowie mit Ananas oder Mandarinen, Reis mit Gemüse oder auch eine Hackfleischsuppe. In dieser Phase verzichtet es eher auf Brot und Getreide, was es sonst sehr gerne mag, sowie auf Süßes, außer vielleicht auf Eiscreme.

Das Phosphor-Kind mag gerne essen und braucht auch viel, um seine Kraft zu erhalten. Das Essen soll gut schmecken, einfach, aber fein gewürzt sein. Salz ist wichtig, andere Kräuter können das Salz nicht ersetzen. Maßlose Anwendung von Gewürzen und Kräutern, um die Geschmacksnerven zu reizen, erträgt es nicht. Seine ästhetische Natur leidet darunter, und es erkrankt. Es liebt einfache, gute Süßspeisen, die ohne großen Aufwand zubereitet werden, aber trotzdem ein Genuß sind.

Ansonsten erforscht das Phosphor-Kind seine Umgebung. Es probiert einfach alles, stellt auch so manchen Unfug an, ist beliebt bei allen. Angst scheint es nicht zu kennen, außer einer fast panischen, tiefsitzenden Angst vor den Naturgewalten. Wenn es blitzt und donnert, flüchtet das sonst furchtlose Phosphor-Kind voller Schreck in die Arme der Mutter. Ein starker Wind oder hohe Wellen können die gleiche Furcht auslösen. Es mag nicht alleine ins Bett gehen, da es Angst hat. Außerdem liebt es, beim Einschlafen zu kuscheln. Das Licht soll weiterhin brennen, wenn die Eltern weggehen.

Bei Phosphor kann man keine starren Grenzen zwischen den verschiedenen Altersstufen ziehen. Bei ihm verschmilzt eine Phase nahtlos mit der anderen. Immer neue Eigenschaften kommen zur Entfaltung.

**Das Schulkind**

Das Kind liebt seine Mutter innig und hat eine tiefe Bindung zum Vater und allen Geschwistern, aber auch eine herzliche Beziehung zu allen näheren und entfernten Verwandten, Freunden und Bekannten.

Fürsorglich kümmert es sich um alles im Haus. Es ist rührend bemüht, wenn jemand leidet oder krank ist, verbringt manchmal Stunden mit Vorlesen, Erzählen, Händehalten, Singen, Musizieren oder einfach Dabeisein. Wenn die Eltern überängstlich sind und ihre Ängste auf es übertragen, so wächst in ihm ängstliche Besorgnis für die von ihm geliebten, ihm nahestehenden Menschen.

Das schöne Wesen kann auch gereizt werden, wenn zuviel Kraft z. B. durch Angst verlorengeht. Das kommt aber besonders dann vor, wenn das Kind Hunger hat und nicht sofort etwas Nahrhaftes und Aufbauendes bekommt. Es kann dann nichts anderes empfinden als die große Leere in sich. In diesem Zustand können die Anforderungen der anderen es sehr auslaugen und reizbar machen.

Ist es gezwungen, irgend etwas Minderwertiges zu sich zu nehmen, um den Hunger zu befriedigen (z. B. Schokolade), dann ist die Laune zwar erst mal besser, aber es mag dann nicht mehr stark beansprucht werden. Es ist auch nicht dazu aufgelegt, die Hausaufgaben oder sonstige Arbeiten zu erledigen. Wenn es über längere Zeit so leben muß, zieht sich das Kind immer mehr zurück, wird in allem lethargischer und langsamer, mit zunehmender Abhängigkeit seines Wohlbefindens von der Anteilnahme und Zuwendung anderer. Es erkrankt immer häufiger an Bronchitis, die meist als harmloser Schnupfen anfängt, sich in die Länge zieht und dazu neigt, in eine Lungenentzündung überzugehen. Dieses Phosphorkind ist dann nur in Notfällen oder bei außergewöhnlichen Situationen in die alte Aktivität zurückzubringen.

In der Schule nimmt es rege am Unterricht teil, springt als erstes auf, wenn irgend etwas zu übernehmen ist, besonders wenn es außer der Reihe ist. Es hat ein sehr gutes Auffassungsvermögen und geht alles mit Leichtigkeit an. Mit ein bißchen mehr Mühe zu Hause könnten alle Noten immer »sehr gut« sein. Aber Phosphor hat eben außerdem noch sehr viele Interessen, Freunde und Hobbys wie Musizieren, Tanzen, Basteln, Malen, Schlittschuhlaufen, Kochen, Stricken usw.

Das Phosphor-Kind ist immer für irgendwelche Veranstaltungen, Theaterstücke, Feste usw. zu haben. Mit seiner aktiven Teilnahme und seinen vielfältigen praktischen und schönen Ideen trägt es entscheidend zum Gelingen bei.

## Die Pubertät

Die Zeit der frühen Kindheit ist so schnell um. Das Phosphor-Kind wächst bald zu einem Jugendlichen heran, und andere Interessengebiete zeigen sich. Das Leben wird etwas ernsthafter betrachtet, aber mit genausoviel Freude und Lebendigkeit. Die Zeit reicht gar nicht für alle Aktivitäten. Also werden die Abende immer länger, um das Leben in seiner Vielfalt zu genießen. Jedoch bleibt der Phosphor-Jugendliche immer frisch und lebendig. Der tiefe, wenn auch kürzere Schlaf ist erholsam. Notfalls kann er auch einmal am Wochenende nachgeholt werden. In der Regel wacht Phosphor früh auf, voller Tatendrang und Kraft. Die Träume sind meistens sehr angenehm, manchmal von fast prophetischer Natur. Jedoch können Alpträume entstehen, wenn abends zu spät und zuviel »Schönes« gegessen wird. Der Vollmond reizt ihn oft zum Herumgeistern in der Stille der Nacht. Kombiniert mit einem Alptraum kann der Phosphor-Nachtwandler allen einen Schrecken einjagen.
Phosphor geht oft im frühen Teenageralter eine tiefe Beziehung zum anderen Geschlecht ein, die lebenslang anhalten kann.

## Wie Sie das Phosphor-Kind fördern können und was Sie beachten sollten

*Das Phosphor-Kind ist ein Energiebündel, das durch seine Begeisterungsfähigkeit zum Mittelpunkt des Familienlebens wird.*

*Säugling und Kleinkind*

- Sorgen Sie für pünktliche Still- und Mahlzeiten. Das Kind kann durch eine Unterzuckerung Kopfschmerzen bekommen und sehr gereizt reagieren.
- Denken Sie daran, daß es eventuell durch Ihr starkes Parfüm oder Tabakrauch Kopfweh bekommt. Das kann ein Grund für unerklärliches Weinen sein.
- Dasselbe gilt auch für Autoabgase.
- Es braucht Licht zum Einschlafen, aber mehr noch die körperliche Nähe der Eltern.
- Essen Sie in der Stillzeit nicht zuviel Süßes, statt dessen lieber Obst,

aber nicht zuviel sehr süßes Obst. Das Kind wird dadurch eher schnell wieder hungrig und kann es dann vor nagendem Hunger kaum aushalten. Auf diese Weise kann es sein, daß es alle zwei Stunden gestillt werden möchte.

- Sie können es beruhigen durch Trost, Streicheln und Stillen oder Füttern.
- Bei Bauchschmerzen sollten Sie ihm Kaltes zum Trinken anbieten, aber keinesfalls warme Milch geben.
- Spenden Sie ihm bei Gewitter und Sturm Mut und Ihre Geborgenheit.

*Schulkind*

- Scheuen Sie sich nicht, ihm bei Husten eiskalte Getränke anzubieten, auch wenn Sie vielleicht gelesen haben, daß man bei Husten nichts Eiskaltes trinken dürfte. Das Phosphor-Kind braucht eiskalte Getränke. Sie tun ihm gut und bessern langfristig seine Beschwerden, indem sie ihn allgemein entspannen. Es muß zwar kurzfristig mehr husten, kann aber viel Schleim rausbringen, wodurch der Husten gebessert wird.
- Drosseln Sie sein Verlangen, Cola zu trinken. Geben Sie ein kleines Stückchen Brot oder Fleisch in ein Glas Cola, und erklären Sie ihm, daß seine Leber, auf lange Sicht gesehen, ähnlich zersetzt wird wie das Stückchen Brot oder Fleisch.
- Phosphor hat die bemerkenswerte Fähigkeit, sich in kürzester Zeit zu regenerieren. Fördern Sie dieses Talent, indem Sie es lehren, sich rechtzeitig zu entspannen oder besser noch regelmäßig kurze Pausen zu machen.
- Das Kind ist sehr kontaktfreudig. Stellen Sie sich auf eine Vielzahl von Geburtstagseinladungen von anderen Kindern ein und auf eine riesige Geburtstagsparty.
- Es hat eine Schwäche für Süßigkeiten. Beugen Sie einer Unterzuckerung und maßlosem Süßigkeitenkonsum vor, indem Sie Schalen mit Obst, Nüssen (besonders Mandeln tun ihm gut), Rosinen, Datteln und Crunchs (in Honig und Butter geröstete Haferflocken) auf den Tisch stellen.
- Fragen Sie nach seinen Träumen, manchmal zeigt sich in ihnen eine hellseherische Ader.

- Es kann hellsichtig veranlagt sein. Gehen Sie sehr achtsam und respektvoll mit dieser Gabe um, wenn es ihnen erzählt, welche Wesen es in der Natur wahrnimmt.
- Die beste Zeit für die Verabreichung von PHOSPHOR ist gleich nach dem Vollmond und bei abnehmendem Mond.

**Zusammenfassung der wesentlichen Symptome**

Geistige und allgemeine Symptome
- hochgewachsene, schlanke, graziöse Kinder, sensibel und feinfühlig
- starke Gewichtsabnahme bei akuten Krankheiten, große Schwäche, nervöse Erschöpfung und Zittern, auch Verlust von Körpersäften, fühlt sich völlig erledigt
- kann sehr plötzlich schwach werden, als ob aus einem Luftballon die Luft rausgelassen wird
- friert leicht, braucht Sonne und Frischluft
- Schienbeinschmerzen durch zu schnelles Wachsen
- für Kinder, die zu schnell wachsen, mit gebeugter Haltung
- Temperament: begeisterungsfähig, *leidenschaftlich,* voller Lebensfreude und Lebenslust, künstlerisch begabt, kreativ, *phantasievoll,* mitleidend, *braucht viel Streicheleinheiten*
- Angst vor Gewitter, *gewaltigen Ereignissen, vor allem in der Natur,* im Dunkeln
- übernimmt Ängste von anderen, vorm Alleinsein, Verlassenwerden

Modalitäten
- Verschlechterung durch: links liegen, abends, beim Zwielicht, Berührung, warme Speisen und Getränke, starke Gewürze und Gerüche, Wetterwechsel und Gewitter, feuchtes Wetter
- Besserung durch: *Trost, Streicheln,* Schlaf, Massieren, Waschen mit kaltem Wasser, Wärme (außer Kopf und Magen), Essen

Kopf
- feine, seidige, glänzende Haare, rötlich oder blond
- Kopfschuppen lösen sich, als ob es schneit; Hände voll Haarausfall

- Kopfschmerzen:
  durch *Hunger*
  durch plötzliches Absinken des Blutzuckerspiegels; etwa zwei Stunden nachdem viel Süßes gegessen wurde wieder Heißhunger auf Süßes
  durch reizende Stoffe, wie Parfüm, Tabakrauch, durch Autoabgase (Diesel ist am schlimmsten)
  durch Überarbeitung, wenn es sich zwischendurch nicht erholen kann
  durch Nasennebenhöhlenentzündung mit Übelkeit und Erbrechen
- besser durch eiskalte Kompressen für den Kopf, frische Luft, Druck und Schlaf, schlechter in warmen Räumen

Augen
- strahlend, weit geöffnet oder eingefallen mit blauen Schatten und geschwollenen Lidern
- Kurzsichtigkeit
- Lähmung des Augennervs bis hin zur Erblindung
- lichtscheu, empfindlich gegen Sonne
- visuelle Wahrnehmungsänderungen, Lichtblitze

Ohren
- kann die menschliche Stimme nicht hören
- blutige Ohrenentzündung

Nase
- *Nasenbluten hellrot,* auch im Schlaf oder während der Menses, durch Husten und Niesen
- Schnupfen mit blutig-schleimigem Sekret, schluckt es nach unten in die Bronchien
- Heuschnupfen: heftige Niesanfälle mit viel Sekretabsonderung, jukkenden Augen und Nasenbluten

Gesicht
- errötet leicht vor Schüchternheit, wenn es vor der Klasse spricht
- trockene, rote, aufgesprungene Lippen im Winter

Mund
- leicht blutendes Zahnfleisch, lange dünne Zähne, lange dünne Zunge
- Soor und Aphthen durch saure Nahrung

Hals
- häufiges *Halsweh mit Heiserkeit, schlimmer durch Sprechen* und Husten, *besser durch eiskalte Getränke*
- häufiges Räuspern, Stimmverlust

Lungen
- schwache Lunge, häufiger Husten, schlechter durch kalte Luft, *links liegen,* Aufregung, Essen, Lachen, Trinken, Sprechen, morgens, Sonnenuntergang bis Mitternacht, Einatmen
- schmerzhafter Husten, muß sich den Brustkorb halten, *Brennen* beim Einatmen, Verlangen nach eiskalten Getränken
- Lungenentzündung bei Säuglingen

Magen
- Verlangen nach: Speiseeis, Eiswürfeln, heißem Essen, dazu eiskalte Getränke, Gurken, Süßigkeiten, Mandeln, salzigen Chips, Zitronen, gutgewürztem Essen, Fisch
- Abneigung gegen fettes Fleisch, Fisch, Schweinefleisch
- großer Durst auch nachts
- morgens großer Hunger oder nachts vorm Schlafen
- Unruhe und Reizbarkeit, besser durch Essen
- Übelkeit und Erbrechen, besser durch frische Luft, schlechter durch warme Anwendungen und warme Räume
- sobald das Getränk sich im Magen erwärmt, erneutes Erbrechen
- Hunger um 11 Uhr mit Schwindel; muß häufig essen, fühlt sich sonst schwach
- Bauchschmerzen besser durch Streicheln, Trost, Essen, Eiscreme und kalte Getränke, schlechter durch *warme Milch*
- sinkendes Gefühl im ganzen Bauchraum

Rektum
- Durchfall schmerzlos, wäßrig, spritzt raus, schlechter morgens

- Verstopfung: kleine Kügelchen, langer dünner Stuhl (Bleistiftstuhl), sitzt lange auf dem Klo
- große Schwäche nach dem Stuhl, *After steht offen, Gefühl, als bliebe der After offen*

Blase
- Bettnässen durch Aufregung auch beim Spiel

Genitalien
- Periode: stark, hellrot, mit Schwindel, Durchfall oder Hitzegefühl, kurzer Zyklus, vor Menses Nasenbluten

Haut
- sehr trockene Haut, Fischschuppenhaut; *kleine Wunden bluten leicht*
- starkes Schwitzen durch Aufregung an Händen, Füßen, Kopf und Brust

*Fallbeschreibung*

Das Phosphor-Kind muß sofort etwas zu essen haben, wenn es Hunger hat. Sein Schreien ist die treibende Kraft, die selbst einen sehr phlegmatischen Menschen Hechtsprünge nach etwas Eßbarem für das Kind machen läßt. Durch diese Grundkonstellation und die Verkettung von einigen unglücklichen Zufällen bekam ein acht Monate alter Junge seine warme Milch in einer seit langem nicht gesäuberten Flasche. Er nuckelte gierig die ganze Flasche leer, und schon nach zehn Minuten kam das erste Erbrechen. Man ahnte Fürchterliches: bakterielle Lebensmittelvergiftung. Das Kind schrie nach etwas zu trinken. Warmen Tee verweigerte es, und kaltes Wasser trank es gierig, woraufhin es wieder erbrach. Darauf wurde ARSEN, das wichtigste Mittel bei Lebensmittelvergiftung, gegeben. Doch es konnte das Brechen und die schmerzhaften Magenkrämpfe nicht stoppen, auch BRYONIA zeigte keine Wirkung.

Nachdem das Kind etwa sechsmal in einer Stunde erbrochen hatte und immer schwächer wurde, gab es nur noch eine Möglichkeit: den inneren Heiler des Kindes um Hilfe zu bitten. Also hielten die ratlosen und verzweifelten Eltern dem kleinen Winzling ihre Schatulle mit etwa hundert homöopathischen Mitteln hin. Das Kind schrie natürlich ununterbrochen, aber als es die Glasröhrchen sah, hörte es sofort damit auf, schien einige Sekunden zu »überlegen« und griff zielsicher nach PHOSPHOR C 200. Jetzt fiel es den Eltern erst auf, daß das Kind nicht sofort nach dem Trinken erbrach, sondern erst nachdem das Wasser im Magen warm geworden war: ein typisches Symptom für Phosphor. Nach der Verabreichung von Phosphor hörte das krampfhafte Erbrechen sofort auf. Das Kind wurde ruhig und fiel in einen tiefen heilsamen Schlaf. Nach etwa sechs Stunden wachte es auf, wurde unruhig, erbrach wieder. Die Phosphor-Gabe wurde wiederholt, und das Kind genas völlig.

## Die Ängste bei Phosphor

Das Phosphor-Kind ist sehr aufgeregt, wenn etwas Neues bevorsteht, und kann mit Kopfschmerzen, Übelkeit, Erbrechen oder Durchfall reagieren. Aufgrund seiner Empfindsamkeit reagiert es leicht auf Störungen in der Atmosphäre. Bei Gewitter und Sturm bekommt es panische Angst, aber auch Störungen der familiären Atmosphäre bedrücken und ängstigen es. Häufig spürt es schon lange im voraus, wenn ein häusliches Gewitter bevorsteht, und es macht sich viele Sorgen, wie dies zu verhindern sei. Es neigt auch dazu, die Sorgen und Ängste der Eltern oder Freunde zu übernehmen, da es sehr feine Antennen hat, ihm jedoch der notwendige Schutz fehlt, um sich vor äußeren Eindrücken abzusichern. Im Dunkeln fühlen sich die Phosphor-Kinder ganz ausgeliefert, sie glauben, Gespenster zu sehen, und können dann Todesängste entwickeln. Entweder verlangen sie nach Licht, oder sie klettern gleich zu den Eltern ins Bett. Der Körperkontakt tut ihnen besonders gut.

Abends in der Dämmerung geht leicht die angstbesetzte Phantasie mit ihnen durch. Sie haben Angst vor Einbrechern und Monstern, die aus den Ecken kriechen, oder einfach nur Angst, daß etwas Schlimmes passieren könnte. Diese Kinder vertragen das Fernsehen schlecht. Sie bekommen Alpträume oder haben Angst, entführt und umgebracht zu werden. Sie gehen auch nicht gern zum Arzt, weil sie Angst vor ihm haben oder weil dadurch ihre Angst, krank zu werden oder unheilbar krank zu sein, verstärkt wird. Manchmal glauben sie auch, sie könnten durch eine Behandlung vergiftet werden.

# Psorinum

## Die konstitutionellen Merkmale – der positive Aspekt

Psorinum ist mäßig groß, aber es steckt eine mächtige Kraft in ihm. Auf den ersten Blick sieht er ganz unauffällig aus. Er würde einem gar nicht auffallen, wenn er einem nicht vorgestellt würde. In einer Menschenmenge geht er an einem vorbei, ohne das geringste Aufsehen zu erregen. Erst wenn man länger in seiner Nähe ist, spürt man seine wohltuende Anwesenheit. Als erstes fallen einem die Augen auf. Sie sind von einer sonderbaren Schönheit. Tief in seinem Inneren befindet sich eine starke Kraft, obwohl er samtweich ist. Ein ungeheurer Tatendrang ist zu verspüren, verbunden mit Ruhe, Gelassenheit und Frieden. Erst jetzt merkt man, daß sein Antlitz eigentlich wohlgeformt ist und mit dem ganzen Körper harmoniert. Sein Teint ist eher unauffällig, verleiht ihm jedoch ein sehr gesundes Aussehen.

Bei der ersten Begegnung geschieht nicht sehr viel. Jedoch spürt man, daß dahinter mehr, vielleicht sogar viel mehr stecken kann. Die nächste, meist »zufällig« stattfindende Begegnung erfolgt mit herzlicher Begrüßung. Man erfährt in der Regel nicht viele Einzelheiten über ihn, aber es entwickeln sich Vertrauen und Sicherheit. Seine bloße Anwesenheit scheint auszureichen, um alle Probleme aus der Welt zu schaffen. Man kann mit ihm über alles reden und diskutieren. Seine Äußerungen sind natürlich und einfach und wirken selbstverständlich. Das sind keine theoretischen Vorstellungen, alles ist absolut praktisch. Gibt es irgendwelche Schwierigkeiten, kann man diese durch ein Gespräch auf einfache Weise lösen, so daß man sich wundert, nicht selbst auf dieselbe Idee gekommen zu sein.

Trotz unzähliger Begegnungen bleibt er eine bescheidene Figur, nur durch seine Taten kommt seine innere Größe zur Geltung, und man lernt ihn sehr schätzen. Er drängt sich auf keinen Fall auf. Der andere behält seine volle Handlungsfreiheit, wodurch andere Menschen immer öfter seinen Rat suchen und ihn beherzigen.

## Das Neugeborene

Das Psorinum-Neugeborene sieht so ärmlich aus, daß man gleich Mitleid mit ihm bekommt. Man hat aber das Gefühl, daß alles Mitleid der Welt ihm nicht viel nützt, weil dies sein inneres Leiden nicht verändert. Es dringt einfach nicht durch.
Klein, schmal, mit einer trockenen, rauhen Haut und traurigen Augen, schon am Anfang von Unglück geprägt, so liegt das kleine Wesen da. Es hat viel zu lernen und in so kurzer Zeit, doch dazu fehlt ihm die Lust.

## Der Säugling

Es ist ein unruhiges Wesen, bei dem sich schon bald die Neigung zu Hautproblemen zeigt. Als erstes merkt man, wie seine Haut trotz aller Bemühungen immer unrein und schmutzig aussieht. Badelotions, Öle oder Kräuter haben nicht den geringsten Einfluß darauf. Das Waschen und Baden hat sogar eine negative Wirkung auf die Haut. Sie wird noch trockener, rauher und rissiger, vor allem in den Wintermonaten. Bald erscheinen kleine Pickel, zuerst meist im Gesicht, dann am ganzen Körper. Im ungünstigsten Fall fängt die rissige Haut an zu nässen, und es entwickelt sich ein richtiger Hautausschlag, sogar mit Krusten. Die Absonderung ist meist sehr übelriechend, wäßrig bis eitrig und reizt die Haut, so daß sie rundherum gerötet ist. Die Krusten und der Hautausschlag zeigen keine Tendenz zur Heilung. Wenn Krusten abgehen, sieht die Unterhaut sehr ungesund aus, und es bilden sich wieder neue. Langsam breiten sich die Ausschläge aus, bis sie den ganzen Körper bedekken. Nicht nur die Hautausschläge sind quälend, auch ohne den Ausschlag ist die Haut schon sehr gereizt. Sie verträgt keine wollige, kratzige Kleidung, durch den ständigen Reiz wird das Kind noch unruhiger und kratzt sich überall. Darüber hinaus verschlimmern Wasser, Cremes und Öle alles noch mehr. Es ist sehr schwierig, eine einigermaßen verträgliche, neutrale Hautcreme zu finden.
Natürlich können die Hautausschläge auch erst in der späteren Kindheit auftreten. Jedoch ist eine gewisse Gereiztheit von Anfang an vorhanden. Bei älteren Kindern können wir noch eine Reihe von anderen Sympto-

men beobachten. Das schreckliche Hautjucken macht sie ganz entmutigt und hoffnungslos. Eine Erleichterung gibt es nicht. Weiterhin verschlimmert jegliche Wärme den Juckreiz, wobei diese Kinder extrem leicht frieren und die Kälte nicht aushalten können, auch sie verschlimmert ihren Zustand sehr. Man kann sich die Qualen, die sie erleiden, kaum vorstellen. Von morgens bis abends sieht man, wie sie sich ständig kratzen, sogar nachts im Bett, wenn es zu warm wird. Die ideale Decke müßte das Psorinum-Kind kühlen, aber es doch nicht auskühlen lassen. Am schlimmsten sind die Federbetten.

Wenn der Hautausschlag unterdrückt wird, treten irgendwelche Unpäßlichkeiten bzw. Krankheiten auf; früher oder später wird sich Asthma einstellen. Dann wird das Kind auch noch reizbarer und ruheloser. Wenn es früher vielleicht am Tag (von 5 bis 17 Uhr) diese Unruhe mit Weinen und Quengeln zeigte, wird es nun fast rund um die Uhr unerträglich. Tragen, Schaukeln, im Kinderwagen fahren, draußen, drinnen, Stillen usw., nichts vermag dem kleinen Wesen Erleichterung zu verschaffen. Kurz schlafen und gleich wieder aufwachen, so geht es Tag für Tag. In der Nacht schläft es meist auch nur 1–2 Stunden, dann will es gestillt werden.

Stillen ist vielleicht die beste Hilfe, da die Psorinum-Kinder meist sehr hungrig sind und ein voller Bauch sie erst mal beruhigt. Nur werden sie bald wieder hungrig. Wenn die Mutter Glück hat, bekommt sie in den frühen Morgenstunden 3–4 Stunden Schlaf. Aber sobald das Kind aufwacht, geht das Hungergeschrei wieder los. Es ist bei Psorinum-Säuglingen möglicherweise empfehlenswert, eine Zusatznahrung einzuführen, falls die Mutter solche große Mengen Milch nicht produzieren kann, aber auch zur Entlastung der gestreßten und genervten Mutter.

Ob das Kind auf irgendwelche Nahrungsmittel, die die Mutter zu sich nimmt, negativ reagiert, kann unmöglich aufgrund der dauernden Qualen festgestellt werden. Auf jeden Fall besteht eine allergische Veranlagung, und es empfiehlt sich eine möglichst nicht belastende und allergenfreie Ernährung, nicht nur für die Mutter, sondern dringend auch für den Säugling. So vermeiden bzw. mindern Sie spätere hartnäckige und tiefsitzende Erkrankungen.

**Das Kleinkind**

Das Psorinum-Kind ist nicht weniger unruhig und leidend als der Säugling. Zusätzlich kommen andere Belastungen hinzu. Es zeigen sich langsam die Ängste dieser Menschen. Sie erschrecken sehr leicht. Saust überraschend ein Auto vorbei, fahren sie gleich zusammen. Straßen sind ihnen sowieso ungeheuer. Sie haben Angst vor regem Verkehr und würden sich niemals trauen, eine Straße allein zu überqueren. Überhaupt ist es ihnen fremd, etwas von sich aus zu unternehmen. Als unternehmungslustig, abenteuerlich und mutig wird man diese Kinder nicht gerade bezeichnen. Sie haben Angst vor Mißgeschicken und ziehen sich von der Außenwelt zurück. Nur in Begleitung und unter großem Druck erklären sie sich bereit, einen Besuch zu machen, wegzufahren usw. Es macht ihnen überhaupt nichts aus, den ganzen Tag zu Hause zu sitzen, zumal es in unseren Breitengraden für den Psorinum-Menschen sowieso meist zu kalt ist.
Sie suchen die Einfachheit, da alles Komplizierte Widerstand bei ihnen auslöst. Eine Abwehrreaktion erfolgt, und schon ziehen sie sich zurück. Werden sie zu etwas überredet, erfolgt beim nächsten Mal ein noch heftigerer Widerstand. Sie mögen einfache Spiele, in denen möglichst wenig geistiger und körperlicher Einsatz notwendig ist. Alles sollte automatisch und reibungslos vor sich gehen. Sie brauchen jedoch schon eine Beschäftigung, sonst werden sie traurig und kommen auf lebensfeindliche Gedanken: ob alles in Ordnung ist, ob alles gut laufen wird, ob Gott sie nicht verlassen hat, ob die Familie sich ernähren kann, ob genug Geld da ist und ob es sich unter all diesen Umständen lohnt zu leben. Je nach Alter des Kindes erleben wir die entsprechenden Äußerungen. Und so wechseln sich bei Psorinum-Kindern die Spiellust mit Traurigkeit und Verlassenheitsgefühlen ab.
Hinzu kommen ihre körperlichen Leiden. Sie wachsen nicht gut, magern eher ab, wobei der große Hunger bleibt. Ausgeprägte Abneigungen gegen bestimmte Nahrungsmittel sind nicht vorhanden. Es besteht jedoch eine Vorliebe für knusprige, knackige Sachen, wie z. B. Cracker, Knäckebrot. Krustiges essen sie mit noch mehr Begeisterung als alles andere. Überhaupt zeigen sie große Freude, wenn Leckerbissen mitge-

bracht werden oder Herzhaftes gekocht wird. Daraus resultiert ein großer Bauch mit magerem Körper.
Im Laufe der Zeit merkt man, daß sie Polypen und vergrößerte Mandeln haben, und eine Neigung zu Erkältungen und schwerwiegenden Erkrankungen entwickelt sich. Dies passiert meist, wenn das Wetter wärmer wird, der Föhn kommt und der Schnee schmilzt. Deswegen ist das Frühjahr mit den immer wiederkehrenden kurzen Kälteperioden ein Verhängnis für sie. Eine Erkältung folgt der anderen. Sobald der Höhepunkt überschritten ist und die Genesung einsetzt, kommt es zu Nasenbluten, welches eine eher aufmunternde Wirkung auf sie ausübt. Es holt sie aus der traurigen, niedergeschlagenen Stimmung heraus, und sie fühlen sich zuversichtlicher und fröhlicher. Während der Krankheit sind sie reizbar, launisch und schlaflos, können lange nicht einschlafen und werfen sich hin und her.
Eine Eigentümlichkeit der Psorinum-Kinder ist, daß sie trotz Schlaflosigkeit und der nächtlichen Unruhe morgens fröhlich und munter aufwachen. Frisch und munter bleiben sie auch bei Verstopfung. In der Regel haben sie nur alle 3–7 Tage Stuhlgang. An diesem Tag fühlen sie sich nicht wohl. Sie können manchmal auch einige Tage hintereinander regelmäßig Stuhlgang haben, bis sie wieder verstopft sind, erst dann fühlen sie sich wieder richtig wohl. Durchfall dagegen ist sehr ungünstig für sie, denn er schwächt und verwirrt sie. Der Stuhl ist meist sehr dünn und stinkt wie ein Misthaufen oder nach faulen Eiern. Dem Durchfall geht ein Freßanfall voraus, bei dem sie alles mögliche in sich hineinstopfen.

**Das Schulkind**

Bei dem Psorinum-Schulkind zeigt sich noch deutlicher seine düstere, melancholische und ängstliche Natur. Das ganze Unternehmen Schule ist ihm nicht geheuer, ebenso die Tatsache, unter so vielen Menschen zu sein! Enger Kontakt ist ihm meistens nicht recht. Wenn es schon sein muß, dann kann es mit dem einen oder anderen sprechen, es behält jedoch eine gewisse Distanz bei. Die anderen spüren diese Wand und nähern sich ihm auch nicht. Andererseits kann das Kind plötzlich aufblühen und voller Spaß sein. Aber es dauert nicht lange, bis es wieder in seine trübselige und verdrießliche Stimmung verfällt. Wenn es in dieser gedrückten Stimmung ist, belästigt es auch alle anderen damit und jammert, wie schlecht es ihm geht oder wie schrecklich etwas gewesen ist. Die anderen können es kaum noch ertragen und schreien es schließlich an, es möge ruhig sein. Das Psorinum-Kind ist aber eine hartnäckige Kreatur und kommt immer wieder auf die Themen zurück.

In den Phasen, in denen es zu Späßen aufgelegt ist, kann man manchmal seine wahre innere Natur erleben. Solche Phasen voller Elan, Freude, Zuversicht und Tatendrang gehen meist einer Krankheit bzw. einer Phase depressiver Stimmung voraus. Am nächsten Morgen ist das Kind total deprimiert und will gar nicht aus dem Bett heraus, läuft niedergedrückt herum und ist mit nichts aufzumuntern. In seiner Hochstimmung aber traut es sich nicht nur alles, sondern schafft auch tatsächlich alles, und dabei ist es fast ununterbrochen hungrig. Die verzehrten Essensmengen sind unglaublich und können heftige Kopfschmerzattacken, einen Asthmaanfall oder eine Erkältung auslösen.

Manchmal geht dieser Hunger in Migräne über, dann läßt er nach, so daß das Kind nichts mehr essen kann, ganz apathisch und appetitlos wird. Solange der Hunger anhält, kann es trotz heftiger Kopfschmerzen einigermaßen einsatzfähig bleiben. Manchmal treten die Kopfschmerzen ein, wenn es eine Mahlzeit verpaßt. Der Sitz des Kopfwehs kann überall sein, vorzugsweise jedoch am Hinterkopf. Das Sehvermögen wird vor und während der Schmerzen beeinträchtigt, oder es flackert vor den Augen.

Seine schulische Leistung ist davon abhängig, wie weit es sich von den Gegebenheiten aufregen läßt. Nimmt es alles cool und mit Leichtigkeit, dann geht es gut. Ist die Familienstruktur so, daß es gelernt hat, in eine Erwartungshaltung hineinzugehen, dann wird es sich meist sehr aufregen lassen. Erinnern wir uns, daß es sowieso Angst hat, etwas zu unternehmen, eine gewisse Erwartungsangst. Es gerät bei allen größeren, aber auch bereits bei kleineren Erwartungen in große Aufregung, wonach sein Körper eine Zeitlang unkontrolliert zittert. Diese Aufregung bringt es völlig aus dem Gleichgewicht. Seine Konzentration fällt ab, und eine Art Verwirrung tritt ein. Es kann vor allem Mathematikaufgaben schlecht lösen. Aber es vergißt auch alles, was es hört, liest oder sagt.

Wenn man es daran erinnert, kommt das Vergessene nur zögernd zurück. Manchmal kommt es sogar vor, daß es in einer wohlvertrauten Gegend ein Geschäft nicht mehr findet. Im extremen Fall geht es an seinem eigenen Haus vorbei, ohne es zu erkennen. Merkwürdigerweise ist die Verwirrung im Haus schlimmer und an der frischen Luft besser. Seine Ängste sind auf den Tag begrenzt, insbesondere auf die Zeit nach dem Essen, obwohl Essen ihm sonst guttut: die Angst vor Unglück und Mißgeschick, vor Armut oder regem Straßenverkehr, alles wird dann verstärkt. Nach dem Essen kann es kein Fahren ertragen, und wenn es bergauf und wieder bergab geht, rutscht ihm der Magen in die Hose. Sonst fährt es gerne Auto, reitet gerne, allerdings geht das am besten, wenn es noch nichts im Magen hat.

**Die Pubertät**

Die Psorinum-Pubertät ist eine besonders harte Zeit. Gewöhnlich sind seine Eltern sehr erfolgreich bzw. gebildet und haben hohe Ansprüche. Der Vater ist streng und die Mutter zwar liebevoll, aber zu engagiert, um dieses Wesen mehr zu schützen. Folglich zieht es sich immer mehr zurück, vor allem vom Vater. Es redet ganz wenig, nur wenn es gefragt wird, und gibt dem Vater einsilbige Antworten. Es vertieft sich in seine Bücher, lernt und arbeitet hart für die Schule, dabei bleibt wenig Zeit für freudige Beschäftigungen. Es kann sich sehr für religiöse und philosophische Bücher interessieren, aber dies führt oft zu religiöser Melancholie.

Es mag sich nicht zeigen oder sein Inneres bloßlegen. Keinesfalls würde es in einem öffentlichen Bad schwimmen gehen. Auch zu Hause legt es sich nur versteckt in einer Ecke in die Sonne. Das kommt aber selten vor, da es ihm meistens zu kalt ist, um sich ganz auszuziehen. Seine Haut kann richtig ungesund und schmutzig aussehen und unangenehm riechen. Auch unter Akne und Pickeln leidet es sehr, vor allem an der Stirn und auf der Nase.

Es gibt, wie immer beim Psorinum-Menschen, periodenweise gute Phasen, in denen keine oder kaum Akne vorhanden ist. Spätestens um diese Zeit zeigt sich immer mehr seine allergische Veranlagung. Der Heuschnupfen plagt das Kind jetzt, bricht plötzlich aus, und dann läßt er ihn nicht mehr los, mal schlimmer, mal besser, viele Monate lang. Man weiß oft nicht, ob es eine Erkältung ist oder der Heuschnupfen. Auch im Winter kann die Nase laufen, besonders Federdecken oder Wolle sind schuld daran. In jedem Fall fördern sie auch die Asthmabereitschaft. Es kann sich richtiges Asthma oder allergisch bedingtes Asthma entwickeln. Psorinum ist zwar ein tiefgehendes Mittel, aber es kann auch bei einem akuten Heuschnupfen manchmal gute Wirkungen zeigen, insbesondere wenn andere Mittel nicht anhaltend helfen.

Die Barthaare fangen beim Psorinum-Kind bereits viele Jahre vor der Pubertät an zu wachsen, manchmal schon beim Kleinkind. Der Psorinum-Jugendliche läßt die Barthaare wachsen und fängt sehr spät mit dem Rasieren an, erst wenn ihm die Haare durch den Wärmestau unangenehm werden. Es kitzelt, kratzt, juckt, also müssen sie weg. Aus demselben Grund wird es dann auch das Kopfhaar kurz halten. In der Pubertät wird seine Haut, speziell in der Stirn, fettig. Waschen und Baden sind eine heikle Angelegenheit beim Psorinum-Kind, besonders in der Pubertät. Auch wenn es sehr introvertiert ist, hat es den Wunsch, »normal« zu sein, in der Außenwelt mit den anderen zu agieren und seine innere, sehr leidenschaftliche Natur zu leben. In den Zeiten des nicht umgesetzten Dranges nach außen leidet es aktiv, bohrt viel in den Ohren und möchte sauber und gesund aussehen.

Seine ausgesprochene Abneigung gegen das Waschen kehrt sich nun um in einen fast zwanghaften Drang, sich waschen, duschen und säubern zu müssen. Selbstverständlich ist dieser Drang phasenweise in der ganzen Kindheit da. Seltsamerweise will das Psorinum-Kind sich dann kalt duschen oder im kalten See schwimmen, und das tut ihm auch gut. Nun tritt es gewaschen, sehr gepflegt, obwohl noch nicht ganz gesund aussehend, in die Außenwelt. Wird die Gepflegtheit anhalten? Es ist eine Willens- und Disziplinsache.

## Wie Sie das Psorinum-Kind fördern können und was Sie beachten sollten

*Es sind zurückgezogene, traurige, introvertierte Kinder.*

*Säugling und Kleinkind*

- Kleiden Sie den Säugling in Baumwolle oder Seide, aber nicht in Wolle, auch keine Schaffellunterlagen und wollene Wickelhöschen verwenden.
- Seien Sie sehr vorsichtig mit Impfungen. Aufgrund der angeborenen Hautproblematik könnte Neurodermitis ausgelöst werden.
- Es verträgt keine Federbetten. Verwenden Sie Baumwoll- oder Seidendecken und erst darüber eine Wolldecke.
- Geben Sie ihm PSORINUM, wenn es nachts alle paar Stunden gestillt werden will.
- Wenn Sie selber Krätze gehabt oder Hautausschlag unterdrückt haben, auch wenn es schon viele Jahre her ist, sollten Sie für Ihr Kind Psorinum in einer höheren Potenz (ab C 200) in Betracht ziehen, wenn kein anderes Mittel im Vordergrund steht.
- Es ist sehr kälteempfindlich, braucht eine Mütze auch im Frühling. Ältere Kinder ziehen im Sommer zwei paar Socken und mehrere Pullover übereinander an.
- Bei großer Unruhe mit Weinen könnte es unter Juckreiz leiden, auch wenn kein Hautausschlag vorhanden ist. Durch Reiben, Jucken und Abkühlenlassen (zu warme Kleider ausziehen) wird es sich beruhigen und sehr dankbar sein.
- Bei Hautausschlägen, die noch nicht offen sind, hilft manchmal ein Essigbad, um den Juckreiz zu lindern.
- Es ist unruhig vor einem Gewitter oder Sturm.
- Versuchen Sie ihm von klein auf das Baden und Waschen attraktiv zu gestalten, z. B. durch Singen in der Badewanne, besonders schöne Handtücher und andere kleine Aufmerksamkeiten.
- Essen Sie während der Stillzeit nicht zuviel Fettes, Süßes, Fleisch, und trinken Sie keinen Kaffee. Kaffee kann die Wirkung von PSORINUM sehr beeinträchtigen oder unter Umständen völlig behindern; eine erneute Mittelgabe ist dann notwendig.

- Hautausschläge sollten nicht unterdrückt werden, da die Krankheit durch Unterdrücken nicht geheilt wird. Sie schlägt auf die inneren Organe und ist dann schwerer zu behandelt.

*Schulkind*

- Kaufen Sie ihm keine schwarze, graue oder anthrazitfarbene Kleidung. Dunkle Farben unterstützen seinen Hang zur Melancholie; helle, leuchtende, freudige Farben, z. B. Himmelblau, hellen seine Stimmung auf.
- Es sollte bei Hautausschlägen, die stark jucken, orange, rosarote oder gelbe Sachen tragen.

**Zusammenfassung der wesentlichen Symptome**

Geistige und allgemeine Symptome

- das Kind will nicht gewaschen werden, ältere Kinder waschen sich zwanghaft sehr gründlich
- ein trauriges, kränkelndes, schwächliches Kind; quengelnd, unzufrieden, jammert und klagt laut, wie schlecht es ihm geht
- Haut, besonders im Gesicht, sieht schmutzig aus, auch wenn sie frisch gewaschen ist
- alle Funktionen sind träge
- *nach einer akuten Krankheit erholt sich das Kind sehr schwer*
- schwitzt viel und hat keinen Appetit
- große Schwäche, schon ein kleiner Spaziergang schwächt, muß sich hinlegen, kann nicht stehen, legt sich auf den Rücken mit ausgebreiteten Armen
- *totale Verzweiflung bei Juckreiz,* Hoffnungslosigkeit, Minderwertigkeitsgefühle
- das Kind fühlt sich an allem schuld, ist traurig und glaubt, sein Hautausschlag werde nie heilen
- kann sich über nichts freuen und fühlt sich weder in der Familie noch unter Freunden richtig wohl
- starke Beschwerden infolge geringster Gefühlserregung, erkrankt heftig mit starken Schmerzen und Fieber oder fängt an zu zittern
- Psorinum ist ein *Reaktionsmittel* mit folgenden Symptomen: Schwä-

che, schwächender Nachtschweiß, Traurigkeit, Verzweiflung, Frieren bei akuten Erkrankungen
- Verschlechterungszeit von 5 bis 17 Uhr; vor einem Gewitter oder vor einem Wetterumschwung
- große Verfrorenheit, Mangel an Eigeninitiative, Babys sind tags und nachts schlaflos
- Verwirrung abends, nachts, beim Aufwachen (frische Luft besser), beim Rechnen, schlechtes Gedächtnis für Gehörtes, Gesagtes, Gelesenes, Orte

Angst
- am Tag, nach dem Essen, bei Bewegung nach unten, beim In-die-Wiege-Legen, beim Fahren, Bergrunterfahren, beim Landen eines Flugzeuges
- Angst, nicht genug zu haben

Kopf
- leidet sehr an Kopfschmerzen, heftig und pochend wie von Hämmern
- periodischer Kopfschmerz besonders im Hinterkopf, weniger vorne
- Kopfschmerz ist verbunden mit einer Erkältung, oder der Husten wechselt mit Kopfschmerzen ab
- besser durch Nasenbluten und Essen, Verschlechterung durch Entblößen des Kopfes und nach Haareschneiden, das Kind möchte auch im Sommer eine Mütze tragen
- Ursache der Kopfschmerzen: Luftzug, Unterdrückung der Menses, nach Hautausschlägen, durch unterdrückte Hautausschläge, *durch unterdrückte Krätze*
- immer hungrig bei Kopfschmerzen
- das Haar ist trocken, glanzlos
- Hautausschläge auf der Kopfhaut, trocken, schuppig oder nässend, stinkend, eitrig
- *Krustenbildung mit Haarausfall,* Kinder müssen sich ständig kratzen
- schlimmer nachts durch Bettwärme, Wärme in jeder Form, Zudecken; besser durch kalte Luft
- alle anderen Beschwerden werden schlimmer durch kalte Luft

Gesicht
- *stinkende Ausschläge* auf den Lippen
- gerötete Schleimhäute
- Ausfall der Wimpern, frühzeitige Behaarung

Haut
- trocken, rauh, rissig, schmutzig, unrein, nässender Ausschlag mit Krusten, übelriechend
- Wunden heilen nicht
- Juckreiz schlechter durch *Wolle*, Wasser, Cremes, Öle, Wärme, Bettwärme und tagsüber
- *Folgen von unterdrückten Ausschlägen:* besonders Krätze, Ausschläge an den *Gelenkbeugen,* unter den Achseln, hinter den Ohren, Geschwüre vor allem an den Körperöffnungen, übermäßige Produktion der Talgdrüsen, dadurch fettige, ölige Haut, vor allem im Gesicht
- Akne während der Menses, verschlechtert durch Fett, Kaffee und Schweinefleisch

Nase
- große Erkältungsanfälligkeit
- Nasenabsonderung abwechselnd trocken oder feucht
- das Kind muß das ganze Jahr hindurch ein Taschentuch dabei haben, als ob es ständig Heuschnupfen hat; schlechter im Spätsommer
- Heuschnupfen jedes Jahr zur gleichen Zeit, Heuasthma
- Nasenbluten bessern seinen Zustand nach akuten Krankheiten

Mund
- Geschwüre auf der Zunge und im Mund
- Aphthen, Mundfäule

Drüsen
- Vergrößerung der Mandeln, Ohrspeichel- und Unterkieferdrüsen mit Berührungsempfindlichkeit
- PSORINUM heilt Anginen und beseitigt die Erkrankungsneigung
- Mandeln sind vergrößert und geschwollen, brennen wie verbrüht, der Schmerz strahlt beim Schlucken bis zu den Ohren aus

Ohren

- Hautausschlag mit Krustenbildung, nässend, stinkend und zäh
- bohrt in den Ohren

Magen

- *immer sehr hungrig,* aber nicht sehr dick, kann sogar abmagern mit dickem Bauch
- kann vor Hunger nicht schlafen, muß nachts aufstehen, um etwas zu essen
- *Appetitlosigkeit nach akuten Erkrankungen,* während der akuten Erkrankung noch hungriger, besonders bei Kopfschmerzen
- *Hunger geht akuten Erkrankungen voraus,* z. B. einem Migräneanfall
- kann alles essen, außer Pfirsichen und evtl. Schweinefleisch
- *Aufstoßen wie von faulen Eiern*
- allergisch gegen Pfirsiche (Hautausschlag)

Verdauung

- Durchfall beim Zahnen, bei Wetterwechsel, *nach schweren akuten Erkrankungen*
- vor dem Durchfall leicht unruhig und nervös, der Durchfall treibt das Kind morgens aus dem Bett
- *aashafter, stinkender, wäßriger Stuhl,* unwillkürliches Einkoten, nachts zwischen 1 und 4 Uhr
- Verstopfung, wenn SULFUR nicht hilft

Blase

- Kinder, die bei Vollmond einnässen und in deren Familie Ekzeme aufgetreten sind

Schlaf

- Kind schreit im Schlaf
- hartnäckige Gedanken, die zuerst im Traum kommen
- Babys sind tagsüber und nachts schlaflos, unruhig, weinen

## Die Ängste bei Psorinum

Hier steht die verzweifelte Angst im Vordergrund, daß alles böse enden wird. Es hat Angst, nicht wieder gesund zur werden, und macht sich große Sorgen um seine Zukunft oder um die der Familie. Es hat Angst, daß nicht genug Geld da ist, die Familie verarmt und nie wieder auf den grünen Zweig kommt.
Die Ängste überfallen es, wenn es die Augen schließt und nachdem es gegessen hat. Vor allem wenn es allergisch auf bestimmte Nahrungsmittel reagiert, hat es Angst, daß sein gesundheitlicher Zustand sich plötzlich verschlechtern könnte.
Wenn seine Haut z. B. anfängt, durch eine Ernährungssünde zu jucken, glaubt es, sein Verhalten sei daran schuld und könne nie wieder gutgemacht werden. Diese Gewissensängste, fast eine Todsünde begangen zu haben, plagen es häufig.
Das kleine Kind bekommt Angst, wenn es in sein Bettchen gelegt wird, größere Kinder schreien vor Angst, wenn es mit dem Auto in engen Serpentinen den Berg hinuntergeht. Alle Abwärtsbewegungen sind ihnen nicht geheuer. Sie fahren ganz allgemein nicht gerne mit dem Auto oder Bus und befürchten, daß ein Unfall geschehen könnte. Auch bei einem Gewitter sind sie ängstlich und unruhig.

# Pulsatilla

## Die konstitutionellen Merkmale – der positive Aspekt

Pulsatilla ist mittelgroß. Alles an ihm ist rund und weich. Seine Muskeln können aber bei starker Anspannung hart wie Stahl werden. In der Regel spielt sich diese geballte Energie jedoch unterschwellig ab, so daß nur das Fett angenehm fest wird. Gesicht und Augen sind rund, engelsgleich. Der Gesichtsausdruck ist außergewöhnlich mild, humorvoll und anmutig. Sogar der Kopf ist rund. Die hellen Haare umgeben mit viel Spannkraft und Fülle den Kopf und reichen in langen Wellen bis zum Nacken (um der schönen Rundung noch mehr Prägnanz zu geben).
Seine anmutige Seele, die sich durch den Gesichtsausdruck zeigt, zieht einen magisch an. Pulsatilla übt nie Druck auf andere aus, und seine Wünsche verletzen niemals die Souveränität und Eigenständigkeit des anderen, so daß der andere sich ganz natürlich in die Aktivität Pulsatillas hineinfügt. Pulsatilla ist ein sehr hingebungsvoller Mensch und ist richtig verbunden mit der Tätigkeit, die er gerade ausübt. Er fließt einfach in die Umgebung hinein. Seine Bewegungen sind ausgewogen, sanft, ruhig und trotz alledem kraftvoll. Er wirkt stets gelassen, geht aber sehr zielgerichtet jede Aufgabe an, die er mühelos und meisterhaft durchführt. Es ist einfach ein Hingehen, Anpacken, Durchführen und Beenden, eine einzige fließende Bewegung, ein Einssein. In den Pausen ruht er in sich, oder er nimmt eine Flöte oder das Cello zur Hand und spielt ein Stückchen, bevor die Arbeit weitergeht. Sehr gern ist er am Abend draußen und begleitet den Sonnenuntergang mit den schönsten herzerwärmenden Melodien.
Seine Gegenwart ist ein Segen.

## Das Neugeborene

Das Pulsatilla-Neugeborene ist mollig und reichlich mit Haaren beschenkt. Sein kleiner runder Körper, die patschigen Händchen und sein schönes cherubinisches Antlitz erinnern an einen Barockengel, der so eine Liebe im Herzen der Mutter erweckt, daß sie das Kind immer wieder in ihre Arme nehmen muß, um es zu liebkosen und ausgiebig anzuschauen.

## Der Säugling

Der Pulsatilla-Säugling mit seinem milden Wesen ist immer ein angenehmes Kind. Die Bedürfnisse werden zwar deutlich geäußert, aber nicht aufdringlich. Sein Tagesrhythmus ist gut, und je nach Tageszeit hat er nur alle 3–4 Stunden Stillbedarf, nachts macht er sogar 6–8 Stunden Pause.
Er mag gern im Arm bleiben, bis er eingeschlafen ist, dann kann man ihn ungestört ins Bett legen. Er liebt es, in seinem Kinderwagen oder im Tragetuch an der frischen Luft gefahren oder getragen zu werden, auch an kalten Tagen. Draußen blüht er auf und schläft dann selig.
Dies Draußenseinwollen kann ihm irgendwann einmal zum Verhängnis werden. Gerade dann, wenn sich der Pulsatilla-Säugling nicht wohl fühlt, drängt es ihn hinaus. Bei großer Kälte oder Hitze, vor allem bei Sonneneinwirkung kann es dann passieren: Die Kälte schlägt auf die Ohren, und es kommt zu einer Mittelohrentzündung. Das Kind hält sich das Ohr und weint herzergreifend. Dabei kann es hohes Fieber entwikkeln, wobei sich die trockene Haut extrem heiß anfühlt. Sein Gesicht ist blaß und glüht vor Hitze, mit dumpfem, leidendem Augenausdruck.
Die Ohrenschmerzen werden durch Stillen schlimmer. Gestillt werden will das Kind jetzt nicht. Wenn es angelegt wird, trinkt es nur ein paar Schlucke, dann weint es weiter. Das Warmhalten des Ohres scheint die Schmerzen nur zu verschlimmern. Aber in einem kühlen Raum oder draußen lassen die Beschwerden nach. Obwohl die Kälte die Krankheit auslöst, tut sie weiterhin dem Pulsatilla-Kind gut.
Die Beschwerden treten eher auf, wenn die stillende Mutter Üppiges, viel Fettes oder zu Schweres ißt. Es kann auch bei einmaligen »Sünden« zu kurzzeitigen Rhythmusstörungen kommen. Der Säugling hat vielleicht eine Zeitlang weniger Hunger und ist wehleidig. Wenn jedoch die Ernährung zu fetthaltig ist oder zuviel Milchprodukte konsumiert werden, dann kommt es leicht zu den Infektionen. Vor allem ist Pulsatilla empfindlich und reagiert auf diese Ernährung heftiger, wenn er der Son-

ne ausgesetzt wird oder bei sommerlicher Hitze und Wechsel zu warmem Wetter. Er reagiert oft mit Magen-Darm-Problemen, besonders mit Durchfall oder Erbrechen.
Der Pulsatilla-Säugling mag gern lange gestillt werden, obwohl er das Zufüttern nicht unbedingt ablehnt. Jedoch läßt er sich nicht gerne abstillen. Er braucht die Nähe und Zuwendung der Mutter, die am besten und schnellsten über die Muttermilch zu bekommen ist.
Aber die großen Mengen Milch, in Verbindung mit eiweiß- und fettreicher Beikost, bergen noch andere Beschwerden für Pulsatilla, z. B. eitrige Entzündungen der Augen, die morgens mit gelbem Schleim verklebt sind, oder einen heftigen Schnupfen mit gelbgrüner, dicker Absonderung.
Alle Absonderungen sind mild und von einer cremigen Konsistenz.
Eine Bronchitis ist auch keine Seltenheit bei Pulsatilla. Abends ist der Husten schlimmer, genauso wie die anderen Beschwerden. Er mag gerne in den Armen der Mutter sein. Wenn das Kind noch nicht tief schläft und es zum Schlafen hingelegt wird, muß es sofort anfangen zu husten und kann nicht einschlafen.
Draußen sind alle Beschwerden ausnahmslos besser und verschwinden sogar. Bei älteren Kindern können Sie beobachten, daß der Husten im Raum (vor allem im warmen Raum) bereits durch kleinere Anstrengungen ausgelöst wird. Draußen kann sich das Kind jedoch ohne weiteres anstrengen, ohne zu husten. Nur heftigere Anstrengung löst dann Husten aus.
Immer wenn die Zähne kommen, leidet Pulsatilla unter Augensymptomen. Ansonsten verläuft die Zahnung unauffällig, bis auf gelegentlichen durchfallartigen Stuhl.

### Das Kleinkind

Das Pulsatilla-Kind entwickelt sich ganz normal weiter, aber seine Infektanfälligkeit bleibt. Mal sind es die Augen, ein anderes Mal die Ohren, hohes Fieber oder eine Bronchitis. Irgendwann macht es eine Kinderkrankheit durch, meistens die Masern. Genau dieses Wechselhafte ist ein Kennzeichen des Pulsatilla-Kindes. Seine Laune ist auch wie ein Fähnchen im Wind – schnell verärgert oder beleidigt, einmal weinerlich

und dann wieder lachend. Nur draußen ist es eher stabil und gut. Aber die schlechten Launen verflüchtigen sich wie die Wolken im Wind, wenn Pulsatilla Trost erhält. Sämtliche Beschwerden werden gelindert, der Appetit kehrt zurück. Ihre (oder seine) Vorliebe für alle guten Sachen zum Essen werden ihr jedoch immer wieder zum Verhängnis. Eine Schlemmerei, ein üppiges reichliches Essen werden wir fast ausnahmslos als Vorgeschichte einer Erkrankung finden. Es kann ein einmaliger Diätausrutscher sein oder viele Tage hintereinander stattfinden, wobei Pulsatilla immer mutiger wird und sich immer mehr von den Leckereien zu verspeisen traut. Schließlich erkrankt sie und ist voller Selbstmitleid. Ihr ist nur noch zum Heulen zumute. Der Appetit ist ihr gänzlich vergangen, und der Durst ist meist am Anfang auch völlig weg. Später bekommt sie Durst auf Kaltes, am liebsten Wasser, aber nur in kleinen Mengen. Saure Getränke kann sie jedoch in größeren Mengen zu sich nehmen. Das Verlangen danach kommt aber meist etwas später.
Anfänglich ist Pulsatilla sehr vorsichtig mit dem Essen, bis es ihr (oder ihm) richtig gutgeht. Ihre Vorliebe für Butter ist legendär, kleinere Mengen ißt sie auch pur, am liebsten aber mit Brot oder ähnlichem. Geschmolzene Butter mag sie nicht. Wenn sie diese trotzdem ißt, dann wird es ihr schlecht. Besonders lecker schmeckt die Butter, wenn sie gerade anfängt zu schmelzen. Und so kann sie einen warmen Toast nach dem anderen verdrücken; bis man es merkt, ist die halbe Packung Butter weg. Oder die Butter wird scheibchenweise auf das Essen gelegt und genußvoll gegessen. In Fett Gebackenes, vor allem, wenn es kalt geworden ist, kann Pulsatilla gar nicht vertragen. Schon kleinste Mengen schlagen ihr auf den Magen. Beim Essen möchte sie sich immer mit den anderen messen, will sie doch nicht weniger essen als die anderen! Das Pulsatilla-Kind liebt Torten und Obst oder Obstsalate mit Sahne oder Cremes, Sahnepudding, Eis, Eisbecher, Aufläufe u. a. Leider kann es das meist nicht vertragen, aber auch nicht lassen!
Das Pulsatilla-Kind ist sehr scheu und gesellt sich nicht von allein zu anderen. Die Mutter oder die Kindergärtnerin muß ein gutmütiges Kind bitten, auf es aufzupassen und es zum Mitmachen aufzufordern. Es traut sich nicht, allein irgendwohin zu gehen. Alleinsein kann es nur in seiner vertrauten Umgebung, ansonsten braucht es immer einen Aufseher.

### Das Schulkind

In der Schule ist Pulsatilla ein stilles, gutmütiges Kind. Es gehorcht immer und bemüht sich, seine Aufgaben gut zu erfüllen. Das kleinkindliche Gesicht behält es noch lange bei, und mit seiner kleinen Statur wird es oft für ein paar Jahre jünger gehalten, als es tatsächlich ist.
Es spielt jetzt auch gern mit, ist aber nicht sehr mutig und gibt gleich auf, wenn der andere es drängt. Es guckt erst mal ratlos, und dann macht es einen erneuten Anlauf. Fußballspielen oder ähnliches wäre für den Pulsatilla-Jungen eine Qual.
Die Noten des Pulsatilla-Kindes sind durchschnittlich, mal besser, mal schlechter. Sie hängen von seiner momentanen Verfassung ab, die wiederum vom Essen abhängt. Nach einem üppigen Mahl hat es keine Lust zu geistiger Arbeit. Es sitzt einfach im Haus herum; arbeiten, auch im Haushalt helfen, ist ihm widerlich. Anschließend ist es den Rest des Nachmittags draußen und spielt, das tut ihm gut und baut es auf. Abends, wenn es ins Haus kommt, überfällt es eine gewisse Schwermut, und deswegen ist es wieder nicht zur Arbeit aufgelegt. Um diese Zeit neigt es auch zu reizbaren Reaktionen, so daß es auf zu dringliche Aufforderungen schon mal wütend reagieren kann. Natürlich kann man es auch einschüchtern und zum Weinen bringen. Auf Beleidigungen kann es aber auch mit Kälte und Rückzug reagieren. Dies sieht man an seinem Gesichtsausdruck.
Mit Mühe und Not schafft das Pulsatilla-Kind die Hausaufgaben nach dem Abendessen. Eigentlich würde es lieber schlafen gehen, aber das geht ja nicht. Endlich ist es im Bett, aber es kann nicht einschlafen. Die Mutter ist vielleicht schon im Bett, und es würde gerne mit ihr kuscheln. Dieser Gedanke läßt es nicht los, und es liegt schlaflos da.

### Die Pubertät

In der Pubertät neigt Pulsatilla dazu, noch molliger zu werden als vorher. Die Pubertät setzt nur langsam ein, und Pulsatilla sieht lange kindlich aus, auch ist ihr Verhalten nicht gleich pubertär. Sie fängt spät an, sich zu behaupten, und dann auf eine sehr milde Art und Weise, die wenig

Wirkung zeigt. Pulsatilla-Jugendliche werden einfach nicht beachtet. Also entwickeln sie nach und nach eine etwas grobe Art, die aber mit sehr viel »Bonhomie« umhüllt und abgemildert wird; vor allem die Mädchen bleiben lange in der Phase des Kindlichen. Sie neigen aber dazu, sehr abrupt und schnippisch zu reagieren, um sich durchzusetzen, und bekommen einen distanzierten, kalten Blick. Sie neigen zu nervösem Herzklopfen. Der Pulsatilla-Jugendliche bleibt aber durchgehend ein guter Schüler, der immer mit den Anforderungen mitkommt. Auch zeigt er ein reges Interesse an den Weltgeschehnissen und sucht nach Lösungen. Die Lösungen sind oft etwas weltfremd, aber sie bringen erstaunlicherweise doch einen gewissen Erfolg, wenn sich jemand für sie erwärmen kann.
Die Jugendlichen sind stets bereit, zu helfen, mitzumachen, dabeizusein. Aber ihre phlegmatische Natur ist ihr größtes Hindernis. Sie neigen dazu, ihre Versprechungen zu vernachlässigen, und müssen immer wieder liebevoll aufgefordert werden. Sonst können sie beleidigt sein oder machen es nur unter Druck und dann halbherzig. Dies kann bei Mädchen auch zum hysterischen Weinen führen oder zu nervösem Herzklopfen, besonders vor der Periode. In guten Phasen kann ihre angenehme, milde hilfsbereite Natur sehr wohltuend für die anderen sein.

## Wie Sie das Pulsatilla-Kind fördern können und was Sie beachten sollten

*Weinerliche und leicht beeinflußbare Kinder, die ihren eigenen Willen klar sehen müssen.*

*Säugling und Kleinkind*

- Vermeiden Sie es, in der Stillzeit schwarzen Tee zu trinken, da er beim Pulsatilla-Kind zu einer Magenschwäche führt.
- Ein Grund für unerklärliches Geschrei beim Säugling kann sein, daß es seine Lage verändern möchte. Legen Sie es einfach auf die Seite, am liebsten schläft es auf dem Rücken mit den Armen über dem Kopf.
- Viele Beschwerden des Säuglings werden durch sanfte Bewegungen, sanftes Gewiegtwerden oder Stillen gebessert.

- Für genügend Frischluft sorgen, Säuglinge viel draußen schlafen lassen, Schlafzimmer nachts gut lüften, jedoch bis zu den Schultern warm zudecken.
- Vor Sonne und Überwärmung schützen.
- Gegen Einschlafschwierigkeiten nachts nicht zu warm bekleiden, nicht in Strampelanzüge oder in den Schlafsack stecken, Pulsatilla bekommt leicht heiße Füße und schläft dann unruhig, wenn es sie nicht ausstrecken kann. Es muß luftig, aber warm sein.
- Lassen Sie es möglichst nicht am Nachmittag oder frühen Abend schlafen, weil es sonst abends nicht einschläft.
- Bei Fieber mehrere leichte Decken nehmen und viel lüften.
- Ohren mit Ohrwärmern vor Kälte schützen, Kinder mögen aber keine Mütze und kein Stirnband tragen.
- Keine zu fetten, üppigen Speisen anbieten, nicht zuviel Milchprodukte für das Kind oder die stillende Mutter.
- *Hinweis für Mütter:* Das Mittel PULSATILLA bringt die Milch zum Versiegen – es ist ein sanftes Mittel zum Abstillen.

*Schulkind*

- Langes Sitzen und geistige Arbeit ermüden sehr, sorgen Sie jede Stunde für Bewegung an frischer Luft.
- Folgende Nahrungsmittel schwächen das Pulsatilla-Immunsystem, sie sind im Erkrankungsfall ganz zu meiden: fettes, schweres Essen, Brot und Butter, Torten, Obstsalate mit Sahne, Cremes, Sahnepudding, Eis, süße Aufläufe, in Fett Gebackenes, fettes Fleisch, vor allem Schweinefleisch – förderlich sind säuerliche Getränke, z. B. frische, selbstgemachte Limonaden (aus frischen Zitronen).
- Ein zu üppiges Mittagessen schafft keinen klaren Kopf für die Hausaufgaben, vor allem an heißen Tagen. Geben Sie ihm säuerliche Getränke und etwas Frischkost oder nur Obst bei heißem Wetter.
- Dem phlegmatischen Temperament durch gesunde Kost und Bewegung an frischer Luft entgegenwirken.
- Dem Eisenmangel vorbeugen durch rote Bete, Feigen, Brennesseln: frisch oder getrocknet als Tee, Salatgewürz oder Brotaufstrich.
- Bei Erkrankung nicht zum Trinken zwingen, der Durst kommt erst,

wenn es ihm besser geht, nachts ein Glas Wasser neben das Bett stellen zum Anfeuchten des ausgetrockneten Mundes.

- Hobbys: Handarbeiten, Sticken, Stricken, Kochen, Tischtennis, Schwimmen, Reiten, Flöte spielen.
- Achten Sie darauf, daß es vor 20 Uhr ins Bett kommt. Nach der inneren Organuhr fängt danach ein neuer Rhythmus an, der die Energiereserven des Körpers mobilisiert; das Kind wird überdreht und findet erst recht keinen Schlaf.
- Spätes Einsetzen der Regel und Gewichtszunahme sollten nicht sehr beunruhigen.
- Es tut ihm gut, sich mal richtig auszuweinen; lassen sie es weinen, und geben Sie ihm viel Trost und Beistand. Trost ist Nahrung für seine Seele und heilt alle Wunden.
- Bei dem Pulsatilla-Kind besteht wegen seiner Nachgiebigkeit und seinem ständigen Bedürfnis nach Anerkennung und Liebe die Gefahr, daß es von anderen ausgenutzt oder gefügig gemacht wird. Es muß lernen, sich nicht benutzen zu lassen und sich nicht zu unterwerfen, um Liebe zu bekommen.
- Versichern Sie immer wieder, daß Sie es bedingungslos lieben, auch oder gerade wegen seiner »Fehler«, und stärken Sie seine Standfestigkeit, damit es sich mit einem klaren Nein gegen Mißbrauch wehren kann.
- Vor der Periode viel Beistand und Aussprache anbieten, sonst ist das Kind weinerlich und deprimiert ohne Grund.
- Die beste Zeit für die Verabreichung homöopathischer Mittel ist nach der Periode morgens.
- Gegen die Launenhaftigkeit: zentrierende Übungen, z. B. Jonglieren, Balancieren.

## Zusammenfassung der wesentlichen Symptome

Geistige und allgemeine Symptome

– klassisches Mittel für Mädchen und Frauen mit folgendem Temperament: unentschlossen, langsam, phlegmatisch, *schnell wechselnde Stimmungslage,* himmelhoch jauchzend – zu Tode betrübt; sie weinen leicht und sind voller Selbstmitleid

- in zunehmendem Maße auch für zartbesaitete, liebebedürftige Jungen und gütige, nachgiebige Männer, die ihre Tränen nicht verstecken
- bei akuten Erkrankungen, Durchfall und Erbrechen, unabhängig vom Geschlecht des Kindes
- Wechselhaftigkeit der Beschwerden und der Laune

Modalitäten
- Verschlechterung durch: Wärme, im Frühling, Liegen auf der linken Seite, lange in einer Position bleiben, geschlossener Raum, Wind, Feuchtigkeit, vor allem nasse Füße und Hinlegen, Sonne, Hitze, Wetterwechsel auf warm; Verschlechterungszeit abends bis Mitternacht
- Besserung durch: *Kälte,* kalte Anwendungen, *frische Luft,* langsame Bewegung, Abdecken, Liegen auf der schmerzhaften Seite, *Trost*

Kopf
- Schulkopfschmerzen durch *überheizte, ungelüftete Klassenzimmer*
- Kopfschmerzen:
  durch Sonne, zuviel Lesen, Fernsehen, fettes Essen, zuviel Essen
  vor, während oder nach der Periode
  besser durch kalte Anwendungen am Kopf, Aufsitzen

Augen
- Bindehautentzündung bei der Zahnung, Lidrandentzündung, Brennen und Jucken
- schlechter nachts, besser durch kalte Anwendungen
- *milde, dicke, eitrige, gelbgrüne Absonderungen*
- *morgens verklebte Lider, viel Tränenfluß im Freien*
- Gerstenkörner

Ohren
- *Mittelohrentzündung,* Entzündungen des äußeren Ohres; Ursache: kaltes Wetter, Wind, Regen
- pulsierende Schmerzen, schlechter nachts und durch Bettwärme
- *besser im Freien,* kalte Anwendungen, Herumtragen, *Trösten*
- *mildes, dickes, gelbgrünes Sekret*

Nase
- Schnupfen, verstopfte Nase, schlimmer nachts, morgens, im Liegen, besser in der frischen Luft; Sekret: dick, gelbgrün, mild; grüne Krusten
- nächtliches Nasenbluten
- *Heuschnupfen*, besser nachts und im Freien
- Juckreiz am oberen Gaumen und in der Nase; juckende, tränende Augen, ätzender Tränenfluß, Nasensekret läuft hinten in den Rachen
- Schnalzen mit der Zunge, um den Gaumen zu kratzen
- besser durch kalte Anwendungen; kühle, bedeckte Tage

Mund
- *trockener Mund mit Durstlosigkeit,* besonders morgens

Gesicht
- rote, trockene, aufgesprungene Lippen und Umgebung, schlechter durch Lecken
- blaß oder gerötet, dunkle Ringe unter den Augen
- Rötung vor der Periode mit Schwellung der Lippen
- bei Fieber rote Apfelbäckchen, manchmal nur einseitig

Brust
- starke Schwellung der Brustdrüsen vor der Periode
- trockener Husten abends und nachts, der morgens locker wird, mit Auswurf; schlimmer durch Hinlegen, beim Einschlafen, im Raum, bei Anstrengung, abends; besser durch Aufsitzen
- Bronchitis nach Masern und bei anämischen Kindern
- um die Menses Herzklopfen beim Liegen auf der linken Seite, besser durch den Druck der Hand

Magen
- Verlangen mit gleichzeitiger Unverträglichkeit von *Fett,* besonders *Schweinefleisch, fettem Fleisch,* fetten, schweren Mahlzeiten, Butter, Sahne, Eis, *Gebäck, Torten, Milch,* Butterbrot
- Schluckauf bei Säuglingen nach dem Stillen
- Blähungen und aufgetriebener Bauch vor der Periode
- durstlos, besonders bei akuten Krankheiten

Darm
- *Durchfall während der Menses,* bei der Zahnung
- Verstopfung und Durchfall wechseln sich ab, Koliken
- Durchfall durch Obst, kaltes Essen oder Trinken, Eiscreme
- nächtliche Durchfälle

Harnwege
- nächtliches Bettnässen durch Aufregung, Husten, schlimmer in der Rückenlage
- Blasenentzündungen mit wenig Durst, Reizblase

Genitalien
- angeborener Wasserbruch in den Hoden (Hydrozele)
- Ausfluß bei kleinen Mädchen – mild
- Mensesstörungen in der Pubertät, die ersten Menses (Menarche) setzen zu spät ein, große Abstände, wenig, dunkles Blut, krampfartige Schmerzen auf der linken Seite
- unterdrückte Menses durch Naßwerden der Füße
- prämenstruelles Syndrom mit Frösteln, Traurigkeit, aufgedunsenem Gesicht und Bauch
- viele Beschwerden vor der Periode

Extremitäten
- bläuliche, kalte Füße mit innerem Hitzegefühl
- stinkender Fußschweiß
- Rheuma, welches von einem Gelenk zum anderen wandert

Haut
- bläulich gefleckt, Nesselausschläge durch Nahrungsmittel oder emotionale Belastung, besonders auf der Brust
- Masern

Schlaf
- möchte abends nicht ins Bett gehen, schläft anfangs unruhig, fällt erst in den Morgenstunden in Tiefschlaf, wenn es Zeit zum Aufstehen ist

- Einschlafstörungen durch quälende Gedanken und Sorgen
- schläft mit den Händen über dem Kopf

Frösteln
- friert sehr im warmen Zimmer, aber kann *Wärme* nicht vertragen; *friert weniger an der frischen Luft*

Schmerzen
- *wechseln die Stelle, ausstrahlend, reißend, besser durch Druck*

**Die Ängste bei Pulsatilla**

Das Wesen des Pulsatilla-Kindes ist so unverwechselbar, daß es auch ein unerfahrener Anfänger in der Homöopathie gut erkennt. Es ist anhänglich, sitzt am liebsten bei der Mutter auf dem Schoß, weint, sobald sie sich ein paar Schritte von ihm entfernt. Natürlich gibt es Probleme beim Einschlafen. Schlafen, wenigstens am Abend, mag es nicht und schon gar nicht allein. Auch ältere Kinder brauchen die körperliche Nähe eines Elternteils, um einzuschlafen, dabei sind sie häufig sehr unruhig und verändern ständig ihre Lage. Wenn sie nachts aufwachen, kommen sie zu den Eltern ins Bett gekrochen.
Aus Angst, die Liebe der Eltern oder eines Freundes zu verlieren, ist das Kind bereit, sich selber zu verleugnen. Seine größte Angst liegt darin, allein gelassen zu werden, die Eltern zu verlieren. Aus dieser Angst heraus wird es willfährig und leistet bei schlechter und ungerechter Behandlung kaum Widerstand, außer durch einen Tränenausbruch und Schmollen. Es hat aber auch Angst davor, erwachsen zu werden. Bei jedem größeren Entwicklungsschritt, wie z. B. Eintritt in den Kindergarten oder in die Schule, wenn ein Geschwisterchen kommt, Pubertät, möchte es am liebsten zwei Schritte zurückgehen und fängt wieder an, sich babyhaft zu verhalten, verlangt nach seinem Schnuller oder fängt sogar wieder an, am Daumen zu lutschen.
Außerdem hat es große Angst davor, entführt zu werden oder daß sich jemand an ihm vergeht. Es besteht eine Angst vor Männern mit Bärten, Säuglinge fangen bei ihrem Anblick oft an zu weinen.

# Sepia

## Die konstitutionellen Merkmale – der positive Aspekt

Sepia ist klein und schmal, aber rund gebaut. Das Gesicht ist auch klein und schmal, jedoch mit einer angenehmen Fülle. Die Augen, die Nase, der Mund, die Ohren, alles ist klein und niedlich. Die Haare sind mittelmäßig lang und dicht und hängen glatt und straff herunter. Die Gesichtsfarbe ist wie von schönem kräftigem Alabaster. Der Gesichtsausdruck zeigt eine gutmütige Stärke, die sich aber nicht nach außen richtet. Man hat das Gefühl, man könnte diese Person um alles bitten, und es wird gerne getan.

Der Sepia-Mensch besitzt eine unermüdliche Kraft. Ihm ist bewußt, was seine Pflichten und Aufgaben von ihm an Einsatz verlangen, sowohl innerlich als auch äußerlich. Er geht seine Pflichten mit viel innerer Freude an, die nicht unbedingt nach außen dringt. Oft ist er sehr vertieft in sein Tun; aber antwortet sofort mit einem Lächeln oder herzerwärmenden Blick, wenn ihn jemand etwas fragt oder um etwas bittet. Er hat eine große Disziplin und ein Gefühl für den Verlauf der Dinge. Er steht zeitig auf, um alles rechtzeitig erledigt zu haben, arbeitet unauffällig, sanft und fließend. Die Sepia-Menschen erfüllen ihre verschiedenen Aufgabenbereiche zur allgemeinen und vollen Zufriedenheit.

Der Tag scheint ohne Pause im Verrichten der Dinge weiterzufließen, wobei Sepia auch für seine Bedürfnisse sorgt. Alles wird so gut gehandhabt, daß keiner dies alles direkt bemerkt. Der Abend wird abgeschlossen mit der Vorbereitung für das nächste Tagewerk.

## Das Neugeborene

Das nicht so anmutig aussehende Sepia-Neugeborene schaut die Welt mit einem entschlossenen, aber nicht sehr glücklichen Blick an. Es ist jemand, der unzählige solcher Leben schon hinter sich gebracht hat und weiß, daß es kein Honigschlecken ist. Machen muß man es eben, also

ran an die Arbeit; das ist sein Motto. Sein Gesicht ist schon geprägt durch viel harte Arbeit, etwas verrunzelt, fast verwittert mit leicht fahlgelblicher Farbe.
Vor allem liegt diese Verfärbung wie ein Sattel an der Nasenwurzel, wo Sepia den meisten Druck von der Außenwelt abbekommen hat. Auch wenn sein Körper etwas dünn und klein ist, so hat er trotzdem feste, fast harte, drahtige Muskeln. Schwäche wird einen hier auf dieser brutalen Welt nicht weit bringen! Oft kommt Sepia mit seinem eigenen Stempel versehen auf die Welt: Von einer kräftigen, weinroten Farbe ist das gleichmäßig geformte Muttermal, welches den unteren Rückenbereich bevorzugt. Gelegentlich verleiht eine kleine »Gefäßspinne« auf der höchsten Erhebung des Jochbeins dem Gesicht eine besondere Festigkeit.

### Der Säugling

Der Sepia-Säugling entwickelt sich unauffällig und so langsam, daß die Mutter es kaum wahrnimmt. Aber er erweckt bei der Mutter auch keinen Grund zur Besorgnis. Er saugt normal und schläft mehr oder weniger gut. Nichts ist außergewöhnlich, weder im positiven noch im negativen Sinn. Er ist keines von den sehr aktiven Kindern. Im Grunde genommen hat man aber das Gefühl, daß alles normal ist bei diesem Kind. Man wird nicht überschwenglich und gerät nicht ins Schwärmen angesichts des Sepia-Kindes. Es ist still, etwas in sich zurückgezogen, aber mit seinem Bewußtsein nicht abwesend. Zeitweise ist es auch aktiv da und lächelt einen an. Manchmal hat es einen traurigen Blick. Es verläuft alles in normalen Bahnen, solange die Mutter es stillt und sich mehr oder weniger gesund ernährt.
Ernährt sich die Mutter jedoch zu fettreich und üppig mit zuviel Backwaren und Milchprodukten, besonders mit alten, ausgereiften Käsesorten, dann kommt langsam eine Veränderung in den Säugling. Er sieht nicht mehr so tatkräftig aus, sein Blick wird leidend, seine Festigkeit läßt nach. Seine Gesichtsfarbe wird fahl oder gelblich, das Gesicht schmaler, härter. Er nimmt nicht mehr zu, bzw. nicht genügend. Er kann sogar abnehmen. Nun beginnt sich eine Neigung zur Verstopfung bemerkbar zu machen. Oft hat er tagelang keinen Stuhlgang.

Diese Erscheinungen können zu jeder Zeit und in jedem Alter auftreten. Wenn die Mutter mit Zufüttern anfängt und das Kind gleich Wurstwaren, Fleisch, Eier und andere Sachen bekommt, hat das die bereits erwähnten Konsequenzen. Auch die Kuhmilch verträgt er nicht und spuckt sie immer wieder aus. Er wird gelb, dünn und verstopft und bekommt jetzt öfter Durchfall. Folglich sind die Probleme, die während der Zahnung bei Sepia auftauchen, immer ernährungsbedingt.

**Das Kleinkind**

Muttermilch verträgt Sepia gut. Es ist ja das natürliche Nahrungsmittel, voll von der Fürsorge und Liebe der Mutter. Das Kind mag lange gestillt werden, und das Abstillen geht nur peu à peu vor sich. Solange das Kind gestillt wird, verläuft die Entwicklung ohne Probleme. Es ist bescheiden und verlangt keine Extrawürste. Man muß nicht viel mit ihm kuscheln und spielen. Im Grunde genommen mag es das nicht so gern. Es möchte ganz normal liebe Eltern und will lieb behandelt werden. Wenn es mal in den Arm genommen wird, tut ihm das gut. Alles hat seine Zeit und Richtigkeit, aber außer der Reihe ist ihm das zuwider, und es lehnt es ab, manchmal sogar vehement, indem es mit Rückzug reagiert.
Die Sepia-Kinder möchten dann mit den »aufdringlichen Menschen« nichts zu tun haben, wollen in Ruhe gelassen werden. Sie spielen lange allein, bis sie sich von dem ungestümen Verhalten der anderen erholt haben. Ist man ihnen gegenüber zu aufdringlich, weinen sie leidvolle Tränen und schmollen vor sich hin.
Dieses Verhalten ist später eindeutiger, wenn sie in den Kindergarten kommen und Freunde haben. Sie können keine hyperaktiven Kinder vertragen und möchten in keinen Streit verwickelt werden. Werden sie zu sehr bedrängt, dann können sie sehr heftig werden, viel schimpfen oder weinen. Mit solchen Kindern wollen sie nicht mehr spielen. Sie beschäftigen sich dann lieber allein mit Bilderbüchern oder Plüschtieren. Sie haben keine Lust mehr, mit ihren Freunden zu spielen, sie zu treffen, wenn diese sie nicht respektieren. Dieses vorübergehende Verhalten kann manchmal dauerhaft werden.
Eine gewisse Eifersucht und Neid können sich beim Sepia-Kind zeigen.

Gern würde es sich an gemeinsamen Spielen beteiligen, kann es aber nicht. Es meint, die anderen werden bevorzugt, oder daß sie es besser haben. Es kann nun nicht mehr normal »leben«. Dabei geht es ihm nicht darum, mehr haben zu wollen, sondern die eigenen Rechte zu erhalten und nicht benachteiligt zu werden, also die Fürsorge zu bekommen, die ihm gebührt. Das sieht man auch im Bereich seiner Ängste. Es fürchtet sich, allein zu sein und vor der Dunkelheit. Es möchte, daß die Eltern ihre Pflichten erfüllen und es trotzdem nicht allein lassen. Es stellt keine großen Anforderungen an die Eltern. Man muß nicht stundenlang bei ihm sitzen, es im Arm halten und es trösten, sondern nur das Nötige auf eine natürliche Art und Weise tun. Übertriebenes Verhalten kann es nicht aushalten. Auf diese ganz natürliche Weise will es auch in die Gesellschaft anderer Kinder aufgenommen werden. Sepia möchte sich in seiner (ihrer) Weise ausleben können. Wenn eine Beziehung oder eine Freundschaft besteht, dann soll sie sich entwickeln aufgrund der beiderseitigen Gegebenheiten. Es soll kein Druck oder Zwang entstehen.

**Das Schulkind**

Druck und Zwang können für Sepia zum Verhängnis werden. Rituale dagegen kann sie (oder er) sehr gut akzeptieren. Denn Rituale gehören natürlicherweise zu bestimmten Handlungsabläufen. Wenn die Eltern in der Erziehung Rituale verwenden, hat sie keine Probleme, sich einzufügen. Dann macht sie bestimmte Sachen, die sie sonst ablehnen würde, sogar mit Freude und Gelassenheit. Zum Beispiel macht es ihr gar nichts aus, beim Spielen oder Spaßhaben auf die Knie zu gehen. Das kann sogar sehr belebend sein. Muß sie aber eine bestimmte Arbeit verrichten, die ihr zuwider ist und dabei auf die Knie gehen (Boden abwischen), dann wird es ihr schlecht und schwindelig. Sie muß aufhören, zu arbeiten, sonst würde sie umkippen. Mit der Arbeit ist es so eine Sache bei Sepia. Warum muß nur immer soviel Zwang ausgeübt werden? Sepia würde ihre Arbeit eigentlich ganz gern machen, wenn es ungezwungen geschehen könnte, und wenn die Eltern selber Vorbild wären. Zwang und Druck machen sie reizbar, und dann ist sie kurz angebunden, unwirsch, barsch, bissig, schnippisch.

Die Schule wäre eigentlich für das Sepia-Kind kein Problem. Es ist intelligent und gewissenhaft genug. Aber wenn es keine Lust hat, dann hat es eben keine Lust. Dann handelt es sich auch Strafarbeiten ein. Statt auf verständliche und liebevolle Art behandelt zu werden, wird man dann auch noch vor den anderen bloßgestellt! Es ist solchen Reaktionen gegenüber völlig wehrlos. Es kann dadurch so angespannt werden, daß es abends nach dem Einschlafen im Bett einnäßt. Dieses Problem kann beim Sepia-Kind bis in die Pubertät anhalten. Oft träumt es davon, endlich mal in Ruhe Wasser lassen zu können.
Wir finden bei Sepia eine Kälteempfindlichkeit, obwohl das Kind gern und lange draußen ist. Oft treten Verkühlungen auf, wenn der Wind bläst, und es kommt zu Ohrenentzündungen, aber auch zu Sinusitis, Bronchitis usw. Es ist zwar viel grünlicher oder gelbgrünlicher Schleim vorhanden, aber er kommt nicht richtig raus und läuft nur hinten den Rachen runter. Aus der Nase läßt sich der Schleim kaum rausschneuzen, außer großen, dicken, grünen Krusten. So zieht sich die Erkältung in die Länge, und es dauert lange, bis das Kind sich vollständig erholt hat.
Die Infektanfälligkeit wird verstärkt durch den Verzehr von Milchprodukten, vor allem Quark und Käse. Auch die Haut wird unrein und neigt zu hartnäckigen Ausschlägen oder Juckreiz, der durch Kratzen nicht gelindert wird.

### Die Pubertät

Die Pubertät bringt einiges mit sich, wodurch sich Sepia oft noch mehr zurückzieht. Es eröffnen sich andere Interessengebiete, aber in der Familie und in der Schule läuft alles im alten Trott weiter. Von den schönen und interessanten Sachen wird nichts angeboten, man wird eher darin auch noch behindert. In der Schule fällt die Leistung ab zum Bedauern der Lehrer, aber man kann mit Sepia nicht mehr reden. Sie hört schweigend zu und macht nur das Notwendigste, ohne mit dem Herzen dabei zu sein. Sie hat keine Freude und kein Empfinden in bezug auf Familie und Schule. Auch die Freunde mit ihren langweiligen Vorstellungen meidet sie zusehends.
Auf gute Ratschläge reagiert sie bissig, fuchtelt mit den Händen, geht in

sich oder schließt sich in ihrem Zimmer ein. Wenn nicht etwas Anregendes gefunden wird, kann Sepia in eine richtige Depression geraten. Sie braucht irgend etwas außer der Reihe, wodurch sie mit Leben erfüllt wird, wobei ihr Herz aufgeht, wenigstens ein paarmal in der Woche. Es kann etwas sein, wodurch auch der Körper gefordert wird: Schwimmen, Reiten, Wandern, Tanzen. Sepia-Mädchen können jungenhaft sein und interessieren sich z. B. für Fußball. Aus einer Beziehung mit einem Sportkameraden, z. B. beim Tennisspielen, könnte sich eine tiefe Freundschaft entwickeln, die aber die nötige Distanz und den Respekt einhält.

### Wie Sie das Sepia-Kind fördern können und was Sie beachten sollten

*Es sind diensteifrige und pflichtbewußte Kinder, die leicht ausgenutzt werden können.*

*Säugling und Kleinkind*

- Alles, was Sie an Essen und Trinken zu sich nehmen, geht sofort in Ihre Milch über und kann das Kind belasten. Sie sollten daher nicht zu fette und üppige Mahlzeiten, Kuchen, Milch und alte Käsesorten zu sich nehmen. Das Kind kann dadurch Verdauungsbeschwerden, wie Durchfall oder Verstopfung, bekommen.
- Auch Essig sollten Sie meiden, da Essig die Wirkung von SEPIA aufheben kann. Dies ist besonders wichtig bei der einmaligen Gabe einer C-Potenz. Bei der Verabreichung von LM-Potenzen spielt Essig keine so große Rolle, weil das Mittel jeden Tag wiederholt wird, es kann aber auch dadurch blockiert werden.
- Beim Zufüttern sollten Sie mit gekochtem Gemüse oder Obst beginnen.
- Wurst, Fleisch oder Eier sollte das Kind in den ersten Jahren möglichst nicht essen. Schweine- und Kalbfleisch verträgt es am schlechtesten.
- Kleine Kinder brauchen weder Salz, Gewürze noch Zucker in ihrem Essen, aber für Sepia ist dies besonders wichtig, denn sie verträgt kein Salz. Fett, Essig und Salzkartoffeln können bei ihr Übelkeit auslösen, auf Brot kann sie Magenschmerzen bekommen, auf Schweinebraten mit Sauerkraut kann es dem Kind sehr schlecht gehen.

- Das Kind ist allergisch auf Erdbeeren.
- Gehen Sie mit ihm nur bei guter Gesundheit ins Schwimmbad, da es anfällig für Pilzerkrankungen mit Ausfluß ist.
- Es sind keine anhänglichen Kinder, zuviel Zärtlichkeit ist ihnen lästig.
- Das Kind ist manchmal durch nichts zu beruhigen, weder durch Schaukeln noch durch Stillen, aber ein energisches Wort, voller Entschlossenheit ausgesprochen, bringt Sepia wieder zu sich.

*Schulkind*

- Ein gutes Mittel, um seine Beschwerden zu bessern und seine Stimmungslage anzuheben, ist reichliche Bewegung an der frischen Luft.
- Bedenken Sie, daß Sepia-Kinder vor einem Unwetter schlecht gelaunt sind, sie brauchen dann Auslauf oder heitere Musik.
- Das Sepia-Kind neigt dazu, der Familie und auch Freunden gegenüber gleichgültig zu sein.
- Wenn es beginnt, sich zu verschließen, kann es durch gemeinsame sportliche Aktivitäten oder auch Tanzen wieder aus der Reserve gelockt werden.
- Wenn Sepia ein Instrument erlernen möchte, sollte es nicht unbedingt Klavier sein, da dies Sepia zu sehr anstrengt. Trommeln, Harfe, auch Geige sind besser geeignet.
- Beim Kämmen sollten Sie sehr vorsichtig sein, da es eine empfindliche Kopfhaut hat.
- Sorgen Sie dafür, daß das Kind rechtzeitig ins Bett kommt, sonst wird es überdreht und kann nur sehr spät einschlafen.
- Sepia-Mädchen spielen gern Indianer, Autorennen usw. Wenn Sie sie mit Sepia behandeln, werden sie mädchenhafter, entwickeln mütterliche Gefühle und spielen gerne mit Puppen.
- Mädchen in der Pubertät können leicht in Ohnmacht fallen, z. B. durch langes Knien in der Kirche oder im Bus, durch große Hitze oder große Kälte und bei Durchnässung. Passen Sie in solchen Situationen auf, und leisten Sie Beistand mit der richtigen Maßnahme.
- Lehren Sie das Kind, seinem Körper und Geist etwas Wohltuendes zu gönnen. Vor lauter Pflichtgefühl kann es zur Gewohnheit werden, das zu vernachlässigen.

## Zusammenfassung der wesentlichen Symptome

Geistige und allgemeine Symptome
- sorgen sich sehr um das Häusliche, ob alle genug bekommen und richtig versorgt sind
- stille Kinder, die unauffällig ihre Pflichten erledigen und keine Hilfe bei ihren Hausaufgaben, Sorgen und Kümmernissen suchen
- ziehen sich zurück, wenn es ihnen nicht gut geht, und *reagieren nicht auf Trost und Zuspruch,* empfinden diese als Belastung
- spielen gerne alleine
- sonst fröhliche, liebenswürdige Kinder, die aber ihren Abstand halten
- *hören gerne Musik,* insbesondere belebende Musik
- haben einen Hang zu Schönheit und Ästhetik
- ordnen alles nicht nur schön, sondern auch praktisch
- vor den Menses sehr empfindlich, weinen leicht und sind sehr reizbar
- wenn sie verausgabt sind, können sie vor Erschöpfung und Abgeschlagenheit nicht sprechen, ohne zu weinen
- brauchen immer wieder richtige körperliche Betätigung: eine Tageswanderung, einige Stunden im Schwimmbad, einen Waldlauf u. a.
- *ein Gewitter ist die schönste Entspannung* für sie

Kopf
- Kopfschmerzen, morgens mit Übelkeit, klopfend, pressend, mit Blutandrang, als ob die Augen herausfallen
- blasses Gesicht, Weinerlichkeit, *besser nach dem Frühstück*
- Bewegung verschlimmert, aber *kräftige Bewegung bessert*
- Bücken verschlimmert
- *Verschlimmerung durch Fettes, hält meist bis Mittag an*
- hektischer Kopfschmerz, bei dem das Gesicht heiß und rot ist
- starker Haarausfall bei chronischen Kopfschmerzen
- Schulmädchenkopfweh
- Juckreiz auf der Kopfhaut

Augen
- Sehstörungen, besonders beim Lesen und Schreiben, empfindlich gegen Tageslicht

– Bindehautentzündung mit Brennen und Jucken und sehr wenig Schleimabsonderung

Gesicht
– Ausschläge, Herpesbläschen; gelbliche, erdige Gesichtsfarbe
– ziehende Schmerzen in Gesichtsknochen und Zähnen zusammen mit den Kopfschmerzen
– gelber Sattel über der Nase bis zu den Wangen
– braune Flecken, rote, weinfarbene Muttermale

Mund
– schmerzhafte Bläschen und Geschwüre (Stomatitis)
– Zahnfleisch schwillt leicht an und blutet
– Zahnschmerzen grabend, reißend, nagend, in einem Zahn oder der ganzen Zahnreihe, schlimmer durch Wärme, Süßes, vor allem warme Süßigkeiten
– schlechter Geruch aus dem Mund wie nach faulen Eiern
– Schluckauf nach dem Essen
– gelblichweiß belegte Zunge, wird sauber bei jeder Regel

Brust
– trockener, erschöpfender Husten, der vom Magen zu kommen scheint
– Husten mit reichlich salzigem, weißem oder schmutziggelbem Auswurf

Magen
– Durst- und Appetitlosigkeit, alle Speisen schmecken gleich
– Gefühl, als ob der Magen nach unten sinkt, Leeregefühl
– Leber reagiert empfindlich auf Druck, Stiche in der Lebergegend
– Übelkeit besser durch Essen, schlechter durch zu fettes Essen und Küchengerüche
– Schmerzen werden besser durch Liegen auf der schmerzhaften Seite
– Verlangen nach Tintenfisch, *Besserung durch Tintenfisch*
– Abneigung gegen Salz, Milch, Zwiebeln
– Verschlimmerung durch: gekochte Milch, fette Milch, Salz, Fett,

Essig, Salzkartoffeln, Erdbeeren, Schweine- und Kalbfleisch, fettes Fleisch, Sauerkraut, alter Käse, Zwiebeln
- Verlangen nach Essig, Käse, Essiggurken, Mixed-Pickles
- reagiert empfindlich auf Küchengerüche

Verdauung
- viel Blähungen
- Verstopfung: zu wenig und unvollständiger Stuhl
- im Rektum und Anus zusammenziehende Schmerzen
- nach dem Stuhlgang Leere- und Schwächegefühl

Blase
- häufiges Wasserlassen, schmerzhaft
- *Bettnässen im ersten Schlaf,* Bett sofort naß, nachdem das Kind eingeschlafen ist

Schweiß
- plötzlicher Schweißausbruch durch einen Schock oder Aufregung, kommt erst, nachdem das Kind wieder ruhig ist

Genitalien
- Menses zu früh und sehr wenig, vorher heftige Stiche im Unterbauch, die eine ohnmächtige Schwäche und Frösteln auslösen
- während der Menses große Unruhe, ziehende Schmerzen in Gliedern und Unterbauch
- manchmal treten außerhalb der Menses anfallartige Stiche in der Vagina auf, mit oder ohne wäßrigen Ausfluß

Haut
- juckende Hautausschläge brennen durch Kratzen
- ringförmiger Herpes
- Verschlimmerung: nachmittags; durch kalten, vor allem trockenen Wind; *vor einem Gewitter*
- Besserung: abends, durch Bettwärme, absolute Ruhe, *kräftige Bewegung, beim Gewitter*

**Die Ängste bei Sepia**

Das Sepia-Kind ärgert sich leicht und hat dabei gleichzeitig Angst. Es ist extrem gereizt und nicht leicht zufriedenzustellen. Es hat immer Angst, zu kurz zu kommen, nicht genug Taschengeld zu erhalten. Es hat das Gefühl, die Eltern verdienen nicht genug Geld, um für das Notwendigste zu sorgen. Es glaubt, seine Geschwister würden mehr bekommen. Gleich morgens nach dem Aufwachen spürt es die Angst, besonders vor den Menses, am liebsten würde es sich wieder ins Bett verkriechen und nicht in die Schule gehen. Aber der Gedanke, ganz allein zu Hause zu bleiben, behagt ihm auch nicht. Vor allem mag es auch nicht allein sein, wenn es dunkel wird. Nachts im Bett liegt es schlaflos da und grübelt über unangenehme Dinge nach. Bei einer akuten Krankheit spürt es die Angst wie einen Druck auf der Brust bei Schüttelfrost oder Fieber. Auch nach oder während des Essens kann es ängstlich werden. Oftmals schwitzt es vor Angst, besonders auf der heißen Stirn.
Wenn das Kind allein draußen spazierengeht, kann es Angst bekommen, die es dazu treibt, noch schneller zu gehen. Dabei wird ihm ganz heiß, und vielleicht bricht ihm sogar der Angstschweiß aus.
Das Kind macht sich viele Sorgen um die eigene Gesundheit. Es fragt die Eltern, was seine Beschwerden zu bedeuten haben, ob sie schnell wieder verschwinden. Auch kleine Unpäßlichkeiten nimmt es sehr ernst, vor allem seine schwachen Gelenke machen ihm Sorgen. Es möchte aber nicht zum Arzt gehen, aus Angst, daß es geringschätzig behandelt wird.
Bei einem Gewitter bekommt es Angst oder beim Reiten, ebenso wenn es zuviel liest und seine Augen überanstrengt, z. B. beim Basteln oder bei anderen Handarbeiten. Dann ist es auf einmal ganz verzagt und mutlos.
Die Ängstlichkeit tritt bei Sepia phasenweise auf. Es gibt Perioden, da ist das Kind voller Mut und Zuversicht, und dann kommen wieder Zeiten, wo es an allem verzweifelt. Es hat Angst, daß die anderen es nicht schätzen und es demütigen, besonders im Klassenverband oder in einer Gruppe. In dunklen Räumen fühlt es sich nicht wohl, z. B. in der Kirche, in Gewölben, im Kloster oder im Keller. Dort fühlt es sich beengt.

# Silicea

## Die konstitutionellen Merkmale – der positive Aspekt

Silicea ist fein gebaut, mäßig groß und schlank, feingliedrig mit großen Händen und langen, schlanken Fingern. Die Fingergelenke sind etwas verdickt, so daß die einzelnen Fingerglieder einen leichten Bogen nach innen beschreiben. Vor allem sieht man dies bei dem überdurchschnittlich langen zweiten Daumenglied, welches das erste Glied sehr harmonisch in der Länge fortsetzt und am Nagel schön gerundet ist. Die scharfen Augen leuchten mit großer Intelligenz. Der große Kopf und die hohe Stirn runden das Bild eines denkenden Menschen ab.
Der Silicea-Mensch ist ein milder, fröhlicher Typ, der Spaß am Leben hat. Ihn interessieren die Geheimnisse der verschiedenen Wissenschaften und intellektuellen Gebiete. Es ist seine Art, sich selbst in die Materie zu vertiefen, anstatt fruchtlose Diskussionen zu führen. Wenn eine kniffligе Frage oder ein interessantes Thema auftaucht, eilt er zur Bibliothek, besorgt sich die nötige Literatur und verbringt die nächsten Stunden und Tage damit, alles darüber zu erfahren. Zwischendurch erzählt er gerne über das, was er beim Herumstöbern neu dazugelernt hat. Dabei gerät er nicht in Streß, sondern strahlt eine gemütliche Ruhe aus und wirkt sehr sicher.
Er läßt sich von der Meinung anderer nicht stören. Wenn er nach seiner Meinung gefragt wird, kann er ganz spontan einen langen Vortrag halten, der fundiert ist und Hand und Fuß hat. Die Information in seinem Gehirn ist gut strukturiert und geordnet. Er ist zwar für sich selbst zu logischen Schlußfolgerungen gekommen, sie werden aber bloß als reine Denkanstöße und Denkmodelle weitergegeben. Sein Weg ist klar entschieden, andere können parallel gehen. Keiner muß seinen Weg gehen, aber mit Gleichgesinnten gibt es immer einen fruchtbaren Austausch. Es entwickeln sich Freundschaften, die auf gegenseitigem Respekt basieren. Ein wahrer Lehrer oder ein wahrer Schüler: Silicea hat Talent für beides.

**Das Neugeborene**

Das Silicea-Neugeborene trifft oft hier auf der Erde mit einem hageren, leidenden Blick an. Es scheint gar nicht so begeistert von seiner Ankunft zu sein, und der ganze damit verbundene Trubel scheint ihm auch nicht zu gefallen. Die Mutter schaut den schmächtigen »blassen« Körper an, und möchte ihm in seinem Leid helfen, aber erst einmal starrt sie das Kind ratlos an. Sehr vorsichtig schmiegt sie es an ihre Brust und streichelt sanft seine wenigen weißblonden Haare.

**Der Säugling**

Nach und nach, ziemlich langsam entwickelt sich das Silicea-Kind. Die überbesorgte Mutter hat Bedenken. Ist ihr Silicea-Baby nicht zu klein? Hat es vielleicht eine Störung, die ernsthaft sein könnte? Warum ist es so still und bewegt sich kaum? Er gibt kaum Laute von sich, dabei ist es fröhlich und beklagt sich nicht, wenn die Mutter mal spät kommt und es schon länger auf sie wartet. Viele andere Mütter würden froh sein, daß ihr Kind so wenig Streß macht.
Die Untersuchung zeigt: alles normal. Gewicht an der untersten Grenze, aber es wird schon gedeihen. Keine Sorgen! Soll sie schon zufüttern? Ja, wenn sie will. Das Kind trinkt gut, schläft gut. Es hat einen normalen Stuhlgang; nichts Außergewöhnliches ist zu finden.
Aber auf einmal, oft mit drei Monaten, schlägt es um. Silicea wird unruhig, weinerlich, schwitzt am Kopf und fängt an, die Muttermilch in hohem Bogen auszuspucken. Es windet sich nach dem Stillen und erbricht dann unverdaut die Milch, die manchmal geronnen ist. Hat ihr Liebling vielleicht ein Virus erwischt? Später stellt sich heraus: Milchunverträglichkeit! In der Zwischenzeit magert das Kind langsam ab. Der Bauch wird groß. Eine Ersatznahrung und Zufüttern werden ärztlich angeraten, und langsam geht es dem Kind besser. Die Mutter entscheidet sich, das Kind abzustillen, ansonsten stillt es sich selber spätestens mit sechs Monaten ab. Von dem Zeitpunkt an geht es Silicea deutlich besser.

## Das Kleinkind

Die langsame Entwicklung und Knochenbildung des Silicea-Kindes deuten auf eine rachitische Konstitution. Die Fontanellen gehen nur langsam zu, vor allem die hinteren. Die Pfeilnähte schließen sich auch sehr zögerlich. Das sowieso zarte Kind scheint noch zerbrechlicher zu sein mit seinem offenen Kopf. Die Zähne kommen lange gar nicht, und dann nur sehr zögernd heraus und führen zu einer größeren Empfindlichkeit. Silicea ist dann sehr leidvoll und weint in seiner sanften Art. Das vorher vielleicht noch einigermaßen kräftige Kind sieht gebrochen aus. Die begleitenden Durchfälle sind auch nicht gerade fördernd und schwächen es zusehends.

Das Rückgrat ist eine besondere Schwachstelle des Silicea-Menschen. Es erreicht lange nicht die volle Stärke und neigt zur Verkrümmung. In erster Linie ist die Brustwirbelsäule mangelhaft, so daß das Kind sich nicht gerade halten kann und das Sitzen gar keine Fortschritte macht. Wenn nicht aufgepaßt wird, klappt es zusammen und wird krumm und schief. Krabbeln kann es auch nur kurze Strecken, bevor es vor Schwäche aufs Gesicht fällt. Stehen- und Gehenlernen sind langwierige Lernprozesse. Das Kind will lange nichts damit zu tun haben. Sobald seine Assimilationsstörungen stärker werden und die Rachitis deutlich zutage tritt, kommt es zu einer Anfälligkeit der Bronchien. Durch die geringste Abkühlung erkältet es sich und entwickelt eine Bronchitis, die lange anhält. Es magert dabei etwas ab, weil es anfänglich keinen Appetit hat. Dieser kehrt nur allmählich zurück, kann sich aber nach einer Weile zu einem richtigen Wolfshunger entwickeln, wobei es gar nicht zunimmt.

Gerne nimmt das Silicea-Kind kalte Speisen und Getränke zu sich. Und dies bei seinem Mangel an Lebenswärme! Im Winter bleiben seine Hände und Füße eiskalt, auch im warmen Raum. Es wird nicht richtig warm, muß mit der Wärmflasche schlafen und braucht viel warme Kleidung. Es hat oft eine Abneigung gegen Milch, obwohl die größere Abneigung und Unverträglichkeit bezüglich der Muttermilch besteht. Daher kann es durchaus andere Milchsorten mögen. Käse mag es überhaupt nicht, vor allem die salzigen Sorten nicht. Meistens mag es nur mäßig Gesalzenes, und Salz sowie zu viele verschiedene Speisen auf einmal verträgt es

schlecht, dann kann ihm schon vom Anblick der Speisen schlechtwerden. Das Silicea-Kind ist kein Fan von Süßigkeiten, es kann sie manchmal gar nicht riechen, ausgenommen davon sind Eis und kalte Nachspeisen. Geräuchertes liegt lange in seinem Magen und bereitet ihm große Probleme, es kann seine Verdauung sogar tagelang durcheinanderbringen. Dabei neigt es sowieso zu Verstopfung. Es besteht entweder kein oder ein zu schwacher Drang. Es muß lange drücken und das Pressen beibehalten, sonst nimmt der Stuhl wieder seine ursprüngliche Lage im Mastdarm an, als ob nichts gewesen wäre. Mit größter Mühe gelingt es ihm, ein paar Kügelchen herauszudrücken.
Das Sprechenlernen ist genauso mühevoll wie das Laufenlernen. Lange beschäftigt sich das Silicea-Kind mit sich selbst und will gar nicht nach außen. Es scheint, als ob es mit sich selbst spricht. Dies liegt aber an seinem leisen Stimmchen, es traut sich nicht, laut zu reden. Man bekommt nicht mit, was es sagt. Im Schlaf allerdings kann es schon richtig laut reden. Silicea ist ein sehr empfindliches und empfindsames Kind, besonders wenn zuviel Trubel herrscht. Kommen Gäste, dann zieht es sich zurück. Es mag dieses Eindringen in sein Leben nicht gerne, möchte lieber allein sein. Die »Eindringlinge« wollen immer so nett sein und mit dem Kind ein Gespräch anfangen. Das ist ihm äußerst unangenehm. Es steckt dann seinen Daumen in den Mund und starrt den anderen mißmutig und düster an. Je netter der andere zu sein versucht, um so düsterer wird sein Gesicht, bis es anfängt zu weinen.

**Das Schulkind**

Schon im Kindergarten haben Eltern und Kindergärtnerin gemerkt, daß Silicea ein sehr scheues Kind ist. Zwar ist es nicht abgeneigt, mit anderen zu spielen, aber es hält sich im Hintergrund, mag lieber intellektuelle Spiele als Raufen, Klettern, Rumlaufen und derart »kindische« Spiele. Sein feiner Körper ist erstens dafür nicht gebaut, zweitens möchte es lieber seinen Geist schulen mit Knobeleien, Rätseln, Puzzles, mathematischen und physikalischen Aufgaben. Es meldet sich nicht, wenn Fragen an die ganze Klasse gestellt werden. Jedoch scheut es vor direkten Fragen nicht und gibt ganz treffende Antworten, die manche in Stau-

nen versetzen können. Die Lehrer schätzen seine gute und ordentliche Arbeit.
Es ist ein ordentliches Kind und hält sein Zimmer in einem vorbildlichen Zustand. Alles ist leicht zu finden, sein Arbeitstisch vortrefflich aufgeräumt. Auf Kleinigkeiten achtet es sehr, sie sind ihm wichtig. Es neigt dazu, zuviel Zeit mit Lesen, Lernen und intellektueller Arbeit zu verbringen. Wird sein Körper zu sehr vernachlässigt, besonders wenn Schularbeiten usw. bevorstehen, kann die geistige Kraft darunter leiden. Dies geschieht häufig infolge von Infekten, daraus resultieren Assimilationsstörungen und nachlassende Konzentration. Es kann nicht mehr lange bei einer Sache bleiben, Lernen wird schwierig. Der Geist wird langsam, und die Notenkurve schwenkt nach unten.

**Die Pubertät**

Das gerade Beschriebene kommt oft in der Pubertät vor, wo die Last der Schule und das Verfolgen eigener Interessen für den wachsenden Körper zuviel wird. Außerdem wird das Kind auch von Wachstumsschmerzen geplagt. Immer wenn eine Entscheidung bevorsteht, ist das Silicea-Kind besonders außer sich. Es mag nicht einfach nach dem Motto entscheiden: »Willst du oder willst du nicht?« Die Sache muß genau angeguckt, Vor- und Nachteile müssen in Details besprochen werden. Und die jeweiligen Konsequenzen müssen ihm bewußt sein. Am Ende ist aber immer noch keine Entscheidung getroffen. Am nächsten Tag geht die Auseinandersetzung weiter, aber es bleibt unentschlossen. Die anderen haben auch wenig Lust, ewig weiter über das Thema zu reden. Wenn es ihm wichtig ist, dann muß es notgedrungen »ja« sagen, aber im nächsten Moment zweifelt es wieder. Ist alles mit dem Ja geregelt, oder wird es später zu Schwierigkeiten kommen?
Es träumt auch von all diesen Sachen, die am Tage gewesen sind. Doch niemand hilft ihm letzten Endes bei seiner Entscheidung, so empfindet das Silicea-Kind jedenfalls. Es muß alles allein machen, allein durchstehen, allein verantworten.
Seine sachliche und nüchterne Art und Weise gefällt seinen Klassenkameraden. Sie treten an es heran, ob es nicht Klassensprecher werden

wolle? Wenn es aufgefordert wurde, hatte Silicea doch immer so gute Reden halten können. Auch sein Wissen sei beeindruckend. Es läßt sich ein paar Tage Bedenkzeit geben und entscheidet sich, Klassensprecher zu werden. Die Wahl ist auf den richtigen gefallen: Mit großer Sorgfalt und Gerechtigkeit vertritt es die Angelegenheiten der Klasse.
Die Pubertät ist eine schöne Zeit und gibt Silicea viele Gelegenheiten, sich für das Leben vorzubereiten.

### Wie Sie das Silicea-Kind fördern können und was Sie beachten sollten

*Sensible, zarte und gründliche Kinder, denen der innere Halt fehlt.*

*Säugling und Kleinkind*

- Lassen Sie Blutschwämmchen nicht operativ entfernen und verengte Tränenkanäle nicht künstlich erweitern, sondern geben Sie SILICEA.
- Dieses Kind verträgt die Impfungen sehr schlecht. SILICEA ist nämlich ein wichtiges Mittel, um Impfschäden zu heilen. Nach dem Ähnlichkeitsprinzip sind daher Silicea-Kinder mehr als andere für Impfschäden prädestiniert.
- Bei Neumond, aber noch mehr bei Vollmond schlafen Silicea-Kinder unruhiger. Da das Konstitutionsmittel am besten in einer ruhigen Phase gegeben werden sollte, sollten Sie SILICEA entweder bei Halbmond oder einen Tag nach Vollmond verabreichen.
- Das Silicea-Kind ist zwar sehr kälteempfindlich, es braucht eine Mütze für den Kopf und sollte warm angezogen sein, aber Sie sollten es auch vor Überhitzung schützen, denn wenn es anfängt zu schwitzen, erkältet es sich leicht. Säuglinge sollten in den ersten Wochen immer ein Mützchen tragen.
- Bei Vollmond ist es anfälliger. Sie sollten das Kind dann besonders vor Kälte schützen und vielleicht auch nicht baden, da es sich verkühlen könnte.
- Das häufige Erbrechen von Muttermilch vielleicht in Verbindung mit einer Verstopfung oder Durchfall gibt einen Hinweis auf Milchunverträglichkeit. Sie können die Milchunverträglichkeit positiv beeinflus-

sen, indem Sie selber weniger Milch und Milchprodukte zu sich nehmen und kein Geräuchertes essen.

- Wenn das Kind morgens Krusten in der Nase hat und es noch gestillt wird, sollten Sie weniger Milchprodukte zu sich nehmen. Dies ist ein Zeichen für eine Verschleimung des Organismus durch zuviel Milch, Käse und andere Milchprodukte.
- Wickeln Sie das Silicea-Kind nicht zu stramm. Enge Kleidung ist ihm unangenehm und kann der Grund für unerklärliches Geschrei sein.
- Wenn das Kind unruhig ist, können Sie es wunderbar durch ganz leichtes Massieren und Streicheln beruhigen.
- Seien Sie geduldig, Silicea ist ein Spätentwickler. Mit Hilfe des Mittels wird es aber eher laufen und sprechen können als ohne die Behandlung.
- Fordern Sie es trotzdem nicht zu früh zum Stehen auf, es sollte erst robben und krabbeln lernen, da es eine schwache Wirbelsäule hat. Wirbelsäulengymnastik ist daher sehr förderlich.
- *Hinweis für stillende Mütter:* Sie brauchen selber SILICEA, wenn es jedesmal beim Stillen zu einer Blutung aus der Gebärmutter kommt.

*Schulkind*

- Seine bevorzugten Spiele sind Puzzles, Knobeleien, Rätselraten.
- Seine Lieblingsbeschäftigung ist Lesen.
- Sich sportlich zu betätigen ist nicht seine Stärke, trotzdem ist Sport sehr wichtig für seine körperliche Entwicklung. Geeignet sind Ballspiele und Turnübungen, bei denen die Wirbelsäule gekräftigt wird.
- Seine Eigenart, auf freundliches Ansprechen eigensinnig und gereizt zu reagieren, können Sie durch Ihr eigenes standhaftes Verhalten in die richtigen Bahnen lenken.
- Obwohl dem Silicea-Kind eigentlich immer kalt ist, ißt es gerne kalte Gerichte und trinkt gerne eiskalte Getränke.
- Heißen Tee läßt es so lange stehen, bis er abgekühlt ist.
- Das Kind neigt dazu, bei geistigen Arbeiten kein Ende zu finden.
- Bei Aufsätzen sollten Sie es ermutigen, seine Arbeit abzuschließen, auch vor Klassenarbeiten muß einmal Schluß gemacht werden mit dem Lernen.

- Das Mittel hilft ihm dabei, mit seiner Arbeit zufrieden zu sein, und deshalb kann es sie auch mit gutem Gewissen beenden.
- Das Schulkind neigt dazu, zuviel zu lernen und dadurch Kopfschmerzen zu bekommen. Sorgen Sie für Abwechslung, z. B. Gymnastikstunde einlegen und körperliche Betätigung an der frischen Luft.
- Das Kind hat ein großes Talent, Verantwortung zu übernehmen. Fördern Sie diese Charaktereigenschaft, indem Sie es bestimmte Aufgaben im Haus und in der Familie auswählen lassen.
- Nach der Schule oder nach sportlichen Aktivitäten tut es ihm manchmal gut, sich auszuruhen und sich etwas hinzulegen.
- Unterdrücken Sie seinen übelriechenden Fußschweiß nicht mit einem Deodorant, sondern geben Sie ihm SILICEA.
- Mit SILICEA wird es seine Angst vor spitzen Gegenständen überwinden und viel Freude am Sticken, Stricken und Nähen haben.
- Bevor Silicea eine Entscheidung fällen kann, muß es sich über alle Vor- und Nachteile im klaren sein. Sprechen Sie mit ihm über alles, lassen Sie es völlig frei entscheiden, ohne Ihren Willen mit ins Spiel zu bringen.
- Es verträgt Milch und Geräuchertes nicht. Eine Ernährungsumstellung kann sich günstig auf seine Verdauung auswirken.
- Bei Husten, auch wenn das Kind kalte Speisen und Getränke zu sich nehmen will, geben Sie ihm lieber Warmes, denn dies wird den Husten bessern, Kaltes dagegen wird ihn verschlimmern.

**Zusammenfassung der wesentlichen Symptome**

Geistige und allgemeine Symptome
- dem Silicea-Kind fehlt der innere Halt, dies führt zu Unentschlossenheit, Zaghaftigkeit, schneller Erschöpfbarkeit, Konzentrationsmangel, mangelndem Selbstvertrauen, Starrköpfigkeit; Spätentwickler
- widerspricht aus Unsicherheit, große Schreckhaftigkeit
- reagiert störrisch und unhöflich, wenn es freundlich angesprochen wird
- *Impffolgen: vor allem Krämpfe und epileptische Anfälle*
- Rachitis
- Fisteln, chronische Eiterungen, jede kleine Verletzung eitert

- Verschlechterung durch Zugluft, Kälte, vor allem am Kopf, Entblößen des Kopfes, Hinlegen, bei Neumond
- Besserung durch Wärme in jeder Form, besonders durch Warm-Einhüllen

Kopf
- reichliches Schwitzen im Schlaf, *Kopfschmerzen vom Nacken zum Scheitel, die in ein Auge ausstrahlen,* vor allem das rechte
- Verschlimmerung durch geistige Anstrengung, Lärm, Sprechen, Bewegung, Licht, Bücken und kalte Luft
- Besserung durch die entgegengesetzten Bedingungen, besonders *Wärme und festes Umbinden eines Tuches um den Kopf*
- juckende Hautausschläge
- friert und *braucht eine Kopfbedeckung;* Kinder erkälten sich durch Haareschneiden

Augen
- Bindehautentzündung mit Sandgefühl, stechenden Schmerzen und Tränenfluß
- Sehstörungen, Buchstaben laufen zusammen beim Lesen

Ohren
- dünner, übelriechender Ausfluß, Ohrenschmerzen, besonders beim Schlucken mit Jucken im Gehörgang
- Schwerhörigkeit für die menschliche Stimme oder Überempfindlichkeit gegen Geräusche

Gesicht
- blaß, ängstlich, leidender Gesichtsausdruck
- aufgerissene Mundwinkel

Mund
- Aphthen
- *Gefühl eines Haares auf der Zunge*
- verzögerte Zahnung

- Zahnabszesse und -fisteln
- kariöse Zähne, Karies am Zahnfleischrand
- bitterer Mundgeschmack nach dem Essen

Haut
- schlechte Wundheilung
- Narbenverhärtung, vor allem geschwulstartig

Brust
- Asthma
- Husten mit Nachtschweiß, schlimmer durch Kaltes
- Lungenentzündung mit langsamer Genesung

Extremitäten
- Nägel: eingewachsene oder verkrüppelte Nägel, Nagelpilz, weiße Flecken auf den Nägeln
- weiche Knochen, Absterben von Knochengewebe, Entkalkung der Knochen – besonders am Hüftgelenk (Morbus Perthes)
- übelriechender Fußschweiß, der die Sohlen und Zehenzwischenräume wund macht

Verdauungssystem
- Bärenhunger und großer Durst
- Verlangen nach *kühlem oder lauwarmem Essen*
- Abneigung gegen Muttermilch, Käse, Salz, heißes Essen, Fleisch und Milch
- Übelkeit durch Anblick oder Geruch von Speisen
- Unverträglichkeit: Geräuchertes, Milch
- Verstopfung, *Stuhl schlüpft zurück*; Wurmbefall

Blase
- *Bettnässen durch Bandwürmer*

Genitalien
- Wasserbruch am Hoden bei Jungen (Hydrozele)

**Die Ängste bei Silicea**

Das Silicea-Kind ist sehr schreckhaft und hat Angst vor lauten Geräuschen. Viele seiner Ängste sind eine Folge von zuviel geistiger Arbeit. Es meint, nie genug geleistet zu haben und hat große Schwierigkeiten, eine Arbeit abzuschließen. Dabei sind diese Ängste völlig unbegründet, da es sehr fleißig und gewissenhaft ist, nur eben mit einem Hang zum Perfektionismus. Es hat Angst zu versagen, weil ihm die Klarheit des Denkens fehlt. Diese Kinder bereiten sich so intensiv auf eine Prüfung vor, daß sie danach völlig erschöpft sind. Sie wollen lernen, aber es geht nichts mehr in ihren Kopf. Das macht ihnen natürlich große Angst. Hier hilft SILICEA, die Nerven aufzubauen und das kristallklare Denkvermögen des Kindes wiederherzustellen. Es nimmt den Kindern auch ihre Angst vor spitzen Gegenständen, wie Nadeln und Spritzen.

# Sulfur

## Die konstitutionellen Merkmale – der positive Zustand

Sulfur kann schmal oder kräftig gebaut sein, ist dabei aber immer groß. Ausnahmen gibt es nur, wenn bestimmte Krankheiten oder Behinderungen sein Wachstum gehemmt haben. Besonders neigt sein Oberkörper dazu, in die Höhe zu schießen, wodurch seine Schultern nach vorne gebeugt sind und leicht nach oben gezogen werden. Dabei entsteht ein Rundrücken. Er hat ein großes Gesicht, welches jedoch sehr fein gezeichnet ist. Seine leuchtenden, blauen Augen werden von langen, feinen Wimpern und Brauen umrahmt. Die Lippen, Ohren, Augenlider und Nase haben eine gesunde, kräftige Farbe. Unter der Haut schimmert das edle, blaue Blut in den Adern.
Sulfur ist von seinem Wesen her wißbegierig, neugierig und interessiert. Er hat eine intellektuelle Schnelligkeit und Aktivität, die immer wieder zum Vorschein kommt. Der Sulfur-Mensch neigt dazu, sich zurückzuziehen und schweigsam zu sein, er kann aber auch sehr kommunikativ sein. Er ist ein wacher Mensch, und seine Bewegungen sind kraftvoll. Er liebt die Natur und paßt sich ihrem Rhythmus an. Seine Anpassungsfähigkeit ist generell in allen Situationen sehr gut.

## Das Neugeborene

Der Sulfur-Säugling kommt kräftig und groß gewachsen auf die Welt. In seinen Augen leuchtet eine innere Weisheit, die Ruhe ausstrahlt. Seine Haare sind hell, manchmal leicht rötlich gefärbt. Dieses charakteristische Bild kann durch miasmatische oder umweltbedingte Einflüsse sowie unterdrückte Hautausschläge, Impfungen etc. manchmal drastisch verändert werden. Das Gesicht kann dann schmaler und angespannter erscheinen, die Haut ist nicht mehr geschmeidig, sondern eher trocken, auch die sonst so feinen Haare werden trocken und struppig. Die Lippen, Augenlider, Nasenränder und Ohren können eine tiefrote Verfärbung zeigen. Es kann eine Problematik bei der Blutzirkulation deutlich zutage treten, die sich durch einen heißen Kopf, heiße, schwitzige Hände und kalte Füße äußert. Die Körperöffnungen sind nicht nur heiß und sehr rot, sondern neigen auch zum Wundwerden, besonders der After. Auch der stark sauer riechende Durchfall ist ätzend. Die Haut wird meistens rauh, trocken, runzlig, juckend und pickelig. Der edle Glanz von Sulfur-Kindern wird matt und stumpf, besonders wenn Hauterscheinungen vorher unterdrückt wurden. Dann verläuft auch die Zahnung nicht mehr so beschwerdefrei wie bei einem gesunden Sulfur-Kind. Man erkennt das Sulfur-Kind während der Zahnung nur an dem leichten Durchfall, dem roten After oder anderen geröteten Körperöffnungen. Vielleicht sind auch nur die kleinen Füße nicht mehr so wohlig warm wie sonst.

**Der Säugling**

Ein Säugling wird etwa bis zum sechsten Monat voll gestillt, erst dann wird langsam dazugefüttert. Der Sulfur-Säugling reagiert sehr empfindlich auf die zusätzliche Nahrung. Wenn z. B. zu früh und zu reichlich stärkehaltige Speisen gefüttert werden, reagiert er, je nach Stärke und Belastbarkeit, sofort oder auch erst nach einigen Monaten mit der Haut. Er braucht unbedingt die naturgemäße Art des Zufütterns, bei der mit frischem Obst und Gemüse begonnen wird. Schon bald verträgt er auch gekochtes Gemüse, aber die Vorliebe für Frischkost bleibt bestehen. Am schlechtesten verträgt er rohes Getreide. Am besten fühlt sich der Säugling, wenn außer Gemüse und Obst nichts anderes gegeben wird. Erst in den späteren Monaten ist er in der Lage, leichtverdauliche Kohlehydrate, wie Reis und Zwieback, richtig zu verdauen. Konzentrierte Eiweiße, wie Fleisch, Eier und Käse, die sowieso im Säuglingsalter nicht angeboten werden sollten, verträgt er gar nicht. Sie fördern nur die Bereitschaft, Ekzeme, Grind und ähnliche Hautausschläge zu entwickeln. Hartnäckige Verstopfungen mit trockenem, großem Stuhl können ebenfalls dadurch entstehen. Alle diese Zustände können in jeder Lebensphase je nach der konstitutionellen Belastbarkeit durch ungesunde Kost entstehen. Auffällig ist seine Abneigung gegen das Gewickelt- und Gewaschenwerden. Es scheint ihm gar nichts auszumachen, stundenlang in seinen Fäkalien zu schmoren.

**Das Kleinkind**

Die weitere Entwicklung des Sulfur-Kindes läuft mehr oder weniger unproblematisch ab: Laufen, Gehen, Sprechen, Spielen, Greifen, Koordinieren. Mit der Koordination der Muskeln gibt es nur dann Schwierigkeiten, wenn das Kind sehr großen Eingriffen ausgesetzt ist, wie z. B. den Impfungen. Die Neugier des Sulfur-Kindes haben die Eltern schon im späten Säuglingsalter bemerkt, als das Kind versucht hat, alles zu erforschen, sich überall hochzuziehen, Sachen aus den Schränken zu ziehen, Schubladen zu öffnen, so daß nichts mehr vor dem Kind sicher war. Es ist sehr selbständig und möchte alles allein machen. So möchte es auch nicht gefüttert werden, dabei kleckert es sich über und über voll. Es ist ein äußerst waches, unternehmungslustiges und wißbegieriges Kind. Sobald es das Sprechen gelernt hat, wird sein unermüdlicher Wissensdrang noch deutlicher. Sein Reden ist immer mehr darauf ausgerichtet, seinen Erfahrungsschatz zu erweitern und Wissen zu erlangen. Sie werden als Eltern eines Sulfur-Kindes bald merken, daß es sich mit kurzen Antworten und ungenügenden Erklärungen nicht zufriedengibt und sofort mit der nächsten Frage kommt. Wenn Sie ihm etwas ausführlich und gut verständlich erklären, gibt es sich eine Zeitlang damit zufrieden, es verarbeitet das Gehörte, macht sich Gedanken darüber, und es dauert einige Zeit, bis es sich mit der nächsten Frage an Sie wendet.
Passiert irgend etwas Interessantes oder Aufregendes, so wird es sofort alles darüber wissen wollen. Sie können nicht mit einem Geheimnis oder mit irgend etwas, was Sie innerlich sehr bewegt hat, an dem Kind vorbeigehen. Es wird sofort merken, daß etwas in der Luft liegt, und es läßt Sie nicht los, bis es genauestens informiert ist. Wenn Sie als Eltern gestreßt sind und nur kurze Antworten geben können, werden Sie bald merken, daß Ihr Sulfur-Kind immer mit einer Gegenfrage »Warum?«, »Wieso?« reagiert. Wenn Sie sich jedoch wirklich auf dieses wißbegierige Kind einstellen, können sehr fruchtbare Gespräche zustande kommen, denn es hat die Begabung, genau den Punkt aus dem Gespräch herauszupicken, welcher zu weiteren konstruktiven Gedanken zu diesem Thema führt, wodurch auch das Wissen der Eltern über ein bestimmtes Thema erweitert und bereichert wird.

**Das Schulkind**

Das Sulfur-Kind kann sich zu einer Leseratte entwickeln. Wenn es sich nicht schon vorher das Lesen aneignet, wird es in der Schule mühelos das Lesen lernen und bald anfangen, selber Bücher zu lesen. Wenn Sie jedoch keine fruchtbaren Gespräche mit Ihrem Kind führen, wird es sich immer mehr in sich zurückziehen und zu einem Bücherwurm werden.

In der Schule ist das Sulfur-Kind sehr interessiert und verfolgt aufmerksam den Unterricht. Es stellt wichtige Fragen, die manche Lehrer sehr schätzen und ausführlich darauf eingehen. Trotz alledem kann das Kind so manche Probleme entwickeln. So treten z. B. bei gewissen Lernstoffen Gedächtnislücken auf. Was es aber einmal gut gelernt und verstanden hat, vergißt es so leicht nicht wieder. Probleme tauchen auf, wenn zuviel Lernstoff auf einmal auf es einstürmt und es die einzelnen Gebiete nicht gut verarbeiten kann. Nun gerät das Kind in echte Verlegenheit. Obwohl es vorher gerne im Mittelpunkt der Klasse gestanden hat, traut es sich jetzt nicht mehr, Fragen an den Lehrer zu stellen, da es den alten Stoff nicht richtig verstanden hat und nun keine Basis hat, um die Fragen überhaupt richtig formulieren zu können. Nachdem es aber den Stoff schweigend angenommen hat, befürchtet es nun, sich mit seinen Fragen lächerlich zu machen.

Ihm liegt es am Herzen, daß alles rechtens zugeht. Wenn es einmal eine Sprache mit ihrer Grammatik und der dahinterstehenden Logik richtig erfaßt hat, so macht es ihm keine Schwierigkeiten, diese Sprache fließend zu erlernen. Sollte ein Lehrer aber wenig Wert auf die logische Gliederung einer Sprache legen und mehr Wert auf das Auswendiglernen von grammatischen Formeln, so sieht sich Sulfur vor allergrößte Schwierigkeiten gestellt. Er kann einfach nicht Fakten auswendig lernen und vergißt immer wieder die gleichen Sachen. Ähnliche Schwierigkeiten können beim bloßen Auswendiglernen von geschichtlichen Ereignissen auftreten. Wird ihm jedoch der logische Zusammenhang klar, besonders das dahinterstehende Verhalten ganzer Länder oder einzelner Persönlichkeiten, dann macht ihm die Sache richtig Spaß.

Sulfur-Kinder haben aufgrund ihrer positiven Ausstrahlung, ihrer Durchsetzungskraft gegenüber Autoritäten und ihres kommunikativen Wesens eine besondere Befähigung als Klassensprecher.

**Die Pubertät**

Sie sind jetzt sehr in die Länge geschossen und können, wenn sie nicht regelmäßige Mahlzeiten mit einem hohen Anteil an Frischkost zu sich nehmen, leicht in einen Zustand der Unterzuckerung geraten, besonders gegen 11 Uhr. Dann können sie sich nur mit Mühe aufrecht halten, sie lehnen sich an, wo sie nur die Möglichkeit dazu finden, stützen den Kopf mit der Hand ab, können dem Unterricht nicht mehr folgen, hängen ihren Tagträumen nach oder schlafen tatsächlich ein. Gibt es ein Fleisch- oder Eiergericht zum Mittagessen, so werden sie danach noch müder.
In der Pubertät, in der das Kind auf das Einfühlungsvermögen und Verständnis der Eltern und Lehrer angewiesen ist, hat Sulfur eine besonders schwierige Zeit. Haben sich die schulischen Probleme erst einmal zugespitzt, so neigt Sulfur dazu, sehr verwirrt zu werden, so als ob er ein Brett vor dem Kopf hätte, und Gespräche, die ja eigentlich sehr förderlich für ihn sind, zu meiden. Er fühlt sich dumpf im Kopf und kann nicht die richtigen Worte finden, wenn er reden oder schreiben möchte.
Nach und nach verliert er die Lust an Schule und Arbeit. Er mag gar nichts mehr unternehmen und läßt auch Angelegenheiten links liegen, die ihm sonst sehr viel Freude bereitet haben. Sein persönliches Aussehen wird ihm nun auch gleichgültig, und wenn niemand ihn dazu auffordern würde, so würde er wochenlang seine Kleidung nicht wechseln. Er gerät in eine Art Faulheit, aus der er sich sehr schwer selbst befreien kann. Dadurch wird er noch unglücklicher, und das Leben macht ihm keinen Spaß mehr.
Jetzt fängt das Sulfur-Kind an, sich in religiöse und philosophische Bücher zu vertiefen, und verbringt die Zeit bis in die Nacht mit dem Lesen derartiger Literatur.
Trotz seiner Lethargie kann er plötzlich voll dasein, dann kann er lange und lebhaft über das Gelesene diskutieren. Dies ist besonders abends der Fall, wenn er in einer besseren Stimmung ist, und diese Gespräche erstrecken sich oft bis tief in die Nacht.
In der Pubertät wird sein Gesicht mehr oder weniger picklig. Sobald die Pickel abheilen, treten neue auf. Wurden zu irgendeinem Zeitpunkt Ausschläge unterdrückt, so kann sich Sulfur zu einem hypochondrischen

Jugendlichen entwickeln, und er gerät in Verzweiflung über sein Seelenheil und die gefährdete Erlösung. Das schon zurückgezogene Sulfur-Kind hat jetzt nur noch Freude an seinen Büchern und wenigen persönlichen Besitz, die es über alles schätzt. Auch für den Wert des Geldes hat es ein gutes Gespür und gibt sein Taschengeld nur sehr gezielt und bedacht aus. Es grübelt über religiöse Angelegenheiten und zweifelt am Sinn und Ziel seines Lebens. Aus Angst und Verzweiflung wendet es sich religiösen Gruppen oder Sekten zu, in der Hoffnung, dort sein Seelenheil zu finden.

### Wie Sie das Sulfur-Kind fördern können und was Sie beachten sollten

*Selbstbewußte, weise Kinder mit fehlendem Ordnungssinn.*

*Säugling und Kleinkind*

- Kleiden Sie es nicht in Wolle, und verwenden Sie keine Schaffellunterlage. Dies kann einen Ausschlag auslösen und einen Temperaturstau bei dem ohnehin sehr warmblütigen Kind verursachen.
- Wegen seiner heißen Füße, die es gerne nachts aufdeckt, sollten Sie ihm keinen Strampelanzug oder Strampelsack anziehen.
- Es mag keine Mütze tragen und nicht zu dick angezogen sein, weil ihm immer warm ist.
- Es läßt sich nicht gerne waschen. Machen Sie ihm das Baden interessant durch lustige Spielzeuge, Schaumbäder, Geschichtenerzählen etc.
- Jungen werden manchmal mit einer Phimose (Verengung der Vorhaut) geboren. Ersparen Sie Ihrem Kind die Beschneidung und das damit verbundene emotionale Trauma, indem Sie ihm SULFUR oder ein anderes passendes homöopathisches Mittel geben, welches die Phimose sanft und schnell beseitigt.
- Kinder mit einer Sulfur-Konstitution vertragen Impfungen schlecht. Sie schwächen ihr Immunsystem und können schwere gesundheitliche Beeinträchtigungen, z. B. Neurodermitis, auslösen.
- Windelausschläge, Ekzeme und andere juckende Ausschläge sollten von innen durch homöopathische Mittel und eine Ernährungsumstel-

lung geheilt werden. Verwenden Sie keine medizinischen Salben, die den Ausschlag unterdrücken, denn durch Unterdrückung können schlimme Folgekrankheiten, wie z. B. Asthma, chronische Bronchitis oder Durchfall entstehen. Vorsicht auch bei zinkhaltigen Kinderpflegecremes!
- Sulfur-Kinder schlafen gerne auf der linken Seite. Sie sollten es aber auch in andere Stellungen legen, um einer Verformung des Kopfes entgegenzuwirken.
- Das Schlafzimmer sollte gut gelüftet und nicht geheizt sein.
- Kleinkinder sollten gegen 11 Uhr eine Mahlzeit erhalten.

*Schulkind*
- Bewahren Sie Ruhe und Geduld bei dem unerschöpflichen Wissensdrang des Kindes und den ständigen Warum-Fragen.
- Fördern Sie sein Interesse für religiöse Themen durch entsprechende Bücher, schützen Sie es dadurch frühzeitig vor Sucht und dubiosen religiösen Randgruppen.
- Es hat eine übersteigerte Phantasie und kann auch schon mal versuchen, Ihnen einen Bären aufzubinden. Fördern Sie seine Wahrheitsliebe.
- Die beste Zeit zum Aufstehen ist zwischen 5 und 6 Uhr in der Frühe.
- Das beste Frühstück für das Sulfur-Kind besteht aus Obst, am besten Äpfel. Drängen Sie es nicht zu Brot oder Müsli. Einen Frischkornbrei wird es schlecht vertragen.
- Sulfur-Kinder haben manchmal Schwierigkeiten, sich in ein soziales Gefüge einzupassen. Beginnen Sie schon im Kindergartenalter damit, Ihrem Kind zu zeigen, wie es lernt, zu teilen und das Eigentum der anderen zu respektieren.
- Das Sulfur-Kind sammelt leidenschaftlich gerne alles, von der Briefmarke bis zu Zuckerstückchen. Es geht gerne auf Flohmärkte oder träumt nachts davon. Es liebt es, in einer Atmosphäre der Unordnung bis hin zum Chaotischen zu leben, verliert dabei aber nicht den Überblick und hat alles im Griff. Zeigen Sie ihm, wie man Ordnung hält, es muß das erst lernen!
- Es ist reformerisch veranlagt und würde gerne alte Familien- oder

Hausregeln über den Haufen werfen und neue aufstellen. Lassen Sie sich von seinen Ideen inspirieren.
- Es ist ehrlich und offen, dabei fehlt ihm jedoch manchmal das diplomatische Verhalten. Mit seiner schrankenlosen Offenheit und seinen neugierigen Fragen kann es schon einmal die Gefühle anderer verletzen.
- Es ist sehr intelligent, ist sich dessen aber nur allzusehr bewußt und gerät leicht in eine Art von schlauer Überheblichkeit. Legen Sie sich nicht mit ihm an, seien sie neutral, sonst kommt es zu uferlosen Diskussionen, die nur sein arrogantes Verhalten fördern.
- Wirken Sie seiner Neigung, einen Rundrücken und eine eingesunkene Brust zu bekommen, durch rückenstärkende Gymnastik entgegen, z. B. indem Sie ihm bei einem Spaziergang einen Stock unter die Oberarme und quer über den Rücken klemmen.
- Das Sulfur-Kind geht überhaupt nicht gerne Kleider einkaufen. Sein Äußeres ist ihm nicht wichtig. Es hat eine Abneigung gegen neue Kleidung. Kaufen Sie daher Gebrauchtes, oder lassen Sie Neues erst einmal einige Zeit im Schrank alt werden.
- Das Sulfur-Kind fängt leicht an zu riechen. Achten Sie daher auf regelmäßigen Wechsel der Kleidung, und erziehen Sie es zur Sauberkeit. Das Sulfur-Kind würde wochenlang das gleiche tragen.
- Unterdrücken Sie übelriechenden Fuß- oder Achselschweiß nicht mit Deodorants. Es ist wichtig, daß Giftstoffe über die Haut ausgeschieden werden. Durch die Unterdrückung wird dieses Ventil verstopft, und die inneren Organe werden belastet. Lungenschwäche, Durchfall und Hauterkrankungen können die Folgen sein.
- Es ist nicht schwindelfrei. Seinen Schwindel in der Höhe kann es überwinden, indem es von einem sicheren Ort nach unten schaut.

## Zusammenfassung der wesentlichen Symptome

Geistige und allgemeine Symptome
- introvertiertes Kind, das trotzdem die Gesellschaft anderer braucht; fühlt sich unfähig mitzuagieren, worunter es sehr leidet
- große Redelust, jedoch nur bei religiösen, philosophischen und wissenschaftlichen Themen, sonst wortkarg

- wenn es aufgefordert wird, vor anderen zu reden, wird es sehr aufgeregt und errötet leicht
- macht sich Sorgen um Kleinigkeiten
- sehr selbstbezogen und nur an den eigenen Sachen interessiert
- es geht ihm schlecht, wenn es sich seines Egoismus bewußt wird, fühlt sich beschämt und kann sogar krank werden
- Es ist ihm immer warm, mag sich ausziehen, leicht bekleidet sein
- Besserung durch: kalte frische Luft, besonders kräftige Bewegung, Aufstehen zwischen 5 und 6 Uhr morgens
- schlechter durch: Baden, Waschen, Wasser; vormittags, besonders 11 Uhr; Sattessen, besonders bei hastigem Essen; zuviel Schlaf; Schlafmangel
- Folgen von Impfungen und Quecksilbervergiftungen
- brennende Schmerzen
- SULFUR ist ein Reaktionsmittel, wenn das Kind auf gut gewählte Mittel nicht reagiert, bringt unterdrückte Krankheiten heraus, heilt Rückfälle nach akuten oder chronischen Krankheiten

Kopf
- Kopfschmerzen mit vorherigen Sehstörungen durch geistige Anstrengung, überhitzte Räume und Milch
- Blutandrang zum Kopf mit Hitzegefühl
- Brennen auf dem Scheitel, Leeregefühl im Kopf
- Hautausschläge
- Milchschorf, Ekzem, Kopfschuppen
- Haare verfilzen leicht, wenn sie nicht gekämmt werden
- kämmt und wäscht sich nicht gerne die Haare.
- Fontanellen schließen sich spät
- Kopfschweiß mit saurem Geruch

Augen
- rote Lidränder, Bindehautentzündung mit dickem, gelbem, ätzendem Eiter, der morgens die Lider verklebt
- heiße, trockene, juckende Augen, z. B. bei Heuschnupfen – schlimmer durch Hitze, Wasser und Sonne

Ohren
– Ekzem, Rötung
– Schwerhörigkeit nach Mittelohrentzündung

Nase
– Schnupfenanfälligkeit im Frühjahr und Herbst und bei Wetterwechsel
– Heuschnupfen, chronischer Schnupfen mit dickem, gelbgrünem, ätzendem Sekret
– hat große Schwierigkeiten, sich die Nase auszuschneuzen
– rote Nasenspitze
– *puhlt sich die Krusten aus der Nase und ißt sie*

Gesicht
– *Lidränder, Lippen, Ohrmuscheln und Nase rot*
– starke *Neigung zu Hautausschlägen*
– Akne in der Pubertät; große, eitergefüllte, rote Pickel
– wäscht sich nicht gerne, *schmutziges Aussehen*
– Lippen sind spröde, heiß und rot

Mund
– Aphthen, rote Zungenspitze und -ränder
– schlechter Mundgeruch
– Brennen mit Bläschen

Magen
– morgens kein Appetit
– *Heißhunger mit Schwäche um 11 Uhr*
– großer Appetit und trotzdem keine Gewichtszunahme oder schlechter Esser, für den das Essen Nebensache ist
– *Verlangen:* Äpfel, süßes Obst, Süßigkeiten, Pizza, Fleisch, eiskalte Getränke
– kranke Kinder trinken lieber Warmes
– *Abneigung:* Eier, Saures, Essig, Kürbis, Milch
– Unverträglichkeit: Eier, Fleisch
– Magenschmerzen brennend, Leeregefühl im Magen

Mastdarm
- Windelausschlag
- *Durchfall treibt morgens aus dem Bett* oder kommt kurz nach dem Aufstehen
- furchtbar stinkender Stuhl, Geruch hält sich hartnäckig lange auf der Toilette
- *Durchfall infolge Antibiotika;* ätzender Stuhl macht den After wund und rot, wenn nicht sofort die Windeln gewechselt werden und der Po gewaschen wird
- Verstopfung mit Schmerzen beim Stuhlgang, Juckreiz, Brennen, Hämorrhoiden

Genitalien
- verengte Vorhaut (Phimose)
- vorübergehende Schwellung der Vorhaut (Paraphimose)
- Penisentzündung durch vernachlässigte Hygiene
- unregelmäßige Menses, Blutung stagniert, setzt aus und beginnt dann wieder
- ätzender Monatsfluß
- Ausschlag an den Genitalien, der wollüstig juckt und durch Kratzen schlimmer wird

Bewegungsapparat
- Schwäche im Rücken, Neigung zum Rundrücken
- kann sich nicht gerade halten, rutscht in der Schule nach längerem Sitzen an die äußerste vordere Stuhlkante mit ausgestreckten Beinen, läßt sich hängen
- frühes Laufenlernen, aber schwache Fußgelenke
- warme Hände und Füße mit saurem, klebrigem Schweiß
- *steckt nachts die Füße unter der Decke hervor* oder deckt sich ganz auf
- Schwäche in den Armen beim Heben, beim Melden in der Schule
- Nägelbeißen
- *übelriechender Fußschweiß*
- *juckende Ausschläge,* besonders zwischen den Zehen, Pilzbefall

Lunge
- Husten schlimmer im warmen Zimmer, in Rückenlage, bei Bettwärme – besser im Freien
- Sulfur ist ein wichtiges Mittel bei Lungenentzündung oder in der Rekonvaleszenz, bei verschleppter Lungenentzündung oder wenn sich das Kind seitdem nicht wieder richtig erholt hat

Haut
- das wichtigste Mittel bei Hautkrankheiten und unterdrückten Ausschlägen
- Windelausschläge (werden sie mit zinkhaltigen Cremes unterdrückt, verschwindet der Ausschlag zwar, aber die Krankheit ist nicht geheilt)
- Sulfur-Ausschläge können praktisch alle Erscheinungen annehmen, jucken immer stark, brennen und nässen häufig
- Haut macht insgesamt einen schmuddeligen, ungepflegten Eindruck, und auch die Wundheilung ist gestört
- manchmal juckt die Haut ohne eine sichtbare Erscheinung
- Hautausschläge bzw. Juckreiz verschlimmern sich in der Bettwärme, durch Kratzen, Wollkleidung und nach dem Baden

Schlaf
- *glückliche Träume,* wacht singend auf, singt oder spricht im Traum
- durch zuviel oder zuwenig Schlaf geht es ihm schlecht
- *Katzenschlaf:* wacht leicht auf, ist sofort hellwach und schläft gleich wieder ein
- Schlaflosigkeit mit Grübeln

## Die Ängste von Sulfur

Sulfur-Kinder sind sehr selbstbewußt und mutig. Im Verhältnis zu anderen Kindern spielen Ängste hier keine so große Rolle. Dennoch haben natürlich auch sie gewisse Ängste, z. B. im Dunkeln und vor Geistern. Wenn sie älter sind, machen sie sich leicht Sorgen um Familienmitglieder, in ähnlicher Weise, wie sich Eltern Gedanken um ihre Kinder machen. Kommen die Eltern nicht rechtzeitig nach Hause, vermuten sie

gleich das Schlimmste. Manche Kinder haben große Angst vor der Höhe und trauen sich z. B. nicht, auf einen Jägerhochsitz zu klettern. Außerdem sind sie häufig nicht schwindelfrei.
Sie sind sehr interessiert an religiösen Fragen und versuchen allen Dingen bis auf den tiefsten Grund nachzuspüren. Ein Kind brütete abends im Bett wochenlang über der Frage »Wer ist Gott?« und konnte dadurch einfach nicht einschlafen. Solche Kinder machen sich auch Gedanken, ob für sie ein Platz im Himmel vorgesehen ist. Angst und der Wunsch nach einer Absicherung können sie dazu führen, sich einer religiösen Gruppe anzuschließen.

# Syphilinum

## Die konstitutionellen Merkmale – der positive Aspekt

Es ist ein reines Vergnügen, Syphilinum zu treffen, ihn kennen- und schätzenzulernen. Er ist so schön und von einer solchen Anmut, daß man kaum die Blicke von ihm wenden kann. Seine Gastfreundschaft ist weit und breit bekannt. Er besteht auf seiner Einladung mit solch einer liebenswürdigen Bestimmtheit, daß man nicht nein sagen kann, und kümmert sich mit großer Aufmerksamkeit und tadellosen Manieren um die Gäste. Diese wundern sich über die Grazie und den Charme dieses Menschen, der immer jünger wirkt, als er ist. Die Männer scheinen keine Barthaare zu haben, so geschmeidig und fein ist das Gesicht. Die Frauen scheinen ewig in der vollen Blüte eines jungen Mädchens zu stehen.
Die kleinsten Bedürfnisse der anderen entgehen ihren Augen nicht. Man wird so liebevoll und mit einem Lächeln, das die Herzen freudig berührt, bedient. Bei ihnen scheint immer die Sonne im Herzen zu strahlen.
Sie besitzen außerdem ein unvorstellbares Wissen und sind als wandelnde Enzyklopädie bekannt. Zusätzlich geht ihr Wissensschatz in Bereiche, die man in einer normalen Enzyklopädie nicht findet. An diesem Wissen lassen sie gerne andere, wenn erwünscht, mit Gleichmut und in vollem Umfang teilhaben. Sie wissen genau, wo die Quellen zu finden sind, so daß ihr Wissen überprüfbar ist. Sie können für ihre Thesen Beweise aufbringen oder ihre Gültigkeit durch Experimente veranschaulichen. Niemand geht halbwissend oder unbefriedigt von ihnen weg.

## Das Neugeborene

Das Syphilinum-Neugeborene kommt mit dem ganzen unheilbaren Erbe der Vorfahren auf die Welt. Ein tiefer Sattel drückt seine Nase ein wie ein Stempel. Meist wird es zu früh geboren, ist klein und untergewichtig, kaum lebensfähig mit seinen unausgereiften Lungen. Man steckt es in den Brutkasten, was seinem zarten Wesen mehr schadet als hilft, wo es

doch die lebens- und kraftspendende Liebe der Mutter so notwendig bräuchte. Schon gleich nach der Geburt weint es kläglich nach der Mutter, nach ein bißchen Barmherzigkeit. Die Welt hört seinen schwachen Schrei nicht, vertraut der Macht der Natur nicht und schiebt es in die herzlose Maschinerie ab. Was bleibt dem armen Neugeborenen übrig als verzweifeltes Weinen und Schreien.
Manchmal kommt es schon verkrüppelt auf die Welt. Der Schädel ist zu klein; das Gesicht spitzt sich zum Kinn hin zu. Aufgrund des allgemein engen Knochenbaus ist kaum genügend Raum im Mund. Der Nacken wirkt zu schmal und kraftlos, um den Kopf zu halten, der schlaff herunter hängt. Angeborene Anomalien (Deformierungen) können darüber hinaus eine noch größere Belastung darstellen. Das Neugeborene neigt zu einem angeborenen Zurücksinken des Augapfels. Es leidet unter Augenentzündung; die Lider sind geschwollen, eine starke Eiterung ist vorhanden und verklebt die Lider, welche nachts große Schmerzen verursacht. Nur kalt abwaschen lindert.

**Der Säugling**

Nur langsam nimmt der kleine Körper des Syphilinum-Säuglings an Kraft und Gewicht zu. Das Gesicht sieht alt aus, wie unter einer Last zusammengebrochen. Sein Nacken scheint die schwächste Stelle zu sein, den Kopf kann er nicht halten, wie bei einer Puppe. Das Kind weint sehr lange und recht häufig. Besonders die Nachtstunden sind eine Qual. Die Mutter hat das Gefühl, als ob das Kind große Schmerzen hat, kann aber nicht sagen, ob sie seelisch oder physisch bedingt sind. Es kann die ganze Nacht weinen und das nächtelang hintereinander, vor allem in den Morgenstunden von 1 bis 5 Uhr. Meist ist seine Stimme schwach.
Eine Neigung zu Katarrh kündigt sich schon in diesem Alter an. Die Absonderung ist übelriechend, grün oder gelblich und greift den Knochen an, wenn sie länger anhält. Schon mit etwa drei Monaten stellt die Mutter erstaunt fest, daß die ersten Zähne kommen, auch die restlichen kommen sehr schnell, einer nach dem anderen. Sie können sehr unterschiedlich geformt sein: von ganz kleinen Mausezähnen bis hin zu becherförmigen Deformierungen.

Manche Mütter beobachten, daß ihre Kinder ruhiger und besser schlafen, nachdem sie selber Bier getrunken haben. Trinken die Eltern in Gegenwart des Säuglings Bier, so lechzt schon der Kleine nach dem Glas. Hält man ihm das Glas aus Spaß hin, so trinkt er gierig davon. Die familiäre Neigung zu Alkoholismus macht sich sogar im Säuglingsalter schon bemerkbar.

**Das Kleinkind**

Klein, zwergenhaft, schwach, wie unterernährt mit noch weit offenen Fontanellen, schiefem Rücken, vor allem im Nacken- und Brustbereich, wächst der Syphilinum-Säugling zu einem Kleinkind heran. Es ist vielleicht noch zu schwach, zu retardiert, die Knochen sind noch nicht richtig ausgebildet, um krabbeln, geschweige denn sitzen zu können.
Auch der Haarwuchs ist recht spärlich. Krabbeln, Sitzen, Stehen, Gehen, Sprechen, eigenständig essen lernen bzw. andere Sachen selbständig verrichten, alles dauert verhältnismäßig lange. Eine Zwergenhaftigkeit und Retardierung kann in jedem Bereich vorkommen oder auch nur teilweise. Es gibt die Syphilinum-Kinder, bei denen der Körper zwar klein bleibt, aber der Geist gut, sogar sehr gut entwickelt ist. Umgekehrt kann es genausogut der Fall sein.
Sollte der Geist frei von den ererbten Belastungen sein, entwickelt das Kind seine Geschicklichkeit in erstaunlich kurzer Zeit, gleich wofür es sich interessiert. Seine Konzentration ist absolut perfekt, und sein Auffassungsvermögen übertrifft das normale Maß bei weitem. Ist es an Büchern interessiert, dann bringt es sich fast selber das Lesen bei, lange bevor es in die Schule kommt. Alle Bücher über ein bestimmtes Thema, das es fesselt, liest es eins nach dem anderen durch. Meist hat es bis zum Schulalter so viel Wissen angesammelt, daß es sich fast nicht mehr lohnt, auf eine normale Schule zu gehen. Dafür zeigt es für andere Sachen kein Interesse. Auch wenn Besuch da ist, reagiert es höchstens mit einem kurzen Nicken des Kopfes, um sich gleich wieder in seine Sache zu vertiefen.
Auch zeigt es wenig Interesse am Kindergarten und an gewöhnlichen Spielen der Kinder, selbst wenn es nicht zu den hochbegabten Syphilinum-Kindern gehört. Es mag in der Regel keine Gesellschaft, fühlt sich unwohl in der Gegenwart anderer und verschließt sich oft in sein Zimmer oder sitzt

abwesend da, nichts beobachtend, in sich versunken. Wenn man fragt, welche Gedanken ihm durch den Kopf gehen, dann weiß es nicht, wovon man redet und kann auch nicht sagen, was es gerade beschäftigt hat.
Es neigt zu bösartigen akuten Erkrankungen, die sehr viel Leid und oft große Schmerzen bereiten können. Soor, Mundfäule und Geschwüre sind zwar von großer Heftigkeit, aber sie zählen noch zu den geringsten Problemen. Es neigt zu Erkältungen bis hin zu schwerer Bronchitis. Das alles zehrt so an seinen Kräften, sowohl seelisch als auch körperlich, daß sein Leben ein einziges Elend wird. Nach einer Erkältung bleibt ein hartnäckiger Katarrh zurück mit harten, übelriechenden und großen schleimigen Krusten im hinteren Teil der Nase und im Rachen. Dadurch entsteht nachts ein sehr unangenehmes Gefühl. Erst am nächsten Morgen, wenn die Krusten herausgebracht werden, findet es Erleichterung. Abszesse, Furunkel und Geschwüre sind äußerst schmerzhaft, dauern sehr lange, bis sie heilen, und nehmen das Kind sehr mit, daß es in der Zeit kaum zu etwas fähig ist. Geschwürige Halsentzündungen mit schlimmen, reißenden Schmerzen lassen ihm Tag und Nacht keine Ruhe, wobei die Nacht um ein Vielfaches schlimmer ist als der Tag. Die akuten Erkrankungen rauben dem Kind die Nachtruhe, so daß der Schlafmangel ein zusätzlicher Leidensfaktor wird.
Die Zunge wird weich, schwammig, bekommt an den Rändern leicht Zahneindrücke und sieht zerschnitten aus; tiefe Risse graben sich in die Zunge. Der Atem ist extrem übelriechend. Die Zähne fangen sehr früh an zu faulen, vor allem am Zahnfleischrand, und brechen ab. Es können fürchterliche Zahnschmerzen entstehen, die es fast verrückt machen.

Wenn akute Erkrankungen für das Kind sehr qualvoll sind, ihm die Kräfte entziehen und es nicht schlafen lassen, übermäßig lange dauern, nachts schlimmer sind und kein Mittel richtig greift, denken Sie an SYPHILINUM.

Asthma ist auch noch eine Krankheit, mit der das Kind geplagt werden kann. Es bricht immer nachts aus, nach dem Insbettgehen, am schlimmsten zwischen 1 und 5 Uhr morgens. Am Tag hält es sich in Grenzen. Ein Gewitter bringt in der Regel einen Asthmaanfall mit sich, warmfeuchtes Wetter verschlimmert. Es gibt für die meisten seiner Beschwerden, insbesondere die Schmerzen, eine Erleichterung, und zwar kaltes Wasser; je kälter um so besser. Manchmal muß es nachts aufstehen und sich so lange eiskalt duschen, bis es vor Kälte blau wird. Solange diese Betäubung anhält, geht es ihm besser. Jedoch verschwinden all seine schlimmen Beschwerden wie durch ein Wunder in den Bergen. Es muß aber ganz hoch hinauf, unter 2000 Meter hat die Höhe kaum eine Wirkung. Die Besserung tritt rasch ein und bleibt bei dem ganzen Aufenthalt dort oben konstant; sogar seine chronische Verstopfung vergeht. Ein gesunder Appetit kehrt ein, wenn es vorher ein schlechter Esser gewesen ist, insbesondere bei den akuten Erkrankungen. Es schmeckt ihm auf einmal alles, und das Kind nimmt zu.

## Das Schulkind

Das Syphilinum-Kind erkennt man gleich im Unterricht, wenn es sich meldet. Nach kürzester Zeit kann es den Arm nicht mehr hoch halten, es muß ihn mit dem anderen Arm abstützen und hängt vor Anstrengung fast auf dem Tisch. Diese Schmerzen beim Armheben sind durch eine starke Anspannung im Schulter-Nacken-Bereich bedingt, die das Kind aber nicht daran hindert, gut Klimmzüge machen zu können. Durch die Verspannung fließt das Blut beim Heben nicht richtig in den Arm, und das Kind fühlt sich auch allgemein schlecht und sehr angestrengt.
Das hochbegabte Syphilinum-Schulkind hat keine Schwierigkeiten in der Schule. Vor allem die Mathematik fällt ihm in den Schoß. Gehört es nicht zu den Hochbegabten, macht es den Eltern viel Kummer. Es ist eine trostlose Sache; nichts will in seinen Kopf hineingehen. Bei allen Fächern, wo es denken muß, ist eine unüberwindbare Blockade vorhanden. Vor der Mathematik scheut es zurück, und die Rechtschreibung kapiert es einfach nicht. Alle Versuche, ihm die einfachsten Sachen beizubringen, sind vergeblich.
Dabei handelt es sich weniger um ein Gedächtnis- als um ein Verständnisproblem. Es kann manchmal einen gehörten Satz wörtlich behalten, ohne ein Wort davon verstanden zu haben, geschweige denn umsetzen zu können. Ein Syphilinum-Kind kann daher z. B. einen Text »vorle-

sen«, ohne lesen zu können. Leider bleiben manche Syphilinum-Kinder oft sitzen oder müssen auf eine Sonderschule, wobei es Wunder gewirkt hätte, wenn sie eine Zeitlang mit SYPHILINUM behandelt worden wären. Schreiben und Zeichnen können auch Schwachpunkte bei ihnen sein, so daß man ihre Schrift nur schwer entziffern kann.

## Die Pubertät

Die Pubertät von Syphilinum zeigt, in welchem Umfang es durch die schicksalhafte Erbmasse geprägt ist. Meistens tritt die Pubertät sehr spät und zögernd ein. Es sieht oft mit 17 Jahren noch wie ein zwölfjähriges Kind aus. Jungen haben ein glattes Gesicht ohne Bartwuchs oder mit sehr spärlichem und spätem Bartwuchs. Bei den Mädchen entwickelt sich der Busen nicht. Auch bleiben bei beiden Geschlechtern die Geschlechtsorgane klein und unterentwickelt. Die Mädchen leiden aber häufig an reichlichem wäßrigem Ausfluß, der alles durchnäßt.
Um diese Zeit fängt das Kind an, an Kopfschmerzen zu leiden. Es ist ein anhaltender schwerer, dumpfer Druck, vor allem an der Stelle über dem inneren Winkel des rechten Auges. Von dort aus schießt der Schmerz immer wieder zum Hinterkopf, als ob dieser mit einer Stange durchstochen wird. Syphilinum hat viele Arten von Schmerzen, z. B. als ob der Kopf zerdrückt wird, oder linienförmige Schmerzen, die gerade verlaufen können oder Kurven bilden.
Alle Schmerzen machen es schlaflos und treiben es an den Rand des Deliriums. Sie fangen spätnachmittags an, nehmen allmählich zu, erreichen den Höhepunkt vor Mitternacht und lassen langsam gegen Morgen nach. Bei Tagesanbruch sind sie ganz verschwunden. Diese wahnsinnigen Schmerzen machen es nicht nur total verzweifelt, sondern auch extrem reizbar. Die Reizbarkeit des Syphilinum-Kindes ist groß, und mit der Pubertät kommt sie immer stärker heraus. Das Kind wird ungehorsam, ist wütend auf die Eltern mit ihren ständigen Belehrungen, die es nicht aushalten kann. Jeder Widerstand der Eltern bringt es in Rage. Die erbliche Belastung kommt hoch, bricht aus. Es erzählt keinem über seine heimlichen Neigungen, wird verschwenderisch und lügt schlichtweg. Es greift vielleicht zu Alkohol, Zigaretten, Drogen usw. und kommt nicht

mehr davon los. Wenn es zu Hause zur Rede gestellt wird, gerät es in Wut, zerschmettert, was es gerade in der Hand hat, und schlägt mit den Fäusten. Solange der Vater noch zu mächtig für es ist, haut es gegen die Wand, einen Gegenstand, oder es schlägt seinen eigenen Kopf.
Parallel dazu entwickelt sich oft ein unsoziales Verhalten. Es mag gar nicht mehr zu Hause sein und kommt sehr spät nach Hause, vor allem, wenn die Eltern Freunde einladen. Eine richtige Abneigung hat das Syphilinum-Kind gegen Gesellschaften, und es fühlt sich äußerst unwohl in der Gegenwart anderer. Es hat kein soziales Empfinden und hat es nie gelernt, mit anderen umzugehen. Die Nächte verbringt es vielleicht alleine im Lokal oder mit Gleichgesinnten. Das tut ihm sehr gut und baut es auf. Wenn es wieder zu Hause ist, dann erscheint ihm alles deprimierend und sinnlos. Wenn die Mutter es in den Arm nehmen möchte, es trösten will, dann steigt sein Argwohn hoch. Was will sie wohl? Die Sympathie, der Trost ist ihm zuwider. Es wird mißbräuchlich und beleidigend gegenüber der Mutter und kann ihr, ohne mit der Wimper zu zucken, seelisch sehr weh tun. Es ist eine verzweifelte Familie, und oft werden Zwangsmaßnahmen ergriffen. Jetzt noch eine vernünftige Lösung für die Probleme zu finden ist fast ein Ding der Unmöglichkeit. Viel eher hätte man anfangen sollen, seine stark destruktive Natur in eine seiner zahlreichen Begabungen hineinzulenken. Aber auch jetzt heißt es, sich auf eines seiner Talente zu konzentrieren, so daß es einen aufbauenden Punkt hat. Das Syphilinum-Kind braucht ein spezielles Training, das ihm einen Sinn im Leben gibt, sonst kann es früh auf die schiefe Bahn geraten.

### Wie sie das Syphilinum-Kind fördern können und was Sie beachten sollten

*Es ist entweder ein hochbegabtes oder geistig unterentwickeltes Kind.*

*Säugling und Kleinkind*

- Schützen Sie schwerstbehinderte Kinder vor der großen Medizinmaschinerie. Fällen Sie keine überstürzten Entscheidungen, die nicht mehr rückgängig zu machen sind. Lassen Sie sich von vielen verschiedenen Menschen beraten, holen Sie auch konträre Meinungen ein.

Lassen Sie nur das Allernotwendigste an technischem Aufwand durchführen. Bereiten Sie das Kind seelisch, geistig und körperlich mit der Homöopathie auf operative Eingriffe vor, und führen Sie nach der Operation die Unterstützung mit Homöopathie, Bachblüten etc. weiter fort.

- Schützen Sie das Frühgeborene und unterentwickelte Kind vor dem Brutkasten. Wenden Sie die Känguruhmethode an. Tragen Sie es in einem Tragebeutel auf Ihrer Brust, und lassen Sie es auf Ihrer Brust schlafen.
- Frühgeborene sollten so bald wie möglich im Wasser Bewegungen machen und schwimmen können.
- Die Säuglingsmassage ist sehr wohltuend für retardierte Kinder oder Frühgeborene.
- Frühgeborene und behinderte Kinder sollten schöne, heilsame Musik hören.
- Wenn die Zähne sehr früh kommen, sollten Sie die vorzeitige Zahnung sogleich mit SYPHILINUM eindämmen. Eine zu frühe Zahnung fördert die Kariesbildung und belastet die Kinder. Diese Kinder sind auch sehr anfällig für Impfschäden, vor allem für die erste Impfung im dritten Monat.

*Schulkind*

- Unterstützen Sie nicht den Hang nach Stimulanzien, schon kleine Kinder haben eine Vorliebe für alkoholische und koffeinhaltige Getränke. Klären Sie das Kind gründlich über die schädliche Wirkung der Genußgift auf Seele, Geist und Körper auf.
- Seien Sie ein gutes Vorbild im Umgang mit Stimulanzien.
- Fördern Sie sein soziales Verhalten, und verhindern sie, daß es sich als sozialer Außenseiter fühlt oder dazu werden könnte.
- Lassen Sie das Kind Geschichten von großen Männern und Frauen lesen, vor allem von Wissenschaftlern wie Pythagoras, Newton usw. Vielleicht wird es dadurch angeregt, selbst in diese Richtung zu gehen.
- Seinen Schwindel in der Höhe kann es überwinden, indem es nach oben schaut.

## Zusammenfassung der wesentlichen Symptome

Geistige und allgemeine Symptome
- hohe Begabung oder völlige Verkümmerung des Geistes
- Kind nimmt nichts wahr, ist abwesend
- Abneigung gegen Gesellschaft, fühlt sich unwohl in der Gegenwart anderer, *mag nur die Gesellschaft von Gleichgesinnten*
- *asoziales Verhalten*, Ungehorsam, Lügen, Heimlichtuerei, *Verschwendungssucht*
- Mangel an Selbstachtung, Abneigung gegen seine Aufgaben und Pflichten, Unbeständigkeit
- reagiert argwöhnisch auf Trost und Sympathie
- gleichgültig gegenüber der Zukunft, geliebten Menschen, Verwandten
- *deprimiert, wenn es an seine alltäglichen Aufgaben und Pflichten denkt*
- unzusammenhängende Gedanken, vergeßlich, sucht Worte oder Ausdrücke
- *heftige Wut, besonders wenn es kritisiert oder zur Rede gestellt wird*
- für Säuglinge, die nach der Geburt nicht aufhören zu schreien
- Schmerzen nehmen langsam zu und ab
- Zwanghaftigkeit, wäscht sich ständig die Hände
- angeborene Anomalien: Wolfsrachen (offener Gaumen), Mikroenzephalie, Hasenscharte (gespaltene Oberlippe), fehlende Afteröffnung, nur eine Niere, vertauschte Aorten, Herzfehler, unterentwickelte, schwachsinnige Kinder, z. B. von Rauchern und Alkoholikern; Knochendeformierungen und starke Verengungen im Knochenbau, zu enger Kiefer, Beckenengstand, offene Fontanellen, krumme Wirbelsäule, deformierte, zu kleine Wirbel, besonders in Nacken und Brustbereich
- vererbte Neigung zu Alkoholismus
- Verschlimmerung: *nachts,* Winter, Hitze, Sonne, Gewitter, am Meer, nach dem Aufwachen morgens, bei Tätigkeiten, wo die Arme seitlich hochgehoben werden, z. B. beim Sichmelden im Unterricht, Apfelpflücken

- Abneigung gegen Trost
- Wenn akute Erkrankungen für das Kind sehr qualvoll sind, ihm die Kräfte entziehen und es nicht schlafen lassen, übermäßig lange dauern, nachts schlimmer sind, und kein Mittel richtig greift, denken Sie an SYPHILINUM

Kopf
- Kopfschmerzen mit Reizbarkeit, linienförmig, schlimmer nachts

Augen
- Augenentzündungen von Neugeborenen, die sehr viel weinen, besonders nachts, Lider kleben nachts zusammen, Schmerzen schlimmer von 2 bis 5 Uhr, besser durch kaltes Waschen

Nase
- Katarrh, übelriechend, grün oder gelblich, greift die Knochen an; festsitzende Krusten im Nasen-Rachen-Raum, Geschwüre
- Sattelnase

Mund
- frühzeitige Zahnung
- deformierte Zähne, Mausezähne, becherförmig, frühzeitige Karies am Zahnfleischrand, Zähne brechen ab; eingedellte Zähne; gezackte Schneidezähne
- Zunge geschwollen, weich mit tiefen Rissen, Soor, Mundfäule, Geschwüre

Hals
- geschwürige Hals- und Mandelentzündungen mit reißenden Schmerzen

Brust
- stechende Schmerzen im Herzen
- Asthma, Bronchitis, schlechter beim Hinlegen
- *Husten von Sonnenuntergang bis -aufgang*

Magen
- Appetit schlecht, besonders nach akuten Erkrankungen
- übermäßiger Hunger, braucht das Mehrfache an Menge wie Gleichaltrige
- Verlangen nach Stimulantien
- dicker Bauch, Magenerweiterung

Verdauung
- hartnäckige Verstopfung, *Einläufe unmöglich wegen extremer Schmerzen*
- Afterverengung angeboren oder krampfhaft
- Durchfall treibt das Kind um 5 Uhr früh aus dem Bett
- gallige Durchfälle am Meer

Genitalien
- starker Ausfluß

Extremitäten
- reißende, sägende Schmerzen in den Knochen
- Deformierungen der Knochen
- Wachstumsschmerzen nachts im Schienbein, besser durch Berührung

Schlaf
- unruhig, dreht sich um die eigene Achse im Bett, *wacht mit dem Kopf am Fußende auf*
- *Schlaflosigkeit* vor allem bei akuten Krankheiten, aber auch bei chronischen; wacht völlig kaputt und deprimiert auf

Haut
- hartnäckige Ausschläge, die das Kind vor Juckreiz wahnsinnig machen
- extrem schmerzhafte *Abszesse, Furunkel und Geschwüre,* die immer wiederkommen
- kupferfarbene, kleine Flecken
- Blutschwämme

**Die Ängste bei Syphilinum**

Dieses Kind paßt nicht in die normale familiäre und soziale Struktur, aber auch nicht in die herrschende Gesundheitsnorm. Entweder ist es zu schwach oder zu klein, körperlich oder geistig behindert, oder es legt ein Verhalten an den Tag, womit die anderen nicht umgehen können. Häufig hat es ganz andere Interessen als die übrige Familie und wird dadurch zum schwarzen Schaf abgestempelt. Es fühlt sich als Außenseiter und hat Angst, nicht die richtige geistige und seelische Nahrung zu erhalten. Diese Ängste sitzen tief in dem Syphilinum-Kind und es ist nicht einfach, an sie heranzukommen, da das Kind gar nicht anders sein kann. Es gibt nichts, was das Kind zu einem anderen Verhalten bringen könnte. Also verbirgt es seine Ängste und reagiert mit Antihaltung. Jedoch kommt die Grundexistenzangst hoch, wenn ihm furchterregende Märchen vorgelesen werden. Es ist dieser extremen Situation nicht gewachsen, und hier wird es seine gewohnte Antihaltung nicht weiterbringen. Ein böser Wolf wird es auffressen, ganz gleich, was es auch tut, um sich zu retten.

In der Schule hat das Kind Angst, in das ganze System nicht hineinzufinden. Entweder ist es mit seinen Gedanken ganz woanders oder umgekehrt. Es ist so weit voraus in seiner Brillanz, daß dies den vorgegebenen schulischen Rahmen sprengt. Dadurch hat es Angst, all jenes nicht leben zu können, was in ihm durchbrechen möchte, und daß sein Geist ganz leer und stumpf wird. Auf diese Weise könnte es seinen Verstand verlieren und völlig lahmgelegt werden.

In der Nacht wird das Syphilinum-Kind von seinem seelischen oder körperlichen Leid besonders geplagt. Aus diesem Grund hat es einfach Angst vor der Nacht, weil es ihm dann immer schlechtgeht. Es hat auch Angst, morgens aufzuwachen und durch das nächtliche Leiden völlig erdrückt zu werden.

VI.

# Keine Angst vor Ängsten

# Von den Kindern lernen

Liebe Eltern, wie Sie Ihren Kindern helfen können, mit der Angst umzugehen, läßt sich manchmal auch von Kindern lernen. Dazu einige Beispiele:

Ein sechsjähriger Junge hatte den Dinosaurierfilm »Jurassic Park« gesehen und litt seitdem unter großen Ängsten. Sobald er die Augen schloß, tauchten die schrecklichen Bilder wieder auf, und nachts hatte er Alpträume. Schließlich wurde er sogar von einem Dino gefressen. Er machte seinen Eltern große Vorwürfe, daß sie ihn nicht vor diesem Film geschützt hatten, obwohl er ihn selber unbedingt hatte sehen wollen. Einige Gaben Aconit befreiten ihn zwar von dem akuten Trauma, aber die Dino-Alpträume verschwanden in den nächsten Jahren nicht, wurden jedoch durch Opium abgeschwächt.

Schließlich befreite sich das Kind auf eine ganz homöopathische Art und Weise, aber ohne ein potenziertes Mittel zu nehmen, selbst von diesem Alpdruck, der seine Seele belastete. Als es neun Jahre alt war, bat es seine Eltern inständig, ein Video mit dem Jurassic-Park-Film auszuleihen. Es schaute sich den Film zu Hause ein zweites Mal nach vier Jahren an und war ein für allemal von seinen Dino-Ängsten und Alpträumen befreit, wie es selber, sagte: »Es ist ja nichts! Harmlos!« Dies ist ein gutes Beispiel, wie Sie sich als Eltern das Ähnlichkeitsprinzip der Homöopathie zunutze machen können, um ihrem Kind bei der Verarbeitung von traumatischen Erlebnissen behilflich zu sein. Natürlich muß dies auf eine sanfte Art und mit dem Einverständnis des Kindes erfolgen, denn sonst könnte ein neues Trauma entstehen.

Kleine Kinder wenden manchmal intuitiv das Ähnlichkeitsgesetz an, um eine schlechte Erfahrung auszubügeln. Vielleicht haben auch Sie schon einmal beobachtet, wie ein kleines Kind, das ganz in seinem Spiel versunken ist, dabei stolpert und stürzt, umkehrt und ganz bewußt noch einmal über den Stein geht, der es zu Fall brachte. Auch Kinder, die sich durch Unachtsamkeit verbrannt haben, zieht es noch einmal magisch zur

Kerze hin, weil sie bewußt erfahren wollen, wann die Gefahr spürbar wird. Je älter allerdings die Kinder werden, desto häufiger geht dieses »angeborene Verhalten« verloren, vielleicht, weil die Erwachsenen es nicht genügend beachten oder ihm sogar mit Unverständnis begegnen.
Wenn Sie Ihr Kind vor Gefahren behüten wollen, sollten Sie sich auch Ihrer eigenen Ängste bewußt sein. Die Aufklärung über mögliche Gefahren muß nicht immer so verlaufen, wie es von Generation zu Generation üblich war: »Nein, nein, nein! Tu dies nicht, tu jenes nicht! Scheren sind scharf! Feuer ist heiß!« Ein Kind weiß ja noch gar nicht, was »heiß« eigentlich bedeutet. Zeigen Sie ihm einmal behutsam, wie sich »heiß« anfühlt, dann hat es selber die Erfahrung gemacht und kann damit umgehen. Es lernt leichter durch eigene Erfahrungen als durch abstraktes Erklären. Beim Erklären besteht auch die Gefahr, daß sich die Ängste der Eltern auf das Kind übertragen. Vielleicht finden Sie unter den Arzneimitteln in diesem Buch auch das eine oder andere Mittel, was Sie selber anspricht.
Sehr förderlich bei der homöopathischen Behandlung von Kindern ist es, wenn auch gleichzeitig die Eltern mitbehandelt werden. Denn eine Familie lebt in der Regel in einer sehr engen symbiotischen Beziehung, und viele Probleme treten durch die besondere Konstellation von Charakteren in einer Familie auf. Vielleicht würden sie im Umgang mit anderen Menschen gar nicht zutage treten. Wenn nun ein verhaltensauffälliges Kind die Chance bekommt, sich durch eine homöopathische Behandlung weiterzuentwickeln, so sollte immer auch an die anderen Geschwister und an die Eltern gedacht werden, deren Probleme vielleicht nicht so offensichtlich sind. Es ist daher wünschenswert, mit der homöopathischen Behandlung nicht so lange zu warten, bis eine Krankheit ausbricht oder ein Verhalten die Akzeptanzgrenze überschreitet. Die homöopathischen Mittel können auch verwendet werden, um die Entwicklung bei einem gesunden Kind noch mehr zu fördern und seine Persönlichkeit optimal zu formen.
Wenn Sie versuchen, auf eine krampfhafte Art bei ihrem Kind ein scheinbares Fehlverhalten »wegzutherapieren«, so sollten Sie erst einmal in den Spiegel Ihrer eigenen Persönlichkeit sehen. Manchmal regt man sich als Eltern genau über die Eigenschaften seines Kindes auf, die

man an sich selbst insgeheim nicht akzeptieren kann. Wenn man das Problem für sich selbst verarbeitet, so wird es sich auch bei dem eigenen Kind in Wohlgefallen auflösen.

Hierzu das Beispiel eines jungen Mädchens, das unter starken Periodenschmerzen litt. Nachdem ihre alleinerziehende Mutter ihre Probleme mit Männern in einer Psychotherapie gelöst hatte, verschwanden schlagartig die Periodenschmerzen der Tochter. Dieses zeigt, daß Eltern auf eine ganz andere Art die Entwicklung ihrer Kinder unterstützen können, als sie es sich vielleicht vorgestellt haben.

Eine andere Mutter wollte unter allen Umständen ein bestimmtes Symptom ihres Kindes »wegtherapiert« haben. Sie war so darauf fixiert, daß sie ihre eigene Gesundheit darüber fast sträflich vernachlässigte: »Es ist mir egal, was aus mir wird, wenn nur erst mein Kind wieder gesund wird.«

Wir können die Gesundheit unserer Kinder nicht erzwingen. Mit Liebe und Loslassen ist es leichter, das zu akzeptieren, was für das Kind am besten ist.

# Repertorium der Kinderängste

In diesem Repertorium sind auch Mittel erwähnt, die wir nicht ausführlich, manchmal auch gar nicht in diesem Buch beschrieben haben. Jedoch sind es wichtige Mittel, die Kindern bei der Überwindung ihrer Ängste behilflich sein können, und als positiver Begleiteffekt unterstützen sie sie auch in vielerlei anderer Hinsicht.

**Angst (vor)**

- *Abmagerung, Angst führt zu:* Ignatia, Natrium muriaticum, Kalium phosphoricum, Argentum nitricum
- *Abwärtsbewegungen:* Psorinum
- *Ärger, beim:* Sepia
- *Alleinsein:* Phosphor, Sepia, Arsenicum album, Hyoscyamus, Kalium carbonicum, Lycopodium, Pulsatilla
  - *abends:* Kalium carbonicum, Pulsatilla
  - *alleingelassen zu werden:* Lycopodium, Arsenicum album, Hyoscyamus, Kalium carbonicum, Phosphor, Sepia
  - *Bett, mag nicht allein ins:* Causticum
  - *Dunkeln im, mit Verlangen nach Gesellschaft:* Kalium phosphoricum
  - *Gesellschaft, Verlangen nach, wegen Todesangst:* Phosphor
  - *Gewitter und Sturm, bei:* Phosphor
  - *mag keinen Moment alleine sein:* Sepia
  - *nachts:* Causticum, Stramonium
  - *nachts, möchte Licht:* Stramonium
  - *Panik, vorm Alleinsein und öffentlich aufzutreten:* Lycopodium
  - *Platz, auf großem:* Calcium carbonicum
  - *schlaflos oder Alpträume:* Kalium carbonicum
  - *Schreien, lautem:* Kalium carbonicum
  - *Todesangst, mit:* Argentum nitricum, Arsenicum album, Kalium carbonicum, Phosphor, Calcium carbonicum

**Angst (vor)**

- *Todesangst beim Ins-Bett-Gehen:* Arsenicum album
- *Verletzung, Furcht vor:* Arsenicum album

• *Anfeindungen:* Belladonna

• *angegriffen zu werden:* Arsenicum album

• *angesehen zu werden:* Calcium carbonicum

• *Annäherung:* Belladonna, Ignatia, Kalium carbonicum, Lachesis, Stramonium, Thuja

• *Arbeit anzufangen:* Argentum nitricum, Arsenicum album, Silicea, Kalium phosphoricum, Lycopodium, Medorrhinum

• *Atemnot, bei:* Lycopodium

- *Händehalten besser:* Lycopodium, Kalium carbonicum, Stramonium

• *aufgefressen zu werden:* Hyoscyamus, Stramonium

• *Aufsätze zu schreiben:* Lycopodium, Silicea

• *aufzufallen:* Lycopodium

• *Augen, durch Überanstrengung der:* Sepia

• *Augen zu schließen:* Aethusa, Causticum, Calcium carbonicum

• *Auto, überfahren zu werden:* Phosphor

- *daß ein Unfall passieren könnte:* Psorinum
- *schnell zu fahren:* Staphisagria

• *Baden:* Sepia, Sulfur

• *Betrunkenen:* Kalium phosphoricum

• *Bett, allein ins Bett zu gehen:* Calcium, Causticum, Arsenicum album, Phosphor

- *Augen zu schließen aus Furcht vor Schlangen:* Belladonna
- *beim Aufwachen, daß etwas unter dem Bett sein könnte:* Belladonna
- *springt aus dem Bett voller Angst und versteckt sich:* Arsenicum album, Belladonna, Pulsatilla, Stramonium
- *um 3 Uhr nachts, im Bett:* Kalium carbonicum
- *wacht voller Angst auf wegen Geräuschen unter dem Bett:* Arsenicum album, Belladonna

• *Blindheit:* Sulfur

• *Brücken, hochgelegenen Plätzen, auf:* Argentum nitricum, Pulsatilla, Staphisagria, Sulfur

- *weil es sich herunterstürzen könnte:* Argentum nitricum

**Angst (vor)**

- *Bus- oder Zugfahrten, weil die Leute ihm zu nahe kommen:* Argentum nitricum, Natrium muriaticum
- *Demütigung:* Sepia
- *Dunkeln, im:* Aconit, Arsenicum album, Calcium, Causticum, Lycopodium, Medorrhinum, Phosphor, Pulsatilla, Sepia, Silicea, Stramonium, Sulfur
- *Ecken, um bestimmte zu gehen:* Argentum nitricum
  - *daß etwas aus jeder Ecke springen könnte:* Medorrhinum, Phosphor
- *Einbrechern oder Dieben:* Arsenicum album, Ignatia, Lachesis, Natrium muriaticum, Phosphor, Sulfur, Silicea, Kalium phosphoricum
- *eingesperrt zu werden:* Arsenicum album
- *engen Räumen:* siehe Platzangst
- *entführt zu werden:* Phosphor, Pulsatilla
- *Erscheinungen, schrecklichen, im Dämmerlicht:* Phosphor
- *erschreckt leicht, sogar durch das Läuten der Türklingel oder des Telefons:* Borax, Lycopodium, Kalium carbonicum
- *ertrinken, zu:* Belladonna, Hyoscyamus, Lyssinum, Phosphor, Stramonium
- *erwachsen zu werden:* Pulsatilla
- *Erwartungsangst, allgemein:* Gelsemium, Medorrhinum, Natrium muriaticum, Arsen, Lycopodium, Phosphoricum acidum, Silicea, Thuja
  - *Angehen einer Sache, beim:* Kalium phosphoricum
  - *Durchfall, mit:* Argentum nitricum, Gelsemium, Thuja
  - *Erwartungen zu erfüllen:* Arsenicum album
  - *Erwartungsspannung, immer in, fühlt Dinge, bevor sie eintreffen:* Medorrhinum
  - *vor einem wichtigen Termin, Fest oder Aufführung, Zittern, Beben und Durchfall:* Argentum nitricum
- *Federn:* Stramonium, Tuberculinum
- *Fehler zu machen:* Arsenicum album, Natrium muriaticum
- *Feinden, verfolgt zu werden:* Arsenicum album, Belladonna, Silicea
- *festgenommen zu werden:* Arsenicum album
- *Feuer:* Lyssinum
  - *ins Feuer zu fallen:* Psorinum

**Angst (vor)**

- *schreckliche Visionen von Feuer:* Pulsatilla
- *stellt sich vor, daß alles brennt:* Belladonna

• *Fieber, bei:* Sepia

• *Fliegen, beim:* Gelsemium, Borax

- *Starten und Landen:* Borax

• *flüchten, möchte fliehen aus Furcht vor eingebildeten Dingen:* Belladonna

• *Flugzeugen, Tieffliegern, Luftangriffen:* Aconit, Chamomilla, Ignatia, Natrium muriaticum

• *Frauen (Jungen, die Angst vor Frauen oder Mädchen haben):* Pulsatilla

• *Fremden:* Barium carbonicum, Stramonium, Kalium phosphoricum, Causticum, Thuja

• *Freuden:* Lycopodium, Silicea

• *Freunde, um:* Barium carbonicum, Pulsatilla, Phosphor, Sulfur

• *fürchtet fast alles, hindert es zu handeln:* Aconit

• *Fußbad, nach einem:* Sepia

• *Gedächtnis könnte versagen:* Natrium muriaticum

• *Geistern:* Aconit, Arsenicum album, Pulsatilla, Phosphor, Sepia

• *Gelenke, schwache zu haben:* Sepia

• *Geräuschen, geringsten:* Borax, Silicea, Sepia

- *leicht erschreckbar:* Aconit, Ignatia, Nux vomica, Causticum

• *geringschätzig behandelt zu werden:* Sepia

• *Geschlecht, dem anderen:* Pulsatilla, Sepia, Staphisagria

• *Gesellschaft:* Aconit, Belladonna, Lycopodium, Stramonium

• *Gesicht, drückt Angst und Schrecken aus:* Aconit, Opium, Stramonium, Belladonna, Hyoscyamus, Veratrum

• *Gesichter zu sehen:* Phosphor

• *gesund, nicht zu werden:* Psorinum

• *Gespenstern:* Calcium carbonicum, Phospor, Sulfur

• *Gewissensängste:* Psorinum

• *Gewitter:* Lachesis, Gelsemium, Borax, Natrium muriaticum, Phosphor, Sepia, Silicea, Sulfur

- *dabei allein zu sein:* Phosphor

**Angst (vor)**

- *Gift, vergiftet zu werden:* Belladonna, Arsenicum album, Phosphor, Natrium muriaticum
- *Grausamkeiten, beim Hören oder Sehen von:* Calcium carbonicum
- *Haus, das auf es fallen könnte:* Argentum nitricum
- *herunterzufallen, Gefühl als ob:* Borax, Gelsemium
- *hochgelegenen Plätzen:* Argentum nitricum, Calcium carbonicum, Pulsatilla, Staphisagria, Sulfur
- *hochgenommen zu werden, aus dem Bett:* Calcium phosphoricum
- *Kindergarten, Schule:* Barium carbonicum, Calcium
- *Kirche, in der, oder vor großen Räumen:* Argentum nitricum
- *Kirchenglocken:* Lyssinum
- *Klavierspielen, beim:* Phosphor
- *krank zu werden:* Phosphor
- *Krankenhaus, Ärzten:* Arsenicum album, Argentum nitricum, Ignatia, Natrium muriaticum
- *Lehrlinge, vor neuer Tätigkeit:* Silicea, Lycopodium
- *Lesen, beim:* Sepia
- *Liebe von anderen zu verlieren:* Pulsatilla
- *Liegen, beim:* Arsenicum album, Calcium carbonicum, Pulsatilla, Silicea
  - *auf der linken Seite:* Pulsatilla
  - *auf dem Rücken:* Sulfur
- *Liftfahren:* Borax, Psorinum
- *Männern:* Lycopodium, Phosphor, Pulsatilla, Natrium muriaticum
  - *mit Bärten:* Pulsatilla
- *Masken, dämonischen:* Calcium carbonicum
- *medizinischer Untersuchung, Arzt:* Argentum nitricum, Thuja, Pulsatilla
  - *Arzt, mag ihn nicht:* Tuberculinum
- *Menses, ängstlich vor den:* Sepia
- *Menschen:* Barium carbonicum, Kalium phosphoricum, Lycopodium
- *Menschenmengen:* Argentum nitricum, Lycopodium, Kalium phosphoricum
- *morgens aufzuwachen:* Syphilinum
- *Musik:* Aconit, Arsenicum album, Barium carbonicum, Phosphor, Sulfur
- *Nacht, vor der:* Syphilinum

**Angst (vor)**

- *Nadeln und scharfen Gegenständen:* Silicea
- *Name, beim eigenen Namen gerufen zu werden:* Sulfur
- *Neuem:* Medorrhinum
- *öffentlich aufzutreten:* Arsenicum album, Lycopodium, Gelsemium, Argentum nitricum, Medorrhinum, Phosphor, Thuja
  – *öffentlich zu sprechen:* Lycopodium
- *Platzangst, Angst in engen Räumen:* Aconit, Argentum nitricum, Calcium carbonicum, Lycopodium, Natrium muriaticum, Stramonium
  – *in dunklen, engen Räumen:* Sepia
- *Polizei, daß sie es einsperrt:* Arsenicum album, Belladonna
- *Prüfungsangst:* Aethusa, Anacardium, Argentum nitricum, Arsenicum album, Gelsemium, Kalium phosphoricum, Lycopodium, Medorrhinum, Phosphoricum acidum, Silicea, Thuja
- *Reiten, beim:* Sepia
- *Rowdys:* Arsenicum album
- *Schatten:* Calcium carbonicum
  – *Schatten durch Kerzenlicht:* Calcium carbonicum
- *schauen, nach unten:* Gelsemium, Borax
- *schlechte Nachrichten zu hören:* Calcium carbonicum, Calcium phosphoricum, Kalium carbonicum, Natrium muriaticum, Lycopodium
- *Schnelligkeit, schnellem Fahren:* Staphisagria
- *schüchtern:* Lycopodium, Gelsemium, Argentum nitricum, Arsenicum album, Medorrhinum, Phosphor, Thuja
- *schwarz, vor dunklen Sachen:* Arsen, Stramonium, Tarentula, Veratrum album
- *Selbstmord, mit Gedanken an:* Nux vomica, Rhus toxicodendron, Staphisagria
- *Selbstvertrauen, mangelndes, Versagensängste, dabei sehr erfolgreich:* Silicea, Lycopodium
- *Sorgen um die Schule:* Lycopodium, Silicea
- *Spiegeln, glitzernden Gegenständen:* Stramonium, Lyssinum
- *Sprechen:* Sepia
  – *vor anderen:* Natrium muriaticum, Phosphor
- *Spritzen:* Silicea

**Angst (vor)**

- *Stimmlosigkeit, Angst verursacht:* Opium
- *Strafe:* Arsenicum album
- *Straße zu überqueren:* Aconit, Kalium phosphoricum
- *Tätigkeit, neuer (z. B. Lehrlinge):* Silicea, Lycopodium
- *Telefon, hinzugehen, wenn es klingelt:* Lycopodium
- *Tieren*
  - *Haien:* Medorrhinum
  - *Hunden:* Belladonna, Calcium, Causticum, Hyoscyamus, Lyssinum, Stramonium, Tuberculinum, Veratrum album
  - *Hunden, schwarzen, bösen oder wilden Tieren:* Stramonium
  - *Insekten:* Calcium carbonicum
  - *Katzen:* Tuberculinum
  - *Ratten:* Hyoscyamus, Lyssinum, Belladonna, Calcium carbonicum, Opium, Phosphor
  - *Spinnen:* Phosphor, Stramonium, Tuberculinum
  - *Vögeln:* Tuberculinum
- *Todsünde begangen zu haben:* Psorinum
- *Toiletten, fremde:* Lycopodium
- *Träumen, phantastischen:* Calcium carbonicum
  - *schrecklichen:* Sulfur
- *Treppe hinunterzugehen:* Gelsemium, Borax
- *Treppensteigen, beim:* Hyoscyamus
- *Tür zu öffnen:* Lycopodium
  - *rauszugehen:* Aconit, Kalium phosphoricum
  - *wenn eine Tür zufällt, spürt es die Angst im Magen:* Kalium carbonicum, Calcium carbonicum, Phosphor, Sepia
- *umgebracht zu werden:* Phosphor
- *Unglück:* Calcium carbonicum, Causticum, Lycopodium, Phosphor, Psorinum, Tuberculinum, Sepia
- *Unglücksfällen, eingebildeten, möchte davor weglaufen oder sich verstecken:* Belladonna, Opium, Phosphor
- *unheilbare Angst, untröstlich:* Aconit, Veratrum album
- *unheilbar krank zu sein:* Psorinum
- *unheilvollen Geschehnissen:* Barium carbonicum

**Angst (vor)**

- *Unordnung:* Arsenicum album
- *unpünktlich zu sein:* Arsenicum album
- *Unternehmungen:* Argentum nitricum, Arsenicum album, Lycopodium, Medorrhinum, Silicea
  - *vor größeren anstrengenden:* Argentum nitricum, Gelsemium, Arsenicum album, Lyssinum, Thuja
  - *vor ungeplanten:* Calcium carbonicum
- *Verabredung mit Freunden:* Barium carbonicum
- *Veränderungen:* Medorrhinum
- *Verantwortung zu übernehmen:* Argentum nitricum, Arsenicum album, Silicea, Kalium phosphoricum, Lycopodium, Medorrhinum
- *Verarmung:* Psorinum
- *verbotene Handlungen begangen zu haben:* Arsenicum album
- *verfolgt zu werden, muß sich immerzu umdrehen:* Lachesis, Medorrhinum, Staphisagria
- *Vergeßlichkeit, besonders am Abend:* Pulsatilla, Phosphor, Lycopodium, Kalium phosphoricum, Calcium carbonicum, Natrium muriaticum
- *vergewaltigt zu werden:* Pulsatilla
- *vergiftet zu werden durch Behandlung:* Arsenicum album, Phosphor
- *verlassen zu werden:* Phosphor
- *verletzt zu werden:* Stramonium
- *Verletzungen beim Alleinsein:* Arsenicum album
- *verraten zu werden:* Hyoscyamus
- *Versagen:* Lycopodium, Silicea
- *versteckt sich (in der Toilette) vor Angst:* Arsenicum album
- *Verwirrung, fürchtet, daß die Leute sie bemerken:* Calcium carbonicum
- *Vollmond, bei, Angst im Bett:* Silicea, Sulfur
- *Wasser, ins Wasser zu fallen und zu ertrinken:* Belladonna, Hyoscyamus, Lyssinum, Phosphor, Stramonium
- *Wiege, beim Legen in die:* Borax
- *Zeit*
  - *Abenddämmerung:* Calcium carbonicum, Causticum, Kalium carbobonicum, Phosphor, Pulsatilla, Sepia

**Angst (vor)**

- *abends:* Calcium carbonicum, Kalium carbonicum, Phosphor
- *abends und um Mitternacht:* Tuberculinum
- *abends, mit Hitzeandrang wegen wirklicher oder eingebildeter Ereignisse:* Sepia
- *3 Uhr nachts:* Arsenicum album, Silicea, Aconit, Rhus toxicodendron
- *5 Uhr:* Nux vomica
- *morgens:* Argentum nitricum, Lycopodium
- *morgens, beim Aufstehen:* Argentum nitricum
- *nachts:* Arsenicum album, Belladonna, Calcium carbonicum
- *nach 3 Uhr nachts:* Arsenicum album, Rhus toxicodendron
- *Zittern und Beben, wenn der Abend näherrückt:* Aconit, Arsenicum album, Calcium carbonicum, Sulfur

• *Zeitdruck, falls ein Termin festgesetzt ist:* Argentum nitricum, Gelsemium, Medorrhinum
• *Ziel zu verfehlen, z. B. auf Wanderungen oder bei Prüfungen:* Lycopodium
• *zu Hause:* Arsenicum album, Kalium carbonicum, Lycopodium, Pulsatilla
• *Zusammenbruch:* Silicea, Kalium phosphoricum, Natrium muriaticum

# VII.

# Anhang

# Tabelle homöopathischer Mittel

In dieser Tabelle sind der Vollständigkeit halber auch Mittel erwähnt, die nicht im Buch beschrieben sind.

| *Name des Mittels* | *Deutscher Name* | *Abkürzung* |
|---|---|---|
| **A**ceticum acidum | Essig | Acet-ac. |
| Aconitum napellus | Sturmhut | Acon. |
| Aethusa cynapium | Hundspetersilie | Aeth. |
| Allium cepa | Zwiebel | All-c. |
| Aloe socotrina | Aloe | Aloe |
| Alumina | Tonerde | Alum. |
| Anacardium orientale | Elefantenlaus | Anac. |
| Anagallis arvensis | Ackergauchheil | Anag. |
| Angustura vera | Borke von Galipea cusparia | Ang. |
| Antimonium crudum | Grauspießglanzerz | Ant-c. |
| Antimonium tartaricum | Brechweinstein | Ant-t. |
| Apis mellifica | Biene | Apis. |
| Argentum metallicum | Silber | Arg-m. |
| Argentum nitricum | Höllenstein | Arg-n. |
| Arnica montana | Arnika, Bergwohlverleih | Arn. |
| Arsenicum album | Arsen | Ars. |
| Arsenicum jodatum | Arsentrijodid | Ars-j. |
| Asarum europaeum | Haselwurz | Asar. |
| Aurum metallicum | Gold | Aur. |
| **B**arium carbonicum | Bariumcarbonat | Bar-c. |
| Barium jodatum | Bariumjodid | Bar-j. |
| Barium muriaticum | Bariumchlorid | Bar-m. |
| Belladonna (Atropa belladonna) | Tollkirsche | Bell. |

| *Name des Mittels* | *Deutscher Name* | *Abkürzung* |
|---|---|---|
| Bellis perennis | Gänseblümchen | Bellis. |
| Berberis vulgaris | Berberitze | Berb. |
| Borax veneta (Natrium boracicum) | Borax | Bor. |
| Botulinum | Wurstgift | Botul. |
| Bromium | Brom | Brom. |
| Bryonia alba | Weiße Zaunrübe | Bry. |
| Cactus grandiflorus | Königin der Nacht | Cact. |
| Caladium seguinum | Schweigrohr | Calad. |
| Calcium carbonicum | Austernschalenkalk | Calc. |
| Calcium phosphoricum | Calciumphosphat (phosphorsaure Kalkerde) | Calc-p. |
| Calcium sulfuricum | Gips, Alabaster | Calc-s. |
| Calendula officinalis | Ringelblume | Calend. |
| Camphora officinarum | Kampfer | Camph. |
| Cantharis vesicatoria | Spanische Fliege | Canth. |
| Capsicum annuum | Cayennepfeffer | Caps. |
| Carbolicum acidum | Karbolsäure | Carb-ac. |
| Carbo animalis | Tierkohle | Carb-an. |
| Carboneum sulfuratum | Schwefelkohlenstoff | Carb-s. |
| Carbo vegetabilis | Holzkohle | Carb-v. |
| Carcinosinum oder Carcinominum | Krebs-Nosode | Carc. |
| Carduus marianus | Mariendistel | Card-m. |
| Castor equi | Pferdezehe | Cast-eq. |
| Caulophyllum thalictroides | Frauenwurzel | Caul. |
| Causticum Hahnemanni | Hahnemanns Ätzstoff | Caust. |
| Chamomilla vulgaris | Kamille | Cham. |
| Chelidonium majus | Schöllkraut | Chel. |
| China officinalis | Chinarinde | Chin. |
| Cina (Artemisia maritima) | Zitwerblütensamen | Cina |
| Clematis erecta | Aufrechte Waldrebe | Clem. |

| *Name des Mittels* | *Deutscher Name* | *Abkürzung* |
|---|---|---|
| Cocculus indicus (Anamirta cocculus) | Kockelskörnerstrauch | Cocc. |
| Coccus cacti (Dactylopus coccus) | Cochenillelaus | Coc-c. |
| Coffea cruda | Roher Bohnenkaffee | Coff. |
| Coffea tosta | gerösteter Kaffee | Coff-t. |
| Colchicum autumnale | Herbstzeitlose | Colch. |
| Colocynthis (Citrullus colocynthis) | Koloquinte | Coloc. |
| Corallium rubrum | Rote Koralle | Cor-r. |
| Crataegus oxyacantha | Weißdorn | Crat. |
| Croton tiglium | Krotonöl | Crot-t. |
| Cuprum metallicum | Kupfer | Cupr. |
| Cuprum arsenicosum | Kupferarsenit | Cupr-ars. |
| **D**erris pinnata | unbekannt (chinesische bohnenartige Pflanze) | Der. |
| Dioscorea villosa | Yam | Dios. |
| Diphtherinum | Diphtherie-Nosode | Dipht. |
| Dolichos pruriens | Juckbohne | Dol. |
| Drosera rotundifolia | Sonnentau | Dros. |
| Dulcamara (Solanum dulcamara) | Bittersüße Nachtschatten | Dulc. |
| **E**chinacea angustifolia | Echinacea | Echi. |
| Euphrasia officinalis | Augentrost | Euphr. |
| **F**errum metallicum | Eisen | Ferr. |
| Ferrum phosphoricum | Eisenphosphat | Ferr-p. |
| Fluoricum acidum | Flußsäure | Fl-ac. |
| **G**elsemium sempervirens | Jasmin | Gels. |
| Glonoinum | Nitroglyzerin | Glon. |

| *Name des Mittels* | *Deutscher Name* | *Abkürzung* |
|---|---|---|
| Graphites | Reißblei | Graph. |
| Gunpowder | Schießpulver | Gunp. |
| **H**amamelis virginica | Zaubernuß | Ham. |
| Hecla lava | Hekla lava | Hecla |
| Hepar sulfuris calcareum | Hahnemanns Calciumsulfid | Hep. |
| Hippozaenium (Malleinum) | Nosode der Pferdenetzkrankheit | Hippoz. |
| Hydrastis canadensis | Kanadische Gelbwurz | Hydr. |
| Hypericum perforatum | Johanniskraut | Hyper. |
| **I**gnatia amara | Ignatiusbohne | Ign. |
| Illicium anisatum | Anis-Sternanis | Ill. |
| Ipecacuanha (Cephaelis ipecacuanha) | Brechwurzel | Ip. |
| **J**alapa (Ipomoea purga) | Jalapenknolle | Jalap. |
| **K**alium bichromicum | Kaliumbichromat | Kali-bi. |
| Kalium carbonicum | Kaliumcarbonat | Kali-c. |
| Kalium muriaticum | Kaliumchlorid | Kali-m. |
| Kalium permanganatum | Kaliumpermanganat | Kali-per. |
| Kalium sulfuricum | Kaliumsulfat | Kali-s. |
| Kreosotum | Kreosot | Kreos. |
| **L**ac caninum | Hundemilch | Lac-c. |
| Lachesis muta (Trigonocephalus lachesis) | Buschmeister | Lach. |
| Lacticum acidum | Milchsäure | Lac-ac. |
| Lathyrus sativa | Platterbse | Lath. |
| Latrodectus mactans | Schwarze Witwe | Lat-m. |
| Ledum palustre | Wilder Rosmarin/Sumpfporst | Led. |
| Lycopodium clavatum | Bärlapp | Lyc. |
| Lyssinum (Hydrophobinum) | Tollwut-Nosode | Lyss. |

| *Name des Mittels* | *Deutscher Name* | *Abkürzung* |
|---|---|---|
| **M**agnesium carbonicum | Magnesiumcarbonat | Mag-c. |
| Magnesium phosphoricum | Magnesiumphosphat | Mag-p. |
| Medorrhinum | Gonorrhoe-Nosode | Med. |
| Melilotus | Steinklee | Meli. |
| Mentha piperita | Pfefferminze | Menth. |
| Mercurius solubilis Hahnemanni | Hahnemanns lösliches Quecksilber | Merc. |
| Mercurius corrosivus sublimatus | Quecksilberchlorid | Merc-c. |
| Mercurius cyanatus | Quecksilberzyanid | Merc-cy. |
| Mercurius jodatus flavus (protojodatus) | gelbes Quecksilberjodid | Merc-j-f. |
| Mercurius jodatus rubrum (binjodid) | rotes Quecksilberjodid | Merc-j-r. |
| Millefolium | Schafgarbe | Mill. |
| Mitchella repens | unbekannt (englisch: Partridge-Berry) | Mitch. |
| Muriaticum acidum | Salzsäure | Mur-ac. |
| **N**aphthalinum | Naphthalin | Naph. |
| Natrium carbonicum | getrocknetes Natriumcarbonat | Nat-c. |
| Natrium muriaticum | Kochsalz | Nat-m. |
| Natrium sulfuricum | Glaubersalz | Nat-s. |
| Nitricum acidum | Salpetersäure | Nit-ac. |
| Nux moschata | Muskatnuß | Nux-m. |
| Nux vomica | Brechnuß | Nux-v. |
| **O**pium (Papaver somniferum) | Schlafmohn | Op. |
| **P**ertussin | Keuchhusten-Nosode | Pert. |
| Phellandrium aquaticum | Wasserfenchel | Phel. |
| Phosphorus | Phosphor | Phos. |
| Phosphoricum acidum | Phosphorsäure | Phos-ac. |
| Phytolacca decandra | Kermesbeere | Phyt. |

| *Name des Mittels* | *Deutscher Name* | *Abkürzung* |
|---|---|---|
| Pilocarpinum | Pilocarpin | Pilo. |
| Plantago major | Breitwegerich | Plant. |
| Plumbum metallicum | Blei | Plb. |
| Podophyllum peltatum | Maiapfel (Fußblatt) | Podo. |
| Psorinum | Krätze-Nosode | Psor. |
| Pulex irritans | Floh | Pulex |
| Pulsatilla nigricans (Anemone pulsatilla) | Küchenschelle | Puls. |
| **R**heum officinale (palmatum) | Rhabarber | Rheum |
| Rhus toxicodendron | Giftefeu | Rhus-t. |
| Rubeolinum | Röteln-Nosode | Rubl. |
| Rumex crispus | Krauser Ampfer | Rumx. |
| Ruta graveolens | Weinraute | Ruta. |
| **S**ambucus nigra | Holunder | Samb. |
| Sanguinaria canadensis | Kanadische Blutwurzel | Sang. |
| Sanicula aqua | Mineralwasser aus Ottawa, Illinois, USA | Sanic. |
| Senega (Polygala senega) | Senegawurzel (Klapperschlangenwurzel) | Seneg. |
| Sepia officinalis | Tintenfisch | Sep. |
| Silicea terra (Silicium) | Kieselsäure | Sil. |
| Spigelia anthelmia | Wurmkraut | Spig. |
| Spongia marina tosta (Euspongia officinalis) | Meerschwamm (gerösteter) | Spong. |
| Staphisagria (Delphinium staphisagria) | Stefanskorn | Staph. |
| Stramonium (Datura stramonium) | Stechapfel | Stram. |
| Strontium carbonicum | Strontiumcarbonat | Stron-c. |
| Sulfur | Schwefel | Sulf. |
| Sulfuricum acidum | Schwefelsäure | Sulf-ac. |

| *Name des Mittels* | *Deutscher Name* | *Abkürzung* |
|---|---|---|
| Symphytum officinale | Beinwell | Symph. |
| Syphilinum | Syphilis-Nosode | Syph. |
| **T**abacum (Nicotiana tabacum) | Tabak | Tab. |
| Terebinthina | Terpentin | Ter. |
| Tetanus | Tetanusnosode | Tet. |
| Thuja occidentalis | Lebensbaum | Thuj. |
| Tuberculinum bovinum | Tuberkulose-Nosode | Tub-bov. |
| **U**rtica urens | Brennessel | Urt-u. |
| **V**aleriana officinalis | Baldrian | Valer. |
| Varicellinum | Windpocken-Nosode | Varic. |
| Veratrum album | Weiße Nieswurz | Verat. |
| Veratrum viride | Grüne Nieswurz | Verat-v. |
| Verbascum thapsus | Königskerze | Verb. |
| Vespa crabro | Wespe | Vespa |
| **Z**eckenbißfieber-Nosode | — | Zeck. |
| Zincum metallicum | Zink | Zinc. |
| Zincum phosphoricum | Zinkphosphid | Zinc-p. |

# Quellenverzeichnis

Albonici, H., Klein, P., Grob, Ch., Pewsner, D., *Schweizerische Impfkampagne gegen Masern, Mumps und Röteln,* Sonderdruck aus Schweiz. Zschr. GanzheitsMedizin 1/1994

Borland, D., *Children's Types,* Jain Publishers, New Delhi

Breisach, G. et al., *Tetanus-Andikörperbestimmung bei Kindern,* Dtsch. med. Wochenschrift Nr. 104/1979, S. 1409–1412

Buchwald, G., *Impfen, das Geschäft mit der Angst,* Hirthammer-Verlag, München

Buchwald, G., *Therapieresistentes Hirnkrampfleiden mit hochgradigem Intelligenzdefekt als Folge einer Kinderlähmungs-Schluckimpfung (Sabin), Erfahrungsheilkunde Acta medica empirica,* Zeitschrift Heft 5, 1986, Band 35, Haug Verlag, Heidelberg

Cayol, M., Tauveron, J., *Whole-body protein turnover + hepatic protein synthesis are increased by vaccination in man* (Centre de Recherche de Nutrition Humaine d'Auvergne, Clin-Sci-Colch. 1995 Oct., 89 [4] 389–96)

Coulter, Fischer, *Dreifachimpfung – Ein Schuß ins Dunkle,* Barthel & Barthel Verlag, Berg

Coulter, Harris, *Impfungen – der Großangriff auf Gehirn und Seele;* Hirthammer Verlag

Cournoyer, C., *Impfen – ja oder nein?,* Waldhausen Verlag

Delarue, F. + S., *Impfungen – der unglaubliche Irrtum,* Hirthammer Verlag, München

Delarue, S., *Impfschutz – Irrtum oder Lüge,* Hirthammer Verlag, München

Dyer, C., *Famlies win support for vaccine compensation claim* (BMJ, 1994, Sept. 24)

Edsal, G., *Excessive Use of Tetanus Toxid,* Boosters JAMA 1967, 8202: S. 111–113

Ehrengut, Wetal, *Über natürlich erworbene Tetanusantitoxine im Serum von Kindern und Erwachsenen in Mali,* Immunität und Infektion 11/1983, S. 229–232

Elswood, B. F., Stricker, R. B., *Polio vaccines and the origin of AIDS* (University of California, San Francisco, Mission Center, Med. Hypothesis 1995, Mar. 44 [3], 226)

Fishers, Charles E., *Diseases of Children and their homoeopathic treatment,* M. Bhattacharyya & Co., Calcutta, 1937

Friedrich u. a. (Departamento de Virologia, Rio de Janeiro 1995), *Genomic characterization of type 3 polioviruses isolated from vaccine-associated poliomyelitis cases in Brazil*

Herscu, P., *Die homöopathische Behandlung der Kinder,* Kai Kröger Verlag, Groß-Wittensee

Hof, H., Dorries, R., *Polioschutzimpfung heute: Kritische Anmerkungen* (Institut für Medizinische Mikrobiologie und Hygiene, Fakultät für klinische Medizin Mannheim der Uni Heidelberg, Immun-Infekt. 1995 Aug., 23 [4] 130–3)

Horaud, F., *An historical outline of the development of live poliovaccine and its non-target effects* (Institut Pasteur, Paris, Dev-Biol-Stand. 1995, 84, 117–22)

Mai, Ketal, *Über den Stand und die Dauer des Impfschutzes gegen Tetanus bei Kindern,* Dtsch. med. Wochenschrift Nr. 95/1970, S. 1044–1050

Maschikian, MV, Stollermann, G. H. (Hospital-Pract-of-at 1994, Sept. 15, 29 [9:69–73,76,7]), *Vaccine Associated Polio: A Case and its Lessons*

Müller, Neil Z., *Vaccines: Are they really safe and effective? A Parents's Guide to Childhood Shorts,* New Atlantean Press, Santa Fe, New Mexico 1992

Müller, Markus Dr. jur., *Die M+M+R-Impfkampagne des Bundes auf dem juristischen Prüfstand,* Separatdruck Schweizerische Ärztezeitung, Band 75, Heft 10/1994, Hans Huber Verlag Bern

Nathanson, N., Langmeier, AD, *The Cutter incident. Polio following formaldehyde-inactivated poliovirus vaccination in the USA during the spring of 1955* (Am-J-Epidemiol. 1995 Juli 15, 142 [2], 190–40, discussion 107–8)

Oeter, D., *Impfschutz und überstandene Kinderkrankheiten der Hamburger Schulanfänger von 1981,* S. 44, R. G. Fischer Verlag, Frankfurt 1987

Pilars de Pilar, C. E., Spiess, H., *Diphtherie und Tetanusantikörper bei Kindern und jungen Erwachsenen,* Dtsch. med. Wochenschrift Nr. 106/1981, S. 1341–1344

Roy, Ravi u. Lage-Roy, Carola, *Homöopathischer Ratgeber*
*Nr. 3 Impfschäden*
*Nr. 4 Homöopathische Impfung*
*Nr. 5 Grippe*
*Nr. 9 Säugling – Wochenbett*
*Nr. 10 Kinderkrankheiten*
*Nr. 14 Neurodermitis*
*Nr. 15 Impfschäden und Behandlung*
Verlag Lage & Roy, Murnau

Roy, Ravi u. Lage-Roy, Carola, *Selbstheilung durch Homöopathie,* Droemer Knaur Verlag, München 1988

Rumke, H. C., Oostvogel, P. M., *Polio in the Netherlands* (Laboratory for Clinical Vaccine Research, Epidemiol.-Infekt., 1995 Oct, 115 [2]: 289–98)

Sitzmann, F. C., *Pädiatrie,* Hippokrates Verlag 1995

State of World's Children, 1993 (Oxford Univ. Press, New York 1993); WHO – *Expanded Programme of Immunization. Immunization Information System* (WHO, Genf, 1994)

Strebel u. a., *Intramuscular injections within 30 days of immunization with oral poliovirus vaccine – a risk factor for vaccine-associated paralytic poliomyelitis,* N. Engl. J. Med. 1995

Udani, UNICEF (Postgraduate Institute of Medical Science, Bombay Hospital 1994), *BCG vaccination in India and tuberculosis in children: newer facets*

Wyatt, H. V., *Poliovaccines: lessons learnt and forgotten* (University of Leeds, Publ.-Stu-Zool-Napoli-II 1995, 17 [1], 91–112)

# Nützliche Adressen

Ravi Roy
Lehr- und Forschungsinstitut für Homöopathie
Hörnleweg 36, 82418 Murnau
Tel. 0 88 41 / 44 55, Fax 0 88 41 / 42 98

Dr. Montinari
Viale Orazio Flacco 11/19, I–70100 Bari
(erforscht Impfschäden)

Arzneimittelkommission der deutschen Ärzteschaft
Aachener Straße 233–237, 50931 Köln
Tel. 02 21 / 4 00 40, Fax 02 21 / 43 15

arznei-telegramm
Petzower Straße 7, 14109 Berlin
Fax 0 30 / 8 05 42 03
(Institut für Arzneimittelinformationen,
nimmt Meldungen entgegen)

Arbeitskreis zur Selbsthilfe bei chemisch-pharmazeutischen
Gesundheitsschäden (ASG)
Bismarckstraße 66, 38667 Bad Harzburg
Tel. 0 53 22 / 29 56

Dr. Dieter Knapp
Privates Forschungsinstitut für Biophysik
und bioenergetische Medizin
Mittenwalder Straße 8, 82481 Mittenwald
Tel. 0 88 23 / 35 24

Dr. med. Dieter Rings
Mohrengäßchen 5, 55590 Meisenheim
Tel. 0 67 53 / 43 79
(arbeitet mit dem Plasma-Print-Verfahren)

Dr. med. Gerhard Buchwald
Am Wolfsbühl 28, 95138 Bad Steben
Tel. 0 92 88 / 83 28
(Impfschadensgutachter)

Prof. Dr. med. Wolfgang Ehrengut
Am Kroog 5, 22147 Hamburg
Tel. 0 40 / 6 47 39 79
(Impfschadensgutachter)

Prof. Dr. med. Ulrich Kreuth
Am Brückweiherhof 7, 66593 Neunkirchen/Saar
Tel. 0 68 21 / 3 13 82
(Impfschadensgutachter nach Diphtherieimpfung)

Prof. Dr. med. Hans W. Kreth
Universitätsklinik
Josef-Schneider-Straße 2, 97080 Würzburg
Tel. 09 31 / 20 11
(Impfschadensgutachter, besonders nach Masernimpfung
und allen Komplikationen mit Herpes)

Prof. Dr. med. Christian von Deuster
Klinik und Poliklinik für HNO-Kranke
Josef-Schneider-Straße 11, 97080 Würzburg
Tel. 09 31 / 2 01 23 72
(Impfschadensgutachter, besonders bei Hörstörungen)

Schutzverband für Impfgeschädigte
Franz Josef Pfeifer
In den Gärten, Postfach 1105, 35620 Hüttenberg
Tel. 0 64 41 / 7 16 70

Wolfgang Wilhelm
Spandauer Straße 31, 57072 Siegen
Tel. 02 71 / 2 28 23, Fax 02 71 / 2 48 97
(Rechtsanwalt des Schutzverbandes für Impfgeschädigte)

Interessengemeinschaft Impffreiheit für unsere Kinder
Postfach 45, I–39043 Klausen/Südtirol
Tel. (von D) 00 39 - 4 72 / 85 51 53

Arbeitsgruppe für differenzierte MMR-Impfungen
Dr. Albonico
Postfach, CH–3000 Bern 9

Ligue Nationale pour la Liberté des Vaccinations
4, Rue Saulnier, F–75009 Paris
Tel. (von D) 00 33 - 1 / 48 24 43 60

# Gesamtregister